Thieme

Facharztprüfung Anästhesiologie

1500 kommentierte Prüfungsfragen

Herausgegeben von
Michael Winterhalter
Rolf Dembinski
Joachim Erlenwein
Uli-Rüdiger Jahn

Unter Mitarbeit von
Filipe Abreu da Cunha
Jana Aulenkamp
Jonas Boelsen
Felix Brandebusemeyer
Christian Delle
David Heppel
Daniel Jöhnk
Jens Keßler
Jens Krösche
Francesca Oppitz
Carmen Roch
Tobias Schmidt
Ansgar Schmitz
Carsten Schreiber
Hauke Supthut
Ralf Trimmel
Britta Uhde
Mark Weber-Krüger
Frank Wolffgramm

Begründet von
Roland Braun, Uli-Rüdiger Jahn, Gerhard Wittenberg

Mit einem Info-Teil (MEDI-LEARN) von
Bringfried Müller
Vera Lippek

6., vollständig aktualisierte und erweiterte Auflage

20 Abbildungen

Georg Thieme Verlag
Stuttgart • New York

Bibliografische Information der Deutschen Nationalbibliothek
Die Deutsche Nationalbibliothek verzeichnet diese Publikation in der Deutschen Nationalbibliografie; detaillierte bibliografische Daten sind im Internet über http://dnb.d-nb.de abrufbar.

Dieses und andere Bücher bequem im Thieme Webshop www.thieme.de/shop kaufen.

Ihre Meinung ist uns wichtig! Bitte schreiben Sie uns unter:
support.thieme.com/de-DE/
thieme.com/produktsicherheit

Georg Thieme Verlag KG
Oswald-Hesse-Straße 50, 70469 Stuttgart, Germany
www.thieme.com

Printed in Germany

1. Auflage 2000
2. Auflage 2001
3. Auflage 2006
4. Auflage 2010
5. Auflage 2016

Covergestaltung: © Thieme
Bildnachweis Cover: © Tobilander/stock.adobe.com
Redaktion: Michaela Mallwitz
Satz: Druckhaus Götz GmbH, Ludwigsburg
Druck: AZ Druck und Datentechnik GmbH, Kempten

DOI 10.1055/b000 000 899

ISBN 978-3-13-245559-7 1 2 3 4 5 6

Auch erhältlich als E-Book:
eISBN (PDF) 978-3-13-245560-3
eISBN (epub) 978-3-13-245561-0

MIX
Papier | Fördert gute Waldnutzung
FSC® C008457
www.fsc.org

Wichtiger Hinweis: Wie jede Wissenschaft ist die Medizin ständigen Entwicklungen unterworfen. Forschung und klinische Erfahrung erweitern unsere Erkenntnisse, insbesondere was Behandlung und medikamentöse Therapie anbelangt. Soweit in diesem Werk eine Dosierung oder eine Applikation erwähnt wird, dürfen die Lesenden zwar darauf vertrauen, dass Autor*innen, Herausgeber*innen und Verlag große Sorgfalt darauf verwandt haben, dass diese Angabe dem Wissensstand bei Fertigstellung des Werkes entspricht.
Für Angaben über Dosierungsanweisungen und Applikationsformen kann vom Verlag jedoch keine Gewähr übernommen werden. Jede*r Benutzende ist angehalten, durch sorgfältige Prüfung der Beipackzettel der verwendeten Präparate und gegebenenfalls nach Konsultation eines/r Spezialist*in festzustellen, ob die dort gegebene Empfehlung für Dosierungen oder die Beachtung von Kontraindikationen gegenüber der Angabe in diesem Buch abweicht. Eine solche Prüfung ist besonders wichtig bei selten verwendeten Präparaten oder solchen, die neu auf den Markt gebracht worden sind. **Jede Dosierung oder Applikation erfolgt auf eigene Gefahr des Benutzenden.** Autor*innen und Verlag appellieren an alle Benutzenden, ihnen etwa auffallende Ungenauigkeiten dem Verlag mitzuteilen. Errata unter www.thieme.com/errata.
Marken, geschäftliche Bezeichnungen oder Handelsnamen werden nicht in jedem Fall besonders kenntlich gemacht. Aus dem Fehlen eines solchen Hinweises kann nicht geschlossen werden, dass es sich um einen freien Handelsnamen handelt.

Wo datenschutzrechtlich erforderlich, wurden die Namen und weitere Daten von Personen redaktionell verändert (Tarnnamen). Dies ist grundsätzlich der Fall bei Patient*innen, ihren Angehörigen und Freund*innen, z. T. auch bei weiteren Personen, die z. B. in die Behandlung von Patient*innen eingebunden sind.
Thieme Publikationen streben nach einer fachlich korrekten und unmissverständlichen Sprache. Dabei lehnt Thieme jeden Sprachgebrauch ab, der Menschen beleidigt oder diskriminiert, beispielsweise aufgrund einer Herkunft, Behinderung oder eines Geschlechts. Thieme wendet sich zudem gleichermaßen an Menschen jeder Geschlechtsidentität. Die Thieme Rechtschreibkonvention nennt Autor*innen mittlerweile konkrete Beispiele, wie sie alle Lesenden gleichberechtigt ansprechen können. Die Ansprache aller Menschen ist ausdrücklich auch dort intendiert, wo im Text (etwa aus Gründen der Leseleichtigkeit, des Text-Umfangs oder des situativen Stil-Empfindens) z. B. nur ein generisches Maskulinum verwendet wird.

Unsere Umwelt ist uns wichtig!
Papier aus nachhaltigen und kontrollierten Quellen. **Druck** in Deutschland mit kurzen Lieferwegen. **Druckereien** mit hohen Ansprüchen an Ökologie

Vorwort zur 6. Auflage

Das vorliegende Werk umfasst 1500 vollständig überarbeitete und kommentierte Prüfungsfragen, die das Fach Anästhesiologie in seiner gesamten Breite abdecken – von Anästhesie, Intensivmedizin, Notfallmedizin, Schmerztherapie bis hin zur Palliativmedizin. Die kommentierten Fragen bieten Ihnen anhand typischer Prüfungsfragen eine umfassende Darstellung des Prüfungsstoffs in der geforderten Tiefe.

Ob zu Beginn Ihrer Prüfungsvorbereitung, um sich eine gute Orientierung zu verschaffen, oder am Ende, um Gelerntes gezielt „just in time" zu rekapitulieren – dieses Buch ist ein wertvoller Begleiter. Es hilft, den Stoff zu strukturieren und sicher in die Prüfung zu gehen.

Seit dem Jahr 2000 ist dieses Werk, konzipiert als Vorbereitungshilfe für die Facharztprüfung in der Anästhesiologie, fest etabliert. Die bewährte Kombination aus Fragen, Antworten und knappen, präzisen Zusammenfassungen wurde beibehalten und hat sich als Vorlage für zahlreiche weitere Fachgebiets-Bücher bewährt.

Wir haben uns mit Freude der Aufgabe gestellt, dieses Buch intensiv zu überarbeiten, zu aktualisieren und zu erweitern. Die stetig wachsende Zahl an neuen Leitlinien erforderte eine sorgfältige Einarbeitung in die Fragen und Antworten, um eine kompakte und dennoch umfassende Darstellung zu gewährleisten. Aus ursprünglich 1000 Fragen wurden so 1500 Fragen, um den aktuellen Anforderungen gerecht zu werden.

Unser Dank gilt den Herausgebern der ersten Stunde – Dr. Braun, Dr. Jahn und Dr. Wittenberg – für ihre hervorragende Vorarbeit und die Möglichkeit, das Werk fortzuführen, sowie allen neu hinzugekommenen Autoren, die uns tatkräftig unterstützten. Ebenso möchten wir uns bei Elke Plach, Tabea Jähnichen und Korinna Engeli vom Georg Thieme Verlag für die stets kooperative und unkomplizierte Zusammenarbeit bedanken.

Wir wünschen Ihnen viel Erfolg bei Ihrer Prüfungsvorbereitung und hoffen, dass dieses Buch Sie bestmöglich auf Ihrem Weg begleitet!

Bremen, Göttingen, Uelzen im Juni 2025
Michael Winterhalter
Rolf Dembinski
Joachim Erlenwein
Uli-Rüdiger Jahn

Inhaltsverzeichnis

Einführung

Anästhesie

Autor*innenverzeichnis

Herausgegeben von

Prof. Dr. med. Michael **Winterhalter**, MBA

Prof. Dr. med. Rolf **Dembinski**

Prof. Dr. med. Joachim **Erlenwein**
https://orcid.org/0000-0003-4782-3402

Dr. med. Uli-Rüdiger **Jahn**

Unter Mitarbeit von

Dr. med. Filipe **Abreu da Cunha**
https://orcid.org/0009-0003-1179-4651

Dr. med. Jana **Aulenkamp**
https://orcid.org/0000-0001-6075-1824

Dr. med. Jonas **Boelsen**

Dr. med. Felix **Brandebusemeyer**

Dr. med. Christian **Delle**

Dr. med. David **Heppel**
https://orcid.org/0009-0007-5891-0794

Dr. med. Daniel **Jöhnk**

PD Dr. med. Jens **Keßler**
https://orcid.org/0000-0003-3565-5237

Dr. med. Jens **Krösche**

Dr. Francesca **Oppitz**
https://orcid.org/0009-0004-7392-616X

PD Dr. med. Carmen **Roch**
https://orcid.org/0000-0001-5891-5842

Tobias **Schmidt**

Dr. med. Ansgar **Schmitz**

Carsten **Schreiber**

Dr. med. Hauke **Supthut**
https://orcid.org/0000-0002-7383-1732

Dr. med. Ralf **Trimmel**
https://orcid.org/0009-0001-2002-0960

Dr. med. Britta **Uhde**

Dr. med. Mark **Weber-Krüger**

Dr. med. Frank **Wolffgramm**

MEDI-LEARN

Das Repetitorium für alle medizinischen Examina

Medi-Learn
Vera Lippek
Bahnhofstraße 24
35037 Marburg

Medi-Learn
Dr. Bringfried Müller
Bahnhofstraße 24
35037 Marburg

Einführung

1 Facharztprüfung – wie nehme ich die letzte Hürde?

Bringfried Müller, Vera Lippek

Die Weiterbildung zum Facharzt erfolgt im Rahmen einer mehrjährigen Berufstätigkeit. Wer Allgemeinmediziner, Kinderarzt, Chirurg o. Ä. werden will, erwirbt seine Fachbezeichnung, indem er als Arzt in weiterbildungsberechtigten Einrichtungen arbeitet, Weiterbildungsveranstaltungen besucht und eine Prüfung ablegt. Mit der Facharztprüfung erlangt der Arzt die Befähigung, selbstständig zu arbeiten und sich niederzulassen.

Wer die Weiterbildung zum Facharzt anstrebt, kann sich bei der für ihn zuständigen Landesärztekammer beraten lassen. Hier erhält man die rechtsverbindliche Weiterbildungsordnung sowie die Listen weiterbildungsberechtigter Ärzte und Einrichtungen. Darüber hinaus bearbeiten die zuständigen Abteilungen der Landesärztekammern die Anträge auf Zulassung zur Facharztprüfung und organisieren die Prüfung (siehe Adressenlisten der 17 bundesdeutschen LÄK).

1.1 Das Facharztgespräch

1.1.1 Antragstellung und Voraussetzungen

Der Arzt in Weiterbildung kann den Antrag auf Zulassung zur Facharztprüfung in der Regel frühestens 4–8 Wochen vor Erfüllung der Mindestweiterbildungszeiten stellen (s. Weiterbildungsordnung der Landesärztekammern). Das Antragsformular ist bei der Abteilung Weiterbildung der zuständigen Ärztekammer erhältlich. Bei schwierigen Fragen zur Anerkennung von Ausbildungszeiten etc. ist es unbedingt ratsam, schon vorab Teilabklärungen vorzunehmen. Dies empfiehlt sich insbesondere bei wechselnden Arbeitgebern, Teilzeitstellen etc. Unter Umständen können diese Unterlagen schon vorab eingereicht werden, das aktuelle Arbeitszeugnis darf jedoch frühestens 1 Woche vor Ablauf der Mindestweiterbildungszeit ausgestellt und eingereicht werden.

Zur Antragstellung sind in der Regel folgende Unterlagen einzureichen:

- vollständig ausgefülltes Antragsformular,
- Approbation oder Berufserlaubnis,
- Lebenslauf,
- sämtliche Zeugnisse/Beurteilungen, die für den angestrebten Facharzt relevant sind mit:
  - genauen Angaben zu Beginn und Ende der Weiterbildung,
  - den im Einzelnen absolvierten Weiterbildungsabschnitten,
  - den dabei vermittelten und erworbenen Kenntnissen, Erfahrungen und Fertigkeiten,
  - den erbrachten ärztlichen Leistungen in Diagnostik und Therapie gemäß den „Richtlinien zur Weiterbildungsordnung".

Im Abschlusszeugnis muss der zur Weiterbildung Ermächtigte eine Stellungnahme über die fachliche Eignung des Arztes in Weiterbildung abgeben und diesen für die Facharztprüfung vorschlagen.

Bei operativen Fächern ist darüber hinaus die Vorlage einer Aufstellung der selbstständig durchgeführten Eingriffe erforderlich. Der Operationskatalog muss vom Weiterbildungsleiter bestätigt werden und sollte sich an den Richtlinien zur Weiterbildungsordnung orientieren.

Normalerweise können nur Weiterbildungszeiten von zur Weiterbildung Ermächtigten anerkannt werden. Bei manchen Ärztekammern muss ein Weiterbildungsabschnitt obligat für mindestens 1 Jahr in einem Haus mit voller Weiterbildungsermächtigung absolviert werden. In manchen Ländern können Teilweiterbildungszeiten addiert werden unter der Voraussetzung, dass alle in der Weiterbildungsverordnung vorgeschriebenen Inhalte absolviert wurden. Beschäftigungszeiten von weniger als 6 Monaten werden üblicherweise nicht angerechnet. Auch die in diesem Zeitraum erbrachten Richtzahlen werden normalerweise nicht anerkannt!

1.1.2 Prüfungstermin

In der Regel gibt es keine feststehenden Prüfungstermine. Allerdings kann der Antragsteller damit rechnen, innerhalb von 3 Monaten einen Prüfungstermin zugeteilt zu bekommen.

Nach Abschluss des Zulassungsverfahrens wird er dann mit einer Frist von mindestens 2 Wochen zur Prüfung geladen (gewünschten Prüfungstermin mit angeben).

1.1.3 Prüfungsablauf

Die Facharztprüfung ist eine 30- bis 45-minütige, nichtöffentliche mündliche Einzelprüfung.

Die Prüfungskommission besteht in der Regel aus 3 Ärzten, von denen mindestens 2 selbst die Anerkennung für das zu prüfende Gebiet besitzen müssen. Die Entscheidung zur Beurteilung der Prüfung wird mehrheitlich getroffen.

Den weitaus meisten Bewerbern um die Anerkennung als Facharzt gelingt es, in dem abschließenden Fachgespräch die erforderlichen besonderen oder zusätzlichen Kenntnisse darzulegen, wie die geringen Durchfallquoten beweisen.

1.1.4 Nichtbestehen

Das Nichtbestehen der Facharztprüfung hat für den Betroffenen keine existenziellen Folgen, da er weiterhin den Arztberuf wie bisher ausüben kann.

Gegen ablehnende Entscheidungen ist innerhalb von 4 Wochen ein Widerspruch bei der Ärztekammer möglich. Über den Widerspruch entscheidet die Ärztekammer dann nach Anhörung des von ihr eingesetzten Widerspruchsausschusses. Ansonsten kann das Anerkennungsverfahren und damit das Fachgespräch mehrmals, auch schon nach relativ kurzer Zeit (frühestens nach 3 Monaten), wiederholt werden.

Allerdings kann die Ärztekammer eine Verlängerung der Weiterbildungszeit von 3 Monaten bis zu maximal 2 Jahren anordnen. Alternativ kann der Prüfungsausschuss auch Auflagen erteilen, die, wenn sie erfüllt und nachgewiesen werden, ohne Wiederholungsprüfung zur Anerkennung führen.

1.1.5 Prüfungsstil und -inhalt

Anders als in den medizinischen Staatsexamina muss der Prüfungsstil in der Facharztprüfung einerseits den Ausbildungsstand und die Berufserfahrung der Bewerber respektieren, andererseits aber auch die erforderliche Kontrolle ermöglichen. Dies geschieht in der Form eines **klinisch relevanten Fachgesprächs** mit Kollegen, vergleichbar einer Chefarztvisite.

Anhand von **Fallschilderungen** soll der Prüfling sein Wissen auf folgenden Gebieten unter Beweis stellen:

- einschlägiges Grundlagenwissen,
- ausreichende Kenntnis der Fachliteratur,
- Kenntnis ärztlicher Arbeitsweisen (Untersuchungstechniken, bildgebende Verfahren),
- Anamnese,
- Abfragen von Untersuchungsbefunden,
- Differenzialdiagnosen,
- Entwickeln eines differenzialdiagnostischen Approaches (welche Untersuchungen, in welcher Reihenfolge?).

In der Regel wird der Prüfling mit einem Fall aus der Praxis konfrontiert, wie er im Klinikalltag jederzeit vorkommen kann. Im Unterschied zu den IMPP-orientierten Prüfungen im Studium werden in der Facharztprüfung **keine exotischen Details, sondern die häufigsten Krankheitsbilder** erörtert.

Der Prüfling sollte daher ein **differenzialdiagnostisches Ranking** im Kopf haben, damit er die Wahrscheinlichkeit verschiedener Diagnosehypothesen einordnen kann.

1.1.6 Protokollführung

Rechtlich besteht keine zwingende Notwendigkeit, das gesamte Prüfungsgeschehen einschließlich der Fragen und Antworten genau zu dokumentieren. Was die Protokollführung während der Facharztprüfung betrifft, werden insofern keine überzogenen Ansprüche gestellt. Mindestanforderung ist, dass die Hauptthemen der Prüfung zusammengefasst und die Antworten des Prüflings dokumentiert sind. Selbst ein unzureichendes Protokoll würde allein nicht zwingend zur Rechtswidrigkeit der Prüfungsentscheidung führen.

Im Streitfall wird ggf. ein von der Ärztekammer gebildeter Widerspruchsausschuss eingeschaltet, der die entscheidenden Informationen durch Einvernahme von Zeugen, z. B. der Prüfer, einholt.

1.2 Lerntipps

Lernen ist ein Prozess der Verknüpfung neuer Inhalte mit bereits vorhandenen Gedächtnisstrukturen. Da diese Strukturen individuell verschieden sind, muss auch die Wahl geeigneter Lernstrategien individuell erfolgen.

Als ausgebildeter Arzt verfügen Sie bereits über umfangreiche Lernerfahrungen und offenbar auch über einige brauchbare Lernstrategien (immerhin haben Sie schon eine ganze Reihe Prüfungen erfolgreich gemeistert ...). Die folgenden Ausführungen sollten Sie daher lediglich als Anregungen verstehen, Ihre bisherigen Strategien punktuell zu ergänzen oder effektiver zu gestalten. Empfehlenswert sind die folgenden Ausführungen insbesondere dann, wenn der Motor Ihrer Prüfungsvorbereitung ein aus Lernvermeidung resultierendes „schlechtes Gewissen" ist.

Lernvermeidung ist die Folge einer mehr oder weniger stark ausgeprägten Angst. Diese Angst führt dazu, alles, was an das Angst auslösende Objekt (hier: die Prüfung) erinnert, zu vermeiden. Die inhaltliche Auseinandersetzung mit der Prüfung wird daher immer wieder aufgeschoben. Schließlich wird von einem bestimmten Zeitpunkt an das schlechte Gewissen so groß, dass es handlungsbestimmend wird. Die Handlungen zielen dann aber leider nicht auf Lernen ab, sondern auf die Reduzierung des schlechten Gewissens. Bücher werden gekauft, das eigene Budget wird belastet, was uns das wohlige Gefühl vermittelt, nun doch etwas in die Prüfungsvorbereitung „investiert" zu haben. Das schlechte Gewissen ist beruhigt und verliert an Triebkraft – leider jedoch nur vorübergehend. Gleichzeitig bekommen wir nämlich beim Durchblättern der Fachliteratur eine grobe Vorstellung von der enormen Fülle des Prüfungsstoffes und schon beginnt der Angstpegel erneut zu steigen. Mit anderen Worten: Alles, was an die Prüfung erinnert, wird zunächst aus Angst so lange beiseite gelegt, bis das schlechte Gewissen wächst, die vorhandene Angst übertrifft und wieder zum Handlungsantrieb wird.

Dabei grenzen einige der zur Gewissensberuhigung eingesetzten Strategien geradezu an Selbstbestrafung: Man quält sich in stundenlangen Sitzungen am Schreibtisch, liest „grausame Literatur", nur um sich anschließend besser zu fühlen! Die Kehrseite der Medaille ist jedoch leider, dass man nicht wirklich etwas für die Prüfung getan hat.

Sie kennen das? Dann könnten Ihnen die folgenden Empfehlungen vielleicht doch nützen:

- Im Schnelltest zur Prüfungsvorbereitung erfahren Sie, in welchen Bereichen sich Ihre Prüfungsvorbereitung optimieren lässt.
- Wer Zeit sparen möchte, kann sich direkt mit den beschriebenen Profilen auseinander setzen und den dort gegebenen Empfehlungen folgen, um spezielle Lernbereiche zu verbessern.
- Im Test geprüft werden die Bereiche Lernplanung, Lernort, Lernzeit, Lern- und Lesestil.
- Geben Sie bitte an, ob Sie die jeweilige Frage bejahen können (stimmt) oder verneinen müssen (stimmt nicht).
- Die Auswertungstabelle zeigt Ihnen, welche Antwort welchem Punktwert in den einzelnen Bereichen entspricht.

1.3 Selbsttest

Nr.	Frage	stimmt	stimmt nicht
1	Ich markiere Textstellen, bevor ich den Text vollständig gelesen habe.		
2	Bevor ich einen Text lese, formuliere ich Fragen, die ich aus den Überschriften ableite.		
3	Bevor ich lerne, orientiere ich mich über die Prüfungsrelevanz der zu lernenden Fakten.		
4	Beim Lesen fasse ich den Text Abschnitt für Abschnitt in eigenen Worten zusammen.		
5	Ich sitze häufig bis nachts am Schreibtisch.		
6	Meine tägliche Lernzeit hängt vom Zufall und von der jeweiligen Stofffülle ab.		
7	Ich mache mir oft bildliche Vorstellungen von komplizierten Zusammenhängen.		
8	Ich versuche fast immer, Bezüge zwischen verschiedenen Fächern herzustellen.		
9	Ich versuche meistens, alles zu behalten, was ich lese.		
10	Ich baue gerne Modelle (Papier, Draht, Pappe), um mir Sachverhalte besser vorzustellen.		
11	Ich muss ein Stoffgebiet sehr häufig wiederholen, bis ich es mir einprägen kann.		
12	Ich denke mir häufig Eselsbrücken aus.		

Fortsetzung

Nr.	Frage	stimmt	stimmt nicht
13	Bevor ich ein Buch lese, orientiere ich mich am ganzen Inhaltsverzeichnis und verschaffe mir einen Überblick über alle Kapitel.		
14	Ich überlege mir häufig eine praktische Anwendung dessen, was ich gelernt habe.		
15	Ich lese lieber ein Buch mehrmals als mehrere Bücher einmal.		
16	Ich vermeide fachliche Diskussionen mit Kollegen, da diese zu zeitraubend sind.		
17	Mir wichtig erscheinende Textstellen schreibe ich wörtlich ab.		
18	Ich lerne meistens erst kurz vor der Prüfung.		
19	Ich nehme einen Kalender und plane die Gesamtzeit für jedes Gebiet, nachdem ich mir einen Überblick über die Zeit bis zur Prüfung verschafft habe.		
20	Beim Lesen überlege ich mir, was ein Prüfer hierzu fragen könnte.		
21	Ich stelle das Telefon ab, wenn ich lerne.		
22	Beim Lernen freue ich mich über jede Ablenkung, auch wenn es Dinge sind, die mir sonst keinen Spaß machen (Einkaufen, Abwaschen).		
23	Ich mache regelmäßig zu festen Zeiten kurze Pausen.		
24	Ich habe jeden Tag feste Arbeitszeiten, die ich einhalte.		
25	Ich plane, an welchen Tagen ich den Stoff wiederholen muss.		
26	Zum Lernen gehe ich extra an einen Ort, an dem ich ungestört bin.		
27	Wenn ich vor dem Schreibtisch sitze, denke ich oft an etwas anderes.		
28	Ich beginne in der Regel mit meinen Lieblingsthemen.		
29	Bevor ich lerne, verschaffe ich mir einen Überblick über den gesamten Prüfungsstoff.		
30	Ich werde beim Lernen häufig durch unangemeldeten Besuch abgelenkt.		
31	Ich höre beim Lernen gerne Musik.		
32	Ich denke mir häufig verrückte Sachen aus, um Fakten besser zu behalten.		
33	Oft ist es nicht wichtig, den Stoff zu verstehen; man muss ihn reproduzieren können.		

1.4 Auswertung

Bereich	Frage	Punkte	Antwort
Lern-planung	3	4	stimmt nicht
	18	3	stimmt
	19	3	stimmt nicht
	25	4	stimmt nicht
	28	2	stimmt
	29	4	stimmt nicht
			Summe
Lernort	21	5	stimmt nicht
	26	5	stimmt nicht
	30	5	stimmt
	31	5	stimmt
			Summe
Lernzeit	5	4	stimmt
	6	3	stimmt
	22	3	stimmt
	23	4	stimmt nicht
	24	4	stimmt nicht
	27	2	stimmt
			Summe
Lernstil	7	1	stimmt nicht
	8	1	stimmt nicht
	9	2	stimmt
	10	3	stimmt nicht
	11	2	stimmt
	12	2	stimmt nicht
	14	3	stimmt nicht
	15	1	stimmt nicht
	16	1	stimmt
	32	2	stimmt nicht
	33	2	stimmt
			Summe
Lesestil	1	2	stimmt
	2	4	stimmt nicht
	4	3	stimmt nicht
	13	4	stimmt nicht
	17	3	stimmt
	20	4	stimmt nicht
			Summe

1.5 Interpretation

► **0–5 Punkte.** Sie gestalten diesen Bereich optimal.

► **6–10 Punkte.** Ihre bisherigen Strategien haben sich wahrscheinlich bewährt. Eine Optimierung des betreffenden Bereiches ist zwar möglich, aber kurzfristig steht der Aufwand vermutlich in keiner sinnvollen Relation zum erwarteten Nutzen. Wenn Sie jedoch noch sehr viel Zeit bis zur Prüfung haben, könnten Sie an diesen Bereichen noch arbeiten.

► **11–15 Punkte.** Sie könnten durch eine bessere Gestaltung des betreffenden Bereiches Ihre Prüfungsvorbereitung optimieren. Lesen Sie hierzu die ausführlicheren Erläuterungen zu den einzelnen Lernbereichen.

► **16–20 Punkte.** Sie benötigen vermutlich sehr viel Energie, um Defizite in diesem Bereich zu kompensieren. Eine Änderung Ihrer Lernstrategie in dem Bereich würde eine wesentliche Verbesserung Ihrer bisherigen Prüfungsvorbereitung zur Folge haben. Lesen Sie hierzu unbedingt die ausführlichere Interpretation.

1.5.1 Lernplanung

Sie haben nur vage Vorstellungen von der inhaltlichen Gestaltung Ihrer Lernzeit. Es hängt häufig vom Zufall und Ihrer Lust ab, welches Themengebiet Sie gerade lernen. Prüfungsrelevanz spielt hierbei oft eine untergeordnete Rolle. Sie werden häufig unzufrieden sein mit sich und Ihren Leistungen, da Sie nur vage Zwischenziele haben, deren Erreichen für Sie nicht überprüfbar ist. Sie sollten sich etwas mehr Zeit nehmen, den genauen Ablauf Ihrer Prüfungsvorbereitung zu konzeptualisieren. Eine bessere Planung könnte diesem schlechten Gefühl vorbeugen.

- Zur Erstellung dieses Planes sollten Sie sich Zeit lassen.
- Klären Sie, welche Lernzeit Ihnen bis zur Prüfung zur Verfügung steht.
- Klären Sie, welche Teilgebiete wirklich prüfungsrelevant sind und teilen Sie Ihre Zeit entsprechend dem Umfang dieser Stoffgebiete ein.
- Beginnen Sie mit den prüfungsrelevantesten Themen.
- Kalkulieren Sie mehrere Wiederholungsdurchgänge ein.
- Planen Sie an jedem Tag eine feste Zeit ein, in der Sie den Stoff des Vortages wiederholen.

Bedenken Sie, dass Sie Ihren Plan sicherlich mehrmals neu überarbeiten und revidieren müssen. Interpretieren Sie eine Änderung Ihres Lernplanes dabei nicht als völlige Fehlplanung, sondern als neue verbesserte Auflage Ihres ursprünglichen Vorhabens, welches Sie dem Ziel näher bringt.

1.5.2 Lernort

An Ihrem bisher gewählten Arbeitsplatz sind Sie vielen Störungen ausgesetzt und müssen erhebliche Energie aufwenden, um sich diesen Störungen zu entziehen. Die Stunden, die Sie als Arbeitszeit verbuchen, haben Sie eigentlich damit verbracht, sich immer wieder in ein Thema einzudenken, da Sie vermutlich jedes Mal gestört werden, wenn Sie gerade die innere Ruhe gefunden haben, sich auf den Lernstoff einzulassen. Diese Energien stünden Ihnen zusätzlich zum Lernen zur Verfügung, wenn Sie Maßnahmen ergreifen würden, um eine bessere Arbeitsatmosphäre zu schaffen.

- Sie könnten Ihre Prüfungsvorbereitung effizienter gestalten,
  - indem Sie Ihren jetzigen Arbeitsplatz durch organisatorische Maßnahmen abschirmen,
  - indem Sie z. B. Lernzeiten definieren, die auch Ihre Bekannten kennen oder – indem Sie das Telefon abstellen.
- Sie können sich aber auch ein Refugium an einem schwer zu erreichenden Ort (z. B. Bibliothek) schaffen.

Letzteres hat darüber hinaus den weiteren Vorteil, dass Sie sich nicht in den Tiefen Ihrer eigenen Literatur verlieren, Ihnen nicht einfällt, dass Sie noch Blumen gießen müssen oder dass Sie ja das Fernsehprogramm vom Abend noch nicht kennen…

1.5.3 Lernzeit

Sie zwingen sich häufig zu ineffektiven Zeiten an den Schreibtisch. Wahrscheinlich sind Sie getrieben von Ihrem schlechten Gewissen, halten sich aber nur vor Ihren Büchern auf, ohne sich tatsächlich in brauchbare Lernarbeit zu vertiefen.

Bei Ihnen besteht eine deutliche Diskrepanz zwischen Brutto- und Nettoarbeitszeit. Sie verbringen viel Zeit an Ihrem Schreibtisch, ohne dass Sie überhaupt aufnahmefähig sind. Bei der Organisation Ihres Arbeitstages vernachlässigen Sie, dass Sie einem physiologischen Rhythmus unterliegen und Erholungspausen brauchen. Sie zwingen sich an den Schreibtisch, schaffen es vielleicht, ein paar Seiten zu lesen und sind zu einem späteren Zeitpunkt enttäuscht, weil Sie zwar wissen, dass Sie das Thema gelesen haben, sich aber nicht an den Inhalt erinnern können. Sie kompensieren diesen Misserfolg durch noch längere Arbeitszeiten und ertappen sich ständig bei abschweifenden Gedanken. Dies geschieht zwangsläufig, da Sie Ihrem Geist nicht die nötigen Ruhepausen einräumen.

- Akzeptieren Sie die Endlichkeit Ihrer Aufnahmefähigkeit und gönnen Sie sich Pausen.
- Bedenken Sie, dass der Erholungswert einer Pause in den ersten Minuten am größten ist.
- Machen Sie daher häufiger kurze Pausen.
- Wenn Sie sehr lange Pausen machen, sollten Sie hinterfragen, ob diese langen Pausen nicht das Resultat einer mangelnden Lernmotivation sind, die entsteht, weil Sie diese Pausen zu spät machen.
- Versuchen Sie auch dann eine Pause einzulegen, wenn Sie eigentlich noch „fit“ sind.
- Steigern Sie Ihre tägliche Lernzeit von Woche zu Woche.

Sie werden bemerken, dass Sie sich darauf freuen, nach 5–10 min wieder an den Schreibtisch zu dürfen, wenn Sie Ihre Lernzeit nicht bis zur Erschöpfung ausdehnen.

1.5.4 Lernstil

Sie empfinden Lernen als eine Pflichtübung, bei der es gilt, einfach nur viele Fakten zu behalten. Sie versuchen diese Fakten abzuspeichern und verlieren vermutlich schnell die Lust am Lernen, weil Sie nur für die Prüfung lernen.

- Sie sollten sich bemühen, den Lernstoff in Ihre eigenen Gedächtnisstrukturen zu integrieren. Hierzu ist es jedoch notwenig, die Inhalte selbst zu überdenken und nicht nur passiv abzuspeichern.
- Eine Übung könnte ein Referat sein, welches Sie zu einem relevanten Thema vorbereiten und das Sie einer fachfremden Person vortragen. Bei der Erläuterung komplexer Zusammenhänge gegenüber einem Fachfremden werden Sie Strategien entdecken, die Sie sich selbst zu Nutze machen können, wenn Sie vor der Aufgabe stehen, komplizierte Zusammenhänge zu behalten.
- Überlegen Sie sich praktische Anwendungen des Gelernten oder suchen Sie nach Beispielen aus Ihrem Alltag, die Sie mit dem Gelernten assoziieren. Auf diese Weise wird der Stoff in Ihre eigenen Gedächtnisstrukturen integriert.
- Entwickeln Sie eigene Modelle, die gedanklich oder konkret sein können, um die Verarbeitungstiefe des Gelernten zu erhöhen. Vernachlässigen Sie hierbei zunächst den Anspruch auf die Vollständigkeit dieser Modelle, damit Sie sich nicht verzetteln.

- Erinnern oder konstruieren Sie zu jedem Krankheitsbild einen Patienten, den Sie selbst behandelt haben. Überlegen Sie, welche diagnostischen und therapeutischen Maßnahmen Sie selbst durchgeführt haben oder durchführen lassen würden.

Dieser Lernstil erfordert kurzfristig zwar mehr Zeit, doch die neu entwickelten Strategien vermitteln Ihnen Spaß am Lernen, so dass Sie keine zusätzliche Belastung empfinden. Darüber hinaus sparen Sie sich einige Wiederholungsdurchgänge, da Sie den gelernten Stoff durch die gesteigerte Verarbeitungstiefe länger behalten.

1.5.5 Lesestil

Sie lesen ein Lehrbuch wie einen Roman. Leider empfinden Sie dessen Inhalt wahrscheinlich weniger spannend, so dass nur sehr wenig von dem Gelesenen haften bleibt. Sie könnten die Behaltensquote des Gelesenen wesentlich steigern, wenn Sie Folgendes beachten:

- Verschaffen Sie sich einen Überblick über den Lernstoff, indem Sie auch Vorwort und Einleitung der Lehrbücher lesen und das Inhaltsverzeichnis studieren.
- Leiten Sie sich aus den Kapitelüberschriften Fragen an den Text ab (Beispiel Hormone: Was ist ein Hormon? Wie teilt man Hormone ein? Was passiert, wenn wir ein bestimmtes Hormon nicht hätten?). Sie können diese Standardfragen im Prinzip zu jedem Kapitel stellen.
- Versuchen Sie beim Lesen die gestellten Fragen zu beantworten.
- Fassen Sie in eigenen Worten den gelesenen Text zusammen und markieren Sie die Kernaussagen des Textes, auch wenn Sie zunächst zu trivial erscheinen.
- Markieren Sie Textstellen erst dann, wenn Sie einen Abschnitt vollständig gelesen und selbst durchdacht haben, was die Kernaussage des Gelesenen war.
- Rekapitulieren Sie nach ca. einem Tag das Gelesene, ohne das Buch hierbei aufzuschlagen. Lesen Sie erst dann erneut, wenn Sie bei Ihrem Gedächtnisprotokoll die Lücken erkannt haben.

Möglicherweise benötigen Sie beim ersten Lesedurchgang mehr Zeit als gewohnt. Kurz vor der Prüfung profitieren Sie jedoch von diesem Mehraufwand. Sie werden sehr viel von den gelesenen Texten behalten, da Sie mit der inzwischen erworbenen Lesestrategie eine hohe Verarbeitungstiefe erreichen.

Der Mensch behält

(nach R. Spinola, in Weiterbildung 4/88):

- 10 % von dem, was er **liest,**
- 20 % von dem, was er **hört,**
- 30 % von dem, was er **beobachtet,**
- 50 % von dem, was er **hört** und **sieht,**
- 70 % von dem, was er **selbst sagt,**
- 90 % von dem, was er **selbst tut.**

1.5.6 Prüfungsrhetorik

Auf Augenhöhe mit dem Prüfer!?

Im Zusammenhang mit der Facharztprüfung wird immer wieder betont, dass es sich hierbei um ein „kollegiales Fachgespräch" handelt. Trotz der in dieser Formulierung angedeuteten Statussymmetrie gibt es unter den „Kollegen" faktisch erhebliche Rollenunterschiede: Während der *Prüfling* mit einem Anliegen an die Prüfungskommission herantritt, haben die *Prüfer* die Macht, dies zu bewilligen oder abzulehnen.

Bei aller Kollegialität sollten daher in jedem Fall einige kommunikative Grundregeln beachtet werden.

1.5.7 Beurteilungskriterien in der Prüfung

Jede menschliche Kommunikation findet stets auf zwei Ebenen gleichzeitig statt: der Vernunft- und der Gefühlsebene. Dieses Prinzip greift selbstverständlich auch in mündlichen Prüfungen.

Den Nachweis unserer fachlichen Qualifikation erbringen wir über unsere inhaltlichen Äußerungen, die der Prüfer auf der Vernunftebene wahrnimmt und bewertet. Gleichzeitig empfängt und interpretiert der Prüfer unbewusst aber auch alle anderen (nonverbalen) Signale, die wir senden, und gleicht sie mit dem gängigen Rollenideal ab.

Im Prüfungsgespräch muss der Kandidat daher beweisen, dass er nicht nur über die *fachlichen* Voraussetzungen zum Facharzt verfügt, sondern auch die erforderlichen *charakterlichen* Eignungsmerkmale mitbringt. Hierzu zählen z. B. Selbstsicherheit, Belastbarkeit, angemessene Umgangsformen etc. All dies wird über nonverbale Signale vermittelt, wie z. B. unsere äußere Erscheinung, Sprache und Körperhaltung. Daraus ergeben sich verschiedene Konsequenzen auf der Verhaltensebene.

1.5.8 Tasten und testen: die Begrüßungsphase

In der sog. Begrüßungsphase tasten sich die Gesprächspartner aneinander heran. Auf der Basis des hier gezeigten Verhaltens *orientieren* sich die Prüfer, d. h. es entsteht ein erster Eindruck vom Prüfling. Ist dieses „Vor-Urteil" erst gebildet, werden die Prüfer im weiteren Verlauf des Gesprächs versuchen, Belege zur Untermauerung ihrer Annahme zu finden (zur Not wird das Gehörte/Gesehene im Unterbewusstsein auch „passend gemacht", um Disharmonien zwischen der Vernunft- und Gefühlsebene zu beseitigen).

Da die Begrüßungsphase sehr kurz und wortarm ist, entsteht der prägende Ersteindruck hauptsächlich aufgrund der vom Prüfling vermittelten nonverbalen Signale. Unter Berücksichtigung dieser Tatsache können die folgenden Tipps eine positive Voreinstellung des Prüfers bewirken.

Kleidung/äußere Erscheinung

Ihre äußere Erscheinung am Prüfungstag sollte dem formalen Anlass einer Prüfung gerecht werden. Entscheiden Sie sich für eine Garderobe, die einen möglichst optimalen Kompromiss zwischen den Anforderungen der Prüfungssituation und Ihren eigenen Vorstellungen darstellt, damit Sie am *Tag X* nichts aus der Fassung bringt. Wer sich irgendwie „verkleidet", in seiner Bewegungsfreiheit eingeschränkt oder lächerlich fühlt, könnte ungewollt die falschen Signale in Richtung Prüfer aussenden.

Körperhaltung und Auftreten

Die Körperhaltung ist eine der zentralen Strategien, bewusste Kompetenzsignale zu vermitteln. Positive Verhaltensziele wie Entspanntheit und Selbstbewusstsein können durch eine kontrollierte Körperhaltung ausgedrückt werden.

▸ **Gangarten.** Probieren Sie unterschiedliche Gangarten im Hinblick auf Tempo und Anspannung. Gehen Sie auf Ihr Spiegelbild zu und begrüßen Sie einen imaginären Prüfer. Die zunehmende Routine wird Sie entspannen, so dass das Kompetenzsignal „selbstbewusst auftreten" sich von selbst einstellt.

▸ **Blickkontakt.** Erweitern Sie Ihr Gangtraining um die Komponente „Blickkontakt". Gehen Sie auf den „Prüfer" im Spiegel zu und versuchen Sie, einem Blickkontakt standzuhalten (dabei das Lächeln nicht vergessen, sonst wirkt Ihr Verhalten aggressiv!). Nach und nach wird sich durch Training auch diese Selbstbewusstseinsgeste fest in Ihrem Verhaltensrepertoire verankern.

▸ **Sitzpositionen.** Probieren Sie Sitzpositionen aus (mit und ohne Tisch)! Benutzen Sie auch hier Ihr Spiegelbild als Kontrolle. Versuchen Sie, Sitzpositionen zu finden, die Selbstbewusstsein und Entspanntheit ausdrücken (z. B. locker übereinander geschlagene Beine, Hände lose im Schoß gefaltet oder entspannt auf dem Tisch). Ziel sollte es sein, eine Sitzposition zu finden, die häufige Korrekturen (gern als „nervöses Gezappel" interpretiert) vermeidet.

▸ **Rollenspiel.** Alle im Vorfeld trainierten Verhaltensweisen sollten bis zur Prüfung so weit automatisiert sein, dass sie authentisch wirken. Nichts darf so aufgesetzt wirken wie die Vorstellung eines schlechten Schauspielers. Der Prüfer könnte sonst auf die Idee kommen, auch Ihre Fachkompetenz sei nur „vorgetäuscht". Sichern Sie sich daher durch Rollenspiele mit Ihrer Arbeitsgruppe/Ihren Freunden ab und lassen Sie sich Ihr Verhalten in seiner Wirkung rückmelden.

- Spielen Sie die Begrüßungsphase mit verteilten Rollen durch. Legen Sie dabei Ihre Ziele offen und lassen Sie sich die Wirkung Ihres Verhaltens rückmelden. Setzen Sie jeden Verbesserungsvorschlag unmittelbar in einen neuen Versuch um, bis Ihr Verhalten sich mit der gewünschten Wirkung deckt.
- Beobachten Sie genau, wie Ihre Mitspieler Ihre Verhaltensziele umsetzen. Möglicherweise können Sie von den gezeigten Alternativen profitieren (ausprobieren!).
- Variieren Sie die Begrüßungssituation, damit Sie für alle Fälle gewappnet sind (z. B. Prüfer kommt zur Begrüßung auf Sie zu; Prüfer ist bei Ihrem Eintreten noch mit Notizen beschäftigt etc.). Dokumentieren Sie das Akzeptieren der Rollengrenzen durch Einhalten der „Benimm-Regeln"!

1.5.9 Sauber starten: das „Warming-up" im Prüfungsgespräch

Als Warming-up bezeichnet man die Phase im Prüfungsgespräch, in der die ersten inhaltlichen Äußerungen getroffen werden. Zur Annäherung und zum Stressabbau stellt der Prüfer in der Regel eine offene Eingangsfrage. Das bedeutet: Der Prüfling hat den aktiven Sprecherpart und verfügt bei der Gestaltung der Antwort sowohl zeitlich als auch inhaltlich über einen maximalen Freiheitsgrad und entscheidet allein, *was* und *wie viel* er erzählt.

Das Warming-up ist beendet, sobald der Prüfling seinen Redefluss unterbricht oder signifikante fachliche Fehler macht. Mit dem Ende dieser Phase übernehmen die Prüfer verstärkt die Themen- und Gesprächssteuerung.

Verhaltensziel in dieser Prüfungsphase sollte es sein, ein Maximum an Prüfungszeit durch selbstbestimmtes Sprechen zu verbrauchen und eine vorzeitige Einmischung des Prüfers zu verhindern.

Hier eine Auswahl geeigneter Strategien:

▶ **Sprechtempo kontrollieren.** Langsames Sprechen verbraucht Zeit, hat einen selbstberuhigenden Effekt und suggeriert Selbstbewusstein. Sprechen Sie sich zur Übung in Ihrem normalen Sprechtempo einen kurzen Text vor, den Sie auswendig hersagen können. Stoppen Sie die Zeit und versuchen Sie in den folgenden Durchgängen, die Sprechzeit möglichst zu verdoppeln.

Bemühen Sie sich auch in Alltagsgesprächen, sooft Sie daran denken, um eine gezielte Verlangsamung des Sprechtempos. Sie werden die Erfahrung machen, dass Sie sich besser konzentrieren können, sich insgesamt entspannter fühlen und dass Ihre Zuhörer aufmerksamer sind als üblich.

▶ **Antworten sinnvoll strukturieren.** Verfahren Sie grundsätzlich nach der Faustregel „Skelett vor Detail"! Eine vom Allgemeinen zum Speziellen voranschreitende Antwortstruktur erlaubt Ihnen, ein Maximum an Prüfungszeit selbstbestimmt zu gestalten und vorzeitige Einmischungen der Prüfer zu verhindern. Je mehr Sie (quantitativ) zu sagen haben, desto deutlicher gelingt es Ihnen, (Fach-)Kompetenz zu suggerieren. Es sei allerdings angemerkt, dass eine unabdingbare Erfolgsvoraussetzung für diese Strategie die fachliche Korrektheit Ihrer Äußerungen ist!

Führen Sie als Training mit Ihrer Arbeitsgruppe/Freunden eine Simulation dieser Gesprächsphase durch. Lassen Sie sich eine offene Eingangsfrage stellen und bitten Sie die anderen, sich überall dort mit Fragen einzuschalten, wo eine Nachfrage erforderlich scheint. Je länger Sie ungestört reden können, desto besser ist Ihre Antwortstruktur!

▶ **Mit Pausen richtig umgehen.** Pausen haben eine überaus wichtige Funktion im Prüfungsgespräch, denn Sie geben dem Prüfling die nötige Zeit, seine Gedanken zu ordnen und fördern so einen logisch-stringenten Vortrag. Um den Sprecherpart und damit die aktive Gesprächssteuerung in dieser Phase möglichst lange zu behalten, sollte man allerdings dafür sorgen, dass der Prüfer die eingeschobenen Pausen nicht als „Startsignal" missdeutet.

Verschaffen Sie sich in Alltagsgesprächen ein Gefühl dafür, welche Pausenlänge vom Gesprächspartner toleriert wird. Registrieren Sie unauffällig die Pausenlänge bis zur ersten Einmischung des Gesprächspartners. Auf diese Weise gewinnen Sie ein sicheres Gefühl für die zeitliche Angemessenheit von Sprechpausen.

Vermeiden Sie überlange Pausen in der Prüfung, wenn Sie auf Anhieb keine Antwort parat haben. Versuchen Sie stattdessen „laut zu denken", d. h. lassen Sie den Prüfer an Ihrer Antwortfindung teilhaben. Bemühen Sie sich, auf der Basis Ihnen bekannter Fakten eine Antwort herzuleiten. Immerhin ist dieses Verfahren besser als ein vorschnelles „Passen", da Sie auf diese Weise wenigsten in Teilbereichen Ihre Kompetenz dokumentieren können.

▶ **Laut und deutlich sprechen.** Die Sprachqualität (Lautstärke, Intonation, Tempo) ist ein überaus deutliches Kompetenzsignal. Mit dem vorrangigen Ziel in dieser Prüfungsphase, eine vorzeitige Prüfereinmischung zu verhindern, ist insbesondere die Lautstärke von großer Bedeutung.

Eine laute und klare Aussprache kann z. B. verhindern, dass der Prüfer Ihre Ausführungen rein akustisch nicht versteht. Eine Nachfrage des Prüfers könnte Sie zum einen verunsichern und zum anderen mit einer weiteren Frage verknüpft werden, so dass die selbstbestimmte Eröffnungsphase vorzeitig gekappt wird. Darüber hinaus steigt für den Prüfer die Hemmschwelle, sich in einen lauten Vortrag einzuschalten, da er Sie bei seiner Unterbrechung akustisch überbieten müsste!

Abgesehen davon suggeriert eine angemessene Lautstärke, dass Sie hinter dem stehen, was Sie sagen und ist damit eine eindeutige Dokumentation von Selbstbewusstsein und Kompetenz. Und bitte keine falsche Scheu: Eine *geflüsterte* Falschantwort ist mit Blick auf die Endbeurteilung nicht weniger gravierend als eine laut und deutlich vorgetragene…

Versuchen Sie schließlich, Ihre Intonation zu verbessern (z. B. durch laute Leseübungen). Sie tun Ihren durch vorangegangene Prüfungen vielleicht schon erschöpften Prüfern einen großen Gefallen, da es leichter fällt, einem intonatorisch abwechslungsreichen Vortrag zu folgen. Auf diese Weise sammeln Sie ohne großen Aufwand Pluspunkte.

1.5.10 Die heiße Phase des Prüfungsgesprächs

In dieser Gesprächsphase geht es darum, die Fachkompetenz des Prüflings etwas genauer unter die Lupe zu nehmen. Entsprechend dominieren die Prüfer das Geschehen durch eine verstärkte (Frage-)Aktivität im Detailbereich.

Unser vorrangiges Gesprächsziel in dieser Phase sollte es sein, die Zahl der Prüferfragen möglichst gering zu halten, deren „Tiefenreichweite" auf ein vertretbares Maß zu begrenzen und die eigenen Antwortspielräume auszubauen.

▶ **Antworten sinnvoll strukturieren.** Wie schon in der Frühphase des Prüfungsgesprächs sollten jetzt die Antworten generell vom Allgemeinen zum Speziellen strukturiert werden.

Machen Sie sich klar, dass jeder Ihrer Antworten ein potenzielles Angebot an den Prüfer darstellt, die von Ihnen gegebenen Fachinformationen durch weitergehende Fragen zu vertiefen. Durch die Antwortstruktur „Skelett vor Detail" hat man die Chance, vorab eine ganze Reihe richtiger Fakten zu nennen, bevor auf der Detailebene ggf. „gepasst" werden muss. Der positive Effekt basiert hier auf einer Abschwächung möglicher Falschantworten durch ihre Einbettung in (richtige) Allgemeinaussagen.

▶ **Das Prüfungsgespräch steuern.** Um sein (fachliches) Gesicht in der Detailfragerunde zu wahren, sollte man ausschließlich „kontrollierte" Antworten geben, um sich ein Mindestmaß an thematischer Steuerung zu sichern. Nur so besteht die Möglichkeit, Nichtgewusstes dezent zu verschweigen und stattdessen sicheres Wissen zu thematisieren. Aus diesem Grund sollten in den Antworten ausschließlich Themen, Termine oder Details genannt werden, die bei näherem Nachfragen auch näher erläutert werden können. Andererseits können Details bewusst und gezielt eingeflochten werden, um den Prüfer zu Nachfragen zu provozieren und dann fachlich zu glänzen.

Trainieren Sie Ihre Fähigkeit zur Gesprächssteuerung, indem Sie z. B. versuchen, „Köder" aus dem Bereich Ihres sicheren Fachwissens auszulegen. Am geeignetsten hierfür erweist sich immer wieder die Erwähnung spezieller Fachtermini oder Verfahren.

▶ **Antwortspielräume ausbauen.** Weniger Prüferfragen bedeuten mehr Antwortspielräume für den Prüfling. Die quantitative Minimierung der Prüferfragen erlaubt dem Kandidaten besser zu steuern, was er darstellen will oder kann, so dass die Gefahr, bei Lücken ertappt zu werden, sich erheblich verringert. Außerdem bedeutet ein selbstbestimmtes (und möglichst ausgedehntes) Gestalten von Prüfungszeit, dass weniger Gebiete/Themen abgefragt werden können.

Denken Sie daran, dass (selbst richtige) *Stichworte* häufig geraten wirken und bei der Endbeurteilung im ungünstigsten Fall als bloßes *Fragmentwissen* eingestuft werden. Gewöhnen Sie sich in Prüfungssimulationen daher an, grundsätzlich in ganzen, zusammenhängenden Sätzen zu antworten. Kombinieren Sie diese Technik mit einer bewussten Kontrolle des Sprechtempos, um möglichst viel Prüfungszeit selbstbestimmt zu verbrauchen.

Trainieren Sie die inhaltliche Strukturierung Ihrer Antworten unter dem Aspekt der *Nachvollziehbarkeit*. Sollte sich aus der Prüferperspektive ein „roter Faden" vermissen lassen, ist mit häufigen und vorzeitigen Einmischungen und damit mit dem Verlust des Sprecherparts zu rechnen.

Sollte Ihnen dieser Trainingspunkt schwer fallen, stellen Sie den Prüfungssimulationen eine Aufbauübung voran: Skizzieren Sie Ihre Antworten (z. B. auf Fachfragen aus früheren Prüfungsprotokollen) zunächst schriftlich und bitten Sie dann Ihre Arbeitsgruppe/Freunde um eine Beurteilung im Hinblick auf Nachvollziehbarkeit und logische Stringenz!

▶ **Sich auf den Prüfer einstellen.** In der heißen Phase des Prüfungsgesprächs sollte jede unnötige Spannung zwischen Prüfer und Prüfling vermieden werden. Aus diesem Grund sollte der Kandidat versuchen, sich möglichst schnell auf den Fragestil des Prüfers einzustellen. Ausschweifende Antworten werden den „Stichwort-Frager" ebenso in Wallung bringen wie Telegrammstil-Antworten den „offenen Frager". Die Konsequenz einer missglückten Einstellung auf den Prüfer ist das vorzeitige Abkappen der Prüflingsbeiträge. Dadurch werden Selbstbewusstsein und Konzentrationsfähigkeit des Kandidaten unterminiert und (schlimmer noch) die Unfähigkeit der Verhaltenseinstellung auf den Prüfer ggf. als fachliche Unfähigkeit hochgerechnet.

Spielen Sie in Ihren Prüfungssimulationen verschiedene Prüfertypen durch mit dem Trainingsziel, Ihre Antworten möglichst schnell dem Fragestil des Prüfers anzupassen. Fertigen Sie dazu eine Kurzbeschreibung verschiedener Prüfertypen an. Ein Mitglied Ihrer Lerngruppe wählt dann geheim einen Prüfertyp aus, den er in der folgenden Simulation verkörpern will. Nach der „Prüfung" beurteilt der Prüfer das Anpassungsvermögen des Kandidaten und gibt ggf. Hinweise zu einer Optimierung des Antwortstils.

1.6 Adressen der Ärztekammern

1.6.1 Bundesärztekammer

Postfach 120 864
10598 Berlin
Tel.: 0 30/40 04 56–0
Fax: 0 30/40 04 56–3 88
E-Mail: info@baek.de

1.6.2 Landesärztekammer Baden-Württemberg

Jahnstraße 40
70597 Stuttgart
Tel.: 07 11/7 64 85-0
Fax: 07 11/7 69 89-50
E-Mail: laek-baden-wuerttemberg@dgn.de

1.6.3 Bayerische Landesärztekammer

Mühlbaurstraße 16
81677 München
Tel.: 0 89/41 47-0
Fax: 0 89/41 47-2 80
E-Mail: blaek@blaek.de

1.6.4 Ärztekammer Berlin

Friedrichstraße 16
10969 Berlin
Tel.: 0 30/4 08 06-0
Fax: 0 30/4 08 06-34 99
E-Mail: kammer@aekb.de

1.6.5 Landesärztekammer Brandenburg

Dreifertstraße 12
03044 Cottbus
Tel.: 03 55/7 80 10-0
Fax: 03 55/7 80 10-36
E-Mail: post@laekb.de

1.6.6 Ärztekammer Bremen

Schwachhauser Heerstraße 30
28209 Bremen
Tel.: 04 21/34 04 20-0
Fax: 04 21/34 04 20-9
E-Mail: info@aekhb.de

1.6.7 Ärztekammer Hamburg

Humboldtstraße 56
22083 Hamburg
Tel.: 0 40/22 80 20
Fax: 0 40/2 20 99 80
E-Mail: aekhh@aerztekammer-hamburg.de

1.6.8 Landesärztekammer Hessen

Im Vogelsgesang 3
60488 Frankfurt
Tel.: 0 69/9 76 72-0
Fax: 0 69/9 76 72-128
E-Mail: laek.hessen@laekh.de

1.6.9 Ärztekammer Mecklenburg-Vorpommern

August-Bebel-Straße 9 a
18055 Rostock
Tel.: 03 81/4 92 80-0
Fax: 03 81/4 92 80-80
E-Mail: info@aek-mv.de

1.6.10 Ärztekammer Niedersachsen

Berliner Allee 20
30175 Hannover
Tel.: 05 11/3 80 02
Fax: 05 11/3 80 22 40
E-Mail: info@aekn.de

1.6.11 Ärztekammer Nordrhein

Tersteegenstraße 9
40474 Düsseldorf
Tel.: 02 11/43 02-0
Fax: 02 11/43 02-12 00
E-Mail: aerztekammer@aekno.de

1.6.12 Landesärztekammer Rheinland-Pfalz

Deutschhausplatz 3
55116 Mainz
Tel.: 0 61 31/2 88 22-0
Fax: 0 61 31/2 88 22 88
E-Mail: kammer@laek-rlp.de

1.6.13 Ärztekammer des Saarlandes

Faktoreistraße 4
66111 Saarbrücken
Tel.: 06 81/40 03-0
Fax: 06 81/40 03-340
E-Mail: info-aeks@aeksaar.de

1.6.14 Sächsische Landesärztekammer

Schützenhöhe 16
01099 Dresden
Tel.: 03 51/8 26 70
Fax: 03 51/8 26 74 12
E-Mail: dresden@slaek.de

1.6.15 Ärztekammer Sachsen-Anhalt

Doctor-Eisenbart-Ring 2
39120 Magdeburg
Tel.: 03 91/6 05 46
Fax: 03 91/6 05 47 00
E-Mail: info@aeksa.de

1.6.16 Ärztekammer Schleswig-Holstein

Bismarckallee 8 – 12
23795 Bad Segeberg
Tel.: 0 45 51/8 03-0
Fax: 0 45 51/8 03-1 80
E-Mail: aerztekammer@aeksh.org

1.6.17 Landesärztekammer Thüringen

Im Semmicht 33
07751 Jena-Maua
Tel.: 0 36 41/6 14-0
Fax: 0 36 41/6 14-169
E-Mail: post@laek-thueringen.de

1.6.18 Ärztekammer Westfalen-Lippe

Gartenstraße 210 – 214
48147 Münster
Tel.: 02 51/9 29–0
Fax: 02 51/9 29–29 99
E-Mail: posteingang@aekwl.de

Anästhesie

II

2 Allgemeines

2.1 Pharmakologie und Pathophysiologie

Jonas Boelsen

Frage 1

Beschreiben Sie das autonome Nervensystem!

Das autonome Nervensystem besteht aus dem sympathischen und dem parasympathischen System.

Es beeinflusst unbewusst gesteuerte physiologische Parameter, ermöglicht die Stressantwort und dient der Aufrechterhaltung der Homöostase. Kardiovaskuläre, pulmonale, endokrine, exokrine, gastrointestinale, urogenitale und zentralnervöse Strukturen werden innerviert, Metabolismus und Thermoregulation werden beeinflusst. Das sympathische Nervensystem ist bezogen auf die Zielorgane „aktivierend" („fight, flight, fright"), das parasympathische System wirkt antagonistisch dazu. Aus dem Gegenspiel der Einflüsse ergibt sich ein Ruhetonus. Pharmakologisch kann auf unterschiedliche Art und Weise auf das autonome Nervensystem eingewirkt werden.

Frage 2

Welche kolloidalen Volumenersatzmittel stehen Ihnen zur Verfügung? Nennen Sie Vor- und Nachteile!

Hydroxyethylstärke (HES) mit unterschiedlichen mittleren Molekulargewichten, Gelatine (Oxypolygelatine, harnstoffvernetzte Gelatine, Gelatinesuccinat), Dextrane und natürliche Kolloide (Humanalbumin, therapeutisches Plasma [FFP: „Fresh frozen Plasma"]).

Für Humanalbumin gibt es als Volumenersatzmittel keine evidenzbasierte Indikation, es wird z. B. beim hepatorenalen Syndrom gegeben. Dextrane sind in Deutschland nicht mehr erhältlich. Gelatine hat eine kürzere intravasale Verweildauer (renale Elimination), einen geringeren Volumeneffekt und möglicherweise eine höhere Rate anaphylaktischer und anaphylaktoider Reaktionen als HES. Die Anwendung von Gelatine und HES ist in den letzten Jahren stark zurückgegangen und die Indikation wird sehr eng gestellt. Seit 2013 ist die Anwendung von HES auf nicht durch kristalloide Lösungen beherrschbare Hypovolämie im Rahmen akuter Blutungen beschränkt. Insbesondere der Einsatz bei kritisch Kranken ist kontraindiziert. Therapeutisches Plasma (FFP) ist kein originäres Volumenersatzmittel, sondern ein Gerinnungspräparat. Bei Massenblutungen ist die Substitution von therapeutischem Plasma (FFP) im Rahmen des Therapiekonzeptes ein integraler Bestandteil.

Frage 3

Welche Form hat die Sauerstoffbindungskurve?

Es handelt sich um eine S-Kurve mit sigmoidalem Verlauf.

Die Kurve beschreibt die nicht lineare Affinität von O_2 zu Hämoglobin (Hb), abhängig vom paO_2. Im oberen Bereich nähert sich die Kurve asymptotisch einer Sättigung von 100 %, und die Sättigung des Hb ist bei einem paO_2 von 70–100 mmHg nur unwesentlich verändert; beim Abfall des paO_2 60 mmHg (z. B. im Kapillarbett) ist die Affinität geringer und die O_2-Abgabe ans Gewebe erleichtert. Meist wenig beachtet wird der Halbsättigungsdruck P50, der normalerweise 27 mmHg beträgt und über die Rechts-Links-Verlagerung Auskunft gibt.

Frage 4

Beschreiben Sie die wichtigsten Metabolisierungswege bei der Elimination der in der Anästhesie verwendeten Pharmaka!

Man unterscheidet Phase-I-Reaktionen (Oxidation, Reduktion, Hydrolyse, Dekarboxylierung) und Phase-II-Reaktionen (Glukuronidierung, Azetylierung, Methylierung, Sulfatierung u. a.).

In der Phase-I-Reaktion wird die Ausgangssubstanz in aktive oder inaktive Metabolite übergeführt, bei Phase-II-Reaktionen in inaktive, wasserlösliche Metabolite. Phase-I-Reaktionen können auch extrazel-

lulär durch unspezifische Enzymsysteme wie Esterasen vermittelt werden. Eine Sonderform der Phase-I-Reaktion ist die spontane nicht enzymatische Hydrolyse („Hoffmann-Elimination“, z. B. bei cis-Atracurium). Phase-II-Reaktionen (besonders die Glukuronidierung) sind die wichtigsten Prozesse zur Überführung von Arzneimitteln und Giftstoffen in eine wasserlösliche (ausscheidbare) Form.

Frage 5

Welches Enzymsystem ist bei Phase-I-Reaktionen am wichtigsten?

Das Cytochrom-P450-System (CYP), ein Oxidasensystem mit NADPH (Nicotinamidadenindinukleotidphosphat) als Koenzym. Es gibt etwa 12 relevante Untertypen, die beim Menschen eine Rolle spielen (z. B. CYP 1A2, CYP 3A4, …).

CYP-katalysierte Phase-I-Reaktionen sind störanfälliger als Phase-II-Reaktionen. So kann z. B. durch Barbiturate oder Carbamazepin das System enzyminduziert (erhöhte Metabolisierungsrate für Pharmaka, Wirkminderung) oder z. B. Azolantimykotika oder Clarithromycin enzyminhibiert werden (verringerte Metabolisierung, verlängerte Wirkung).

Frage 6

Welche Mechanismen sind für eine hepatische Schädigung durch Inhalationsanästhetika verantwortlich?

Alle Inhalationsanästhetika können – sehr selten – Hepatozyten direkt oder durch ihre Metaboliten toxisch schädigen; dies ist am häufigsten (30 %) für Halothan als geringgradige Leberfunktionsstörung mit asymptomatischer Transaminasenerhöhung beschrieben. Die Inhalationsanästhetika werden oxidativ metabolisiert, das Cytochrom-P450-System spielt eine entscheidende Rolle. So werden Sevofluran, Isofluran, Enfluran und Halothan über den Cytochrom-Untertyp CYP 2E1 metabolisiert. Außer bei Sevofluran entsteht dabei die hepatotoxische Trifluoressigsäure, weshalb Sevofluran keine relevante Hepatotoxizität aufweist.

Die seltene (1:30 000) Halothanhepatitis ist immunologisch bedingt. Ein viel häufigeres Problem ist die Vasodilatation in der A. hepatica und den präportalen Gefäßen durch die Inhalationsanästhetika mit eingeschränkter Leberperfusion und direkter Abhängigkeit vom systemischen Blutdruck.

Frage 7

Beschreiben Sie die Rezeptorwirkungen der üblichen Sympathomimetika!

Man unterscheidet direkt wirkende Rezeptoragonisten und indirekte Sympathomimetika, bei denen die Wirkung durch die Freisetzung endogener Neurotransmitter aus den präsynaptischen Nervenendigungen erzielt wird (► Tab. 2.1).

Indirekte und gemischt wirksame Substanzen unterliegen einer Wirkungsabschwächung bei wiederholter Gabe durch Depletion der Neurotransmittervesikel. Durch Down-Regulation der Rezeptoren ist eine progrediente Dosissteigerung erforderlich.

Tab. 2.1 Rezeptorwirkungen der üblichen Sympathomimetika.

Substanz	Rezeptor	Wirkmechanismus
Adrenalin	α1, α2, β1, β2	direkt
Dobutamin	β1, β2	direkt
Dopamin	α1, β1, DA1, DA2	direkt und indirekt
Dopexamin	β1, β2, DA1, DA2	direkt
Ephedrin	α1, α2, β1, β2	direkt und indirekt
Noradrenalin	α1, α2, β1	direkt
Phenylephrin	α1	direkt

Frage 8

Was versteht man unter dosisspezifischer Rezeptoraffinität? Nennen Sie Beispiele!

Eine Affinität zu verschiedenen adrenergen Rezeptoren, die je nach Konzentration des Agens unterschiedlich ausgeprägt ist.

Dopamin wirkt in Dosierungen bis 3 µg/kgKG/min dopaminerg (DA1), von 3–10 µg/kgKG/min β1-adrenerg und über 10 µg/kgKG/min α1-adrenerg. Damit sind dosisabhängig unterschiedliche Wirkungen zu erzielen. Adrenalin wirkt in einer Dosis unter 2 µg/min v. a. β2-mimetisch, bei 2–10 µg/min β1- und β2-mimetisch und über 10 µg/min α1-mimetisch.

Frage 9

Beschreiben Sie das Wirkprofil von Dobutamin und erklären Sie die „Pseudoselektiviät"!

Das als Razemat vorliegende Dobutamin wirkt stark β1- und schwach β2-agonistisch.

Damit ist seine Hauptwirkung die Steigerung der Inotropie bei geringer Steigerung der Herzfrequenz und des Blutdrucks. Das R(+)-Enantiomer hat deutliche α1-antagonistische Wirkung, das S(-)-Enantiomer ist stark α1-agonistisch wirksam. Die beiden Wirkungen heben sich gegenseitig auf, dadurch ist das Dobutamin-Razemat trotz seiner Effekte am α-Rezeptor ein klinisch „pseudoselektives" β-Mimetikum.

Frage 10

Welcher Metabolisierung unterliegen Adrenalin und Noradrenalin?

Noradrenalin und Adrenalin werden über Monoaminooxidase (MAO) und Katecholaminomethyltransferase (COMT) zu Vanillinmandelsäure, Metanephrin und Normetanephrin metabolisiert.

Zur Entfernung von Noradrenalin aus dem synaptischen Spalt ist quantitativ die Wiederaufnahme in die präsynaptischen Nervenendigungen am wichtigsten.

Frage 11

Welche elementaren Funktionen übernimmt das parasympathische Nervensystem (PNS)? Beschreiben Sie die funktionelle Anatomie!

Das PNS steuert die Funktionen der Zielorgane auf das Basisaktivitätsniveau herunter und wirkt antagonistisch zum sympathischen Nervensystem.

Die präganglionären Fasern stammen aus den Hirnnerven III, VII, IX und X sowie aus den Sakralsegmenten S 2–4, der Hauptnerv des PNS ist der N. vagus (X). Die Synapsen zur postganglionären Faser liegen dicht am Endorgan.

Der prä- (1. Synapse) und postganglionäre (2. Synapse) Neurotransmitter des Parasympathikus ist Azetylcholin. Die präganglionären Synapsen sind zudem durch Nikotin stimulierbar (nikotinerge ACh-Rezeptoren), die postganglionären Synapsen durch Muskarin (muskarinerge Ach-Rezeptoren).

Frage 12

Welche Rezeptortypen finden Sie im parasympathischen Nervensystem und wie sehen die Wirkungen an den Erfolgsorganen aus?

Neurotransmitter im PNS prä- und postganglionär ist Azetylcholin. Azetylcholinrezeptoren werden unterteilt in 2 Typen: nikotinische (ganglionär und neuromuskulär) und muskarinische (postganglionäre) cholinerge Rezeptoren. Wichtigste Zielorgane sind Herz, Atemtrakt, Leber, Milz, Auge, Urogenitaltrakt und der obere Gastrointestinaltrakt. Aktivierung des PNS führt zu Bradykardie, Bronchokonstriktion, Miosis, Sekretionssteigerung und Verstärkung der Peristaltik.

Frage 13

Beschreiben Sie die Biosynthese und Metabolisierung von Azetylcholin!

Azetylcholin wird in den Mitochondrien der präsynaptischen Nervenendigungen über Veresterung von Azetyl-CoA und Cholin durch die Cholinazetyltransferase synthetisiert und in Vesikeln gespeichert. Der Abbau durch Esterspaltung in die Ausgangssubstanzen erfolgt prinzipiell durch die membranständige Azetylcholinesterase (AChE) im synaptischen Spalt.

In geringerem Ausmaß ist die Metabolisierung durch die ubiquitär vorkommende Plasmacholinesterase (PChE) möglich.

Frage 14

Welche Eigenschaften besitzen Parasympatholytika (Muskarinantagonisten)?

Alle Parasympatholytika – mit Ausnahme der quartären Formen (Glykopyrrolat, Ipratropium), die nicht die Blut-Hirn-Schranke durchdringen – hemmen in gleichem Maße alle muskarinischen Rezeptoren.

Am häufigsten werden Atropin, Scopolamin (Scopoderm TTS), Ipratropiumbromid (Atrovent, Itrop), Tiotropiumbromid (Spiriva) und Glykopyrrolat (Robinul) verwendet. Tachykardie, Bronchodilatation, Schweiß- und Speichelhemmung, Temperaturanstieg, Mydriasis sowie Spasmolyse im Gastrointestinaltrakt sind die wichtigsten peripheren Wirkungen. Zentral wirksame Parasympatholytika können psychische Veränderungen (delirante Zustände, zentrales anticholinerges Syndrom – ZAS) hervorrufen, Scopolamin wirkt zentral 10-mal stärker als Atropin.

Frage 15

Was versteht man unter autonomer Dysfunktion? Welches sind die Symptome? Nennen Sie die gängigsten Ursachen.

Orthostatische Blutdruckschwankungen, Schwindel, vaso- und sudomotorische Störungen, Blasenfunktionsstörungen (Inkontinenz, Harnverhalt), gastrointestinale Probleme (Diarrhöe, Obstipation) und Impotenz.

Die Symptome resultieren aus einer Fehlfunktion im Zusammenspiel von sympathischem und parasympathischem Nervensystem, meist durch die Schädigung eines und Überwiegen des anderen Systems. Typische Ursachen sind Diabetes mellitus, Alkoholabusus und -entzug, Hyperthyreose, Kollagenosen und Polyneuropathien.

Frage 16

Beschreiben Sie die pharmakologischen Wirkungen von Dopexamin!

Dopexamin ist 10-fach stärker β2-adrenerg als β1-adrenerg und dopaminerg.

Außerdem bewirkt es eine synaptische Reuptake-Hemmung für Noradrenalin. Damit wirkt die Substanz positiv-inotrop, allerdings bei Steigerung der Herzfrequenz und des myokardialen O_2-Verbrauchs. Über die dopaminerge Wirkung werden (ähnlich wie bei Dopamin) die Nieren- und Splanchnikusgefäße dilatiert. Dopexamin hat bisher keinen Stellenwert in der klinischen Medizin.

Frage 17

Welche pharmakologischen Wirkungen haben die Phosphodiesterase-III-Hemmstoffe (PDE-III-Hemmer)?

PDE-III-Hemmer (Inodilatatoren) wie Milrinon, Enoximon und Amrinon erhöhen den intrazellulären cAMP-Spiegel über eine Hemmung des Abbaus.

Die intrazelluläre Ca^{2+}-Konzentration steigt an. Weiterhin wirken PDE-III-Hemmer vasodilatierend (NO-Freisetzung, Nachlastsenkung) und verbessern die diastolische Funktion des Herzens (sog. lusitroper Effekt), bei fehlender β1-Stimulation kommt es zu keinem erhöhten O_2-Verbrauch. Zu nennen sind auch die additive Wirkung zu Katecholaminen und die mögliche Auslösung von Arrhythmien. Milrinon kann auch inhalativ appliziert werden (Off-Label-Use).

Frage 18

Beschreiben Sie die β1-rezeptorvermittelten Wirkungen!

Die Stimulation dieser Adrenorezeptoren führt zur Erhöhung von intrazellulärem cAMP, zur Erhöhung der intrazellulären Ca^{2+}-Konzentration und damit zur Steigerung der Inotropie und der Gewebeperfusion.

Cave: Der myokardiale O_2-Verbrauch steigt!

Frage 19

Ein 67-jähriger Patient im kardiogenen Schock bei dekompensierter Herzinsuffizienz erhält seit 48 h 10 µg/kgKG/min Dobutamin sowie Diuretika und Nitrate. Nach anfänglicher Stabilisierung verschlechtert sich die Pumpfunktion des Herzens zunehmend; eine Dosissteigerung auf 15 µg/kgKG/min bringt nur kurzfristige Besserung. Wie erklären Sie den Verlauf? Gibt es therapeutische Alternativen?

Es liegt wahrscheinlich eine Down-Regulation der Adrenorezeptoren mit Abnahme der Rezeptordichte an der Zellmembran vor.

Neben dem Einsatz mechanisch unterstützender Verfahren (Impella, ggf. vaECMO: venoarterielle extrakorporale Membranoxygenierung) kommt pharmakotherapeutisch der Einsatz von Inodilatatoren (Phosphodiesterase-III-Hemmern) oder Kalziumsensitizern infrage.

Frage 20

Nennen Sie einige Substanzgruppen, die Nebenwirkungen im autonomen Nervensystem haben!

Neuroleptika, trizyklische Antidepressiva und Antihistaminika haben anticholinerge (parasympatholytische) Nebenwirkungen.

Die Gabe von Sympathomimetika bei laufender Therapie mit MAO-(A)-Hemmern oder bei Einnahme zentral stimulierender Substanzen wie Kokain oder Amphetaminen kann zu überschießender sympathomimetischer Antwort führen.

Frage 21

Beschreiben Sie die Wirkungen von Levosimendan!

Levosimendan ist der erste klinisch eingesetzte Kalziumsensitizer. Die Kalziumsensitivität von Troponin C wird erhöht. Daraus resultiert eine positiv inotrope Wirkung (ohne Zunahme des myokardialen O_2-Verbrauchs). Gleichzeitig induziert Levosimendan die Öffnung von Kaliumkanälen an der glatten Muskulatur mit nachfolgender Vasodilatation. In der Summe kommt es zur Steigerung des Herzzeitvolumens und der Herzfrequenz, sowie der Abnahme des arteriellen Mitteldrucks und des PCWP.

Levosimendan wird zur Therapie der prolongierten dekompensierten Herzinsuffizienz eingesetzt, in der Regel, wenn andere Pharmakotherapeutika keinen ausreichenden Effekt haben. Die Wirkung hält nach Applikation für etwa 1 Woche an. Die Applikation erfolgt in der Regel ohne Bolusgabe über eine 24-stündige Infusion.

Frage 22

Nennen Sie Medikamente, die in den letzten 10 Jahren in der Kardiologie neu eingeführt wurden, und beschreiben Sie die Einsatzgebiete.

- **SGLT 2-Inhibitor: Dapagliflozin zur Behandlung der Herzinsuffizienz.**
- **Neuere Thrombozytenaggregationshemmer: Ticagrelor und Prasugrel bei KHK.**
- **If-Kanal-Blocker: Ivabradin zur Behandlung der Herzinsuffizienz.**
- **Anitanginosa: Ranolazin zur Symptomkontrolle bei refraktärer Angina pectoris.**
- **Aldosteronantagonist: Eplerenon bei Herzinsuffizienz.**
- **Renininhibitor: Aliskiren zur Behandlung der Hypertonie.**
- **Neprilysininhibitor: Sacubitril zur Behandlung der Herzinsuffizienz.**
- **Direkte Thrombin- bzw. Xa-Inhibitoren (DOAK): Apixaban, Edoxaban, Dabigatran und Rivaroxaban zur Antikoagulation.**

Frage 23

Wie diagnostiziert und behandelt man ein Phäochromozytom? Was ist bei der Narkoseführung zu beachten?

Dieser katecholaminproduzierende Tumor aus chromaffinem Gewebe ist meist in den Nebennieren lokalisiert, andere Lokalisationen (z. B. Grenzstrang) sind möglich. Typische Symptome sind krisenhafte Blutdruckanstiege, Schwitzen, Palpitationen, Hautrötung und Kopfschmerz. Die Diagnose erfolgt über die Bestimmung der Katecholaminspiegel in Urin und Plasma sowie der Menge der Abbauprodukte (Vanillinmandelsäure, Metanephrin und Normetanephrin) im Urin.

Die Therapie ist die operative Entfernung. Präoperative Vorbereitung erfolgt durch Infusionstherapie und α_1-Blocker sowie bei Tachykardien zusätzlich Betablocker. Invasives Blutdruckmonitoring ist obligat; bei intraoperativen Blutdruckanstiegen Gabe von α_1-Blockern als Infusion oder Na^+-Nitroprussid.

Nach Entfernung des Tumors sind Hypotonien und Hypoglykämien häufig.

Frage 24

Geben Sie einen Überblick über die Antiarrhythmika!

Die erweiterte Klassifikation nach Vaughan-Williams in 5 Klassen ist heute klinisch unbedeutend. Nach den Erkenntnissen aus großen Studien (z. B. CAST: Cardiac Arrhythmia Suppression Trial) wurde die Therapie mit Antiarrhythmika auf wenige Substanzen zur Akut- und Langzeittherapie beschränkt: Betarezeptorenblocker, Lidocain und Amiodaron sind die wichtigsten, Ajmalin gilt als Reservemedikament bei Kammerflimmern oder ventrikulärer Tachykardie.

Letztendlich haben alle Antiarrhythmika proarrhythmogene Wirkungen, diese sind bei Amiodaron am geringsten. Eine Alternative ist Dronedaron (Multaq), das jodfrei und dem Amiodaron in Bezug auf Struktur und Wirkmechanismus nahe verwandt ist. Kalziumantagonisten (Verapamil, Diltiazem) und Digitalis werden zur Frequenzkontrolle bei Vorhofflimmern eingesetzt. Adenosin (Adrekar) ist das Mittel der Wahl zur Terminierung einer AV-Reentry-Tachykardie. Ivabradin reduziert die Hospitalisierungsrate bei Patienten mit Sinusrhythmus, einer Ejektionsfraktion < 35 % und Herzfrequenz > 70/min unter adäquater Betablockertherapie. Eine weitere Indikation ist die stabile Angina pectoris bei Betablocker-Unverträglichkeit. Magnesium wird bei der Torsades-de-pointes-Tachykardie eingesetzt. Zur Behandlung des Kammerflimmerns werden in den aktuellen Leitlinien zur Wiederbelebung Amiodaron oder Lidocain empfohlen.

Frage 25

Wodurch ist die antiarrhythmische (frequenzsenkende) Wirkung von Digitalis und Ivabradin verursacht?

Die antiarrhythmische Wirkung von Digitalis ist auf einen parasympathomimetischen Effekt am Sinus- und AV-Knoten zurückzuführen. Ivabradin bewirkt eine selektive Hemmung des Ionenstroms am Sinusknoten (intrinsischer Schrittmacher). Die Wirkung ist spezifisch für den Sinusknoten (kein Einfluss auf die PQ-Zeit, die intraventrikuläre Erregungsausbreitung, die Kontraktilität und die Repolarisation). Daraus resultiert eine Frequenzsenkung.

Die – geringe – positiv inotrope Wirkung von Digitalis wird durch einen Anstieg der intrazellulären Kalziumkonzentration (Hemmung der Na^+-K^+-ATPase) erreicht und spielt in der Therapie der Herzinsuffizienz keine entscheidende Rolle mehr.

Frage 26

Beschreiben Sie die chemische Struktur von Lokalanästhetika!

Alle Lokalanästhetika haben eine gemeinsame 3-teilige amphotere (sowohl lipophile als auch hydrophile Eigenschaften) Molekülstruktur:

- **aromatischer Ring (lipophiler Anteil)**
- **Zwischenkette (Esterbindung oder Amidbindung)**
- **Aminogruppe (hydrophiler Anteil)**

Frage 27

Wie gelangt das Lokalanästhetikum (LA) nach der Injektion an seinen Wirkort?

Die meisten LA sind schlecht wasserlöslich und werden als LA-Hydrochlorid (LA-HCl) gelöst zubereitet. In wässriger Lösung liegt das Salz dissoziiert vor:

$$\text{LA-HCl} \leftrightarrow \text{LAH}^+ + \text{Cl}^-$$

LAH^+ dissoziiert bei Körper-pH zu LA und H^+. Das Verhältnis von dissoziierter zu undissoziierter Base hängt vom pKa der Substanz ab (bei Lokalanästhetika: pKa > 7,4; je größer der pKa, desto mehr ungela-

dene Base). Der pKa-Wert entspricht demjenigen pH-Wert, bei dem die Substanz zu 50 % ionisiert und zu 50 % nicht ionisiert vorliegt. Der pH-Wert und der pKa-Wert sind über die Henderson-Hasselbalch-Gleichung miteinander verknüpft. Es gilt:

pH = pKa + log (LA/LAH⁺)

Falls die Konzentration von LA und LAH⁺ gleich ist, ist pH = pKa, da der Logarithmus von 1 Null ist.

Nur die ungeladene Base penetriert das Epineurium und die axonale Membran. Im Zellinneren (wässriges Milieu) liegen dann wieder LAH⁺ und LA dissoziiert vor. Die geladene Form interagiert mit schnellen Natriumkanälen und blockiert so die Depolarisation. Die freie Base LA trägt durch einen Quelleffekt und dadurch bedingter Verengung der Na⁺-Kanäle zur lokalanästhetischen Wirkung bei.

Frage 28

? Welchen Einfluss hat eine Entzündung der Gewebe am Injektionsort der LA?

! **Bei einer Entzündung ist der Gewebe-pH erniedrigt, d. h. die Konzentration an H^+ ist erhöht. Betrachtet man die Gleichung**

$LAH^+ \leftrightarrow LA + H^+$,

so liegt im sauren Milieu ($H^+\uparrow$) mehr Kation (LAH^+) als Base vor. Nur die Base penetriert die Membran, sodass es unter den genannten Bedingungen zu einer Wirkungsabschwächung kommt.

Frage 29

? Wie definieren Sie einen Differenzialblock?

! **Beim Differenzialblock sind die verschiedenen Anteile eines gemischten Nervs (motorisch, sensibel, sympathisch – unterschiedliche Faserdurchmesser) unterschiedlich stark blockiert.**

i *Dies ist von der Konzentration des Lokalanästhetikums und der Struktur (Durchmesser, Verteilung der Fasern im Nerv) des Nervs abhängig. So sind z. B. bei Verwendung einer 0,2 %igen Ropivacain-Lösung am peripheren Nerven die (dünneren) sensiblen Fasern blockiert, während die (dickeren) motorischen Fasern weitgehend unblockiert sind.*

Frage 30

? Gibt es Höchstdosen für Lokalanästhetika? Diskutieren Sie den Sinn einer Höchstdosis!

! **Alle Pharmakopöen enthalten Angaben über Höchstdosen für Lokalanästhetika (LA). Der Sinn einer solchen Angabe darf zu Recht bezweifelt werden; die Applikation einer „Höchstdosis" eines LA ist eng mit der korrekten Applikation, der Zeitdauer der Applikation und der Anatomie verbunden.**

i *Lokalanästhetika sind Medikamente, die gezielt lokal (in hoher lokaler Konzentration) eingesetzt werden und selten in systemischen Konzentrationen relevante Wirkungen haben (Ausnahme: systemische Toxizität und Nebenwirkungen). So führt die (Bolus-)Gabe einer „normalen" Dosis bei akzidenteller intravenöser oder intraarterieller Applikation bereits zu toxischen Reaktionen, während die korrekte Applikation der 1,5-fachen „Höchstdosis" in ein schlecht perfundiertes Areal ohne jede systemische Reaktion bleibt. Zu beachten ist die Metabolisierungsrate der Leber bei Perfusor-Applikation im Rahmen einer postoperativen Katheter-Regionalanästhesie: Beim gesunden Erwachsenen können etwa 30–35 mg Bupivacain oder 35–40 mg Ropivacain stündlich hepatisch metabolisiert werden!*

Frage 31

? Welche Vasokonstriktorzusätze werden für Lokalanästhetika verwendet? In welcher Dosis werden Vasokonstriktoren zugesetzt?

! **Adrenalin, selten Noradrenalin, Octapressin (Felypressin – in der Zahnmedizin eingesetzt) und Ornipressin.**

i *Alle Vasokonstriktorzusätze können systemische Reaktionen hervorrufen, speziell bei intravasaler Injektion. Ein üblicher Zusatz ist Adrenalin 1:200 000 bis max. 250 µg. Die Maximaldosis für Ornipressin beträgt 1 IE.*

Frage 32

? Welche Effekte haben Vasokonstriktorzusätze zum Lokalanästhetikum (LA)?

! **Verlängerung der Wirkdauer und geringere systemische Konzentrationen sind die Haupteffekte.**

i *Die langsamere Elimination vom Wirkort verlängert die Wirkung, höhere Dosierungen sind möglich und systemisch toxische Wirkungen werden reduziert. Eine geringere Blutung im Operationsgebiet und die Aufhebung der durch manche Lokalanästhetika induzierten Vasodilatation sind zusätzlich vorteilhaft. Bei der Epiduralanästhesie kann bei Verwendung adrenalinhaltiger LA bei der ersten Injektion (Testdosis) eine intravasale Lage anhand der systemischen Reaktion leichter entdeckt werden.*

Frage 33

? Was unterscheidet Glykopyrrolat von Atropin oder Scopolamin?

! **Quartäre Ammoniumverbindungen wie Glykopyrrolat überwinden die Blut-Hirn-Schranke nicht.**

i *Die Substanz hemmt die Speichelsekretion ohne Beeinflussung der Herzfrequenz und des Zerebrums (im Gegensatz zu Atropin oder Scopolamin).*

Frage 34

? Wie sehen die Anforderungen an ein ideales Inhalationsanästhetikum aus?

! **Das klinische Anforderungsprofil beinhaltet die voraussagbare Wirkung mit guter Einschätzbarkeit der Konzentration am Wirkort, ein schnelles Einsetzen der narkotischen Wirkung und schnelles Erwachen, Muskelrelaxation, gute Analgesie sowie die Gewährleistung von kardiovaskulärer Stabilität, Bronchodilatation und normaler Hirndurchblutung. Weiterhin sollte es keine Triggersubstanz für die maligne Hyperthermie darstellen, nicht metabolisiert werden, nicht entflammbar sein und keine unerwünschten Nebenwirkungen wie Übelkeit und Erbrechen haben. Zudem sollte Umweltverträglichkeit gegeben sein.**

i *Keine der verfügbaren Substanzen erfüllt alle Anforderungen.*

Frage 35

? Begründen Sie, warum die älteren volatilen Anästhetika nicht mehr verwendet werden.

! **Ältere Inhalationsanästhetika hatten unerwünschte Wirkungen: Entflammbarkeit (Cyclopropan, Diethylether), Hepatotoxizität (Chloroform, Fluroxen, Halothan), Kardiotoxizität (Chloroform), Nephrotoxizität (Methoxyfluran). Ein weiterer Aspekt ist die bessere Steuerbarkeit der modernen Substanzen.**

i *Von den älteren volatilen Anästhetika wird Isofluran noch in Deutschland regelmäßig verwendet.*

Frage 36

? Wie kann man die anästhetische Wirksamkeit verschiedener Anästhetika vergleichen?

! **Zum Vergleich wird die MAK (minimale alveoläre Konzentration) verwendet. Sie ist als diejenige Konzentration (bei 1 bar Atmosphärendruck) definiert, bei der 50 % der Patienten auf einen Schmerzreiz (Hautschnitt) bei Monoanästhesie mit dem Pharmakon nicht mehr mit einer motorischen Abwehrreaktion reagieren.**

i *Bei der Messung der MAK wird vorausgesetzt, dass die alveoläre Konzentration mit dem Partialdruck des Anästhetikums am Wirkort direkt korreliert und im Äquilibrium ist.*

Merke: Eine endotracheale Intubation ist ein stärkerer Reiz als ein Hautschnitt!

Frage 37

? Welcher Nutzen ergibt sich außerdem aus der MAK?

! **Die MAK ermöglicht eine Einschätzung der für einen Patienten benötigten Dosis.**

i *Die Beurteilung der Wirkung zusätzlich verwendeter Medikamente wie z. B. von Opioiden (Senkung der MAK) ist möglich.*

Frage 38

Welche Faktoren beeinflussen die MAK?

Alter, Körpertemperatur, atmosphärischer Druck, Schwangerschaft, Medikamente, Hyponatriämie, Verwendung eines zweiten Inhalationsanästhetikums (N_2O), wobei Letzteres kaum noch Anwendung findet.

Die MAK ist am höchsten beim 6 Monate alten Kind und sinkt mit zunehmendem Alter, aber auch beim Frühgeborenen. Für jeweils 1 °C Senkung der Körpertemperatur sinkt die MAK um etwa 2–5 %. Nach der Formel

Partialdruck = Konzentration × atmosphärischer Druck

sinkt der Partialdruck bei zunehmender Höhe (= abnehmender barometrischer Druck) und die MAK steigt. In der Schwangerschaft, bei der Therapie mit Kalziumantagonisten, Opioiden oder Barbituraten sowie bei einer Hyponatriämie ist die MAK erniedrigt. Da die MAK ausschließlich auf die Wirkung bezogen ist, können MAK-Werte addiert werden: 0,7 MAK Isofluran + 0,3 MAK N_2O sind 1,0 MAK Isofluran gleichwertig (wohlgemerkt nur bezüglich der Wirkung, nicht jedoch der substanzspezifischen Nebenwirkungen).

Frage 39

Welche Theorien zur Wirkung der volatilen Anästhetika kennen Sie?

Theorien zur Wirkung gibt es reichlich – keines der bisher vorgestellten Modelle erklärt die Wirkung umfassend. Ein überzeugendes Wirkmodell ließe sich ableiten, wenn eine Substanz gefunden würde, die die Wirkung der volatilen Anästhetika aufhebt. Ein solcher Wirkstoff (analog beispielsweise zu Opioidrezeptorantagonisten) ist derzeit nicht bekannt.

Die alte Meyer-Overton-Theorie beinhaltet die Zunahme der Wirkstärke der Anästhetika mit zunehmender Fettlöslichkeit und erklärt die Wirkung durch die Einlagerung in Lipidmembranen – dieses Modell ist nur in einem begrenzten Bereich von Molekülgrößen schlüssig. Volumenzunahme der Zellen am Wirkort durch Expansion an Membranen mit Beeinflussung von Ionenkanälen ist der Mechanismus in der Hypothese der kritischen Volumina. Ab einem kritischen Zellvolumen wird die anästhetische Wirkung erreicht. Weiterhin werden Wirkungen über Neurotransmittersysteme (GABA) und durch die Beeinflussung intrazellulärer Strukturen (z. B. Mitochondrien) angenommen.

Frage 40

Definieren Sie den Begriff Verteilungskoeffizient und geben Sie Beispiele für anästhesierelevante Verteilungskoeffizienten!

Ein Verteilungskoeffizient beschreibt die Verteilung einer beliebigen Substanz in einem äquilibrierten Gemisch zweier anderer Substanzen/Geweben bei gleicher Temperatur, gleichem Druck und Volumen.

Beispiele:

- **BGVK (Blut-Gas-Verteilungskoeffizient)**
- **GBVK (Gehirn-Blut-Verteilungskoeffizient)**
- **FBVK (Fett-Blut-Verteilungskoeffizient)**
- **ÖGVK (Öl-Gas-Verteilungskoeffizient)**

Besonders der BGVK unterscheidet moderne volatile Anästhetika von den älteren Substanzen.

Frage 41

Beschreiben Sie den Blut-Gas-Verteilungskoeffizienten (BGVK)!

Durch den BGVK wird die Verteilung eines volatilen Anästhetikums zwischen Blut und Alveolen bei gleichem Partialdruck ausgedrückt.

Hohe BGVK (> 1) ergeben eine höhere Konzentration im Blut (höhere Löslichkeit); dadurch wird mehr Anästhetikum im Blut gespeichert und weniger zum Wirkungsort (Gehirn) transportiert; die Wirkung tritt langsamer ein und das Anästhetikum wird langsam abgeatmet („slow wash in, slow wash out"). Bei niedrigem BGVK (< 1) tritt die Wirkung schnell ein und das Anästhetikum wird schnell eliminiert („fast wash in, fast wash out"). Das Gleichgewicht zwischen den Partialdrücken im Inspirationsgas und in der Alveole wird ähnlich schnell erreicht wie zwischen Alveole und arteriellem Blut und auch zwischen arteriellem Blut und dem Gehirn; somit sind die alveoläre Konzentration und (adäquate Ventilation vorausgesetzt) die inspirato-

rische Konzentration die Haupteinflussgröße für den Wirkungseintritt. Beispiele bei 37 °C:
- *Lachgas 0,47*
- *Desfluran 0,42*
- *Sevofluran 0,69*
- *Halothan 2,54*
- *Ether 12,1*

Frage 42

? Beschreiben Sie den Fett-Blut-Verteilungskoeffizienten (FBVK)!

! **Die Fettlöslichkeit der volatilen Anästhetika ist aus zwei Gründen relevant: Erstens besteht zwischen der anästhetischen Potenz eines Anästhetikums und seiner Fettlöslichkeit ein linearer Zusammenhang – je besser die Löslichkeit, desto potenter ist das Narkotikum. Zweitens ist die Fettlöslichkeit für die Eliminationskinetik von Bedeutung.**

i *Beispiele für FBVK:*
- *Lachgas 2,3*
- *Desfluran 27*
- *Sevofluran 48*
- *Halothan 51*
- *Ether 5*

Frage 43

? Welche Faktoren außer der Erhöhung der alveolären Konzentration beschleunigen die Narkoseeinleitung?

! **Alle Einflüsse, die die alveoläre Konzentration aufrechterhalten oder steigern, wie z. B. hoher Frischgas-Flow, beschleunigen die Narkoseeinleitung.**

i *Die wichtigste Einflussgröße ist die alveoläre Ventilation (exspiratorisches Atemminutenvolumen – Totraumventilation). Bei Substanzen mit hohem Blut-Gas-Verteilungskoeffizient wird fortlaufend Anästhetikum aus der Alveole aufgenommen und nur mit hoher alveolärer Ventilation kann die Einleitung beschleunigt werden.*

Frage 44

? Welchen Stellenwert hat Lachgas (N_2O) heute?

! **Lachgas ist ein schwaches Anästhetikum mit guter analgetischer Wirkung und schneller An- und Abflutung. In der modernen balancierten Anästhesie hat sich Lachgas als verzichtbar herausgestellt. N_2O wird wegen der aufwendigen Logistik (wartungspflichtige, zentrale Lachgasversorgung) zunehmend seltener eingesetzt. Gleichzeitig hat N_2O einen klimaschädlichen Effekt, der etwa 265-fach höher ist als eine vergleichbare Menge CO_2.**

i *N_2O ist preiswert, die Versorgungsanlagen hingegen sind teuer im Unterhalt. Derzeit verfügen nach einer DGAI-Umfrage nur noch etwa 30 % der Anästhesieabteilungen über eine zentrale Lachgasversorgung. In letzter Zeit werden vermehrt Fertiggemische aus N_2O/O_2 über Masken zur Analgosedierung bei Kindern, bei Zahnbehandlungen oder in der Geburtshilfe – v. a. durch Nicht-Anästhesisten – verwendet. Besonders für die Anwendung in der Geburtshilfe fehlen Daten zur Wirksamkeit und Sicherheit der Anwendung.*

Frage 45

? Welche Wirkung haben die volatilen Anästhetika auf die pulmonale hypoxische Vasokonstriktion (HPV)?

! **Die HPV, auch Euler-Liljestrand-Mechanismus genannt, ist ein lokal in der Lunge durch Mediatoren initiierter Mechanismus, der bei Minderbelüftung von Lungenabschnitten (lokale Hypoxie) die Perfusion in diesen Abschnitten durch Vasokonstriktion herunterreguliert und damit in erster Linie zur Vermeidung eines Shunts dient.**

i *Volatile Anästhetika verringern die HPV, was bei einer Ein-Lungen-Anästhesie die Perfusion der nicht ventilierten Lunge erhöht. Dies ist jedoch klinisch bei normalen Dosierungen < 1 MAK nicht relevant.*

Frage 46

Wie beeinflussen volatile Anästhetika die mukoziliäre Clearance und die Weite der Bronchien?

Die mukoziliäre Clearance wird verringert, in erster Linie durch die Verringerung der Schlagfrequenz der Zilien. Hinzu tritt die Verschlechterung durch trockenes Inspirationsgas, hohe FiO_2 und IPPV.

Alle volatilen Anästhetika, besonders aber Halothan und Sevofluran, wirken bronchodilatatorisch durch Relaxation der glatten Muskulatur.

Frage 47

Beschreiben Sie die kardialen Effekte der volatilen Anästhetika! Welches Anästhetikum hat das höchste arrhythmogene Potenzial?

Die höchste arrhythmogene Potenz durch Sensibilisierung des Myokards für endogen freigesetzte Katecholamine hat Halothan. Die kardialen Effekte beschreibt ▸ Tab. 2.2.

Die Rolle der Inhalationsanästhetika im Rahmen der „ischämischen Konditionierung" (z. B. bei extrakorporaler Zirkulation) ist unverändert Gegenstand der Forschung.

Frage 48

Welcher Metabolisierung unterliegen die Inhalationsanästhetika?

Die frühere Annahme, volatile Anästhetika wären völlig inert und würden unverändert wieder abgeatmet, ist nicht korrekt – mit Ausnahme von Xenon werden alle Inhalationsanästhetika teilweise metabolisiert.

Sie werden in Leber, Lunge, Nieren und Gastrointestinaltrakt durch oxidativen Abbau über Cytochrom P450 abgebaut. Während Desfluran und Isofluran < 0,1 % metabolisiert werden, liegt die Rate für Enfluran bei etwa 2–3 % und für Halothan bei etwa 11–25 %! Unter hypoxischen Bedingungen kann Halothan durch Reduktion abgebaut werden und Lebernekrosen verursachen. Sevofluran wird zu etwa 3–5 % unter Freisetzung von Fluoridionen und CO_2 metabolisiert; diese sind potenziell nephrotoxisch. Außerdem bildet sich Compound A.

Frage 49

Gibt es Teratogenität in Bezug auf Inhalationsanästhetika?

Ja.

Für N_2O wird in Konzentrationen > 50 Vol.-% im Tiermodell eine teratogene Wirkung beschrieben (Hemmung der Methioninsynthese), weshalb auch beim Fehlen humanpathologischer Erfahrungen die Verwendung von N_2O im ersten Trimenon nicht angeraten wird. Für die anderen regelhaft eingesetzten Inhalationsanästhetika gibt es keine Hinweise auf einen relevanten teratogenen Effekt, wobei die klinischen Forschungsdaten unzureichend sind, um eine entsprechend evidente Aussage treffen zu können.

Tab. 2.2 Kardiale Effekte der volatilen Anästhetika.

	Isofluran	Desfluran	Enfluran	Sevofluran	N_2O
Herzminutenvolumen	0	0	–	0	+
Herzfrequenz	++	0	++	0	+
Blutdruck	–	–	–	–	0
Schlagvolumen	–	–	–	–	–
Kontraktilität	–	–	–	–	–
Systemischer Gefäßwiderstand (SVR)	–	–	–	-	0
Pulmonaler Gefäßwiderstand	0	0	0	0	+
Koronarer Blutfluss	+	+	0	0	0
Zerebraler Blutfluss	+	+	+	+	0

Frage 50

? Wie beeinflussen volatile Anästhetika die Hirndurchblutung?

! **Alle gebräuchlichen volatilen Anästhetika wie N_2O, Halothan, Isofluran, Enfluran, Desfluran und Sevofluran steigern den zerebralen Blutfluss (CBF) und entkoppeln die Abhängigkeit zwischen CBF und $CMRO_2$ (zerebrale Metabolisierungsrate für O_2).**

i *Damit können CBF und intrakranieller Druck durch den Einsatz von volatilen Anästhetika ansteigen; da die Abhängigkeit des CBF vom $paCO_2$ weitgehend erhalten bleibt, kann durch Normoventilation ein Anstieg des CBF verhindert werden. Bei Schädel-Hirn-Traumata sollten volatile Anästhetika nur niedrig dosiert (< 1 MAC) eingesetzt werden. Zudem sollte ein Monitoring des ICP (intrazerebraler Druck) und CPP (zerebraler Perfusionsdruck) erfolgen.*

Frage 51

? Beschreiben Sie die Eigenschaften eines idealen Einleitungshypnotikums!

! **Die Substanz sollte wasserlöslich, in der Lösung stabil und kompatibel mit Infusionslösungen sein. Schneller Wirkungseintritt (1 Kreislaufzeit) ohne Auslösung unwillkürlicher Bewegungen, unerwünschter kardiovaskulärer oder neurologischer Wirkungen sowie übermäßiger Venenreizung ist zu fordern. Erwünscht hingegen sind antikonvulsive, antiemetische, analgetische und amnestische Eigenschaften. Die Erholung sollte rasch, vorhersagbar und von klarer Dosis-Wirkungs-Beziehung sein. Die Substanz sollte weder hepato- noch nephrotoxisch sein, kein Histamin freisetzen, keine endokrinen Effekte haben und nicht teratogen sein.**

i *Keines der heute verfügbaren Einleitungshypnotika genügt allen Kriterien; allerdings verfügen alle verwendeten Hypnotika wenigstens über die meisten erwünschten Eigenschaften.*

Frage 52

? Nennen Sie alle verfügbaren Substanzgruppen zur Narkoseeinleitung sowie typische Vertreter!

! **Thio- und Oxybarbiturate (Thiopental, Methohexital), Imidazolderivate (Etomidat), Alkylphenole (Propofol), Phenzyklidine (Ketamin-Razemat, S-Ketamin), Benzodiazepine (Midazolam, Flunitrazepam), Opioide (Fentanyl, Sufentanil, Alfentanil, Remifentanil).**

i *Der Neurotransmitter GHB (Gammahydroxybuttersäure, als Somsanit im Handel) kann zur Narkoseeinleitung verwendet werden; dies ist zumindest in Deutschland unüblich. Ein Missbrauch von GHB als Droge („Liquid Ecstasy") und „Knockout-Drug" ist zu nennen. Nach krimineller Anwendung ist die kurze Nachweiszeit (12 h) im Urin zu beachten.*

Frage 53

? Nennen Sie einige typische Eigenschaften der Barbiturate!

! **Die kurze Wirkdauer der Thio- und Oxybarbiturate ist durch Umverteilung zu erklären, die Eliminationshalbwertszeiten (terminale HWZ) sind hingegen lang. Die Metabolisierung erfolgt hepatisch. Barbiturate sind bei Porphyrien kontraindiziert. Der Wirkungseintritt ist rasch (1 Kreislaufzeit, max. 1 min); dosisabhängig werden tiefer Schlaf und Amnesie erreicht (Hemmung der Formatio reticularis des Hirnstamms) und nach etwa 10–15 min wird das Bewusstsein wiedererlangt.**

i *Sie haben keinerlei analgetische, eher eine algesierende Wirkung. Die am häufigsten verwendeten Substanzen sind Thiopental (Dosis: 3–5 mg/kgKG) und Methohexital (1–2 mg/kgKG). Barbiturate induzieren das Cytochrom-P-450-System.*

Frage 54

Nennen Sie typische Nebenwirkungen der Barbiturate!

Thiopental- und Methohexitallösungen sind stark alkalisch (pH ca. 11), bei versehentlicher intraarterieller Injektion droht der Verlust der Extremität. Die antikonvulsive Wirkung wie auch die Kreislaufdepression (negative Inotropie) sind bei Thiopental stärker ausgeprägt, die terminale HWZ ist länger (6–12 h), während durch Methohexital bei Epileptikern Krampfpotenziale ausgelöst werden können und die terminale HWZ 2–4 h beträgt. Thiobarbiturate und in geringerem Ausmaß Oxybarbiturate wirken über Histaminfreisetzung bronchokonstriktorisch.

Durch eine reflektorische ZNS-Übererregbarkeit kann es bei beiden Substanzen zum Herzstillstand kommen.

Frage 55

Welche Eigenschaften und Nebenwirkungen besitzt Propofol?

Propofol (2,6-Diisopropylphenol) ist ein stark hydrophobes (Zubereitung als Fettemulsion) Sedativum/Hypnotikum, das zur Einleitung und Aufrechterhaltung der Anästhesie Verwendung findet. In Dosen von 2–2,5 mg/kgKG verliert der Patient (Dosierungen je nach Zustand des Patienten auch geringer) nach 1–2 min das Bewusstsein und wacht nach 4–6 min wieder auf. Die Elimination erfolgt durch Umverteilung in lipophile Kompartimente und raschen oxidativen Abbau in der Leber zu inaktiven Metaboliten.

Propofol ist zur kontinuierlichen Applikation geeignet, wobei eine längerfristige Anwendung (> 48 h und > 4 mg/kgKG/h) in höherer Dosierung mit der Gefahr eines „Propofol-Infusionssyndroms" (metabolische Azidose, Rhabdomyolyse, Kreislaufstillstand) einhergeht und unbedingt zu vermeiden ist. Ein Injektionsschmerz ist häufig, die kognitiven Fähigkeiten werden schneller als bei Barbituraten wiedererlangt und die gravierendste Nebenwirkung ist die Kreislaufdepression (arterielle und venöse Vasodilatation, sowie leichte negative Inotropie) mit Abfall des MAP um 20–30 % besonders bei hypovolämischen Patienten und gleichzeitiger Applikation von Opioiden. Bei Injektion kann es zu nicht epileptischen Myoklonien kommen. Die kontextsensitive Halbwertszeit ist von der Applikationsdauer abhängig und beträgt bis zu 40 min.

Frage 56

Vergleichen Sie die Eigenschaften von Propofol mit Ketamin!

Das Phenzyklidinderivat Ketamin ist als razemisches Gemisch (S- und R-Ketamin) und seit 1997 auch als reines Enantiomer (S-Ketamin) erhältlich. Geschwindigkeit der Narkoseeinleitung und Wirkdauer sind ähnlich. Ketamin induziert den Bewusstseinsverlust nach etwa 30 s (Propofol: 1 min) in einer Dosis von 1–2 mg/kgKG (0,5–1 mg/kgKG bei S-Ketamin) i. v.; die Wirkung hält 5–10 min an (Propofol: 4–6 min).

Gravierende Unterschiede bestehen im Aufwachverhalten, der Beeinflussung des intrakraniellen Drucks und der Kreislaufwirkung: Im Gegensatz zum raschen Wiedererlangen der kognitiven Fähigkeiten bei Propofol sind psychotomimetische Reaktionen bei Ketamin-Razemat häufig (weniger bei S-Ketamin), die als „Bad Trips", Traumerlebnisse und illusionäre Verkennung imponieren. Deshalb wird die Technik der „Tranquanalgesie" (Benzodiazepin + Ketamin) empfohlen. Ketamin steigert bei nicht beatmeten Patienten mit SHT (ohne $etCO_2$-Kontrolle) oder Raumforderungen den intrakraniellen Druck. Propofol senkt den intrakraniellen Druck. Ketamin ist wegen seines zentralen sympathomimetischen Effekts das einzige kreislaufstimulierende Anästhetikum (Blutdruck, Herzfrequenz und Herzzeitvolumen steigen), im Gegensatz dazu ist Propofol kreislaufdepressiv. Der bronchodilatatorische Effekt sowie eine Steigerung der Speichel- und Bronchialsekretproduktion sind typisch für Ketamin, Propofol hat hier keine Effekte. Organtoxische Wirkungen fehlen bei beiden Substanzen, die Metabolisierung erfolgt rasch hepatisch und renal (Propofol wird zu Phenol abgebaut und geht ins Grundwasser). Bei Propofol existiert noch ein extrahepatischer Metabolismus.

Frage 57

Durch welche pharmakologischen Wirkungen unterscheidet sich die Ketamin-Anästhesie von allen sonstigen Anästhetika?

Vereinfacht formuliert wirkt Ketamin als Hemmstoff der aktivierenden ZNS-Komponente, während alle übrigen Anästhetika über Aktivierung der hemmenden ZNS-Komponenten wirken.

Ketamin besitzt dosisabhängig sowohl eine analgetische als auch eine (schwächere) hypnotische Wirkung, der klinische Effekt wird als „dissoziative Anästhesie“ oder „Ataranalgesie“ bezeichnet, da die Patienten weniger schlafend erscheinen, als vielmehr in einem kataleptischen Zustand sind. Es interagiert nicht selektiv mit vielen Neurotransmittersystemen. Im Gegensatz zur GABA-agonistischen Wirkung der meisten Anästhetika (Barbiturate, volatile Anästhetika, Benzodiazepine, Propofol) entsteht die Hauptwirkung von Ketamin durch einen nicht kompetitiven Antagonismus der exzitatorischen Aminosäure Glutamat am NMDA-Rezeptor (NMDA = N-methyl-D-Aspartat). Es kommt zu einer Verminderung des Ca^{2+}- und Na^{+}-Einstroms in die Neuronen. In der Formatio reticularis des Hirnstamms (Regulation der Vigilanz) hat das NMDA-Rezeptorsystem eine große Bedeutung. Es gehört zu den aktivierenden Neurotransmittersystemen („Excitatory Amino-Acids“, EAA) und befindet sich im funktionellen Gleichgewicht mit den dämpfenden, z. B. GABA-rezeptorvermittelten, Wirkungen.

Ketamin wird als NMDA-Antagonist eine neuroprotektive Wirkung zugeschrieben. Ein positiver Effekt ist beispielsweise bei Opioidvormedikation oder bei Amputationen beschrieben. Nach Amputationen werden NMDA-Rezeptoren überstimuliert, die Nervenzellen funktionell verändern und Sensibilisierung von WDR-Neuronen (WDR: „Wide-Dynamic-Range“) fördern. Die psychotomimetischen Wirkungen sind durch Interaktion an der σ-Bindungsstelle, die früher zu den Opioidrezeptoren gerechnet wurde, verursacht.

Frage 58

Welche Vor- und Nachteile hat Etomidat als Anästhetikum?

Es ist schnell und kurz wirksam, kaum kreislaufdepressiv und setzt kein Histamin frei. Eine kompletter Atemstillstand tritt gewöhnlich nur für etwa 30–40 s auf. Durch galenische Zubereitung in einer Fettemulsion ist praktisch kein Injektionsschmerz zu beobachten. Die Nebennierenrindendepression bereits nach einmaliger Gabe verbietet eine kontinuierliche Anwendung, Etomidate ist bei Patienten mit Sepsis oder Nebenniereninsuffizienz kontraindiziert. Störend sind die bei der Einleitung regelhaft beobachteten Myoklonien.

Etomidat besticht durch den schnellen Wirkungseintritt und die hämodynamische Stabilität, weshalb es in vielen Kliniken als Mittel der Wahl bei kardiorespiratorisch gefährdeten Risikopatienten eingesetzt wird. Zu beachten sind allerdings die Störungen der Nebennierenrindenfunktion, welche insbesondere bei kritisch kranken Patienten zu einem schlechteren Outcome führen könnte. Die Datenlage in Bezug auf diese Fragestellung ist aktuell nicht eindeutig. Zu beachten ist zudem, dass der Einsatz von Etomidat mit einer erhöhten Rate postoperativer Übelkeit assoziiert ist.

Frage 59

Wie können Sie die Wirkungen von Benzodiazepinen antagonisieren?

Durch die Gabe eines Benzodiazepin-Antagonisten wie Flumazenil.

Flumazenil ist ein nur schwach agonistisch wirkender Ligand an der Benzodiazepinbindungsstelle des GABA-Rezeptors, der die Benzodiazepine kompetitiv verdrängt. Durch die kurze Wirkdauer von ca. 60 min kann es nach dieser Zeit zur erneuten Benzodiazepinwirkung kommen (diagnostisches Fenster/Reboundphänomen).

Frage 60

Welche Vorteile und Nachteile haben die Muskelrelaxanzien vom Benzylisocholin-Typ (z. B. Atracurium) gegenüber den steroidkonfigurierten Relaxanzien (z. B. Rocuronium, Vecuronium)?

Hauptvorteile sind die organunabhängige Elimination (Hoffmann-Elimination) und die schnelle Erholung der neuromuskulären Übertragung („Recovery“). Hauptnachteil ist die Histaminliberation (Atracurium, weniger bei Cis-Atracurium).

Benzylisocholin-Typ-Relaxanzien können grundsätzlich nicht durch Sugammadex antagonisiert werden.

Frage 61

Beschreiben Sie die Eliminationskinetik von Fentanyl und die klinische Relevanz!

Der reine µ-Agonist Fentanyl ist fettlöslich, hat eine hohe Rezeptoraffinität, einen schnellen Wirkungseintritt und eine kurze Wirkdauer. Die α-Eliminationshalbwertszeit ist kurz (Redistribution, 9–19 min), die Konzentration im lipophilen Kompartiment (Blut und Gehirn) steigt schnell an und sinkt genauso schnell wieder ab, wodurch die kurze klinische Wirkung erzielt wird. Die β-Halbwertszeit (Umverteilung in Skelettmuskel, Bindegewebe, Fettgewebe und Organe mit geringer Perfusion, Metabolisierung und Elimination) ist lang (3–6 h).

Werden viele Repetitionsdosen oder eine Dauerinfusion verabreicht, ist durch Übersättigung der Rezeptoren (bei etwa 7 µg/kg sind alle Rezeptoren besetzt) ein Anstieg der Blutkonzentration zu beobachten: Das schnelle klinische Abklingen der Wirkung durch Umverteilung weicht einer Abhängigkeit von Verteilungsvolumen und β-Eliminationshalbwertszeit mit unvorhersehbarer Wirkdauer. Dies ist besonders für die späte Atemdepression von erheblicher Bedeutung (sog. „Silent Death").

Frage 62

Welche Eigenschaften von Opioidrezeptoragonisten sind für in der Anästhesie verwendete Opioide wichtig?

Eine hohe Rezeptoraffinität und -selektivität an µ-Rezeptoren ist entscheidend für stark analgetische Wirkung. Weiterhin sollte die Substanz kurz wirksam sein, rasch ohne wirksame Metaboliten eliminiert werden und geringe Nebenwirkungen auf das kardiovaskuläre und respiratorische System haben. Eine geringe Sedation und fehlende Histaminliberation sind ebenfalls wünschenswert.

Keines der heute verwendeten Opioide erfüllt alle Anforderungen; Remifentanil und Sufentanil kommen dieser Forderung am nächsten.

Frage 63

Welche Opioidrezeptor-Antagonisten sind in der Anästhesie, Intensivmedizin, Notfallmedizin sowie Schmerzmedizin und Palliativmedizin einsetzbar? Beschreiben Sie den klinischen Einsatz!

Klinisch eingesetzt werden die reinen µ-Rezeptorantagonisten Naloxon, Naltrexon, Naloxegol und Methylnaltrexon. Eine Sonderstellung nimmt Nalbuphin ein. Es verbindet einen starken µ-Rezeptorantagonismus mit einer κ-rezeptoragonistischen (analgetischen) Wirkung.

Am häufigsten wird das i. v. applizierbare, kompetitiv wirkende und kurz wirksame (20–30 min) Naloxon zur Behandlung der akuten Opioidintoxikation (außer Buprenorphin!) und Aufhebung der Opioidwirkung eingesetzt. Das oral einsetzbare, lang wirksame (<24 h) Naltrexon wird nur bei der Behandlung Opioidabhängiger benutzt. Methylnaltrexon (Relistor) passiert nicht die Blut-Hirn-Schranke und hebt nach subkutaner Injektion die periphere, opioidinduzierte Obstipation auf. Seit 2015 ist in Deutschland das nicht systemisch wirksame Naloxegol erhältlich, es wird zur Behandlung der opioidinduzierten Obstipation oral gegeben. Nalbuphin kann die Wirkung von µ-Rezeptorantagonisten zwar aufheben und wirkt analgetisch, was perioperativ vorteilhaft ist – die starke Sedierung und typische κ-agonistische Effekte wie Dysphorie limitieren aber den Einsatz.

Frage 64

Nennen Sie die Vorteile, Nachteile und typischen Nebenwirkungen von Remifentanil!

Der Vorteil des reinen µ-Agonisten Remifentanil besteht in der kurzen Halbwertszeit (kontextsensitive HWZ: 3–4 min), der geringen Lipophilie und der schnellen Metabolisierung zu unwirksamen Metaboliten durch unspezifische Blut- und Gewebeesterasen. Kurze Wirkdauer von etwa 8 min.

Thoraxrigidität und Übelkeit/Erbrechen, v. a. bei Bolusapplikation, sind typisch (Prävention durch langsame Injektion und Vorgabe von Atropin). Die postoperative Schmerztherapie muss

bereits zum Anästhesieende durch andere Analgetika oder Regionalanästhesien initiiert werden, da die Restwirkungen wie bei anderen Opioiden fehlen und eine ausgeprägte postoperative Schmerzempfindlichkeit entstehen kann. Hierbei spielt die (für die meisten Opioide beschriebene) opioidinduzierte Hyperalgesie eine wichtige Rolle.

Remifentanil verursacht keine signifikante Histaminliberation.

Frage 65

Welche Vorteile hat Sufentanil gegenüber Fentanyl?

Sufentanil hat gegenüber Fentanyl eine 5- bis 10-fach höhere pharmakodynamische Potenz, ein geringeres Verteilungsvolumen (1,7 l/kgKG versus 4 l/kgKG), eine höhere Plasmaeiweißbindung (93 % versus 84 %), eine kürzere Eliminationshalbwertszeit (2,5 h versus 3,3 h) und eine doppelt so hohe Lipidlöslichkeit.

Sufentanil hat eine stärkere hypnotische Wirkung; die genannten pharmakologischen Daten begründen schnelleren Wirkungseintritt (2–3 min versus 5–8 min), bessere Steuerbarkeit bei repetitiver Dosierung und die Eignung zur epiduralen Applikation (geringere rostrale Ausbreitung).

Frage 66

Definieren Sie den Begriff „Ceiling Effect"!

Durch weitere Dosissteigerung eines antagonistisch/agonistischen oder eines schwach μ-agonistischen Opioids wird nach Erreichen einer Grenzdosis nur noch eine Zunahme der Nebenwirkungen (Übelkeit, Erbrechen, Dysphorie) ohne Steigerung der Wirkung (Analgesie, Atemdepression) erreicht. Sind alle Rezeptoren besetzt, ist eine Dosissteigerung ineffektiv.

Opioide mit ausgeprägtem „Ceiling Effect" sind z. B. Buprenorphin und Tramadol.

Frage 67

Beschreiben Sie das typische Atemmuster nach Opioidgaben!

Initial sinkt die Atemfrequenz bei gleich bleibendem Tidalvolumen. Bei höherer Dosierung sinkt auch das Tidalvolumen ab bis hin zur Apnoe. Auch unregelmäßige Atemmuster sind unter Opioiden möglich.

Eine opioidinduzierte Atemstörung unterscheidet sich deutlich von der durch Inhalationsanästhetika verursachten: Hier ist eine hochfrequente Atmung mit niedrigen Tidalvolumen typisch.

Frage 68

Welche Anästhetika/Hypnotika wirken am $GABA_A$-Rezeptor?

Benzodiazepine (ω-Rezeptor), Barbiturate, Etomidat, Propofol und volatile Anästhetika.

Es kommt zu einer Beeinflussung des GABA-Benzodiazepin-Chlor-Ionophors.

Frage 69

Was versteht man unter Linksverschiebung der Sauerstoffbindungskurve?

Eine Linksverschiebung der O_2-Bindungskurve bedeutet eine gesteigerte Affinität von O_2 zum Hämoglobin und damit eine verschlechterte O_2-Abgabe an das Gewebe.

Ursachen sind: akute Alkalose, Hypokapnie, Hypothermie, niedrige 2,3-DPG-Spiegel in den Erythrozyten, CO-Hb und Hämoglobinvarianten.

Frage 70

Welchen Einfluss hat eine Hyperkapnie auf den zerebralen Blutfluss?

Der zerebrale Blutfluss steigt um 1 ml/100 g/min bei einem Anstieg des $paCO_2$ um 1 mmHg vom Ausgangswert (und sinkt umgekehrt um 1 ml/100 g/min bei einem Abfall um 1 mmHg).

Die maximale zerebrale Vasodilatation wird bei einem $paCO_2$ von 80 mmHg erreicht.

Frage 71

Was ist Vasopressin und wie wirkt die Substanz?

Vasopressin (ADH) ist ein Peptidhormon, welches an der Regulation des Wasserhaushalts und der Vasokonstriktion beteiligt ist. Die Antidiurese wird über V_2-Rezeptoren vermittelt, die Vasokonstriktion über V_{1a}-Rezeptoren. Klinisch wird Vasopressin in der Anästhesie und Intensivmedizin im septischen Schock oder bei therapierefraktärer Vasoplegie eingesetzt.

Im Gegensatz zu Noradrenalin steigert Vasopressin nicht die rechtsventrikuläre Nachlast, da sich im Pulmonalisstromgebiet keine V_{1a}-Rezeptoren befinden. Dies kann bei Patienten mit kritisch eingeschränkter Rechtsherzfunktion von Vorteil sein.

Frage 72

Wie kann eine neuromuskuläre Restblockade mit nichtdepolarisierenden Muskelrelaxanzien antagonisiert werden?

Die Wirkung von nichtdepolarisierenden Muskelrelaxanzien erfolgt über einen kompetitiven Antagonismus zum Azetylcholin an der motorischen Endplatte. Durch Erhöhung der Azetylcholinkonzentration an der motorischen Endplatte kann die Wirkung reversiert werden. Dies kann pharmakologisch durch die Verabreichung von reversiblen Azetylcholinesterasehemmern (z. B. Neostigmin) erreicht werden. Die Wirkung von steroidalen Muskelrelaxanzien (Rocuronium/Vecuronium) kann auch mittels Sugammadex erfolgen. Sugammadex antagonisiert (enkapsuliert das Muskelrelaxans) die Wirkung durch irreversible Bindung der Muskelrelaxanzien.

Zur Reduktion der parasympathomimetischen Nebenwirkung von reversiblen Azetylcholinesterasehemmern wird in der Regel Atropin oder Glykopyrroniumbromid appliziert.

Frage 73

Beschreiben Sie die Metabolisierung und Elimination der Muskelrelaxanzien Succinylcholin, Rocuronium und Atracurium und diskutieren Sie ihre klinische Relevanz!

Succinylcholin wird rasch durch Plasmacholinesterasen (Pseudocholinesterasen) hydrolysiert und somit inaktiviert. Klinisch imponieren die rasche Anschlagzeit und kurze Wirkdauer (5–10 min).

Rocuronium wird nur geringfügig in der Leber metabolisiert. Die Elimination erfolgt hauptsächlich unverändert über die Galle und den Urin. Durch die mittlere Wirkdauer von 30–60 min eignet es sich gut für längere Eingriffe. Durch die schnelle Anschlagzeit bei einer hohen Dosierung (> 1 mg/kgKG) kann Rocuronium zur RSII verwendet werden.

Atracurium wird durch die Hofmann-Elimination (nichtenzymatische, pH- und temperaturabhängige Zersetzung) und durch unspezifische Esterasen im Plasma hydrolysiert. Klinisch eignet sich Atracurium gut für Patienten mit Leber- oder Niereninsuffizienz.

Vorsicht bei Patienten mit Pseudocholinesterasemangel. Hier kann die Wirkdauer von Succinycholin deutlich verlängert sein (3–4 % der europäischen Bevölkerung sind betroffen). Durch ein regelhaftes Monitoring der neuromuskulären Blockade kann die persistierende Wirkung von Succinylcholin entsprechend detektiert werden. Succinylcholin kann bei entsprechender Disposition eine maligne Hyperthermie auslösen.

Frage 74

Erklären Sie die Bedeutung der zentralvenösen Sauerstoffsättigung ($ScvO_2$) in der perioperativen Überwachung. Welche physiologischen Informationen liefert sie, und wie kann sie bei der Behandlung von kritisch kranken Patienten genutzt werden?

Die $ScvO_2$ misst den Prozentsatz des mit Sauerstoff gesättigten Hämoglobins im zentralvenösen Blut. Normalwerte: 65–75 %. Die $ScvO_2$ liefert Hinweise auf das Gleichgewicht zwischen Sauerstoffangebot und -verbrauch. In der Behandlung

von kritisch kranken Patienten kann die $ScvO_2$ als Zielparameter in der hämodynamischen Therapie verwendet werden.

Eine niedrige $ScvO_2$ kann auf eine unzureichende Gewebeoxygenation hinweisen und erfordert möglicherweise eine Anpassung der Therapie, z. B. Flüssigkeitstherapie, Bluttransfusionen, die Gabe von Inotropika oder Vasopressoren.

Die $ScvO_2$korreliert relativ gut mit der gemischtvenösen Sättigung (SvO_2), die nur über einen Pulmonaliskatheter zu gewinnen ist, und kann so das normale Monitoring gut ergänzen.

Frage 75

Was ist die Dibucainzahl?

Die Dibucainzahl (auch als Dibucainzahltest bekannt) ist ein diagnostischer Test, der die Aktivität der Plasmacholinesterase (auch bekannt als Butyrylcholinesterase oder Pseudocholinesterase) misst. Der Test wird verwendet, um genetische Variationen in der Aktivität dieses Enzyms zu identifizieren. Bei reduzierter Aktivität ist die Wirkung von Succinylcholin und Mivacurium verlängert.

Der Normalwert beträgt 70–90, ab einer Dibucainzahl < 50 ist mit einer starken Wirkverlängerung der o. g. Muskelrelaxanzien zu rechnen; diese sollten deshalb nicht eingesetzt werden.

Frage 76

Welche Besonderheiten und Risiken sollten bei Patienten, die mit SGLT-2-Inhibitoren (Sodium-Glukose-Co-Transporter-2-Inhibitoren) behandelt werden, in der perioperativen Phase berücksichtigt werden?

Bei der Behandlung mit SGLT-2-Inhibitoren kann es zur euglykämischen Ketoazidose kommen, die potenziell lebensbedrohlich ist. Dies ist besonders in der perioperativen Phase relevant, da Stress und veränderte Nahrungsaufnahme den Glukosestoffwechsel zusätzlich beeinflussen. Darüber hinaus kommt es durch die Verwendung der SGLT-2-Inhibitoren zu einer gesteigerten Diurese, was den Volumenhaushalt verändern kann.

Es wird empfohlen, SGLT-2-Inhibitoren vor geplanten Operationen abzusetzen. Je nach Dringlichkeit und Risiko des operativen Eingriffs sollten Einnahmepausen zwischen 24 und 72 h eingehalten werden (in der Regel 3 Tage vorher), um das Risiko einer euglykämischen Ketoazidose zu minimieren.

Frage 77

Nennen Sie die Vorteile von balancierten gegenüber nichtbalancierten Infusionslösungen!

Balancierte Infusionslösungen haben eine Zusammensetzung, die dem Plasma ähnelt, insbesondere in Bezug auf Natrium, Kalium, Kalzium und Magnesium. Hierdurch treten weniger Elektrolytstörungen auf als bei der Verabreichung von nichtbalancierten Lösungen wie 0,9 %iger Kochsalzlösung. Durch den Zusatz von metabolisierbaren Anionen (z. B. Laktat oder Azetat) kommt es auch bei höheren Verabreichungsvolumen seltener zu einer Dilutionsazidose.

Die Verwendung von balancierten Infusionslösungen reduziert das Risiko postoperativer Komplikationen.

Frage 78

Definieren Sie den Begriff Pharmakokinetik!

Die Pharmakokinetik ist ein Teilgebiet der Pharmakologie, das sich mit den Vorgängen beschäftigt, denen ein Arzneistoff im Körper unterliegt. Sie befasst sich im Wesentlichen mit den Prozessen der Absorption (bzw. Resorption), der Distribution (Verteilung), dem Metabolismus (Biotransformation) und der Exkretion (Ausscheidung). Diese Prozesse beeinflussen die Bioverfügbarkeit eines Arzneistoffs und bestimmen, wie lange und in welcher Konzentration der Wirkstoff im Körper wirksam ist

Die Pharmakokinetik ist daher entscheidend für die Dosierung, Wirksamkeit und Sicherheit von Medikamenten.

Frage 79

Definieren Sie den Begriff Pharmakodynamik!

Die Pharmakodynamik ist ein Teilgebiet der Pharmakologie, das die Wirkungen von Arzneistoffen auf den Körper untersucht. Im Gegensatz zur Pharmakokinetik, die sich mit der Bewegung und dem Verbleib von Wirkstoffen im Körper beschäftigt, fokussiert die Pharmakodynamik auf die biochemischen und physiologischen Mechanismen der Medikamente und deren Wirkmechanismen. Zentrale Teilaspekte der Pharmakodynamik sind der Wirkmechanismus (z. B. Bindung an spezifische Rezeptoren), die Dosis-Wirkungs-Beziehung, therapeutische Wirkungen (also die erwünsche Wirkung eines Arzneistoffes), Nebenwirkungen, die Wirkstärke (Potenz) und die Effektivität (also das maximale Ausmaß der Wirkung)

Die Pharmakodynamik hilft somit zu verstehen, wie Arzneimittel ihre Wirkungen entfalten, wie sie therapeutisch genutzt werden können und wie Nebenwirkungen minimiert werden können.

Durch die Kenntnis der jeweiligen pharmakodynamischen Eigenschaften können beispielsweise Medikamenteninteraktionen antizipiert und Nebenwirkungen reduziert werden.

Frage 80

Wie können DOAK (direkte orale Antikoagulanzien) bei einer kritischen Blutung antagonisiert werden?

Für die DOAK sind spezifische Antagonisten verfügbar. Bei kritischen Blutungen unter Dabigatrantherapie ist Idarucizumab erhältlich. Andexanet alpha kann zur Antagonisierung von Rivaroxaban und Apixaban eingesetzt werden Es besteht als Off-Label-Behandlung auch eine Wirksamkeit gegenüber Edoxaban. Prothrombinkomplexkonzentrate enthalten Vitamin-K-abhängige Gerinnungsfaktoren, die helfen können, die Gerinnung bei verschiedenen Antikoagulanzien wiederherzustellen. Die Wirksamkeit bei DOAK-Therapie ist aber nicht sicher, sodass sich diese Therapieoption nur im Sinne einer Off-Label-Behandlung anbietet, wenn keine spezifischen Antidote zur Verfügung stehen.

Durch die Antagonisierung der DOAK steigt das Thromboembolierisiko an, sodass eine strenge Nutzen-Risiko-Abwägung erfolgen sollte. Die Bestimmung der DOAK-Wirkspiegel ist derzeit nicht flächendeckend verfügbar. Auch korrelieren die üblichen Gerinnungsparameter und die Thrombelastografie nicht verlässlich mit der gerinnungshemmenden Aktivität, sodass diese Laboruntersuchungen nicht geeignet sind, um eine DOAK-Wirkung auszuschließen.

Frage 81

Welche beiden Medikamente werden regelhaft bei der kardiopulmonalen Reanimation (CPR) eingesetzt, und was sind ihre spezifischen Indikationen und Wirkmechanismen?

Adrenalin wird bei Asystolie und pulsloser elektrischen Aktivität so früh wie möglich und bei Kammerflimmern und pulsloser ventrikulärer Tachykardie bei fehlendem Ansprechen auf eine Defibrillation eingesetzt. Adrenalin ist ein sympathomimetisches Amin, das durch α-adrenerge und β-adrenerge Rezeptoren wirkt. Es erhöht den peripheren Widerstand durch Vasokonstriktion (α-Rezeptoren), was den koronaren Perfusionsdruck verbessert. Es steigert auch die Herzfrequenz und die Kontraktilität (β-Rezeptoren).

Amiodaron wird bei therapierefraktärem Kammerflimmern und pulsloser ventrikulärer Tachykardie eingesetzt. Amiodaron wirkt als Klasse-III-Antiarrhythmikum primär als Kaliumkanalblocker und verlängert so die Dauer des Aktionspotenzials und die Refraktärzeit.

Als Alternative zu Amiodaron kann auch Lidocain als Klasse-IB- Antiarrhythmikum eingesetzt werden. Lidocain wirkt über die Blockade von Natriumkanälen. Bei der Torsade-de-pointes-Tachykardie kommt Magnesiumsulfat zur Anwendung.

Frage 82

Welche besondere Nebenwirkung ist mit der Anwendung von Prilocain verbunden, und wie wird diese Nebenwirkungen behandelt?

Prilocain kann eine Methämoglobinämie verursachen. Ein erhöhter Methämoglobinspiegel führt zur Reduktion der Sauerstofftransportkapazität des Blutes. Symptome einer relevanten Methämoglobinämie sind Zyanose, Atemnot,

Schwindel, Kopfschmerzen und bei hohen Konzentrationen Vigilanzstörungen. Zur Behandlung der Methämoglobinämie ist die Gabe von Methylenblau (1–2 mg/kgKG intravenös) indiziert, das Methämoglobin zu funktionsfähigem Hämoglobin reduziert.

Bei Patienten mit G6PD-Mangel (G6PD: Glukose-6-Phosphat-Dehydrogenase) sollte kein Prilocain zur Anwendung kommen, weil durch Methylenblau keine ausreichende Wirkung erzielt und eine hämolytische Anämie induziert werden kann.

Frage 83

Welche Prinzipien liegen der perioperativen Antibiotikaprophylaxe zugrunde? Welche Faktoren beeinflussen die Auswahl des geeigneten Antibiotikums?

Eine perioperative Antibiotikaprophylaxe wird nicht bei jeder Prozedur verwendet. Die Entscheidung zur perioperativen Antibiotikaprophylaxe resultiert aus dem Risikoprofil des Patienten und dem operativen Kontaminationsrisiko. Das ausgewählte Antibiotikum sollte in der Regel innerhalb von 30–60 min vor dem chirurgischen Schnitt verabreicht werden, um ausreichende Gewebekonzentrationen während der Operation zu gewährleisten. Bei Operationen mit Blutsperre soll die Gabe mindestens 10 min vor dem Abbinden der Extremität erfolgen. Bei Operationen, die länger als 2 Halbwertszeiten der ausgewählten Substanz andauern, ist eine Wiederholungsgabe angezeigt, ebenso bei hohem Blutverlust. Das verwendete Antibiotikum muss nach den zu erwartenden Keimen und der Resistenzsituation ausgewählt werden.

Durch die Einhaltung dieser Prinzipien und die Berücksichtigung der genannten Faktoren kann die perioperative Antibiotikaprophylaxe effektiv zur Verhinderung postoperativer Infektionen beitragen.

Frage 84

Wie definiert man das globale Sauerstoffangebot (DO_2), und welche pharmakologischen Maßnahmen können ergriffen werden, um es zu erhöhen?

Das DO_2 ist die Menge an Sauerstoff, die dem Gewebe pro Minute zur Verfügung steht. Es wird mit der folgenden Formel berechnet:

$$DO_2 = \text{Herzzeitvolumen (HZV)} \times \text{arterieller Sauerstoffgehalt } (CaO_2)$$

Der CaO_2 wird mit der folgenden Formel berechnet:

$$CaO_2 = (\text{Hb in g/dl} \times 1{,}34\text{ml} \times SaO_2) + (paO_2 \times 0{,}003)$$

Das Herzzeitvolumen ist das Produkt aus Schlagvolumen und Herzfrequenz. Pharmakologisch kann das DO_2 durch eine Erhöhung des HZV gesteigert werden. Dies erfolgt beispielsweise über die Verabreichung von Inotropika wie Dobutamin oder Adrenalin. Auch durch die Anhebung des Hämoglobingehalts oder eine Steigerung der Sauerstoffsättigung über eine Erhöhung der inspiratorischen Sauerstofffraktion kann das DO_2 gesteigert werden.

Das normale globale Sauerstoffangebot beträgt beim Gesunden etwa 1000 ml/min bei einem Sauerstoffverbrauch in Ruhe von etwa 250–500 ml.

Frage 85

Ein Patient erleidet einen anaphylaktischen Schock. Welche Medikamente sind jetzt indiziert?

Es soll eine sofortige Gabe von Adrenalin erfolgen. Adrenalin ist das wichtigste Medikament zur Behandlung eines anaphylaktischen Schocks und sollte so schnell wie möglich verabreicht werden. Es werden auch Adrenalinautoinjektoren hergestellt, die für Laienhelfer und Patienten praktikabel sind. Die Injektion erfolgt typischerweise in den lateralen Oberschenkelmuskel. Bei der i. m.-Applikation wird Erwachsenen in der Regel initial eine Dosis von 0,3–0,6 mg appliziert. Studien zeigen, dass es nach intramuskulärer Injektion rasch zu guten Adrenalinplasmaspiegeln kommt und dass im Vergleich zur i. v.-Applikation weniger kardiale Nebenwirkungen auftreten.

Zudem sollte eine liberale Volumentherapie erfolgen. Nachgeordnet können dann ergänzend Antihistaminika und Kortikosteroide gegeben werden.

Nicht selten kommt es auch zu Atemstörungen durch Einengung der oberen und unteren Atemwege. Hier kann zusätzlich Adrenalin inhalativ angewendet werden.

2.2 Vorbereitung zur Anästhesie

Tobias Schmidt

Frage 86

Welcher Zeitabstand muss mindestens zwischen der Aufklärung zur Anästhesie und einem elektiven Eingriff einhalten werden?

Eine Aufklärung muss grundsätzlich so rechtzeitig erfolgen, dass der Patient die Risiken ausreichend abwägen und eine wohlüberlegte Entscheidung treffen kann (§ 630e Abs. 2 S. 1 Nr. 2 BGB).

Insbesondere bei erhöhtem Narkose- und Eingriffsrisiko ist dies bei einer Aufklärung unmittelbar vor dem Eingriff in der Regel nicht gegeben, aber auf Patientenwunsch möglich. Einen zeitlichen Mindestabstand zwischen Aufklärung und Zustimmung gibt es dabei nach aktueller Rechtsprechung ausdrücklich nicht. Organisationsmängel entschuldigen eine Verkürzung der Zeitspanne nicht, und der Patient hat das Recht, eine längere Bedenkzeit einzufordern. Indirekter Druck auf den Patienten zur Zustimmung, z. B. durch bereits gestartete OP-Vorbereitungen, muss unterbleiben.
Empfohlene Mindestabstände zwischen Aufklärung und Eingriff:

- *Elektiver operativer Eingriff: am Vortag des Eingriffs.*
- *Dringlicher/Notfalleingriff: am Tag des Eingriffs.*
- *Ambulanter Eingriff: teilweise (risiko-adjustiert) am Tag der Intervention.*

Frage 87

Nennen Sie Risikoklassifikationen und Scoring-Systeme zur präoperativen Risikoabschätzung!

Am häufigsten wird die ASA-Klassifikation (ASA = American Society of Anesthesiologists) zur Einschätzung des globalen Narkoserisikos verwendet.

Es existiert eine Vielzahl von Klassifikationen für spezifische Komponenten des perioperativen Risikos. Beispiele sind:

- *RCRI (Revised Cardiac Risk Index) nach Lee, CCS Score (Canadian Cardiovascular Society), MET (metabolisches Äquivalent), NYHA-Klassifikation (New York Heart Association) für die Einschätzung des kardiovaskulären Risikos*
- *Mallampati-Test und Risikoindex nach Arne für Risiken beim Atemwegsmanagement*
- *ARISCAT (Assess Respiratory Risk in Surgical Patients in Catalonia) für pulmonale Komplikationen*
- *Apfel-Score für das PONV-Risiko (PONV = postoperative Übelkeit und Erbrechen)*
- *Clinical Frailty Scale für Altersgebrechlichkeit*

Frage 88

Beschreiben Sie die Risikoklassifikation der ASA!

Risikogruppen:

- **ASA1: normaler, sonst gesunder Patient**
- **ASA2: leichte Allgemeinerkrankung ohne Leistungseinschränkung**
- **ASA3: schwere Allgemeinerkrankung mit Leistungseinschränkung**
- **ASA4: schwere Allgemeinerkrankung, die mit oder ohne Operation das Leben des Patienten bedroht**
- **ASA5: moribunder Patient, Tod innerhalb von 24 h mit oder ohne Operation zu erwarten**

Die Einteilung ist unscharf und von der subjektiven Beurteilung durch den Anästhesisten abhängig.

Frage 89

Nennen Sie die Ziele der medikamentösen Prämedikation!

Wichtigstes Ziel ist die Anxiolyse; fakultative Ziele sind je nach Situation Analgesie, Antiemesis, Anhebung des Magensaft-ph-Werts und Aspirationsprophylaxe.

Im klinischen Alltag kommen Anxiolytika (in der Regel Benzodiazepine) immer seltener zum Einsatz. Zum einen benötigen viele Patienten nach angemessener Aufklärung und bei patientenorientiertem Umgang keine medikamentöse Anxiolyse. Zum anderen ist das Bewusstsein dafür gestiegen, das Ben-

zodiazepine die Zeit bis zur Extubation und bis zur kognitiven Erholung verlängern können und zur Entwicklung eines postoperativen Delirs beitragen. Konzepte wie ERAS („Enhanced Recovery after Surgery") verzichten daher auf eine routinemäßige medikamentöse Anxiolyse.

Frage 90

Welche Applikationsform bevorzugen Sie zur Anxiolyse?

Die orale Applikation ist die 1. Wahl.

Bei Kindern ist neben der oralen auch die rektale Gabe möglich, i. m.-Injektionen sind heute obsolet.

Frage 91

Welche Hilfsmittel stehen Ihnen zur Bewältigung einer schwierigen Atemwegssicherung („Difficult Airway Management") zur Verfügung?

Modifizierte Laryngoskopspatel (z. B. McCoy), Videolaryngoskop, Larynxmaske, Intubationslarynxmaske, Larynxtubus, spezielle Führungsstäbe, fiberoptische bronchoskopische Intubation, Koniotomie-Sets.

Ältere Methoden (Bullard-Laryngoskop, Winkeloptik nach Bumm, Intubationsfiberskop nach Bonfils) erfordern einen hohen Grad an Übung und sind im klinischen Alltag fast vollständig durch die Videolaryngoskopie ersetzt worden. Die meisten Anästhesieabteilungen fassen die verwendeten Hilfsmittel einschließlich eines Koniotomie-Sets in einer mobilen Einheit zusammen („Airway-Wagen"). Wichtig ist, dass die verfügbaren Methoden sicher beherrscht werden.

Frage 92

Wie ermitteln Sie das individuelle Risiko eines Patienten für PONV („Postoperative Nausea and Vomiting")?

Das am weitesten verbreitete Instrument zur Ermittlung des PONV-Risikos ist der Score nach Apfel, in den die Risikofaktoren weibliches Geschlecht, Nichtraucherstatus, Anamnese von PONV oder Kinetosen und postoperative Opioidgabe einfließen. Aus der Zahl der Risikofaktoren (0–4) ergeben sich die Wahrscheinlichkeiten von etwa 10 %, 20 %, 40 %, 60 % oder 80 % für PONV bei fehlender Prophylaxe.

Für Kinder ist der Apfel-Score aus offensichtlichen Gründen (z. B. Nichtraucherstatus) nicht geeignet. Aktuelle Empfehlungen präferieren hier den POVOC-Score (Postoperative Vomiting in Children-Score).

Frage 93

Welche Substanzklassen stehen für die medikamentöse PONV-Prophylaxe zur Verfügung?

Grundsätzlich kommen Glukokortikoide (Dexamethason), 5-HT_3-Antagonisten (Granisetron, Ondansetron), Antihistaminika (Dimenhydrinat), Neuroleptika (Droperidol) und Neurokinin-1-Rezeptor-Antagonisten (Aprepitant) in Frage.

Im klinischen Alltag orientiert sich die Substanzauswahl weniger an der vergleichbaren Wirksamkeit der Substanzklassen, sondern eher am Nebenwirkungsprofil unter Berücksichtigung von Begleiterkrankungen des Patienten.

Frage 94

Wann muss zur präoperativen Risikoeinschätzung eine weitergehende nichtinvasive Diagnostik durchgeführt werden?

Eine bildgebende Ischämiediagnostik soll erfolgen, wenn folgende Konstellation gegeben ist: Eingriff mit hohem eingriffsbezogenem Risiko + eingeschränkte Belastbarkeit + hohe Wahrscheinlichkeit einer koronaren Herzerkrankung (KHK).

Geeignete Verfahren zur bildgebenden nichtinvasiven Ischämiediagnostik sind Stressechokardiografie, Myokardszintigrafie und Stress-MRT. Die Auswahl des Verfahrens ergibt sich häufig aus der Verfügbarkeit. Ein Belastungs-EKG hat nur einen Stellenwert, wenn die o. g. Verfahren nicht zur Verfügung stehen.

Frage 95

Welche Faktoren lassen Sie bei der Narkoseplanung an ein erhöhtes Risiko für eine intraoperative Wachheit („Awareness") denken?

Zu unterscheiden sind patientenbezogene Faktoren wie Substanzmissbrauch, Opioidtherapie, eingeschränkte kardiovaskuläre Reserve, erhöhter ASA-Score (IV–V) und eine Anamnese von „Awareness" von eingriffs- und anästhesiebezogenen Faktoren wie Notfalleingriffe, Sectiones, nächtliche Eingriffe, fehlende Prämedikation, TIVA und Einsatz von Muskelrelaxanzien.

Neben der Wachheit mit expliziter Erinnerung kann es auch zu Wachheit mit unbewusster Erinnerung oder ohne Erinnerung kommen. Alle Formen bergen die Gefahr von posttraumatischer Belastungsreaktion, verzögerter Rekonvaleszenz und ggf. Schadensersatzansprüchen.

Frage 96

Während einer laufenden Narkose werden Sie von einer Station informiert, dass man den nächsten Patienten im OP-Plan (40 Jahre, männlich, ASA II, elektive Metallentfernung am oberen Sprunggelenk) leider „absetzten" müsse, da man ihn gerade eben im Raucherbereich beim Rauchen beobachtet habe. Er sei ja nun nicht mehr nüchtern! Ist diese Einschätzung richtig?

Beziehen Sie Stellung!

Unbestritten stellt das Rauchen bzw. der Nikotinabusus einen erheblichen Risikofaktor für eine Reihe von Erkrankungen dar. Eine erhöhte Aspirationsgefahr durch das Rauchen besteht jedoch anders als früher postuliert nicht. Ein „Absetzen" des sonst eher gesunden Patienten ist nicht angebracht.

Frage 97

Erläutern Sie den Begriff „Frailty" und die Relevanz für die Anästhesie.

„Frailty" – ins Deutsche meist als Altersgebrechlichkeit übersetzt – ist definiert als altersbedingtes Syndrom mit verminderter physiologischer Reserve und verringerter Widerstandsfähigkeit gegen Stressoren. Betroffene Patienten unterliegen einem erhöhten perioperativen Risiko. Bei Patienten > 70 Jahren kann die präoperative Evaluation durch ein Frailty-Screening ergänzt werden. Für Patienten mit erhöhtem Risiko sollte ein angepasstes perioperatives Konzept (z. B. präoperative Behandlung von Mangelernährung, Atemtraining, Delirprävention, Neuromoinitoring) zum Einsatz kommen.

Frage 98

Nennen Sie einige Eingriffe mit hohem eingriffsbezogenem Risiko!

Beispiele sind Chirurgie der Aorta, offene peripherarterielle Gefäßeingriffe, Amputationen an der unteren Extremität, Chirurgie des Duodenums oder Pankreas, Eingriffe bei Darmperforation, Chirurgie der Nebenniere, der Leber oder Gallengänge, Ösophagektomie, Pneumonektomie und totale Zystektomie.

Hohes eingriffsbezogenes Risiko wird als ein Risiko > 5 % für Tod, Myokardinfarkt oder Schlaganfall innerhalb von 30 Tagen definiert.

Frage 99

Nennen Sie Indikationen für eine Ein-Lungen-Ventilation (ELV)!

Indikationen für eine Ein-Lungen-Ventilation bestehen eingriffsbezogen bei Eingriffen in der Thoraxchirurgie (z. B. Pneumonektomie, Lobektomie, Segmentresektion, Lungentransplantation), Orthopädie (anteriore Wirbelsäuleneingriffe), Abdominalchirurgie (Ösophagusresektion), Gefäßchirurgie (z. B. thorakale Aortenchirurgie) und Herzchirurgie (MIDCAB [minimalinvasive direkte koronararterielle Bypassoperation], lateraler AKE [Aortenklappenersatz]) oder sind patientenbezogen (z. B. einseitiger Lungenabszess, Blutungen oder bronchopleurale Fistel).

Indikationen zur ELV sollten ihm Rahmen der Narkosevorbereitung erkannt werden, um eine entsprechende Aufklärung und Planung zu ermöglichen. Eine enge Absprache mit dem Operateur ist für die Planung und Durchführung der ELV unerlässlich.

Frage 100

Beschreiben Sie den Mallampati-Score in der Modifikation nach Samsoon und Young!

Es ist das wahrscheinlich am weitesten verbreitete Verfahren zur Vorhersage einer schwierigen Intubation. Die Inspektion erfolgt bei maximaler Mundöffnung, Kopf in Neutralposition und stimmlos herausgestreckter Zunge. Untersucher und Patient befinden sich auf gleicher Augenhöhe.

- **Klasse I: weicher Gaumen, Uvula, Pharynxhinterwand und Gaumenbögen voll sichtbar**
- **Klasse II: weicher Gaumen, Uvula, Pharynxhinterwand sichtbar**
- **Klasse III: nur weicher Gaumen und Basis der Uvula sichtbar**
- **Klasse IV: nur harter Gaumen sichtbar**

In einer Cochrane-Analyse erreichte der Score nur eine Sensitivität von 51 % und eine Spezifität von 87 % für die Voraussage einer schwierigen Intubation.

Frage 101

Nennen Sie weitere Beispiele klinischer Untersuchungen und Tests, mit denen eine schwierige Laryngoskopie oder Intubation vorausgesagt werden soll!

- **Thyreomentaler Abstand nach Patil (< 6–7 cm bei maximaler Reklination des Kopfes)**
- **Eingeschränkte Mundöffnung (< 3,5 cm)**
- **„Upper Lip Bite Test" (Fähigkeit, mit der unteren Zahnreihe die Oberlippe vollständig zu verdecken**
- **„Palm Print Sign" und „Prayer Sign" (Test der Finger- und Handbeweglichkeit)**
- **HWS-Beweglichkeit**

Zusätzlich existieren verschiedene Scores, die mehrere klinische Befunde und Tests berücksichtigen, z. B. Wilson-Score, Risikoindex nach Arne, Score nach EL Ganzour.

Insgesamt sind alle Tests und Scores durch eine eher unbefriedigende Sensitivität gekennzeichnet.

Frage 102

Wie beurteilen Sie die Qualität der Laryngoskopie?

Mit der Einteilung nach Cormack und Lehane. Sie beschreibt die Sichtbarkeit relevanter anatomischer Strukturen ohne BURP-Manöver („Backward upward rightward Pressure") oder andere Manipulationen am Kehlkopf.

- *Grad I: Kehlkopf und Stimmbänder komplett einsehbar*
- *Grad II: Aryknorpel und hintere Kommissur einsehbar*
- *Grad III: nur Epiglottis sichtbar*
- *Grad IV: Epiglottis nicht sichtbar, nur weicher Gaumen*

Frage 103

Welche Gerinnungsparameter sollten routinemäßig vor jedem Eingriff bzw. vor jeder Narkose ermittelt werden?

Keine! Wenn weder der anamnestische Hinweis auf eine Gerinnungsstörung noch eine entsprechende Medikamentenanamnese besteht, ist keine Gerinnungsdiagnostik empfohlen.

Zudem werden die häufigsten Störungen der Blutgerinnung (Störungen der Thrombozytenfunktion und des Von-Willebrand-Faktors) durch die konventionelle Gerinnungsdiagnostik nicht erfasst.

Frage 104

Was sind aus Ihrer Sicht Indikationen für eine präoperative Thoraxröntgenaufnahme im Kontext der Anästhesievorbereitung?

Diese Untersuchung sollte nicht routinemäßig zur Narkosevorbereitung durchgeführt werden.

Eine Indikation besteht nur bei gezielter Fragestellung mit Konsequenzen für das weitere Vorgehen (z. B. Verdacht auf Pneumonie, pulmonale Stauung, Pleuraerguss, Atelektase, Pneumothorax), soweit diese nicht auch durch alternative Verfahren wie Sonografie ausreichend geklärt werden können.

Frage 105

Sollte eine Dauermedikation mit Metformin vor einer Narkose pausiert werden?

Ja. Wegen der Gefahr einer seltenen, aber lebensbedrohlichen Laktatazidose sollte Metformin nach Empfehlung des BfArM (Bundesinstitut für Arzneimittel und Medizinprodukte) 48 h vor einem elektiven chirurgischen Eingriff unter Vollnarkose, Spinal- oder Periduralanästhesie abgesetzt und nicht früher als 48 h nach dem Eingriff oder nach Wiederaufnahme der oralen Ernährung wieder angesetzt werden.

Die aktuelle Empfehlung der DGAI (Deutsche Gesellschaft für Anästhesiologie und Intensivmedizin) sehen abweichend davon bei Eingriffen mit niedrigem bis mittlerem eingriffsbezogenem Risiko eine Fortführung der Metforminmedikation bis zum Vorabend der Operation vor.

Frage 106

Ihre nächste Patientin im OP ist eine 48-jährige ASA-I-Patientin (178 cm, 73 kg), die orotracheal für eine Cholezystektomie intubiert werden soll. Thyreomentaler Abstand ca. 7 cm, Mallampati-Score I, leichte Retrognathie, Mundöffnung ca. 4,5 cm. Im Prämedikationsprotokoll lesen Sie, dass es bereits einmal erhebliche Intubationsprobleme bei der letzten Narkose (in einer auswärtigen Klinik) gab. Nehmen Sie Stellung zur Intubierbarkeit der Patientin aufgrund der Ihnen vorliegenden Daten und beschreiben Sie Ihr weiteres Vorgehen!

Prinzipiell gilt zunächst der Grundsatz, dass Berichte über Probleme bei Narkosen sehr ernst zu nehmen sind. Die vorliegenden Eckdaten zur Evaluation eventueller Intubationsschwierigkeiten lassen jedoch keinerlei erschwerte Intubation erwarten.

Die Patientin wird gemäß Standard eingeleitet. Um dem Bericht über Intubationsschwierigkeiten dennoch Rechnung zu tragen und die Patientin keinesfalls zu gefährden, wird die Ausrüstung zur Bewältigung einer schwierigen Intubation (Videolaryngoskop, Fast-Trach-Larynxmaske, Bronchoskop etc.) in unmittelbarer Nähe vorgehalten.

Frage 107

Begleitend liegt ein Anästhesieausweis vor, in dem zu „Besonderheiten bei Intubation“ Folgendes beschrieben ist: „Pat. hatte nach Injektion von Sufentanil 15 µg + Propofol (fraktioniert 120 mg) keine Mundöffnung, Kieferklemme. Maskenventilation mit Wendl-Tubus gut möglich. Insertion der Larynxmaske erheblich erschwert. Fiberoptische Wachintubation empfohlen.“ Bewerten Sie kritisch die Maßnahmen des Kollegen, der den Anästhesieausweis ausgefüllt hat.

Leider müssen die Vorgehensweise und Beurteilung des Kollegen sehr kritisch gesehen werden. Die applizierten Induktionsdosen reichen bei der Patientin eher nicht aus, um eine adäquate Narkosetiefe zur Insertion einer Larynxmaske zu erreichen. Es ist daher nicht überraschend, dass die Mundöffnung erschwert war. Es liegt natürlich keine Kieferklemme vor. Der sparsame Einsatz der Narkosemedikamente erklärt, dass bei der jungen und gesunden Patientin die Insertion einer Larynxmaske nicht möglich war. Zur Laryngoskopie werden im Ausweis keine Angaben gemacht.

Es ist unsinnig, aus den dargestellten Gegebenheiten (keine Gabe von Muskelrelaxanzien, zu flache Anästhesie) die Empfehlung einer fiberoptischen Wachintubation auszusprechen.

Frage 108

Sie kommen als Anästhesist in eine neue Klinik. Dort werden Larynxmasken vor Insertion mit Lidocain-Gel bestrichen und die Patienten werden zur Larynxmaskennarkose obligat relaxiert. Auf dieses Verhalten angesprochen, erklärt man Ihnen, dass durch die Relaxation der Sitz der Maske verbessert sei und durch das Lokalanästhetika-Gel gleichzeitig eine adäquate Schleimhautanästhesie zur besseren Tolerierung der Masken erzielt würde. Nehmen Sie Stellung zu dieser Vorgehensweise!

Der Vorteil der Verwendung von Larynxmasken liegt u. a. darin, dass der Patient nicht relaxiert werden muss! Die Notwendigkeit der Anwendung von Muskelrelaxanzien bei Atemwegssicherungen mittels Larynxmaske ist fast immer Re-

sultat einer inadäquaten Narkosetiefe. Verstärkt wird der schlechte Sitz der Masken noch durch die Anwendung von Gleitmitteln. Die hydrophile Oberfläche der Larynxmasken sorgt bei Befeuchtung mit wässrigen Lösungen (NaCl 0,9 % oder artifizielle Speichelzubereitungen) für guten Sitz und Dichtigkeit durch Schleimhautadhäsion. Durch die Anwendung von Mitteln, welche die Schleimhaut und die Oberfläche der Larynxmaske trennen (Gleitgel) wird die Gleitreibung außerordentlich erleichtert und bereits geringe Druckausübung des umliegenden Gewebes führt zum Verrutschen oder Herausrutschen der Larynxmaske aus dem passenden Sitz.

Das Etablieren von Standards auf dem Boden evidenzbasierter Medizin unter Berücksichtigung der Grundlagenwissenschaften ist für die Prozesssicherheit in der Anästhesiologie unabdingbar.

Frage 109

Ein Patient berichtet im Narkoseaufklärungsgespräch, mithilfe von Semaglutid sein Gewicht deutlich reduziert zu haben. Was ist für einen elektiven Eingriff bei dieser Medikation zu beachten?

GLP-1-Agonisten (Glucagon-like-Peptidase-1-Antagonisten) wie Semaglutid können die Magenentleerung verzögern und das Aspirationsrisiko erhöhen. Die Therapie sollte daher unterbrochen werden. Zu beachten sind dabei die 2 verschiedenen gängigen Dosierschemata. Bei täglicher Gabe soll die Gabe am OP-Tag unterbrochen werden, bei wöchentlicher Gabe sollte eine Woche zwischen Gabe und OP liegen.

Semaglutid gehört zur den Glucagon-like-Peptidase-1-Agonisten. Diese steigern die Insulinresektion und hemmen die Freisetzung von Glukagon. Semaglutid wird zur Behandlung von Typ-2-Diabetes und zur Gewichtsreduktion eingesetzt.

Frage 110

Was versteht man unter Fast-Track-Chirurgie, und welche Bedeutung hat dieses Konzept für die Anästhesie?

Fast-Track-Chirurgie bezeichnet ein Bündel von evidenzbasierten Maßnahmen, die das Ziel haben, die postoperative Morbidität zu senken sowie die Behandlungsdauer zu verkürzen und Kosten zu reduzieren. Komponenten sind eine kurze präoperative Nüchternheit, Verzicht auf Darmvorbereitung, früher postoperativer enteraler Kostaufbau und der Verzicht auf Drainagen und Katheter, wenn möglich. Die Patientenautonomie soll so weit wie möglich erhalten bleiben.

An den Eingriff und den Patienten angepasste Analgesiekonzepte, wie die patientengesteuerte Epiduralanästhesie, tragen wesentlich zu diesem Konzept bei.

Frage 111

Nennen Sie Risikofaktoren für perioperative Thrombosen!

Allgemeine Faktoren: Adipositas, höheres Alter, maligne Erkrankungen, große Operationen, Immobilisation, hormonelle Kontrazeption, Varikosis, Nikotinabusus, Herz-Kreislauf-Erkrankungen, chronische Lungenerkrankungen, frühere Thrombosen (Anamnese!).

Erhöhtes Risiko bei Operationen > 1 h, hohes Risiko bei orthopädischen und onkologisch-chirurgischen Eingriffen!

Frage 112

Warum sollten eine Dauermedikation mit β-Rezeptorantagonisten perioperativ fortgeführt werden?

Ein präoperatives Absetzten eines β-Rezeptorantagonisten kann das Risiko für Herzrhythmusstörungen erhöhen und die Letalität steigern.

Für Patienten mit kardialen Risikofaktoren, die sich einer OP mit hohem eingriffsbezogenem Risiko unterziehen, und für Patienten mit Myokardischämie unter Belastung kann sogar die erstmalige Gabe eines β-Rezeptorantagonisten erwogen werden.

Frage 113

Welche Nüchternzeiten sollten Erwachsene vor elektiven operativen Eingriffen einhalten?

Feste Nahrung kann in Form kleiner Mahlzeiten bis 6 h vor der Narkoseeinleitung aufgenommen werden, klare Flüssigkeit (ohne Fett, Partikel, Alkohol oder Milch) bis zu 2 h vor Narkoseeinleitung. Kleine Schlucke Wasser zur Einnahme oraler Medikamente sind bis kurz vor Narkoseeinleitung möglich.

Frage 114

Gibt es für Kinder und Säuglinge andere Regeln?

Ja. Bei Kindern sind eine kleine, leichte Mahlzeit mit fester Nahrung bis 4 h und klare Flüssigkeiten bis 1 h vor Narkoseeinleitung erlaubt. Säuglinge dürfen bis 3 h vor Narkoseeinleitung Muttermilch und bis 4 h vor Narkoseeinleitung Fertigmilch trinken.

Frage 115

Was ist bei der Dauermedikation mit Antikonvulsiva in der Narkosevorbereitung zu beachten?

Die antikonvulsive Dauermedikation sollte perioperativ fortgesetzt werden, um das Risiko für Anfallsereignisse nicht zu erhöhen. Als Nebenwirkung von Antikonvulsiva können Leberfunktionsstörungen, Gerinnungsstörungen und Erregungsleitungsstörungen auftreten. Der Bedarf an Hypnotika und Muskelrelaxanzien kann durch Interaktion der Antikonvulsiva mit dem Cytochrom-P450-System erhöht sein.

Carbamazepin, Gabapentin und Pregabalin werden häufig auch bei neuropathischen Schmerzen eingesetzt. Auch hier sollte die Dauermedikation fortgesetzt werden.

Frage 116

Was ist bei der Planung einer Narkose eines Patienten mit Morbus Parkinson zu beachten?

Es ist unbedingt darauf zu achten, dass die Regelmedikation am OP-Tag möglichst ohne Unterbrechung weitergeführt wird, um Schluck- und Atemprobleme oder eine schwere Parkinson-Krise mit Rigor, Akinesie, Dysphagie und Hyperthermie zu verhindern. Falls nötig, kann die Anlage einer Magensonde zur postoperativen Applikation oder die Umstellung auf transdermale Präparate erforderlich sein.

Sollte es doch zu einer Parkinson-Krise kommen, sollte diese mit Amantadin (1–2 × 200 mg über 3 h i. v.) behandelt werden.

Frage 117

Bei einem Patienten mit relevanten Vorerkrankungen soll eine kleine OP in Lokalanästhesie durch den Operateur durchgeführt werden. Er bittet Sie spontan direkt vor OP-Beginn um anästhesiologisches „Stand-by". Bitte nehmen Sie Stellung zu diesem Vorgehen!

Auch wenn in diesem Fall keine Anästhesie im eigentlichen Sinne geplant ist, übernimmt der Anästhesist die Verantwortung für die Aufrechterhaltung der Vitalfunktionen. Diese Verantwortung kann er nur übernehmen, wenn er rechtzeitig vor dem Eingriff die Gelegenheit hatte, sich über den Patienten zu informieren, ggf. diagnostische oder therapeutische Maßnahmen zu veranlassen und mit dem Patienten ein Aufklärungsgespräch zu führen. Die Bitte des Operateurs ist daher bei einem elektiven Eingriff – wie in diesem Fall – abzulehnen.

Frage 118

Wie lange vor einer geplanten Spinalanästhesie sollte eine Dauermedikation mit 100 mg ASS (Acetylsalizylsäure) abgesetzt werden?

Gar nicht! Zumindest nicht, wenn keine weiteren Gerinnungshemmer oder Thrombozytenaggregationshemmer eingenommen werden.

Die S1-Leitlinie „Rückenmarksnahe Regionalanästhesien und Thrombembolieprophylaxe/antithrombotische Medikationen" listet empfohlene Zeitintervalle für alle relevanten Gerinnungshemmer und Thrombozytenaggregationshemmer auf.

Frage 119

Beschreiben Sie den perioperativen Umgang mit einer transdermalen Opioiddauermedikation!

Temperaturverschiebungen, Volumenverschiebungen sowie die Wirkung von Anästhetika und Katecholaminen können die Hautdurchblutung und damit die Resorption der Opioide (in der Regel Fentanyl) aus dem Hautdepot beeinflussen. Bei Eingriffen mit hohem Risiko für diese Effekte sollte eine Rotation auf eine orale Opioidmedikation erwogen werden. Hierfür ist ausreichend Zeit einzuplanen.

Auch bei gesunden Patienten ohne o.g. Einflüsse schwankt der Plasmaspiegel von Fentanyl entsprechend der physiologischen zirkadianen Temperaturschwankungen der Haut.

Frage 120

Welche Faktoren sollten bei der präoperativen Planung einer postoperativen Analgesie berücksichtigt werden?

- **erwartetes Ausmaß des Eingriffs und erwartetes Schmerzniveau**
- **Vorerkrankungen des Patienten**
- **Regelmedikation von Analgetika und Vorerfahrungen des Patienten**
- **Allergien und Unverträglichkeiten**
- **Interaktionen von Analgetika mit der Regelmedikation**
- **PONV-Risiko**
- **Stehen für den Eingriff geeignete Regionalanästhesieverfahren zur Verfügung?**
- **Welche Applikationswege stehen zur Verfügung (Schlucken möglich?)**
- **ambulantes versus stationäres Setting**

Frage 121

Welche Risikofaktoren für starke postoperative Schmerzen können Sie im Rahmen der Narkosevorbereitung identifizieren?

Bereits vor dem Eingriff bestehende Risikofaktoren sind vorbestehende Schmerzen, chronische vorbestehende Analgetikaeinnahme (vor allem Opioide), Angst, Depressivität, jüngeres Alter, weibliches Geschlecht und sozioökonomische Faktoren.

Patienten mit hohem Risiko für postoperative Schmerzen sollten identifiziert werden, um ein individuelles Schmerztherapiekonzept (ggf. unter Hinzuziehung eines Schmerztherapeuten) zu entwickeln. Sekundäres Ziel ist die Vermeidung einer Schmerzchronifizierung.

Frage 122

Sie möchten zur postoperativen Schmerztherapie bei einem Patienten ein NOPA (Nichtopioidanalgetikum) einsetzten. Diskutieren Sie die Vor- und Nachteile von präoperativer versus intraoperativer Gabe!

Die präoperative Gabe eines NOPA erfolgt mit dem Ziel, am Ende der OP einen ausreichenden Wirkspiegel zu erzeugen. In der Regel ist präoperativ eine orale (und kostengünstige) Applikation möglich. Wirkdauer des Medikamentes und OP-Dauer müssen dafür aber in einem geeigneten Verhältnis stehen. Problematisch sind unerwartete intraoperative Hypovolämie und längere Phasen der Hypotonie mit dem Risiko von Nierenfunktionsstörungen nach nicht-steroidale Antirheumatika(NSAR)-Medikation. Eine intraoperative NOPA-Gabe erlaubt eine flexiblere Anpassung des Zeitpunktes und der Substanzauswahl an den operativen Verlauf.

Frage 123

Vor einer Narkoseeinleitung sollte nicht nur eine vollständige Vorbereitung des Patienten und des notwendigen Materials gewährleistet sein. Auch Sie als Anästhesist sollten sich vergewissern, dass Ihre Performance nicht eingeschränkt ist. Was könnten Ursachen einer Einschränkung der Leistungsfähigkeit sein? Kennen Sie ein Tool, um diese Faktoren systematisch zu benennen und zu limitieren?

Das Akronym „I'm safe" erfasst mögliche Ursachen einer Leistungseinschränkung:

- **I: Illness (Krankheit)**
- **M: Medikation (mit Beeinflussung der Leistungsfähigkeit)**
- **S: Stress**
- **A: Alkohol (in den letzten 24 h)**
- **F: Fatigue (Müdigkeit)**
- **E: Emotion (Beeinträchtigung durch eigene Gefühle)**

Zusätzlich sollten Sie kritisch prüfen, ob Sie für die geforderten Maßnahmen ausreichend ausgebildet und trainiert sind.

Frage 124

Was sind metabolische Äquivalente (MET)?

MET dienen der Vergleichbarkeit verschiedener körperlichen Aktivitäten und damit der Objektivierbarkeit der Belastbarkeit eines Patienten in der präoperativen Evaluation. So entspricht leichte Hausarbeit oder Treppensteigen z. B. 4 MET.

MET werden über den Sauerstoffverbrauch definiert. Ein MET entspricht 3,5 ml/kgKG/min bei Männern bzw. 3,15 ml/kgKG/min bei Frauen.

Frage 125

Wozu dient der Allen-Test in der Anästhesie, und wie wird er durchgeführt?

Als Komplikation einer arteriellen Gefäßpunktion kann es zu einer Thrombosierung mit Gefäßverschluss kommen. Vor der Punktion der A. radialis zur invasiven Blutdruckmessung sollte sichergestellt werden, dass eine ausreichende Kollateralversorgung der Hand über die A. ulnaris besteht. Der Untersucher drückt an der nach oben gehaltenen Hand des Patienten beide Arterien ab. Die Hand wird vom Patienten geschlossen und geöffnet, bis sie weiß wird.

Der Test ist unauffällig, wenn die gesamte Hand innerhalb weniger Sekunden nach Öffnen eines der Gefäße wieder vollständig rosig wird.

2.3 Monitoring

Daniel Jöhnk

Frage 126

Beschreiben Sie den Wert der Kapnografie!

Die Kapnografie ermöglicht die Überwachung der Ventilation, da die endexspiratorische CO_2-Konzentration wegen der hohen Diffusionskapazität von CO_2 gut mit dem $paCO_2$ korreliert; bei einem physiologischen Ventilations-Perfusions-Verhältnis ist sie meist 2–5 mmHg niedriger als der arterielle $paCO_2$.

Sie ist eine der sensitivsten Methoden zur Detektion einer ösophagealen Fehlintubation. Durch plötzlichen Abfall der endexspiratorischen CO_2-Konzentration können pulmonale Thromboembolien und Luftembolien erkannt werden. Anhand einer Inzisur im exspiratorischen Plateau kann eine nachlassende Relaxation erkannt werden.

Frage 127

Beschreiben Sie die Ausstattung eines Standardarbeitsplatzes in der Anästhesie nach den Empfehlungen der DGAI (Deutsche Gesellschaft für Anästhesiologie und Intensivmedizin) und des BDA (Berufsverband Deutscher Anästhesistinnen und Anästhesisten)!

Es gilt zu unterscheiden zwischen der Geräteausstattung, die unmittelbar am Arbeitsplatz verfügbar vorhanden sein muss, und der apparativen Ausstattung, die in angemessener Zeit verfügbar ist, da z. B. in einem anderen Bereich stationiert.

Die Mindestanforderungen an die apparative Ausstattung, eines Anästhesiearbeitsplatzes wird im Folgenden zusammengefasst.

Anforderungen an anästhesiologische Arbeitsplätze zur Durchführung von Allgemeinanästhesien nach den Empfehlungen der DGAI (Anästh Intensivmed 2025; 66):

unmittelbar am Arbeitsplatz verfügbar:

- EKG-Ableitung
- Pulsoxymetrie mit Signaltonmodulation
- automatische, nicht invasive Einzel- und Intervallblutdruckmessung
- Körpertemperatur-Messung (Eingriffsdauer > 30 min)
- Relaxometer (bei Einsatz von Muskelrelaxantien)
- Wärmemanagementsystem (Eingriffsdauer > 30 min)
- Sauerstoff(O_2)-Insufflation
- (Sekret-)Absaugung

- separater, selbstentfaltender Handbeatmungsbeutel (mindestens 80 % Sauerstoffabgabe)
- Narkosegerät (ISO 80 601-2-13) mit:
  - Anästhesiegas-Abgabesystem
  - Anästhesie-Beatmungsgerät (für die Ausstattung gilt eine Übergangsfrist bis zum 01.01.2028)
  - patientennaher Atemgasüberwachung
  - Anästhesiegas-Fortleitungssystem (AGFS) bei Nutzung von Inhalationsanästhetika oder Rückgewinnung von Inhalationsanästhetika

in angemessener Zeit verfügbar (z. B. aus anderen Bereichen)

- Blutzucker-Messgerät
- Defibrillator
  - muss über die Möglichkeit einer manuellen Schockauslösung und Kardioversion verfügen
  - ambulanter Bereich: alternativ Nutzung von Automatisierten Externen Defibrillatoren (AED) möglich (müssen über einen manuellen Modus mit der Möglichkeit zur anwenderintendierten Analyse des Herzrhythmus und Schockabgabe verfügen, sofern das operative Spektrum nicht dagegenspricht [z. B. Herzschrittmacheranlagen])
- Videolaryngoskopie
- mindestens zwei unterschiedliche Alternativen zur Atemwegssicherung (z. B. Larynxtubus, Larynxmaske, Videolaryngoskop)
- Notfallkoniotomie-Set
- Materialien zur Schaffung eines intraossären Zugangs
- Spritzenpumpe zur i. v.-Applikation
- Reservesauerstoff für 1 Std. Beatmung mit reinem Sauerstoff

Frage 128

Welche Maßnahmen sieht die DGAI im laufenden Betrieb vor, um die technische Sicherheit des Narkosegerätes zu gewährleisten?

Jedes Narkosegerät muss über eine gültige STK (sicherheitstechnische Kontrolle) verfügen, die nach Angaben des Herstellers, mindestens jedoch alle 2 Jahre erneuert werden muss. Zusätzlich muss bei Anschluss eines Patienten sichergestellt sein, dass in den letzten 24 h ein Gerätecheck nach MPBetreibV (Verordnung über das Errichten, Betreiben und Anwenden von Medizinprodukten) durchgeführt wurde (Gerätecheck A). Zuletzt soll bei Anschluss eines Patienten ein Geräte-Kurzcheck nach Empfehlung der DGAI durchgeführt werden (Gerätecheck W).

Der Gerätecheck A ist delegierbar, der Gerätecheck W jedoch nicht.

Frage 129

Welche Kontrollen sieht die DGAI für den Geräte-Kurzcheck bei Anschluss eines Patienten an ein Narkosegerät vor?

Zunächst soll sichergestellt sein, dass neben dem Narkosegerät auch ein separater Handbeatmungsbeutel vorhanden ist. Vor Anschluss des Patienten soll ein „Pressure and Flow Test" (PaF-Test) erfolgen. Im Anschluss kann der Patient mit dem Gerät verbunden werden, sollte vor Beginn der maschinellen Beatmung jedoch noch einige Male mit der Hand beatmet werden. Sobald der Patient durch das Gerät beatmet wird, muss überprüft werden, dass die Sauerstoffzufuhr funktioniert und ein exspiratorisches CO2 messbar ist.

Zur Durchführung eines PaF-Tests wird das APL-Ventil (APL = „Air-Pressure Limiting") auf 30 mbar gestellt und die Patientenanschlussöffnung manuell verschlossen. Bei Kompression des Handbeatmungsbeutels muss spürbar sein, dass sich ein Druck an der Öffnung aufbaut, der Beutel darf sich nicht entleeren. Im Anschluss wird die Öffnung losgelassen, woraufhin ein Gasausstrom spürbar sein muss.

Frage 130

Welches Neuromonitoring setzen Sie bei einer Karotis-TEA (Thrombendarteriektomie) in Allgemeinanästhesie ein?

Die Ableitung somatosensibler evozierter Potenziale bei Stimulation des N. medianus (Medianus-SSEP).

Die Medianus-SSEP ist das sensibelste Verfahren zur Detektion von relevanten Perfusionsstörungen während der Abklemmphase. Auch der Einsatz einer Nahinfrarotspektroskopie (NIRS) und/oder die Ablei-

tung eines 2-Kanal-EEG stellen weitere Möglichkeiten des Neuromonitorings bei diesem Eingriff dar, beide Verfahren sind jedoch weniger sensitiv und spezifisch als die SSEP.

Zuletzt ist auch die transkranielle Dopplersonografie (TCD) zur Überwachung der Perfusion während der Karotis-TEA möglich, sie erlaubt zudem die Detektion von Emboli.

Frage 131

Beschreiben Sie die Wertigkeit des EKG-Monitorings zur Detektion myokardialer Ischämien!

Nur etwa 20–50 % aller Myokardischämien können im 12-Kanal-EKG erfasst werden.

Die Analyse einer einzelnen Extremitätenableitung (II) weist eine Sensitivität von lediglich etwa 35 % bei der Erkennung aller im 12-Kanal-EKG zu erfassenden Ischämien auf. Bei zusätzlicher Ableitung von V_5 können ca. 80 % und von V_4 und V_5 96 % dieser Ischämien erkannt werden. Die Aussagekraft einer kontinuierlichen, automatisierten ST-Segmentanalyse hängt bei korrekter Auswahl der Ableitungen erheblich von der Festlegung der Auswertepunkte ab.

Frage 132

Nennen Sie Indikationen für das perioperative Neuromonitoring mittels evozierter Potenziale!

Somatosensible evozierte Potenziale (SEP) können zur Überwachung aller Eingriffe eingesetzt werden, bei denen die sensible Reizfortleitung auf allen Ebenen (peripherer Nerv, Rückenmark, Thalamus, Kortex) gefährdet ist.

Dies sind beispielsweise orthopädische Eingriffe (Skolioseoperationen, Dekompression des Spinalkanals, Stabilisierung nach Wirbelsäulentrauma, stabilisierende Eingriffe an der Wirbelsäule), Eingriffe am Plexus brachialis, neurochirurgische Eingriffe (Tumoroperationen am Rückenmark, Tumor- oder Aneurysmaoperationen an Kortex oder Thalamus), Eingriffe an abdominalen und thorakalen Aneurysmen sowie supraaortale Gefäßeingriffe (z. B. Karotisendarteriektomie).

Frage 133

Erklären Sie das Code-System, das zur Beschreibung von Herzschrittmachern verwendet wird!

Der Code besteht aus 5 Buchstaben. Der 1. Buchstabe nennt die Herzkammer, die stimuliert wird, der 2. die Kammer, in der das Sensing erfolgt, der 3. die Art der Antwort, der 4. die Fähigkeit zur Frequenzadaptierung und der 5. den Ort einer möglichen Mehrstellenstimulation.

Die verwendeten Abkürzungen bedeuten:

- *1–2: A = Vorhof, V = Ventrikel, D = dual (A + V)*
- *3: I = inhibiert, T = getriggert, D = dual (I + T)*
- *4: R = Frequenzadaptierung vorhanden, 0 = keine Frequenzadaptierung vorhanden*
- *5: A = Vorhof, V = Ventrikel, D = dual (A + V), 0 = keine*

Beispiele:

- *AAI = vorhofstimuliert, Vorhofsensing, inhibiert*
- *VVI = ventrikelstimuliert, Sensing im Ventrikel, inhibiert*
- *DDD = Stimulation in Vorhof und Ventrikel, Sensing in Vorhof und Ventrikel, getriggert und inhibiert*

Frage 134

Welche Möglichkeiten zur Lagekontrolle eines zentralen Venenkatheters (ZVK) gibt es?

Es besteht die Möglichkeit zur Kontrolle durch eine EKG-Ableitung über den Katheter und durch eine Röntgenthoraxaufnahme.

Bei der EKG-Lagekontrolle muss im über den Katheter abgeleiteten EKG eine hohe P-Welle (bei intraatrialer Lage) zu sehen sein; der Katheter wird so weit zurückgezogen, bis sich die P-Welle normalisiert.

Frage 135

Welche Beziehung besteht zwischen dem zentralen Venendruck und der linksventrikulären Vorlast?

Der zentrale Venendruck (ZVD) repräsentiert nur die rechtsventrikuläre Vorlast. Bei Patienten, deren rechter und linker Ventrikel gleich gut arbeiten, korreliert der ZVD mit der linksventrikulären Vorlast.

Da der ZVD multifaktoriell beeinflusst wird und sehr individuell ist, eignet er sich nicht alleinig für die Steuerung einer Volumentherapie. Neben Veränderungen aufgrund von pulmonaler Hypertonie, Lungenerkrankungen, Klappenfehlern und rechts- oder linksventrikulärer Schädigung führen auch physiologische Unterschiede, wie beispielsweise die individuelle Compliance der V. cava, zu verschiedenen Druckverhältnissen. Der ZVD hat dennoch seinen Stellenwert als Verlaufsparameter für Volumenstatus und Pumpfunktion.

Frage 136

Gibt es einen Normwert für den ZVD?

Es gibt keinen für alle Patienten gültigen Normwert.

Beim individuellen Patienten kann der ZVD schwanken. Er ist abhängig von Hydratationszustand, Lagerung, Herzleistung und Atmung bzw. Beatmung. Anhand mehrerer klinischer Parameter (Hydratationszeichen, Urinproduktion, Blutdruck) kann der Volumenstatus des Patienten abgeschätzt und die individuelle Spanne des ZVD vermutet werden. Oft befindet sie sich im Bereich von 2–12 mmHg. Entscheidend ist immer der Verlauf (Anstieg bei Hypervolämie oder kardialer Dekompensation, Abfall bei Hypovolämie oder Vasodilatation).

Frage 137

Nennen Sie typische Komplikationen bei der Katheterisierung zentraler Venen!

Arterielle Punktionen, z. B. der A. carotis oder der A. subclavia mit Hämatombildung, ggf. Hämatothorax oder relevantem Blutverlust – eine venöse Gefäßperforation kann ähnliche Komplikationen mit sich bringen. Pneumothorax, Embolien (Luft oder Kathetermaterial), Nervenschäden (Plexus cervicalis, Plexus brachialis etc.), Chylothorax durch Verletzung des Ductus thoracicus (besonders bei versuchter linksseitiger Punktion der V. jugularis). Bei schwierigen Punktionsverhältnissen selten auch Punktion des Subarachnoidalraums oder der Trachea.

Frage 138

Wie können punktionsbedingte Komplikationen bei der ZVK-Einlage reduziert werden?

Durch ultraschallgestützte Punktion!

Die ultraschallgestützte Punktion ist heute weit verbreiteter Standard. Sie ist der Punktion nach Landmarkentechnik für alle zentralvenösen Zugangswege überlegen.

Frage 139

Zählen Sie die Spätkomplikationen der Katheterisierung zentraler Venen auf!

Infektionen, Gefäßschäden (Dissektion, a.v.-Fistel oder Aneurysma nach Arterienpunktion, sekundäre Perforationen), Venenthrombose, ggf. mit Embolisation, Herzrhythmusstörungen.

Frage 140

Beschreiben Sie die Messung des Herzzeitvolumens mittels Thermodilution!

Zur Bestimmung des Herzzeitvolumens benötigt man einen zentralvenösen Katheter, über den man eine definierte Menge kälterer Flüssigkeit (beispielsweise 10 ml gekühltes NaCl) injizieren kann. An diesen wird ein Thermosensor aufgesetzt, durch den der Indikator appliziert wird. Darüber hinaus ist ein 2. Katheter mit Thermosensor notwendig, der an anderer Stelle die Temperaturänderung durch die gekühlte Flüssigkeit detektieren kann. Hierzu ist ein Pulmonaliskatheter (pulmonalarterielle Thermodilution) oder ein arterieller Katheter (transkardiopulmonale Thermodilution) geeignet. Das HZV wird anschließend anhand der Temperaturänderung errechnet.

Die transkardiopulmonale Thermodilution kann darüber hinaus als ein hervorragendes Werkzeug zur Volumetrie eines Patienten genutzt werden.

Frage 141

Welche Rolle spielt der MAC-Wert für die Narkoseführung bei volatiler Anästhesie.

Der MAC-Wert ist die „minimale alveoläre Konzentration", bei der 50 % der Patienten nicht mehr auf einen Schmerzreiz reagieren. Er wird in Volumenprozent angegeben und unterscheidet sich je nach Narkosegas, wobei ein niedrigerer MAC-Wert eine höhere anästhetische Wirkung bedeutet. Moderne Narkosegeräte können anhand der exspiratorisch gemessenen Gaskonzentration bestimmen, welcher Anteil dieses Wertes erreicht ist, und diesen als Quotient darstellen. Ein Wert von 0,8 würde beispielsweise bedeuten, dass 80 % der MAC erreicht sind.

Der MAC-Wert ist abhängig von einigen weiteren Faktoren. So verringert er sich mit zunehmendem Alter, dem Einsatz anderer Anästhetika (insbesondere Opioiden) und nicht zuletzt mit einer niedrigeren Sauerstoffkonzentration in der Atemluft (viele der gängigen MAC-Werte wurden unter Einsatz von 100 % Sauerstoff als Atemgas bestimmt).

Frage 142

Was versteht man unter der Zeitkonstante eines Narkosesystems?

Sie beschreibt die Geschwindigkeit des Ein- und Auswaschens von Anästhetika eines Narkosesystems.

Sie ist als Quotient aus Systemvolumen und der Differenz von Frischgasfluss und Gesamtgasaufnahme definiert; je größer der Frischgasfluss, desto kleiner die Zeitkonstante. Die Zeitkonstante t wird in Minuten angegeben.

Approximativ nach 3 Zeitkonstanten hat sich die Anästhetikakonzentration im System der Konzentration im Frischgas angepasst.

Frage 143

Welche technischen Varianten zur Kapnometrie kennen Sie?

Messung im Hauptstrom- und Nebenstromverfahren.

Beim Nebenstromverfahren wird dem Exspirationsgas eine bestimmte Menge Gas zur Messung entnommen (bis zu 200 ml/min) und bei neueren Geräten zurückgeführt. Ein Nachteil des Hauptstromverfahrens ist das Gewicht der Messeinheit, die tubusnah angebracht ist.

Frage 144

Bewerten Sie das Monitoring der Narkosetiefe mittels Elektroenzephalografie (EEG)!

Der Einsatz prozessierter 1- oder 2-Kanal-Elektroenzephalogramma im operativen Bereich wird zur Beurteilung der Schlaftiefe und damit zur Vermeidung von intraoperativer Wachheit („Awareness") empfohlen. Die heutzutage am weitesten verbreiteten Verfahren sind der sog. Bispektralindex (BIS) und der Narcotrend. Es handelt sich um Verfahren, die verschiedene Zustände des EEG wie das Sistieren elektrischer Aktivität („Burst-Suppression") und dominierende Frequenzen in einen Indexwert zur Beurteilung der Hirnaktivitäten umwandeln. Die Veränderung dieser Werte gibt einen Hinweis auf die Narkosetiefe durch Narkotika, kann jedoch auch aufgrund anderer Umstände, wie beispielsweise Hypoxie oder Hypothermie, verändert sein.

Die Anwendung eines 2-Kanal-EEG ermöglicht die Beurteilung beider Hirnhälften unabhängig voneinander. Eine typische klinische Situation zum Einsatz der EEG-Erfassung ist z. B. während totaler intravenöser Anästhesie mit Verzicht auf volatile Anästhetika. Ein weiterer Aspekt ist der Hinweis auf mögliche ischämische und/oder hypoxische Ereignisse bei abnormen Veränderungen des EEG während der Anästhesie.

Die Wirkung von Ketamin, N_2O, Xenon und Opioiden kann nicht durch BIS erfasst werden. Es ist eine Vielzahl von Störungsmöglichkeiten des BIS in der Literatur beschrieben.

Frage 145

Vergleichen Sie „Train-of-four" (TOF), Double-Burst-Stimulation (BDS) und „Post-tetanic Count" (PTC)!

Es handelt sich hierbei um verschiedene Stimulationsmuster im Rahmen des neuromuskulären Monitorings nach dem Einsatz von Muskelrelaxanzien. In der Klinik am häufigsten angewendet ist heutzutage der „Train-of-four" (TOF). Dieser ermöglicht durch die Quantifizierung der muskulären Antwort auf 4 aufeinanderfolgende Reize eine relativ genaue Einschätzung der neuromuskulären Erholung.

Die Double-Burst Stimulation (DBS) basiert auf 2 aufeinanderfolgenden Reizsalven, die zu 2 einzelnen Muskelkontraktionen führt. In diesem Verfahren ist eine Ermüdung der neuromuskulären Antwort ausgeprägter, was zu einer besseren visuellen oder taktilen Beurteilbarkeit der Muskelrelaxierung führt, jedoch ist die Tiefe der Relaxierung nicht wie beim TOF quantifizierbar.

Der „Post-tetanic Count" (PTC) besteht aus einer initialen Salve und anschließenden Einzelstimulationen und hat seinen Stellenwert in der Beurteilbarkeit tiefer Muskelrelaxierung, noch bevor der TOF zu einer beurteilbaren neuromuskulären Antwort führt.

Nach dem Einsatz depolarisierender Muskelrelaxanzien kommt es nicht zu einem „Fading" der neuromuskulären Antwort. TOF, BDS und PTC erlauben in diesem Fall demnach nur das Feststellen einer Blockade, jedoch keine Einschätzung der Relaxierungstiefe.

Frage 146

Welche Nerven können zur Durchführung des neuromuskulären Monitorings genutzt werden?

Genutzt werden können beispielsweise der N. ulnaris, der N. fascialis, der N. peroneus oder der N. tibialis.

Bei Stimulation des N. ulnaris ist die genaueste Bestimmung der TOF-Ratio möglich.

Frage 147

Nennen Sie Indikationen zur arteriellen Blutdruckmessung!

Die Entscheidung zur invasiven arteriellen Blutdruckmessung kann entweder durch die Vorerkrankungen eines Patienten, durch den geplanten Eingriff oder ein Zusammenspiel aus beidem bedingt sein. Patientenbedingte Faktoren könnten beispielsweise eine hämodynamische Instabilität, kardiale oder respiratorische Vorerkrankungen sein. Operativ spielen besonders Eingriffe mit einem erhöhten Risiko für kardiovaskuläre Komplikationen eine Rolle, wie beispielsweise herz-/thoraxchirurgische, große gefäßchirurgische oder verschiedene Oberbaucheingriffe.

Da Hypotensionen während der Narkoseeinleitungen häufig sind, wird empfohlen, bei bestehender Indikation für eine arterielle Blutdruckmessung diese bereits vor Narkoseeinleitung zu beginnen.

Frage 148

Beschreiben Sie, welche Strukturen und Funktionen sich mittels transthorakaler Echokardiografie (TEE) beurteilen lassen!

Die TEE erlaubt eine differenzierte Beurteilung verschiedener kardiozirkulatorischer Funktionen. Hierzu gehören die Diagnose und Beurteilung von Herzklappenvitien und regionalen Wandbewegungsstörungen. Darüber hinaus können hämodynamische Befunde, wie eine Quantifizierung der kardialen Pumpfunktion, der Vorlast oder des Herzzeitvolumens erhoben werden. Schließlich kann auch eine Beurteilung der herznahen Gefäße wie der A. pulmonalis oder insbesondere der thorakalen Aorta erfolgen.

Frage 149

Nennen Sie Beispiele für den intraoperativen Einsatz der TEE!

Die TEE hat einen festen Platz im Rahmen der Kardiochirurgie. Sie erlaubt beispielsweise die Identifizierung und Lokalisation von Myokardischämien durch die Darstellung von regionalen Wandbewegungsstörungen. Während Klappenrekonstruktionen können die Lage von Kathetern überprüft und die postinterventionellen Klappenfunktion kontrolliert werden. Neben der Kardiochirurgie wird die TEE auch bei einigen neurochirurgischen Eingriffen in sitzender Position eingesetzt. Birgt die Operation das Risiko einer Luftembolie, kann präoperativ ein persis-

tierendes Foramen ovale (PFO) mittels TEE ausgeschlossen und mögliche Luftembolien während des Eingriffs detektiert werden.

Ein weiteres mögliches Anwendungsgebiet der TEE besteht in der Differenzialdiagnostik einer akuten hämodynamischen Dekompensation, insbesondere zur Identifizierung einer kardialen Ursache.

Frage 150

Sie betreuen eine 85-jährige Patientin intraoperativ, die im Pflegeheim gestürzt war und sich eine Schenkelhalsfraktur zugezogen hatte. Die diensthabenden Unfallchirurgen stellten die Indikation zur Hüft-TEP (Totalendoprothese). Intraoperativ stellt sich die Blutstillung ungewöhnlich schwierig dar. Sie beschließen, die Gerinnung mittels „Quantra Hemostasis Analyzer" zu untersuchen. Hierbei ergibt sich eine normwertige Gerinnungszeit (CT), die Gerinnselfestigkeit (CS) ist jedoch vermindert. Welche Ursachen hierfür können mittels „Quantra Hemostasis Analyzer" festgestellt werden?

Als ursächlich für eine verminderte CS können vom „Quantra Hemostasis Analyzer" 2 Mechanismen differenziert werden. Eine Thromboyztenbeteiligung (PCS) durch einen Mangel an Thromboyzten oder eine Thromboyztenfunktionsstörung werden unterschieden von einer Fibrinogenbeteiligung (FCS) bei Fibrinogenmangel. Die Therapie kann dementsprechend angepasst werden.

2.4 Allgemeinanästhesie

Frank Wolffgramm

Frage 151

Was ist eine TIVA? Nennen Sie Medikamente, die zur TIVA eingesetzt werden können.

Die TIVA (totale intravenöse Anästhesie) ist eine Anästhesietechnik, bei der völlig auf volatile Anästhetika verzichtet wird. Kombiniert werden i. v.-Narkotika (Propofol, Ketamin, Methohexital, Midazolam) mit Opioiden (Remifentanil, Fentanyl, Sufentanil, Alfentanil) bei Bedarf unter Verwendung von üblichen Muskelrelaxanzien. Die Anwendung ist weitgehend auf den Einsatz von Spritzenpumpen angewiesen, weil damit eine gleichmäßige Narkoseführung sichergestellt werden kann.

Am häufigsten wird eine Kombination aus Propofol und einem Opioid (Sufentanil, Fentanyl, Remifentanil) eingesetzt. Die Kombination aus Propofol und Remifentanil bietet sich wegen der ähnlichen Pharmakokinetik an. Bei Vermeiden einer latenten Propofolüberdosierung während der Narkose (EEG-Monitoring empfehlenswert) ist ein Erwachen innerhalb weniger Minuten (5–10 min) nach Beendigung beider Medikamente recht zuverlässig zu erreichen.

Frage 152

Nennen Sie Einsatzgebiete, bei denen die TIVA vorteilhaft ist!

Wenn auf volatile Anästhetika verzichtet werden soll oder muss.

Bei der Ein-Lungen-Anästhesie (volatile Anästhetika beeinflussen die hypoxische pulmonale Vasokonstriktion), bei Disposition für die maligne Hyperthermie kontraindiziert (volatile Anästhetika = Triggersubstanzen), bei kurz dauernden Eingriffen, bei Eingriffen, bei denen eine schnelle postoperative neurologische Beurteilung erwünscht ist (Propofol/Remifentanil) und bei einer PONV-Anamnese ist die TIVA von Vorteil. Bei der TIVA ist bei unerkannter Unterdosierung mit intraoperativer Wachheit („Awareness") zu rechnen, da keine Substanz eine zuverlässige Amnesie auslöst! Ein EEG-Monitoring zur Schlaftiefemessung ist insbesondere bei zusätzlicher Muskelrelaxierung empfehlenswert.

Frage 153

Ein 70-jähriger Patient mit inoperablem Ösophaguskarzinom in reduziertem Allgemeinzustand erhält zur Schmerztherapie Buprenorphin transdermal. Eine Ösophaguspassage ist nicht mehr möglich, es soll eine Witzel-Fistel operativ angelegt werden. Sie planen eine balancierte Anästhesietechnik unter Verwendung von Fentanyl und Desfluran. Der Patient erhält am Operationstag zur Prämedikation 0,2 mg Buprenorphin s. l. zusätzlich zur transdermalen Therapie. Welchen Aspekt müssen Sie bei der Anästhesieführung beachten?

Buprenorphin ist ein Agonist/Antagonist mit langer Wirkdauer (6–8 h), langer Halbwertszeit (2–5 h) und sehr hoher Rezeptoraffinität (neben Sufentanil die höchste Affinität zum µ-Rezeptor).

Bei der geplanten Fentanylgabe kann die µ-agonistische Wirkung verringert sein; eine Antagonisierung der Buprenorphinwirkung durch Naloxon ist kaum möglich. Bei der Anästhesie wäre Sufentanil die bessere Wahl.

Frage 154

Nennen Sie die Häufigkeit des perioperativen ANV (akutes Nierenversagen) bei aortenchirurgischen Eingriffen!

Die Häufigkeit liegt bei ca. 8 %, die Letalität bei bis zu 60 %.

Patienten mit präexistenten Nierenfunktionsstörungen, komplizierten Aneurysmen (Größenzunahme, Dissektion, Ruptur, suprarenales, pararenales oder thorakales Aneurysma) und intraoperativer suprarenaler Abklemmung haben eine höhere Inzidenz des ANV.

Frage 155

Wie hoch ist der O_2-Verbrauch in ausreichend tiefer Narkose?

Vereinfacht ca. 3–4 ml O_2/kgKG/min (für einen 70 kg schweren Patienten: 243 ml/min).

In einer für chirurgische Eingriffe ausreichend tiefen Narkose liegt der O_2-Verbrauch etwa in Höhe des Grundumsatzes, d. h. nach der Brody-Formel:

$$VO_2 = 10{,}15 \times kgKG^{0{,}73}\ ml/min.$$

Frage 156

Klassifizieren Sie Narkosesysteme!

Die früher übliche Einteilung in „offene“, „halboffene“, „halb geschlossene“ und „geschlossene“ Systeme wurde zugunsten einer Einteilung in Systeme mit und ohne Rückatmung verlassen.

Beide Systeme arbeiten mit einem Überschuss an Frischgas; davon abgegrenzt werden können total geschlossene Systeme, bei denen das Frischgasangebot gleich der Aufnahme ist.

Frage 157

Nennen Sie sichere Zeichen der endotrachealen Tubuslage!

Direkte laryngoskopische Sicht auf den durch die Stimmritze platzierten Tubus, bronchoskopische Verifikation der endotrachealen Tubuslage und konstanter Nachweis von CO_2 in der Exspirationsluft sind sichere Zeichen.

Auskultation, Inspektion, Beschlagen der Tubusinnenseite und Nachweis einer ausreichenden O_2-Sättigung mittels Pulsoxymetrie über Minuten sind unsichere Zeichen.

Frage 158

Können Sie mit dem Anästhesieverfahren – Allgemein- oder Regionalanästhesie – das Ergebnis in Bezug auf die postoperative Akutschmerztherapie oder die Entwicklung chronischer postoperativer Schmerzen beeinflussen?

Bezüglich der postoperativen Akutschmerztherapie ist die Regionalanästhesie der Allgemeinanästhesie überlegen; bezüglich der Entwicklung chronischer postoperativer Schmerzen gibt es keine klaren Hinweise auf einen generell positiven Effekt.

Der oft akut einsetzende Wundschmerz nach recht plötzlichem Abklingen der peripheren oder zentralen Nervenblockaden bedingt eine gut etablierte und rechtzeitig beginnende systemische Schmerztherapie, wenn kein kontinuierliches Verfahren angewendet wurde.

Frage 159

Nennen Sie Beispiele, bei denen die Wahl Ihres Narkoseverfahrens – Allgemein- oder Regionalanästhesie – das postoperative Ergebnis positiv beeinflusst!

Der Einsatz von Regionalanästhesieverfahren führt bei der Versorgung hüftgelenknaher Frakturen zu einer Reduktion von Komplikationen, reduziertem Bedarf an intensivmedizinischen Ressourcen sowie zu einer Verkürzung der Krankenhausverweildauer. Außerdem ergänzt die Regionalanästhesie ein Konzept zur Vermeidung von PONV.

Unterschiede bezüglich der perioperativen Letalität lassen sich zwischen Allgemeinanästhesie und Regionalanästhesie bei insgesamt sehr niedriger anästhesieassoziierter Letalität nicht zeigen.

Frage 160

Warum ist N_2O beim Vorliegen eines Pneumothorax zu vermeiden? Gibt es andere Kontraindikationen dieser Art?

Lachgas diffundiert rasch (20-mal schneller als Stickstoff, N_2) in luftgefüllte Räume (Pneumothorax, Pneumozephalus, Paukenhöhle, Darmschlingen und Luftembolie). Es kommt zur Volumenexpansion oder bei starrer Begrenzung des Raums zur Druckerhöhung.

Die Anwendung von Lachgas bei Allgemeinanästhesien wird aufgrund des Nebenwirkungspotenzials, der Umweltbelastung und der Kosten durch Verluste aus den Wandanschlüssen immer mehr eingeschränkt. Nach einer Umfrage der DGAI haben in Deutschland derzeit nur noch weniger als 30% der Krankenhäuser ein Versorgungssystem für N_2O.

Frage 161

Welchen Stellenwert haben Butyrophenon-Neuroleptika wie Droperidol heute in der Anästhesie?

Butyrophenon-Neuroleptika haben heute keinen wesentlichen Stellenwert als hypnotische Komponente mehr! Als Bestandteil der klassischen Neuroleptanalgesie wurde Droperidol kombiniert mit Fentanyl, N_2O und Muskelrelaxanzien eingesetzt. Die hypnotische Wirkung ist gering und Awareness besonders bei Verwendung niedriger N_2O-Konzentrationen (kaum mehr in Gebrauch) möglich.

Wegen langer Wirkdauer und schlechter Steuerbarkeit sowie unerwünschter kardiovaskulärer (AV-Überleitungsstörungen, α-blockierende Wirkung mit Blutdruckabfall besonders bei Hypovolämie) und zentralnervöser Wirkungen (tardive Dyskinesie, Dysphorie, Angst) wurde die Technik der reinen Neuroleptanalgesie zugunsten der balancierten und zunehmend total intravenösen Anästhesie komplett verlassen. Wegen deletärer QT-Verlängerungen wurde Droperidol zwischenzeitlich vom Markt genommen, ist aber wieder verfügbar. In der Anästhesie sind keine Todesfälle wegen Verlängerung der QT-Zeit beschrieben. Haupteinsatzgebiet ist zurzeit die Prophylaxe und Therapie von PONV (postoperative Übelkeit und Erbrechen), wo Droperidol eine Reduktion um ca. 30% erreichen kann (ähnlich wie Ondansetron oder Dexamethason).

Frage 162

Was versteht man unter tardiver Dyskinesie (Spätdyskinesie)?

Es handelt sich um Bewegungsstörungen, die bis zu 6 Monate nach Einnahme dopaminantagonistischer Medikamente (z.B. Neuroleptika, Antiemetika) auftreten und mindestens 1 Monat, oft jedoch über Jahre anhalten.

Klinisch manifestiert sich die tardive Dyskinesie als orale oder pharyngeale Dyskinesie (Kauen, Schmatzen, Grimassieren, „Fly Catcher's Tongue" mit unwillkürlichem Herausschnellen der Zunge), selten sind die Gliedmaßen betroffen. Therapeutisch muss die auslösende Substanz abgesetzt werden. Symptomatisch werden Trihexyphenidyl, Pimozid, Tetrabenazin, Clonazepam oder Valproinsäure eingesetzt. Muss eine antipsychotische Therapie fortgesetzt werden, kommen atypische Neuroleptika (Clozapin, Olanzapin, Sulpirid, Risperidon) zum Einsatz.

Frage 163

Welche Muskelrelaxanzien stehen Ihnen zur Verfügung?

Nicht depolarisierende Muskelrelaxanzien (NDMR): Steroidkonfigurierte-NDMR (Pancuronium, Vecuronium, Rocuronium), Benzylisochinolin-NMDR (Atracurium, Cis- Atracurium, Mivacurium).

Depolarisierende Muskelrelaxanzien (DMR): Succinylcholin.

Die NDMR unterscheiden sich v. a. in Anschlagszeit (z. B. Atracurium 3–4 min, Rocuronium 45 s bis 3 min, Mivacurium 3–5 min, Vecuronium 3–4 min), Wirkdauer (Atracurium 35–45 min, Rocuronium 30–40 min, Mivacurium 10–25 min, Vecuronium 35–45 min) und ihrer Elimination (Atracurium weitestgehend und Cis-Atracurium nahezu komplett organunabhängig über „Hoffmann-Elimination", Vecuronium und Rocuronium vorwiegend hepatisch eliminiert, Mivacurium von Plasmacholinesterasen gespalten).

Der Einsatz von Succinylcholin ist heute wegen des Nebenwirkungsspektrums auf die Verwendung bei der „Rapid Sequence Induction" und selbst da nach individueller Risiko-Nutzen-Beurteilung begrenzt. Succinylcholin ist eine Triggersubstanz für die maligne Hyperthermie, verursacht ggf. Arrhythmien und kann zur Kaliumfreisetzung mit entsprechenden kardiovaskulären Folgen und insbesondere bei pathologischer neuromuskulärer Einheit nach oder bei Immobilität oder bei Lähmungen bis zum hyperkaliämischen Herzstillstand führen. Seit der Markteinführung des Cyclodextrins Sugammadex ist auch eine Vollrelaxierung mit Rocuronium jederzeit antagonisierbar und damit gefahrlos möglich, zumal die Wirkdauer von Succinylcholin bei hoher Dosis keine sichere Rückkehr der Spontanatmung bei „Cannot ventilate, cannot intubate"-Situationen gewährleistet.

Frage 164

Nennen Sie typische Einsatzgebiete für Ketamin!

Ketamin ist wegen seiner sympathomimetischen Effekte das Einleitungsanästhetikum der Wahl in der Notfallmedizin und bei Anästhesien von Patienten im Schock. Weiterhin ist es zur Anästhesieeinleitung und -führung bei Patienten mit obstruktiven Lungenerkrankungen (COPD) geeignet.

Wegen seiner geringen Atemdepression kann es z. B. titriert zur effektiven Analgesie bei traumatisierten Patienten mit schlechtem Zugang zum Atemweg eingesetzt werden. Auch bei Patienten mit Verbrennungen wird es für die Analgesie oder sogar die i. m.-Narkoseeinleitung verwendet, wenn kein intravenöser Zugang etabliert werden kann. In der Intensivmedizin ist es in Kombination mit Hypnotika/Sedativa zur Analgosedierung besonders bei kreislaufinstabilen oder COPD-Patienten geeignet. Im Status asthmaticus kann mit 2 mg/kgKG Ketamin – oder 1 mg/kgKG S(+)Ketamin – eine Verminderung des Bronchospasmus erzielt werden. Ketamin ist derzeit der einzige klinisch einsetzbare NMDA-Rezeptorantagonist. Einsatzgebiete: Neuroprotektion, Therapieoption neuropathischer Schmerzsyndrome, auch intraoperative Analgesie bei Majoramputationen laut aktueller AWMF-Leitlinie.

Frage 165

Beschreiben Sie das klinische Bild der Patienten bei Narkoseeinleitung mit Ketamin!

Etwa 30 s nach i. v.-Injektion verliert der Patient den Kontakt zur Umwelt, man beobachtet einen langsamen horizontalen Nystagmus.

Die Wirkung ist komplett, wenn die Bulbi in Mittelstellung fixiert bleiben. Beim Abklingen der Wirkung erneut langsamer horizontaler Nystagmus.

Frage 166

Welche Möglichkeiten zur Therapie psychotomimetischer Effekte von Ketamin haben Sie?

Die gleichzeitige Gabe von Benzodiazepinen (Midazolam, Diazepam, Flunitrazepam) oder Propofol mildert in den meisten Fällen die psychotomimetischen Wirkungen, gelingt dies nicht, kann die Dosis des Benzodiazepins gesteigert, ein länger wirkendes Benzodiazepin gewählt oder ein sedierendes Neuroleptikum (z. B. Promethazin) gegeben werden.

Bei Verwendung von S(+)-Ketamin sind die psychotomimetischen Effekte geringer ausgeprägt.

Frage 167

Sie haben eine Patientin zur Sectio caesarea mit Ketamin/Thiopental eingeleitet und die Narkose nach Abnabelung des Kindes als balancierte Anästhesie mit Sufentanil und Desfluran fortgeführt. Würden Sie ein Benzodiazepin zur Prophylaxe psychotomimetischer Effekte geben?

Nein! Die routinemäßige Applikation eines Benzodiazepins ist nicht erforderlich, da die psychotomimetischen Effekte auch durch die Anwendung volatiler Anästhetika weitgehend unterdrückt werden. Zudem treten Benzodiazepine in die Muttermilch über.

Sie können eine Sectio caesarea mit Thiopental, Propofol oder Ketamin einleiten oder Ketamin als analgetische Komponente in geringer Dosis zu der klassischen RSI ohne Opioid hinzugeben, wie sie bei der Sectio caesarea angewendet wird, z. B. in einer Dosis von 0,25–0,5 mg/kgKG S(+)Ketamin zu Thiopental oder Propofol. Die dadurch erzeugte Analgesie ist insbesondere bei protrahierter Entwicklung des Kindes vorteilhaft und kann die Kreislaufstabilität verbessern. Nach Abnabelung des Kindes sollte ein potentes Opioid gegeben werden, um eine adäquate Analgesie für die Mutter nach der Narkoseausleitung zu gewährleisten, zusätzlich Dexamethason, z. B. 8 mg (ergänzend nach internem Standard z. B. NSAR).

Frage 168

Sie wollen bei einem 23-jährigen Patienten mit bekanntem Asthma bronchiale eine Ataranalgesie in Spontanatmung zum Verbandswechsel nach einer Verbrennung III. Grades (15 % KOF) am Rumpf durchführen. Wie gehen Sie vor?

Nach Prämedikation mit Benzodiazepin (z. B. Midazolam) ggf. Gabe von Atropin wegen der möglichen Hypersalivation. O_2-Gabe über Maske, idealerweise mit Möglichkeit zur Kapnografie. Einleitung durch Titration mit i. v.-Boli à 1–2 mg von Midazolam bis zur Sedierung. Danach titrierte i. v.-Injektion mit Boli von 0,5 mg/kgKG Ketamin (bzw. 0,25 mg/kgKG S-Ketamin). Nachinjektionen von Midazolam und Ketamin bzw. S-Ketamin nach Wirkung und Bedarf, ca. alle 10 min.

Grimassieren, Schmatzen und unartikulierte Laute sind häufig und korrelieren nicht mit inadäquater Narkosetiefe.

Frage 169

Beschreiben Sie Wirkung und Einsatz von Sugammadex!

Sugammadex-Octannatrium (Bridion) ist ein Zyklodextrin, das an der Außenseite hydrophil und an der Innenseite lipophil ist. Durch seine Struktur kann es einige steroidkonfiguierte NDMR (besonders Rocuronium, aber auch Vecuronium) umschließen. Es reversiert die Muskelrelaxation somit nicht an der neuromuskulären Endplatte, sondern durch Inaktivierung des Moleküls. Nach i. v.-Bolusgabe von 2–16 mg/kgKG wird innerhalb von 90 s eine Erholung der neuromuskulären Transmission (T 4/T 1-Ratio 0,9) bei einer initialen Rocuroniumdosis von 1,2 mg/kgKG erreicht. Somit kann durch Sugammadex auch eine tiefe neuromuskuläre Blockade reversiert werden, im Gegensatz zu herkömmlicher Reversierung durch Cholinesterasehemmer. Die Anwendung bei Niereninsuffizienz (Kreatininclearance < 30 ml/min) und bei Dialysepatienten wird nicht empfohlen, ebenso bei Kindern und Jugendlichen (keine Daten).

Sugammadex war lange Zeit sehr teuer, hat dann jedoch 2023 den Patentschutz verloren. Cholinerge Effekte wie z. B. nach Gabe von Neostigmin fehlen. Durch die Verfügbarkeit von Sugammadex kann die „Rapid-Sequence-Induction" mit Rocuronium risikoarm durchgeführt werden (falls Schwierigkeiten mit der Ventilation auftreten, könnte die Spontanatmungsfähigkeit durch die schnelle Reversierung wiederhergestellt werden).

Frage 170

Nennen Sie die Symptome einer versehentlichen intraarteriellen Injektion von Thiopental und beschreiben Sie Ihr Vorgehen!

Heftiger, nach distal schießender Schmerz, Abblassen der Extremität (Vasospasmus). Später Zyanose, Gangrän und irreversible Nervenschäden.

Kanüle belassen! Wiederholte Injektion von 20–50 ml 0,9 % NaCl-Lösung zur Verdünnung und 20–40 mg Lidocain zur Vasodilatation, zusätzlich Schmerztherapie, Vasodilatatoren, Antikoagulation mit Heparin, Plexusanästhesie für eine Fortführung der Analgesie und zur Verbesserung der Perfusion.

Frage 171

? Eine 67-jährige Patientin soll wegen eines kalten Knotens einer Hemithyreoidektomie unterzogen werden. Beim Aufklärungsgespräch erwähnt sie, dass bei ihr vor 6 Jahren ein „besonderer Herzschrittmacher“ implantiert worden sei. Seit 3 Jahren war sie nicht mehr bei der Schrittmacherkontrolle gewesen, da sie keine Beschwerden verspürte. Was müssen Sie bei der Anästhesie beachten, wie gehen Sie vor?

! **Sie benötigen unbedingt den Schrittmacherausweis! Es könnte ein Schrittmacher mit antitachykarder Funktionen sein, evtl. auch ein ICD (implantierter Cardioverter/Defibrillator).**

i *Die Patientin sollte zur Kontrolle der Schrittmacherfunktion beim Kardiologen vorgestellt werden. ICD sollten präoperativ idealerweise mit einem geeigneten Programmiergerät durch Deaktivierung der Defibrillation auf die HF-Chirurgie eingestellt werden; eine Magnetauflage zur Deaktivierung ist bei den meisten Aggregaten möglich.*

Frage 172

? Was müssen Sie am Ende der Operation und für die postoperative Versorgung und Überwachung bei Patienten mit ICD (implantierter Cardioverter/Defibrillator) beachten?

! **Abhängig davon, ob der ICD vom Kardiologen umprogrammiert oder die Defibrillationsfunktion durch Magnetauflage inaktiviert wurde, müssen Sie mit dem Kardiologen oder der Herstellerfirma klären, ob die ursprüngliche Programmierung nach der Operation sofort wieder eingestellt werden muss oder ob die Schrittmacherfunktion nach Abnahme des Magneten wieder vollumfänglich und zuverlässig arbeitet und/oder ob es zusätzlich einer Kontrolle bedarf.**

i *Dies sollte bereits vor der Operation geklärt werden, um eine Kontrolle direkt im Aufwachraum oder nach der Aufwachraumphase zu organisieren. Gibt es keine konkrete Aussage zur vollen Funktionsfähigkeit oder lässt sich eine Kontrolle tagesgleich nicht realisieren, so muss der Patient im Aufwachraum, einer PACU („Post Anesthesia Care Unit“) oder einer IMC („Intermediate Care Unit“) am Monitoring (EKG) verbleiben, bis die Kontrolle erfolgt ist. Manche Aggregate geben definierte akustische Signale, mit denen sie bei Auflage eines Magneten die Inaktivität und bei Abnahme die wieder hergestellte Aktivität kennzeichnen. Auch dies muss möglichst vorher bezüglich Zuverlässigkeit und Kontrollbedürftigkeit geklärt werden.*

Frage 173

? Sie bereiten eine Patientin für eine große gynäkologische, laparoskopische Tumoroperation vor, bei der auch iliakale und paraaortale Lymphknoten entfernt werden müssen. Für die Operation sollen beide Arme angelagert werden. Was müssen Sie bedenken, worauf stellen Sie sich ein?

! **Bei Tumoren, z. B. der Ovarien, kann es je nach Stadium bereits zu invasivem Wachstum, Metastasierung und Aszitesbildung gekommen sein. Ist dies der Fall, so ist eine „Rapid-Sequence-Induction“ zur Reduktion des Aspirationsrisikos erforderlich. Bei Verwachsungen oder akzidentellen Verletzungen von größeren Gefäßen kann es zu relevanten Blutverlusten kommen, sodass Kreuzblut zur Verfügung stehen muss. Da beide Arme angelagert werden sollen, müssen Sie für eine sichere Katecholamingabe einen ZVK legen, der auch einen großlumigen Volumenschenkel haben sollte.**

i *Bei laparoskopischen Operationen im kleinen Becken werden die Patientinnen in eine recht starke Trendelenburg-Lagerung verbracht, sodass eine sichere Lagerung stets kontrolliert werden muss und die Auswirkungen des Kapnoperitoneums und der Kopftieflage auf Hämodynamik und pulmonale Funktion bedacht werden müssen.*

Frage 174

? Welche Narkoseform und welches Monitoring wenden Sie bei der Patientin aus der vorherigen Frage an?

! **Da es sich primär zwar um eine laparoskopische Operation handelt, aber umfangreiche operative Maßnahmen erfolgen, ggf. sogar ein Umstieg auf eine Laparotomie bei Komplikationen, sollten Sie der Patientin zusätzlich eine Periduralanästhesie empfehlen. Vor der RSI legen Sie eine arterielle**

Kanüle für Blutgasanalysen und eine zuverlässige Blutdruckmessung und Steuerung einer vermutlich erforderlichen Katecholamintherapie.

Eine nichtinvasive Blutdruckmessung ist bei wahrscheinlicher Katecholamintherapie oder nicht sicher einzuschätzender Blutungsproblematik nicht ausreichend. Insbesondere bei erschwertem bis unmöglichem Zugang zu den Armen müssen Sie der Situation voraus sein und deswegen bereits bei der Narkoseeinleitung die invasive Blutdruckmessung etablieren.

Frage 175

Welche Faktoren und Umstände beeinflussen das perioperative Risiko?

Das perioperative Risiko wird durch den operativen Eingriff, abhängig von Art, Dauer und Dringlichkeit, beeinflusst sowie vom patientenbezogenen Risiko, abhängig vom Alter und relevanten Komorbiditäten und akuten Erkrankungen.

Bei der präoperativen Risikoevaluation müssen die operativen und patientenbezogenen Risiken und Risikofaktoren erkannt werden, um das anästhesiologische Vorgehen und eventuell erforderliche präoperative Untersuchungen und Zustandsoptimierungen veranlassen zu können.

Frage 176

Welche Einteilung zum eingriffsbezogenen Risiko gibt es? Worauf bezieht sich das eingriffsbezogenen Risiko? Nennen Sie die 3 Gruppen und für jede einen Eingriff als Beispiel!

Das Risiko bezieht sich im Wesentlichen auf das 30-Tage-Risiko für Tod durch kardiovaskuläre Erkrankungen, Myokardinfarkt oder Schlaganfall. Man unterteilt die Gruppen nach niedrigem eingriffsbezogenem Risiko < 1 %, mittlerem Risiko zwischen 1 % und 5 % sowie hohem Risiko > 5 %. Beispielhaft sind dies oberflächliche chirurgische Eingriffe (< 1 %), Chirurgie intraperitonealer Organe (1–5 %) und Chirurgie der Aorta und großer Gefäße (> 5 %).

Weitere Eingriffe mit niedrigem Risiko sind z. B. die Chirurgie an Mamma, Schilddrüse oder Auge. Als weitere Operation mit mittlerem Risiko sind die Karotis-TEA oder große orthopädische und Wirbelsäulenchirurgie zu nennen, und mit hohem Risiko große Gefäßeingriffe und Revaskularisationen, Extremitätenamputationen, Ösophagektomie, Leber- und Gallenchirurgie sowie Chirurgie an Duodenum und Pankreas u. a.

Frage 177

Was versteht man unter multimodalem perioperativem Management (mPOM)? Nennen Sie Beispiele!

Man versteht darunter die präoperativen Interventionsmöglichkeiten, die den Zustand des Patienten verbessern, die postoperative Genesung fördern und Komplikationen reduzieren. Dabei unterscheidet man 2 Phasen: die Prähabilitation bereits im Vorfeld der Operation (Tage bis Wochen) sowie die direkt präoperativen Maßnahmen einige Tage vorher bis zum OP-Tag.

Unter Prähabilitation fallen z. B. eine Ernährungsberatung und die Therapie einer Malnutrition, körperliches Training und Anämiebehandlung. Präoperativ erfolgen u. a. Thromboseprophylaxe, kurze Nüchternheitsphase und kohlenhydratreiche Getränke bis kurz vor der Operation sowie die zeitgerechte perioperative Antibiotikaprophylaxe.

Frage 178

Beschreiben Sie die opioidfreie Anästhesie (OFA) sowie die opioidfreie Anästhesie und Analgesie (OFAA) und nennen Sie deren aktuellen Stellenwert.

Die OFA und OFAA sind 2 Konzepte, die zunehmend untersucht werden mit dem Ansatz, dass ein Verzicht auf oder zumindest eine deutliche Reduktion des intra- und postoperativen Opioidverbrauchs positive Effekte für bestimmte Patientenkollektive haben könnte. Die Studienlage ist aktuell noch unzureichend und ein kompletter Verzicht auf perioperative Opioide ohne regionalanästhesiologische Verfahren nur teilweise möglich.

Beispielsweise könnten Patienten mit obstruktiver Schlafapnoe vom intraopertiven Opioidverzicht profitieren.

Frage 179

Welche negativen Wirkungen der Opioide sollen durch das Konzept der opioidfreien Anästhesie (OFA) und Analgesie (OFAA) reduziert oder verhindert werden und welche anderen Verfahren ermöglichen die Reduktion oder den Verzicht auf Opioide?

Opioidassoziierte Nebenwirkungen sind Atemdepression, postoperative kognitive Dysfunktion (POCD), postoperative Darmträgheit oder auch Übelkeit und Erbrechen (PONV). Um den intra- und postoperativen Einsatz von Opioiden reduzieren zu können, muss ein optimiertes multimodales Analgesiekonzept angewendet werden. Dazu gehören der Einsatz regionalanästhesiologischer Verfahren, lokale Infiltrationen und eine medikamentöse Schmerztherapie mit Nichtopioidanalgetika .

Neben NSAR, selektiven COX-2-Hemmern und Paracetamol stehen das antiemetisch und antiinflammatorisch wirkende Substanzen, Metamizol, Dexamethason, der NMDA-Antagonist (Es-)Ketamin, Magnesiumsulfat, α_2-Agonisten oder intravenös verabreichtes Lidocain je nach Eingriff und Schmerzart für eine opioidfreie Analgesie zur Verfügung.

Frage 180

Beschreiben Sie die Indikationen sowie verschiedene Modifikationen der Präoxygenierung.

Eine Präoxygenierung soll bei allen spontanatmenden Patienten vor der Einleitung einer Allgemeinanästhesie durchgeführt werden. Als Standard gilt die Applikation von 100 % Sauerstoff über eine dichtsitzende Gesichtsmaske mit einem Frischgasfluss von 10 l/min über 3–4 min. Alternativ können mit gleicher Einstellung 8 tiefe Atemzüge innerhalb von 60 s durchgeführt werden. Geriatrische Patienten profitieren von einer Verlängerung auf 5 Minuten, bariatrische Patienten von einer Oberkörperhochlagerung von 20–30° sowie einer Druckunterstützung der Spontanatmung und druckkontrollierten Beatmung während der Apnoephase.

Mit einer druckunterstützten Beatmung kann die Zeit für eine effektive Präoxygenierung im Notfall nahezu halbiert werden. Eine Oberkörperhochlagerung ist generell bei Patienten mit respiratorischen Einschränkungen vorteilhaft.

Frage 181

Nennen Sie Basismaßnahmen des schwierigen Atemwegsmanagements sowie die Möglichkeiten zur Optimierung.

Im Fall einer schwierigen Maskenbeatmung sollen bei ausreichender Narkosetiefe oro- und nasopharyngeale Atemwegshilfen wie Guedel- und Wendel-Tubus eingesetzt werden. Eine neuromuskuläre Blockade führt in den meisten Fällen zu einer Verbesserung der Maskenbeatmung, lässt größere Tidalvolumina erzielen und verbessert die Sauerstoffsättigung über die effektivere Ventilation.

Der Grundsatz, dass erst bei Möglichkeit der Maskenbeatmung mit der Muskelrelaxierung begonnen werden darf, gilt nicht mehr kategorisch. Bei fehlenden Anzeichen für einen schwierigen Atemweg soll aus den genannten Gründen der verbesserten Maskenbeatmung sofort nach Erreichen einer suffizienten Narkosetiefe das Muskelrelaxans gegeben werden.

Frage 182

Nennen Sie Vorteile der supraglottischen Atemwegshilfen vom Typ Larynxmaske der 2. Generation sowie mögliche erweiterte Indikationen und bewerten Sie diese kritisch!

Bei Larynxmasken der 2. Generation kann über den gastralen Kanal eine Magensonde eingeführt werden, wodurch der gastrale Druck und das gastrale Volumen durch Absaugen und Drainage von Luft und Magensaft reduziert werden können. Als erweiterte Indikationen für den Einsatz gelten Operationen und Situationen, die erhöhte Anforderungen an die Dichtigkeit zur Beatmung sowie den Schutz vor Regurgitation und Aspiration erfordern. Dazu zählen mehrstündige Eingriffe, ggf zunehmend laparoskopische Operationen, Anwendung bei Adipositas; nicht jedoch bei Bauchlagerung.

Die Anwendung der Larynxmaske der 2. Generation anstelle eines Endotrachealtubus bei erweiterten Indikationen soll nur nach sorgfältiger und individueller Nutzen-Risiko-Beurteilung erfolgen, nur vom sehr erfahrenen Anwender und nach Meinung des Autors zwar in Seiten-, aber nicht in Bauchlage durchgeführt werden, da diese eine schnelle und sichere Atemwegssicherung bei Beatmungsproblemen wie z. B. Bronchospasmus nach Regurgitation und nachfolgender Aspiration (auch in Bauchlage möglich) nicht zuverlässig gewährleistet.

Frage 183

Sie werden um 20:00 Uhr vom diensthabenden Unfallchirurgen angerufen und gebeten, in die Notaufnahme zu kommen, um einem Patienten nach traumatischer pertrochantärer Femurfraktur, nach endoprothetischer Versorgung vor einem Tag und nun mit Hüftluxation, eine „kleine Propofolsedierung" zu geben. Er habe bereits seit über einer Stunde versucht, die Hüfte zu reponieren, die Schmerzen seien trotz seiner Piritramidgabe aber zu groß. Welche Überlegungen stellen Sie an, wie gehen Sie vor?

Der Patient befindet sich nach Trauma und OP sowie in der aktuellen Situation unter Stress, hat starke Schmerzen und hat vermutlich seit der Operation auch Opioide erhalten. Um diese Uhrzeit hat er vermutlich bereits zu Abend gegessen. Sie klären den Patienten unter Beachtung der üblichen Kontraindikationen entweder für eine Regionalanästhesie auf (Spinalanästhesie oder periphere oder periartikuläre Nervenblockade) oder, im Fall einer Ablehnung, für eine Intubationsnarkose unter RSI-Bedingungen und führen diese nach üblichem Standard mit komplettem Anästhesieteam und Equipment durch.

Sie informieren als Nicht-Facharzt, nach Ausbildungsstand und nach abteilungsinternen Vorgaben Ihren zuständigen Oberarzt und führen die Anästhesie so, wie es bei Ihnen üblich ist, entweder in der Notaufnahme durch, wenn dort ein vollwertiger Anästhesiearbeitsplatz zur Verfügung steht, oder Sie lassen den Patienten in den OP verbringen. Sollten Sie um diese Zeit keinen Aufwachraum zur Verfügung haben, bedenken Sie, dass jeder Patient nach einer Spinalanästhesie oder Narkose eine ausreichend lange postoperative Überwachung nach Aufwachraumstandard erhalten muss. Diese wird nach den Vorgaben Ihrer Abteilung gewährleistet.

Frage 184

Welche Aufgabe kommt der Anästhesie in Bezug auf die perioperative Antibiotikaprophylaxe (PAP) zu?

Das Risiko von postoperativen Wund- oder Implantatinfektionen durch Kontamination, z. B. durch intraoperative Erregerfreisetzung oder Eintragen in das OP-Gebiet, kann durch eine perioperative Antibiotikaprophylaxe deutlich verringert werden. Essenziell für eine effektive Wirkung sind die zeitgerechte Gabe und die an das typische Erregerspektrum für die jeweilige Operation und patientenbedingte Risikofaktoren angepasste Substanz. Die Gabe des Antibiotikums oder der Antibiotika muss vor dem Hautschnitt – maximal 60 min vorher, spätestens kurz vor dem Hautschnitt – erfolgt sein.

Es sollten Standards erarbeitet werden, sodass die Gabe der PAP direkt nach der Narkoseeinleitung unabhängig von der Anwesenheit des Operateurs gegeben werden kann, um eine zu späte Gabe bei nur kurzer OP-Vorbereitung zu vermeiden.

Frage 185

Beurteilen Sie die Benzodiazepine als Einleitungshypnotika und für die Aufrechterhaltung der Anästhesie!

Zur Einleitung können Midazolam, Diazepam oder Flunitrazepam wegen ihrer hypnotischen Wirkung (auch additiv zu Einleitungshypnotika) eingesetzt werden, wobei die üblichen Einleitungshypnotika deutlich stärker wirken. Das Wiedererlangen des Bewusstseins ist aber verspätet. Selbst beim am kürzesten wirkenden Benzodiazepin Midazolam (terminale Eliminationshalbwertszeit 2,5 h) erwachen die Patienten deutlich später als bei Etomidate, Propofol oder Barbituraten. Die Anwendung dieser weitgehend kreislaufneutralen und wenig organtoxischen Substanzen sollte auf länger dauernde Eingriffe (z. B. mit postoperativer Nachbeatmung, Kardioanästhesie) oder in geringer Dosis in der direkt präoperativen Phase vor der Narkoseeinleitung bei ausgeprägter Angst beschränkt bleiben.

Hauptanwendungsgebiete sind die Prämedikation, die Anwendung als Komponente der Analgosedierung von Patienten mit intensivmedizinischem Behandlungsbedarf oder in Kombination mit Ketamin als wenig kreislaufdepressive Narkoseinduktion im Schock oder beim kardiopulmonal dekompensierten Patienten.

Frage 186

Ein Patient ohne operative Anamnese berichtet, dass einige Verwandte Probleme bei Anästhesien mit nachfolgender intensivmedizinischer Behandlung hatten. Wonach fragen Sie gezielt, welche Untersuchungen veranlassen Sie?

Familiäre Häufung von Anästhesiezwischenfällen lassen an eine maligne Hyperthermie, atypische Cholinesterase und neurologische Erkrankungen wie Myopathien denken.

Eine exakte Anamnese und Fragen nach dem Verlauf der betroffenen Familienmitglieder geben wegweisende Informationen. Liegen Hinweise auf eine verlängerte Muskelrelaxation (Nachbeatmung) vor, kann ein Cholinesterasemangel oder atypische ChE vorliegen. Bei schwerem intensivmedizinischem Verlauf mit hohen Temperaturen und Todesfällen ist an die maligne Hyperthermie zu denken. Wenn sich keine konkreten Informationen einholen lassen, führen Sie eine triggerfreie Anästhesie durch; Sie sollten vorher die Kreatinkinase (CK) im Serum bestimmen. Ein (aufwendiger) In-vitro-Kontrakturtest mit Koffein und Halothan kann die Diagnose sichern (keine Routinemaßnahme). Unter den Myopathien sind die progressiven Muskeldystrophien, Myotonien und familiären paroxysmalen Lähmungen bei Kaliumstoffwechselstörungen bedeutsam. Bei Myopathieverdacht sollten neben der neurologischen Diagnostik die CK- und Serumkaliumwerte bestimmt werden. Bei allen genannten Erkrankungen muss auf Succinylcholin als Relaxans und Inhalationsanästhetika verzichtet werden. Am sichersten ist die sog. „triggerfreie Anästhesie" mit Opioiden und Propofol. Die Anwendung von Muskelrelaxanzien muss engmaschig überwacht werden (Relaxometrie).

Frage 187

Wie setzen Sie die Relaxometrie (qualitativ) klinisch ein?

Durch die 4-fach-Reizung (2 Hz) mit einem deutlich überschwelligen Reiz („Train of Four", TOF) kann eine für einen chirurgischen Eingriff ausreichende Relaxation beurteilt werden. Der Quotient aus der Amplitude der vierten Zuckung (T 4) und der Amplitude der ersten Zuckung (T 1) wird als TOF-Ratio (TOF-Quotient) bezeichnet, die Anzahl der Reizantworten sind die TOF-Zahlen. Beim nicht relaxierten Patienten ist der Quotient 1,0 und die TOF-Zahl 4. Die Stärke der Reizantwort wird taktil, visuell oder apparativ gemessen (digitale Anzeige des Relaxometers). Verschwindet die vierte Reizantwort, beträgt die Höhe der ersten Zuckung ca. 25 % (vom Ausgangswert), was 75 % Relaxation entspricht. Das Verschwinden der 3. Zuckung entspricht 80 % Relaxation, das der 2. Zuckung 90 % Relaxation. Verschwindet auch die erste Zuckung, liegt eine 95–100 %ige Relaxation vor. Für die meisten Operationen genügt eine 75–90 %ige Relaxation (drei bis eine Restzuckung oder TOF-Quotient 0,25–0,1!) Es kann also nach der Amplitude oder der Anzahl der Zuckungen beurteilt werden. Die Erholungsphase beginnt beim TOF-Quotienten 0,25, bei 0,9 kann sicher extubiert werden.

Wird die Reizschwelle vor der Relaxation ermittelt, kann am Ende der Operation die Restrelaxation durch Stimulation an der Reizschwelle abgeschätzt werden: Heute ohne große klinische Relevanz ist die Möglichkeit zur Differenzierung zwischen einem Depolarisations- und einem Nichtdepolarisationsblock: „Fading" (nachlassende Zuckungsamplitude innerhalb der 4 Einzelreizungen) und posttetanische Potenzierung beim Nichtdepolarisationsblock, 4 gleiche reduzierte Zuckungsamplituden beim Depolarisationsblock.

Frage 188

Nennen Sie typische Nebenwirkungen bei rückenmarknaher Opioidtherapie!

Pruritus, Harnverhalt, Übelkeit und Erbrechen, Atemdepression, Kreislaufdepression.

Nebenwirkungen wie Juckreiz und Harnverhalt vergehen in der Regel innerhalb weniger Stunden, können durch die Gabe von Naloxon (Juckreiz auch durch Propofol in niedriger Dosis) positiv beeinflusst werden; Atemdepression und Kreislaufdepression können durch Naloxon sofort antagonisiert werden.

Frage 189

Welches Opioid wählen Sie für die epidurale Applikation in welcher Dosis?

Sufentanil und Morphin sind zugelassen, wegen der besseren pharmakologischen Eigenschaften ist Sufentanil zu bevorzugen.

Die epiduralen Dosierungen von Sufentanil und Morphin fasst ▶ *Tab. 2.3* *zusammen.*

Frage 190

Welche Muskeln sind am sensibelsten gegenüber Muskelrelaxanzien?

Gerade und schräge Augenmuskeln sowie die pharyngeale Muskulatur.

Frage 191

Welche Muskeln sind am resistentesten gegenüber Muskelrelaxanzien?

Stimmbandmuskulatur und Zwerchfell.

Frage 192

Nennen Sie Faktoren, die eine neuromuskuläre Blockade prolongieren!

Hypothermie, Hypokaliämie, Hypermagnesiämie, zusätzliche Gabe von Lokalanästhetika (Kokain, Procain, Lidocain).

Antibiotikatherapie (Streptomycin, Polymyxin), Lithiumtherapie, Kortikosteroidtherapie und allgemein eine renale und hepatische Insuffizienz (Elimination!) sowie höheres Lebensalter sind weitere Faktoren, die zu einer verlängerten Wirkdauer führen können.

Frage 193

Welche Tubusgrößen wählen Sie zur oralen Intubation bei Erwachsenen?

- **Männer: 7,5–8,5 mm Innendurchmesser (ID)**
- **Frauen: 7–8 mm ID**

Umrechnung in Charrière (Ch.): (ID–0,5) × 4 + 2 = Ch.

Frage 194

Welche Größe des Endotrachealtubus wählen Sie für die nasale Intubation beim Erwachsenen?

Meist werden 7 oder 7,5 mm ID bei Erwachsenen verwendet. Grundsätzlich soll der größtmögliche Tubus verwendet werden, der die Nase atraumatisch passiert.

Nach Vorbereitung mit abschwellenden Nasentropfen (Vasokonstriktoren) sowie Herstellen einer guten Gleitfähigkeit, idealerweise mittels Lokalanästhetika-Gel, kann mit dem behandschuhten kleinen Finger die Nase sondiert, dabei der untere Nasengang mit Gefühl vorgedehnt werden und anhand des Tastbefundes die Tubusgröße gewählt werden.

Tab. 2.3 Epidurale Dosierung von Sufentanil und Morphin zusätzlich zum niedrig dosierten Lokalanästhetikum.

Dosisempfehlungen	Sufentanil	Morphin
Postoperative Analgesie	Bolus: 10–20 µg kontinuierlich: 5–15 µg/h	1–4 mg
Geburtshilfe	Bolus: 7,5 µg kumulativ als patientenkontrollierte epidurale Analgesie (PCEA) keine definierte Maximaldosis, wenn weiterhin Bedarf für eine effektive Schmerztherapie besteht)	

Frage 195

Wie wählen Sie die passende Larynxmaske für den Patienten und welches Volumen verwenden Sie zur Blockung?

- **> 100 kgKG: Größe 6 (50 ml)**
- **70-100 kgKG: Größe 5 (40 ml)**
- **50–70 kgKG: Größe 4 (30 ml)**
- **30–50 kgKG: Größe 3 (20 ml)**
- **20–30 kgKG: Größe 2,5 (15 ml)**
- **6,5–20 kgKG: Größe 2 (10 ml)**
- **bis 6,5 kgKG: Größe 1 (4 ml)**

Bei Kindern kann die Größe oft gut klinisch eingeschätzt werden: Die Breite der geeigneten Larynxmaske entspricht ungefähr der Breite der aneinandergelegten Finger 2–4. Hier gilt es aber insbesondere, die Maske mit viel Gefühl und Vorsicht einzuführen und bei Widerstand oder Leckage eine andere Größe zu wählen. Eine Cuffdruckmessung soll immer erfolgen und auf niedrige Werte begrenzt sein, die gerade eine relevante Leckage vermeiden (max. 60 mbar).

Frage 196

Bei einem 51-jährigen Patienten mit ausgeprägter Madelung-Lipomatose im Halsbereich und einem Mallampati-Status III muss wegen eines Ileus eine notfallmäßige Laparotomie durchgeführt werden. Nach einem Mediainsult vor 3 Jahren besteht eine rechtsseitige Hemiparese. Welche Technik zur Anästhesieeinleitung wählen Sie?

Es liegt ein komplexes Problem vor: Erwartet schwierige Intubation (Mallampati III, pathologische Anatomie des Halsbereichs) beim nicht nüchternen Patienten (Ileus) und Kontraindikation für Succinylcholin (länger bestehende Parese).

Nach Einlage einer Magensonde und ausgiebiger Präoxygenierung ist die korrekte Wahl die primäre fiberoptische Wachintubation in Lokalanästhesie und ggf. leichter Sedierung ohne Gefährdung der Schutzreflexe.

Frage 197

Beschreiben Sie die verschiedenen Möglichkeiten zur Narkoseeinleitung bei Patienten mit Ileus!

- **„Rapid-Sequence-Induction" („Crash-Intubation") in Oberkörperhochlagerung**
- **„Rapid-Sequence-Induction" in Kopftieflage (Trendelenburg-Lagerung)**
- **Wachintubation in Lokalanästhesie (fiberoptisch oder direkt laryngoskopisch bzw. mit Videolaryngoskop).**

Man sollte einen Klinikstandard bezüglich der bevorzugten Lagerung etablieren, der die optimalen und gewohnten Bedingungen für eine zügige Atemwegssicherung nach Verlust der Schutzreflexe ermöglicht. Dies kann wie bei elektiven Narkoseeinleitungen auch die normale Rückenlage oder nur geringe Oberkörperhochlagerung sein. Eine Intubation in Rechtsseitenlage, wie vereinzelt empfohlen, sollte wegen der ungewohnten Bedingungen kritisch abgewogen werden. Dies betrifft auch die Kopftieflage, bei der man in sonst nicht üblicher Körperhaltung intubieren muss. Ein Krikoiddruck (Sellick-Manöver) wird nicht mehr empfohlen, da er oft insuffizient durchgeführt wird, die Intubationsbedingungen verschlechtern kann und bei aktiver Regurgitation und Würgen die Gefahr der Ösophagusruptur birgt.

Frage 198

Was versteht man unter einem Eventerationssyndrom?

Freisetzung von Prostazyklin (Wirkung: Vasodilatation) bei Eventeration und Exploration des Darms. Klinisch imponieren Flush, Blutdruckabfall und Abfall des SaO_2. Therapie mit Volumen und ggf. Vasokonstriktoren.

Eine Prophylaxe durch die präoperative Gabe von Prostaglandinsynthesehemmern (z. B. Ibuprofen, Diclofenac) ist möglich, aber nicht routinemäßig empfohlen.

Frage 199

Wie gehen Sie bei der Einleitung eines Ileuspatienten als „Rapid Sequence Induction" praktisch vor?

Vorbereitung: Beurteilung des Intubationssitus (z. B. Mallampati-Zeichen). Entlastung des Abdomens mittels (doppelläufiger) Magensonde und Ableiten und Absaugen darüber für einige Minuten; vor der Narkoseinduktion kann diese belassen, in den Ösophagus zurückgezogen oder bei befürchteter Behinderung einer guten Sicht auf die Glottisebene ganz entfernt werden. Alternativ wurde früher die Einlage einer Ballonsonde zur Kardiaokklusion (Aspisafe) empfohlen, dies ist heute unüblich. Lagerung (Oberkörper ↑, Rückenlage oder Trendelenburg-Lagerung), Präoxygenierung und Denitrogenisierung für 5–10 min mit hohem Flow und Reservoir, Bereitstellen eines großlumigen Saugers, eingeschaltet und griffbereit.

Einleitung: Kein Atropin (Senkung des Tonus des unteren Ösophagussphinkters möglich). Rasch aufeinander folgende Injektion des Einleitungshypnotikums und des Muskelrelaxans (Rocuronium oder Succinylcholin), keine Maskenbeatmung. Intubation mit einem durch Führungsstab vorgeformten Tubus (Hockeyschlägerform), sofortige Blockung.

Die klassische RSI wird ohne Analgetikum durchgeführt, insbesondere bei der Sectio caesarea. Zur Abschwächung der Schmerzreaktion durch die Tubuspassage und Verhinderung einer ausgeprägten Tachykardie ist die Opioidgabe vor dem Hypnotikum und dem Relaxans übliche Praxis. Dabei dürfen die Dosis und die Zeitspanne bis zur Gabe der Folgemedikamente nicht zu hoch bzw. zu lang sein, um keinen vorzeitigen Verlust der Schutzreflexe zu riskieren.

Frage 200

Was versteht man unter „Target-controlled Infusion" (TCI)?

Bei der TCI wird im Gegensatz zu den manuell gesteuerten Infusionsregimen bei der Anwendung von i. v.-Anästhetika (Propofol) der Plasmaspiegel des Anästhetikums nach pharmakokinetischen Modellen gesteuert.

Durch die computergestützte Pumpe (Perfusor) wird unter Berücksichtigung der biometrischen und pharmakokinetischen Daten und der Berechnungsmodelle der Plasmaspiegel als Zielgröße gewählt, der für diesen Patienten und die durchgeführte Operation erforderlich ist. Nach Beendigung der Zufuhr kann die voraussichtliche Aufwachzeit geschätzt werden.

Frage 201

Ein Patient mit einer KHK (Belastungskoronarinsuffizienz bei 75 Watt), arterieller Hypertonie und Herzinsuffizienz II° NYHA soll elektiv laparoskopisch cholezystektomiert werden. Beschreiben Sie die hämodynamischen Veränderungen während des Eingriffs!

Hämodynamische Probleme ergeben sich durch die Kopfhochlagerung und das Kapnoperitoneum. Nach kurzfristiger Steigerung der Vorlast (Expression der Splanchnikusvenen) kommt es zur Senkung des Blutflusses in der V. cava inferior und Reduktion des Herzzeitvolumens sowie Zunahme des peripheren Gefäßwiderstands (gesteigerte Katecholaminspiegel). Eine Dekompensation der Herzinsuffizienz ist möglich, die sympathoadrenerge Stimulation kann bei KHK ungünstig sein.

Frage 202

Nennen Sie Indikationen zur „High-Frequency Jet Ventilation" (HFJV)!

Operativ: mikrolaryngeale Eingriffe, bronchiale Stentimplantation, starre Bronchoskopie, Trachealrekonstruktionen und -resektionen.

Intensivmedizin: Beatmung bei Larynx- und Trachealstenosen sowie bronchopleuralen Fisteln.

Im „Difficult-Airway-Management" wird bei „Cannot ventilate, cannot intubate"-Situation alternativ zur Koniotomie die transtracheale HFJV über eine geeignete Kanüle zur Oxygenierung empfohlen.

Frage 203

Wie kann die „High-Frequency Jet Ventilation" (HFJV) eingesetzt werden?

Perkutan-transtracheal, transtracheal ohne Tubus über spezielle Katheter und transtracheal über einen Endotrachealtubus.

Frage 204

Nennen Sie Indikationen für die kontrollierte Hypotension!

Reduktion des Fremdblutbedarfs bei Eingriffen mit hohem Blutverlust sowie in besonderen Fällen bei Operationen an intrakraniellen Aneurysmen, arteriovenösen Missbildungen und Gefäßtumoren.

Es muss in diesen Fällen immer ein patientenindividueller und ausreichender arterieller Mitteldruck gewährleistet sein, um Organperfusionsstörungen zu vermeiden.

Frage 205

Bei einem behandlungsunwilligen, aggressiven, mental retardierten 17-jährigen Patienten soll die elektive Operation einer großen Hydrozele erfolgen. Wie gehen Sie vor?

Ist eine reguläre i. v.-Narkoseeinleitung nach oraler oder auch nasaler Prämedikation mit einem Benzodiazepin mittels MAD-System („Mucosal Atomisation Device") nicht möglich, bleiben als mögliche Alternativen eine intramuskuläre, inhalative oder auch orale Einleitung mit Ketamin (3–5 mg/kgKG) und Flunitrazepam (0,05 mg/kgKG) oder Midazolam (0,1–0,2 mg/kgKG).

Die intravenöse Narkoseinduktion stellt den sichersten Standard der Narkoseeinleitung dar und sollte immer angestrebt werden. Dies sollte sich auch bei diesem Patienten, z. B. durch Zugabe eines Sedativums in ein klares Getränk, ermöglichen lassen. Die intramuskuläre und inhalative Einleitung beim Erwachsenen oder großen Jugendlichen gehören nicht zum Standard in der klinischen Praxis, bergen auch deswegen immer Risiken und sollten vermieden werden. Für eine tatsächlich erforderliche orale Einleitung lässt man den Patienten präoperativ einige Stunden dursten und bietet dann Ketamin und das Benzodiazepin in einer kleinen Menge Zuckerwasser an; der Patient wird vom Anästhesisten überwacht. Nach etwa 15–20 min können die weitere Vorbereitung (i. v.-Zugang, Monitoring) und reguläre Fortsetzung als Intubationsnarkose erfolgen. Wenn dieses Verfahren nicht gelingt, ist eine intramuskuläre Vorbereitung mit Ketamin (5 mg/kgKG) und Midazolam (0,1–0,2 mg/kgKG) zu versuchen.

Frage 206

Beschreiben Sie die Intubationslarynxmaske (ILM-Fasttrach) und deren Anwendung!

Die ILM-Fasttrach ist eine Modifikation der Standardlarynxmaske, die eine „blinde Intubation" über die Maske ermöglicht.

Das Verbindungsrohr zwischen Maske und Gerätekonnektor ist verkürzt und mit einem rechtwinkligen Metallhalter versehen. Im Maskenteil ist über der Eintrittsstelle des Verbindungsrohrs ein Steg zum Anheben der Epiglottis bei der Passage des Tubus angebracht. Ein spezieller 8,0-mm-ID-Spiraltubus mit modifizierter Spitze kann durch das Verbindungsrohr nach endotracheal geschoben werden. Ist der Tubus korrekt platziert, wird die Maske entfernt, wobei mit einem Kunststoffstab der Tubus durch das Verbindungsrohr geschoben wird. Die Quote erfolgreicher endotrachealer Intubationen liegt bei ca. 86 % im 1. und bei ca. 92 % im 2. Versuch. Durch eine fiberoptische Intubation über die ILM-Fasttrach kann die Rate der primär erfolgreichen Intubationen weiter gesteigert werden.

Die fiberoptische Intubation über eine eingebrachte Larynxmaske der 3. Generation stellt eine sehr gute Alternative zur Anwendung der Fasttrach-LMA dar.

Frage 207

Welche Variationen zur Platzierung der Larynxmaske (LMA) kennen Sie?

Nach ventral gedrehter Rand des entblockten Cuffs, partiell geblockter Cuff, geblockter Cuff, seitliches Einführen, 180° gedreht, manuelle Mundöffnung, Reposition des Kopfes, Zug an Zunge, Zug an Unterkiefer, „Jaw-thrust-Manöver"

(analog Esmarch-Handgriff), Winden der LMA bei der Einführung, Fingerhilfe an der Pharynxhinterwand.

Als Einführhilfen werden auch beschrieben: Laryngoskop, partielle Desertion und Reinsertion, Magill-Zange, u. a. Es ist unbedingt zu bedenken, dass auch mit der Larynxmaske Verletzungen im Mundraum und Hypopharynx sowie an den Zähnen verursacht werden können, darum muss diese stets mit Sorgfalt und Gefühl eingeführt werden.

Frage 208

Ein 24-jähriger Opioidabhängiger, der seit 2 Jahren abstinent ist, muss wegen einer Oberschenkelfraktur mit einem Marknagel versorgt werden. Wie führen Sie die Anästhesie und die postoperative Schmerztherapie durch?

Diese Patienten sind manchmal für eine Regionalanästhesie (Spinalanästhesie oder CSE) gut motiviert. Ein früherer Konsum auch anderer psychotroper Substanzen ist wahrscheinlich, daher sollten Benzodiazepine zur Prämedikation vermieden werden (wenn erforderlich, als Alternative den α_2-Agonisten Clonidin oder ein Phenothiazin-Neuroleptikum wie Promethazin anwenden). Der völlige perioperative Verzicht auf Opioide wird immer wieder empfohlen, ist aber nicht mehr zielführend und bei einer Narkose schwierig umzusetzen. Eine Allgemeinanästhesie kann z. B. mit Desfluran oder Sevofluran oder als TIVA mit Propofol und beispielsweise Sufentanil durchgeführt werden. Auf Remifentanil ist bei diesen Patienten zu verzichten! Intraoperativ sollte bereits für eine suffiziente Analgesie gesorgt werden. Ziel ist eine möglichast effektive postoperative Analgesie, da Schmerz und Stress bedeutendere Rückfallfaktoren zum Substanzkonsum sind, als der gezielte Einsatz von Opioiden.

Postoperativ sollte beim wachen Patienten mit NSAR, Coxiben, Paracetamol und/oder Metamizol (immer Risikoaufklärung über Agranulozytoserisiko) behandelt werden. Opioidabstinenz oder aktiver Konsum sind keine Kontraindikationen für den Einsatz von Opioiden bei akuten Schmerzen. Im Gegenteil – eine effektive Schmerzbehandlung reduziert Stress und damit das Risiko eines erneuten Substanzkonsums. Idealerweise wurde die Narkose mit einer peripheren Nervenblockade ergänzt. Therapie von Shivering mit Clonidin.

Bei der Voruntersuchung ist nach Hepatitis B und C sowie nach einer HIV-Infektion zu suchen (Einverständnis einholen).

Frage 209

Ein 45-jähriger Patient wird wegen einer schweren endogenen Depression mit Tranylcypromin (Jatrosom) und Amitriptylin behandelt. Was müssen Sie bei der Anästhesie zur elektiven Entfernung von Osteosynthesematerial beachten?

Tranylcypromin ist ein irreversibler MAO-A- und MAO-B-Hemmstoff (MAO: Monoaminooxidase). Durch die Abbauhemmung für Katecholamine kann es perioperativ zu erheblichen Problemen (krisenhafte Blutdruckanstiege, Arrhythmien) durch sympathoadrenerge Stimulation kommen. Für einen Elektiveingriff wird das präoperative Absetzen (14 Tage) empfohlen.

Die Gabe von Pethidin ist strikt kontraindiziert (Auslösung einer malignen Hyperthermie möglich)! Bei den heute verfügbaren MAO-B-Hemmstoffen (z. B. Selegilin) zur Behandlung des Morbus Parkinson gibt es diese Probleme nicht. Bei der Medikation mit trizyklischen Antidepressiva wie Amitriptylin müssen die anticholinergen und kardialen Wirkungen beachtet werden.

Frage 210

Ein 23-jähriger Patient muss wegen eines akuten Abdomens dringlich operiert werden. Der Blutdruck liegt bei 75/40 mmHg, die Herzfrequenz bei 137/min. Der Patient wirkt schwer krank, die Körpertemperatur liegt bei 39,7 °C, die SaO_2 bei 92 % unter Raumluft. Welche Verdachtsdiagnose stellen Sie, wie gehen Sie perioperativ vor?

Klinisch liegt der Verdacht auf einen hyperdynamen, septischen Schock bei Sepsis/SIRS vor.

Sofortiger Beginn der intensivmedizinischen Therapie: Aggressive Infusionstherapie mit kristalloiden Lösungen (schnell laufend zur Einleitung, dann 10–20 ml/kgKG/h), O_2-Gabe, Etablierung einer invasiven Blutdruckmessung vor der Narkoseeinduktiuon (zeitnah Abnahme von Blutkulturen für die Diagnostik), Narkoseeinleitung („Rapid Sequence Induction“, z. B. mit Ketamin, Midazolam und Rocuronium), Intubation und Beatmung, Kreislaufstabilisierung durch

Noradrenalininfusion bereits zur Narkoseinduktion, schnellstmögliche Operation zur kausalen Therapie, ZVK-Einlage, Beginn der Antibiotikatherapie (z. B. Carbapenem, Breitspektrumpenicillin mit Betalaktamasehemmer, bei Kontraindikationen [Allergie] z. B. Gyrasehemmer oder Drittgenerations-Cephalosporin jeweils mit Metronidazol, Kombinationstherapie bei Risiko für resistente Keime oder Mykose). Postoperative Intensivtherapie nach Sepsisleitlinie unter Monitoring von Blutgasen, Laktat, zentralvenöser O2-Sättigung, Echokardiografie und/oder invasives hämodynamisches Monitoring (transpulmonale Thermodilution, eher nachgeordnete Indikation für Pulmonaliskatheter).

Frage 211

? Welche Narkoseformen können Sie bei der Karotisendarteriektomie (CEA) anwenden, und wie bewerten Sie diese Verfahren bezüglich Sicherheit und Neuromonitoring?

! **Intermediäre Form der sonografisch gesteuerten Plexus-cervicalis-Blockade oder Allgemeinanästhesie als TIVA oder balanciert.**

i *Bei der Allgemeinanästhesie ist ein aufwendiges apparatives Neuromonitoring erforderlich (SSEP [somatosensorisch evozierte Potenziale], NIRS [Nahinfrarotspektroskopie] u. a.), das insgesamt nicht so zuverlässig und sensitiv ist wie die neurologische Beurteilung (Quietscheentchen in der OP-kontralateralen Hand) des wachen Patienten mit zervikaler Plexusanästhesie. Zusätzlich sind die Kreislaufstabilität sowie die postoperative neurologische Beurteilung und Schmerztherapie bei der Plexusanästhesie verbessert.*

Frage 212

? Eine 30-jährige Patientin in der 30. Schwangerschaftswoche muss wegen einer offenen Unterschenkelfraktur notfallmäßig operativ versorgt werden. Wie gehen Sie vor?

! **Die Patientin ist grundsätzlich als nicht nüchtern zu betrachten; eine rückenmarknahe Regionalanästhesie oder periphere Leitungsanästhesie (z. B. kombinierte Ischiadikus-/Femoralisblockade) sind gegenüber der Allgemeinanästhesie bezüglich des maternalen Risikos vorteilhaft (Reduktion der Aspirationsgefahr) und bezüglich des fetalen Risikos gleichwertig.**

i *In jedem Fall ist die Aufrechterhaltung der Homöostase mit Vermeidung von Hypoxie, Hypotonie, Hypovolämie, Stress, Schmerz, Angst und Hyper- und Hypoventilation entscheidend für das Wohlbefinden des Feten; perioperativ sollte dieser mittels Kardiotokografie (CTG) überwacht werden. Vorgehen unter Einbeziehung der Gynäkologie/Geburtshilfe.*

Frage 213

? Welches anästhesiologische Vorgehen wählen Sie bei einer Elektrokrampftherapie (EKT)?

! **Die Elektrokrampftherapie (EKT) kann als Masken- oder als Larynxmaskennarkose durchgeführt werden, Intubation bei den bekannten Aspirationsrisiken.**

i *Als Induktionshypnotikum können Methohexital, Thiopental, Etomidat oder Propofol, zur Relaxierung Succinylcholin oder nicht depolarisierende Muskelrelaxanzien eingesetzt werden.*

Frage 214

? Nennen Sie Besonderheiten bei der Elektrokrampftherapie (EKT)!

! **Wegen der möglichen elektrischen Stimulation der Kaumuskulatur muss ein Beißschutz verwendet werden. Beatmung mit ausreichend hoher FiO_2 (meist 1,0) vor der Auslösung des Krampfes, da der Patient während der Elektrotherapie nicht berührt (und auch nicht mit der Maske beatmet) werden darf und die Beatmung beeinträchtigt sein kann.**

i *Es kann initial zu vagusbedingten Bradykardien kommen, gefolgt von sympathoadrenergen Reaktionen (Blutdruckanstieg, Tachykardie, Arrhythmien).*

Frage 215

? Begründen Sie die Notwendigkeit für eine Präoxygenierung!

! **Der durchschnittliche Erwachsene hat unter einer FiO_2 von 0,21 einen O_2-Vorrat von 1,5 l (0,45 l in der Lunge, der Rest gebunden oder gelöst im Blut und den Geweben). Ziel der Präoxygenierung ist die Denitrogenisierung in der FRC**

(funktionellen Residualkapazität) der Lunge. Damit kann der O_2-Vorrat auf 4,5 l (3 l in der FRC) erhöht werden. Durch den 6-fach erhöhten O_2-Vorrat in der Lunge kann der Patient je nach Sauerstoffverbrauch ca. 5 min apnoisch oxygeniert werden.

Frage 216

? Wie wird eine suffiziente Präoxygenierung durchgeführt?

! **Das Ziel ist eine 85–90 %ige endtidale O_2-Konzentration; diese kann durch 3–4-minütige Atmung mit normalen Atemzügen oder ca. 8 Atemzüge mit der Vitalkapazität über eine Gesichtsmaske mit 100 % O_2 und hohem Flow annähernd erreicht werden.**

i *Am effektivsten sind Reservoirsysteme mit Ventilsteuerung und hohem Flow.*

Frage 217

? Welche klinischen Zeichen kennen Sie zur Beurteilung der Wiederherstellung der neuromuskulären Übertragung nach Muskelrelaxation und wie ist ihre Aussagekraft?

! **Das Erzielen eines ausreichenden Tidalvolumens ist der am wenigsten sensitive Parameter (80 % der Rezeptoren können noch blockiert sein). Der Zungen-Spateltest ist sensitiver, aber eingeschränkt verwendbar.**

i *Die Fähigkeit, den Kopf 5 s lang anzuheben und die Hand fest zu drücken, sind die sensitivsten klinischen Parameter (ca. 33 % Restblockade), sollen allein aber nicht zur Entscheidung über die Extubationsfähigkeit herangezogen werden (immer apparatives quantitatives Monitoring).*

Frage 218

? Ein 23-jähriger Patient mit Polytrauma wird intubiert und beatmet unter laufender Infusion mit kristalloiden Lösungen in den Schockraum gebracht. Die Körperkerntemperatur beträgt 33 °C, die arterielle Blutgasanalyse ergibt folgende Werte: pH 7,05, pCO_2 45,2 mmHg, pO_2 347,7 mmHg, BE −18, SaO_2 93 %. Der Hb-Wert beträgt 9,1 g/dl, die Thrombozytenzahl 145 000/µl, der Quickwert 43 %, die APTT (aktivierte partielle Thromboplastinzeit) 45 s. Interpretieren Sie den Befund. Welche Untersuchungen veranlassen Sie, wie therapieren Sie?

! **Die Blutgasanalyse zeigt eine metabolische Azidose bei ausreichender Oxygenierung und akzeptablen CO_2-Werten. Ein gravierendes respiratorisches Problem liegt wahrscheinlich nicht vor. Die Bestimmung von Laktat im Serum ist zwingend erforderlich, da die Azidose überwiegend durch Laktat verursacht ist. Erhöhtes Laktat ist ein Zeichen für anaeroben Stoffwechsel auf zellulärer Ebene bei Hypoxie und für eine gestörte Glukoneogenese in der Leber (prognostisch wichtig). Hier liegt offensichtlich ein Volumenmangel- sowie hämorrhagischer Schock vor.**

i *Die weitere Therapie besteht in der sofortigen Fortführung der Schockbehandlung nach dem Damage-Control-Prinzip.*

Frage 219

? Was verstehen Sie unter „Damage-Control-Surgery“?

! **Bei sehr schweren Traumata (etwa 2–10 % in Level-1-Traumazentren) hat sich gezeigt, dass ein anderes Vorgehen bei der primären Versorgung erforderlich ist, da bei einem systolischen Blutdruck < 70 mmHg, einer Temperatur < 34 °C, einem Laktat von > 4 mmol/dl (> 30 mg/dl), einem BE unter −6, einem pH < 7,1 und bei pathologischen Quick- und APTT-Werten eine erheblich gesteigerte Mortalität (4- bis 12-fach) nachweisbar ist, wenn nicht innerhalb 6 h durch eine „Damage-Control-Surgery“ (Beckenzwinge, Laparotomie, Gefäßligaturen, Milzexstirpation etc.) eine Blutstillung, sowie Kreislaufstabilisierung, zügige Normalisierung der Azidose durch Transfusionen, $NaHCO_3$ und Ausgleich der Hypothermie erreicht werden.**

i *Weitere, nicht unmittelbar lebensbedrohliche Verletzungen (Radiusfraktur, Mittelgesichtsfraktur etc.) müssen zu einem späteren Zeitpunkt behandelt werden.*

Frage 220

Was verstehen Sie im Zusammenhang mit einem Polytrauma unter „letaler Trias"?

Eine „letale Trias" ist die Kombination von Azidose, Hypothermie und Koagulopathie.

Da die Koagulopathie aus der Azidose und der Hypothermie folgt, liegt eigentliche keine richtige Trias vor.

Frage 221

Wie ist die „letale Trias" prognostisch einzuschätzen?

Eine „letale Trias" ist mit einer hohen Letalität behaftet. Während die Hypothermie (Erhöhung der Umgebungstemperatur, Wärmedecken, erwärmte Infusionen und/oder Transfusionen sowie spezielle Erwärmungsgeräte) und die Azidose (Na^+-Bikarbonat/Tris-Puffer) relativ einfach und sicher zu behandeln sind, ist die Koagulopathie das eigentliche Problem, da eine azidotisch bedingte Koagulopathie auch nach Normalisierung von BE und pH noch 16–24 h weiter bestehen kann! Eine Laktat-Azidose kann nur durch Kreislaufstabilisierung und eine konsekutive Verbesserung der Leberperfusion, sowie eine Optimierung der Oxygenierung behandelt werden.

Frage 222

Die Patienten, die zur Karotisendarteriektomie anstehen, bieten häufig kardiale Begleiterkrankungen. Diskutieren Sie Konflikte zwischen den Zielen „zerebrale Protektion" und „myokardiale Protektion"!

Myokardiale Protektion umfasst die Senkung des myokardialen O_2-Verbrauchs durch Senken von Herzfrequenz, Blutdruck und Kontraktilität; das Aufrechterhalten der zerebralen Perfusion erfordert Steigerung der Kontraktilität, Anheben des Blutdrucks und Vermeidung von Bradykardien.

Als Kompromiss sollte der Blutdruck zwischen dem höchsten präoperativen Wert ohne Zeichen einer Myokardischämie und dem niedrigsten präoperativen Wert ohne Zeichen einer zerebralen Ischämie gehalten werden. Besonders sorgfältig muss bei der Stimulation des Karotissinus auf hämodynamische Stabilität geachtet werden.

Frage 223

Diskutieren Sie den Einsatz einer Kombinationsanästhesie aus balancierter Anästhesie und rückenmarknaher Regionalanästhesie (Katheterepiduralanästhesie) für Eingriffe an der Bauchaorta!

Da Eingriffe an der Bauchaorta mit erheblichen hämodynamischen Veränderungen und Blutverlusten einhergehen können und bei den Patienten häufig eine generalisierte AVK mit KHK vorliegt, ist ein unkritischer intraoperativer Einsatz einer Epiduralanästhesie evtl. deletär. Die thorakale Platzierung und Blockade ist obligat, da es bei lumbaler und tief thorakaler Ausbreitung oberhalb des blockierten Gebiets bei sympathikoadrenerger Gegenregulation zu erheblichen Minderperfusionen (myokardial und zerebral) kommen kann. Unter Normovolämie oder leichter Hypervolämie, invasivem Monitoring und rascher Kompensation von Blutverlusten kann eine intraoperative Epiduralblockade mit Lokalanästhetika zwar einen glatten Anästhesieverlauf ermöglichen, sie sollte aber unter Sicherheitsaspekten unterbleiben (Erkennen eines – sehr seltenen – epiduralen Hämatoms oder einer spinalen Ischämie).

Domäne der Katheterepiduralanästhesie wäre die postoperative Schmerztherapie bei diesen Patienten, wobei die Sympathikolyse im postoperativen Verlauf erwünscht ist. Eine elegante Variante ist der Verzicht auf intraoperative Lokalanästhetika zugunsten des intraoperativen Einsatzes epiduraler Opioide und postoperative Fortsetzung mit Lokalanästhetika (ggf. mit Opioiden). Zu beachten ist die immer aufwendigere Antikoagulation bei diesen Patienten; dies ist bei der Anlage und bei der Entfernung von Epiduralkathetern relevant. Damit wird der Einsatz deutlich eingeschränkt. Auch nach einer akzidentellen Duraperforation bei der Anlage direkt vor der Operation darf die operativ zeitnah erforderliche Antikoagulation nicht durchgeführt werden. Die Anlage sollte darum am Vortag der Operation erfolgen.

Frage 224

Beschreiben Sie spezielle Probleme bei der Resektion infrarenaler Bauchaortenaneurysmen!

Hauptproblem sind die intraoperativen hämodynamischen Veränderungen im Rahmen des Abklemmens und Wiedereröffnens der Aorta. Während der Abklemmphase kann es zu erheblicher Nachlaststeigerung mit Hypertension und myokardialer Insuffizienz, Verminderung des venösen Rückstroms (Vorlastsenkung) mit fallendem Herzzeitvolumen und metabolischer Azidose durch Minderperfusion der unteren Körperhälfte kommen. Therapeutische Ziele sind Aufrechterhaltung von Normovolämie oder moderater Hypervolämie, Kompensation von Blutdruckanstiegen (volatile Anästhetika, Vasodilatatoren), Erhaltung eines adäquaten Perfusionsdrucks zur Vermeidung spinaler Ischämien. Die Wiedereröffnung geht mit einem Abfall des peripheren Gefäßwiderstands und damit des Blutdrucks einher. Die Einschwemmung saurer Metabolite führt zur systemischen metabolischen Azidose (→ Steigerung des pulmonalvaskulären Drucks und Gefäßwiderstands sowie des venösen „Pooling"). Hyperkaliämie und Laktaterhöhung sind weitere Folgen.

Therapeutische Ziele sind rechtzeitige Beendigung einer Therapie mit Vasodilatatoren und Abflachung der Anästhesie vor der Wiedereröffnung, adäquate Volumenzufuhr, ggf. Azidoseausgleich ($NaHCO_3$) und Vasokonstriktorgabe. Die gute Kommunikation zwischen Operateur und Anästhesist sowie die rechtzeitige Ankündigung bevorstehender Clamping- und Declamping-Manöver ist essenziell für die Vermeidung extremer Kreislaufschwankungen und kardialer Belastungen. Vor Ausleitung der Anästhesie sollten am Operationsende die Extremitäten vom Gefäßchirurgen inspiziert und die Dopplersignale der Arterien untersucht werden (Ischämie!).

Frage 225

Welche Vorteile bietet die Kombination aus thorakaler Epiduralanästhesie und Allgemeinanästhesie bei der abdominothorakalen Ösophagusresektion?

Durch den intraoperativen Einsatz der thorakalen Epiduralanästhesie kann eine adäquate Analgesie durch geringere Opioiddosen erzielt werden. Die Frühextubation mit verbesserter postoperativer Lungenfunktion bei adäquater Analgesie kann ohne atemdepressorische Effekte durch systemische Opioidanalgetika ermöglicht werden.

Weitere Vorteile sind geringeres Thromboembolierisiko und die Ermöglichung einer effektiven Atemtherapie.

2.5 Regionalanästhesie

Christian Delle

Frage 226

Was bedeutet Regionalanästhesie und welche Formen gibt es?

Bei einer Regionalanästhesie wird eine bestimmte Körperregion durch eine örtlich und zeitlich begrenzte Nervenblockade mittels Lokalanästhetikum (LA) betäubt. Man unterscheidet die periphere Leitungsanästhesie (z. B. axilläre Plexusblockade), die rückenmarknahe Leitungsanästhesie (Spinalanästhesie, Periduralanästhesie, kombinierte Spinal-/Peridrualanästhesie, CSE) und die i. v. Regionalanästhesie.

Frage 227

Was ist eine Ultraschallwelle und warum können wir sie nicht hören?

Schall breitet sich von dem Punkt der Schallquelle ausgehend kugelförmig als eine mechanische Welle aus. Luft leitet den Schall mit 330 m/s, im menschlichen Gewebe ist die Leitgeschwindigkeit viel schneller und variiert je Gewebeart, weshalb das Ultraschallgerät vereinfacht mit einen festen Wert der Schallausbreitung von 1540 m/s rechnet. Dadurch entstehen aber auch Artefakte (z. B. das Bajonett-Artefakt), denn das Ultraschallgerät kann Gewebearten und damit verbundene unterschiedliche Schallleitungsgeschwindigkeiten nicht unterscheiden. Dabei wird die Frequenz der aufeinander folgenden Wellen mit Schwingungen pro Sekunde in der Einheit Hertz (Hz) angegeben.

Das menschliche Ohr nimmt Frequenzen zwischen 16 und 20 000 Hz wahr, während Ultraschallwellen der Ultraschallgeräte meist im Bereich von 1–20 MHz verwendet werden.

Frage 228

Warum sind die Frequenzeinstellung, Preset und Sondenauswahl so entscheidend für die Bildqualität und Bilddetails?

Die Frequenz (Hz) der vom Gerät erzeugten Ultraschallwellen ist entscheidend für die Auflösung von Strukturen und die Eindringtiefe der Schallwellen im Gewebe. Dabei lassen viele Geräte ein Verstellen der Frequenz mehr oder weniger gut zu. Es ist wichtig, einen für die Untersuchung geeigneten Schallkopf mit dem korrekten Preset (Voreinstellung z. B. für Nervensonografie) zu nutzen, denn anhand der Wellenlänge und der detektierten Reflexion berechnet das Ultraschallgerät den Abstand zum Schallkopf und zwischen 2 Punkten, womit ein zweidimensionales Bild errechnet wird. Bei 3 MHz lassen sich so 2 Punkte unterscheiden, die ca. 0,5 mm voneinander entfernt sind, und bei 18 MHz ca. 0,08 mm. Das Sono-Gerät kann bei 18 Mhz also zwei Punkte im Abstand von 0,08 mm als getrennte Strukturen differenzieren.

Cooles Sonderwissen und Beispielrechnung:

λ (mm) = c (mm/µs) f (MHz)

λ ist die Wellenlänge, die angibt, wie weit 2 Punkte voneinander entfernt sein können, um als getrennte Strukturen erkannt zu werden; c ist fester Durchschnittswert der Schallausbreitung mit 1540 m/s = 1,54 mm/µs; f = Frequenz in MHz.

Also gilt: Je höher die Frequenz, desto mehr Details werden abgebildet, aber umso geringer ist die Eindringtiefe ins Gewebe; Beispiel: (1,54 mm/µs)/(18 MHz) = 0,08 mm. Das Sono-Gerät kann bei 18 Mhz also zwei Punkte im Abstand von 0,08 mm als getrennte Strukturen differenzieren.

Zusatzinfo: Bei einer Frequenz von 2 MHz kann eine Eindringtiefe von ca. 30 cm erreicht werden, bei 10 MHz werden ca. 6 cm und bei 15 MHz werden ca. 4 cm Eindringtiefe im Gewebe erreicht.

Frage 229

Wie funktioniert ein Ultraschallkopf und was ist die PRF?

In der Membran an der Ultraschallsonde befinden sich in mehreren hundert Reihen (sog. Aperturen) parallel angeordnete Piezokristalle. Unter elektrischer Spannung können sich diese verformen und durch die Bewegung eine Ultraschallwelle erzeugen (umgekehrter piezoelektrischer Effekt). Wenn Schallwellen auf dem Gewebe wieder zum Schallkopf reflektiert werden, treffen diese auf die Piezokristalle der Aperturen im Schallkopf, was zu einer Verformung der Kristalle führt und damit zu einer elektrischen Spannung, welche sich messen lässt (piezoelektrischer Effekt). Dieses elektrische Signal wird vom Ultraschallgerät in ein Bild (2D oder 3D) am Monitor des Sonografiegerätes umgerechnet.

Die einzelnen Piezokristalle arbeiten nach einem Impuls-Echo-Verfahren, bei dem 3 Betriebsmodi ständig wiederholt werden

- **Senden einer Welle,**
- **Empfangen der Reflexionen und**
- **eine Pause, um Wärmeentwicklung zu minimieren.**

Diese Pulsrepetitionsfrequenz (PRF) ermöglicht ca. 1000 Messungen/s. Bei Doppler-Verfahren muss dieser Wert aktiv angepasst werden, um brauchbare Doppler-Ergebnisse zu erhalten.

Frage 230

Was für Grundtypen der Ultraschallsonden gibt es?

Bei den meisten Ultraschallgeräten, die in der Notaufnahme oder im OP universell eingesetzt werden sollen, werden 3 Schallkopfsonden angeschlossen, um ein breites Spektrum an Diagnostik und Therapie möglich zu machen. Dazu gehören der Konvexschallkopf (für z. B. Abdomensonografie), der Sektorschallkopf mit kleiner Auflagefläche, um auch zwischen Rippen schallen zu können (z. B. Echokardiografie), sowie der Linearschallkopf, welcher besonders für schallkopfnahe Strukturen (z. B. Nervensonografie/Gefäße) geeignet ist.

Spezielle Schallsonden wie der Hockey Stick und Mini-Linear-Sonden eignen sich für spezielle Interventionen (Schmerztherapie) und Gefäßpunktionen besonders bei Säuglingen und Kindern, wo eine kleine Auflagefläche der Sonde sinnvoll ist. TEE-Sonde und spezifische Schallköpfe in Gynäkologie und Urologie sind Sonderausstattung für spezielle Untersuchungen.

Frage 231

? Wie sollte ein Ultraschallgerät für beispielsweise eine Regionalanästhesie eingestellt sein?

! **Als Erstes muss die richtige Sonde gewählt werden. Für die Regionalanästhesie beim Erwachsenen wird meist eine Linearsonde mit 8–12 MHz verwendet. Um die beste Darstellung der Zielstruktur (hier: Nerven) zu erreichen, muss die Frequenz richtig eingestellt werden. Meist kann im Presetmenü – je nach Hersteller unterschiedlich bezeichnet – eine Voreinstellung (ein Preset), welches auf die diagnostische oder therapeutische Maßnahme ausgelegte optimale Einstellungen enthält, gewählt werden, ohne dabei selbst die Frequenz bestimmen zu müssen.**

Überflüssige Bildinformationen verschlechtern die Darstellungsqualität und Rechenleistung des Ultraschallgerätes. Deshalb wird die Eindringtiefe so eingestellt, dass überflüssige Bildanteile nicht dargestellt werden. Die Gain-Einstellung (Verstärkung) sollte so gewählt werden, dass sich gute Kontraste ergeben und keine relevanten Bildanteile zu dunkel oder zu hell dargestellt werden. Falls vorhanden, sollte die Fokuszone (Ebene besonders guter Auflösung) auf Höhe der Zielstruktur liegen. Die „Time Gain Compensation" (TGC) wird initial in Mittelstellung der Schieberegler eingestellt.

Frage 232

? Wofür verwendet man einen Konvexschallkopf?

! **Konvexschallköpfe (auch „Curves Array") nutzen meist einen niedrigen Frequenzbereich zwischen 1 und 5 MHz und eignen sich deshalb für die Diagnostik bis tief in den Körper hinein, wie z. B. die Abdomensonografie. Hier ist die große Auflagefläche des Schallkopfes kein Problem, und bei der Untersuchung kommt es nicht auf maximale Auflösung schallkopfnaher Gewebestrukturen an. Der Konvexschallkopf ist ein Schallkopf für Übersicht und Tiefendiagnostik mit gröberer Auflösung der anatomischen Strukturen. Durch die Krümmung der Sonde einsteht ein sektorförmiges Ultraschallbild.**

Frage 233

? Wofür verwendet man einen Sektorschallkopf?

! **Sektorsonden (auch Echosonde) arbeiten mit einer Frequenz von 1–5 MHz und eignen sich dadurch, Strukturen in der Tiefe zu untersuchen, ohne eine hohe Auflösung zu erhalten. Durch den kleinen „Footprint", also die kleine Membran, kann der Schall auch zwischen Rippen zur Echokardiografie eingesetzt werden. Obwohl die Membran des Schallkopfes plan aufgebaut ist, wird ein sektorförmiges Ultraschallbild durch das Ultraschallgerät errechnet und dargestellt.**

Frage 234

? Welches Einsatzgebiet hat der Linearschallkopf?

! **Linearsonden arbeiten meist mit einer Frequenz zwischen 8 und 12 MHz. Bessere Sonden können über 20 MHz verfügen. Damit eignet sich ein Linearschallkopf, um schallkopfnahe Strukturen mit hoher Auflösung darzustellen, was für die Regionalanästhesie besonders vorteilhaft ist. Es wird ein rechteckiges Bild errechnet und dargestellt. Aufgrund der höheren Frequenz werden aber auch die Ultraschallwellen stärker absorbiert, und meist kann nach wenigen cm Eindringtiefe keine Bildinformation mehr detektiert werden. Diese Art der Schallköpfe eignet sich also für die beste Auflösung und Diskriminierung oberflächlicher Gewebestrukturen. Für Diagnostik in der Tiefe sind diese Sonden nicht geeignet.**

Frage 235

? Was für Sondenmanöver können Sie anwenden, um z. B. Nerven zu verfolgen und darzustellen?

! **Sondengleiten, Kompression, Kippen, Wippen und Rotation sind wichtige Sondenmanöver.**

Das Verschieben des Ultraschallkopfes quer oder längs zu einer anatomischen Zielstruktur bezeichnet man als Sondengleiten. Durch Druck, also Variation des Schallkopfandruckes, lässt sich Gewebe komprimieren und die Entfernung zum Schallkopf verändern. Oft bewegen sich anatomisch verschiedener Gewebe unter der Kompression unterschiedlich, und Gefäße (besonders Venen) lassen sich komprimieren. Dadurch erhält der Untersucher meist eine gute Vorstellung der anatomischen Abgrenzungen.

Durch Kippen in Längs- oder Querachse des Schallkopfes ändert sich der Winkel der Zielstruktur zum Schallkopf. Wenn eine Struktur nahezu im 90°-Winkel zum Schallkopf geschallt wird, werden in der Regel die meisten Reflexionen wieder detektiert, was die Darstellung im Bild drastisch verbessern kann (sog. Anisotropie). Den gleichen Effekt kann man erzielen, indem eine Seite des Schallkopfes stärker komprimiert wird (Wippen). Die Drehung des Schallkopfes (Rotation) auf der Stelle ist oft erforderlich, um Zielstruktur und Punktionskanüle in die Bildebene zu holen.

Frage 236

Was bedeutet In-Plane (IP) und Out-of-Plane (OOP) bei der Punktion?

Bei einer IP-Punktion wird die Punktionsnadel in der Bildebene im Idealfall über die gesamte Länge der Kanüle dargestellt, um zu jeder Zeit eine optimale Koordination der Kanülenspitze zu ermöglichen.

Bei der OOP-Punktion wird die Punktionskanüle im 90°-Winkel zur Schallebene eingeführt und erzeugt eine punktförmige Reflexion im Monitorbild des Ultraschallgerätes. Mit etwas Übung lassen sich die Spitze und der Schaft der Kanüle sicher unterscheiden.

Beide Techniken müssen im klinischen Alltag bei der Regionalanästhesie beherrscht werden, weil aufgrund anatomischer Besonderheiten oder manchmal einfach wegen fehlender Lagerungsmöglichkeit und Platzmangel nur eine Technik anwendbar ist.

Frage 237

Wie können Kanülen bei der sonografiekontrollierten Regionalanästhesie sichtbar gemacht werden?

Ultraschalloptimierte Kanülen verfügen über ein sog. Corner-Stone-Muster. Diese dreieckigen Vertiefungen im Schaft der Kanüle sorgen wie bei einem Reflektor (an Kleidung, Schulranzen usw.) dafür, dass ein wesentlicher Teil der Ultraschallwellen, relativ unabhängig vom Auftreffwinkel auf die Kanüle, wieder zurück zum Schallkopf reflektiert werden. Dadurch können diese Kanülen im Sonogramm sehr gut sichtbar gemacht werden.

Nicht optimierte Kanülen, wirken am Stahlschaft der Kanüle wie ein Spiegel und reflektieren bei ungünstigem Winkel zum Schallkopf die Wellen von diesem weg und sind nur bei nahezu paralleler Lage zum Schallkopf gut sichtbar. Dies ist aber bei kaum einer Punktion möglich, weshalb sich u. a. die etwas kostenintensiveren ultraschalloptimierten Kanülen im klinischen Alltag durchgesetzt haben.

Einige Hersteller von Ultraschallgeräten bieten eine Softwarelösung, bei der auch nicht ultraschalloptimierte Kanülen künstlich verstärkt im Bild dargestellt werden.

Frage 238

Durch welche prophylaktischen Hygienemaßnahmen unterscheidet sich die Single-Shot-Punktion von der Regionalanästhesie mit Katheteranlage?

Die DGAI (Deutsche Gesellschaft für Anästhesiologie und Intensivmedizin e. V.) empfiehlt in den „Hygieneempfehlungen für die Regionalanästhesie“ in der Version 11/2014 die „10 Gebote“ zu Hygienemaßnahmen bei der Regionalanästhesie. Bei der Anlage von Kathetern in der Regionalanästhesie werden zusätzlich zu den prophylaktischen Hygienemaßnahmen bei der Single-Shot-Punktion die sterile Abdeckung mit einem Lochtuch und das Tragen eines sterilen Kittels empfohlen.

Frage 239

Welche neuroaxialen Anästhesieverfahren kennen Sie?

- **Epi- oder Periduralanästhesie: Injektion von Lokalanästhetika und/oder Opioid meist über einen eingelegten Katheter in den lumbalen oder thorakalen Epiduralraum.**
- **Kaudalanästhesie: Oft in der Kinderklinik angewendete Punktion des sakralen Periduralraums über den Hiatus sacralis, der als ovales Fenster im Lauf des Lebens knöchern verschlossen wird, aber bei Säuglingen und Kindern einfach zu punktieren ist.**
- **Spinalanästhesie: Intrathekale Injektion in den Subarachnoidalraum.**

Frage 240

Welche anatomischen Strukturen werden bei der Spinalanästhesie durchstochen?

Die Haut, das Subkutangewebe, Lig. supraspinale, Lig interspinale, Lig. flavum, Dura mater und Arachnoidea.

Frage 241

Was ist der anatomische und pharmakologische Unterschied zwischen Spinalanästhesie (SPA) und Periduralanästhesie (PDA)?

Bei der Spinalanästhesie werden die Dura mater und die Arachnoidea mit der Kanüle durchstochen und Lokalanästhetikum in den intrathekal Raum, also in den Liquor injiziert. Dies verursacht eine schnelle, gut vorhersehbare neurale Blockade.

Bei der Periduralanästhesie, auch Epiduralanästhesie genannt, wird in den Epiduralraum eine 10-fach höhere Dosis Lokalanästhetikum injiziert als bei der Spinalanästhesie. Die Wirkung tritt verzögert ein, weil das Lokalanästhetikum durch die Hüllschichten in den Spinalnerv diffundieren muss; es zeigt sich eine je nach Menge des Lokalanästhetikums eine segmentale Ausbreitung.

Frage 242

Was ist eine „Wachkaudale" ?

Bei Säuglingen können durch die Kaudalanästhesie viele Eingriffe bei spontan atmenden Kindern durchgeführt werden, z. B. Leistenhernien-OP und OPs an den unteren Extremitäten (z. B. Femurfraktur). In der Regel wird während einer kurzen Maskennarkose (ggf. mit Larynxmaske für die Seitenlagerung) die Regionalanästhesie durchgeführt. Häufig ist keine weitere Sedierung erforderlich. Diskutiert werden Nebenwirkungen des Lokalanästhetikums bei Säuglingen, die eine Sedierung verursachen könnte. Die Wirkung entspricht einer Periduralanästhesie mit sakralen Zugang, bei dem über den Hiatus sacralis Lokalanästhetikum in den Periduralraum injiziert wird.

Frage 243

Welche Symptome erwarten Sie bei einem epiduralen Hämatom?

- **Zunehmende neu aufgetretene Rückenschmerzen (lokal oder ausstrahlend)**
- **radikuläre Schmerzen (oft einseitig, ggf. beidseitig)**
- **sensomotorisches Defizit der unteren Extremitäten: Muskelschwäche oder Paresen der betroffenen Segmente, Sensibilitätsstörungen (Parästhesien, Hypästhesien)**
- **Konus- oder Cauda-equina Syndrom, Blasen- und Mastdarmstörungen (Harnverhalt, Inkontinenz)**
- **progrediente Querschnittssymptomatik (bis hin zur Paraparese oder Paraplegie)**
- **Hyperreflexie oder Areflexie in den betroffenen Segmenten**

Diese Symptome, ergänzt durch evtl. Wundinfektion, systemische Infektionszeichen (Fieber, Schüttelfrost) oder Sepsiszeichen können auch auf einen epiduralen Abzess hinweisen.

Frage 244

Wie gehen Sie bei dem Verdacht auf ein Epiduralanästhesie-assoziiertes epidurales Hämatom vor?

- **Zulauf von Lokalanästhetikum stoppen, Schmerzpumpe ausschalten!**
- **unmittelbar eingehende neurologische Untersuchung durch den Schmerzdienst mit exakter Dokumentation**
- **bei konkretem Verdachtsmoment Bildgebung**
- **Information Neurochirurgie**
- **Therapie nach Befund – Konsensentscheidung durch Fachabteilungen Anästhesiologie, Neuroradiologie und Neurochirurgie und der primär behandelnden Abteilung**

Bei klinischem Verdachtsmoment ist eine sofortige neuroradiologische Diagnostik indiziert: MRT (1. Wahl), CT Myelographie (2. Wahl).

Frage 245

Was bedeutet Anisotropie in der Nervensonografie?

Nerven reflektieren die Schallwellen immer dann maximal, wenn sie im 90°-Winkel, also senkrecht vom Schallkopf geschallt werden. Aus diesem Grund sind nervale Strukturen je nach Winkelung/Kippbewegung des Schallkopfes gut bzw. schlecht bis gar nicht sichtbar. Diese Winkelabhängigkeit der ausgesendeten, reflektierten und vom Ultraschallkopf empfangenen Schallwellen bezeichnet man als Anisotropie.

Bei Nerven wie dem N. ischiadicus ist dies besonders gut sichtbar, weil er bei seinem Verlauf am Oberschenkel die Tiefe ändert und nicht parallel zur Haut in konstanter Tiefe darstellbar ist. Der korrekte Schallwinkel ist hier entscheidend, um eine gute Darstellung zu erlangen.

Frage 246

Was versteht man unter Nerven-Tracing? Nennen Sie ein Beispiel, wo man das Verfahren nutzt!

Manchmal ist es nicht einfach, auf den ersten Blick nervale Strukturen eindeutig zuzuordnen. So ist beispielsweise bei der interskalenären Anästhesie eine Zuordnung der Rami anteriores zum Spinalnerv C 5/C 6 oder C 7 nur anhand anatomischer knöcherner Strukturen möglich, die man durch die sonografische Verfolgung (Tracing) der Nerven erlangt. Ebenso ist in der typischen Position für die axilläre Plexusanästhesie oft die eindeutige Identifikation der Lage von N. ulnaris/medianus und radialis schwierig. Verfolgt man diese Nerven über eine Strecke (Tracing), kann anhand des charakteristischen Verlaufs (N. medianus bleibt bei der A. axillaris, N. ulnaris läuft auf dem M. triceps zum Sulcus nervi ulnaris, und der N. radialis zieht mit der A. profunda brachii an den Humerus zum Sulcus nervi radialis) bestimmt werden. Auf diese Weise können die Nerven in Punktionsposition durch vorheriges Tracing eindeutig zugeordnet werden.

Frage 247

Ein Patient hat nach einer komplizierten distalen Humerusfraktur mit Gelenkbeteiligung Schmerzen bei der Mobilisation und soll für die Analgesie einen Schmerzkatheter bekommen. Ist ein axillärer Katheter sinnvoll?

In axialer Position handelt es sich um keine Plexusanästhesie, sondern um die Blockade der einzelnen peripheren Nerven des Arms. Da diese teils räumlich voneinander getrennt durch stark septiertes Gewebe verlaufen, kann ein an eine Position gelegter Schmerzkatheter niemals sicher alle Nerven des Arms blockieren. Dieses Verfahren kann nur genutzt werden, um gezielte Nervenblockaden durchzuführen, wenn ein eindeutiges Innervationsgebiet, welches einem Nerven (z. B. N. medianus) zugeordnet ist, betäubt werden soll. Um den distalen Oberarm, Ellenbogen, Unterarm und die Hand analgetisch zu behandeln, muss der Schmerzkatheter in infra- oder supraklavikulärer Position gelegt werden.

Frage 248

Welches Regionalanästhesieverfahren kann für die Karotischirurgie beim wachen Patienten genutzt werden?

Im Rahmen einer Plexus-cervicalis-Blockade wird unter sonografischer Kontrolle in Höhe HWK3/4 zwischen das oberflächliche und das tiefe Blatt der Halsfaszie Lokalanästhetikum inji-

ziert. Dadurch werden die sensiblen Äste des Plexus cervicalis (Nn. supraclaviculares, N. occipitales minor, N. auriculares magnus und N. transversus colli) und der den M. sternocleidomastoideus versorgende N. accessorius blockiert. Durch eine Injektion zwischen M. sternocleidomastoideus und Platysma werden die Äste des N. facialis, welche das Platysma innervieren, blockiert. Der Kieferwinkel wird sensibel aus den Ästen des N. facialis innerviert, weshalb dort eine weitere Infiltration subkutan erfolgen muss. Damit sind die chirurgische Präparation und das Einsetzen von Haken zur Spreizung der Haut bis an die A. carotis möglich.

Die Gefäßwand wird aber durch sympathische Nervenfasern, die Nn. carotici interni, aus dem Ganglion cervicale superius innerviert. Zur Blockade kann der Operateur ein paar Tropfen Lokalanästhetikum auf die Gefäßwand tropfen, bevor diese eröffnet wird.

Frage 249

? Welche Bedeutung hat der N. phrenicus bei der interskalenären (ISC) Blockade?

! **Der N. phrenicus stammt meist aus dem Ramus ventralis des Spinalnervs C4 und erhält im Verlauf Fasern aus C3 und C5 („C3, C4, C5 five, keeps the phrene alive"). Durch seinen Verlauf auf dem M. scalenus anterior wurde er bei der Blockade in klassischer ISC-Blockade (in der „Skalenuslücke") und damals hohen Lokalanästhetikavolumen regelmäßig blockiert.**

i *Lungengesunde Patienten bemerken die einseitige Phrenikusparese meist kaum bis gar nicht, weil die Zwerchfellgegenseite und die Atemhilfsmuskulatur dies kompensieren. Bei pulmonal vorerkrankten Patienten kann die Phrenikusparese aber erhebliche Probleme der Atemmechanik verursachen.*

Frage 250

? Durch welche Technik könne Sie das Risiko einer N.-phrenicus-Blockade reduzieren?

! **Eine modernere Punktionstechnik kann das Risiko der N.-phrenicus-Blockade deutlich reduzieren. Durch sonografisch kontrollierte Punktion weiter distal der klassischen ISC-Position können die Rami ventrales (oder anteriores) des Spinalnervs C5 und C6 als Truncus-superior-Block vor dem Überkreuzen des M. omohyoideus mit deutlich reduziertem Volumen des Lokalanästhetikums (ca. 5–7 ml) blockiert werden. Durch den Verlauf des N. phrenicus sinkt das Risiko, ihn in dieser Position zu blockieren. Außerdem zeigt die Stichrichtung vom Neuroforamen weg, was einen weiteren Vorteil bringt (s. Frage 251).**

Diese moderne Punktionstechnik entspricht einer tiefen interskalenären bzw. einer hohen supraklavikulären Blockade mit mehr Sicherheit (u. a. durch seltenere Blockaden des N. phrenicus).

Frage 251

? Warum gibt es Todesfälle bei interskalenären (ISC) Schmerzkathetern?

! **Durch die Punktion in klassischer ISC-Position in der „Skalenuslücke" wird mit der Regionalanästhesie-Katheternadel in Richtung Neuroforamen punktiert, oft gefolgt von einer Injektion des Lokalanästhetikums, um den Raum durch Hydrodissektion aufzuweiten, um dann den Schmerzkatheter zu legen.**

Viele Schmerzkatheter haben zur Stabilisierung einen Stahldraht im Lumen, der nach Positionierung des Katheters entfernt wird. Dadurch können aber Gewebeschichten problemlos versehentlich durchstoßen werden, im ungünstigsten Fall bis in den Epiduralraum. Postoperativ sind die Patienten durch die initial korrekte Lokalisation des LA-Bolus schmerzfrei. Wenn im Aufwachraum ohne Bolustestung eine LA-Pumpe an den ISC-Katheter angeschlossen wird, kann dadurch in einigen Stunden eine hohe Epiduralanästhesie mit im schlimmsten Fall unbeobachteter Dyspnoe und Apnoe resultieren. Ein modernes Punktionskonzept (in „Upper Trunk/Truncus superior"-Position) und eine Testung des Katheters vor Einschalten der LA-Pumpe sollten zwingend genutzt werden.

Frage 252

? Was ist bei Kindern im Rahmen einer Regionalanästhesie zu bedenken?

Erst ab ca. dem 12. Lebensjahr ist die Myelinisierung der Nerven abgeschlossen. Die Dicke der Myelinschicht als Diffusionsbarriere für Lokalanästhetika (LA) erfordert bis dahin also keine LA-Konzentration für sensible oder motorische Blockaden, wie es beim Erwachsenen notwendig ist. Erfolgt trotz Einhaltung der Maximaldosis die Verwendung eines hochkonzentrierten LA, kann die Blockade trotz Single Shot sowohl motorisch als auch sensibel stark verlängert, ggf. über Tage, anhalten. Durch Dosisreduktion der LA-Konzentration ist der Effekt aber, wie beim Erwachsenen, gut steuerbar.

Grundsätzlich ist eine Regionalanästhesie ohne Vollnarkose auch bei älteren Kindern möglich (z. B. bei Unterarmfraktur). Der Zustand einer durch die Regionalanästhesie verursachten motorischen und sensiblen Blockade kann aber bei Kindern Angst auslösen und muss individuell gut abgewogen werden.

Meist wird im Rahmen einer Vollnarkose die Regionalanästhesie mit einem niedrig konzentrierten LA durchgeführt, um die analgetische Komponente zu nutzen, aber die Motorik möglichst wenig einzuschränken. Damit können Kinder besser umgehen als mit einer motorischen Einschränkung.

Frage 253

Welche Blockademöglichkeiten des Plexus brachialis kennen Sie aus der Klinik?

Je nachdem, auf welcher Höhe die Blockade der Anteile des Plexus brachialis erfolgt, ergeben sich unterschiedliche Abdeckungen der OP-Gebiete. Grundsätzlich unterscheidet man den interskalenären Block, den supra- und infraklavikulären Block und die Blockade er Einzelnerven in axillärer Plexusanästhesie.

Frage 254

Wofür verwendet man einen interskalenären Block?

Mit der Blockade der Rami anteriores (oder ventrales) der Spinalnerven C 5 und C 6 sind Eingriffe an der Schulter und am Oberarm, am radialen Ellenbogen und Unterarm sowie Digitus I–III der Hand möglich. Die Innenseite der Achselhöhle, des Ober- und Unterarms sowie die Finger VI und V sind meist nicht betäubt.

Wegen der in der Regel nicht vollständigen Blockade der gesamten Anatomie des Arms wird dieser Block meist für proximale Oberarmfrakturen, Schulter- und Klavikulachirurgie eingesetzt. Kombiniert mit der Blockade der Nn. supraclaviculares aus dem Plexus cervicales wird ein wesentlicher sensibler Bereich der Haut für viele Schnittführungen abgedeckt und der Block sinnvoll ergänzt.

Frage 255

Wofür verwenden Sie einen supra-/infraklavikulären und einen axillären Block?

Für alle 3 Regionalanästhesieverfahren wird eine sensorische und motorische Blockade am distalen Oberarm, Ellenbogen, Unterarm und der Hand erreicht. In supraklavikulärer Block-Position wird auch der proximale Oberarm und das Schulterdach teilweise anästhesiert, weshalb der supraklavikuläre Block auch als „Spinalanästhesie des Armes" bezeichnet wird. Aber ein erheblicher Anteil der ossären Innervation des Humerus-Kopfes und wesentlicher Anteile der Schultergelenk-nahen Scapula erfolgen durch den N. suprascapularis, welcher in supraklavikulärer Position nicht regelhaft geblockt wird. Damit ist der supraklavikuläre Block kein alleiniges Verfahren für die Analgesie bei Schulterchirurgie. Die Blockade erfolgt supraklavikulär auf Höhe der Trunci und infraklavikulär auf Höhe der Faszikel, während axillär die peripheren Einzelnerven anästhesiert werden. Deshalb ist in axillärer Position ein Katheterverfahren meist nicht sinnvoll, weil allein aus anatomischen Gründen in axillärer Position nicht alle Nerven an einem Ort (Katheterspitze) anästhesiert werden können (s. Frage 247). Wenn eine OP im Bereich des medialen Oberarms erfolgen soll (z. B. Shunt-OP), müssen N. cutaneus brachii medialis und die aus der Thoraxwand kommenden Nn. intercostobrachialis bei allen 3 Verfahren zusätzlich betäubt werden.

Frage 256

Eine gefäßchirurgische Shuntanlage mit Gefäßverbindung der arteriovenösen Fistel vom Ellenbogen bis an den proximalen Oberarm soll in Regionalanästhesie erfolgen. Ist dies in reiner axillärer Plexusanästhesie möglich?

Nein, der klassische „axilläre Plexus“ deckt nicht die Hautnerven der Oberarminnenseite ab. Durch einfache sonografisch kontrollierte Technik können der N. cutaneus brachii medialis und die der Thoraxwand entspringenden Nn. intercostobrachialis an geeigneten Stellen auf der Oberarmfaszie betäubt werden. Dann ist eine Chirurgie bis in die Achselhöhle möglich. Alternativ kann der Operateur eine lokale Infiltration am Oberarm im Schnittbereich durchführen, weil hier nur die beiden genannten sensiblen Hautnervenäste betäubt werden müssen.

Es ist natürlich nicht so elegant, wenn die Chirurgie die Plexusanästhesie durch Nachinjektion komplettieren muss. Die Technik mit Ultraschall ist vom Anästhesisten schnell zu erlernen und umgehend umsetzbar, ggf. kann an geeigneter Stelle eine subkutane Injektion ohne sonografische Kontrolle durch die Anästhesie erfolgen.

Frage 257

Einige Kliniken verwenden noch einen Nervenstimulator bei der Regionalanästhesie. Ist der Einsatz noch sinnvoll und „up to date“?

Grundsätzlich sollten Regionalanästhesien mittels ultraschallkontrollierter Punktion durchgeführt werden, weil auf diese Weise Nervengewebe sowie die Punktionskanüle visualisiert werden und die Ausbreitung des Lokalanästhetikums beurteilt werden kann. Bei tiefen Punktionen kann ein Ultraschallgerät an seine Leistungsgrenze kommen, weshalb Anatomie und Nadel teils erschwert beurteilbar sind (z. B. bei extremer Adipositas, parasakraler Blockade des N. ischiadicus usw.). Hier kann ein Nervenstimulator hilfreich sein, um die Position der Nadel durch eine reproduzierbare motorische Reaktion mit dem elektrischen Reiz am Zielnerv über die Punktionskanüle zu erzeugen, um ein zusätzliches Tool für die Nadelkontrolle zu nutzen.

Frage 258

Warum ist die Nervenstimulation kaum noch im Einsatz?

Immer weniger Anwender nutzen die Nervenstimulation, weil Strom Diffusionsbarrieren wie Faszien, Septen, Sehnen usw. durchdringt und eine motorische oder sensorische Reizung am Nerven erfolgt, aber das in dieser Position injizierte LA möglicherweise gar nicht in relevanter Dosis zu Nerven diffundieren kann, da die Kanülenöffnung vor dem Diffusionshindernis positioniert ist. Es besteht also ein hohes Risiko, dass der Strom zwar problemlos das Diffusionshindernis überwindet, was aber lange nicht bedeuten muss, dass auch das Lokalanästhetikum direkt am Nerv injiziert wird. Dies ist mit Ultraschall beurteilbar.

Frage 259

Welche Region wird vom N. femoralis innerviert? Hat dieser Nerv etwas mit der Innervation am Fuß zu tun?

Der N. femoralis innerviert einen Großteil des Femurknochens, die ventrale Haut am Oberschenkel sowie die ventrale Muskulatur, die ventrale Kniegelenkkapsel und über den N. saphenus ein Hautareal vom medialen Kniegelenk, medialen Unterschenkel und Sprunggelenk über den medialen Fuß teilweise bis zur Großzehe.

Frage 260

Welche Bedeutung hat die N.-saphenus-Blockade und wie wird sie durchgeführt?

Der N. saphenus ist ein sensibler Endast aus dem N. femoralis, der sensibel die Haut im Bereich des medialen Unterschenkels, im medialen Sprunggelenkbereich und im Bereich des medialen Fußes bis zur Großzehe abdecken kann. Die Punktion erfolgt mid-femoral unter dem Leitmuskel M. sartorius meist ventral der A. femoralis superficialis im Adduktorenkanal.

Frage 261

Welche Bedeutung hat die N.-obturatorius-Blockade?

Der N. obturatorius gibt häufig einen die Hüftgelenkkapsel innervierenden Ast ab und ist dadurch auch für die Analgesie bei Hüftoperationen wichtig. Die weiteren Äste versorgen motorisch die Adduktoren und sensibel die mediale Kniegelenkkapsel und die Haut im Bereich des medialen Kniegelenks. Diese Nervenblockade wird nicht nur für die Regionalanästhesie genutzt. In der Urologie kann es bei transurethralen Resektionen (TUR) an der Blasenwand mit Strom zu einer Stimulation des N. obturatorius und der plötzlichen motorischen Kontraktion der Adduktoren führen, was bis zur Blasenperforation durch die Instrumente führen kann. Auch hier wird die ein- oder beidseitige N.-obturatorius-Blockade eingesetzt.

Frage 262

Welche Region innerviert der N. cutaneus femoralis lateralis (Ncfl) und wo kann er blockiert werden?

Der Ncfl ist ein sensibler Ast aus dem Plexus lumbalis, der in Höhe der Spina iliaca anterior superior zwischen die Muskelbäuche des M. sartorius und M. tensor fasciae latae in einem gepolsterten Kanal („Fat-filled flat Tunnel"; Ffft) verläuft und sensibel ein stark variierendes Hautareal der Hüfte, des lateralen Ober- und proxymalen lateralen Unterschenkels versorgen kann. In der Regel lässt sich die Blockade wenige cm unter der Spina iliaca anterior superior durch ultraschallkontrollierte Injektion von 1–2 ml LA in den Ffft durchführen.

Frage 263

Beschreiben Sie den Verlauf und das Innervationsgebiet des N. ischiadicus.

Der N. ischiadicus tritt durch das Foramen infrapiriforme in unmittelbarer Nähe zum N. cutaneus femoris posterior aus dem Becken und wird durch den M. gluteus maximus bedeckt, um weiter zwischen M. biceps femoris und M. adductor magnus in Richtung Poplitea zu verlaufen. Auf dem Weg in Richtung Kniekehle werden wenige Rami muscularis zur Muskelinnervation am dorsalen Oberschenkel abgegeben. Im Bereich der Kniekehle teilt er sich in N. tibialis und N. fibularis communis (bzw. N. peroneus) auf. Er versorgt sensibel und motorisch nahezu den kompletten Unterschenkel und Fuß, mit Ausnahme des sensiblen Hautinnervationsareals des N. saphenus aus dem N. femoralis.

Frage 264

Wo kann der N. ischiadicus blockiert werden?

- **parasakral**
- **tiefe anteriore Punktion**
- **subgluteal**
- **distal (distaler Oberschenkel)**

Frage 265

Beschreiben Sie kurz relevante Vor- und Nachteile der parasakralen und der anterioren N.-ischiadicus-Blockade!

In der parasakralen Position wird der in unmittelbarer Nähe austretende N. cutaneus femoris posterior, welcher sensibel einen großen Bereich der dorsalen Haut am Oberschenkel versorgt, meist ebenfalls blockiert. In Kombination mit einem N.-femoralis-Block sind so auch Eingriffe an der dorsalen Oberschenkelseite möglich. Die Punktion ist etwas für erfahrene Anwender, weil es sich parasakral meist um eine tiefe Punktion handelt, dicht am Peritoneum des Beckens.

Der technisch einfachere anteriore N.-ischiadicus-Block wird mit extra langen Kanülen durchgeführt. Der Stichkanal geht von ventral nach dorsal durch sehr gut vaskularisierte Muskulatur und hat ein nicht zu unterschätzendes Blutungsrisiko. Die anteriore N.-ischiadicus-Blockade sollte deshalb nicht mehr durchgeführt werden. Der Ncfp wird in dieser Position nicht betäubt. Damit bringt diese Punktion keine Vorteile gegenüber der wesentlich sichereren distalen Punktion (distaler Oberschenkel).

Frage 266

Macht es einen Unterschied, ob der N. ischiadicus subgluteal oder distal blockiert wird?

Nein, auf dem Weg von subgluteal bis popliteal gibt der N. ischiadicus keine relevanten Nervenäste ab, durch deren Blockade ein erweitertes OP Gebiet möglich wäre. Subgluteal ist die Identifikation etwas erschwert, weil dort Sehnen verlaufen (Sehne des N. biceps femoris), die dem Nerv sehr ähnlich sehen. Durch Tracing des Nerven ist er aber eindeutig zu identifizieren. Am einfachsten ist der N. ischiadicus am distalen Oberschenkel zu blockieren, nachdem sonografisch die Teilungsstelle in N. tibialis und N. fibularis communis (auch N. peroneus communis) identifiziert wurde. Es empfiehlt sich eine Blockade leicht proximal dieser Aufzweigung.

Frage 267

In der Gefäßchirurgie soll eine Zehenamputation der Großzehe unter reiner Regionalanästhesie durchgeführt werden. Welche Verfahren verwenden Sie?

Eine OP ohne Blutsperre am Oberschenkel kann durch die Kombination der distalen N.-ischiadicus-Blockade und der mid-femoralen N.-saphenus-Blockade einfach erzielt werden.

Zur Erinnerung: Der N. saphenus (aus dem N. femoralis) versorgt ein potenzielles sensibles Hautareal des medialen Fußes und der Großzehe, während der N. ischiadicus alle übrigen Strukturen am Fuß versorgt.

Frage 268

Aufgrund eines bestehenden Bypasses am Oberschenkel sehen Sie keinen Puls auf der für den N.-saphenus-Block wichtigen Leitstruktur der A. femoralis superficialis. Außerdem befindet sich der Schatten einer Rohrprothese in Höhe des üblichen mid-femoralen Zugangs bei der N.-saphenus-Blockade. Was für eine Alternative haben Sie?

Wenn wie in diesem Fall das Versorgungsgebiet des N. saphenus sicher abgedeckt werden soll (sensible Versorg der Haut der Großzehe), kann auch eine N.-femoralis-Blockade erfolgen, weil der N. saphenus ein Endast des N. femoralis ist. Dann kann die Blockade höher als im Adduktorenkanal direkt im Leistenbereich am N. femoralis durchgeführt werden.

Frage 269

Bei einer Tibiakopf- und -schaftfraktur soll neben einer Verplattung am Tibiakopf auch ein Tibianagel eingebracht werden. Der Patient wünscht keine Spinalanästhesie, möchte aber eine Narkose mit Regionalanästhesie. Da ein Kompartment unwahrscheinlich ist, ist der Unfallchirurg einverstanden.

Die Regionalanästhesie sollte kombiniert werden aus einem N.-femoralis-Block, um das ventrale Kniegelenk mit Kapsel zu betäuben, mit der Blockade des N. ischiadicus distal sowie der Blockade des N. obturatorius (mediale Kniegelenkkapsel und Haut am medialen Kniegelenk) und des N. cutaneus femoris lateralis (variierendes sensibles Hautareal lateraler Ober- und Unterschenkel und Haut laterales Kniegelenk).

Frage 270

Warum kann es sinnvoll sein, bei einer TUR Blase (transurethrale Resektion der Blase) trotz der Spinalanästhesie einen N.-obturatorius-Block durchzuführen?

Der N. obturatorius verläuft beidseits dicht an der Blasenwand und kann durch die elektrische Schlinge bei der Resektion in der Blase stimuliert werden. In Steinschnittlagerung kann eine plötzliche Stimulation der durch ihn innervierten Adduktoren zu starken Bewegungen des Beins führen, außerdem durch nicht vorhersehbarer Muskelkontraktion mit Bewegung der intravesikalen Instrumente in der Folge Verletzungen der Blase und des Operateurs verursachen können.

Frage 271

Was ist eine toxische Methämoglobinämie?

Eine Methämoglobinämie kann u. a. durch Pharmaka, wie Benzocain, Lidocain und Prilocain, verursacht werden. Durch die Oxidation von zweiwertigem Eisen im Hämoglobin zu dreiwertigem Eisen verliert das Hämoglobin die Fähigkeit, Sauerstoff reversibel zu binden. Typische

Symptome sind trotz O_2-Gabe eine therapieresistente Hypoxämie mit Zyanose und normalen O_2-Partialdrücken in der Blutgasanalyse (BGA). In der BGA zeigt sich eine erhöhte Met-Hb-Konzentration. Bis 15 % Met-Hb-Anteil zeigen sich meist keine Symptome. Ab 20 % Met-Hb kommt es zu Kopfscherz, Übelkeit mit Sättigungsabfall, Zyanose, Atemnot und Vigilanzminderung. Das Blut für die BGA ist „schokoladenbraun." Bei Met-Hb > 70 % ist der Verlauf in der Regel letal.

Frage 272

Wie ist die Therapie der toxischen Methämoglobinämie?

Die Therapie besteht aus der Gabe von hochdosiertem Sauerstoff, und ab 20 % Met-Hb wird i. v. Methylenblau 1–2 mg/kgKG über 10 min verabreicht bzw. alternativ 2–4 mg/kgKG Toluidinblau. Beide Substanzen reduzieren das dreiwertige Eisen des Hämoglobins wieder zu zweiwertigem Eisen, damit die O_2-Bindung und Abgabe am Eisen des Hämoglobins wieder funktioniert.

Glücklicherweise wird durch den Einsatz ultraschalloptimierter Regionalanästhesie selten eine Dosis von beispielsweise Prilocain verabreicht, die ausreichen würde, diese Komplikation auszulösen. Trotzdem muss bei einer therapieresistenten Hypoxämie mit Zyanose bei normalen O_2-Partialdruck an diese Komplikation gedacht werden.

Frage 273

Warum ist es so schwierig, eindeutige Maximaldosierungen von Lokalanästhetika zu finden?

Die Empfehlungen von Maximaldosierungen bei Lokalanästhetika basieren im Allgemeine nicht auf wissenschaftlicher Evidenz, sondern werden in aller Regel vom Hersteller selbst, unter Abstimmung mit Fachgremien und Expertenmeinungen, festgelegt. Die Daten beruhen meist auf Tierversuchen, welche auf den menschlichen Organismus extrapoliert wurden, oder auf retrospektiven Analysen von Zwischenfällen. Auch zwischen unterschiedlichen Ländern, gibt es sehr große Diskrepanzen in den maximalen Dosierungen.

Frage 274

Wie lauten aktuelle maximale Höchstdosierungen der gängigen Lokalanästhetika in Deutschland?

In der aktuellen S 1-Leitlinie „Prävention & Therapie der systemischen Lokalanästhetika-Intoxikation (LAST)" und der aktualisierten Handlungsempfehlung der DGAI von 2020 finden sich die in Deutschland empfohlenen Maximaldosierungen der gängigen Lokalanästhetika. Die Dosisempfehlungen entsprechen publizierten Expertenmeinungen. Hierbei wird bei den langwirksamen Substanzen auch eine maximale Dosis in 24 h angegeben (▶ Tab. 2.4).

Tab. 2.4 Übersicht gängiger Lokalanästhetika mit maximaler Einzel- und Tagesdosierung (Wiesmann T, Schubert A-K, Volk T, Kubulus C et al. S 1-Leitlinie: Prävention & Therapie der systemischen Lokalanästhetika-Intoxikation (LAST). Aktualisierte Handlungsempfehlungen der DGAI. Anästh Intensivmed 2020; 61:225–238. doi: 10.19 224/ai2 020 225).

	Lokalanästhetikum	Maximale Einzeldosis	Maximale Tagesdosis
kurz wirksam	Lidocain	200–400 mg	*
mittellang wirksam	Mepivacain	300–400 mg	*
	Prilocain	400 mg	*
lang wirksam	Bupivacain	150 mg	400 mg/24 h
	Levobupivacain	150 mg	400 mg/24 h
	Ropivacain	225 mg	800 mg/24 h

*Keine Anwendung/Empfehlung bei kontinuierlicher Applikation.

Frage 275

Warum können versehentlich intravasal injizierte Lokalanästhetika (LA) schwere Nebenwirkungen bis zur Intoxikation auslösen?

Lokalanästhetika wirken über die Blockade von Na-Kanälen an der Nervenzelle und verhindern auf diese Weise, dass Aktionspotenziale sich im Nerv ausbreiten können. Na-Kanäle gibt es in sehr vielen Geweben, besonders gefährlich sind die Nebenwirkungen im zentralen Nervensystem und am Reizleitungssystem des Herzens. Bei der versehentlicher i. v. Injektion bzw. systemischer Resorption größerer Mengen LA kann es zu toxischen Nebenwirkungen kommen. Neben einem metallischen Geschmack, Schwindel, Ohrensausen, Sehstörungen, Unruhe, Übelkeit/Erbrechen, Vigilanzminderung, Faszikulationen bis zu Krampfanfällen, Bewusstlosigkeit bis Atemstillstand können Herzrhythmusstörungen von Extrasystolen, Kammerflimmern bis therapieresistenten Asystolien bei Intoxikation vorkommen. Deshalb sind ein Basismonitoring und ein liegender i. v. Zugang bei jeder Regionalanästhesie dringend zu empfehlen.

Frage 276

Warum kommt es heute sehr viel seltener als früher zum LA-Intoxikationen?

Durch den Einsatz von Ultraschall in der Regionalanästhesie werden intravasale Fehlpunktion in der Regel schnell erkannt, und die Injektion wird abgebrochen. Wichtig ist, dass die Ausbreitung des LA sichtbar ist, weil trotz negativer Blutaspiration durch Kompression der Vene die Kanülenöffnung in der Vene liegen kann! Außerdem ist das Volumen der erforderlichen LA im Vergleich zu früher deutlich reduziert. Meist wird im Standard der jeweiligen Klinik eine LA-Menge unterhalb der toxischen Dosis vorbereitet, womit schwere LA-Intoxikationen allein durch die Menge des vorbereiteten LA nicht vorkommen sollten.

Frage 277

Wie wird eine Lokalanästhetikaintoxikation („Local anaesthetic systemic Toxicity", LAST) therapiert?

Wenn möglich LA-Zufuhr stoppen, Oxygenierung mit O_2-Gabe bis zur Beatmung sicherstellen und ggf. Reanimation nach Leitlinie beginnen. Lipidinfusion („Lipid Rescue", 20 %ige Fettlösung) mit initial 1,5 ml/kgKG als Bolus über 1 min injizieren. Anschließend kontinuierliche Gabe 0,25 mg/kgKG/min über 10–20 min. Bei persistierender Reanimationssituation kann der Lipidbolus 2 × wiederholt werden. Das Therapieschema fasst ▶ Abb. 2.1 zusammen.

Betablocker/Ca-Antagonisten, Vasopressin, Hypokaliämie und Azidose vermeiden. Propofol ist aufgrund des geringeren Lipidanteils keine Alternative zu 20 %iger Lipidlösung!

Frage 278

Ein Patient sagt Ihnen, dass er in der Vergangenheit bei einer OP in Lokalanästhesie mit Procain eine leichte allergische Reaktion erlitten hat. Darf bei ihm nun für eine Nävusentfernung keine Lokal-/Regionalanästhesie mehr erfolgen?

Grundsätzlich wäre eine Allergentestung der sicherste Weg, um diese Frage zu beantworten. Procain gehört zur Gruppe der Aminoester (wie z. B. auch Benzocain, Chlorprocain, Oxybuprocain, Tetracain). Eine allergische Reaktion auf die wesentlich verbreitetere Gruppe der Aminoamide (Lidocain, Mepivacain Prilocain Bupivacain, Ropivacain) ist relativ unwahrscheinlich. Eine Lokal- oder Regionalanästhesie kann unter entsprechendem Monitoring mit liegendem i. v.-Zugang erwogen werden.

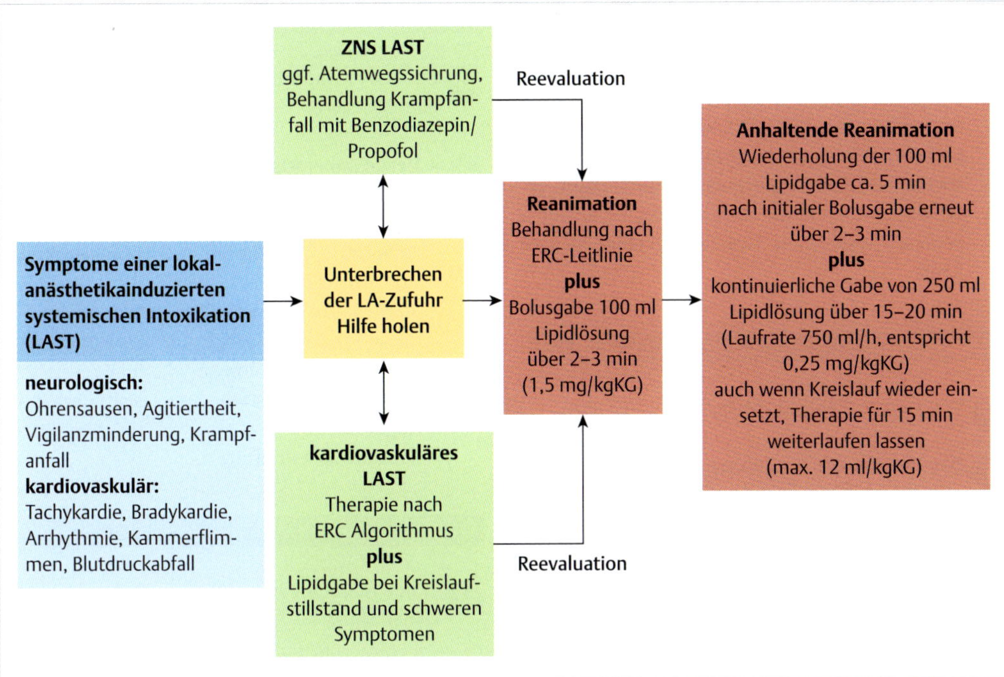

Abb. 2.1 Therapieschema Lokalanästhetikaintoxikation („Local anaesthetic systemic Toxicity", LAST).

Frage 279

Was ist ein Paravertebralblock (PVB)?

Der thorakale Paravertebralraum (PVR) wird nach ventral von der Pleura begrenzt, nach medial durch den Wirbelkörper und nach dorsal durch die Membrana intercostalis interna. Der thorakale PVR erstreckt sich über alle thorakalen Segmente als durchgehender Kanal. Durch die Verbindung entlang der Wirbelsäule und die unmittelbare Nähe zum Austritt der Spinalnerven am Neuroforamen ist ein Effekt einer ipsilateralen halbseitigen Periduralanästhesie (somatisch/ systemisch auch mit einer Kathetereinlage) erreichbar.

Die Punktionstechnik ist geübten Anwendern vorbehalten, da die unmittelbare Nähe der Pleura (Begrenzung des PVR) eine Pleuraverletzung verursachen kann. Wenn mehrere Segmente analog zu der Dermatomausbreitung bei der PDA erreicht werden sollen, müssen mehrere Punktionen in mehreren Höhen erfolgen. Dafür ist die Wirkung auch einseitig erzielbar, und auch Einlagen von Kathetern sind möglich.

Frage 280

Wie funktioniert eine i. v. Regionalanästhesie beispielsweise für eine OP am Unterarm?

Die i. v. Regionalanästhesie ist eine weiterhin in z. B. ambulanten Praxen durchgeführte Methode, um eine Regionalanästhesie einer Extremität zu ermöglichen. Neben dem üblichen Monitoring wird eine periphere Venenverweilkanüle in der entsprechenden Extremität benötigt, sowie ein venöser Zugang für eine Infusion. Es wird eine Doppelmanschette für i. v. Regionalanästhesie, also eine Manschette mit doppeltem Torniquet angelegt, die getrennt befüllt werden kann. Anschließend wird die Extremität hoch gelagert und ausgewickelt, um das Blut in der Extremität zu reduzieren. Nun erfolgt die Stauung des proximalen Cuffs der Manschette um 50-100 mmHg über den systolischen Wert des Blutdrucks und die Injektion des Lokalanästhetikums (LA) über den in der Extremität liegenden venösen Zugang. Dies führt durch Diffusion des LA zur kompletten Anästhesie der Extremität distal der Manschette. Nach ca. 15 min wird der distale Cuff ebenfalls

mit 50-100 mmHg über den systolischen Wert des Blutdrucks gestaut und danach der proximale Cuff geöffnet. Der Torniquet-Schmerz durch die abbindende Manschette wird so ausgeschaltet, weil der restliche distale Anteil der Extremität bereits durch das LA anästhesiert ist. Die Blutsperre darf nach frühestens 20 min langsam geöffnet werden, da die Diffusion des LA aus dem venösen System ins Gewebe so lange dauern kann.

Frage 281

Was ist eine iPACK-Blockade?

Das Ziel von iPACK („Interspace between the popliteal Artery and Capsule of the posterior Knee") ist es, selektiv nur die Innervation des hinteren Kniegelenks zu blockieren, ohne gleichzeitig die Hauptstämme der Tibia- und Peronealnerven zu anästhesieren. Dadurch bleibt die sensomotorische Funktion des Beins und des Fußes erhalten. Unter Ultraschallkontrolle wird eine Infiltration zwischen Arterie und Gelenkkapsel durchgeführt. Diese Methode blockiert aber nur Nerven an der dorsal Seite des Kniegelenks.

Frage 282

Was ist ein TAP-Block?

Der Transversus-abdominis-Plane-Block (TAP) ist ein Faszienblock, bei dem ein hohes Volumen niedrig konzentriertes Lokalanästhetikum zwischen den M. obliquus internus und dem M. transversus abdominis injiziert wird. Ziel ist es, die sensorische Innervation der Bauchdecke zu blockieren, denn die vorderen Rami der Spinalnerven Th 6–L 1 verlaufen in dieser Schicht zwischen den schrägen Bauchmuskeln und dem M. transversus abdominis. Im Verlauf geben diese Nerven laterale kutane und ventrale kutane Äste ab, die die Bauchwand sensorisch innervieren. Aber auch der N. iliohypogastricus und der N. ilioinguinalis kann durch diese Blockade erreicht werden.

Durch Variation der Einstichhöhe (z. B. subkostal oder abdominell laterodorsal) lässt sich der Wirkbereich durch Beeinflussung der Ausbreitung des Lokalanästhetikums etwas steuern. Das Peritoneum wird durch diesen Block nicht anästhesiert.

Frage 283

Nennen Sie Indikationen für einen TAP-Block (ein- oder beidseitig)!

- **Hernienoperationen**
- **totale abdominale Hysterektomie**
- **Kaiserschnitt**
- **explorative Laparotomie (z. B. Dickdarmresektion, Ileostomie)**
- **offene/laparoskopische Appendektomie und Cholezystektomie**
- **offene Prostatektomie**
- **Nierentransplantation**
- **Nephrektomie**
- **Bauchdeckenstraffung**

Frage 284

Wann machen Faszienblöcke wie der TAP-Block keinen Sinn?

Bei Faszienblöcken muss sich das Lokalanästhetikum zwischen den Faszien ausbreiten können, um eine gute und vorhersehbare Wirkung zu erzielen. Sobald die Faszien durch Verwachsungen (z. B. OP-Narben) oder Verklebungen (z. B. nach Infektionen) verändert sind, ist die Wirkung durch die gestörte Ausbreitung des Lokalanästhetikums nicht mehr kalkulierbar und oft insuffizient.

Frage 285

Gibt es einen Block für die konventionelle Hernienchirurgie (OP nach Lichtenstein)?

Mit einem N.-ilioinguinalis- und N.-iliohypogastricus-Block lässt sich das OP-Gebiet im OP-Bereich der Lichtenstein-OP betäuben und die OP in reiner Regionalanästhesie durchführen. Die Punktion erfolgt ebenfalls zwischen M. transversus abdominis und M. obliquus internus im Bereich der Spina iliaca anterior superior dicht am M. iliacus.

Frage 286

Wie sollten Sie bei einer Regionalanästhesie das Ultraschallgerät und sich selbst positionieren?

Bei einer Regionalanästhesie fällt es vielen ungeübten Anwendern schwer, die Punktionskanüle in der Ebene des Ultraschallbildes in ganzer Länge darzustellen. Wenn man sich selbst und das Ultraschallgerät so positioniert, dass die Stichrichtung, die Blickrichtung und die Ausrichtung der Schallebene (Schallsondenposition) möglichst in einer Linie sind, ist es viel einfacher, mit einem kurzen Blick auf die Nadel zu erkennen, wo Abweichungsfehler zwischen Kanüle und Schallebene sind, um diese zu korrigieren.

Frage 287

Durch welche Fehler kann es bei der Regionalanästhesie nahezu unmöglich werden, die Punktionskanüle vollständig im Bild darzustellen?

Viele Anwender machen sich die Darstellung der Kanüle schwer, weil diese beim Versuch der In-Plane-Punktion schräg im Bezug zur Schallebene positioniert wurde. Dies fällt schnell auf, wenn ein Kontrollblick durchgeführt wird.

Ein anderer beliebter Fehler ist, die Punktionskanüle zu biegen, z. B. in der Absicht, den Punktionswinkel zu verbessern. Eine gebogene Kanüle macht es aber schwer bis unmöglich, diese Kanüle im Ultraschallbild als eine durchgehende Linie (sog. Alignment) darzustellen.

Frage 288

Was ist ein Rektus-Scheiden-Block?

Bei diesem Block wird Lokalanästhetikum zwischen dem dorsalen Rand des M. rectus abdominis und der dorsalen Rektusscheide injiziert. Die Rektusscheide wird aus den Aponeurosen der Faszienscheiden aller 3 lateralen Bauchwandmuskeln gebildet. Durch die Verteilung des injizierten LA kann der M. rectus abdominis und die Haut im Bereich zwischen dem Xiphoid und der Symphyse betäubt werden. Diese Punktion muss aber auf beiden Seiten der Linea alba, also für den rechten und den linken Anteil des M. rectus abdomins, erfolgen. Er ist daher für chirurgische Schnitte in der vertikalen Mittellinie (oder paramedian) indiziert.

Dieser Block wird erster Linie als analgetische Ergänzung für die Nabelbruch-OP oder laparoskopische Eingriffe verwendet.

Der TAP-Block deckt dieses Areal ebenfalls ab und wesentlich mehr Anteile der Bauchwand.

Frage 289

Was ist ein QLB?

Der Quadratus-lumborum-Block (QLB) gehört zu den Bauchwandblockaden und bewirkt eine Analgesie der ipsilateralen Bauchwand im Bereich Th 6–L 1, meist eine ausgedehntere Blockade als der TAP-Block. Es werden 3 Punktionsvarianten beschrieben (anterior, lateral und posterior). Bei der anterioren Punktion wird das LA zwischen M. psoas major und M. quadratus lumborum (MQL) injiziert. Die laterale Punktion erfolgt am anterolateralen Rand des MQL an der Verbindung mit der Fascia transversalis. Eine posteriore Punktion erfolgt zwischen MQL und dem M. erector spinae oder dem M. latissimus dorsi.

Frage 290

Was ist ein ESP?

Ein Erector-spinae-Block (ESP) gilt als Verfahren, bei dem eine Injektion von LA zwischen Querfortsatz des Wirbelkörpers und M. erector spinae durchgeführt wird. Die relativ einfache Punktion soll ipsilateral vergleichbare Ergebnisse wie z. B. ein Paravertebralblock bringen.

Es wird aber aktuell kontrovers diskutiert, wie die Wirkung entsteht. Durch dicke Schichten Muskulatur und Faszien könnte LA zum Neuroforamen diffundieren und am Spinalnerv eine Blockade erzielen.

Leider zeigt sich aber auch eine kaum einschätzbare Wirkung. Vermutlich wird dieser Block nicht in den klinischen Alltag etabliert werden, weil nur der Ramus posterior des Spinalnervs (Nervenanteil zur autochthonen Rückenmuskulatur) je nach Ausbreitung des LA auf einem oder mehreren Segmenten sicher anästhesiert wird. Eine Wirkung auf den Ramus anterior des Spinalnerven ist nicht kalkulierbar.

Frage 291

Kann man Ultraschall für die Spinalanästhesie und Periduralanästhesie nutzen?

Gerade bei schwierigen Punktionen und bei Skoliose kann der Ultraschall ein sehr wertvolles Tool sein, um eine geeignete Punktionsstelle zu identifizieren. Mit wenigen Kenntnissen der Sonoanatomie der Wirbelsäule lässt sich im Transversalschnitt mit einem Konvexschallkopf die Mitte der Wirbelsäule anhand der Dornfortsätze bestimmen. Wenn ein geeigneter Zwischenraum identifiziert wurde, kann sogar der Winkel für die Punktion durch die Schallkopfwinkelung bestimmt werden.

Im paramedianen Longitudinalschnitt kann der Zwischenraum anhand der Abgrenzung zum Os sacrum ausgezählt werden, um z. B. genau L 3/4 zu bestimmen. Sowohl in der transversalen als auch in der paramedianen Sicht lässt sich der Abstand vom Schallkopf zur Dura mater (Punktionstiefe) bestimmen.

Frage 292

Was ist ein PENG-Block?

Der PENG-Block („Pericapsular Nerve Group") ist ein Faszienblock, bei dem ein Lokalanästhetikum in die Faszienebene zwischen der Psoassehne und dem Darmbein injiziert wird. Damit sollen die Gelenkäste des N. femoralis und der N. accessorius des N. obturatorius blockiert werden, um die vordere Kapsel des Hüftgelenks sensorisch zu anästhesieren.

Frage 293

Nennen Sie Komplikationen bei der Spinalanästhesie!

Blutdruckabfall, ggf. mit Übelkeit/Erbrechen, Bradykardie bis Asystolie (Risikofaktoren: Betablocker, Herzfrequenz < 60/min), postspinaler Kopfschmerz, allergische Reaktion, hohe Spinalanästhesie mit Dyspnoe, Rückenmarkverletzungen, spinale Blutung, Harnverhalt, Infektion, Juckreiz (z. B. bei Opioidzugabe).

Frage 294

Mit welchem Fehler müssen Sie rechnen, wenn Sie mit dem Farb-Doppler ein Gefäß im 90°-Winkel schallen?

Doppler-Verfahren (z. B. Power/PW- und Color-Doppler) sollten regelhaft eingesetzt werden, um Gefäße im Punktions-Areal zu identifizieren, um diese gezielt zu punktieren oder bei der Regionalanästhesie zu schützen. Aufgrund einer Frequenzverschiebung der Ultraschallwelle, bedingt durch sich auf den Schallkopf zu- oder vom Schallkopf wegbewegenden Erythrozyten im Blutstrom, kann das Ultraschall-Gerät Richtung und Geschwindigkeit des Blutstromes errechnen. Die Messung ist aber sehr abhängig vom Messwinkel. Bei einem Winkel über 60° kommt es zu erheblichen Fehlern in der Messgenauigkeit, und bei einem Winkel von 90° zum Blutfluss wird oft gar kein Fluss erkannt. Dies liegt neben der Physik der Wellenausbreitung auch an dem in der Berechungs-Formel enthaltenen Cosinus, welcher bei 90 ° „Null" ergibt und damit keine Messwertberechnung erfolgen kann. Das bedeutet, dass eine Frequenzverschiebung (essenziell für Dopplermessung) im 90°-Winkel nicht gemessen wird und damit kein Dopplershift erkannt wird. Die Folge ist kein detektierbarer Fluss im Doppler, wenn der Blutstrom im 90° Winkel geschallt wird.

Frage 295

Warum kann es sein, dass bei der scheinbar erfolgreichen In-Plane-Punktion der A. radialis kein Blut kommt und in der Out-of-Plane-Ebene (OOP-Ebene) sichtbar ist, dass die Kanüle neben dem Gefäß liegt?

Das errechnete Ultraschallbild wird durch viele Artefakte beeinflusst. Ein Ultraschallgerät berechnet das 2D-Bild am Monitor nicht aus einer Schallebene, die sich wie eine dünne Schicht ausbreitet. Die Schallebene breitet sich keulenartig aus, weshalb das errechnete Bild aus einem Volumen und nicht aus einer einzelnen Ebene entsteht. Bei der In-Plane-Punktion kann so beispielsweise eine Gefäßpunktion der A. radialis als korrekte Lage von Kanüle in der Arterie dargestellt werden, obwohl kein Blut aspirabel ist.

Wenn der Schallkopf um 90° in die OOP-Sicht rotiert wird, liegen Kanüle und Gefäß oft deutlich nebeneinander. Gerade bei kleinen Strukturen ist die Punktion in der OOP-Ebene aufgrund der zuverlässigeren lateralen Auflösung der Schallebene zu empfehlen.

Frage 296

? Wie können Sie bei der interskalenären Plexusanästhesie die Zuordnung der Rami ventrales der Spinalnerven anhand der Anatomie der Querfortsätze durchführen?

! **Für die interskalenäre Plexusanästhesie startet man die Untersuchung mit aufgesetzter Ultraschallsonde am besten in der supraklavikulären Position. Hier lässt sich die A. subclavia und der lateral davon befindliche Plexus brachialis meist einfach darstellen. Aus dieser Position wird der Ultraschallkopf aufgerichtet, sodass er ca. im 90°-Winkel zur Haut ausgerichtet ist. Die Plexusstrukturen werden mittig eingestellt, und es erfolgt ein langsamer Slide nach kranial. Es bildet sich die sog. Skalenuslücke zwischen M. scalenus anterior und medius. Dabei erfolgt die Bestimmung und Zuordnung der Rami ventrales (auch Rr. anteriores genannt) der Spinalnerven anhand der charakteristischen knöchernen Querfortsätze der Halswirbelkörper. Durch diese Technik werden die Rami ventrales der Spinalnerven C 5, C 6 und C 7 bestimmt, und diese können gezielt bei der Regionalanästhesie mit Lokalanästhetikum umspült werden.**

Frage 297

? Warum ist der Querfortsatz des HWK 7 so eine wichtige und charakteristische anatomische Struktur in der Regionalanästhesie?

! **Der Querfortsatz des HWK 7 hat nur ein rudimentär angelegtes Tuberculum anterius. Dies ermöglicht der A. vertebralis, in das Foramen transversarium vertebrae einzutreten und gut geschützt in den Querfortsätzen der Wirbelkörper zu verlaufen. Der Querfortsatz erscheint wie ein Dreieck oder ein „Lehnstuhl" im Ultraschallbild (▶ Abb. 2.2). Meist sehen A. vertebralis und der Ramus ventrales des Spinalnervs C 7 im Ultraschallbild als hypoechogene runde Struktur sehr ähnlich aus. Durch ein Doppler-Verfahren (z. B. Farbdoppler) lässt sich die Arterie aber eindeutig darstellen und unterscheiden.**

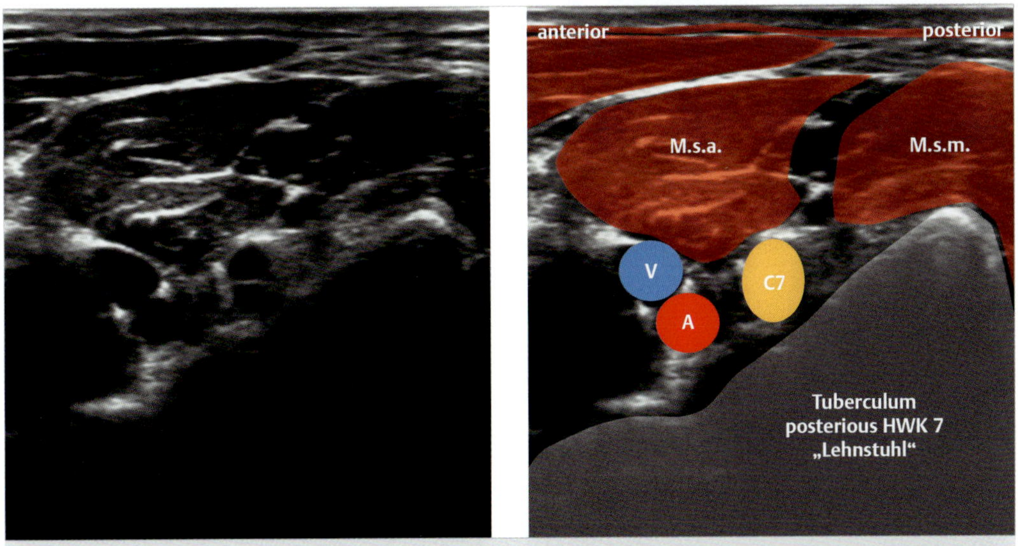

Abb. 2.2 Natives B-Bild in Höhe HWK7 auf der rechten Halsseite. (Rechts: koloriertes und beschriftetes Bild: M. s. a. = M. scalenus anterior; M.s.m. = M. scalenus medius, V = V. vertebralis, A = A. vertebralis, C 7 = Ramus ventralis des Spinalnerven C 7.) (Quelle: Delle C, Puschmann K, Puschmann T. In: Winterhalter M, Puschmann T, Hrsg. Standards in der Anästhesie. 1. Auflage, aktualisiert und erweitert 2023. Stuttgart: Thieme; 2021)

Frage 298

Wie können Sie mit einfachen Mitteln die Sedierung bei einer Regionalanästhesie durch ein CO_2-Monitoring im OP erweitern?

Viele Patienten wollen bei reiner Regionalanästhesie trotzdem nichts von der OP mitbekommen und möchten sediert werden. Über eine Sauerstoffmaske kann O_2 verabreicht werden. Über ein in die Maske eingeführtes Ende einer Perfusor-Leitung, die mit dem CO_2-Sensor des Beatmungsgerätes verbunden wird, ist eine CO_2-Kurve im Monitorbetrieb vieler Beatmungsgeräte möglich. Auf diese Weise werden Atempausen bei zu tiefer Sedierung detektiert und CO_2-Werte angezeigt; ggf. wird vom Gerät ein Alarm ausgelöst (▸ Abb. 2.3).

Frage 299

Benennen Sie die mit Zahlen beschrifteten Strukturen im Ultraschallbild bei einer axillären Plexusanästhesie (▸ Abb. 2.4)!

- **1 = Oberarmfaszie**
- **2 = N. ulnaris**
- **3 = N. cutaneus antebrachii medialis**
- **4 = komprimierte V. axillaris**
- **5 = N. radialis**
- **6 = A. axillaris**
- **7 = N. medianus**
- **8 = M. coracobrachialis**
- **9 = N. musculocutaneus**
- **10 = M. teres major**
- **11 = Humerus**

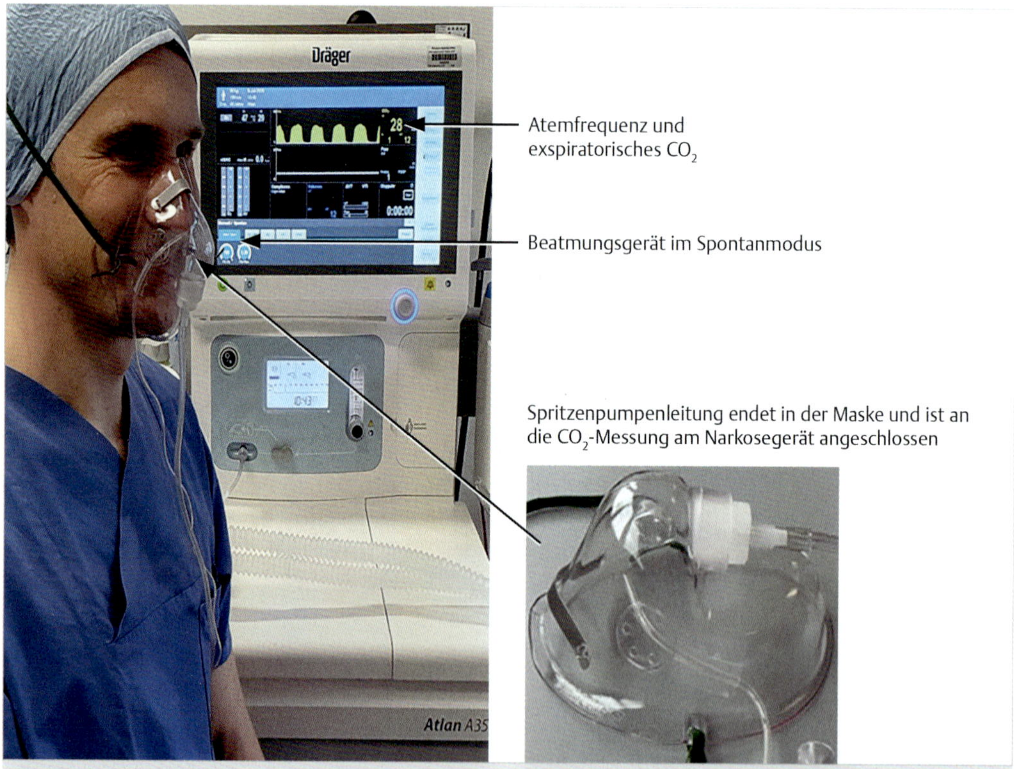

Abb. 2.3 Erweitertes Sedierungsmonitoring mit CO_2-Messung über Sauerstoffmaske. (Quelle: Delle C, Puschmann K, Puschmann T. Interskalenärer Plexusblock = ISK. In: Winterhalter M, Puschmann T, Hrsg. Standards in der Anästhesie. 1. Auflage, aktualisiert und erweitert 2023. Stuttgart: Thieme; 2021)

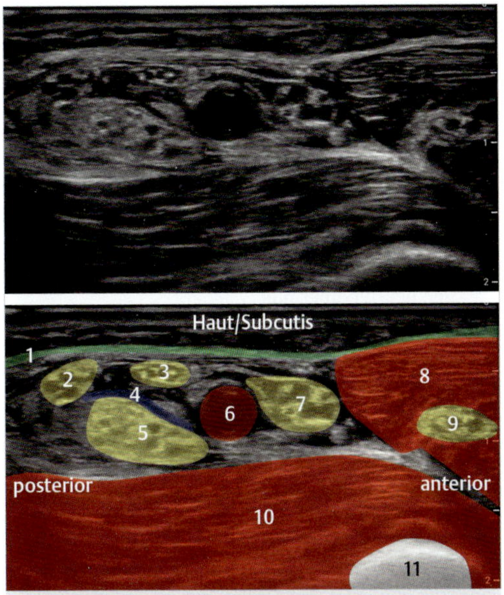

Abb. 2.4 Natives Bild bei axillärer Plexusanästhesie. (Unten kolorierte Abbildung.)

Frage 300

Was ist ein Walk-down-Manöver?

Bei der Out-of-Plane-Punktion (OOP-Punktion) ist die Kanülenspitze nur als ein Punkt im Monitorbild sichtbar. Um sich der Zielstruktur anzunähern, muss in der Regel der Winkel der Kanüle mehrfach angepasst werden. Wenn der Schallkopf wie fixiert in seiner Position verbleibt und die Kanüle durch Zurückziehen, Winkelanpassung und Vorschub bis in die Bildebene (sichtbarer Punkt) bewegt wird, nähert man die Kanülenspitze in dieser fächerartigen Punktionsbewegung immer mehr an die Ziehlstruktur an. Diese Technik wird als „Walk-down-Manöver" bezeichnet.

Frage 301

Was ist ein Slide-down-Manöver?

Das gerade bei Gefäßpunktionen verwendete Slide-down-Manöver wird folgendermaßen durchgeführt: Eine im Verlauf darstellbare Struktur, wie beispielsweise eine Vene, wird im Ultraschallbild mittig als möglichst runde Struktur dargestellt. Es sollte immer über eine kurze Distanz der weitere Verlauf des Gefäßes vorab sonografisch überprüft werden, weil gerade Gefäße sich oft aufteilen oder kurvenreich verlaufen können. Die Kanüle wird flach OOP eingeführt, bis die Schallebene erreicht ist und die Kanüle als punktförmige Struktur im Monitorbild mittig und oberhalb des zu punktierenden Gefäßes erscheint. Nun verbleibt die Kanüle wie fixiert in der Position und der Schallkopf wird ein Stück von der Kanüle entfernt. Die Zielstruktur bleibt möglichst in der Bildmitte eingestellt. Anschließend erfolgt wieder der Vorschub der Kanüle, bis diese die Schallebene des fixiert in der Position verbleibenden Schallkopfes erreicht. Dieses Manöver wird wiederholt, bis die Zielstruktur punktiert wurde.

2.6 Perioperative Probleme

Frank Wolffgramm

Frage 302

Nennen Sie Fehlerquellen bei der Pulsoxymetrie!

Perfusionsstörungen, Bewegungsartefakte, CO und Met-Hb stören oder verfälschen die Messung. Bei der Pulsoxymetrie wird die Pulswelle plethysmografisch erfasst und die Lichtabsorption systolisch bei 940 nm (O_2-Hb) und 660 nm (reduziertes Hb) gemessen.

Bei schlechter Perfusion ist die Detektion der Pulswelle am Finger oft ungenügend (besser: Ohrläppchen). Bei einer Kohlenmonoxidvergiftung werden falsch-hohe Werte angezeigt, da CO-Hb Licht ebenfalls bei 660 nm absorbiert. Methämoglobin absorbiert bei 660 und 940 nm, sodass die gemessenen Werte nicht der arteriellen O_2-Sättigung entsprechen.

Frage 303

Beschreiben Sie die Mechanismen, die an perioperativen Wärmeverlusten beteiligt sind!

Strahlung, Konvektion, Wärmeleitung und Verdunstung sind für den Wärmeaustausch verantwortlich.

Der Wärmeaustausch ist abhängig von der Körperoberfläche, den Umgebungsbedingungen und dem Wärmeaustauschkoeffizienten. Beim entblößten Patienten ist im OP eine mittlere Abnahme der Körpertemperatur von ca. 1 °C/h zu erwarten. Wärmeverluste sind auch durch ungewärmte Infusionslösungen zu erwarten: bei einem 80 kg schweren Patienten sinkt die Körpertemperatur durch die Infusion von 5 l Infusionslösung (22 °C) um ca. 1 °C ab. Außer bei kurzen und kleineren Eingriffen, bei denen eine effektive Isolation über eine warme Decke oder ein vorgewärmtes Handtuch möglich ist, muss bei größeren und länger dauernden Eingriffen aktiv externe Wärme z. B. durch Warmluftkonvektionssysteme zugeführt werden. Nur bei hoher Flüssigkeitszufuhr sollten Infusionslösungen gewärmt werden. Wichtig ist, bereits präoperativ mit der Verhinderung von Wärmeverlusten zu beginnen und im gesamten perioperativen Prozess für einen guten Wärmeerhalt zu sorgen.

Frage 304

Was versteht man unter Kältezittern (Shivering)?

Shivering ist eine spontane, asynchrone und zufällige Skelettmuskelkontraktion mit dem Ziel, die basale Stoffwechselrate zur Temperaturerhöhung zu steigern.

Die Steuerung erfolgt im Hypothalamus. Die Wärmeproduktion kann bis zu 300 % gesteigert werden; dies geht mit drastisch erhöhtem O_2-Verbrauch und CO_2-Produktion einher.

Frage 305

Welche Medikamente stehen Ihnen zur Therapie des postoperativen Kältezitterns (Shivering) zur Verfügung?

Üblich sind Pethidin und vorzugsweise Clonidin titriert in geringer Dosierung a 15–30 mcg, bis zum erwünschten Wirkeintritt. Physostigmin ist ebenfalls wirksam, muss aber wegen seiner Nebeneffekte (Bradykardie, ggf. bronchiale Sekretion und Konstriktion) mit Bedacht eingesetzt werden.

Die Prophylaxe intraoperativer Wärmeverluste trägt zur Reduktion der Inzidenz des Kältezitterns bei, es gibt aber auch temperaturunabhängige Auslöser des Shiverings (Imbalance durch Narkotika in der Aufwachphase, Angstreaktion etc.).

Frage 306

Beschreiben Sie die kardiovaskulären Veränderungen bei Hypothermie!

Hypothermie führt zur Vasokonstriktion mit Hypoperfusion und Hypoxie der peripheren Gewebe sowie zur Steigerung des Gefäßwiderstands (SVR) und des zentralen Venendruckes (ZVD).

Pulsoxymetrie und arterielle Blutdruckmessung werden zunehmend unzuverlässig. Der gesteigerte myokardiale O_2-Verbrauch durch das kompensatorische Shivering ist begleitet von Abfall des Herzzeitvolumens, Bradykardie und Arrhythmien.

Frage 307

Nennen Sie pulmonale, renale und hepatische Veränderungen durch Hypothermie!

Der pulmonal-vaskuläre Widerstand steigt und die hypoxische pulmonale Vasokonstriktion wird aufgehoben; Folge ist ein verschlechtertes Ventilations-Perfusions-Verhältnis mit Zunahme der pulmonalen Shuntfraktion und damit einhergehender Hypoxie. Der $paCO_2$ fällt bei einer Temperaturabnahme um 8 °C um ca. 50 %, damit ist der Atemantrieb vermindert. Der renale Blutfluss sinkt, trotz Absinken der GFR kommt es wegen verminderter Na-Rückresorption zur Diuresesteigerung (Kältediurese, Hypovolämie). Die Leberperfusion ist eingeschränkt und damit die metabolischen und exkretorischen Funktionen der Leber.

Frage 308

Welche sonstigen Folgen hat die Hypothermie?

Das ZNS ist erheblich kompromittiert: Absinken des zerebralen Blutflusses, Ansteigen des zerebralen Gefäßwiderstands und Absinken des Hirnmetabolismus mit Sedation (33 °C) bis zum Koma (30 °C). Die hämatologischen Folgen sind Anstieg der Blutviskosität (der Hämatokrit steigt

um 2–3 %/°C Temperaturabfall), Leukozytensequestration, Störungen der Thrombozytenfunktion, Thrombozytopenie, Störung der Blutgerinnung durch Aktivitätsverlust der einzelnen Faktoren (17–60 % bei 33 °C, 7–34 % bei 31 °C). Die Hypothermie führt zur metabolischen Azidose und Hyperglykämie. Die O_2-Bindungskurve verschiebt sich nach links, der Sauerstoff kann somit schlechter in das Gewebe abgegeben werden.

Ab ca. 30 °C besteht zudem die zunehmende Gefahr des Kammerflimmerns.

Frage 309

Beschreiben Sie Ursachen und Symptome des zentralen anticholinergen Syndroms (ZAS)!

Das ZAS kann durch die anticholinergen Wirkungen zentral wirkender Pharmaka (z. B. Atropin, alle Anästhetika, Benzodiazepine, Neuroleptika, trizyklische Antidepressiva) ausgelöst werden. Die Symptome entsprechen denen einer Atropinvergiftung. Ein peripheres anticholinerges Syndrom mit warmer, geröteter Haut, trockenen Schleimhäuten, Tachykardie ist unterschiedlich stark ausgeprägt mit zentralen Symptomen kombiniert.

Man unterscheidet eine komatöse Form mit Bewusstseinstrübung aller Grade bis zum Koma und eine agitierte Form mit Sehstörungen, Unruhe, Angst, Verwirrtheit, Halluzinationen, verwaschener Sprache und formalen Denkstörungen.

Frage 310

Wie therapieren Sie ein ZAS?

Die Therapie besteht in der i. v.-Gabe von Physostigmin (2 mg) titriert oder als Kurzinfusion über 5–15 min.

Bessert sich die Symptomatik prompt, ist die Diagnose bestätigt.

Frage 311

Wie häufig ist das ZAS?

Die geschätzte Inzidenz liegt perioperativ bei 1–10 %.

Aufgrund der komplexen Symptomatik besteht die Gefahr, die Diagnose als unspezifische Symptome zu verkennen. Darum ist die Inzidenz vermutlich höher als die Zahl der dokumentierten Fälle.

Frage 312

Nennen Sie die Indikationen für eine perioperative transvenöse Schrittmachereinlage!

Patienten mit ausgeprägter, symptomatischer Bradykardie (< 35/min), deren Frequenz medikamentös nur geringgradig gesteigert werden kann, AV-Block III°, bifaszikulärer Block mit zusätzlichem AV-Block I° und herzchirurgische Eingriffe.

Wird ein Eingriff in Allgemeinanästhesie durchgeführt und lassen sich die Stimulationselektroden ohne Kompromittierung des Operationsgebiets anbringen, ist alternativ die externe transkutane Schrittmachertherapie möglich. Beim wachen Patienten wird sie in der Regel nicht toleriert oder erfordert zumindest eine tiefe Analgosedierung.

Frage 313

Welche Nahrungskarenz geben Sie einem Patienten vor einem Elektiveingriff in Allgemeinanästhesie vor, um das pulmonale Aspirationsrisiko zu minimieren?

Die Vorgaben sind in den letzten Jahren, speziell in Bezug auf die Einnahme klarer Flüssigkeit sowie bei Kindern, liberaler geworden:

- **Erwachsene: kleine und leicht verdauliche Mahlzeiten bis 6 h, geringe Mengen klarer Flüssigkeiten (1 Glas Wasser, Saft, 1–2 Tassen Tee oder schwarzer Kaffee) bis 2 h vor Narkoseeinleitung.**
- **Kinder: normale Mahlzeit bis 6 h, kleine leichte Mahlzeit (z. B. 1 Toast mit Marmelade, Milch, Säfte mit Fruchtfleisch) bis 4 h, Muttermilch (auch angereichert) bis 3 h, klare Flüssigkeit (auch gezuckert, Saft ohne Fruchtfleisch) bis 1 h vor Einleitung.**

Es soll im Prämedikationsgespräch nicht nur auf die zulässigen Zeitkorridore hingewiesen werden, sondern explizit dazu aufgefordert werden, die erlaubte Nahrung und insbesondere Flüssigkeiten zu sich zu nehmen bzw. den Kindern auch wirklich anzubie-

ten! Das Wohlbefinden wird gesteigert, die Kinder sind ruhiger, und es liegen weniger Hypovolämien vor, weil viele Patienten „zur Sicherheit" oft seit dem Vorabend weder essen noch trinken.

Aktuelle Untersuchungen weisen darauf hin, dass Milch wegen der niedrigeren Osmolarität als z. B. Saft den Magen schneller verlässt als bisher angenommen. Zusätzlich gewinnt die Sonografie des Magens zur Bestimmung des gastralen Volumens zunehmend an Bedeutung, sodass in den nächsten Jahren mit eine Aktualisierung der Empfehlungen zu rechnen sein dürfte.

Frage 314

Ist die Gabe von Protonenpumpenhemmern (z. B. Omeprazol) zur akuten Anhebung des Magensaft-pH geeignet?

Nein! Bei einer längerfristigen Vorbehandlung mit Protonenpumpenhemmern ist der Magensaft-pH stabil erhöht, bei der Akuttherapie (< 2 Tage) ist die Wirkung nicht sicher (Non-Responder).

Eine zuverlässige Anhebung des pH und Reduktion der Nüchternsekretmenge ist durch die Gabe von H_2-Rezeptorenblockern (z. B. Cimetidin) am Vorabend und am OP-Tag möglich. Die Ingestion kleiner Mengen (ca. 50 ml) klarer Flüssigkeit reduziert die Nüchternsekretmenge! Eine zuverlässige, rasche Anhebung des Magensaft-pH > 2,5 innerhalb von 5 min ist durch die Gabe von 30 ml 0,3-molarer Natriumzitratlösung möglich.

Frage 315

Beschreiben Sie die Formen der Aspiration!

Man unterscheidet Säureaspiration, nicht saure Aspiration und die Aspiration von Nahrungsbestandteilen. Weitere Aspirate können stark bakteriell kontaminierte Sekrete (Darminhalt beim Ileus), Galle oder Blut sein.

Säureaspiration ist definiert als Aspiration von mehr als 0,4 ml/kgKG mit einem pH < 2,5. Die Folgen sind Hypoxie, Zerstörung der alveolokapillären Schranke (Surfactant) mit interstitiellem Ödem, intraalveolärer Blutung, Atelektasenbildung und Erhöhung der Resistance. Diese chemisch induzierten Veränderungen beginnen wenige Minuten nach dem Ereignis und verschlechtern sich durch die beginnende Entzündungsreaktion in den nächsten Stunden mit der Ausbildung des akuten Lungenversagens („Acute Lung Injury", ALI). Bei der nicht sauren Aspiration sind die Zerstörung der Lungenarchitektur und die Entzündungsreaktion deutlich geringer ausgeprägt. Im Vordergrund steht die Zerstörung des Surfactant mit Atelektasenbildung; die Folge ist ebenfalls eine (geringer ausgeprägte, passagere) Hypoxie. Die Aspiration von Nahrungsbestandteilen induziert eine mechanische Obstruktion der Luftwege mit konsekutiver Entzündungsreaktion. Es bilden sich atelektatische Bezirke und überblähte Regionen aus. Hypoxie und Hyperkapnie durch Verteilungsstörungen sind die Folgen der Obstruktion. Bei der Aspiration von Darminhalt, z. B. beim Ileus, kommt eine ausgeprägte bakterielle Kontamination hinzu, die umgehend antimikrobiell behandelt werden muss.

Frage 316

Nennen Sie die Klinik der Aspiration!

Fieber (90 %), Tachypnoe und Rasselgeräusche (70 %), Husten, Zyanose und keuchende Atmung (30–40 %).

Bei der Aspiration kommt es je nach Ausprägung und Menge durch die chemische Reizung auch zu einem Bronchospasmus. Dieser kann z. B. bei intraoperativer Aspiration während einer Anästhesie mit Larynxmaske der Grund für Beatmungsprobleme mit herabgesetztem Tidalvolumen und erhöhten Beatmungsdrücken sein, dazu Abfall der Sauerstoffsättigung und Hyperkapnie durch die eingeschränkte Ventilation.

Frage 317

Welche Komplikationen erwarten Sie im Verlauf der Aspiration, wie hoch ist die Mortalität?

Bronchospasmus, Pneumonie, ARDS („Acute respiratory Distress Syndrome"), Lungenabszesse und Empyem. Die Gesamtmortalität der Aspiration liegt bei 5 %.

Nach einer reinen Säureaspiration entwickelt sich oft innerhalb weniger Tagen als Folge der chemischen Schädigung der kleinen Bronchien und Al-

veolen eine bakterielle Superinfektion. Bei Aspiration bakteriell kontaminierter Sekrete gelangt direkt ein infektiöses Agens in die Lunge und führt oft zu einer sich schnell entwickelnden bakteriellen Pneumonie.

Frage 318

? Wie hoch ist die Inzidenz der Aspiration bei der Anästhesie?

! **1–7 Fälle/10 000 Anästhesien.**

i *Durch eine sorgfältige präoperative Anamnese und Risikoevaluation, Erkennen von Faktoren, die eine Aspiration begünstigen und konsequente und standardisierte Vorgehensweise bei der Narkoseeinleitung (immer RSI wenn indiziert oder Verwendung einer Larynxmaske der 2. Generation bei erhöhtem Risiko für intraoperative Regurgitation), Aufrechterhaltung (Cuffdruck, Narkosetiefe, die Husten und Pressen vermeidet) und Narkoseausleitung (vor Extubation Wiedererlangen der Schutzreflexe beim aspirationsgefährdeten Patienten) kann das Auftreten einer Aspiration weiter verringert werden.*

Frage 319

? Ein 72-jähriger Patient wird in Steinschnittlagerung transurethral an der Prostata reseziert. Anamnestisch sind ein insulinpflichtiger Diabetes mellitus und ein 2 Jahre zurückliegender rechtshirniger Schlaganfall mit residualer Parese des linken Beins bekannt. Nach Abklingen der problemlos bei L3/4 punktierten Spinalanästhesie klagt der Patient postoperativ im Aufwachraum über ein Taubheitsgefühl am linken distalen medialen Unterschenkel. Welche Diagnose stellen Sie?

! **Die wahrscheinlichste Diagnose ist ein Lagerungsschaden des N. saphenus durch den Beinhalter.**

i *Ein radikuläres Syndrom, z. B. durch Verletzung der Wurzel bei der Spinalanästhesie, liegt nicht vor; das beschriebene Areal würde den Wurzeln L5 und S1 entsprechen. Am wahrscheinlichsten ist ein peripherer Nervenschaden. Periphere Nerven, die oberflächlich und/oder in engen Kompartimenten verlaufen, können durch Druck oder Zug geschädigt werden. Bei allen einseitig auftretenden Läsionen muss primär an einen Lagerungsschaden gedacht werden. Patienten mit Polyneuropathien (Diabetes mellitus!) sind besonders gefährdet. Das Beispiel unterstreicht die Wichtigkeit der Dokumentation des neurologischen Ausgangsbefunds bei vorbestehender Symptomatik (z. B. Schlaganfallanamnese).*

Frage 320

? Welche Nerven sind durch die perioperative Lagerung gefährdet?

! **Häufig sind Läsionen des N. ulnaris (Sulcus n. ulnaris: 0,1–0,26 %), N. medianus (Blutdruckmanschetten, kubitale Punktion: < 0,1 %) und des Plexus brachialis (Armabduktion > 90°, Außenrotation, Dorsalextension: 0,02–0,06 %).**

i *Selten: N. supraorbitalis (Bauchlage, Maskenbeatmung), N. peronaeus communis (Fibulaköpfchen), N. opticus (Bauchlage), N. radialis, N. facialis (Masken), N. ischiadicus (Außenrotation, Extension), N. saphenus (Beinhalter).*

Frage 321

? Ein 53-jähriger Patient klagt nach einer Strumektomie in Allgemeinanästhesie über ein Taubheitsgefühl und brennenden Schmerz im distalen lateralen Unterarm einschließlich des Daumens ohne motorische Ausfälle. Welche Differenzialdiagnosen kommen ursächlich infrage?

! **Das klinische Bild entspricht einer Schädigung der Wurzel C6. Eine Schädigung des N. musculocutaneus, dessen sensibles Areal am lateralen Unterarm liegt, ist wegen des fehlenden motorischen Ausfalls unwahrscheinlich. Ursächlich kommt die Überstreckung des Kopfs unter Muskelentspannung bei vorbestehenden Veränderungen der Halswirbelsäule infrage. Differenzialdiagnostisch ist eine partielle obere Plexusschädigung (üblicherweise C5 und C6) durch Überstreckung des Arms während der Anästhesie denkbar.**

II

Frage 322

Nennen Sie Verfahren zur präoperativen Atemtherapie! Bewerten Sie die Effektivität der genannten Verfahren!

Atemtraining mit tiefen Atemzügen und Husten unter Anleitung des Physiotherapeuten, „Incentive Spirometry" und intermittierende IPPB-Beatmung sind gängige Verfahren. Bei speziellen Indikationen (z.B. obstruktive Lungenerkrankungen, Schlafapnoesyndrom) Beginn einer noninvasiven nasalen CPAP-Maskenbeatmung oder Inhalation von Medikamenten (β_2-Mimetika, Anticholinergika, Steroide) über Vernebler.

Das preisgünstigste und sehr effektive Verfahren ist das Atemtraining mit tiefen Atemzügen und Husten unter Anleitung. IPPB-Beatmung und das sog. Giebelrohr (Totraumvergrößerung) kommen nicht mehr zum Einsatz, dafür aber kleine handliche Atemtrainer, die mit Bällen durch Hineinpusten oder Ansaugen die Atemkraft visualisieren und so die Motivation für tiefe Atemzüge und forciertes Ausatmen fördern.

Frage 323

Welche Möglichkeiten zur Prophylaxe von PONV („Postoperative Nausea and Vomiting" – postoperative Übelkeit und Erbrechen) haben Sie?

Die Evaluation des PONV-Risikos erfolgt z.B. mit dem Apfel-Score. Effektiv sind beim Hochrisikopatienten (nicht rauchende Frauen mit einer Anamnese von PONV): Verzicht auf volatile Anästhetika und N_2O (TIVA), Dexamethason, 5-HT3-Antagonisten Ondansetron oder Granisetron und Droperidol, sowie ein geringstmöglicher Einsatz perioperativer Opioide (wenn eine Nichtopioidanalgesie ausreichend wirksam ist).

Zu den Parametern des Apfel-Scores gehören weibliches Geschlecht, Reisekrankheit oder Z.n. PONV, Nichtraucherstatus sowie die Gabe postoperativer Opioide, wobei jedes Item das PONV-Risiko um ca. 20% erhöht. Eine PONV-Prophylaxe sollte bei nahezu jeder Narkose angewendet werden, bei mehr als 2 Risikofaktoren eine doppelte pharmakologische Prophylaxe plus TIVA. Wenn Husten, Pressen, Würgen den Erfolg der Operation oder Erbrechen die Entlassung nach Hause bei geplanter ambulanter Versorgung postoperativ gefährden oder sogar gefährlich sein könnte (Blutung nach Gefäß-OP, Wundverschluss, Augeninnen- oder Hirndruck), sollte stets eine doppelte, ggf. sogar dreifache Prophylaxe gegeben werden. Jedes Pharmakon kann die Inzidenz von PONV um ca. 20–30% senken. Weitere Alternativen sind Antihistaminika wie Dimenhydrinat, Metoclopramid ist weitgehend unwirksam.

Regionalanästhesien senken das PONV-Risiko im Vergleich zur Allgemeinanästhesie, auch durch die Vermeidung postoperativer Opioide.

Frage 324

Beschreiben Sie die Klinik des Schlafapnoesyndroms!

- **Durchschlafstörungen mit häufigen Weckreaktionen**
- **nicht erholsamer, unruhiger Schlaf**
- **Tagesmüdigkeit und Einschlafstörungen**
- **Schnarchen und Aussetzen der Atmung während des Schlafs**
- **morgendliche Kopfschmerzen, Abgeschlagenheit, Wesensveränderung, Libido- und Potenzstörungen**
- **Polyglobulie, Hypertonus, Rechts-/Linksherzhypertrophie und -insuffizienz**
- **pulmonale Hypertonie mit Cor pulmonale**
- **Rhythmusstörungen, nächtliche oder morgendliche Angina pectoris**
- **Ateminsuffizienz mit CO_2-Retention und Hypoxämie**

Bei der präoperativen Risikoevaluation im Rahmen der anästhesiologischen Narkoseaufklärung wird bereits im Fragebogen nach Schnarchen oder Atemaussetzern gefragt. Eine zusätzliche Möglichkeit der Erkennung und Klassifizierung bieten die Kriterien nach dem STOP-BANG-Fragebogen, der die wesentlichen Kennzeichen enthält.

Frage 325

Ein 48-jähriger übergewichtiger (BMI 36) Patient mit Schlafapnoesyndrom soll einer Septumkorrektur der Nase unterzogen werden. Welche anästhesiologischen Aspekte berücksichtigen Sie?

Die Ateminsuffizienz und ggf. eine Herzinsuffizienz müssen evaluiert werden (EKG, ggf. Echokardiografie, Lungenfunktionsprüfung, Blutgasanalyse). Eine nasale CPAP-Beatmung kann nicht direkt postoperativ weitergeführt werden.

Prämedikation: Verzicht auf Sedativa und Opioide. Bei der Allgemeinanästhesie Bereithalten aller Möglichkeiten zum „Difficult Airway Management", ggf. erweitertes Monitoring (arterielle Blutdruckmessung, ST-Segmentanalyse, obligat: Relaxometrie), Verwendung kurz wirksamer Pharmaka zur Vermeidung von Überhängen an Narkotika und Relaxanzien. Intensivmedizinische Überwachung bis zur Wiederaufnahme der CPAP-Beatmung.

Bei einer geschätzten Prävalenz von 1–6 % bei Erwachsenen zwischen 30 und 60 Jahren ist das Schlafapnoesyndrom bei elektiven und notfallmäßigen Eingriffen bedeutsam.

Frage 326

Kennen Sie andere, auch seltene, schlafbezogene Atemstörungen außer OSAS?

- **Pickwick-Syndrom (adipositasbedingtes Hypoventilationssyndrom) mit Pharyngealkollaps, alveolärer Hypoventilation und kurzen Schlafepisoden auch am Tag mit Apnoen > 10 s**
- **Undine-Syndrom (kongenitales zentrales Hypoventilationssyndrom) mit Verlust der autonomen Atmung im Schlaf, auch tagsüber mit permanenter Beatmungspflicht, bei fehlendem Ansprechen der CO_2-Chemorezeptoren**
- **Kleine-Levin-Syndrom (in Episoden auftretende Schlafkrankheit mit erhöhtem Schlafbedürfnis bis zu 22 h am Tag sowie weiteren Beschwerden oder Störungen des Verhaltens: Essstörungen, Enthemmung, kognitive Störungen, sozialer Rückzug)**

Frage 327

Welche Medikamente setzen Sie zur postoperativen Schmerztherapie bei Patienten mit Schlafapnoesyndrom bevorzugt ein?

Metamizol, Paracetamol und NSAR.

Beim Einsatz von Opioiden sollte eine Monitorüberwachung bevorzugt werden und ggf. ein titrierender Ansatz genutzt werden. Wenn möglich, Regional- oder Leitungsanästhesie. Eine präoperativ eingeleitete CPAP-Beatmung sollte frühestmöglich wieder aufgenommen werden und ist zwingend in den ersten Tagen nach der Operation anzuwenden (CPAP-Gerät muss mitgebracht und selbstständig angewendet werden können, ansonsten Überwachung am Monitor).

Frage 328

Beschreiben Sie eine triggerfreie Anästhesie für Patienten mit Disposition für die maligne Hyperthermie (MH)!

Alle volatilen Anästhetika und Succinylcholin sind Triggersubstanzen. Eine TIVA mit Propofol und Opioiden (Fentanyl, Sufentanil, Alfentanil, Remifentanil) unter Verwendung von nicht depolarisierenden Muskelrelaxanzien (z. B. Cis-/Atracurium, Vecuronium, Rocuronium) gilt als sicher, ebenso eine Lokal- oder Regionalanästhesie mit Amid-Lokalanästhetika (z. B. Mepivacain, Bupivacain, Ropivacain, Prilocain).

Die Zufuhr volatiler Anästhetika über das Narkosekreisteil, die Beatmungsschläuche und den Atemkalk muss verhindert bzw. sofort unterbunden werden. Für eine geplante triggerfreie Narkose müssen die Narkosegasverdampfer abgenommen, Beatmungsschläuche gewechselt und das Kreissystem minutenlang mit hohem Frischgasfluss gespült werden Die Dauer des Spülens sowie die Frischgaseinstellung sollten nach Anweisung des Herstellers erfolgen. Seit wenigen Jahren sind Aktivkohlefilter erhältlich, die in den In- und Exspirationsschenkel eingesetzt werden können, die Narkosegase nahezu vollständig binden und damit nach Herstellerangabe die Triggerfreiheit gewährleisten, sodass man das Narkosegerät, den Atemkalk und die Beatmungsschläuche im Notfall nicht austauschen muss.

Frage 329

Definieren Sie die maligne Hyperthermie (MH) und nennen Sie typische Symptome!

Die MH ist eine akute lebensbedrohliche pharmakogenetische Erkrankung, die während oder nach einer Allgemeinanästhesie auftreten und durch Triggersubstanzen ausgelöst werden kann. Durch diese Triggersubstanzen kommt es zum Anstieg der myoplasmatischen Kalziumkonzentration, der nicht mehr kontrollierbar ist. Die Folge ist ein hypermetabolisches Syndrom (verstärkte Energieproduktion durch Kontraktion der Filamente) mit Hyperkapnie (erhöhte CO_2-Produktion), Hypoxie (erhöhter O_2-Verbrauch), Azidose, Hyperthermie, Hypertonie, Tachykardie und Arrhythmien.

Die MH ist eine subklinische Myopathie, die Veranlagung wird autosomal-dominant vererbt und betrifft das Gen des Ryanodinrezeptors, auch der Dihydropyridinrezeptor kann betroffen sein. Die Inzidenz der MH-Krisen und auch die Prävalenz der MH-Empfindlichkeit sind bis heute ungeklärt, da die Patienten, ohne dass sie Triggersubstanzen ausgesetzt sind, asymptomatisch bleiben und abortive Krisen ggf. nicht als MH erkannt werden. Darüber hinaus kann sich auch erst nach mehreren Narkosen mit Triggersubstanzen eine MH-Krise ausbilden. Nach molekulargenetischen Untersuchungen wird eine MH-Veranlagung auf eine Häufigkeit von 1:2000 geschätzt.

Frage 330

Wie therapieren Sie eine fulminante MH-Krise?

Sofortiges Umsteigen auf eine triggerfreie Anästhesie, Erhöhung der FiO_2 auf 1,0, Erhöhung des Frischgasflusses auf mindestens 10 l/min, um eine Rückatmung weiter ausgeatmeter Narkosegase zu verhindern, Erhöhung des AMV auf das 2- bis 3-Fache, um die Hyperkapnie zu beherrschen und die Oxygenierung zu sichern. Das oft empfohlene Austauschen des Beatmungsgeräts ist nicht sinnvoll, es geht nur wertvolle Zeit verloren. Der Narkosegasverdampfer sollte aber abgenommen werden, und zusätzlich können Aktivkohlefilter in den In- und Exspirationsschenkel eingesetzt werden. Sofortiger Beginn mit 2,5 mg Dantrolen/kgKG i. v.; dies wird so lange wiederholt, bis die CO_2-Produktion sinkt, danach Dauerinfusion mit 5–10 mg/kgKG/24 h (ggf. bis zu 30 mg/kgKG). Die Herstellerfirma wechselt seit 2024 von Dantrolen-Natrium mit 20 mg/Ampulle auf Dantrolen-Natrium mit 120 mg/Ampulle unter dem Namen Agilus.

Zusätzlich Infusionstherapie, Kühlung, Pufferung der Azidose, ggf. antiarrhythmische Therapie (Esmolol, Lidocain), intensivmedizinische Weiterbehandlung.

Frage 331

Kennen Sie andere akute hypertherme Syndrome?

Das maligne neuroleptische Syndrom („Neuroleptic malignant Syndrome“, NMS)!

Das NMS ist wie die MH eine akute lebensbedrohliche pharmakogenetische Erkrankung. Klinisch imponieren Akinesie, Muskelrigidität, Hyperthermie, Hypoxie (erhöhter O_2-Verbrauch), autonome Dysfunktion, Bewusstseinsstörung, Tachypnoe. Die Kreatinkinase (CK) ist erhöht. Das Krankheitsbild wird durch Neuroleptika (besonders Butyrophenone) induziert. Pathophysiologisch liegt eine Blockade der Dopaminrezeptoren in den Basalganglien und im Hypothalamus vor. Die Therapie erfolgt mit Dantrolene und/oder dem Dopaminrezeptor-Agonisten Bromocriptin. Die Mortalität liegt bei etwa 10 %. Eine Differenzierung zur MH kann schwierig sein, entscheidender Unterschied ist die stark erhöhte CO_2-Produktion bei der MH. Patienten mit NMS haben kein erhöhtes Risiko für die Entwicklung einer MH.

Frage 332

Bei einem sonst klinisch unauffälligen 45-jährigen Patienten, der zur Operation einer benignen Magenausgangsstenose ansteht, war bei der präoperativen Labordiagnostik die Plasmacholinesterase mit 250 U/l (normal bis 3 500 U/l) drastisch erniedrigt. Welche anästhesiologischen Überlegungen stellen Sie an, welche Anästhetika wählen Sie?

Es handelt sich wahrscheinlich um einen hereditären Cholinesterasemangel, wenn kein klinischer Hinweis auf eine stark verminderte Syntheseleistung der Leber vorliegt.

Bei Patienten mit hereditärer atypischer Cholinesterase (ChE) ist normalerweise die Gesamt-ChE nur moderat erniedrigt und die Dibucainzahl (Verhältnis von dibucainhemmbarer ChE zur Gesamt-ChE) je nach Ausprägung (heterozygote oder homozygote Träger) pathologisch. Wegen der Magenausgangsstenose sollte der Magen mittels Magensonde vor der Einleitung entleert werden; auf eine Verwendung von Succinylcholin zur „Rapid Sequence Induction" kann heute zugunsten von Rocuronium verzichtet werden. Die Verwendung eines Relaxometers ist bei Anwendung von Muskelrelaxanzien generell empfehlen. Mivacurium wird ebenfalls über die ChE abgebaut und sollte nicht verwendet werden.

Frage 333

? Welches Monitoring steht Ihnen zur Detektion einer intraoperativen Lungenembolie während einer Allgemeinanästhesie zur Verfügung?

! **Eine schnelle Detektion schwerer Lungenembolien ist durch Kapnografie, Pulsoxymetrie und Blutgasanalyse (BGA) sowie durch das Monitoring des Beatmungsdrucks möglich. Falls vorhanden, kann eine intraoperative transösophageale Echokardiografie (TEE) die Diagnose unterstützen.**

i *Bei schwerer Lungenembolie kommt es zum raschen Abfall der endexspiratorischen CO_2-Konzentration (Kapnografie), Hypoxie (Pulsoxymetrie, BGA) und Anstieg des arteriellen pCO_2-(BGA). Gleichzeitig kommt es bei Verlegung der Pulmonalarterie zur reflektorischen Bronchokonstriktion mit Anstieg des Beatmungsdrucks. Eine schwere Lungenarterienembolie geht mit einer relevanten hämodynamischen Beeinträchtigung, Abfall des Herzzeitvolumens und somit Blutdruckabfall bis hin zum Kreislaufversagen einher. Liegt ein Pulmonaliskatheter, ist ein Anstieg der pulmonalarteriellen Drücke zu registrieren.*

Frage 334

? Welches Score-System ist zur Beurteilung postoperativer Patienten im Aufwachraum geeignet?

! **Der Aldrete-Score umfasst 5 Bereiche: Aktivität, Atmung, Kreislauf, Bewusstseinslage und O_2-Sättigung.**

i *Bei einem Score von 8–10 ist davon auszugehen, dass der Patient sicher auf die allgemeine Pflegestation verlegt werden kann (▶ Tab. 2.5).*

Frage 335

? Welche FiO_2 kann bei Spontanatmung des Patienten über eine nasale Sonde erreicht werden?

! **Mit Nasensonden kann bei einem Flow von 4 l/min eine FiO_2 von 0,36 (bei 2 l/min: 0,28; bei 6 l/min 0,44) erreicht werden.**

i *Gesichtsmasken ermöglichen bei einem Flow von 6 l/min eine FiO_2 von 0,5, bei 7–8 l/min 0,6; Reservoirsysteme bei einem Flow von 6 l/min eine FiO_2 von 0,6, bei 10 l/min von 0,95.*

Tab. 2.5 Aldrete-Score zur Beurteilung postoperativer Patienten im Aufwachraum.

Kriterium	Befund	Punkte
Aktivität	bewegt 4 Extremitäten	2
	bewegt 2 Extremitäten	1
	unfähig, die Extremitäten spontan oder auf Aufforderung zu bewegen	0
Atmung	normales Atmen und Husten	2
	Dyspnoe oder eingeschränkte Atmung	1
	Apnoe	0
Kreislauf	Blutdruck ±20 % des präoperativen Niveaus	2
	Blutdruck ±21–49 % des präoperativen Niveaus	1
	Blutdruck ±50 % des präoperativen Niveaus	0
Bewusstseinslage	völlig wach	2
	ansprechbar	1
	keine Reaktion auf Ansprache	0
O_2-Sättigung	$SaO_2 > 90\,\%$ unter Raumluft	2
	benötigt O_2 für eine $SaO_2 > 90\,\%$	1
	$SaO_2 < 90\,\%$ unter O_2-Gabe	0

Frage 336

Wie beurteilen Sie die postoperative Bewusstseinslage im Aufwachraum?

Heutzutage erreichen viele Patienten bei guter Narkoseführung und unter Verwendung gut steuerbarer Substanzen eine sehr gute Bewusstseinslage, das Kurzzeitgedächtnis kann allerdings kompromittiert bleiben. Man beurteilt sie als „wach", wenn sie sich an präoperative Details erinnern, zu Person, Ort und Zeit orientiert sind und auf eine normale Ansprache reagieren.

Ein verzögertes Erwachen wird konstatiert, wenn sich der Patient nicht rasch über das Niveau adäquater Schutzreflexe und minimaler Wachheit hinaus verbessert. Präoperativer kognitiver Zustand und ggf. das Vorliegen einer demenziellen Entwicklung müssen für die Beurteilung berücksichtigt werden.

Frage 337

Nennen Sie Ursachen für verzögertes Wiedererlangen des Bewusstseins nach einer Anästhesie!

Häufige Ursachen für verzögertes Erwachen sind beispielsweise residuale Medikamentenwirkungen und das zentrale anticholinerge Syndrom (ZAS), wobei eine Verbesserung der Bewusstseinslage im Verlauf bzw. nach Physostigmingabe zu erwarten ist. Verändert sich die eingeschränkte Bewusstseinslage im Verlauf nicht, muss an ernste metabolische Veränderungen und hypoxische oder hypoperfusionsbedingte Zwischenfälle gedacht werden, die mit kortikalen oder subkortikalen Hirnfunktionsstörungen einhergehen.

Infrage kommen intraoperative Hypoxie oder verminderter O_2-Transport, Ischämie des Zerebrums (bei bekannter Schlaganfallanamnese oder zerebrovaskulärer Insuffizienz) durch Hypotension oder Embolisation. Hyponatriämie, Entzugssyndrom, Hypoglykämie, Hyperglykämie oder Hyperosmolarität können anhand der Anamnese und einfacher Untersuchungen ausgeschlossen werden. Nach neurochirurgischen (Hirnödem und intraoperative Ischämie) oder herzchirurgischen Eingriffen (Thromboembolie, Luftembolie) sind zerebrale Schäden möglich.

Auch die postoperative kognitive Dysfunktion (POCD) oder ein postoperatives Delir (POD) können sich als verzögertes Erlangen des Bewusstseins äußern. Es gibt auch verzögerte Aufwachreaktionen, die länger andauern können und für die sich keine definitive Klärung findet – die Ursache ist dann vermutlich multifaktoriell. Auch bei rückenmarknahen Regionalanästhesien sind Sedierung und kognitive Einschränkungen beschrieben.

Frage 338

Was versteht man unter einer postoperativen kognitiven Dysfunktion (POCD)?

Die postoperative kognitive Dysfunktion ist eine mehr oder weniger ausgeprägte Störung der kognitiven Hirnfunktionen, die über Tage, manchmal auch bis zu 6 Monate bestehen bleiben kann. Betroffen sind häufig kardiochirurgische Patienten, aber die POCD wird seltener auch bei nicht kardiochirurgischen Patienten beobachtet. Die POCD ist von postoperativen deliranten Syndromen abzugrenzen, die transient und fluktuierend verlaufen. Die Diagnose erfolgt mittels neuropsychologischer Testung. Die Pathogenese ist multifaktoriell, über die Häufigkeit gibt es keine klaren Angaben. Ältere Patienten sind häufiger betroffen, eine spezifische Therapie existiert nicht.

Postoperativ länger anhaltende Störungen der Kognition wurden schon vor 50 Jahren beschrieben und als ernstes Problem betrachtet.

Frage 339

Nennen Sie Ursachen für postoperative Übelkeit und Erbrechen („Postoperative Nausea and Vomiting" – PONV)!

Chirurgischer Reiz, Schmerz, Anästhetika- und Opioidnebenwirkung, psychische Faktoren, Erkrankungen des Gastrointestinaltrakts, Nierenerkrankungen, Schwangerschaft, Radio- und Chemotherapie, Hirndruck.

Zur multifaktoriellen Pathogenese gehören:
- *Direkte Stimulation von Chemorezeptoren in der Triggerzone der Area postrema (Hirnstamm) und Aktivierung von Neurotransmittersystemen (Dopamin, Serotonin, Histamin und Azetylcholin) durch Medikamente*
- *Neurale Afferenzen aus dem Gastrointestinaltrakt (z. B. über Dehnungsrezeptoren) und dem Vestibulum*

Frage 340

Nach einer laparoskopischen Cholezystektomie (Anästhesie: TIVA mit Propofol/Sufentanil) klagt ein 61-jähriger Patient mit Morbus Parkinson über starke Übelkeit und erbricht mehrfach. Wie behandeln Sie?

Zur Therapie postoperativer Übelkeit und Erbrechen stehen Ihnen für diesen Patienten in erster Linie Serotoninantagonisten (= 5HT 3-Antagonisten) wie Ondansetron, Granisetron oder Tropisetron sowie das Antihistaminikum Dimenhydrinat zur Verfügung.

Beim Morbus Parkinson sind alle Dopaminantagonisten (Butyrophenone, Phenothiazine, Metoclopramid) kontraindiziert, und die Anwendung von Scopolamin ist wegen häufiger Verwirrtheitszustände nicht zu empfehlen. Dexamethason wird als PONV-Prophylaxe (4 mg) und bei laparoskopischen Cholezystektomien sowie mittlerweile bei vielen anderen Operationen in höherer Dosis (8–12 mg) als zusätzliche analgetische Therapie empfohlen, sodass Sie diesem Patienten diese Substanz bereits nach der Narkoseeinleitung appliziert haben sollten (Tipp: aktuelle AWMF-Leitlinie zur Therapie zur Behandlung akuter perioperativer und posttraumatischer Schmerzen).

Frage 341

Wie hoch ist die Inzidenz des PONV?

Bis 40 % für Nausea und bis ca. 25 % für Vomitus.

Die Inzidenz ist abhängig von Operationsart, Alter und Geschlecht und kann anhand der bekannten Risikofaktoren nach Apfel (Apfel-Score) in der Wahrscheinlichkeit des Auftretens eingeschätzt werden mit jeweils ca. 20 % Wahrscheinlichkeit je Risikofaktor zusätzlich zum „allgemeinen PONV-Risiko“ durch die Narkose und den operativen Eingriff: weibliches Geschlecht, Nichtraucherstatus, Zustand nach PONV oder Reisekrankheit, Gabe postoperativer Opioide.

Frage 342

Was versteht man unter „Awareness“ und wie häufig ist sie?

Man bezeichnet Wahrnehmungen des Patienten unter Allgemeinanästhesie als Awareness, die bewusst oder unbewusst erinnert werden können. Bewusste Erinnerungen können sehr präzise (Wiedergabe von Unterhaltungen während der Operation) oder vage (Traumerlebnisse, die mit der Operation assoziiert werden) sein. Die Erinnerung kann sowohl mit als auch ohne Schmerzerleben sein.

Die Häufigkeit ist geschätzt 1–3 : 3000 mit großen Schwankungen in Abhängigkeit von der verwendeten Anästhesietechnik und der klinischen Situation.

Frage 343

In welchen Situationen kommt es gehäuft zur Awareness?

Typischerweise in allen klinischen Situationen, in denen, zumindest zeitweise, eine oberflächliche Anästhesie geführt wird (Kaiserschnitt, hämodynamisch instabile, polytraumatisierte Patienten) oder auf volatile Anästhetika verzichtet wird (Kardioanästhesie, TIVA insbesondere mit Muskelrelaxation).

Die geschätzten Inzidenzen liegen bei 1–10 % (Kaiserschnitt, Kardioanästhesie) bis 48 % (instabile Polytraumapatienten). Ein EEG-Monitoring zur Schlaftiefemessung mittels Bispektralindex (BIS), Narcotrend oder weiteren Verfahren kann die Erkennung und Vermeidung von Awareness verbessern.

Frage 344

Welche sensorische Modalität wird als letzte in der Allgemeinanästhesie unterdrückt?

Die Hörbahn ist der metabolisch aktivste Teil der Sinneswahrnehmung und damit als letzter Teil der Wahrnehmung supprimiert.

Dies erklärt auch die Bedeutung der akustischen Wahrnehmung bei der Awareness: bewusste Erinnerung an wahrgenommene Gespräche und unterbewusste Beeinflussung durch die wahrgenommenen Gesprächsinhalte (z. B. Äußerungen über die Prognose). Die Ableitung akustisch evozierter Potenziale kann deshalb zu Untersuchungen über die Anästhesietiefe eingesetzt werden.

Frage 345

Welche Anästhesietechniken werden bei kernspintomografischen Untersuchungen eingesetzt?

In der Regel werden i. v.-Analgosedierungen oder Allgemeinanästhesien, z. B. bei unkooperativen Patienten oder Kindern eingesetzt.

Die Besonderheiten im MRT im Vergleich z. B. zum CT sind der schlechtere Zugang zum Patienten während der Untersuchung und wegen des starken Magnetfeldes im Untersuchungsraum die Notwendigkeit spezieller MRT-tauglicher Geräte (Beatmungsgerät, Perfusoren, Monitoring) mit antimagnetischen Bauteilen oder besonderer Abschirmung.

Frage 346

Ein Patient zeigt nach Extubation ein raues, inspiratorisches, hochfrequentes und klingendes Atemgeräusch. Nennen Sie Diagnose, Ursachen und Therapie!

Es handelt sich um einen inspiratorischen Stridor, der auf eine Verengung der oberen Luftwege hinweist. Der Endotrachealtubus verursacht entweder bei unsanfter Passage der Stimmbandebene oder zu großem Durchmesser und zusätzlich mehrstündiger Operation ein laryngeales entzündliches Ödem. Die Inhalation von vernebeltem Epinephrin (1–4 mg pur) reduziert die Schwellung durch Vasokonstriktion, die Befeuchtung des Atemgases ist ebenfalls hilfreich. Systemische Steroidtherapie ist wegen des langsamem Wirkungseintritts (> 20 min) in der Akutphase weniger effektiv.

Eine extreme und mehrstündige Trendelenburg-Lagerung während der Operation kann durch stauungsbedingte Ödemneigung im laryngealen und subglottischen Bereich ebenfalls einen inspiratorischen Stridor bedingen. Bei jugulären Einziehungen und paradoxer Atemexkursion besteht eine akute Gefährdung, die durch assistierte manuelle Beatmung mit dichtsitzender Maske behandelt wird oder bei unzureichender Oxygenierung und Ventilation mittels Narkoseinduktion und Einbringen einer Larynxmaske oder gar Intubation mit kleinem Tubus beherrscht werden muss, wenn die inhalativen Maßnahmen nicht schnell genug greifen. Eine Notkoniotomie wird in dieser Situation eher nicht indiziert sein, stellt aber die Ultima-Ratio-Maßnahme dar, wie bei jeder „Cannot ventilate, cannot intubate"-Situation und drohendem Herz-Kreislauf-Stillstand.

Frage 347

Welche Besonderheiten sind bei Anästhesien zu MRT-Untersuchungen zu beachten?

Alle Anästhesiegeräte und Monitore müssen in ausreichendem (4–6 m) Abstand zum Magnetfeld positioniert oder spezielle MRT-geeignete Geräte (nicht magnetisierbare Bauteile) eingesetzt werden.

Pulsoxymeter sollten distal an einer Extremität angebracht werden, EKG-Elektroden eng in der Mitte des Scanners und EKG-Kabel im Verlauf der Feldlinien des Magnetfelds. Es müssen lange Infusionsleitungen verwendet werden, endexspiratorische CO_2-Messung kann im Nebenschluss mit langen Leitungen (verzögerte Darstellung) erfolgen.

Frage 348

Sie werden zu einem 14-jährigen Patienten ohne anästhesierelevante Vorerkrankungen in den OP gerufen; dieser klagt nach Extubation über stärkste Atemnot. Die SaO_2 liegt unter O_2-Gabe (8 l/min) bei 90 %. Sie hören beim Patienten bereits ohne Stethoskop ein deutliches exspiratorisches Rasseln. Ihr Kollege berichtet, dass der Patient in der Ausleitungsphase mehrfach gegen das Beatmungsgerät „gepresst" hätte, eine assistierte Maskenbeatmung sei nach der Extubation problemlos möglich gewesen. Nennen Sie die wahrscheinlichste Diagnose!

Es handelt sich am wahrscheinlichsten um ein Negativdruck-Lungenödem („Negative Pressure Lung Edema").

Das Negativdruck-Lungenödem ist eine relativ seltene (ca. 1:1000) Komplikation der Intubationsnarkose mit guter Prognose (in der Regel Restitutio ad integrum innerhalb von 48 h). Es ist die Folge tiefer Inspirationsbemühungen bei verschlossenem Luftweg. Der entstehende negative Druck von bis zu 100 mmHg induziert eine Gefäßpermeabilität mit Einstrom von Flüssigkeit ins Interstitium und die Alveolen. Das Lungenödem manifestiert sich in wenigen Minuten. Eine kardiogene Ursache des Lungenödems ist bei dem jungen Patienten unwahrscheinlich. Differenzialdiagnostisch muss noch an ein toxisches Lungenödem gedacht werden. Ein abgesichertes Therapieregime existiert nicht. Ist eine Stabilisierung unter O_2-Gabe und sitzender Lagerung nicht schnell zu erreichen, sind Reintubation und Beatmung mit PEEP indiziert. Alternativ ist die noninvasive Beatmung über Gesichtsmaske mit PEEP möglich. Systemische Steroide können gegeben werden, falls die zum Lungenödem führende Atemwegsverlegung durch einen Laryngospasmus oder eine schwellungsbedingte Verengung der oberen Luftwege induziert war; eine Diuretikagabe wird nicht empfohlen.

Frage 349

Wie hoch ist die Inzidenz anaphylaktischer und anaphylaktoider Reaktionen während Anästhesien? Nennen Sie die häufigsten Auslöser!

Die Inzidenz liegt bei etwa 1 : 2100 bis 1 : 13 000 nach großen epidemiologischen Surveys. Die Auslöser sind in absteigender Häufigkeit: Muskelrelaxanzien (70 %), Latexexposition (10 %), Induktionshypnotika (z. B. Barbiturate), Opioide, kolloidale Volumenersatzmittel, Antibiotika, Kontrastmittel, Protamin, Knochenzement, Konservierungsmittel (Parabene).

Frage 350

Beschreiben Sie die Stadien der anaphylaktischen Reaktion!

- **Stadium 0: lokale kutane Reaktion**
- **Stadium I: disseminierte kutane Reaktion (Flush, Urtikaria, Pruritus), Schleimhautödem, allgemeine Reaktion (Übelkeit, Erbrechen, Kopfschmerz)**
- **Stadium II: deutliche Allgemeinreaktion (kardial, pulmonal) mit Tachykardie, Blutdruckabfall, Arrhythmie, Larynxödem, Dyspnoe, Bronchospasmus, Stuhl- und Harndrang**
- **Stadium III: schwere Allgemeinreaktion mit Schock, schwerer Bronchospastik, Bewusstseinsstörung bis zur Bewusstlosigkeit**
- **Stadium IV: Herz-Kreislauf-Atemstillstand**

Frage 351

Ein 69-jähriger Patient erhält im Aufwachraum nach dem Austausch einer Hüftendoprothese auf Anordnung des Operateurs eine zweite Antibiotikagabe (Cefazolin). Nach Anlaufen der Infusion (ca. 50 ml) wird der Patient unruhig, verwirrt und tachypnoeisch. Der Blutdruck fällt auf 80/50 mmHg, die Herzfrequenz liegt bei 123/min. Es fällt eine Hautrötung am Stamm auf. Wie gehen Sie vor?

Die wichtigste Maßnahme bei hochgradigem Verdacht auf eine anaphylaktische Reaktion (hier: Stadium III) durch das Cephalosporin ist das sofortige Stoppen der Zufuhr. Die erste Gabe intraoperativ wurde zwar vertragen, dies schließt eine Anaphylaxie aber nicht aus.

Rasche Infusion von 500–1000 ml kristalloider Lösung, O_2-Gabe, Steroide (z. B. Prednisolon i. v., Wirkungseintritt nach 30–60 min), H1-Blocker (z. B. Dimetindenmaleat) und H_2-Blocker (z. B. Cimetidin) i. v., Adrenalin 10–50 µg i. v. (Steigerung der Dosis titriert bei Zunahme der Symptomatik).

Frage 352

Bei einer 45-jährigen adipösen Patientin mit langjährigem, saisonalem Asthma in der Anamnese wird eine elektive laparoskopische Cholezystektomie durchgeführt. Etwa 40 min nach Operationsbeginn steigt der Beatmungsdruck an, die SaO_2 fällt von 99 % auf 92 % ab, das endexspiratorische CO_2 steigt an. Nennen Sie mögliche Ursachen!

Nach Anlage des Kapnoperitoneums entstehen oft Störungen der Atemmechanik (FRC ↓, Beatmungsdruck ↑) und ein langsamer Anstieg des endexspiratorischen CO_2 durch Resorption des nach intraperitoneal eingegebenen Kohlendioxids.
Die beschriebene akute Symptomatik kann verursacht sein durch:

- **Nachlassende Muskelrelaxation und nicht ausreichende Narkosetiefe**
- **Ausbilden von Atelektasen**
- **Tubusdislokation oder -verlegung**
- **Lungenembolie („Luftembolie", CO_2)**
- **Pneumo- oder Kapnothorax**

Um Atlektasenbildung zu vermeiden und die Oxygenierung und Dekarboxylierung zu verbessern, empfiehlt sich ein höherer PEEP als der bei der Narkosebeatmung eines Lungengesunden in Rückenlage normalerweise angewendeten PEEP. Je nach Lagerung und pulmonalen Vorerkrankungen empfiehlt sich ein PEEP von + 8 bis + 12 (ggf. mehr) mbar. Dabei sind die Auswirkungen auf die Hämodynamik, insbesondere in Zusammenhang mit dem Kapnoperitoneum, genauestens zu kontrollieren und ggf. die Einstellungen zu korrigieren.

Frage 353

Nach Auskultation haben Sie den Verdacht auf einen Pneumo- oder Kapnothorax. Wie kann dieser intraoperativ bei laparoskopischen Eingriffen entstehen?

Insbesondere bei vorbestehender obstruktiver Lungenerkrankung kann unter hohen Beatmungsdrücken ein Pneumothorax durch Ruptur einer Emphysemblase entstehen. Durch Übertritt von CO_2 über die anatomischen Pforten des Zwerchfells kann ein Kapnothorax auftreten.

Weiterhin ist eine direkte Verletzung von Zwerchfell, Pleura und Lunge grundsätzlich möglich. Ein Kapnothorax kann zu Kreislaufdepression und ausgeprägter Erhöhung der Beatmungsdrücke führen und die Beatmung stark beeinträchtigen. Eine Beendigung des Kapnoperitoneums und nach Besserung der Beatmungssituation Fortsetzen der Operation unter niedrigeren intraperitonealen Drücken ist anzustreben.

Frage 354

Wie therapieren Sie die Patientin?

Ist der Pneumo-/Kapnothorax nur gering ausgeprägt, können z. B. durch manuelle Beatmung und hohe FiO_2 eine ausreichende Oxygenierung und Normokapnie aufrechterhalten werden; fehlen hämodynamische Wirkungen, kann abwartend vorgegangen und die Operation zügig beendigt werden. Wenn die Situation nicht beherrscht wird (Schock, Hypoxie), erfolgt die Einlage einer Thoraxdrainage.

Zur sofortigen Entlastung kann im perakuten Notfall durch die (auch mehrfache) Thorax-Punktion mit G14-Kanülen (z. B. am 2./3. ICR in der Medioklavikularlinie) eine unmittelbare Druckentlastung des Spannungspneumothorax erfolgen. Die Einlage einer (ggf. beidseitigen) Thoraxdrainage erfordert zwar eine gewisse Vorbereitungs- und Durchführungszeit, stellt durch den Erfahrenen aber die kontrolliertere Maßnahme dar.

Bei der Punktion des Pleuraraums in der Monaldi-Position muss die Gefahr der Lungenverletzung durch direkte Punktion bedacht werden. Eine intraoperative Pleurasonografie, Thoraxröntgenaufnahme oder Durchleuchtung erhärten den Verdacht auf einen Pneumo- oder Kapnothorax.

Frage 355

Nennen Sie seltene Auslöser einer MH-Krise sowie Muskelerkrankungen, die mit einer MH assoziiert sind!

Als seltene Auslöser sind exzessiver Alkoholkonsum, Drogenmissbrauch und extreme physische und psychische Belastung beschrieben. Die sehr seltenen Myopathien „Central Core Disease" (CCD) und King-Denborough-Syndrom sind fast immer mit einer MH-Veranlagung assoziiert.

Frage 356

Woran müssen Sie denken, wenn es intraoperativ zu einem plötzlichen Abfall der endexspiratorischen Kohlendioxidkonzentration kommt? Nennen Sie die wichtigsten Differenzialdiagnosen!

Diskonnektion, Leckage oder Obstruktion von Tubus, Beatmungsschlauch, Kreißteil sowie Lockerung am CO_2-Absorber oder CO_2-Leitung. Bronchospasmus, akute Verringerung des HZV z. B. durch Lungenembolie, Luftembolie, CO_2-Embolie, Spannungspneumothorax, Herzinfarkt oder Herzrhythmusstörung können weitere Ursachen sein.

Nicht nur bei intraoperativen Lageänderungen, sondern auch unabhängig davon können Diskonnektionen, Obstruktionen oder Defekte im Beatmungssystem auftreten. Das Risiko für Luft- oder CO_2-Embolie ist bei Operationen in sitzender Lagerung oder bei laparoskopischen Eingriffen erhöht.

Frage 357

Wie gehen Sie bei plötzlichem Abfall der endexspiratorischen CO_2-Konzentration vor? Womit rechnen Sie als Nächstes?

Sie übernehmen die manuelle Beatmung mit FiO_2 von 1,0, beurteilen unmittelbar die Beatmungsparameter, Hämodynamik und Oxygenierung, prüfen die Konnektionsstellen und die Tubuslage samt Cuffdruck und bereiten sich auf eine weitere und akute Verschlechterung der Situation vor!

Erhöhte Beatmungsdrücke weisen auf pulmonale Probleme (Obstruktion, Bronchospasmus, Spannungspneumothorax) oder Probleme im Atemschlauchsystem hin (abgeknickter Tubus oder Schlauch), Differenzen zwischen in- und exspiratorischem Tidalvolumen auf Leckagen oder Diskonnektion, Blutdruckabfall auf Abfall des HZV, z. B. durch Lungen-/Luftembolie. Es folgen schnell oder zeitgleich der Abfall des Blutdrucks sowie der Sauerstoffsättigung. Arterielle Blutdruckmessung, aBGA, Katecholamine (primär Vasopressor), Herzecho und Sonografie (Pneumothorax?) des Thorax sollen sich anschließen, bei Unklarheit zügig CT-Thorax/Abdomen.

Frage 358

Wie können Sie als Anästhesist*in zu einer Reduktion postoperativer Wundinfektionen beitragen? Was müssen Sie beachten?

Die Gabe der perioperativen Antibiotikaprophylaxe (PAP) ist bezüglich Risikofaktoren, Substanz, Spektrum, Indikation und Zeitpunkt ausschlaggebend für den Erfolg der Reduktion von Wundinfektionen. Die Gabe der adäquaten PAP muss frühestens 60 min vor der OP und spätestens kurz vor dem Hautschnitt erfolgen. Also fällt die Zuständigkeit für eine adäquate und zeitgerechte Gabe von wenigen Ausnahmen abgesehen in die Phase der anästhesiologischen Vorbereitung und Narkoseeinleitung.

Eine zu frühe Gabe (> 60 min vor dem Hautschnitt) muss vermieden werden. Bei Anlage einer Blutsperre muss die Gabe mindestens einige Minuten vorher erfolgt sein, damit Zeit für das Erreichen eines ausreichenden Gewebespiegels im OP-Gebiet bleibt.

Frage 359

Nennen Sie Risikofaktoren, die das Auftreten postoperativer Wundinfektionen erhöhen, welche Einteilung unterscheidet man dabei? Was müssen Sie als Anästhesist*in intraoperativ beachten?

Unterteilung in patientenabhängig, situationsabhängig und operationsabhängig oder nicht beeinflussbare, teilweise modifizierbare und gezielt angehbare Risikofaktoren. Nach der zeitgerechten Gabe vor dem Hautschnitt müssen Sie bei längerdauernden Operationen an repetitive Gaben denken, die in Abhängigkeit von Blutverlust, Volumenumsatz und Halbwertszeit des eingesetzten Antibiotikums (oder mehrerer) im Wesentlichen ab 2–3 h OP-Dauer erfolgen müssen.

Beispiele

- *für nicht beeinflussbare Risikofaktoren: ASA-Status, Notfalleingriff, Leberzirrhose, Diabetes mellitus*
- *für teilweise modifizierbare Risikofaktoren: Übergewicht, Mangelernährung, Rauchen, Bluttransfusion*
- *für gezielt angehbare Risikofaktoren: Zeitpunkt der Antibiotikagabe, Vermeidung einer Hypothermie, Optimierung des Sauerstoffangebots, gute Blutzuckereinstellung*

Frage 360

Beschreiben Sie die Diagnose des MINS („Myocardial Injury after non-cardiac Surgery")!

Troponinerhöhung über die 99. Perzentile des oberen Grenzwertes bis zum 30. postoperativen Tag (meistens innerhalb 72 h postoperativ) nach nichtkardiochirurgischen Eingriffen, wobei Ischämiezeichen (Schmerz, EKG-Veränderung, Wandbewegungsstörung) im Gegensatz zum Myokardinfarkt nicht zwingend vorhanden sein müssen.

Frage 361

Nennen Sie die Häufigkeit des MINS, seine Ursachen und die Relevanz!

Häufigkeit: 5–25 % nach nichtkardiochirurgischen Eingriffen. Ein MINS steigert die postoperative 30-Tage-Sterblichkeit um das 8- bis 10-Fache (10 % mit, 1–2 % ohne MINS). Als Ursachen und Risikofaktoren werden eine KHK, Störungen des Sauerstoffangebots und atheroskleroseassoziierte Grunderkrankungen angeführt.

Intraoperative Hypotonie und Tachykardie scheinen einen relevanten Einfluss auf das Auftreten eines MINS zu haben. Erkennen von Risikofaktoren sowie ein perioperatives Management und Monitoring, das auf Vermeidung und Erkennen eines MINS ausgerichtet ist, wird zunehmend eine Rolle in der perioperativen Versorgung spielen und bedarf sorgfältiger interdisziplinärer Prozesse (Troponinscreening u. a.).

Frage 362

Nennen Sie weitere Risikofaktoren und Erkrankungen, die neben dem Myokardinfarkt Typ 1 und Typ 2 einen Anstieg des kardialen Troponins bedingen können!

Akutes Herzversagen, Akutphase der Lungenembolie, Contusio cordis, Peri-/Myokarditis, Amyloidose mit kardialer Beteiligung, akutes Nierenversagen/terminale Niereninsuffizienz, Sepsis, Aortendissektion Typ A nach Stanford u. a.

Der Myokardinfarkt Typ 1 ist durch eine Plaqueruptur o. a. bedingt, in der Folge entsteht ein thrombotischer Verschluss der betroffenen Coronararterie mit Ausbildung der Myokardnekrose. Der Myokardinfarkt Typ 2 entsteht bei einem Missverhältnis aus Sauerstoffangebot und -bedarf bei relativer Coronarinsuffizienz aufgrund von Stenosen, Tachykardie, Hypotension u. a.

Frage 363

Ab wann bezeichnen Sie einen Blutdruckabfall bei der Narkoseinduktion oder während der Narkose als relevant und potenziell gefährlich bezüglich der Erhöhung des perioperativen Risikos für cerebrale, renale oder kardiale Komplikationen?

Blutdruckabfälle unter einen mittleren arteriellen Blutdruck (MAP) von 55 mmHg bei nichtkardiochirurgischen Eingriffen sollen zwingend vermieden werden, weil sie mit zunehmender Dauer (bereits nach 1–5 min) das Risiko für ein akutes Nierenversagen und einen Myokardschaden erhöhen. Der MAP soll mindestens 60-65 mmHg betragen, der systolische Blutdruck soll nicht unter 90 mmHg sinken.

Wichtig ist, sich am patientenindividuellen Blutdruck (idealerweise aus Selbstmessungen zu Hause, alternativ beim Narkosevorgespräch oder vor der Narkoseeinleitung) als Ausgangswert zu orientieren und einen Abfall des MAP von mehr als 30(–40)% umgehend zu therapieren. Bei Eingriffen in sitzender Position, z. B. in der Schulterchirurgie, ist sowohl in der Phase des Aufsetzens (nur schrittweise durchführen) als auch während des Eingriffs eine invasive Blutdruckmessung mit Position des Druckwandlers in Höhe der Schädelbasis dringend zu empfehlen, eine suffiziente Kreislaufstabilität oft nur durch kontinuierliche Vasopressorgabe (Noradrenalin) zu erzielen. Bei nichtinvasier Blutdruckmessung muss die Höhendifferenz zwischen Oberarm und Schädelbasis berücksichtigt werden (cm in mmHg umrechnen), um den MAP sicher oberhalb der zerebralen Autoregulationsschwelle (beim Gesunden ca. 50–150 mmHg, bei arterieller Hypertonie hin zu höheren Werten verschoben) zu halten.

Frage 364

? Wie lässt sich eine relevante arterielle Hypotension im Rahmen der Narkoseinduktion und intraoperativ vermeiden oder wenigstens in der Ausprägung vermindern? Wie gehen Sie insbesondere beim kardiovaskulären Risikopatienten vor?

! **Etablieren einer invasiven Blutdruckmessung (ggf. mit Möglichkeit der HZV-Messung) vor der Narkoseinduktion zum schnellen Erkennen des Blutdruckabfalls, je nach Grad einer Herzinsuffizienz vorsichtige Volumengabe vor bzw. parallel zur Narkoseinduktion, titrierende Gabe der Induktionsnarkotika (insbesondere Propofol, aber für alle geltend) und generell Vermeidung einer Überdosierung, parallele Infusion von Vasopressoren (Noradrenalin, ggf. Dobutamin).**

i *Zusätzlich zu den kardiodepressiven Wirkungen der Anästhetika bewirkt insbesondere die Beatmung mit positiven intrathorakalen Drücken und PEEP eine Reduktion des venösen Rückflusses und der rechtsventrikulären Füllung und verstärkt den Blutdruckabfall.*

Frage 365

? Nennen Sie die häufigste ophthalmologische Komplikation im Zusammenhang mit einer Allgemeinanästhesie. Nennen Sie die typischen Symptome!

! **Hornhauterosion (Erosio corneae). Die typischen Symptome lassen sich meistens erst im Aufwachraum erkennen. Die Patienten klagen über Tränenfluss, Lichtempfindlichkeit, stechende und brennende Schmerzen, Fremdkörpergefühl, können das Auge oder die Augen kaum öffnen.**

Frage 366

? Nennen Sie Ursachen und Risikofaktoren für eine intraoperative Hornhauterosion und nennen Sie Möglichkeiten, die die Wahrscheinlichkeit für das Auftreten dieser Komplikation reduzieren!

! **Verminderte Tränenproduktion, unzureichender Lidschluss, Ausschalten des Bell-Phänomens während der Anästhesie, mechanische Irritation durch die Gesichtsmaske oder andere akzidentelle Augen-/Hornhautberührungen, darum stellen Sie die Indikation für den Schutz mit Augengläsern großzügig, insbesondere, wenn auch am Kopf operiert wird.**

Frage 367

? Bei der nasalen Intubation für einen kieferchirurgischen Eingriff ist die Tubuspassage durch die Nase etwas erschwert, gelingt dann aber unter begleitender Blutung aus dem Nasopharynx. Wie gehen Sie weiter vor?

! **Sie laryngoskopieren zügig, saugen das in den Hypopharynx herunterlaufende Blut ab und führen den Tubus in üblicher Weise (Fassen des Tubus proximal des Cuffs mit der armierten Magill-Zange) durch die Stimmbandebene. Bevor Sie beatmen, sollten Sie einmal vorsichtig endotracheal absaugen. Wenn die Präoxygenierung noch ausreichend und ein Bronchoskop griffbereit ist, bietet sich eine zügige Bronchoskopie an. Wenn die Sauerstoffsättigung bereits fällt, beatmen Sie und bronchoskopieren nach erfolgter Aufsättigung.**

i *Essenzielle vorbereitende Maßnahmen, um eine atraumatische Tubuspassage zu gewährleisten, sind: abschwellende Nasentropfen einige Minuten vor der Narkoseeinleitung, Einbringen von Gleitgel in die Nase sowie Sondieren der Nasengänge mit dem behandschuhten kleinen Finger (oder Wendeltubus) zum Erkennen des größeren unteren Nasengangs sowie dabei Vordehnen desselben. Die Tubusgröße soll der Größe des Nasengangs angepasst gewählt werden und ist in der Regel 1–2 Größenstufen kleiner als für die orotracheale Intubation (Frau ca. 6–7 mm ID [Innendurchmesser], Mann ca. 6,5–7,5 mm ID [Innendurchmesser]).*

Frage 368

? Im Fall der vorherigen Frage ist die Beatmung über den eingebrachten Tubus nur sehr erschwert möglich, der Beatmungsspitzendruck deutlich erhöht und nur ein kleines Tidalvolumen zu generieren, welches mit einer FiO_2 von 1,0 zwar eine ausreichende Oxygenierung erhalten lässt, worunter sich aber eine zunehmende Hyperkapnie entwickelt. Bronchoskopiert haben Sie noch nicht, einmal durch den Tubus abgesaugt haben Sie bereits. Worauf tippen Sie, an welche Differenzialdiagnosen denken Sie?

Am wahrscheinlichsten wären ein Bronchospasmus durch den Reiz des endotrachealen Absaugens oder durch eingedrungenes Blut, eine relevante Verlegung des Tracheobronchialsystems mit blutigem Sekret oder auch eine partielle Okklusion des Tubuslumens durch Schleimhaut oder Koagel.

In diesem Fall müssen Sie zwingend bronchoskopieren, um die Diagnose zu sichern bzw. eine Tubus- oder Bronchialverlegung auszuschließen. Sollte der Tubus sich nicht gut von Sekret befreien lassen, muss er gewechselt werden. Da erneut mit einer relevanten Blutung zu rechnen ist, sollten Sie nach Zurückziehen des Tubus zunächst zügig orotracheal intubieren, um eine weitere Blutaspiration zu verhindern.

Frage 369

Bei einer Tumoroperation im Abdomen kommt es intraoperativ zu einer relevanten Blutungsproblematik, die Lage ist dynamisch, der Chirurg kann die Blutungsquelle nicht beherrschen. Welche Überlegungen stellen Sie an bezüglich Optimierung der Blutgerinnung, Indikation zur Bluttransfusion und hämodynamischem Management? Venöse Zugänge, ZVK und arterielle Kanüle sind bereits etabliert.

Sie stellen die kristalline Infusion schnell, steuern zeitgleich mit Noradrenalin auf den für Ihren Patienten ausreichenden MAP, vermeiden und behandeln Hypothermie, Azidose und Hypokalzämie. Handelt es sich um eine starke Blutung (schnell steigender Blutspiegel im OP-Sauger), beginnen Sie frühzeitig mit Erythrozytenkonzentraten, wenn keine Blutungskontrolle in Aussicht steht (in dieser dramatischen Situation initial 1–2 EK unabhängig vom aktuellen Hb), je nach Verlauf dann weiteres Gerinnungsmanagement mit Gabe von Tranexamsäure, Fibrinogen, im weiteren Verlauf mit FFP („Fresh frozen Plasma“) (ca. ab 4. EK 1:1), ggf. PPSB (Prothrombinkonzentrat) und Thrombozyten. Die Steuerung über ein viskoelastisches oder anderes bettseitiges Verfahren der Gerinnungsdiagnostik ist zu empfehlen, z. B. beim Polytrauma oder bei peripartaler Blutung.

Frage 370

Beschreiben Sie das mögliche Phänomen eines sekundären Horner-Syndroms (sHS) nach Periduralanästhesie in der Geburtshilfe!

Die Inzidenz bei Schwangeren liegt zwischen 0,13 und 1,33 %, Symptome sind ipsilaterale Pupillenmiose, Augenlidptose, Enophthalmus, Anhidrose. Ursache ist eine Störung der okulosympathischen Fasern zwischen Hypothalamus und Auge. Anatomische, physiologische und hormonelle Veränderungen in der Schwangerschaft führen zu einer höheren Wahrscheinlichkeit für eine hohe spinale Wirkung einer PDA (oder Spinalanästhesie) und erhöhen die Empfindlichkeit der sympathischen Fasern auf Lokalanästhetika.

In der Regel gutartiges Phänomen. Wenn es über 12–24 h rückläufig ist, ist keine weitere Diagnostik indiziert. Bei Unsicherheit oder begleitenden Symptomen soll interdisziplinär eine umfangreiche Diagnostik und ggf. cMRT, cCT, CT Hals-Thorax, DSA (digitale Subtraktionsangiografie) u. a. erfolgen.

Frage 371

Wie bewerten Sie ein intraoperativ erstmalig aufgetretenes bzw. bei diesem Patienten bisher nicht bekanntes Vorhofflimmern (VHF)? Wie gehen Sie vor?

Neu aufgetretenes VHF in der perioperativen Phase ist ein relevanter Risikofaktor für eine erhöhte Morbidität und Mortalität. Bei ausreichender hämodynamischer Stabilität primär Frequenzkontrolle mittels Betablocker, alternativ Kalziumantagonist, ggf. Digitalis, Magnesium (Amiodaron nur, wenn bisher kein Vorhofflimmern bekannt ist oder vor einer erforderlichen Kardioversion). Bei akuter Kreislaufinstabilität elektrische Kardioversion. Intraoperativ, spätestens direkt postoperativ 12-Kanal-EKG, Herzenzyme (Troponin, NT-proBNP [N-terminales Prohormon des natriuretischen Peptids]), protrahierte Monitorüberwachung nach Befund und in Absprache mit der Kardiologie.

Ein neu aufgetretenes VHF in der perioperativen Phase ist als Organdysfunktion zu werten und macht einen verzögerten Heilungsverlauf und verlängerten Krankenhausaufenthalt wahrscheinlich.

2.7 Anästhesie und Vorerkrankungen

Hauke Supthut

Frage 372

Skizzieren Sie die unterschiedlichen Typen des Diabetes mellitus!

- **Diabetes mellitus Typ 1: absoluter Insulinmangel durch Zerstörung der Pankreas-Betazellen (autoimmun oder idiopathisch); Therapie durch Insulingabe**
- **Diabetes mellitus Typ 2: Kombination von peripherer Insulinresistenz und Insulinmangel; Therapie durch Diät, orale Antidiabetika, Insulin**
- **Diabetes mellitus Typ 3: diverse Formen und seltene Ursachen; exokrine Pankreaserkrankungen, Endokrinopathien, Infektionen, medikamenten- oder drogeninduzierter Diabetes, Infektionen, genetische Erkrankungen; Therapie durch Insulingaben**
- **Diabetes mellitus Typ 4: Schwangerschaftsdiabetes; Therapie durch Insulingaben**

Frage 373

Beschreiben Sie die gebräuchlichsten oralen Antidiabetika!

Biguanide (z. B. Metformin) verbessern die Insulinresistenz. Glitazone bzw. Thiazolidindione (z. B. Pioglitazon) erhöhen die Insulinempfindlichkeit (Insulinsensitizer). GLP1-Agonisten (GLP1 = Glucagon-like Peptide 1) (z. B. Semaglutid) führen über die GLP1-Wirkung zur Zunahme der Insulinsekretion und Senkung der Glukagonfreisetzung. DPP-4-Inhibitoren (z. B. Sitagliptin) wirken als „Inkretine“ zur erhöhten Insulinfreisetzung. SGLT-2-Inhibitoren (z. B. Empagliflozin) reduzieren die renale Glukosereduktion und werden auch im Rahmen der Herzinsuffizienztherapie eingesetzt. Sulfonylharnstoffe (z. B. Glibenclamid) und Sulfonylharnstoffanaloga (z. B. Repaglinid) erhöhen die Insulinfreisetzung.

Inhalierbares Insulin wurde wieder vom Markt genommen.

Frage 374

Welche Störungen werden perioperativ durch den Diabetes mellitus verursacht?

Hyperglykämie erhöht das Risiko für Infektionen und Wundheilungsstörungen; verlängerter Krankenhausaufenthalt ist häufig die Folge.

Spezifische Folgen sind: Proteinkatabolismus, osmotische Diurese, Hyperosmolarität mit Hyperviskosität, Thromboseneigung und Hirnödem, Ketoazidose, Verlust der Funktion polymorphkerniger Granulozyten. Symptome von Hypoglykämien können unter Allgemeinanästhesie schlecht erkannt werden und gefährden den Patienten erheblich (zerebrale und kardiovaskuläre Depression). Die metabolische Dekompensation wird durch fehlende Insulinzufuhr, antiinsulinär wirkende Substanzen (Katecholamine, Kortisol), Nahrungskarenz und Dehydratation induziert.

Frage 375

Wie gehen Sie perioperativ bei diabetischen Patienten vor, die mit Metformin behandelt sind?

Laut Fachinformation muss das Biguanid Metformin 48 h vor operativen Eingriffen, Allgemeinanästhesien und Kontrastmittelgaben und 48 h danach wegen der Gefahr einer Laktatazidose abgesetzt werden. Laktatazidosen führten 1978 zum Entzug der Zulassung für die Biguanide Phenformin und Buformin. Bei Beachtung der Kontraindikationen (Nieren- und Leberinsuffizienz, Alkoholkonsum) ist eine Laktatazidose unter Metformin ein sehr seltenes Ereignis.

Eine vollständige perioperative Metformin-Karenz ist in der klinischen Routine daher nicht empfehlenswert und dieses Vorgehen trägt zur stabilen diabetischen Stoffwechsellage entscheidend bei (Aufklärung erforderlich). Bei älteren Patienten und bei hepatischer oder renaler Insuffizienz sowie bei großen, blutreichen Operationen mit Kreislauf-Kompromittierung sollte aber der Laktatspiegel engmaschig kontrolliert werden und auf eine ausreichende Oxygenierung geachtet werden. Es hat sich gezeigt, dass durch das systematische Absetzen von Metformin größere klinische Probleme entstehen als durch die

Weitergabe. Es empfiehlt sich allerdings, bei elektiven Eingriffen aus medikolegalen Gründen die 48-h-Frist einzuhalten, wenn die diabetische Stoffwechsellage das Absetzen unproblematisch erscheinen lässt. Bei nierengesunden Patienten ohne vorgesehene Kontrastmittelgabe wären 24 h Karenz ausreichend, bzw. bei schwierig einzustellendem Diabetes kann Metformin nach individueller Nutzen-Risiko-Abwägung weiter gegeben werden.

Bei Notfalleingriffen unter Metformin ist eine perioperative Laktat-Kontrolle zu empfehlen. Alte Patienten und Patienten mit schweren kardiovaskulären Erkrankungen oder Nieren- und Herzinsuffizienz sollten intensivmedizinisch überwacht werden.

Frage 376

Nennen Sie die häufigsten Polyneuropathien und ihre anästhesiologischen Implikationen!

Diabetische und alkoholtoxische Polyneuropathie sind am häufigsten, danach folgen die medikamentös induzierten Formen. Die autonome Neuropathie führt zur Gastropathie mit Magenentleerungsstörungen; „Rapid Sequence Induction" und ggf. Prämedikation mit H_2-Blockern zur Reduktion der Nüchternsekretmenge und zur Anhebung des Magensaft-pH sind neben Erythromycin zu empfehlen. Die Demyelinisierung bei alkoholischer Neuropathie erfordert die parenterale Gabe von Vitamin B1 und den Verzicht auf N_2O. Weitere Folgen der diabetischen Neuropathie sind Kreislaufregulationsstörungen und Arrhythmien. Die Patienten bemerken die Hypoglykämien nicht mehr.

Frage 377

Welche Besonderheiten sind bei der Anästhesie für Patienten mit schwerer chronischer Polyarthritis zu erwarten?

Immunsuppressive Dauermedikation (Steroide, Chloroquin, Methotrexat, Leflunomid etc.) mit anästhesierelevanten Nebenwirkungen wie Blutbildveränderungen, Nierenschädigung und Nebenniereninsuffizienz. Bei Befall der Kiefer- und Krikoarythenoidgelenke kann die Intubation schwierig bzw. bei Befall der Atlantookzipitalgelenke wegen der Gefahr der Halsmarkschädigung die fiberoptische Wachintubation nötig sein.

Wichtig ist die genaue präoperative Untersuchung und bei Hinweisen auf eine Gelenkbeteiligung im kraniozervikalen Bereich die bildgebende Diagnostik. Eine systemische Vaskulitis kann mit Nervenschäden und Nierenbeteiligung einhergehen; eine peri- oder myokardiale Beteiligung (präoperative kardiologische Untersuchung) ist möglich. Die Lagerung muss der präoperativ bestehenden Beweglichkeit Rechnung tragen. Eine Regionalanästhesie kann technisch schwierig sein!

Frage 378

Welche Faktoren sprechen bei einem Patienten mit Leberzirrhose für ein gesteigertes perioperatives Risiko mit erhöhter Mortalität?

Die perioperative Mortalität ist deutlich erhöht bei Quickwert < 60, Albumin < 2 mg, Bilirubin > 2 mg, deutlicher Aszitesbildung und hepatischer Enzephalopathie.

Dies entspricht Child B bis C nach der Child-Pugh-Klassifikation.

Frage 379

Welche pulmonalen und kardiovaskulären pathologischen Veränderungen gehen mit einer Leberzirrhose einher?

In fortgeschrittenen Stadien entwickeln die Patienten eine hyperdyname Kreislauflage durch Abfall des peripheren Gefäßwiderstands und kompensatorischem Anstieg von Herzzeitvolumen und Plasmavolumen. Die gemischtvenöse O_2-Sättigung ist wegen peripherer arteriovenöser Shunts erhöht. Die Patienten zeigen eine arterielle Hypoxämie; vasoaktive Substanzen, die üblicherweise von der Leber metabolisiert werden, inhibieren die pulmonale hypoxische Vasokonstriktion und führen zu intrapulmonalen Shunts. Im Rahmen der sogenannten zirrhotischen Kardiomyopathie ist vor allem der rechte Ventrikel mit reduzierter Pumpfunktion betroffen, sodass es bei Stresssituationen hierdurch zu einem rechtsventrikulär führenden Herzversagen kommen kann.

Die Situation wird durch die Enzephalopathie, Pleuraergüsse und verminderte funktionelle Residualkapazität infolge Aszites verschlechtert. Bezüglich der zirrhotischen Kardiomyopathie kann die TAPSE

Tab. 2.6 Child-Pugh-Klassifikation der Leberzirrhose.

Parameter	Child A	Child B	Child C
Serumbilirubin (mg/dl)	<2	2–3	>3
Serumalbumin (g/dl)	>3,5	3–3,5	<3
Aszites	keiner	gut kontrollierbar	schlecht kontrollierbar
Enzephalopathie	keine	minimal	fortgeschritten
Prothrombinzeitverlängerung	1–4 s	5–6 s	>6 s

(„Tricuspid annular Plane systolic Excursion") im TTE (transthorakales Echokardiogramm) zur Abschätzung der rechtsventrikulären Funktion dienen.

Frage 380

Beschreiben Sie die Child-Pugh-Klassifikation der Leberzirrhose und ihren prädiktiven Wert für das perioperative Outcome!

Die perioperative Mortalität beträgt für Shuntoperationen 10 %, 31 % bzw. 76 % für die Klassen Child A, B bzw. C (▸ Tab. 2.6).

Die Ergebnisse lassen sich für das Risiko bei anderen operativen Eingriffen proportional, aber nicht bezüglich der absoluten Zahlen übertragen.

Frage 381

Eine 30-jährige Patientin mit schwerstem diabetischem Spätsyndrom (dialysepflichtige Niereninsuffizienz, Retinopathie, generalisierte AVK) muss wegen einer eitrigen Bursitis praepatellaris operiert werden. Welches Verfahren wählen Sie?

Eine rückenmarknahe Regionalanästhesie ist wegen urämischer Thrombopathie und wahrscheinlicher Hypovolämie (Dialyse) nicht die 1. Wahl. Eine Allgemeinanästhesie unter Berücksichtigung der Kontraindikationen für bestimmte Medikamente (Succinylcholin bei Hyperkaliämie) und unter der Zielsetzung größtmöglicher postoperativer Vigilanz (frühe Fortsetzung der Insulintherapie durch den Patienten, Erkennen von Hypoglykämien), z. B. mit Propofol/Remifentanil, ist möglich. Das Verfahren mit der geringsten Belastung für den Patienten ist in diesem Fall die periphere Leitungsanästhesie; bei der Lokalisation des Operationsgebiets reicht meist die alleinige Blockade des N. femoralis (ggf. Kathetertechnik zur postoperativen Schmerztherapie) aus.

Zu beachten ist die diabetische Neuropathie beim Einsatz des Nervenstimulators: Es muss mit einer Impulsbreite von mindestens 0,3 ms gearbeitet und eine höhere Reizschwelle bei der Stimulation (0,5 mA) als beim Gesunden akzeptiert werden. Besser ist die primäre Durchführung einer ultraschallgesteuerten Regionalanästhesietechnik, da die Verwendung eines Nervenstimulators hier verzichtbar ist.

Frage 382

Welche organisatorischen Maßnahmen sind für Operationen bei insulinpflichtigen Typ-1-Diabetikern zu ergreifen?

- **Möglichst früher Operationstermin. Ist dies nicht möglich, Patienten unter Einhaltung des 6-h-Abstands zur Anästhesieeinleitung frühstücken lassen und die Hälfte der üblichen Insulindosis geben.**
- **Entweder Verzicht auf Insulingabe präoperativ mit häufiger Blutzuckerkontrolle (mindestens 2-stündlich) und am Blutzucker (BZ) orientierter Bolusgabe von Insulin oder ⅓–½ der üblichen Morgendosis s. c. mit laufender Glukose-Infusion (5–10 %) und 2-stündlichen Blutzuckerkontrollen.**
- **Perioperativ engmaschige Blutzuckerkontrollen, bedarfsadaptierte Insulintherapie sowie frühestmöglicher postoperativer enteraler Kostaufbau.**

Es sind verschiedene, an den Patienten anzupassende Empfehlungen verfügbar. Wichtig ist vor allem die regelmäßige Kontrolle und ggf. Korrektur des BZ-Wertes (perioperatives BZ-Ziel zwischen 140 mg/

Tab. 2.7 Revised Cardiac Risk Score (RCRI) nach Lee für das Risiko der Entwicklung schwerwiegender perioperativer kardiovaskulärer Ereignisse (MACE).

Punktzahl	0	1	2	3, 4 oder 5
Risiko für MACE (%)	0,4	0,9	6,6	11

dl und 180 mg/dl). Insulinabhängige Diabetiker benötigen eine Insulinzufuhr zur Vermeidung einer Ketoazidose. Die Kombination von Insulin und Glukose ist häufig erforderlich; Kaliumkontrollen dabei nicht vergessen!

Frage 383

Welche Prämedikation verordnen Sie bei Insulinpflichtigkeit?

In den Leitlinien gibt es hierzu keine Empfehlungen. H_2-Blocker und Natriumzitrat können wegen diabetischer Gastroparese zur Aspirationsprophylaxe gegeben werden, ggf. auch Prokinetika (Metoclopramid) unter Beachtung der Komorbiditäten. Bei ausgeprägter Gastroparese Gabe von Erythromycin erwägen.

Eine Anxiolyse ist zwar erwünscht, eine starke Sedierung allerdings zu vermeiden (Erkennen von Hypoglykämien). Besser wäre es, ganz darauf zu verzichten.

Frage 384

Nennen Sie Ursachen für Erhöhungen des konjugierten und unkonjugierten Serumbilirubins!

Erhöhung des konjugierten Bilirubins im Serum ist immer ein Hinweis auf einen Schaden oder eine Funktionsstörung der Leber und der Gallenwege.

Unkonjugiertes (in der Leber nicht konjugiertes) Bilirubin fällt bei intravasaler Hämolyse, Hämatomresorption und Enzymdefekten (Morbus Meulengracht/Gilbert, Crigler-Najjar-Syndrom) an.

Frage 385

Beschreiben Sie den Revised Cardiac Risk Score (RCRI) nach Lee für das Risiko der Entwicklung schwerwiegender perioperativer kardiovaskulärer Ereignisse (MACE) bei nichtkardiochirurgischen Patienten!

Es gibt je 1 Punkt für:
- **Herzinsuffizienz**
- **chronisches Koronarsyndrom**
- **zerebrale Insuffizienz (Apoplex oder TIA)**
- **insulinpflichtigen Diabetes mellitus**
- **kompensierte Niereninsuffizienz mit Serumkreatinin > 2 mg/dl**

Das jeweilige Risiko ist in ▸ Tab. 2.7 dargestellt.

Frage 386

Eine 42-jährige Patientin steht zu einem elektiven Eingriff an. Eine Struma nodosa III° ist bekannt. Die präoperativ bestimmten Schilddrüsenhormonwerte zeigen eine deutliche Erhöhung von fT 4, normales fT 3 und TSH basal. Die Patientin nimmt Ovulationshemmer ein. Wie gehen Sie vor?

Patienten mit Hyperthyreose haben eine deutlich erhöhte perioperative Morbidität. Bei der Patientin liegen kein supprimiertes TSH und normale fT 3-Werte vor. Die erhöhten fT 4-Werte können durch Verdrängung aus der Plasmaeiweißbindung z. B. durch Ovulationshemmer bedingt sein.

Liegen keine klinischen Zeichen der Hyperthyreose vor, kann der Eingriff ohne Weiteres durchgeführt werden.

Frage 387

Nennen Sie die klinischen Zeichen der Hyperthyreose!

Tachykardie, Arrhythmie, Diarrhö, Dehydratation, Schwitzen, Unruhe, Haarausfall und Wärmeintoleranz sind typische Symptome.

Eine hyperthyreote Myopathie ist durch Muskelschwäche und rasche Ermüdbarkeit gekennzeichnet.

Frage 388

Bei einer 76-jährigen Patientin mit manifester Hyperthyreose (TSH [Thyreotropin, auch thyreotropes Hormon oder thyreoideastimulierendes Hormon] supprimiert, fT3 [freies Trijodthyronin] und fT4 [freies Thyroxin] deutlich erhöht) muss eine notfallmäßige Laparotomie durchgeführt werden. Auffällig ist im EKG ein Vorhofflimmern mit Tachykardie, klinisch liegt eine kompensierte Herzinsuffizienz (NYHA II) vor. Wie behandeln Sie perioperativ?

Das Ziel der Anästhesie ist die Kontrolle der sympathikoadrenergen Stimulation; Atropin, Ketamin, Pancuronium, Halothan und Desfluran sollten nicht eingesetzt werden.

Eine Kombination von i.v.-Anästhetika (Propofol, Opioide) und volatilen Anästhetika (Desfluran, Sevofluran) ist sinnvoll. Das Vorhofflimmern mit schneller Überleitung ist ein typisches Symptom. Neben einer adäquaten Narkosetiefe sind eine ausreichende Infusionstherapie und Ausgleich von Elektrolytimbalancen wichtig. Medikamentös sollten Betablocker (Esmolol, Metoprolol) eingesetzt werden (vorsichtig wegen der bestehenden Linksherzinsuffizienz), zusätzlich kommt die Steroidtherapie in Frage; beide Medikamente hemmen die Konversion von T4 zu T3 in der Peripherie. Digitalis kann zur Frequenzkontrolle gegeben werden.

Frage 389

Beschreiben Sie die Klinik einer schweren Hypothyreose!

Müdigkeit, Kälteintoleranz, Obstipation, Haarausfall, Gewichtszunahme, trockene Haut, Bradykardie, Hypothermie, Heiserkeit, abgeschwächter bis erloschener Achillessehnenreflex und Ödeme (z. B. periorbital) sind typische Symptome.

Die Extremform ist das Myxödemkoma (hohe Mortalität): Hypoventilation, Hypothermie, Hypotension, Hyponatriämie, Hypoglykämie, Bewusstseinstrübung und Nebenniereninsuffizienz.

Frage 390

Wie schätzen sie das perioperative Risiko eines Patienten mit klinisch manifester Hyperthyreose ein?

Die Risikoerhöhung ist durch die kardiovaskulären Probleme (Risiko für das Auftreten eines Vorhofflimmerns: 10–20 %) und die Gefahr einer thyreotoxischen Krise bestimmt.

Die thyreotoxische Krise ist durch Fieber, Tachykardie und Verwirrtheit bis zum Koma gekennzeichnet und führt zu rapidem Kreislaufversagen und Tod. Der klinische Verdacht ist wichtiger als die peripheren Hormonwerte. Beim Versagen der medikamentösen Therapie (Betablocker, Thyreostatika, Steroide) ggf. notfallmäßige Thyreoidektomie.

Frage 391

Beschreiben Sie den Effekt der Jodidgabe zur Behandlung der Hyperthyreose!

Durch hochdosierte Jodidgabe kann kurzfristig die Produktion von T4 und T3 gehemmt werden (inhibitorischer Effekt durch Hemmung aller Syntheseschritte: Jodaufnahme, Jodination, Kopplungsreaktion und Freisetzung aus dem Thyreoglobulin).

Danach ist die definitive operative Therapie der Hyperthyreose allerdings zwingend.

Frage 392

Ein 43-jähriger Patient nimmt seit 12 Wochen wegen eines Morbus Crohn täglich 5 mg Prednisolon ein. Wegen eines intraabdominellen Abszesses muss eine notfallmäßige Laparotomie durchgeführt werden. Muss die Steroidtherapie weitergeführt werden?

Die Dauermedikation mit Kortikoid wird unabhängig von Dosis und Applikationsart fortgesetzt. Selbst nach kurz dauernder Steroidtherapie ist eine klinisch relevante Suppression der Nebennierenrinde möglich. Zur Vermeidung einer krisenhaften Verschlechterung (Addison-Krise) im Rahmen von Stresssituationen ist eine perioperative Hydrokortisontherapie indiziert. Bei kleineren Eingriffen ist eine einmalige Bolusgabe einer niedrigeren Dosis (25 mg) möglich, bei größeren Eingriffen sollten 100 mg/24 h als i. v.-Dauerinfusion gegeben werden, am Folgetag auf 50 mg reduziert und dann ausgeschlichen werden.

Die Evidenz dieser Empfehlung ist gering, aber aufgrund der günstigen Nutzen-Risiko-Abwägung (Risiken einer „unnötigen" Hydrokortisongabe sind sehr überschaubar; die Klinik einer echten Addison-Krise kann überwältigend sein) sinnhaft.

Frage 393

Beschreiben Sie das perioperative anästhesiologische Vorgehen bei der Resektion eines Phäochromozytoms der Nebenniere!

Erweitertes Monitoring (arterielle Druckmessung, zentraler Venendruck). Nach Erreichen einer Isovolämie schonende Anästhesieeinleitung mit Thiopental oder Propofol. Verzicht auf Succinylcholin, Droperidol und Halothan. Narkoseführung mit Inhalationsanästhetika (Isofluran, Desfluran, Sevofluran) und Opioiden. Abfangen sympathikotoner Reaktionen (besonders während Präparation und Manipulation am Tumor) mit Na-Nitroprussid. Gegebenenfalls Einsatz von Betablockern.

Die Kombination aus Allgemeinanästhesie mit vorsichtig titrierter Katheterepiduralanästhesie ist möglich. Nach Exstirpation ist eine ausgeprägte Hypotension möglich (ggf. Katecholamintherapie, z. B. mit Noradrenalin).

Frage 394

Nennen Sie die Ursachen für ein perioperatives akutes Nierenversagen (ANV)!

60 % sind prärenal, 30 % renal und 10 % postrenal bedingt. Prärenales ANV ist durch Störung der renalen Perfusion (z. B. Blut- und Flüssigkeitsverlust, perioperativer kardiogener Schock, Sepsis) verursacht. Renales ANV ist durch akute Tubulusnekrose (ischämisch, toxisch) verursacht; toxische Einflüsse sind z. B. Kontrastmittel, Aminoglykoside, Glykopeptide, Fluoridionen, Myo- und Hämoglobinurie. Postrenales ANV entsteht bei Abflussbehinderungen im Harntrakt (z. B. Prostatahyperplasie, Blasenentleerungsstörungen bei autonomer Neuropathie oder durch anticholinerge Medikation).

Frage 395

Wodurch ist die präoperative Beurteilung einer Nierenfunktionsstörung anhand der Serumkreatinin- und -harnstoffwerte limitiert?

Die Serumkreatinin- und Harnstoffwerte sind außer bei Nierenerkrankungen durch viele Einflüsse erhöht: Katabolie, erhöhte N_2-Aufnahme, Lebererkrankungen, diabetische Ketoazidose, Hämatomresorption, gastrointestinale Blutungen, Hyperalimentation und Medikamente (z. B. Steroide).

Bei Nierenerkrankungen ist die Erhöhung der Kreatininwerte ein Spätsymptom; es sind dann nur noch 50 % der Nephrone funktionstüchtig, die GFR ist um 75 % reduziert.

Frage 396

Beschreiben Sie den Pathomechanismus der akuten intermittierenden Porphyrie (AIP)!

Die AIP ist eine hepatische Porphyrie, bei der eine Störung der Hämsynthese vorliegt: Die Aktivität der δ-Aminolävulinsäure-Synthetase (δ-ALS-Synthetase) ist erhöht; sie kann durch Alkohol und Medikamente krisenhaft gesteigert werden. Die Aktivität der Uroporphyrinogensynthetase ist erniedrigt. Dadurch fallen exzessive Mengen von δ-ALS und des neurotoxischen Porphobilinogen an.

Die entstehende Polyneuropathie macht die AIP – neben der Porphyria cutanea tarda (vulnerable Haut, Cave: Lagerung) – zur einzigen anästhesierelevanten Porphyrie.

Frage 397

Beschreiben Sie die Klinik der akuten intermittierenden Porphyrie (AIP)!

Die AIP ist eine Polyneuropathie, charakterisiert durch disseminierte Demyelinisierung peripherer Nerven, Schädigung peripherer Nervenzellen im Rückenmark und Demyelinisierung des Groß-

und Kleinhirns. Typisch sind proximal betonte, asymmetrische Paresen mit abgeschwächten oder aufgehobenen Muskeleigenreflexen. Sensible Symptome sind Hyperpathie, Parästhesien und Spontanschmerzen. Eine Hirnnervenbeteiligung ist häufig, ebenso Blasen- und Mastdarmstörungen und psychopathologische Veränderungen. Häufig liegt eine abdominelle Symptomatik mit Bauchschmerzen, Übelkeit, Erbrechen, Obstipation oder Durchfall vor (Fehldiagnose: akute Appendizitis). Der Urin färbt sich nach längerer Lichtexposition dunkel, der Nachweis von δ-ALS und Porphobilinogen im Urin ist beweisend.

Die Attacken sind durch eine Vielzahl von Substanzen auslösbar (Alkohol, Medikamente – besonders Barbiturate und steroidkonfigurierte Pharmaka etc.); es gibt Datensammlungen, in denen Medikamente auf ihre Sicherheit überprüft werden können (www.porphyria.eu).

Frage 398

Bei einem 43-jährigen Patienten mit bekannter AIP soll eine Varizenoperation durchgeführt werden. Wie gehen Sie vor?

Essenziell ist die genaue präoperative neurologische Untersuchung und Dokumentation. Leber- und Nierenfunktion müssen präoperativ laborchemisch überprüft werden. Erweitertes Monitoring einschließlich zentralem Venenkatheter und arterieller Druckmessung ist zu empfehlen. Verzicht auf eine Prämedikation. Volatile Anästhetika, Barbiturate, Etomidate, Pancuronium, Vecuronium und Ketamin sollten gemieden werden; Fentanyl, Propofol, N_2O, Succinylcholin und Atracurium gelten als relativ sicher. Bei Hypertension: Propranolol, Esmolol, Nitroglyzerin, Nitroprussid-Na. Rückenmarksnahe Regionalanästhesien (Bupivacain) sind zwar möglich; wegen der möglichen Koinzidenz neurologischer Störungen muss aus forensischer Sicht jedoch abgeraten werden.

Wichtig ist eine perioperative Glukosezufuhr (400 g/24 h i. v.) zur Vermeidung einer Porphyrie-Krise. Postoperative Schmerztherapie: Morphin, Buprenorphin, Ibuprofen, Paracetamol, Indometacin. Sollte es dennoch zur Porphyriekrise kommen, kann Hämatin (z. B. Normosang) 4 mg/kgKG i. v. über 15 min alle 12 h gegeben werden.

Frage 399

Nennen Sie die anästhesiologischen Implikationen bei schwerer Hypothyreose!

Durch die myokardiale Depression (Abfall des Herzzeitvolumens), Einschränkung der Barorezeptorenfunktion, Verringerung des Plasmavolumens und evtl. durch einen Perikarderguss sind die Patienten sehr empfindlich gegenüber myokarddepressiven Wirkungen von Anästhetika. Ebenso sensibel reagieren die Patienten auf atemdepressive Substanzen bei vorbestehender Hypoxie und Hyperkapnie. Die hepatische und renale Clearance von Pharmaka ist herabgesetzt; die Patienten sind durch Hypothermie gefährdet.

Patienten mit gleichzeitig bestehender KHK sind besonders problematisch; die Substitution von T4 kann durch Steigerung des Metabolismus zur koronaren Ischämie führen.

Frage 400

Welche pathophysiologischen Veränderungen liegen bei der Aortenstenose vor?

Es liegt eine fixierte Obstruktion der linksventrikulären Ausstrombahn vor. Die Folge ist eine konzentrische Hypertrophie mit Erhöhung der linksventrikulären Drücke und der Wandspannung zur Aufrechterhaltung des aortalen Flusses. Die ventrikuläre Füllung wird zu ca. 40 % durch Vorhofkontraktion erreicht (normal ca. 20 %). Die Ejektionsfraktion wird im Verlauf der Krankheit lange stabil gehalten, bis es zur Dekompensation kommt.

Typische klinische Ereignisse sind Angina pectoris (ohne Koronararterienstenose) bei erhöhtem O_2-Verbrauch des hypertrophierten Myokards und verringertem O_2-Angebot (gestörte diastolische Perfusion bei erhöhtem enddiastolischem Druck), Dyspnoe, Synkopen und plötzlicher Herztod.

Frage 401

Was beachten Sie bei der Anästhesieführung eines Patienten mit Aortenstenose?

Die Imbalance zwischen erhöhtem O_2-Verbrauch und verringertem O_2-Angebot wird durch sympathikoadrenerge Stimulation verschlechtert. Die ohnehin eingeschränkte diastolische Koronarperfusion wird bei Erhöhung der Herzfrequenz weiter verschlechtert. Hypovolämie und Verlust des Sinusrhythmus verschlechtern die ventrikuläre Füllung und die Ejektionsfraktion.

Hauptziele bei der Anästhesieführung bei höhergradiger Aortenstenose sind somit Aufrechterhaltung einer Normovolämie und normalen Herzfrequenz, adäquate Anästhesietiefe zur Vermeidung sympathikotoner Reaktionen, Erhalt des Sinusrhythmus (ggf. Elektrokardioversion) und die Vermeidung positiv chronotroper Pharmaka. Kommt es zur Dekompensation, verschlechtert sich die Prognose erheblich! Die intraoperative transösophageale Echokardiografie (TEE) ist ein geeignetes Monitoring bei hochgradiger Aortenstenose.

Frage 402

Beschreiben Sie die Pathophysiologie der Aorteninsuffizienz!

Durch diastolische Regurgitation kommt es zur Volumenüberlastung mit exzentrischer Hypertrophie. Die Regurgitationsfraktion steigt bei Bradykardie (relative Verlängerung der Diastole) und erhöhtem Gefäßwiderstand (SVRI). Compliance und Schlagvolumen des linken Ventrikels sind erhöht; die Kontraktilität nimmt im Verlauf zunehmend ab. Bei der akuten Aorteninsuffizienz kommt es zur rapiden Volumenüberlastung mit Anstieg des enddiastolischen linksventrikulären Drucks und Einschränkung der Kontraktilität. Die Folge sind Hypotonie und Lungenödem.

Die Aorteninsuffizienz ist am häufigsten rheumatisch verursacht; akute Insuffizienz bei Trauma, Endokarditis, Aortenaneurysmadissektion.

Frage 403

Welche Ziele verfolgen Sie beim anästhesiologischen Management bei Patienten mit Aorteninsuffizienz?

Aufrechterhaltung einer moderat hohen Herzfrequenz, eines hohen intravasalen Volumens und Reduktion des Gefäßwiderstands (SVRI) sind die Hauptziele.

Bei lang bestehender Aorteninsuffizienz sollte die Frequenz gehalten werden, an die der Patient adaptiert ist. Im Gegensatz zur Aortenstenose ist hier die Bradykardie gefährlich, weil es dann zur Dekompensation kommt.

Frage 404

Welche Faktoren sprechen bei einem Patienten mit Hinweisen auf eine koronare Herzerkrankung (KHK) für ein erhöhtes perioperatives Risiko?

Als Risikofaktoren für kardiale perioperative Morbidität wurden von Eagle 6 Kriterien ermittelt:

- **Q-Zacken im EKG**
- **Ventrikuläre ektope Aktivität**
- **Diabetes mellitus**
- **Notwendigkeit einer Pharmakotherapie**
- **Alter > 70 Jahre**
- **Angina pectoris in der Anamnese**

Bei Patienten mit 3 oder mehr dieser Risikofaktoren ist die Wahrscheinlichkeit für das Vorliegen einer KHK sowie das Auftreten kardialer Komplikationen perioperativ erhöht.

Frage 405

Welche Überlegungen sind bei der Anästhesieführung bei Patienten mit KHK zu berücksichtigen?

Tachykardien, arterielle Hypertonie und sympathoadrenerge Aktivierungen sind während Laryngoskopie, Intubation, Operation, Anästhesieausleitung und postoperativer Phase zu vermeiden.

Bei Patienten mit guter linksventrikulärer Funktion kann dies während der Anästhesieeinleitung durch eine ausreichende Prämedikation und Verordnung/

Dosiserhöhung eines Betablockers, großzügige Gaben von Hypnotika und Opioiden zur Einleitung sowie Beatmung des Patienten nach Anästhesieeinleitung, aber noch vor Intubation mit ansteigender Konzentration eines volatilen Anästhetikums erreicht werden. Nach Ausschluss eines Volumenmangels sollten intraoperative Tachykardien durch Vertiefung der Anästhesie oder titrierende i. v.-Gabe eines Betablockers (besonders bei gleichzeitigen ST-Strecken-Veränderungen) vermieden werden. Intraoperative myokardiale Ischämie und gleichzeitige global eingeschränkte linksventrikuläre Funktion sind problematisch. Durch Katecholamintherapie werden zwar das HZV und das systemische O_2-Angebot gesteigert, gleichzeitig werden aber Koronarischämien induziert.

Frage 406

? Welche präoperativen Untersuchungen benötigen Sie bei Patienten mit KHK?

! **Bei Patienten mit KHK sind Informationen über das Ausmaß der KHK und das Vorliegen von Folgeschäden wichtig. Neben der klinischen Untersuchung mit Evaluation der Belastbarkeit ist die transthorakale Echokardiografie (TTE) und Ruhe-EKG schnell und einfach durchführbar. Das TTE bietet eine gute Beurteilung der Pumpfunktion (systolische und diastolische Funktion), sowie von regionalen Wandbewegungsstörungen; das Ruhe-EKG ist nur von sehr begrenzter Aussagekraft (Rhythmusanalyse, Beurteilung der Kammerendstrecken).**

Ggf. ist die erweiterte noninvasive Diagnostik (Belastungs-EKG, Stressechokardiografie, Myokardszintigrafie, Kardio-MRT) oder die Herzkatheter-Untersuchung nach Konsultation des Kardiologen indiziert. Die Bedeutung von Biomarkern wird regelmäßig diskutiert.

Frage 407

? Haben perioperative Blutdruckschwankungen bei Hypertonikern eine Bedeutung?

! **Ja! Veränderungen des arteriellen Mitteldrucks von mehr als 20 mmHg oder aber 20 %ige Veränderungen im Vergleich zu den präoperativen Ausgangswerten sind signifikant mit postoperativen kardialen und renalen Komplikationen assoziiert.**

Frage 408

? Wie behandeln Sie perioperative Blutdruckanstiege bei Hypertonikern?

! **Zur Prävention hypertensiver Phasen während der Einleitung kann neben der Sicherstellung einer adäquaten Anästhesietiefe eine topische Lokalanästhesie von Kehlkopf und Trachea mit Lidocain und die Gabe von Betablockern (Esmolol, Metoprolol) erfolgen.**

i *Bei intraoperativer Hypertension zuerst Vertiefung der Anästhesie und effektive Analgesie (Opioide oder Regionalanästhesie). Medikamentöse Therapie: Betablocker (Esmolol), Urapidil und Clonidin sind ausreichend gut steuerbar, Furosemid (Vasodilatation, Reduktion des Plasmavolumens) und Nitrate sowie Dihydralazin (Reflextachykardie möglich) sind ebenfalls möglich.*

Frage 409

? Nennen Sie die häufigsten Ursachen für eine Herzinsuffizienz bei Patienten ohne Klappenvitien!

! **Dilatative Kardiomyopathie, hypertensive Herzkrankheit oder ischämische Kardiomyopathie.**

Frage 410

? Beschreiben Sie die pathophysiologischen Besonderheiten bei herzinsuffizienten Patienten!

! **Die kontraktile Antwort auf inotrope Medikamente ist erheblich eingeschränkt. Neben einer systolischen kontraktilen Dysfunktion werden eine eingeschränkte diastolische Ventrikelfunktion und ein erheblicher Anstieg der efferenten Sympathikusaktivität mit peripherer Vasokonstriktion beobachtet. In Abhängigkeit vom Blutvolumen sind viele Patienten auf einen koordinierten Vorhof-Kammer-Kontraktionsablauf für eine ausreichende linksventrikuläre Füllung angewiesen. Entsprechend können Knotenrhythmus oder Vorhofflimmern den arteriellen Druck – insbesondere bei Vorliegen eines steifen, hypokinetischen linken Ventrikels – erheblich reduzieren. Bei linksventrikulären diastolischen Drücken von 25–30 mmHg hat die Vorhofkontraktion keine wesentliche Auswirkung auf das enddiastolische Volumen und das Schlagvolumen**

mehr. Das stark insuffiziente Herz arbeitet im Wesentlichen vorlastunabhängig, reagiert jedoch sehr empfindlich auf eine Zunahme der Nachlast.

Aufgrund dieser Überlegungen sollten perioperative Phasen arterieller Hypertonie und systemischer Gefäßkonstriktion, die gerade bei Patienten mit schwerer Herzinsuffizienz zu pulmonalarterieller Hypertonie und einem Lungenödem führen können, unbedingt vermieden werden. Dieses Ziel kann häufig durch Gabe von Opioiden vor Intubation und schmerzhaften chirurgischen Stimuli sowie unter Umständen kontinuierliche Infusion von Vasodilatatoren während und nach Anästhesie erreicht werden.

Frage 411

Welche Ziele streben Sie bei der Anästhesieführung für Patienten mit hypertroph-obstruktiver Kardiomyopathie (HOCM) an?

Aufrechterhaltung von Sinusrhythmus, intravasalem Volumen, systemischem Gefäßwiderstand und die Vermeidung hyperkontraktiler Zustände.

Aufgrund des steifen Ventrikels mit eingeschränkter Compliance führt eine Hypervolämie sehr leicht zu pulmonaler Stauung und Lungenödem. Rückenmarknahe Regionalanästhesien mit der Möglichkeit der Vasodilatation gelten als relativ kontraindiziert, Vasodilatatoren und Inotropika sollten vermieden werden.

Frage 412

Ein 65-jähriger Patient mit einer Herzinsuffizienz III° NYHA und Hypertonie wird nach einer Laparotomie wegen eines perforierten Ulcus ventriculi im Operationssaal extubiert und wach in den Aufwachraum gebracht. Dort entwickelt sich rasch eine Dyspnoe, der Blutdruck liegt bei 170/120 mmHg, der Herzschlag ist arrhythmisch bei 125/min, die SaO_2 beträgt 92 % unter 3 l O_2/min über Nasensonde. Welche Verdachtsdiagnose stellen Sie?

Die wahrscheinlichste Diagnose ist eine primäre akute Dekompensation der bestehenden Linksherzinsuffizienz.

Sie wird durch verschiedene Faktoren wie perioperative Hypervolämie, Anästhetikawirkung, sympathikoadrenerge Stimulation, Hypothermie, Verlust des Sinusrhythmus, perioperative Myokardischämie oder Beendigung der IPPV-Beatmung verursacht. Dafür sprechen Anamnese, Klinik, hoher arterieller Mitteldruck und Tachyarrhythmie. Eine weitere Möglichkeit ist die respiratorische Insuffizienz nach einem Oberbaucheingriff mit konsekutiver kardialer Verschlechterung.

Frage 413

Wie behandeln Sie den Patienten, welche Diagnostik ist sinnvoll?

Oberkörperhochlagerung, Erhöhung der O_2-Zufuhr, ggf. Versuch einer nichtinvasiven Ventilation, Vor- und Nachlastsenkung, z. B. durch Diuretika und Nitrate, suffiziente Analgesie, Flüssigkeitsrestriktion, frühzeitige Entscheidung zur Reintubation und Beatmung. Ist die Tachyarrhythmie neu aufgetreten, ggf. Elektrokardioversion, sonst medikamentöse Frequenzkontrolle durch β-Blocker oder Verapamil. Amiodaron sowie Digoxin sind weitere mögliche Optionen zur Frequenzkontrolle. Bleibt der Patient trotzdem hypertensiv, weitere akute Nachlastsenkung durch Nitro und ggf. zusätzlich Urapidil. Eine invasive Blutdruckmessung, sofern nicht bereits etabliert, ist indiziert. Sinnvolle diagnostische Maßnahmen sind Blutgasanalyse, EKG, Labortests (Troponin T oder I, CK, CK-MB), transthorakale Echokardiografie, Röntgen-Thoraxaufnahme.

Primäres Ziel ist die schnelle Rekompensation der Herzinsuffizienz, initial ist die klinische Beurteilung entscheidend.

Frage 414

Beschreiben Sie die Klassifikation der Herzinsuffizienz nach der NYHA (New York Heart Association)!

- NYHA I: keine Einschränkung der körperlichen Leistungsfähigkeit
- NYHA II: geringe Einschränkung; unter Ruhebedingungen Wohlbefinden, bei körperlicher Belastung Müdigkeit, Dyspnoe, Palpitationen oder Angina pectoris
- NYHA III: deutliche Einschränkung; in Ruhe Wohlbefinden, bereits bei leichter Belastung Müdigkeit, Dyspnoe, Palpitationen oder Angina pectoris
- NYHA IV: Beschwerden bei jeder körperlichen Belastung, Symptome können bereits in Ruhe auftreten

Frage 415

Definieren Sie den Begriff der Anämie!

Eine Anämie ist nach WHO-Definition durch einen Abfall des Hämoglobinwerts bei Frauen auf < 12 g/dl und bei Männern < 13 g/dl definiert. Diese Definition bezieht sich auf Personen, die älter als 14 Jahre und auf Höhe des Meeresspiegels leben. Bei Kindern und in der Schwangerschaft weichen diese unteren Werte ab:

- **6 Monate bis 6 Jahre < 11 g/dl**
- **7–14 Jahre < 12 g/dl**
- **Schwangere bei entsprechender Hydratisierung < 11 g/dl**

Frage 416

Wann ist bei Anämie eine Bluttransfusion indiziert?

Diese Frage ist nicht einfach zu beantworten: Es gibt keinen allgemeinen Grenzwert der Hämoglobinkonzentration (Hb), der Erythrozytenzahl und des Hämatokrit als „Transfusionstrigger". Entscheidend sind die Differenzierung nach akuter und chronischer Anämie, sowie die klinische Gesamtsituation (chronische und interkurrente Erkrankungen, Alter). Zusätzlich ist der bestehende oder zu erwartende Blutverlust in die Überlegungen mit einzubeziehen. In der klinischen Routine müssen zur Bestimmung des kritischen Hämatokrits (Hkt_{krit}) Surrogatparameter und klinische Symptome herangezogen werden.

Nach WHO-Definition liegt eine Anämie bei Unterschreiten einer Hb-Konzentration von 13 g/dl bei Männern und von 12 g/dl bei Frauen vor. Diese Definition bezieht sich auf Personen, die älter als 14 Jahre sind und auf Höhe des Meeresspiegels leben. Bei Kindern und in der Schwangerschaft weichen diese unteren Werte ab. Beim gesunden Erwachsenen < 50 Jahre können Hb-Konzentrationen bis 7–8 g/dl unter adäquater Therapie meist toleriert werden. Ein Hb-Wert < 6 g/dl ist immer als kritisch anzusehen (EKG-Veränderungen, Einschränkung der Kognition). Liegt eine strukturelle Herzerkrankung oder eine Erkrankung, welche die Lungenfunktion oder die Durchblutung lebenswichtiger Organe einschränkt, vor, werden Patienten in der Regel ab 9 g/dl transfundiert.

Aufgrund der günstigen Effekte höherer Hämatokritwerte auf die primäre Hämostase sind bei massiver, nicht gestillter Blutung („Ongoing Blood-Loss") Hb-Werte von 9–10 g/dl anzustreben. Diese Werte sind weiterhin Gegenstand wissenschaftlicher Untersuchungen, und weitere Anpassungen der als kritisch zu betrachtenden Grenzwerte sind anzunehmen.

Frage 417

Welche Methoden zur Identifikation des kritischen Gewebesauerstoffangebotes (DO_2krit) kennen Sie?

Zentral- und gemischtvenöse Blutgasanalysen, hämodynamisches Monitoring, Detektion der Laktatazidose, EKG-ST-Segmentanalyse, Berücksichtigung der Assoziation von Hb-Werten und perioperativer Mortalität, hämodynamisches Monitoring, Bestimmung des Gesamtkörper-Sauerstoffbedarfs mit Hilfe der kontinuierlichen Atemgasanalyse oder mit Hilfe eines Swan-Ganz-Katheters (Methode nach Fick).

Frage 418

Differenzieren Sie die verschiedenen Formen der Anämien!

Nach morphologischen Gesichtspunkten gibt es hypochrome, hyperchrome und normochrome Anämien.

Nach Ursachen ist zu unterscheiden nach Zellverlust (Blutung sowie mechanische, toxische oder serogene Zellzerstörung, räumliche Ver-

drängung der Erythropoese durch Leukämie), Zellreifungsstörung (Eisenmangel), Zellteilungsstörung (Vitamin-B_{12}-Mangel), Zellzerstörung (Hämolyse) und Zellbildungsstörung (plastische Anämie).

Weitere Anämieformen sind: Die hypoxische Anämie (Lungenfunktionsstörung), die ischämische Anämie (Hypoperfusion, Kreislaufinstabilität, kardiale Dekompensation) und die zytotoxische Anämie (Sepsis etc.). Angeborene Anämien sind: Thalassämie, Sichelzell-Anämie, Enzymdefekte (Pyruvatkinase, Glutathion-Reduktase, Glucose-6-Phosphat-Dehydrogenase).

Es gibt auch „aplastische" Anämien infolge Knochenmark-Aplasie (immunologisch, toxisch, radioaktiv).

Frage 419

? Welche anästhesiologische Bedeutung haben aplastische Anämien?

! **Außer den allgemeinen Überlegungen, die für alle Anämieformen gelten, müssen Blutgerinnungsstörungen durch Thrombopenie (z. B. bei rückenmarknaher Regionalanästhesie) und erhöhte Infektanfälligkeit bei Leukopenie (Antibiotikaprophylaxe) berücksichtigt werden.**

i *Für diese Patienten sind fremdblutsparende Verfahren wie Eigenblutspende und Hämodilution grundsätzlich nicht geeignet.*

Frage 420

? Sie müssen eine Anästhesie für eine notfallmäßige Cholezystektomie wegen akuter Cholezystitis bei einem Patienten mit bekannter Sichelzellanämie durchführen. Wie gehen Sie vor?

! **Typische Probleme bei Sichelzellanämie sind durch Mikrozirkulationsstörungen und Gefäßverschlüsse verursachte kardiopulmonale Funktionsstörungen, Nieren- und Leberfunktionsstörungen und neurologische Störungen. Wegen häufiger Transfusionen besteht oft eine Alloimmunisierung, weshalb die Bereitstellung geeigneter Erythrozytenkonzentrate schwierig sein kann. Eine präoperative Austauschtransfusion ist nur bei großen Eingriffen und vorbestehender pulmonaler Schädigung nötig. Anästhesieziele sind Aufrechterhaltung suffizienter Oxygenierung und Organperfusion, ausgeglichener Säure-Basen- und Elektrolythaushalt, Normovolämie und Normothermie.**

i *Vorteile bestimmter Anästhesietechniken sind nicht beschrieben. Die perioperative Mortalität beträgt 1 %. Ausreichende Stressabschirmung und Analgesie sind wichtig.*

Frage 421

? Können Sie bei diesem Patienten die Pulsoxymetrie einsetzen?

! **Durch die Hämoglobinanomalie (Hb-S) wird die Pulsoxymetrie nicht relevant verfälscht; sequenzielle Blutgasanalysen sind trotzdem zu empfehlen!**

Frage 422

? Was wissen Sie über die Bedeutung und Entstehung einer Anämie?

! **Ätiologisch betrachtet kommt es zur Ausbildung einer Anämie, wenn ein Ungleichgewicht zwischen Erythrozytenproduktion und Erythrozytenabbau oder -verlust entsteht.**

i *Sind physiologische Kompensationsmechanismen erschöpft, die zu einer Steigerung der Erythropoese im Knochenmark um den Faktor 10–15 innerhalb von 2–3 Monaten führen können, kann eine Anämie entstehen. Auch ein übermäßiger und vorzeitiger Abbau von Erythrozyten in der Milz führt bei intakter Kompensation erst dann zu einer klinisch signifikanten Anämie, wenn die Erythrozytenlebenszeit auf weniger als 15 Tage reduziert ist (normale Erythrozytenlebenszeit: etwa 120 Tage). Von großer klinischer Bedeutung ist daher immer die Frage, ob es sich bei der jeweils vorliegenden Anämie um eine akute oder chronische Form handelt. Obwohl chronisch anämische Patienten niedrige Hämoglobinwerte in Ruhe besser tolerieren als solche mit akuter Blutungsanämie, ist die Bedeutung für die perioperative Phase noch unklar. Es gibt keine Evidenz für eine bessere Toleranz bei Auftreten von Blutverlust. Bei ambulanten Patienten ist die körperliche Belastung zu berücksichtigen, der sich die Patienten nach Entlassung aussetzen.*

Frage 423

Welche Untersuchungen sind bei einem Patienten mit COPD („Chronic obstructive pulmonary Disease") sinnvoll?

Neben Anamnese und klinischer Untersuchung mit Beurteilung der respiratorischen Leistungsfähigkeit:
- **Labor: Leukozytenzahl, Hämatokrit, Elektrolyte, Blutgas- und Säure-Basen-Status**
- **Lungenfunktionsprüfung**
- **EKG, Röntgen-Thorax (sofern anästhesierelevante Befunde zu erwarten sind)**

Zur Lungenfunktionsprüfung ist die Spirometrie eingeschränkt verwertbar. Bei klinisch schwer ausgeprägter COPD ist die Bodyplethysmografie aussagekräftiger.

Diese Anforderungen gelten selbstverständlich (wie immer) nur bei geplanten Eingriffen. Bei Notfalleingriffen können diese Befunde nicht abgewartet werden! Eine (arterielle) BGA vor Narkoseeinleitung ist hier ein sinnvolles Werkzeug, um den aktuellen Status und die Prognose schnell abschätzen zu können.

Frage 424

Nennen Sie anerkannte Risikofaktoren für postoperative pulmonale Komplikationen!

Unabhängig von Ergebnissen der präoperativen Diagnostik gelten folgende Risikofaktoren:
- **Alter > 70 Jahre**
- **Adipositas**
- **Eingriffe im Oberbauch oder Thorax**
- **Lungenerkrankung in der Anamnese**
- **Rauchen > 20 „Pack Years"**
- **Resektionen im vorderen Mediastinum**

Frage 425

Welche Grenzwerte in der präoperativen Lungenfunktionsprüfung mittels Spirometrie zeigen ein erhöhtes Risiko für pulmonale Komplikationen?

Bei abdominalchirurgischen Eingriffen: Vitalkapazität (FVC) < 70 %, FEV_1 < 70 %, FEV_1/FRC < 65 %, Minuten-Ventilations-Volumen (MVV) < 50 %.

Bei Thoraxeingriffen: Vitalkapazität (FVC) < 70 % oder < 1,7 l, FEV_1 < 2 l bei Pneumektomie und < 1 l bei Lobektomie, FEV_1/FRC < 35 %, Minuten-Ventilations-Volumen (MVV) < 50 % oder < 28 l/min.

Frage 426

Die präoperative Lungenfunktionsprüfung mittels Spirometrie vor einer geplanten Ösophagusresektion ergibt eine Vitalkapazität (FVC = forcierte exspiratorische Vitalkapazität) von 87 % der Norm, eine FEV_1 (forciertes exspiratorisches Volumen in 1 s) in% der VK von 54 %. Der Patient ist starker Raucher und bisher nicht vorbehandelt. Welche Maßnahmen veranlassen Sie?

Da die Vitalkapazität annähernd normal ist und das reduzierte FEV_1 eine Atemwegsobstruktion anzeigt, besteht als Erstes die Indikation für einen Bronchospasmolysetest (z. B. mit Salbutamol), um zu klären, ob die Obstruktion reversibel ist.

Bei Reversibilität Anordnung einer antiobstruktiven Medikation (inhalative β_2-Mimetika), Nikotinkarenz und Atemgymnastik. Bei nicht reversibler Obstruktion: weitere Diagnostik (Bodyplethysmografie) und spezifische Therapie.

Frage 427

Wie beeinflussen Anästhesie und operativer Eingriff die Lungenfunktion?

Besonders bei abdominellen und thoraxchirurgischen Eingriffen sind die Vitalkapazität um ca. 40 % für etwa 10–14 Tage und die FRC (funktionelle Residualkapazität) etwa 12 h nach dem Eingriff für 7–10 Tage eingeschränkt. Das normale Atemmuster ist verändert mit Reduktion der tiefen „Seufzeratemzüge" und vermindertem Hustenstoß, die mukoziliäre Clearance ist eingeschränkt.

Die Verschlusskapazität (CC) ist erhöht und liegt meist über der FRC; die Folge sind Atelektasenbildung und Hypoxämie.

II

Frage 428

? Ein Patient mit vorbestehender COPD entwickelt während einer Intubationsvollnarkose eine ausgeprägte Bronchospastik. Wie behandeln Sie?

! **Erhöhung der FiO_2, Änderung der Beatmungsform zur Sicherstellung der alveolären Ventilation und Vermeidung von Atemwegsspitzendrücken > 30 mbar (z. B. Verlängerung der Inspirationszeit, druckkontrollierte Beatmung, ggf. manuelle Beatmung) sowie Vertiefung der Anästhesie sind erste sinnvolle Maßnahmen.**

i *Eine Überwässerung mit interstitiellem Ödem oder eine akute Linksherzinsuffizienz kann als Bronchospastik beim beatmeten Patienten imponieren und erfordert eine grundsätzlich andere Therapie als die akute Verschlechterung einer vorbestehenden COPD. Die Anästhesie kann mit volatilen Anästhetika (Sevofluran) oder Ketamin (bronchodilatatorische Wirkung) vertieft werden. Kortikosteroide (langsamer Wirkungseintritt!) sind in jedem Fall sinnvoll. Zusätzlich Gabe von β_2-Mimetika wie Reproterol (i. v.), Terbutalin (s. c.) oder Salbutamol (inhalativ). Parenterales Theophyllin wird nur noch selten verwendet. Bei Therapieresistenz: Adrenalin (i. v., auch endotracheal).*

Die Differenzierung zwischen obstruktiver Spastik und Ödem ist mittels Ultraschall meist schnell möglich (z. B. Nachweis von B-Linien).

Frage 429

? Ein Patient mit schwerer COPD wird nach einem Oberbaucheingriff in Intubationsvollnarkose primär problemlos extubiert; im Aufwachraum wird er zunehmend respiratorisch insuffizient ($paCO_2$-59, paO_2 47). Welche Therapieoptionen haben Sie?

! **Es kann eine nichtinvasive Beatmung (NIV) über eine Gesichtsmaske versucht werden.**

i *Misslingt dies, ist die Indikation zur Reintubation gegeben; Weaning nach Stabilisierung des Patienten.*

Frage 430

? Beschreiben Sie die Pathogenese des Tetanus!

! **Das von Clostridium tetani gebildete Tetanospasmin hemmt inhibitorische und teilweise exzitatorische Neurotransmittersysteme im zentralen Nervensystem (ZNS). Das 1. und 2. Motoneuron sowie das autonome Nervensystem sind betroffen.**

i *Die Folge sind Spasmen, erhöhter Muskeltonus sowie sympathische und parasympathische Überaktivität.*

Frage 431

? Mit welchem klinischen Bild manifestiert sich der Tetanus?

! **Nach einer Inkubationszeit von Stunden bis wenigen Wochen umschriebene Wundstarre im Verletzungsbereich. Danach Trismus (Spasmen der mimischen Muskulatur), Opisthotonus, Schluckstörungen, Anspannung und Überempfindlichkeit der Skelettmuskulatur auf Außenreize sowie sympathische Überaktivität (z. B. kardiovaskuläre Instabilität).**

Frage 432

? Wie führen Sie die Anästhesie zur operativen Sanierung?

! **Gabe von Hyperimmunoglobulin (500 IE i. m.) möglichst vor der operativen Intervention. Erweitertes Monitoring (arterielle Druckmessung, zentraler Venenkatheter, bei instabilem Patienten ggf. Pulmonaliskatheter). Keine besonderen Empfehlungen bezüglich der Wahl der Einleitungshypnotika, Opioide und Relaxanzien – bevorzugte Technik: balancierte Anästhesie. Bereitstellung von Antiarrhythmika (Betablocker, Lidocain) und Nitraten zur Blutdrucksenkung.**

i *Die Nachbeatmung ist praktisch immer indiziert, langwierige Intensivtherapie.*

Frage 433

Welche allgemeinen Überlegungen stellen Sie zur Anästhesie bei Patienten mit Drogenmissbrauch (z. B. Polytoxikomanie) an?

Es ist schwierig, die missbrauchten Substanzen zu definieren. Üblicherweise gibt es heute kaum noch Abhängige von nur einer Substanz, sondern von mehreren unterschiedlich wirkenden Drogen (Polytoxikomanie). Vor einem Eingriff ist die klinische Abklärung von akuter Drogenwirkung oder einem Entzugssyndrom, ergänzt durch die toxikologische Abklärung (Urin-, Blutproben) wichtig. Abhängige weisen ein breites Spektrum körperlicher Schäden auf, das rechtzeitig eruiert werden muss (Hepatitis B, C und HIV [humanes Immundefizienzvirus], multiple Organschäden). Cave: schwierige Venenverhältnisse!

Während einer akuten Drogenexposition oder eines Entzugsyndroms sollte keine Anästhesie stattfinden. Nur im Notfall kann bei gleichzeitig erhöhtem Risiko zu lebensbedrohlichen Komplikationen eine Allgemeinanästhesie oder Regionalanästhesie durchgeführt werden. Opioide wie auch Benzodiazepine sollten perioperativ keinesfalls entzogen werden, d. h. die Substitution mit verwandten Pharmaka steht im Mittelpunkt der konsequenten Entzugsprophylaxe. Bei Abhängigen von Kokain und anderen stimulierenden Substanzen soll auf psychische oder physische Besonderheiten geachtet werden. Diese müssen ggf. symptomatisch therapiert werden. Eine Substitutionstherapie ist nicht möglich.

Frage 434

Welche Anästhesieform wählen Sie bei einer notfallmäßigen Anästhesie bei Patienten mit Kokain- oder Amphetaminmissbrauch?

Falls eine Regionalanästhesie nicht möglich ist, sollte die TIVA eingesetzt werden (Verzicht auf Inhalationsanästhetika). Auf Ketamin sollte wegen seiner zentralen sympathomimetischen Effekte verzichtet werden.

Das Risiko ist wegen begleitender Organstörungen deutlich erhöht, keine elektiven Eingriffe!

Frage 435

Eine 18-jährige Patientin mit Anorexia nervosa (165 cm, 37 kg) soll wegen einer stielgedrehten Ovarialzyste laparoskopisch operiert werden. Wie gehen Sie vor?

Störungen im Wasser-, Elektrolyt- und Säure-Basen-Haushalt sind häufig (unterhalten durch chronischen Laxanzien- und Diuretikaabusus); am häufigsten liegen Hypokaliämie und Hypovolämie vor. Alle kardiovaskulären und metabolischen Kompensationsmöglichkeiten der Patientin sind massiv eingeschränkt.

Andere typische Probleme sind verzögerte Magenentleerung („Rapid Sequence Induction“, H_2-Blocker, Metoclopramid, Na-Zitrat), Hypothermie und Hypalbuminämie. Eine präoperative Kompensation der Störungen wird empfohlen. Bei der Allgemeinanästhesie Dosisanpassung der Induktionshypnotika und Muskelrelaxanzien, ansonsten keine Präferenz für ein bestimmtes Narkoseverfahren.

Frage 436

Wie hoch schätzen Sie die perioperative Mortalität der genannten Patientin mit Anorexie ein?

Die perioperative Gesamtmortalität bei Patienten mit Anorexie wird mit bis zu 15 % angegeben!

Frage 437

Bei einer 24-jährigen Patientin mit Myasthenia gravis soll elektiv eine Harnleiterneueinpflanzung durchgeführt werden. Wie schätzen Sie den Schweregrad der myasthenen Symptomatik ein?

Prüfung der Ermüdbarkeit verschiedener Muskelgruppen, z. B. der oberen Extremität durch Armvorhalten (normal: > 240 s; 10–90 s = mäßige Symptomausprägung) oder der faziopharyngealen Muskulatur (Lidschluss inkomplett, Kauen nur bei zerkleinerter Nahrung möglich, häufiges Verschlucken = mäßige Symptomatik). Der Simpson-Test zeigt eine Parese des M. rectus superior bei längerem Blick an die Decke.

Folgende Punkte bedeuten eine Erhöhung des Anästhesierisikos: Krankheitsdauer > 6 Jahre, chronische pulmonale Symptomatik, präoperative Vitalkapazität < 2,2 l, Pyridostigmindosis > 750 mg/Tag.

Frage 438

Welches Anästhesieverfahren wählen Sie für diese Patientin?

Wenn möglich – nach Absprache mit dem Operateur – die Regionalanästhesie wegen fehlender Beeinträchtigung der Atemmuskulatur.

Ein Verzicht auf Muskelrelaxanzien zur Intubation ist teilweise möglich. Im Verlauf Muskelrelaxanzien (primär Cis-Atracurium, deutlich verringerte Initialdosis, unter relaxometrischer Kontrolle auftitrieren) nur unter relaxometrischer Kontrolle, möglichst keine repetitiven intraoperativen Gaben von langwirksamen Opioiden (postoperative Atemdepression), primär Einsatz von Remifentanil zur Narkoseführung.

Frage 439

Gibt es bei der Myasthenia gravis eine Disposition zur malignen Hyperthermie?

Nein! Die Myasthenia gravis ist keine Myopathie im engeren Sinne. Betroffen sind die Azetylcholinrezeptoren durch einen autoimmunologischen Prozess und die neuromuskuläre Transmission ist kompromittiert.

Frage 440

Ein klinisch unauffälliger 37-jähriger Patient gibt beim Prämedikationsgespräch an, dass in seiner Familie „Muskelerkrankungen mit Lähmungen" bekannt seien (2 Geschwister, 34 und 39 Jahre alt, weiblich). Bislang waren keine Narkosen durchgeführt worden. Wie gehen Sie weiter vor?

Die wichtigsten angeborenen Muskelerkrankungen sind progressive Muskeldystrophien, Myotonien, Myopathien bei Stoffwechselstörungen und kongenitale Myopathien. Infrage kommen im vorliegenden Fall die mit einer MH-Disposition einhergehenden benignen Formen der Muskeldystrophien (im genannten Alter sind die Patienten z. B. beim Duchenne-Typ bereits verstorben) und die progredient ab dem 30.–40. Lebensjahr verlaufende Dystrophia myotonica Curschmann-Steinert; außerdem sind stoffwechselbedingte Myopathien (z. B. familiäre hyper- und hypokaliämische Lähmungen) möglich.

Hilfreich sind Anamnese und genaue neurologische Untersuchung sowie die Bestimmung der CK (Kreatinkinase) und der Elektrolyte. Liegen episodische Symptome vor, ist eine hyper- oder hypokaliämische Lähmung möglich. Hier liegt keine Disposition zur malignen Hyperthermie vor. Bei unsicherer Lage ist eine triggerfreie Anästhesie zu planen, da in der klinischen Routine eine schnelle differenzierte Abklärung meist nicht möglich ist.

Frage 441

Nennen Sie die Hauptsymptome des idiopathischen Parkinson-Syndroms!

Akinesie, Ruhetremor, Rigor, gestörte Stellreflexe (Starthemmung) und vegetative Symptome.

Frage 442

Ein Patient mit schwerem Parkinson-Syndrom (25 Punkte auf der Webster-Skala) muss wegen einer medialen Schenkelhalsfraktur operiert werden. Welche Dauermedikation erwarten Sie?

Die Basistherapie erfolgt mit L-Dopa; damit kombiniert werden Dopaminagonisten (bei Akinesie, Rigor und autonomen Störungen), COMT-Hemmer (COMT = Catechol-o-Methyl-Transferase), MAO-B-Hemmer (MAO = Monoaminooxidase), Anticholinergika (besonders bei Tremor) und Amandatin.

Häufig werden bei begleitenden Verwirrtheitszuständen atypische Neuroleptika (Clozapin, Olanzapin) eingesetzt.

Frage 443

Welche anästhesiologischen Besonderheiten sind bei dem Patienten zu beachten?

Alle Medikamente zur Parkinsontherapie haben gastrointestinale Nebenwirkungen und verstärken die vorhandene Hypotonieneigung. Grundsätzlich sollen keine Dopaminantagonisten (Neuroleptika, Metoclopramid) eingesetzt werden. Opioide (Ausnahme: Pethidin bei Therapie mit MAO-B-Hemmern) sind wegen ihrer dopaminagonistischen Wirkungen unproblematisch. Die Magenentleerung ist meist gestört, eine „Rapid Sequence Induction" ist zu empfehlen. Die Patienten sind oft hypovolämisch, nach Ausgleich der Hypovolämie sind rückenmarknahe Regionalanästhesien einsetzbar.

Bei Übelkeit und Erbrechen können parenteral Dexamethason, 5-HT-3-Antagonisten und Dimenhydrinat gegeben werden, eine orale Gabe von Domperidon (peripherer Dopaminantagonist) ist möglich. Butyrophenone wie Droperidol sind streng kontraindiziert, sie können eine Parkinsonkrise auslösen.

Frage 444

Definieren Sie Adipositas und krankhafte Adipositas!

Adipositas Grad I liegt bei einer Erhöhung des Körpergewichts >20 % bzw. bei einem Body-Mass-Index (BMI) von 25–30 kg/m^2 vor. Adipositas Grad II ist definiert als BMI von 30–39,9 kg/m^2. Krankhafte Adipositas bedeutet einen BMI >40 kg/m^2.

Der BMI ist zur Beurteilung der Körperzusammensetzung nur bedingt geeignet (viszerales Fett und Körperfettanteil [KFA] werden nicht beachtet). Zur Abschätzung des Gewichts ist der BMI jedoch gut geeignet.

Frage 445

Nennen Sie die pathologischen Veränderungen der Lungenfunktion bei adipösen Patienten!

Hypoxämie durch Steigerung des O_2-Verbrauchs, Steigerung der Atemarbeit um das 2- bis 4-Fache, Einschränkung der Thorax-Compliance und der Zwerchfellexkursion, erhöhte CO_2-Produktion, veränderte CO_2-Antwortkurve, Erreichen der Verschlusskapazität der kleinen Atemwege während der normalen Atemzüge, Ventilations-/Perfusions-Missverhältnis, Reduktion der funktionellen Reservekapazität (FRC), Verminderung der Vitalkapazität, Abnahme des inspiratorischen Reservevolumens.

Frage 446

Welche kardiovaskulären Probleme gibt es bei Adipositas?

Herzzeitvolumen (Steigerung um 100 ml/kg Übergewicht), Schlagvolumen und das zirkulierende Blutvolumen sind erhöht. Die Folge ist ein Hypertonus, der Gefäßwiderstand (SVR) ist kompensatorisch erniedrigt.

Pulmonalarterielle Hypertonie, erhöhte rechts- und linksventrikuläre enddiastolische Drücke, ventrikuläre Hypertrophie und Herzinsuffizienz sind weitere Probleme.

Frage 447

Beschreiben Sie die gastrointestinalen und hepatischen Veränderungen bei Adipositas!

Erhöhte intraabdominelle und intragastrale Drücke, Hiatushernien und Refluxkrankheit sind häufig. Die Magenentleerung ist gestört, der Magen-pH liegt <2,5 und die Nüchternsekretmenge ist erhöht – damit ist das Risiko einer Aspiration größer. Die Leberenzyme sind regelhaft erhöht, Steatosis hepatis, Zirrhose und fokale Nekrosen sind häufig.

Frage 448

Welche anästhesiologischen Besonderheiten gibt es bei der Encephalomyelitis disseminata (ED, multiple Sklerose)?

Die ED ist eine ätiologisch unklare Entmarkungserkrankung des ZNS. Wichtig sind genaue neurologische Befunderhebung mit Dokumentation und Anamnese (letzter Schub? chronisch-progredienter Verlauf?) sowie Erfragen der Medikation (Steroide, Immunsuppressiva, Antispastika).

Durch Temperaturerhöhungen können Schübe ausgelöst werden. Perioperativ ist auf gute Stressabschirmung und Temperaturkonstanz (Monitoring, Thermokonditionierung) zu achten. Die Allgemeinanästhesie ist unter forensischen Aspekten vorzuziehen; eine Spinalanästhesie wird nicht empfohlen, der Einsatz einer Epiduralanästhesie (z. B. zur Geburt) oder peripherer Leitungsanästhesien ist möglich.

Es gibt keine Kontraindikationen für bestimmte Anästhetika und Analgetika. Bei laufender Steroidtherapie perioperative Hydrokortisontherapie mit Dosiserhöhung und allmählichem Ausschleichen.

Frage 449

Ein 45-jähriger Patient leidet an fokaler Epilepsie mit sekundärer Generalisierung und soll elektiv einer laparoskopischen Fundoplicatio unterzogen werden. Er nimmt 800 mg Carbamazepin, 1600 mg Valproinsäure und 1500 mg Vigabatrin pro Tag als antiepileptische Medikation. Zusätzlich 40 mg Omeprazol/Tag. Bewerten Sie die antiepileptische Medikation!

Medikamente der 1. Wahl sind Carbamazepin und Valproinsäure. Möglicherweise wurde die Kombination mit Vigabatrin bei Therapieresistenz und Ablehnung eines epilepsiechirurgischen Eingriffs oder bei Kontraindikationen gegen den Eingriff gewählt.

Frage 450

Was müssen Sie perioperativ beachten?

Die Medikation weist auf eine schwer einstellbare Epilepsie hin. Anamnestisch sind die Häufigkeit der Anfälle und auslösende Faktoren zu erfragen. Fortführung der oralen Therapie bis zum Operationstag, die frühestmögliche Wiedereinnahme postoperativ. Außer Valproinsäure ist keines der Medikamente parenteral applizierbar. Plasmaspiegel von Carbamazepin und Valproinsäure sollten vorliegen und ggf. perioperativ die Therapie angepasst werden. Typische Nebenwirkungen sind Sedierung, Blutbildveränderungen (Agranulozytose) und hepatische Enzyminduktion.

Einleitungsmedikamente der Wahl sind Thiopental oder Propofol, die Dosierung muss nach Wirkung und unter Berücksichtigung der Enzyminduktion (ggf. Dosiserhöhung) erfolgen. Fortführung als totale intravenöse Anästhesie unter Verwendung von Opioiden, Propofol und Muskelrelaxanzien. Vermieden werden sollte die Erniedrigung der Krampfschwelle, z. B. durch Hyperventilation, Hypoglykämie, Elektrolytverschiebungen, bestimmte Medikamente (Neuroleptika, trizyklische Antidepressiva, Pethidin, Indometacin, Sympathomimetika, Aminophyllin, Cefazolin etc.) sowie durch Entzug von Antiepileptika, Benzodiazepinen, Barbituraten, Alkohol und anderen Drogen. Tritt dennoch ein fokaler, sekundär generalisierter Krampfanfall auf, können parenteral Clonazepam (1 mg i. v., ggf. wiederholen) oder Levetiracetam (500 mg, ggf. wiederholen) gegeben werden. Phenytoin (750 mg in 500 ml NaCl 0,9 %/24 h i. v.), Valproinsäure (300–900 mg i. v.) oder Lidocain (60–100 mg i. v.) können als Reservemedikamente erwogen werden.

Frage 451

Schildern Sie die Symptomatik eines Vitamin-B_{12}-Mangels!

Durch Vitamin-B_{12}-Mangel werden eine megaloblastäre („perniziöse“) Anämie sowie eine Demyelinisierung und axonale Schädigung des Rückenmarks („funikuläre Myelose“) verursacht. In der Hälfte der Fälle geht die neurologische Symptomatik der Anämie voraus. Typisch sind: Gefühlsstörungen an den Füßen, Störung der Tiefensensibilität, distal betonte Muskelschwäche, spinale Ataxie, Blasen- und Mastdarmstörungen und psychische Störungen bis zur Psychose.

Frage 452

Welche anästhesiologische Relevanz hat der Vitamin-B_{12}-Mangel?

Anästhesierelevant ist die mögliche Verschlechterung der neurologischen Symptomatik durch N_2O (Hemmung der Methioninsynthetase), das damit kontraindiziert ist.

Die Anämie muss beachtet werden.

Frage 453

Welche Krankheitsbilder sind durch Überfunktion der Nebennierenrinde verursacht?

Cushing-Syndrom (Hyperkortisolismus), Conn-Syndrom (Hyperaldosteronismus) und adrenogenitales Syndrom (gesteigerte Androgenproduktion).

Frage 454

Beschreiben Sie das Conn-Syndrom!

Es handelt sich um einen primären Hyperaldosteronismus bei Adenom, Hyperplasie und selten bei Karzinomen der Nebennierenrinde. Typisch sind Hypokaliämie, Hypernatriämie und diastolische Hypertonie durch die Aldosteronwirkung. Klinisch imponieren Kopfschmerzen, Ermüdbarkeit, Muskelschwäche, Polyurie und Polydipsie.

Therapie durch Spironolacton, Kaliumcanrenoat, Triamteren oder operativ beim Versagen der medikamentösen Therapie.

Frage 455

Beschreiben Sie die pathophysiologischen Veränderungen bei Mitralstenose!

Durch die – am häufigsten durch rheumatisches Fieber verursachte – Stenose der Mitralklappe entsteht eine Druckbelastung des linken Vorhofs (mit Dilatation des Vorhofs) bei gleichzeitiger mangelhafter Füllung des linken Ventrikels. Der erhöhte linke Vorhofdruck wird auf die Pulmonalgefäße übertragen und führt zur pulmonalen Hypertonie. Endstrecke der pulmonalen Hypertonie ist das Rechtsherzversagen. Die Vorhofdilatation führt zum Vorhofflimmern, wodurch die linksventrikuläre Füllung weiter abnimmt, eine Steigerung des Herzzeitvolumens nicht mehr möglich ist und eine Thrombenbildung begünstigt wird. Falls es zur schnellen Überleitung des Vorhofflimmerns kommen sollte, kann dies rasch zu einer Kreislaufinstabilität bis hin zum Herz-Kreislauf-Versagen führen.

Frage 456

Welche Aspekte müssen Sie bei der Anästhesieführung für Patienten mit Mitralstenose beachten?

Ein ausreichendes intravasales Volumen muss zur Aufrechterhaltung eines ausreichenden Flows über die stenotische Klappe gewährleistet sein. Jeder Anstieg des pulmonalen Widerstands (z. B. N_2O, Hypoxämie, Hyperkapnie und Azidose) und des peripheren Gefäßwiderstands (Vasokonstriktoren) kann zur Rechtsherz- bzw. Linksherzdekompensation führen.

Atemdepressorische Effekte der Prämedikation, z. B. mit Benzodiazepinen, können deletär sein; eine vorsichtige Dosierung ist anzuraten. Ein adäquates Herzzeitvolumen kann bei niedrigerer Frequenz besser aufrechterhalten werden; Auslöser für Tachykardien sind zu vermeiden und eine präoperative und intraoperative medikamentöse Frequenzsenkung (z. B. bei Vorhofflimmern mit schneller Überleitung) ist wie bei der Aortenstenose sinnvoll. Die Frequenzkontrolle kann bei ausreichender linksventrikulärer Funktion über Betablockade (z. B. Metoprolol) oder Digitalis (β-Azetyldigoxin) und Verapamil erfolgen.

Frage 457

Eine junge, kardiopulmonal gesunde Patientin (26 Jahre, 1,76 m, 70 kg) ohne Dauermedikation oder sonstige relevante Diagnosen berichtet im Aufklärungsgespräch von einer Hämatomneigung, gelegentlicher Epistaxis, teilweise verstärkter Mens sowie gelegentlichen Hämatomen ohne erinnerliches Trauma. Für die Mutter der Patientin lässt sich ein vergleichbarer Phänotyp eruieren. Die einzige bisherige OP war eine Zahn-OP, bei der es „etwas mehr" geblutet habe. Die Patientin ist für eine elektive Cholezystektomie vorgesehen. Die vorliegenden Laborbefunde (Blutbild, Quick/INR, aPTT, Kreatinin/Harnstoff, Elektrolyte) sind im Wesentlichen unauffällig.

Wie interpretieren Sie die Ananmesebefunde?

Aufgrund der Anamnese ist die Wahrscheinlichkeit für das Vorliegen einer Gerinnungsstörung hoch, sodass bei einem geplanten Eingriff diesbezüglich vorher eine entsprechende Abklärung erfolgen muss.

Gerinnungsstörungen sind häufiger als weithin angenommen. Etwa 1% der Normalbevölkerung in Mitteleuropa leidet beispielsweise an einer Form des von-Willebrand-Syndroms.

Frage 458

Bei der Wiedervorstellung der Patientin in der Anästhesieambulanz liegt der Bericht des Hämostaseologen vor. Die Diagnose lautet „Minirin-sensibles von-Willedrand-Jürgens-Syndrom, Typ I". Welche anästhesiologischen Implikationen sind damit verbunden?

Das Vorgehen muss in Absprache mit den Operierenden erfolgen. Typ I ist die häufigste Form des von-Willebrand-Jürgens-Syndroms. Hier wird weniger von-Willebrand-Faktor freigesetzt als beim Gesunden. Das Ausmaß dieser Beeinträchtigung ist je nach Patient individuell verschieden, sodass die grundsätzliche klinische Symptomatik und die Anamnese ebenfalls unterschiedlich stark ausgeprägt sein können.

Eine laparoskopische Cholezystektomie ist nicht mit einem erhöhten Blutungsrisiko verbunden, sodass eine gewichtsadaptierte Therapie mit Tranexamsäure (ca 15 mg/kgKG) und Desmopressin (0,3–0,4 g/kgKG) sowie ggf. der Wiederholung dieser Medikamentengaben ausreichend sein müsste. Bei einer Therapie mit Desmopressin ist eine anschließende Retention von freiem Wasser mit einer Verdünnungshyponatriämie im Sinne einer hypotonen Hyperhydratation möglich. Hier sind postoperativ engmaschige Elektrolytkontrollen und ggf. Korrekturen erforderlich.

Frage 459

Nennen Sie bitte Gerinnungsstörungen, welche ohne pathologische Veränderungen der Standardlaborkontrollen einhergehen.

Die Standardkontrollen der Laborwerte umfassen in der Regel die Thrombozytenzahl, die INR und/oder den Quick-Wert sowie die aktivierte partielle Thromboplastinzeit (APTT). Wenn diese Werte im Normbereich liegen, sind die meisten Gerinnungsstörungen ausgeschlossen. Die wichtigste und häufigste Ausnahme ist das bereits geschilderte von-Willebrand-Jürgens-Syndrom, welches 3 Ausprägungstypen besitzt. Weitere Ausnahmen sind die sog. hereditäre hämorrhagische Teleangiektasie und der Faktor-XIII-Mangel. Hier sind die klinische Untersuchung und Anamneseerhebung die einzigen Screeningmöglichkeiten.

Genau wie andere Erkrankungen sind Gerinnungsstörungen patientenbezogene Risikofaktoren, die durch weiterführende Diagnostik und Therapie präoperativ besser einzustellen sind und die den Verlauf von Operation und Narkose relevant beeinflussen können.

Frage 460

Ist die infektiöse Endokarditis eine häufige Erkrankung? Welche Patienten sollten eine entsprechende Prophylaxe erhalten?

Die infektiöse Endokarditis ist mit einer jährlichen Inzidenz von ca. 3/100 000 Einwohner in Westeuropa eine relative seltene Erkrankung. Allerdings steigt das Risiko, an einer infektiösen Endokarditis zu erkranken, unter bestimmten Umständen stark an. Während die Durchführung einer antibiotische Endokarditisprophylaxe vor diversen Interventionen vor 10–20 Jahren noch weiter verbreitet war, sollen heute lediglich Höchstrisikopatienten (Patienten mit jeder Art von Klappenprothesen, Patienten nach überstandener Endokarditis, Patienten mit angeborenen Vitien) bei Höchstrisikoeingriffen (zahnärztliche Eingriffe mit Manipulation an Gingiva oder apikaler Zahnregion sowie bei Perforation der oralen Mukosa) eine Endokarditisprophylaxe erhalten.

Frage 461

Welche Endokarditisprophylaxe wird bei entsprechender Indikation empfohlen?

Unabhängig von der Indikation einer antibiotischen Endokarditisprophylaxe mit Amoxicillin oder Ampicillin (bei Allergien gegen Penicillin mit Clindamycin) erhalten heute die meisten zu operierenden Patienten eine perioperative Antibiotikaprophylaxe als Einmalgabe.

Ceftriaxon und Cefazolin können ebenfalls im Rahmen der Endokarditisprophylaxe eingesetzt werden.

Frage 462

Welche Besonderheiten sind bezüglich des perioperativen Procederes bei Patienten mit einem Herzschrittmacher zu beachten?

Die Schrittmacherfunktion kann perioperativ durch die Anwendung der Elektrokaustik nachhaltig gestört werden. Sofern nicht mindestens 15 cm Abstand zum Aggregat eingehalten werden können und bipolares Kautern angewendet werden kann, muss mit Fehlfunktionen des Aggregats gerechnet werden. Der Patient ist in diesen Fällen also bis zur Durchführung einer Schrittmacherfunktionsabfrage monitorpflichtig. Bei Einhalten der genannten Voraussetzungen kann eine Verlegung aus dem Aufwachraum nach verlängerter Aufwachraumüberwachung (wenigstens 4 h sind unabhängig vom stattgehabten Eingriff sinnvoll) erfolgen. Eine Schrittmacherabfrage sollte dann zeitnah im Intervall durchgeführt werden.

Bei schrittmacherpflichtigen Patienten muss eine externe Schrittmachermöglichkeit bereitgestellt werden (transkutan oder transvenös). Die Indikation zur arteriellen Blutdruckmessung sollte hier großzügig gestellt werden.

Heute sind viele Schrittmacher MRT-geeignet. Dies muss aber vor einer entsprechenden Untersuchung sicher feststehen!

Frage 463

Worauf muss im Rahmen der Narkoseaufklärung und der perioperativen Planung bei diesen Patienten außerdem geachtet werden?

Schrittmacherausweis und letzte Abfrage (nicht älter als 12 Monate, ansonsten präoperative Funktionsabfrage erforderlich) müssen zur Prämedikation vorliegen. Idealerweise erfolgt eine Absprache mit der kardiologischen Abteilung bezüglich möglicherweise erforderlicher Umprogrammierung in einen asynchronen Modus sowie der postoperativen Abfrage. Sollte eine postoperative Abfrage in der hauseigenen Abteilung nicht möglich sein, muss die Verfügbarkeit einer anderen Art von Schrittmacherabfrage gewährleistet sein (z. B. Kooperation mit anderem Krankenhaus, Praxis, Kardiotechniker der Herzschrittmacherherstellerfirma). Dies kann unter Umständen aufwendig sein, sodass diese Organisation unbedingt vor Durchführung der OP erfolgen muss!

Frage 464

Gibt es bei Trägern von implantierbaren Kardioverter-Defibrillatoren (ICD) im Vergleich zu Personen mit Schrittmacher noch weitere relevante Besonderheiten zu beachten?

Alle Besonderheiten und Vorgaben des perioperativen Prozederes bei Patienten mit Herzschrittmachern gelten ebenso auch für Patienten mit implantiertem Kardioverter-Defibrillator. Darüber hinaus ist der Patient bei Anwendung von Elektrokaustik (auch bei bipolarem Kautern) durch die inadäquate Aktivierung der antitachykarden Funktion gefährdet, sodass die ICD-Funktion bezüglich der Erkennung von tachykarden Herzrhythmusstörungen bei jeder Anwendung von Hochfrequenzstrom am Patienten ausgeschaltet werden muss (selten, aber wiederholt beschrieben wurden Dauerdefibrillationen bis zur Kammerwandnekrose!). Dies ist am einfachsten per Magnetauflage möglich.

Fall dies nicht suffizient möglich ist (z. B. aufgrund der Lagerung, bei extremer Adipositas) muss eine Umprogrammierung des ICDs durch einen Kardiologen unter Monitorüberwachung erfolgen. Bei deaktivierter antitachykarder Funktion ist der Patient nicht mehr gegen Kammerflimmern geschützt, sodass eine externe Defibrillationsmöglichkeit bereitgestellt werden muss. Postoperativ muss bei jedem intraoperativ deaktivierten ICD eine postoperative Kontrolle und ggf. Reaktivierung des Aggregats erfolgen.

Es besteht grundsätzlich die Gefahr, dass (aufgrund besonderer Geräteeigenschaften oder erfolgter Umprogrammierungen in der Vergangenheit) eine Magnetauflage nicht zur Deaktivierung der antitachykarden Funktion führt. Deshalb sind der Geräteausweis, der letzte Abfragebericht sowie ein aktuelles EKG stets zu sichten.

Frage 465

Kurz nach Dienstbeginn wird eine 27-jährige Patientin zur eiligen Appendektomie per Laparoskopie vorgestellt. Im Rahmen der anästhesiologischen Aufklärung und Untersuchung fällt neben grundsätzlicher kardiopulmonaler Gesundheit auf, dass sich die Patientin in der 32. Schwangerschaftswoche befindet. Der Schwangerschaftsverlauf sei bisher unproblematisch gewesen, die Belastbarkeit sei im Alltag weiterhin kaum eingeschränkt.

Was müssen Sie bezüglich des perioperativen Ablaufs bei dieser Patientin besonders bedenken?

Die Indikation für eine OP und Narkose muss in der Schwangerschaft besonders gründlich gestellt werden. Jeder Eingriff in der Schwangerschaft ist mit erhöhten perioperativen Risiken für die Schwangere und ihr ungeborenes Kind vergesellschaftet. Sollte keine vitale OP-Indikation bestehen, ist eine präoperative fetale Vitalitätskontrolle, beispielsweise durch Ultraschall, zwingend einzufordern. Eine entsprechende postoperative Kontrolle ist ebenfalls obligat. Dazu muss die Rücksprache mit dem diensthabenden Gynäkologen erfolgen.

Grundsätzlich muss bei Operationen in der fortgeschrittenen Schwangerschaft durchgehend die Möglichkeit einer sofortigen Not-Sectio gegeben sein, ansonsten muss die Patienten zur Durchführung der OP in ein entsprechend ausgestattetes anderes Krankenhaus verlegt werden.

Frage 466

Was müssen Sie bezüglich der Narkoseführung bei schwangeren Patientinnen beachten?

Bei Patientinnen mit fortgeschrittener Schwangerschaft besteht keine Nüchternheit, sodass eine entsprechende RSI durchgeführt werden muss. Dies gilt bereits aufgrund der Appendizitis. Bei dieser Patientin muss jedoch die Gefahr eines schwangerschaftsbedingten schwierigen Atemwegs antizipiert werden und entsprechende Vorkehrungen getroffen werden (Videolaryngoskopiegerät bereithalten, Airwaywagen bereithalten, großlumigen Absaugkatheter bereithalten). In der fortgeschrittenen Schwangerschaft sind der Sauerstoffverbrauch erhöht und die Residualkapazität vermindert, sodass die Apnoetoleranz deutlich reduziert ist. Die Durchführung einer volatilen Anästhesie ist zu bevorzugen, bei entsprechenden Kontraindikationen ist jedoch auch eine TIVA möglich.

Die heute verwendeten Narkosemittel sind nicht teratogen. Bei Unklarheiten muss dies vor Narkoseeinleitung abgeklärt werden. Dazu sind beispielsweise entsprechende Online-Datenbanken sehr hilfreich (z. B. www.embryotox.de).

Frage 467

Darf eine Laparoskopie überhaupt bei schwangeren Patientinnen durchgeführt werden?

Die Durchführung einer Laparoskopie ist auch in der fortgeschrittenen Schwangerschaft möglich, sofern eine moderate Linksseitenlage zur Vermeidung des aortokavalen-Kompressionssyndroms möglich ist. Die Option der laparoskopischen OP in der Schwangerschaft sind vielfach hinsichtlich der Vor- und Nachteile diskutiert worden. Es gab Publikationen, die eine höhere Abortrate nach laparoskopischer Appendektomie gegenüber einem offenen Zugang beschreiben. Diese Beobachtung ließ sich jedoch für andere Eingriffe in laparoskopischer Technik nicht reproduzieren. Die Wahl des OP-Zugangs obliegt dem indikationsstellenden Operateur.

Frage 468

Aufgrund eines Sturzereignisses in der Pflegeeinrichtung ist eine 92-jährige Patientin mit fortgeschrittenem demenziellem Syndrom in aktuell reduziertem Allgemeinzustand stationär aufgenommen worden. Aufgrund der diagnostizierten pertrochantären Fraktur ist die dringende unfallchirurgische Versorgung mittels eines Gammnagels vorgesehen. Welche formalen Voraussetzungen für das weitere Vorgehen müssen erfüllt sein?

Die Absprache mit dem dienstärztlichen Kollegen der Unfallchirurgie kann hilfreich sein, jedoch muss zwingend eine anästhesiologische Beurteilung durchgeführt werden. Dies muss aufgrund der ausreichenden Zeitspanne bei dring-

lichen Eingriffen außerhalb des OP-Bereichs erfolgen (dem Patienten muss die realistische Möglichkeit der Ablehnung von Narkose bzw. Eingriff eingeräumt werden).

Frage 469

Was muss bei dieser Patientin hinsichtlich der Demenz beachtet werden?

Eventuell ist das Einverständnis eines Betreuers/einer Betreuerin (falls vorhanden) einzuholen, sofern diese Person erreichbar ist und deren Einverständnis abgewartet werden kann.

Eine pharmakologische Prämedikation erwachsener Patienten mit Benzodiazepinen ist inzwischen sehr umstritten. Bei Patienten mit demenziellen Syndromen ist sie grundsätzlich zu unterlassen.

Frage 470

Wie planen Sie ihr weiteres Vorgehen grundsätzlich?

Zuerst muss abgeschätzt werden, inwieweit relevante kardiopulmonale Erkrankungen vorliegen. Das anästhesiologische Vorgehen muss entsprechend den Komorbiditäten gewählt und geplant werden. Gegebenenfalls kann eine prolongierte Monitorüberwachung bzw. intensivmedizinische Überwachung erforderlich sein. Es muss außerdem sichergestellt sein, dass Kreuzblut und ggf. Blutprodukte bereitgestellt oder schnell verfügbar sind. Die wahrscheinlich nicht gegebene Nüchternheit ist zu beachten.

Bei Patienten mit Sturzereignis und demenziellem Syndrom sollte eine intrakranielle Blutung mit hoher Wahrscheinlichkeit ausgeschlossen sein (keine Spinalanästhesie bei SAB [Subarachnoidalblutung]; die neurologische Beurteilung nach Allgemeinanästhesie kann unter Umständen erschwert sein).

Je sorgfältiger und realistischer die präoperative Abschätzung erfolgt, desto besser können perioperative Probleme antizipiert und abgearbeitet werden.

Frage 471

Bei der Patientin ergibt die Begutachtung keine relevanten kardiovaskulären Komorbiditäten. Das demenzielle Syndrom erscheint nach suffizienter Analgesie bei Weitem nicht so weit fortgeschritten wie initial angenommen. Die Patientin ist in Fragen der Gesundheitsfürsorge nicht betreut. Sie kann die Situation erfassen und in den Eingriff und die Narkose einwilligen. Wie gehen Sie anästhesiologisch vor?

In diesem Fall (mutmaßliche Kooperativität, nichtsuspekte Gerinnung) wäre eine Spinalanästhesie ein angemessenes Narkoseverfahren. Die Lagerung kann aufgrund der Fraktur erschwert sein. Durch Anwendung einer Regionalanästhesie (beispielsweise Blockade des N. femoralis) und/oder Analgosedierung kann meistens eine Lagerung erreicht werden, welche die Durchführung der Spinalanästhesie ermöglicht.

Frage 472

Wie würden Sie diese Patientin sedieren, falls doch eine begleitende Sedierung erforderlich wäre?

Falls eine Sedierung erforderlich scheint, sollte diese nicht mit Benzodiazepinen (Demenz, Lebensalter, Gefahr der paradoxen Reaktion) erfolgen. Opioide sind hierfür gut geeignet. Besonders Remifentanyl ist aufgrund der kurzen kontextsensitiven Halbwertszeit und der grundsätzlichen Möglichkeit der Antagonisierung in dieser Situation gut geeignet. Alternativ wäre auch Propofol in niedriger Dosierung einsetzbar.

Patienten in fortgeschrittenem Lebensalter besitzen einen deutlich höheren Körperfettanteil, als dies nach dem klinischen Eindruck (Exsikkose, prinzipiell schlanker Habitus) oftmals angenommen wird. Dies reduziert die „therapeutische Breite“ von Propofol. Auf Bolusgaben sollte möglichst verzichtet werden.

Frage 473

Wie würden Sie vorgehen, wenn bei der Patientin ein Vorhofflimmern mit fortgesetzter therapeutischer Antikoagulation vorliegen würde?

Bei therapeutischer Antikoagulation verbietet sich, unabhängig vom verwendeten Präparat, eine rückenmarknahe Anästhesie bei dringlichen oder notfallmäßigen Eingriffen.

Bezüglich des Vorhofflimmerns sind prinzipiell keine weiteren Schritte erforderlich, sofern hämodynamische Stabilität und im Mittel eine Normofrequenz vorliegen. Ein ggf. bestehendes Volumendefizit, eine Anämie oder Elektrolytverschiebungen sollten unabhängig vom Vorhofflimmern ausgeglichen werden. Je nach hämodynamischer Situation kann auch eine invasive Blutdruckmessung oder ein zentraler Venenkatheter erforderlich sein.

Frage 474

In Anbetracht des letzten Fallbeispiels: Fassen Sie bitte die Karenzzeiten einer Therapie mit Antikoagulanzien vor der Durchführung von rückenmarknahen Anästhesieverfahren für die gebräuchlichsten Substanzklassen zusammen!

Bei Marcumar muss der INR-Wert vor Punktion oder Katheterentfernung < 1,4 liegen.

Bei unfraktioniertem Heparin in prophylaktischer Dosierung sind Karenzzeiten von 4 h vor Punktion oder PDK-Entfernung nötig; bei therapeutischer Dosierung sogar von 6 h (i. v. Gabe) bzw. 12 h (bei s. c. Gabe). Für niedermolekulares Heparin in prophylaktischer Dosierung gelten Karenzzeiten von 12 h vor Punktion oder PDK-Entfernung bzw. 24 h bei therapeutischer Dosierung.

Bei den neueren FXa-Inhibitoren reicht die Spanne je nach Dosierung von 22 h Pause (1 × 10 mg Rivaroxaban/d) bis zu 75 h (2 × 5 mg Apixaban/d). Ähnlich verhält es sich mit den Thrombininhibitoren (bis zu 85 h Karenz bei 2 × 150 mg/d Dabigatran). Hier muss genau entsprechend dem verwendeten Dosierungsschema gehandelt werden.

Die Empfehlungen zur Karenzzeit von Antikoagulanzien vor rückenmarknahen Anästhesieverfahren werden von der Fachgesellschaft regelmäßig aktualisiert und veröffentlicht.

Die Wiederaufnahme der Therapie wird in der folgenden Frage thematisiert.

Frage 475

Nach welchem Zeitintervall nach Punktion oder Katheterentfernung kann die Antikoagulanzientherapie wieder aufgenommen werden?

Mit der Wiederaufnahme der Therapie mit unfraktioniertem Heparin muss 1 h nach Punktion oder Katheterentfernung gewartet werden. Bei niedermolekularem Heparin beträgt dieses Intervall mindestens 4 h. Bei den FXa-Inhibitoren und den Thrombininhibitoren beträgt dieses Intervall je nach Substanz und Dosierungsschema von 4 h (Rivaroxaban) bis 7 h (Apixaban).

Frage 476

Was müssen Sie bezüglich der perioperativen Karenz bei der Einnahme von Thrombozytenaggregationshemmern beachten?

Acetylsalizylsäure (ASS) in Monotherapie bis 100 mg erhöht das Risiko für ein spinales Hämatom oder einen Abszess wahrscheinlich nicht, sodass ASS weiter genommen werden kann. In Kombination mit anderen Antikoagulanzien müssen diese für 5 Halbwertszeiten pausiert werden. ASS kann weiter eingenommen werden.

Alle anderen Thrombozytenaggregationshemmer haben Karenzzeiten von 5–10 Tagen vor Punktion oder Katheterentfernung.

Bei schwangeren Patientinnen kann zum Zeitpunkt der Geburt bei unauffälliger klinischer und laborchemischer Gerinnung eine Spinalanästhesie auch unter 150 mg ASS (ohne weitere gerinnungsaktive Medikation!) in individueller Nutzen-Risiko-Aufklärung erfolgen. Dies gilt jedoch nicht, falls noch zusätzliche Antikoagulantien angewendet werden, und ausschließlich für den Zeitraum der Geburt, nicht für andere Eingriffe zu einem wesentlich früheren Zeitpunkt (beispielsweise eine Cerclage in der 23. SSW).

Frage 477

Ein junger Mann ohne relevante kardiopulmonale Vorerkrankungen gibt kurz vor Narkoseeinleitung an, dass er bei seinen bisherigen 3 OPs stets durch sehr unruhiges und einmal auch fremdaggressives Verhalten aufgefallen sei. Auch habe er subjektiv das Gefühl, sich irgendwie an bestimmte Ereignisse und Berührungen im Rahmen einer der OPs erinnern zu können. Welche Verdachtsdiagnose sollten Sie im Kopf haben?

Bei dieser Anamnese muss eine (bereits mehrmals) stattgehabte Awareness antizipiert werden.

Differenzialdiagnostisch könnte auch ein zentrales anticholinerges Syndrom die Wahrnehmungen und Erinnerungen verursacht haben, wenn der Patient bereits ausgeleitet und extubiert worden ist und die Diagnose und Behandlung des anticholinergen Syndroms erst anschließend erfolgten.

Frage 478

Erläutern Sie bitte den Themenkomplex Awareness zusammenfassend und nennen mögliche Strategien zur Vermeidung!

Unerwünschte Wachheit (Awareness) oder Erinnerungen an Ereignisse während einer Operation (Recall) treten in ca 0,1 % der Fälle auf. Bei Kindern ist das Risiko bis zu 10-fach erhöht. Primär ursächlich sind nicht ausreichend tiefe Allgemeinanästhesien. Als Risikofaktoren gelten Eingriffe, die mit tendenziell flacheren Narkosen durchgeführt werden (Sectio in Allgemeinanästhesie, Notfalleingriffe generell) wie auch eine Einschätzung mittels ASA-Scores von 3 oder höher. Der Einsatz von Muskelrelaxanzien sowie der Verzicht auf eine Prämedikation mit Benzodiazepinen gelten ebenfalls als Risikofaktoren. Auch regelmäßiger Opiodkonsum gilt als Risiko. Die Rolle von Geschlecht und Alter sowie Narkosemittel (balanciert, TIVA) ist umstritten.

Zur Vermeidung von Awareness sollte, neben der Beachtung dieser Faktoren, eine EEG-Überwachung erfolgen. Sinnvoll, aber selten praktiziert, ist die akustische Abschirmung mit Kopfhörern.

Die Häufigkeit von Awareness ist von den 1970er-Jahren bis in die 2010er-Jahre um den Faktor 10 gefallen. Allerdings ist besonders im Themenkomplex Awareness von einer weiterhin vorhandenen Dunkelziffer auszugehen.

Frage 479

Sie betreuen einen Patienten, bei dem laparoskopische Appendektomie durchgeführt werden soll. Es handelt sich um einen 35-jährigen Mann, der angibt, neben einem eingestellten arteriellen Hypertonus an keinerlei kardiopulmonalen Vorerkrankungen zu leiden. Bei 172 cm wiegt er ca 137 kg und ist von ausnehmend kräftiger Statur. Welche mögliche Erkrankung und Probleme müssen Sie neben den üblichen Besonderheiten adipöser Patienten noch antizipieren?

Ein schwieriger Atemweg sowie gastraler Reflux sind wahrscheinlich. Das wesentliche Problem liegt aber in der hohen Wahrscheinlichkeit des Vorliegens eines obstruktiven Schlafapnoesyndroms (OSAS), das sich anhand des sogenannten STOP-Bang Scores abschätzen lässt. Dieses Tool fragt nach Tagesmüdigkeit, Schnarchen, beobachteten Atemaussetzern, arteriellem Hypertonus, einem BMI von > 35 kg/m², Alter über 50, einer Kragenweite von > 43 cm (Männer) oder > 41 cm (Frauen) und männlichem Geschlecht. Für jedes erfüllte Kriterium wird 1 Punkt vergeben.

Ab 3 Punkten liegt ein mittleres Risiko vor. Ab 5 Punkten oder ab 2 der ersten 4 Fragen sowie männlichem Geschlecht oder BMI > 35 kg/m² oder Halsumfang liegt ein erhöhtes Risiko vor.

Frage 480

Was ist bei erhöhtem STOP-Bang-Wert zu beachten?

Das Erreichen einer suffizienten Spontanatmung bzw. das Erfüllen der Extubationskriterien kann verlängert sein. Primär relevant ist aber die Frage der postoperativen Nachbetreuung. Falls die Diagnose bereits gestellt wurde und ein CPAP-Gerät genutzt wird und mit ins Krankenhaus genommen wurde, kann der Patient nach einem verlängerten Aufwachraumintervall (wenigstens 2 h) auf die Normalstation verlegt werden. Das CPAP-Gerät muss dann zwingend genutzt werden.

Falls kein CPAP-Gerät genutzt wird, muss die postoperative Nachüberwachung im Aufwachraum bis zum Folgetag aufrecht erhalten bleiben. Eine zwischenzeitliche Verlegung auf die Normalstation ist nicht sinnvoll.

Das obstruktive Schlafapnoesyndrom (OSAS) hat viele verschiedene Genesen. Für das anästhesiologische Vorgehen ist einzig die Frage der Verfügbarkeit und Gewöhnung an ein entsprechendes CPAP-Gerät entscheidend.

Frage 481

Was müssen Sie bei der perioperativen Betreuung von Patienten mit Dauermedikation mit Buprenorphin beachten?

Buprenorphin besitzt eine hohe Affinität zum MOR-Rezeptor und ist ein partieller Agonist am μ-Opioidrezeptor und ein Antagonist am κ-Opioidrezeptor. Es wird nierenunabhängig verstoffwechselt und ausgeschieden. Es kann als transdermales System in der Schmerztherapie sowie oral in der Substitution angewendet werden. Wegen der hohen Rezeptoraffinität und des nur partiellen Agonismus kann eine perioperative zusätzliche Opioidtherapie mit einem rein agonistsichen Opioid ggf. eine erhöhte Dosis erfordern. Das früher häufig propagierte Umstellen auf einen rein agonistischen Wirkstoff kann aus der klinischen Praxis nicht empfohlen werden. Hier sollte das Buprenorphin fortgeführt werden und die Analgesie mit einem reinen Opioidagonisten ergänzt werden.

Bei Patienten mit dauerhafter Opioidtherapie sollten perioperativ Co-Analgetika und periphere Regionalanästhesie immer erwogen und liberal eingesetzt werden. Im Fall der Substitutionsbehandlung gilt, dass eine nicht ausreichende Schmerztherapie der größte Risikofaktor für einen Rückfall in den illegalen Drogenkonsum darstellt.

2.8 Umweltschutz und Nachhaltigkeit in der Anästhesie und Intensivmedizin

Ansgar Schmitz

Frage 482

Was macht den Einsatz inhalativer Anästhetika bezogen auf Umweltschutz und Nachhaltigkeit problematisch?

Inhalative Anästhetika sind hochinerte Moleküle. Sie werden geringfügig biotransformiert und überwiegend unverändert in die Umwelt abgegeben. Hier wirken die volatilen Anästhetika und Lachgas als potente Treibhausgase, die ihre erwärmende Wirkung in der Troposphäre entfalten, indem infrarote Wärmestrahlung absorbiert und später zurück zur Erde reflektiert wird.

Aus der Nachhaltigkeitsperspektive sollte so wenig wie möglich dieser inhalativen Anästhetika in die Umwelt abgegeben werden, beispielsweise durch Minimal-Flow-Anästhesie (wann immer sicher und technisch machbar), Erwägen von regionalanästhesiologischen Verfahren, der Etablierung von Recyclingsystemen, dem Einsatz von prozessierten EEG-Überwachungen, um den Bedarf an Narkosemitteln entsprechend der Narkosetiefe anzupassen (um unnötigen Gasverbrauch zu vermeiden).

Frage 483

Definieren Sie folgende Begriffe:

- CO_2-Äquivalent-Emissionen (CO_2e)
- Life Cycle Assessment (LCA)
- Global Warming Potential (GWP)

Global Warming Potential: Das GWP ist das Treibhauspotenzial eines spezifischen Stoffes im Vergleich zum Referenzgas CO_2 über einen gewissen Zeitraum, z. B. 100 Jahre (GWP100).

CO_2-Äquivalent-Emissionen: Neben CO_2 gibt es weitere Treibhausgase. Ihre klimaschädliche Potenz bezieht sich auf CO_2. Reale Emissionen können anhand ihrer Masse und des GWP in eine passende Menge von CO_2 mit ähnlichem Effekt umgerechnet werden.

Life Cycle Assessment: Durchgeführte Maßnahmen und genutzte Materialien verursachen CO_2. Mit einem LCA wird versucht, die klima- und umweltschädige Wirkung dieser Stoffe „von der Wiege bis zum Grab" darzustellen unter Beachtung von Gewinnung der Rohstoffe, Bearbeitung, Transport, Anwendung, Recycling, Wartungen und Entsorgung. Idealweise werden hierbei auch der Wasserverbrauch und die Freisetzung von Toxinen berücksichtigt.

Die o.g. Begriffe sind Basisgrößen in der Literatur zum Thema Nachhaltigkeit. Um wissenschaftliche Arbeiten einordnen zu können, müssen die verwendeten Parameter in der Interpretation genau beachtet werden.

Beispiel: Eine Arbeit vergleicht die klimaschädliche Potenz inhalativer Anästhetika in Relation zu einer Autofahrt. Eine 7-stündige Narkose bei einem Frischgasfluss von 0,5 l/min mit 2 % Sevofluran verursacht einen Treibhausgaseffekt von in etwa 783 km, bei Isofluran 1,2 % sind es ca. 667 km und bei Desfluran 6 % ca. 3 924 km. Wichtig ist hierbei, dass bei diesem Vergleich der GWP1 (also das Global Warming Potential in einem Jahr) zur Berechnung herangezogen wurde, da laut Autor die schädigende Wirkung von inhalativen Anästhetika im Vergleich zu CO_2 vor allem bei der kürzeren atmosphärischen Lebensdauer in den ersten Jahren nach Emission entstehe. Viele Wissenschaftler halten es daher auch für angemessener, das GWP flüchtiger Anästhetika in einem Zeitrahmen von 20 Jahren zu messen (GWP20).

Frage 484

Welche volatilen Anästhetika gibt es und wie unterscheidet sich ihre klimaschädliche Potenz?

Sevofluran und Desfluran zählen zu den Fluorkohlenwasserstoffen (FKW), wobei Desfluran das klimaschädlichste volatile Anästhetikum ist. Isofluran und Halothan haben als Fluorchlorkohlenwasserstoff (FCKW) zusätzlich ozonschädigende Effekte. Gleiches gilt auch für Lachgas (N_2O).

Das Treibhauspotenzial von Desfluran ist deutlich höher (GWP100: ca. 2540) im Vergleich zu den aktuell genutzten inhalativen Anästhetika wie Sevofluran (GWP100: ca. 130), Isofluran (GWP100: ca. 510), N_2O (GWP100: ca. 298). Die wesentlichen treibhauswirksamen Effekte zeigen sich während der atmosphärischen Lebensdauer und verteilen sich nicht gleichmäßig über den Zeitraum von 100 Jahren. Lachgas (N_2O) hat hier die längste atmosphärische Lebensdauer (114 Jahre).

Lachgas sollte daher aus Umweltsicht nur in Ermangelung von Alternativen eingesetzt werden. Aktuell wird es vor allem außerhalb des OPs eingesetzt (Entbindungsstationen, Notaufnahmen, Zahnarztpraxen). Alternative Verfahren wie neuroaxiale oder auch peripher regionalanästhesiologische Verfahren sollten daher auch aus diesem Aspekt heraus diskutiert werden.

Frage 485

Zu wie viel Prozent ist das deutsche Gesundheitssystem in etwa Emittent von Treibhausgasen?

5 %.

Wodurch diese Emissionen (direkte und indirekte) bedingt sind, unterscheidet sich zwischen den einzelnen Gesundheitseinrichtungen. Vor allem die Rolle der o.g. „Narkosegase" ist Gegenstand aktueller Forschung. Sie sind insgesamt für ungefähr 0,10 % der weltweiten Treibhausgasemissionen verantwortlich. Während dies ein scheinbar kleiner Beitrag zu den globalen Emissionen ist, machen sie wiederum ca. 5 % der CO_2-Äquivalent-Emissionen je nach Studie im Krankenhaus aus. Die Erdtemperatur ist seit Beginn des Industriezeitalters um 1,20 °C angestiegen und wird bis zum Jahr 2030 voraussichtlich um mehr als 1,50 °C ansteigen. Deshalb ist eine Reduktion der Treibhausgasemissionen von in etwa 50 % im kommenden Jahrzehnt dringend erforderlich.

Frage 486

In welchen Bereichen können wir als Anästhesisten und Intensivmediziner handeln?

Medikamente, Sachartikel, Abfallmanagement, Mobilität, Energiemanagement, Forschung und Lehre.

Das Positionspapier der DGAI und des BDA „Ökologische Nachhaltigkeit in der Anästhesiologie und Intensivmedizin" gibt konkrete Handlungsempfehlungen hinsichtlich Nachhaltigkeit und Umweltschutz und definiert die o.g. Bereiche. Die European Society of Anaesthesiology (ESAIC) erweitert in der Glasgow Declaration den Begriff Nachhaltigkeit. Neben den Bereichen Direkte Emissionen, Energiemanagement, Abfallkette und Wertschöpfungskette umschließt sie sowohl die Bereiche Wohlbefinden und Selbstfürsorge der Mitarbeiter als auch Mobilität als nachhaltiges Tätigkeitsfeld.

Frage 487

? Nennen Sie beispielhaft konkrete Maßnahmen im Energiemanagement!

! **Minimierung des Energieverbrauchs, Übergang zu einer nachhaltigen Energieerzeugung und Vermeidung von Energieverlusten.**

Konkret lässt sich eine Reduktion im Energieverbrauch erzielen durch optimiertes Management von Heizungen, Lüftungen, Klimaanlagen und dem Anästhesiegasabsaugsystemen im OP- und Intensivbereich, z. B. durch Herunterregu_lieren der Anlagen in ungenutzten Sälen (Ausnahme: Notfalloperationssäle) außerhalb der Kernbetriebszeit. Auch die Nutzung von Bewegungsmeldern sowie der Einsatz von LEDs statt Halogenlampen, energetische Sanierungsmaßnahmen und Investitionen in die bauliche Infrastruktur sowie die Nutzung von Energie aus regenerativen Quellen (beispielweise Wasserkraft, Photovoltaik) sind weitere Möglichkeiten.

i *Die o. g. Maßnahmen lassen sich beliebig erweitern. Da der Operationsraum innerhalb des Krankenhauses energieintensiv ist, ist ein optimiertes Energiemanagement ein Kernbereich nachhaltiger Arbeitsweise und zudem auch wirtschaftlich sinnvoll. Mehrere frei zur Verfügung stehende Handlungsleitfäden zu energiesparenden Ansätzen und Technologien zur Energieeffizienz im Krankenhaus sind online verfügbar, z. B. von der Stiftung Münch.*

Frage 488

? Nennen Sie beispielhaft konkrete Maßnahmen in den Bereichen Sachartikel und Abfallmanagement!

! **Sachartikel: Erwägen von Mehrwegartikeln (anstatt Einmalartikeln) wie sterilen Kitteln, OP-Hauben, Abdecktücher. Insbesondere Einwegartikel aus Metall haben eine schlechte CO_2-Bilanz, und ein Ersatz dieser Ware durch Mehrwegprodukte (beispielweise Laryngoskope, Larynxmasken) sollte geprüft werden. Der rationale Umgang mit Ressourcen sollte im gesamten Team vermittelt und gelebt werden mit der Intention, die Umweltauswirkungen bei Arzneimittel- und Materialverschwendung zu reduzieren (z. B. Begrenzung der Zubereitung von Notfallmedikamenten, Optimierung fertig gepackter Sets).**

Entsorgung: Eine konsequente Umsetzung des 5R-Konzepts zur Etablierung eines funktionierenden Recyclingkonzeptes sollte verfolgt werden. Das Konzept der 5 Rs beinhaltet die Bereiche Reduce, Reuse, Recycle, Rethink und Research. Die Verpackungen sollten zudem aus möglichst sortenreinem Plastik hergestellt sein, das hochwertig recycelt werden kann. Gefährliche Abfälle müssen adäquat entsorgt werden. Zwischen 75 % und 90 % aller Krankenhausabfälle seien insgesamt vergleichbar mit Hausmüll, und der größte Teil davon kann recycelt werden.

i *Perspektivisch ist für alle Medizinprodukte durch den Hersteller ein vollständiges „Life Cycle Assessment" des CO_2-Fußabdrucks zu fordern. Ein LCA bietet die Möglichkeit, fundierte ökologische Faktoren beim Einkauf mit in die Entscheidung einzubeziehen.*

Herausfordernd bei der Etablierung der Maßnahmen sind zum einen hygienische und ökonomische Abwägungen, aber auch die Alltagstauglichkeit und Bequemlichkeit beim Personal.

Frage 489

? Nennen Maßnahmen bezogen auf Mobilität, Forschung und Bildung.

! **Forschung: Projekte in Bezug auf die ökologische Nachhaltigkeit der Anästhesiologie und Intensivmedizin sollten gefördert werden, um qualitativ hochwertige Belege zu schaffen (vor allem da es bisher an Studien mangelt, die solide Empfehlungen geben können). Bis dahin muss der Konsens von Experten herangezogen werden.**

Nachhaltigkeitsaspekte sollten integraler Bestandteil der pflegerischen und ärztlichen Weiterbildung sein. Informations- und Schulungsmaßnahmen aller Mitarbeitenden soll zu klimafreundlichem Verhalten zu motivieren.

Mobilität: Implementierung von Mobilitätskonzepten in Bezug auf Arbeitswege, klinisch induzierte Transporte und Kongressreisen, Bereitstellung fahrradfreundlicher Infrastruktur, perspektivisch Ausbau von Online-Sprechstunden und Telemedizin, Angebot von Alternativen wie Kongressstreaming, Webinaren, Videokonferenzen.

Idealweise kann man hierdurch auch die Partizipation an dem Thema Klima- und Umweltschutz fördern, auch mit dem Ziel, abteilungsübergreifende Arbeitsgruppen (Green Teams) zu etablieren.

Frage 490

Was ist aus Umweltperspektive kritisch an Propofol zur sehen?

Weder in Wasser noch unter anaeroben Voraussetzungen ist Propofol biologisch abbaubar. Nach aktuellem Wissensstand läge die Zersetzungstemperatur von Propofol unter 600 °C und nicht wie früher angenommen bei > 1000 °C. Diese Rückstände sind regelhaft im Abwasser von Krankenhäusern nachweisbar. Eine fachgerechte Versorgung wie bei allen Medikamenten sollte gewährleistet werden und vor allem vermeidbarer Verwurf reduziert werden. Propofol ist erwiesenermaßen toxisch für aquatische Organismen. Propofol hat einen Hazard Score von 4 (auf einer Skala von 0 bis maximal 9).

Propofol wird im Körper in hohem Maße verstoffwechselt und hauptsächlich über den Urin ausgeschieden, etwa 88 % als inaktive Metaboliten und < 1 % unverändert. Das globale Erwärmungspotenzial hingegen ist deutlich geringer im Vergleich zur balancierten Anästhesie. Der Beitrag von Propofol zu den Treibhausgasemissionen stammt hauptsächlich aus den Energieprozessen wie der Nutzung von Infusionspumpen, Herstellung der Infusionssets, aber auch der Verbrennung ungenutzten Propofols.

Frage 491

Inwiefern beeinflusst der Klimawandel die Akut- und Intensivmedizin?

Im Rahmen der Klimawandels ist aller Voraussicht nach mit einer punktuellen Zunahme an Hitzeerschöpfungen und Hitzschlägen bei regionalen und saisonalen Hitzewellen zu rechnen sowie einer generellen Zunahme hitzestressassoziierter kognitiver Störungen, akuter kardiovaskulärer Erkrankungen oder Verschlechterungen bestehender Lungenerkrankungen während extremer Hitze und akuter, hitzestressassoziierter Nierenfunktionsstörungen. Möglicherweise kommt es zu einer Veränderung im Erreger- und Resistenzspektrum, zur Wanderung tropischer Erkrankungen als auch zunehmenden traumatischen Belastungen u. a. im Rahmen von Umweltkatastrophen.

Laut WHO wird es bei einer ungebremsten Steigerung der weltweiten Durchschnittstemperatur zwischen 2030 und 2050 zu ca. 250 000 zusätzlichen Todesfällen pro Jahr kommen. Hierzu tragen auch Extremwetterereignissen wie Überschwemmungen oder Waldbrände bei. Diesbezüglich sind eine erhöhte Awareness, Infrastruktur sowie personelle und technische Ausstattung des Rettungs- und Katastrophenschutzes notwendig.

An hitzeassoziierten Erkrankungen werden vor allem geriatrische Patienten leiden und ressourcenintensive Bereich wie die Intensivmedizin in Anspruch nehmen. Insbesondere in der Intensivmedizin ergibt sich aufgrund des hohen Energie-, Personal- und Materialaufwands das Spannungsfeld zwischen einer optimalen medizinischen Versorgung, unseren technischen Möglichkeiten, den ökonomischen Anforderungen und eben auch dem Nachhaltigkeitsgedanken. Daher sollten sämtliche o. g. Aspekte zur Verbesserung der Nachhaltigkeit in besonderem Maße diskutiert und umgesetzt werden.

3 Spezielle Anästhesie

3.1 Pädiatrische Anästhesie

Jens Krösche

Frage 492

Sie befinden sich in der Kinder-Prämedikationsambulanz. Welche Informationen sind für Sie wichtig? Welche Voruntersuchungen sind notwendig?

Die wesentlichen Informationen resultieren aus dem zielorientierten Prämedikationsgespräch. Hier wird anhand des Aufklärungs- und strukturierten Anamnesebogens die anästhesiologisch relevante Vorgeschichte erfasst. Ein besonderes Augenmerk wird auf pulmonale und kardiale Vorerkrankungen, akute Infekte, Frühgeburtlichkeit, Allergien, die aktuelle altersentsprechende Belastbarkeit und die Familienanamnese bezüglich Muskelerkrankungen/Blutungsneigung oder Narkoseprobleme gelegt.

Eine körperliche Untersuchung: Auskultation von Herz und Lunge und z. B. der Zahnstatus (Wackelzähne?) ist obligat.

Voruntersuchungen wie eine routinemäßige Laboruntersuchung, EKG, Echokardiografie, Röntgendiagnostik sind nicht indiziert, diese resultieren ggf. aus speziellen Fragestellungen bei einer entsprechenden Anamnese.

Frage 493

Wie gestalten Sie das Prämedikationsgespräch?

Das Prämedikationsgespräch sollte in einer ruhigen, vertrauensvollen Atmosphäre stattfinden, eine Prämedikation unter Zeitdruck sollte die Ausnahme bleiben.

Auch wenn die wesentlichen Informationen meist fremdanamnestisch über die Eltern zu erlangen sind, soll das Kind entsprechend seinem Alter mit in das Gespräch einbezogen werden. Hier sind sowohl kurze einzelne Fragen als auch eine einfache kindgerechte Aufklärung mit Beschreibung des Ablaufs (eingebettet in die Risikoaufklärung der Eltern) sinnvoll.

Frage 494

Können Sie typische durchschnittliche Gewichtsklassen bei Kindern nennen?

Reife Neugeborene haben ein durchschnittliches Geburtsgewicht von 3,5 (–4 kg), dieses verdoppelt sich nach 6 Monaten (7 kg), nach 1 Jahr ist es rund verdreifacht (10 kg).

Nach 2 Jahren ist es vervierfacht (14 kg), und zur Einschulung nach 6 Jahren liegt es bei 21 kg (6-faches Geburtsgewicht).

Frage 495

Wie werden Kinder in welchem Lebensalter bezeichnet?

- **Frühgeburt: vor der vollendeten 37. Schwangerschaftswoche (SSW)**
- **dabei < 1000 g Geburtsgewicht: extrem niedriges Geburtsgewicht (ELBW)**
- **1000–1499 g Geburtsgewicht: sehr niedriges Geburtsgewicht (VLBW)**
- **1500–2500 g Geburtsgewicht: niedriges Geburtsgewicht (LBW)**
- **Neugeborenes: bis zum vollendeten 28. Lebenstag**
- **Säugling: ab dem 29. Lebenstag bis zum vollendeten 12. Lebensmonat**
- **Kleinkind: ab dem Beginn des 2. bis zum vollendeten 3. Lebensjahr**
- **Kind: ab dem Beginn des 4. bis zum vollendeten 12. Lebensjahr**
- **Jugendlicher: ab dem Beginn des 13. bis zum vollendeten 18. Lebensjahr**

Frage 496

Welche Nüchternzeiten werden aktuell bei Kindern empfohlen?

Die S 1-Leitlinie des Wissenschaftlichen Arbeitskreises Kinderanästhesie (WAKKA) der DGAI (Deutsche Gesellschaft für Anästhesiologie und Intensivmedizin) von 2022 beschreibt folgende Nüchternzeiten:

- 6 h für feste Nahrung (vollwertige Mahlzeiten)
- 4 h für kleinere leichte Mahlzeiten (z. B. 1 Toast/Honig) bzw. Fertig- oder Kuhmilch
- 3 h für Muttermilch
- 1 h für klare Flüssigkeit (schluckweise)

Es konnte gezeigt werden, dass das Risiko für Regurgitation und Aspiration hierunter nicht erhöht wird.

Längere Nüchternzeiten können v. a. bei kleineren Kindern zu Stress, iatrogener Dehydratation, Katabolie führen. Die Homöostase und Zufriedenheit der Kinder werden durch die optimierten Nüchternzeiten verbessert.

Frage 497

Welche medikamentöse Prämedikation kann für Kinder gewählt werden?

Altersabhängig wird eine rektale oder orale Prämedikation verordnet. Nasale Medikamentengaben sind ebenso möglich (Cave: starkes Brennen bei Midazolam), aber eher als Rescue-Therapie eingesetzt.

Das am häufigsten genutzte Medikament ist weiterhin Midazolam (0,5 mg/kgKG, max. 10 [–15] mg). Eine rektale Medikation soll rund 15 min, eine orale Gabe rund 30 min vor Einschleusung in den OP verabreicht werden.

Nasal werden häufig Clonidin (1–2 µg/kgKG) oder Dexmedetomidin (1–2 µg/kgKG ab 6 Monaten – Off-Label-Use!) genutzt.

Frage 498

Was ist EMLA und wozu wird es genutzt?

EMLA ist die Abkürzung für eutektische Mischung von Lokalanästhetika. Es enthält eine Mischung aus 2,5 %igem Prilocain und 2,5 %igem Lidocain. Das Pflaster bzw. die Salbe wird zur Hautbetäubung vor einer potenziell schmerzhaften Punktion (z. B.: i. v. Zugang) genutzt. Es soll optimalerweise 45–60 min vor der geplanten Punktion appliziert und 15 min vor der Punktion entfernt werden (dadurch reduzierte Vasokonstriktion).

Cave: Bei Früh- bzw. Neugeborenen kann Prilocain zu einer relevanten Methämoglobinbildung führen, altersadaptierte Maximaldosierungen sind hier zu beachten!

Frage 499

Beschreiben Sie die Technik der intraossären Infusion!

Der i. o.-Zugang kann bei einem desolaten Gefäßstatus mit mehreren frustranen Punktionsversuchen oder einer vitalen Notfallsituation indiziert sein. Über den i. o.-Zugang können alle Medikamente und Infusionslösungen wie über einen i. v.-Zugang appliziert werden.

Mögliche Punktionsstellen sind die proximale Tibia, das distale Femur und der laterale oder mediale Malleolus. Generell gibt es verschiedene kommerzielle Systeme auf dem Markt. Am weitesten verbreitet ist das akkubetriebene EZ-IO-System, des Weiteren existieren Cook- oder Jamshidi-Nadeln oder das Fast 1-System und die „Bone Injection Gun".

Es erfolgt eine großzügige Desinfektion, dann die Punktion im Winkel von 70° von der Wachstumsfuge weg (Widerstandsverlust beim Durchdringen der Kortikalis), Entfernen des Mandrins, Aspirieren (Blut, ggf. bröckeliges Mark). Nun wird eine Probeinjektion (gefühlt wie i. v.) durchgeführt; Kanüle fixieren. Schwerkraftinfusion beginnen.

Cave: Keine zweite Punktion am identischen Knochen – auf Paravasate achten.

Eine i. o. Gabe von Lidocain ist nicht notwendig und sogar wegen letaler Komplikationen kontraindiziert.

Frage 500

Wie gehen Sie mit einem Kind mit einem Infekt der oberen Atemwege präoperativ um?

Es handelt sie hierbei um eine Einzelfallentscheidung. Gerade bei HNO-Eingriffen (z. B. Adenotomien) ist erst nach dem Eingriff eine Infektfreiheit zu erwarten. Eine „Running Nose" ohne klinische Symptome wie Fieber > 38,5 °C, eitrige Sekretion bzw. Auswurf und Beeinträchtigung des Allgemeinbefindens stellt keine Indikation zur

Verschiebung der OP dar. Ebenso muss bei Notfalleingriffen eine Risikoabwägung und -aufklärung durchgeführt und ggf. die Operation durchgeführt werden.

Bei elektiven Eingriffen und klinischen Symptomen sollte der Eingriff bis zum Abklingen der Symptome plus mindestens 2 Wochen verschoben werden.

Bei der Planung der Anästhesie ist eine Inhalation z. B. mit β-Mimetika vor Einleitung zu erwägen. Gegebenenfalls kann die Operation in Regionalanästhesie oder in einer Vollnarkose mit Larynxmaske (und nicht mittels endotrachealer Intubation) durchgeführt werden. Ein besonderes Augenmerk ist auch auf die Ausleitungsphase/Extubation und die postoperative Überwachung zu legen.

Frage 501

? Welches Narkose-Monitoring wählen Sie bei Kindern?

! Das Monitoring unterscheidet sich nicht von dem bei Erwachsenen. EKG, Blutdruckmessung und Pulsoxymetrie sind obligat. Bei Vollnarkosen wird eine Atemgasmessung (CO_{2insp}, CO_{2exsp}, in- und exspiratorisches O_2, sowie Narkosegase) durchgeführt. Des Weiteren wird die Möglichkeit einer Relaxometrie, die Messung von Blutzucker (BZ) und Temperatur gefordert.

Ein erweitertes Monitoring ergibt sich ggf. aus Alter, Vorerkrankung und dem operativen Eingriff.

Frage 502

? Welche anatomischen und physiologischen Besonderheiten des Respirationstrakts sind für die pädiatrische Anästhesie wichtig?

! Der Kehlkopf liegt höher (C 3/4) und weiter ventral als beim Erwachsenen. Die engste Stelle des oberen Luftwegs ist nicht auf Höhe der Glottis, sondern tiefer in Höhe des Ringknorpels. Die Trachea ist relativ kurz und damit die Gefahr der einseitigen Belüftung oder akzidentiellen Extubation erhöht. Der Abstand der Tubusspitze zum Mundwinkel bei oraler Intubation liegt bei Frühgeborenen (< 2,5 kgKG) bei 7–9 cm, beim reifen Neugeborenen (2,5–5 kgKG) bei 10–11 cm, bis zum 1. Lebensjahr (5–10 kgKG) bei 12–13 cm, bis zum 3. Lebensjahr (10–15 kgKG) bei 14 cm und bis zum 5. Lebensjahr (15–20 kgKG) bei 15 cm. Die Schleimhaut der oberen Luftwege neigt mehr als beim Erwachsenen zur Schwellung durch Traumatisierung.

i Neugeborene und Säuglinge sind praktisch ausschließliche Zwerchfellatmer; die Compliance von Lunge, Tidalvolumen und FRC sind in Relation ähnlich wie beim Erwachsenen, wohingegen die Compliance des Thorax aber deutlich höher ist. Damit ist die Gesamt-Compliance höher (0,06 ml/cm H_2O kgKG) als beim Erwachsenen (0,04 ml/cm H_2O kgKG). Der O_2-Verbrauch liegt mit etwa 7 ml/kgKG/min doppelt so hoch wie beim Erwachsenen; daraus ergibt sich eine doppelt so hohe alveoläre Ventilation (125 ml/kgKG/min versus 60 ml/kgKG/min) bei doppelt so hoher Atemfrequenz (30–40/min versus 15/min).

Frage 503

? Welche Formen der Einleitung kennen Sie?

! Angestrebt wird eine i. v. Einleitung, v. a. bei nicht nüchternen Kindern. Die Zugangsanlage sollte unter Nutzung von EMLA erfolgen. Bei Säuglingen oder Kindern mit schwierigen Venenverhältnissen ist eine Maskeneinleitung möglich.

Frage 504

? Wie führen Sie eine Maskeneinleitung durch?

! Nach Anlegen des Monitorings (Pulsoxymetrie, Blutdruckmessung und EKG) wird die Gesichtsmaske mit 4–6 l O_2-Frischgasfluss und Sevofluran 8 Vol.-% (vorher aufgesättigt) dem Kind dicht aufgesetzt. Dieses nennt man „Single Breath Induction“. Nach Durchlaufen der Exzitationsphase wird dann zügig ein i. v. Zugang etabliert und die Narkose intravenös vertieft.

Frage 505

? Wann wählen Sie eine Masken- oder Larynxmaskennarkose, wann führen Sie eine Intubation durch?

Sehr viele Vollnarkosen werden in der Kinderanästhesie mit Larynxmaske durchgeführt. Kontraindikationen sind: das nicht nüchterne Kind, Bauchlage, z. T. eine Laparoskopie, Hirndruck etc. Hier wird eine Intubation durchgeführt. Eine reine Maskenbeatmung eignet sich besonders bei sehr kurzen Eingriffen (K-Draht-ME [Metallentfernung], kleine oberflächliche Wundversorgung, Zystoskopien/Schienenentfernung etc.).

Frage 506

Wann würden Sie ein Kind endotracheal, wann nasotracheal intubieren?

Aus der „Erwachsenenanästhesie" ist man in der orotracheale Intubation sehr sicher. Somit lässt sich dieses Verfahren auch bei Kindern oft initial besser erlernen. Eine nasotracheale Intubation ist bei Geübten gleichwertig. Allerdings ist hierbei ggf. eine sicherere Fixierungsmöglichkeit des Tubus möglich (z. B. bei neurochirurgischen Kopfeingriffen).

Frage 507

Welche Tubusgröße wählen Sie bei einem reif geborenen Kind?

Ein reif geborenes Kind benötigt meist einen 3,5-mm-Tubus. Man sollte sich jeweils einen Tubus eine Nummer größer und kleiner zurechtlegen.

Als Faustregel gilt: Der Tubus sollte ungefähr den gleichen Durchmesser wie der kleine Finger des Kindes haben.

Frage 508

Kennen Sie Formeln zur Berechnung der Tubusgröße bei Kindern?

Es gibt mehrere Formeln und Tabellen. Eine mögliche Berechnung des Innendurchmessers lautet: ID = (Alter des Kindes + 16)/4 mm. Bei einem gecufften Tubus muss dieses ggf. um 0,5 mm reduziert werden.

Frage 509

Kennen Sie Vor- und Nachteile von gecufften bzw. ungecufften Tuben?

Gecuffte Tuben haben im Vergleich zu ungecufften Tuben bei gleichem Außendurchmesser einen geringeren Innendurchmesser. Hieraus resultieren höhere Beatmungsdrücke bei gleichen Atemzugvolumina. Bei einer Intubation mit einem ungecufften Tubus treten aber naturgemäß häufiger Leckagen auf. Hieraus resultieren häufigere Umintubationen oder Leckagen, dies ist vor allem bei balancierten Anästhesien (Volatila!) zu beachten. Bei gecufften Tuben können vermehrt Schwellungen und Verletzungen der Trachealschleimhaut mit späteren narbigen Stenosen auftreten. Aktuell werden bis auf bei sehr kleinen Frühgeborenen spezielle gecuffte Tuben („High Volume – low Pressure Cuff") genutzt.

Frage 510

Wie wird die Narkose nach der Einleitung weitergeführt?

Man kann sowohl eine balancierte als auch eine total intravenöse Anästhesie (TIVA) durchführen.

Bei Säuglingen mit langen Eingriffen wird häufig wegen eines potenziellen Propofol-Infusionssyndroms eine balancierte Anästhesie (eher Sevofluran, z. T. Desfluran) genutzt. Hier ist aber auch der Umweltaspekt der volatilen Anästhetika mit zu berücksichtigen.

Bei einer TIVA wird Propofol (6–10 mg/kgKG/h) und als Opioid Remifentanyl (0,1–0,4 µg/kg/min oder Fentanyl 1–3 µg/kgKG, bzw. Sufentanil 0,1–0,3 µg/kgKG genutzt.

Eine Nachrelaxierung ist in der Kinderanästhesie selten notwendig.

Frage 511

In welchem Alter nutzen Sie welche Infusionslösung?

Im Neugeborenen- und Säuglingsalter wird eine balancierte isotone Vollelektrolytlösung mit 1 % igem Glukosezusatz verwendet. Bei Frühgeborenen muss der Glukosezusatz ggf. dem Blutzuckerwert angepasst (meist erhöhter Glukosebedarf) werden.

Ab dem 1. Lebensjahr kann oft eine glukosefreie balancierte isotone Vollelektrolytlösung genutzt werden. Der Blutzuckerwert sollte bei jeder Einleitung bestimmt werden.

Frage 512

Wieviel Infusionsvolumen kalkulieren Sie bei einer Kindernarkose?

Um das Volumendefizit der präoperativen Nüchternheit zu kompensieren, kalkuliert man für die 1. Stunde 10 ml/kgKG Infusionsvolumen. Nach der 1. Stunde wird der stündliche Volumenbedarf anhand der 4–2-1 Regel errechnet.

Kleine Infusionsvolumina müssen mittel Spritzen- oder Infusionspumpen infundiert werden.

Höhergradige präoperative Volumendefizite (Dehydratation bei Erbrechen, Diarrhöe, hohem Fieber, Verbrennungen etc.) müssen gesondert berücksichtigt werden. Intraoperative Volumenverluste (z. B. Diurese, Blutverlust, Verdunstung, etwa ein offen liegender Darm bei Laparotomie etc.) müssen einkalkuliert werden.

Frage 513

Was ist die 4–2-1 Regel?

Die 4–2-1-Regel berechnet den Grundvolumenbedarf pro Stunde. Pro kgKG und Stunde werden veranschlagt:

für die ersten 10 kg: 4 ml Infusionslösung
11.–20. kgKG: 2 ml Infusionslösung
und darüber hinaus 1 ml/kgKG.

Beispiel: 27 kgKG
10 × 4 ml/h = 40 ml/h
10 × 2 ml/h = 20 ml/h
7 × 1 ml/h = 7 ml/h
= 67 ml Infusionslösung/h

Frage 514

Was ist ein Peniswurzelblock, bei welchen OPs wird er angewandt und wie durchgeführt?

Der Peniswurzelblock ist ein sehr häufig verwendetes peripheres Regionalanästhesieverfahren. Er wird zur postoperativen Analgesie an Glans, Präputium und Penis (v. a. Zirkumzision) verwendet. Hierbei werden die Nn. dorsales penis im subpubischen Raum (unterhalb der Fascia scarpa) blockiert. Der Penis wird leicht nach distal gezogen, es erfolgt die Punktion am Symphysenunterrand (0,5–1 cm lateral der Mittellinie, Einstichwinkel 80°, je 10° nach medial und kaudal). Injektion nach Aspiration von 0,1 ml/kgKG/Seite Bupivacain 0,5 % ohne (!) Adrenalin (Endstromgebiet).

Frage 515

Wofür nutzt man eine Kaudalanästhesie (Sakralblock)?

Bei der Kaudalanästhesie handelt es sich um eine Periduralanästhesie, es ist ein zentrales Regionalanästhesieverfahren. Die Punktion erfolgt über den Hiatus sacralis, die analgetische Wirkung kann bis über den Nabelbereich hinausgehen. Typische OPs sind Leisten und urogenitale, aber auch orthopädische Eingriffe.

Frage 516

Wie wird eine Kaudalanästhesie durchgeführt?

Das Kind wird in Linksseitenlage mit 90° gebeugter Hüfte (für Rechtshänder) gelagert. Es erfolgt eine gründliche Hautdesinfektion, es herrschen sterile Bedingungen. Der Hiatus sacralis wird anhand von Landmarken (gleichseitiges Dreieck: Spinae iliacae posterior sinister/dexter – Cornu sacralis) aufgesucht. Der Hiatus sacralis liegt leicht kranial der Cornua. Es wird mit einer sog. immobilen Nadel in 45–60°zur Haut punktiert. Nach Durchtritt durch das Lig. saccrococcygeale wird die Kanüle leicht abgesenkt und 1–2(–3) mm vorgeschoben. Nach negativer Aspiration wird das Lokalanästhetikum langsam injiziert.

Genutzt wird Ropivacain 0,2 % 0,5 – 1,25 ml/kgKG (max. 25 ml) je nach zu erreichender Höhe:

0,5 ml/kgKG = Leistenband
1 ml/kgKG = Nabel
1,25 ml/kgKG = bis Rippenbogen (Dosierung nach Armitage).

Clonidin kann als Wirkdauer verlängerndes Adjuvans genutzt werden (2 µg/kgKG); Cave: Off-Label-Use.

Viele Zentren punktieren mittlerweile unter sonografischer Kontrolle.

Manche Zentren nutzen zur kontinuierlichen postoperativen Analgesie auch Kaudalkatheter.

Frage 517

Welche Formen der peripheren Regionalanästhesie können außerdem angewendet werden?

Grundsätzlich sind alle Formen der peripheren Regionalanästhesie auch bei Kindern durchführbar. Diese sind abhängig von der Ausrichtung und dem Know-how der jeweiligen Abteilung und werden grundsätzlich unter sonografischer Kontrolle angelegt.

Häufig genutzt werden: axilläre Plexusblockade, N.-femoralis-Block, Ischiadikusblock, TAP-Block (Transverus-abdominis-Plane-Block).

Die jeweiligen Höchstdosierungen der Lokalanästhetika müssen beachtet werden.

Frage 518

Welche Opioide können Sie intraoperativ bei Kindern nutzen?

Es werden die gleichen Opioide wie bei Erwachsenen eingesetzt. Als µ-Agonisten sind dies v. a.: Sufentanil, Fentanyl, Remifentanil und Alfentanil.

Sufentanil (0,1–10 µg/kgKG) wirkt 10-mal stärker als Fentanyl, 1000-mal stärker als Morphin und ist innerhalb von 1–2 min voll wirksam.

Fentanyl (1–10 µg/kgKG) hat eine hohe Fettlöslichkeit und wird rasch umverteilt. Der volle Effekt tritt innerhalb von 2–3 min auf. Bei Frühgeborenen werden z. T. Halbwertszeiten bis 32 h (!) beobachtet.

Alfentanil (10–40 µg/kgKG) ist weniger fettlöslich und innerhalb 1 min voll wirksam, nach 1 h ist keine Wirkung mehr nachweisbar. Die analgetische Potenz beträgt 1/4 von Fentanyl, bei > 1–3 µg/kgKG tritt Apnoe auf.

Remifentanil (0,3–1 µg/kgKG/min) ist kurz wirksam (8 min) durch raschen Abbau in unwirksame Metabolite. Bolusgaben sollten wegen einer möglichen Thoraxrigidität vermieden werden.

Frage 519

Welche Induktionshypnotika nutzen Sie?

Typischerweise wird Propofol (4–5 mg/kgKG), seltener Thiopental (3–5 mg/kgKG) und in Ausnahmefällen Etomidate (0,2 mg/kgKG) sowie bei speziellen Indikationen auch Ketamin (1–2 mg/kgKG i. v.) eingesetzt. Bei Propofol wird zur Einleitung die 0,5 %ige Lösung wegen des verminderten Brennschmerzes bei Injektion verwendet. Die Verwendung von Propofol hat den Vorteil einer guten Unterdrückung laryngealer Reflexe.

Frage 520

Welche Muskelrelaxanzien wählen Sie?

In der Kinderanästhesie werden fast ausschließlich nicht depolarisierende Muskelrelaxanzien genutzt (s. a. modifizierte RSI = „Rapid Sequence Induction"). Diese sind v. a. Rocuronium, Mivacurium, Atracurium, Cis-Atracurium oder Vecuronium zur Intubation. Eine intraoperative Nachrelaxierung (dann nach Relaxometrie) ist selten notwendig.

Frage 521

Wie wird eine RSI („Rapid Sequence Induction") beim Kind durchgeführt?

Gerade bei Früh- und Neugeborenen existieren kaum respiratorische Reserven. So fällt die Sauerstoffsättigung schon nach wenigen Sekunden. Diese Zeit ist kürzer als die Anschlagzeit der Muskelrelaxanzien. Hieraus kann sich nach der Hypoxie schnell eine Asystolie entwickeln.

Nach Anlage eines i. v. Zugangs werden nach Präoxygenierung die Induktionsmedikamente verabreicht. Bei Nachlassen der Eigenatmung des Kindes wird eine vorsichtige maschinelle druckkontrollierte Beatmung durchgeführt (eher niedrige Spitzendrücke, dafür eine etwas höhere

Atemfrequenz). Nach Erreichen der Vollrelaxierung des Kindes wird die Intubation durchgeführt. Eine Aspiration tritt eher bei forcierten Intubationsversuchen unter unzureichender Narkose als bei vigilanter Maskenbeatmung auf.

Depolarisierende Muskelrelaxanzien sind nicht empfohlen, bei stark zeitkritischen Einleitungen (TE-Nachblutung; TE = Tonsillektomie) sollte „Hochdosis"-Rocuronium genutzt werden.

Frage 522

Bei einem 3-jährigen Jungen soll eine Zirkumzision durchgeführt werden. Wie ist Ihr Narkosemanagement?

Initial erhält das Kind eine adäquate medikamentöse Prämedikation und EMLA-Pflaster. Der geplante Einleitungsablauf inkl. Medikamentendosierungen, Atemwegsdevice etc. wird mit der Pflegekraft abgesprochen. Bei guten Venenverhältnissen werden ein i. v. Zugang angelegt und eine balancierte isotone kristalloide Vollelektrolytlösung genutzt und das Infusionsvolumen eingestellt. Das Monitoring wird angelegt (Pulsoxymetrie, NIBP-Messung [nichtinvasive Blutdruckmessung], EKG), das Narkosegerät wird gecheckt. Falls kein i. v. Zugang zu legen ist, erfolgt eine Maskeneinleitung, anderenfalls eine i. v. Einleitung.

Bei einer Zirkumzision wird bei fehlenden Kontraindikationen eine Larynxmaske gelegt, in Narkose sollte ein Peniswurzelblock angelegt werden (s. o.).

Frage 523

Ihnen wird außerhalb der Regelarbeitszeit ein reifes männliches Neugeborenes (9. LT [Lebenstag], 3,6 kg) mit schwallartigem Erbrechen und tastbarer „Nuss" unterhalb des Rippenbogens/rechts neben dem Nabel vorgestellt. Der Operateur drängt auf eine sofortige OP. Wie gehen Sie vor?

Nach der Anamnese handelt es sich am ehesten um eine kongenitale hypertrophe Pylorusstenose. Formal besteht keine Indikation für eine sofortige OP. Initial benötigt man eine Blutgasanalyse (BGA). Häufig findet sich durch den HCl-Verlust (Erbrechen) eine hypochlorämische, hypokaliämische metabolische Alkalose. Diese muss präoperativ mittels Infusionslösungen kompensiert werden. Dem Kind wird eine „Schlürfdrainage" (Magensonde) gelegt.

Nach BGA-Ausgleich erfolgt eine modifizierte RSI (s. dort). Es wird ein endotrachealer Tubus platziert. Die Extubation erfolgt nach Rückkehr der Schutzreflexe.

Frage 524

Ein bisher gesundes 1-jähriges Mädchen (11 kg) soll bei V. a. eine Invagination eine hydrostatische Desinvagination erhalten. Wie gehen Sie vor?

Bei einer Invagination handelt es sich um eine Einstülpung des Darms „in sich selbst". Es handelt sich formal um ein akutes Abdomen. Bei der hydrostatischen Desinvagination wird versucht, mittels hoher Einläufe mit physiologischer Kochsalzlösung die Einstülpung des Darms unter sonografischer Kontrolle zu lösen.

Es erfolgt eine i. v. Einleitung im Sinne einer modifizierten RSI (s. dort) und eine endotracheale Intubation. Volumenverluste müssen antizipiert und ausgeglichen werden. Sollte die hydrostatische Desinvagination zu keinem Erfolg führen, muss ggf. eine Laparotomie durchgeführt werden. Hier ist dann ein ZVK (zentraler Venenkatheter), BGA-Kontrollen und ggf. ein erweitertes Monitoring angezeigt. Eine postoperative Intensivüberwachung ist nach Laparotomie obligat.

Frage 525

Es wird Ihnen ein 3-jähriger Junge (gesund, 16 kg) vorgestellt. Im häuslichen Umfeld war er kurz unbeaufsichtigt, er huste plötzlich anhaltend, speichelt stark und auf dem Boden befand sich Spielzeug der großen Schwester, eine Knopfzelle fehle möglicherweise. Die Operateure wollen bei nicht nüchternem Kind und V. a. Ingestion eine ÖGD (Ösophagogastrosduodenoskopie) durchführen. Wie gehen Sie vor?

Eine mögliche Knopfzellenaspiration stellt einen Notfall mit vitaler OP-Indikation dar. Durch den Strom der Knopfzelle kann es zu Schleimhautulzerationen, -nekrosen bis hin zu tracheoösophagealen oder tracheoaortalen Fisteln kommen.

Die OP sollte umgehend in spezialisierten Zentren erfolgen. Eine vergleichbare Dringlichkeit stellen Ingestionen von starken (Neodyn-)Magneten dar.

Nach üblichem Monitoring erfolgt eine modifizierte RSI (i. v. Induktion) unter Bereithaltung von Devices zur Therapie des schwierigen Atemweges. Häufige Auffindeorte der Knopfzelle sind die 3 Ösophagusengen oder der Magen und evtl. schon das Duodenum.

Frage 526

Wie berechnen Sie das benötigte Volumen von zu transfundierenden Erythrozytenkonzentraten (EK), FFP („Fresh frozen Plasma", auch GFP = gefrorenes Frischplasma) und Thrombozytenkonzentraten (TK)? Was versteht man unter einem Volumenbolus?

Bei Erythrozytenkonzentraten erhöhen nach einer Faustregel 3–4 ml/kgKG EK den Hb-Wert um rund 1 g/dl. Bei einem massiven Blutverlust oder einer manifesten Blutungsneigung werden initial 10–15(–20) ml/kgKG FFP/GFP transfundiert. Die weiteren Gaben berechnen sich nach Laborwerten. Je nach OP, Blutverlust und Laborwert werden TKs transfundiert. Hier erhöhen ca. 10 ml/kgKG TK die Thrombozytenzahl um rund 50 000 µg.

Bei einer Hypovolämie (oft demaskiert nach Narkoseeinleitung) wird häufig bei Früh- und Neugeborenen ein Volumenbolus zum Ausgleich der präoperativen Hypovolämie verabreicht. Es werden 20 ml/kgKG einer balancierten kristalloiden Lösung als Bolus infundiert.

Frage 527

Bei einem 6-jährigen gesunden Mädchen wurde vor 2 Tagen eine Tonsillotomie durchgeführt. Sie wird Ihnen abends in der Ambulanz „Blut spuckend" vorgestellt? Welches Vorgehen wählen Sie?

Eine Blutung nach Tonsillotomie ist eine vitaler Notfall. Es erfolgt die umgehende Versorgung im OP. Gegebenenfalls sollte ein zweites (erfahrenes) Anästhesieteam und zwingend der Operateur bei der Einleitung anwesend sein.

Ein schwieriger Atemweg wird antizipiert, vorbesprochen und geplant. Ein großvolumiger Sauger wird bereitgehalten. Es erfolgt eine modifizierte RSI, ggf. in (halb)sitzender Lagerung. Des Weiteren ist auf suffiziente i. v. Zugänge und ggf. die Bestellung von Blutprodukten zu achten.

Frage 528

Nach der Extubation beobachten Sie eine schaukelnde Atmung des Kindes, die O_2-Sättigung fällt. Wie gehen Sie vor?

Die Kopflage des Kindes wird optimiert, ggf. ein Guedel-Tubus eingelegt. Dem Kind wird eine Maske mit einer FiO_2 (inspiratorische Sauerstofffraktion) von 1,0 vorgehalten, ggf. werden die Atemzüge assistiert. Gegebenenfalls wird Hilfe angefordert. Die Lunge wird auskultiert.

Differenzialdiagnostisch kommen Broncholaryngospasmus, Sekretverlegung, Relexanzienüberhang etc. in Frage. Bei dem am ehesten zu erwartenden Laryngospasmus wird initial die Narkose (trotz Ausleitung) mittels eines Propofolbolus vertieft. Gegebenenfalls kann mit einem β-Mimetikum inhaliert werden. Als Ultima Ratio sind die Relaxierung und Reintubation indiziert.

Nach Optimierung der Gegebenheiten erfolgt ein weiterer Extubationsversuch.

Frage 529

Was sind die 10-N der Kinderanästhesie?

Die 10-N der Kinderanästhesie sind Qualitätskriterien für eine sichere Kinderanästhesie, die von der Initiative safetots.org aufgestellt wurden. Sie beschreiben zu erreichende Qualitätsziele einer Narkose, die auf eine physiologische Homöostase als Schlüssel für eine sichere Kinderanästhesie abzielen.

Diese sind:

- **1. keine Angst, keine Awareness**
- **2. Normovolämie**
- **3. Normotension**
- **4. physiologische Herzfrequenz**
- **5. Normoxämie**
- **6. Normokapnie**
- **7. Normonatriämie**
- **8. Normoglykämie**
- **9. Normothermie**
- **10. kein postoperativer Dyskomfort**

Frage 530

Wie gestalten Sie perioperativ ein effektives Wärmemanagement?

Kinder haben im Vergleich zum Erwachsenen eine deutlich größere Körperoberfläche in Relation zum Gewicht, was mit einem hohen perioperativen Wärmeverlust einhergeht. Je kleiner das Kind ist, desto empfindlicher ist es für Wärmeverluste. Bei jeder Kindernarkose soll daher die Temperatur gemessen werden. Schon beim Transport soll auf den Wärmehaushalt geachtet werden. Kleidung/Mützen, Decken und ggf. Wärmebetten/Inkubatoren werden genutzt. Falls möglich, sollte die Temperatur im OP-Saal angehoben werden. Auf dem OP-Tisch sollte bereits zur Einleitung eine vorgewärmte konvektive Wärmeunterlage und warme Decken/Handtücher genutzt werden.

Intraoperativ wird die konvektive Wärmeunterlage weiter genutzt. Hier ist ein kontinuierliches Temperaturmonitoring notwendig, um ggf. auch Hyperthermien (!) zu detektieren. Bei großen Volumengaben oder Transfusionsmengen sollte ein Infusionswärmesystem zum Einsatz kommen. Es empfiehlt sich, das postoperative Bett bereits intraoperativ anzuwärmen.

Frage 531

Nennen Sie Normwerte für den Blutdruck in verschiedenen Altersgruppen!

Bei Frühgeborenen ergibt sich der zu erreichende Mitteldruck aus der aktuellen Gestationswoche. Bei Neugeborenen und Säuglingen wird ein Mitteldruck von 40 mmHg (systolisch 60 mmHg), bei Kleinkindern von 50 mmHg (systolisch 70 mmHg) und bei Schulkindern von 60 mmHg (systolisch 70 + (2 × Alter in Jahren) mmHg) angestrebt.

Frage 532

Nennen Sie Normwerte für die Herzfrequenz in verschiedenen Altersgruppen!

Die Herzfrequenz von Frühgeborenen hat eine sehr breite Spanne (130–180/min). Bei Neugeborenen liegt sie bei 120–170/min, ab 6 Monaten bis zum 2. Lebensjahr ca. bei 100–150/min. Dann gleicht sich die Herzfrequenz mit zunehmendem Alter immer mehr den Werten von Erwachsenen an.

Frage 533

Wie berechnen Sie das Blutvolumen eines Kindes?

Das Blutvolumen beträgt ca. 80 ml/kgKG, bei Früh- und Neugeborenen liegt es zwischen 85 und 110 ml/kgKG. Bei Erwachsenen beträgt es ca. 70 ml/kgKG.

Frage 534

Wie hoch sind Atemzugvolumina und Atemfrequenz in verschiedenen Altersgruppen?

Die Atemzugvolumina liegen wie bei Erwachsenen bei 6–8 ml/kgKG. Die Atemfrequenz kann bei Frühgeborenen 40–60/min und bei Neugeborenen 30–40/min betragen. Bei Säuglingen liegt sie zwischen 25 und 30/min, vom 1.–4. Lebensjahr zwischen 20 und 25/min. Dann gleichen sich die Atemfrequenzen zunehmend den Atemfrequenzen Erwachsener an.

Frage 535

Nennen Sie die drei großen Probleme im Kinderaufwachraum!

- **Schmerzen**
- **Unruhe/Delir**
- **PONV („Postoperative Nausea and Vomiting")**

Frage 536

Wann beginnen Sie die Schmerztherapie bei Kindern?

Die Planung der Schmerztherapie beginnt in der Prämedikation. Optimalerweise wird die Schmerztherapie bereits im Prämedikationsgespräch thematisiert. Hier kann z. B. schon erklärt werden, dass nach einer ergänzenden Regionalanästhesie „der Arm länger schläft" als der Patient selbst und dass dadurch die Schmerzen am Arm deutlich geringer sind.

Am OP-Tag beginnt die medikamentöse Schmerztherapie mit der Narkoseeinleitung, hier werden z. B. schon direkt Nichtopioidanalgetika rektal oder i. v. verabreicht.

Frage 537

Wie erfassen Sie postoperative Schmerzintensität bei Kindern?

Bei der Schmerzerfassung bei Kindern sollten stets Selbstbewertungsskalen bevorzugt gegenüber Fremdbewertungsskala (z. B. KUSS, s. u.) Anwendung finden. Bei größeren Kindern kann die numerische Rating-Skala oder die visuelle Analogskala genutzt werden. Bei Kindern im jüngeren Alter kann die „Faces Pain Scale-Revised" Anwednung finden. Unterhalb des 4. Lebensjahres hat sich die KUSS (Kindliche Unbehagens- und Schmerzskala) etabliert. Hier werden für die Parameter Weinen, Gesichtsausdruck, Rumpfhaltung, Beinhaltung und motorische Unruhe jeweils 0–2 Punkte vergeben.

Bei der Erfassung postoperativer Schmerzintensität gilt es stets differenzialdiagnostisch andere Ursachen wie Delir, volle Blase, Hypoglykämie etc. als Ursache für Unruhe und/oder Schmerzverhalten zu berücksichtigen. Hier gibt es im klinischen Bild zahlreiche Überlappungen.

Frage 538

Wie nutzen Sie Lokalanästhetika in der postoperativen Schmerztherapie, welche Verfahren kennen Sie?

Durch Lokal- und Regionalanästhesieverfahren reduziert man den Analgetikaverbrauch, erreicht eine schmerzarme Aufwachphase und vermindert z. B. opioidinduzierte Nebenwirkungen. Ergänzende Lokal- und Regionalanästhesieverfahren sind ein wesentlicher Baustein der postoperativen Schmerztherapie, wenn immer möglich, sollten diese genutzt werden.

Bei oberflächlichen Eingriffen kann EMLA-Salbe, bei allen Wundverschlüssen eine Infiltration mit einem Lokalanästhetikum durch den Operateur genutzt werden.

Es sollen langwirksame Lokalanästhetika wie Ropivacain 0,2 % oder Bupivacain 0,25 – 0,5 % eingesetzt werden.

Typische Verfahren in der Kinderanästhesie sind Peniswurzelblock und Kaudalanästhesie. Analog zur Anästhesie bei Erwachsenen können viele Nervenblöcke wie axilläre Plexusanästhesie, N.-femoralis-Block, N.-ischiadicus-Block etc. zum Einsatz kommen. Klassische Peridural- und Spinalanästhesien werden eher selten gewählt.

Frage 539

Welche Nichtopioidanalgetika nutzen Sie perioperativ?

Die typischen Nichtopioidanalgetika sind NSAR (nichtsteroidale Antirheumatika, z. B. Ibuprofen und Diclofenac), Metamizol und Paracetamol.

Ibuprofen ist weit verbreitet wirkt analgetisch, antipyretisch, antiphlogistisch, aber nicht spasmolytisch. Es kann bei Säuglingen gut rektal verabreicht werden. Die initiale Dosis beträgt 8–10 mg/kgKG (Tagesdosis 30 mg/kgKG).

Diclofenac wirkt auch über die Hemmung der Prostaglandinsynthese. Es ist stark analgetisch und antiphlogistisch wirksam, allerdings gering antipyretisch und nicht spasmolytisch. Die Initialdosis beträgt (1–)2 mg/kgKG (Tagesdosis 3 mg/kgKG).

Das weit verbreitete Paracetamol ist das schwächste Analgetikum der Gruppe und wirkt nicht antiinflammatorisch. Paracetamol hat eine geringe therapeutische Breite, es ist bei Überdosierung stark (z. T. irreversibel) hepatotoxisch. Daher sind bei Anordnungen die Tageshöchstdosen zu beachten (> 3 Monate 100 mg/kgKG, < 3 Monate 60 mg/kgKG). Es kann i. v., rektal oder oral verabreicht werden (rektal initial 35–45 mg/kgKG, Repetition 10–20 mg/kgKG; oral 10–20 mg/kgKG; i. v. 15–20 mg/kgKG als Kurzinfusion; bei < 10 kg/< 1 Jahr 7,5 mg/kgKG).

Metamizol wirkt stark analgetisch, antiphlogistisch, antipyretisch und spasmolytisch. Es kann i. v. (10–15 mg/kgKG als langsame Kurzinfusion) oder p. o. (15 mg/kgKG) appliziert werden. Die Tageshöchstdosis beträgt 75 mg/kgKG.

Acetylsalizylsäure hat in der Kinderanästhesie kaum einen Stellenwert und wird nur bei speziellen Fragestellungen zurückhaltend verabreicht.

Eine i. m. Gabe von Analgetika ist obsolet. Die postoperative Schmerztherapie wird schon in der Einleitung z. B. mittels Zäpfchen begonnen.

Frage 540

Welche Ursachen für Schmerzverstärkung bzw. für Schmerzverhalten im Aufwachraum oder der Normalstation müssen in Betracht gezogen werden?

Neben dem postoperativen Schmerz können eine z. B. eine volle Blase, störende Drainagen, ein drückender Gips oder selten ein Kompartmentsyndrom die Ursache für extreme Unruhe sein. Oft stellt die Trennungssituation von den Eltern, aber auch Durst bzw. Hunger ein Problem dar.

Ursachen, die eine „Schmerzreaktion“ hervorrufen, können sehr „bunt“ sein. Es gibt im klinischen Bild Überschneidungen mit zahlreichen Differenzialdiagnosen.

Frage 541

Welche Analgetika können Sie im Aufwachraum (AWR) nutzen?

Im Aufwachraum finden in Deutschland zur Schmerzbehandlung bei Kindern neben Piritramid, Oxycodon häufig auch Nalbuphin parenterale Anwendung. Andere Opioide wie Tramadol, Pethidin oder Morphin finden aufgrund von einem ungünstigen Nutzen-/Nebenwirkungsprofil keine Anwendung in der Routine.

Piritramid oder Oxycodon werden möglichst bereits gegen Ende der Operation i. v. appliziert.

Nalbuphin wirkt sowohl antagonistisch (!) am μ-Rezeptor als auch agonistisch am k-Rezeptor. Daher ist es für eine Kombination mit einem μ-Agonisten (z. B. Piritramid) ungeeignet. Es eignet sich bei Säuglingen und Kleinkindern bei mittelstarken Schmerzen. Die Dosierung beträgt 0,1–0,2 mg/kgKG.

Die Gabe potenziell atemdepressiver Analgetika bedarf sowohl der adäquaten personellen als auch apparativen Überwachung.

Frage 542

Was können Sie zu Epidemiologie und Risikofaktoren von PONV („Postoperative Nausea and Vomiting“) bei Kindern berichten?

Die Inzidenz von PONV in der Kinderanästhesie ohne prophylaktische Strategien kann bei bis zu 82 % liegen. PONV tritt altersabhängig ab dem 3. Lebensjahr auf. Risikofaktoren sind: PONV-Anamnese (beim Patient und bei Verwandten 1. Grades), OP-Dauer > 30 min, Alter > 2 Jahre, postoperative Opioidgabe, Strabismuschirurgie/(Adeno-)Tonsillotomie. Das weibliche Geschlecht wird als Risikofaktor erst ab der Pubertät relevant. Somit greift der bei Erwachsenen genutzte „Apfel-Score“ bei Kindern nicht.

Frage 543

Nennen Sie Strategien zur Reduktion von PONV!

Es sollen in jeder anästhesiologischen Abteilung SOPs („Standard Operating Procedures“) zur PONV-Prophylaxe etabliert werden. Diese sollen beinhalten:

- **Lange präoperative Nüchternzeiten sollen vermieden werden.**
- **Eine frühzeitige postoperative orale Flüssigkeitsaufnahme sollte Standard sein.**
- **Bei der Narkoseführung soll auf Lachgas verzichtet werden.**
- **Der Einsatz volatiler Anästhetika soll kritisch abgewogen, bei Risikokonstellation eine TIVA erwogen werden.**

Bei der postoperativen Schmerztherapie sollen Nichtopioidanalgetika (mit opioidsparendem Effekt) frühzeitig zum Einsatz kommen. Lokal- oder Regionalanästhesieverfahren sollen, falls möglich, genutzt werden.
Bei einem mittleren PONV-Risiko (1–2 Risikofaktoren) sollen sehr liberal 2, bei einem hohen Risiko 3 prophylaktische Maßnahmen ergriffen werden. Hier können erwogen werden:

- **TIVA**
- **5-HT 3-Antagonisten,**
- **Dexamethason**

Zur Therapie bei PONV trotz Prophylaxe stehen dann noch z. B. Dimenhydrinat, Metoclopramid und Droperidol (ab 2. Lebensjahr) zur Verfügung, Akkupunktur/-pressur können erwogen werden.

Frage 544

Was können Sie zum Aufwachdelir berichten?

Das Bild des Aufwachdelirs hat viele Überschneidungen mit dem Bild postoperativer Schmerzen. Es tritt vermehrt bei 3- bis 9-jährigen Kindern auf, die eine Sevoflurannarkose (ggf. „Stormy Mask Induction") erhielten. Präoperative Angst soll ein postoperatives Delir begünstigen, ebenso Kopf-Hals-Eingriffe. Des Weiteren ist auch eine paradoxe Reaktion auf eine medikamentöse Prämedikation (Benzodiazepine) möglich.

Initial sollten wegen der Überschneidung der klinischen Symptome etwaige postoperative Schmerzen und Übelkeit therapiert werden. Die Therapie des Delirs zielt auf eine erneute medikamentöse Sedierung und dann ein sanfteres Erwachen ab. Hier können z.B. niedrig dosiertes Propofol, Clonidin/Dexmedetomidin oder Ketanest S unter Monitoring und Sicherheitsvorkehrungen genutzt werden.

Mit im Aufwachraum befindlichen Eltern sollte das Delir und Vorgehen besprochen werden.

Frage 545

Welche pharmakokinetischen Besonderheiten gibt es beim Neugeborenen bezüglich der Applikation von Medikamenten?

Die pharmakodynamischen Eigenschaften der Medikamente und die Körperzusammensetzung (Anteil von Wasser, Muskelmasse und Fett) bestimmen das Verteilungsmuster. Die Körperzusammensetzung verändert sich mit zunehmendem Lebensalter. Das extrazelluläre Flüssigkeitsvolumen (EZV) ist ein relevanter Verteilungsraum und ist beim Neugeborenen (40 % des KG) etwa doppelt so groß wie beim Erwachsenen (20 % des KG), im 1. Lebensjahr gleicht sich dieses Verhältnis an.

Die Medikamentenelemination verändert sich ebenfalls altersabhängig. Die hepatische Elimination ist die ersten 3 Monate noch nicht voll vollumfänglich vorhanden, nach einem halben Jahr aber ebenso funktionsfähig wie die der Niere.

Auch die orale Resorption von Medikamenten ist bis zum 3. Lebensjahr verzögert, die rektale Medikamentenresorption unterliegt keinerlei altersspezifischen Veränderungen

Frage 546

Es wird Ihnen ein ehemaliges Frühgeborenes (w., 32 + 3 SSW, Geburtsgewicht 1540 g, initial 2 Tage nasales CPAP („Continuous positive Airway Pressure"), z. T. Apnoe-Bradykardie-Syndrom) zur einseitigen offenen Leistenherniotomie vorgestellt. Das Mädchen ist jetzt 7 Wochen alt und es hat sich komplikationslos gut entwickelt. Wie ist Ihr Vorgehen?

Eine Leistenherniotomie ist eine typische Operation bei (ehemaligen) Frühgeborenen. Es muss zwischen einer inkarzerierten Leistenhernie (dringliche Indikation) und einer unkomplizierten Leistenhernie (OP im Intervall) unterschieden werden. Die OP kann in Allgemeinanästhesie (als Kombinationsanästhesie mit Kaudalanästhesie oder in spezialisierten Zentren nur mit Kaudalanästhesie („Wachkaudale") anästhesiert werden.

Frage 547

Was verstehen Sie unter einer „Wachkaudalen"?

Der Vorteil der Wachkaudalen gerade bei Frühgeborenen (FG) besteht darin, dass der Atemweg des FG nicht instrumentiert werden muss. Das perioperative Risiko wird so minimiert. Die Kaudalanästhesie ist eine besondere Form der Periduralanästhesie (s. dort). Der Kaudalblock wird unter Maskennarkose (Spontanatmung) angelegt. Die Maskennarkose (oder i. v. Analgosedierung) wird noch bis zur vollen Wirkung der Kaudalanästhesie nach rund 20 min beibehalten. Dann kann diese beendet werden. Das Kind wird in reiner Periduralanästhesie (PDA) operiert. Allerdings muss das komplette Equipment zur Narkosevertiefung, Maskenbeatmung, Larynxmaske und ggf. Intubation griffbereit parat gehalten werden. Nach erfolgreicher Wachkaudale kann das Kind im AWR direkt trinken.

Frage 548

Ein Neugeborenes soll bei V. a. Ösophagusatresie mit ösophagotrachealer Fistel (Vogt IIIb) operiert werden. Welche präoperativen Befunde benötigen Sie, welche Komplikationen können auftreten?

An Voruntersuchungen/Befunden werden benötigt: Labor, BGA, ggf. Röntgenthorax, Echokardiografie. Es soll ein EK bereitgestellt sein. Bei dem Kind sollte eine (quasi) Magensonde und ggf. ein Zugang gelegt sein.

Mögliche Komplikationen: Aspiration (unklare ösophagotracheale Fistel), kardiale Probleme (bei oft begleitenden kardialen Vorerkrankungen).

Diese OP sollte nur in spezialisierten Zentren mit der Möglichkeit einer adäquaten multidisziplinären perioperativen Betreuung durchgeführt werden.

Frage 549

Wie gestalten Sie die Narkoseeinleitung, die Narkoseführung bei der Ösophagusatresie, und wie wird das Kind gelagert?

Der proximale Ösophagus wird abgesaugt, die Magensonde entfernt. Das Kind wird präoxygeniert, es erfolgt eine modifizierte RSI. Verzicht auf N_2O. Oft wird initial durch den Operateur starr bronchoskopiert, um die Fistel darzustellen. Die Tubusspitze wird distal der Fistel platziert. Die Narkose wird als balancierte Anästhesie fortgeführt.

Es werden ein zweiter Zugang, ein zentraler Venenkatheter (ZVK) und eine arterielle Kanüle gelegt. Neben dem Standardmonitoring (EKG, O_2-Sättigung) werden eine Temperatursonde, eine 2. Pulsoxymetrie (Shunt via persistierendem Ductus arteriosus Botalli, 1 × rechte Hand, 1 × optimalerweise an einem Fuß), Blasenkatheter (DK), NIRS (Nahinfrarotspektroskopie) genutzt.

Die Lagerung zur OP erfolgt auf einer Wärmematte in Rechtsseitenlage zur Thorakotomie, ggf. auf einer Vakuummatratze.

Frage 550

Was verstehen Sie unter „Off-Label-Use"?

Unter Off-Label-Use versteht man eine „zulassungsüberschreitende Anwendung von zugelassenen Fertigarzneimitteln". Viele Medikamente haben keine explizite Zulassung besonders bei Früh- und Neugeborenen (auch Schwangeren). Diese Medikamente besitzen aber bei erwachsenen Patienten eine schon viele Jahre bestehende Zulassung, sind etabliert und sicher.

Grundsätzlich ist es Ärztinnen und Ärzten nach sorgfältiger Abwägung erlaubt, Arzneimittel außerhalb der jeweiligen Zulassung zu nutzen. Dies bedarf aber einer gesonderten Aufklärung der Patienten.

In der Kinderanästhesie (auch in der geburtshilflichen Anästhesie, Pädiatrie, Neonatologie etc.) haben diese Medikamente bereits Einzug in die Leitlinien gehalten. Da die Nachzulassung durch die pharmazeutische Industrie nicht wirtschaftlich ist bei nur kleinem Marktanteil, wird diese nur in den seltensten Fällen erfolgen. Somit empfiehlt sich häufig eine Aufklärung über den Off-Label-Use.

Frage 551

Kennen Sie den Ablauf der initialen lebensrettenden Maßnahmen bei Kindern?

Ein (nicht traumatischer) kindlicher Kreislaufstillstand ist meistens respiratorisch bedingt. Daher liegt der Fokus auf der Beatmung und so Zufuhr von Sauerstoff. Zusätzliche Hilfe muss umgehend angefordert werden.

Nach sehr kurzem Bodycheck und Ansprache werden 5 initiale Beatmungen durchgeführt. Sind keine eindeutigen Lebenszeichen erkennbar, folgen 15 Thoraxkompressionen. In der Folge wechseln 2 Beatmungen und 15 Thoraxkompressionen. Kommt es zu keinem ROSC („Return of spontaneous Circulation") werden erweiterte Maßnahmen durchgeführt.

Frage 552

Welche erweiterten Maßnahmen folgen dann?

Mit dem Eintreffen von qualifizierter Hilfe und Equipment wird die Beatmung optimiert (Maske-Beutel-Beatmung mit 100 % Sauerstoff). Eine Hyperventilation sollte vermieden werden. Eine qualitativ hochwertige kardiopulmonale Wiederbelebung (CPR) wird sichergestellt (Frequenz, Tiefe, Entlastung/Wechsel des Personals vor „Erschöpfung").

Mit Anlage eines Gefäßzugangs (ggf. i. o.-Zugang) werden 10 µg/kgKG Adrenalin (max. 1 mg) verabreicht.

Parallel erfolgt eine Rhythmusbeurteilung via Defibrillator. Hier wird entschieden, ob es sich um einen schockbaren oder nichtschockbaren Rhythmus handelt.

Frage 553

Wie ist das Vorgehen bei einem schockbaren Rhythmus?

Liegt ein schockbarer Rhythmus vor, wird mit 4 J/kgKG defibrilliert (Kinderpads). Die CPR wird umgehend für 2 min weitergeführt. Dann erfolgen die nächste Rhythmuskontrolle und ggf. die nächste Defibrillation. Nach dem 3. Zyklus werden erneut 10 µg/kgKG Adrenalin (max. 1 mg) und 5 mg/kgKG Amiodaron (max. 300 mg) i. v./i. o. verabreicht.

Adrenalin wird alle 3–5 min repetiert; Amiodaron (5 mg/kgKG; max. 150 mg) nach dem 5. Schock.

Wenn erfahrenes Personal anwesend ist, kann eine Atemwegssicherung mittels Tubus erwogen werden, es soll keine Zeitverzögerung der CPR resultieren.

Gegebenenfalls wird die Energie der Defibrillationen bis auf 8 J/kgKG gesteigert.

Frage 554

Wie ist das Vorgehen bei einem nichtschockbaren Rhythmus?

Liegt ein nichtschockbarer Rhythmus vor (Asystolie), wird die Herzdruckmassage weiter durchgeführt. Alle 3–5 min werden 10 µg/kgKG Adrenalin (max. 1 mg) i. v./i. o. verabreicht. Alle 2 min wird eine erneute kurze Rhythmuskontrolle durchgeführt. Der Wechsel zwischen schockbarem und nichtschockbarem Rhythmus und somit des Algorithmus ist möglich.

Frage 555

Was sind die Hs und HITS?

Die Hs und HITS nennen die reversiblen Ursachen einer kardiopulmonalen Reanimation (CPR). Es sind:

4 Hs:

- Hypoxie
- Hypovolämie
- Hyper-/Hypokaliämie,-kalzämie,-magnesiämie,-glykämie
- Hypo-/Hyperthermie

HITS:

- Herzbeuteltamponade
- Intoxikation
- Thrombembolie (koronar/pulmonal)
- Spannungspneumothorax

Die Hs und HITS müssen als ursächlich für die CPR ausgeschlossen werden.

Frage 556

Was ist ein „10 für 10“?

Das „10 für 10“ beschreibt eine kurze Unterbrechung (!) der CPR „alle 10 Minuten für 10 Sekunden“, um das Team kurz zu sammeln und zu synchronisieren. Der CPR-Leader fasst kurz den Stand, das Vorgehen und das Ziel zusammen und fragt, ob es zusätzliche zu berücksichtigende (bisher übersehene) Punkte gibt. Dies soll ein Fixieren auf einen falschen Fokus durchbrechen und das Team auf einen Wissenstand bringen.

Ein „10 für 10“ kann von jedem Teammitglied jederzeit ausgerufen werden, falls es der Meinung ist, wesentliche Teile das Ablaufs müssen evaluiert werden oder sind nicht hinreichend berücksichtigt. Alle Teammitglieder halten für wenige Sekunden inne, dann erst wird die CPR weitergeführt.

3.2 Geriatrische Anästhesie

Michael Winterhalter

Frage 557

Welche epidemiologische Klassifizierung geriatrischer Patient:innen ist üblich?

Kennen Sie präoperative Scoresysteme für ein spezifisches geriatrisches Assessment?

Patient:innen ab dem 65. Lebensjahr werden als geriatrische Patienten eingestuft. Als „betagt“ werden Patienten ab dem 80. Lebensjahr bezeichnet und als „hochbetagt“ ab dem 90. Lebensjahr.

Ein Score, mit welchem die Pflegebedürftigkeit/Pflegeabhängigkeit (< 35 Punkte) im Gegensatz zur Alltagsselbstständigkeit (95–100 Punkte) gut eingeschätzt werden kann, ist der Barthel-Index. Mittels des Mini Mental State Examination Test (MMSE-Test) werden intellektuelle Funktionen, u. a. Orientierung, Merkfähigkeit, Frischgedächtnis, Zeichnen (z. B. Uhr) sehr sensitiv, aber wenig spezifisch untersucht. Erreichbar sind max. 30 Punkte. Bei < 10 Punkte ist von einer schweren Demenz auszugehen.

Mini Nutritional Assessment (MNA) zur Erfassung der Ernährungssituation eines geriatrischen Patienten (24–30 Punkte normal; < 17 Mangelernährung).

TUG Test (Timed up and go Test) zur direkten Erfassung der Mobilität anhand Muskelkraft, Gelenkfunktion und Gleichgewicht. Beurteilt wird, wie und in welcher Zeit ein Patient von einem Stuhl aufsteht und sich nach kurzer Gehstrecke (3m) wieder setzt.

Risikopatienten können durch pathologische Testergebnisse identifiziert werden. Idealerweise wird dann ein interdisziplinäres Vorgehen (Chirurgie, Anästhesie, Geriatrie) perioperativ geplant.

Frage 558

Inwieweit stellt „Frailty" einen relevanten Faktor für das perioperative Risiko geriatrischer Patienten dar?

Mithilfe verschiedener standardisierter Scores/Erhebungsinstrumente kann die körperliche und geistige Gebrechlichkeit („Frailty") geriatrischer Patienten eingeschätzt werden. Als geriatrisches Screening im hausärztlichen Bereich findet neben dem Frailty-Modell nach Fried das Manageable Geriatric Assessment (MAGIC) für geriatrische Patienten Anwendung. Im perioperativen Setting werden der modified frailty index und der Hand Grip Strength Test aus Praktikabilitätsgründen favorisiert.

In verschiedenen Studien konnte gezeigt werden, dass eine Risikoabschätzung geriatrischer Patienten hinsichtlich des postoperativen Outcomes (Mortalität und Morbidität) durch die Erfassung der „Frailty" einer reinen Risikoabschätzung anhand des biologischen Alters oder der ASA-Klassifikation (ASA = American Society of Anesthesiologists) überlegen ist.

Frage 559

Welche Faktoren berücksichtigen Sie beim Narkoserisiko geriatrischer Patienten?

Das Narkoserisiko des alten Menschen wird von Ausmaß und Folgen seiner Begleiterkrankungen und der physiologischen Alterungsprozesse betreffend das Herz-Kreislauf-System (Herzindex ↓ um 30 %), Atmungsorgane (VK ↓ um 40 %), Leber, Niere (GFR [glomeruläre Filtrationsrate] ↓ um 50 %), Stoffwechsel (Grundumsatz ↓ um 20 %), Verlust von Muskelmasse, Zunahme des Körperfettanteils und den Flüssigkeitshaushalt (Abnahme Wassergehalts, Verminderung des Blutvolumens) bestimmt.

Der Zustand geriatrischer Patienten kann durch Optimierung der kardialen Funktion, Blutdruckeinstellung, Verbesserung der Nierenfunktion, Verbesserung des Ernährungszustands (Proteine), präoperative Eisengabe („Patient Blood Management", PBM), Blutzuckereinstellung stabilisiert werden und das perioperative Risiko deutlich vermindert werden. Das verwendete Narkoseverfahren und die eingesetzten Medikamente spielen eine nachgeordnete Rolle. Im Einzelfall sollte das Narkoseverfahren zur Anwendung kommen, welches der Narkosearzt am sichersten beherrscht.

Frage 560

Beschreiben Sie die Besonderheiten der Physiologie im Alter!

Nach Coper ist der Alterungsprozess durch eine verminderte Fähigkeit zur Regulation und Anpassung an Belastungssituationen gekennzeichnet: Funktionell wird der vielfach geregelte Normbereich enger und weniger anpassungsfähig gegenüber den endogenen und exogenen Stimuli. Allerdings kann auch im Alter in den mehrfach gesicherten Systemen das Nachlassen einer Teilleistung ohne erkennbare Folgen für den Gesamtorganismus bleiben.

Unter Belastung ist seine Kompensationsfähigkeit schnell erschöpft. Für diese Adaptationsfähigkeit besteht eine erhebliche Variabilität, in jedem Fall aber wird der Körper insgesamt störanfälliger. Dieser Alterungsprozess ist von strukturellen Erkrankungen einzelner Organsystemen, die mit höherem Alter ebenfalls zunehmen, abzugrenzen.

Frage 561

Beschreiben Sie die kardiovaskuläre Reaktionsbreite und strukturellen Veränderungen geriatrischer Patienten. Welche Implikationen hat dies auf das perioperative Kreislaufmanagement?

Mit folgenden Reaktionen und Veränderungen ist zu rechnen:

- **hypotone Intervalle durch Narkotika (Hypnotika, Opioide, volatile Anasthetika) – bedingte Sympathikolyse bei Narkoseeinleitung und operativen Phasen mit geringem chirurgischem Stimulus,**
- **Dehydratation mit verringertem intravasalem Blutvolumen,**
- **Arteriosklerose mit verringerter Gefäßwandreagibilitat, konsekutiver Zunahme des peripheren Widerstands und Linksherzhypertrophie,**
- **Abnahme von Myozyten,**
- **Lipofuszinablagerungen u. a. in Herz, Leber, Nebennierenrinde etc.,**
- **abnehmende kardiale Kontraktilitat,**
- **abnehmende β-adrenerge Rezeptorempfindlichkeit,**
- **Steigerung des Herzzeitvolumens (HZV) durch Herzfrequenzanstieg deutlich geringer ausgeprägt als bei jungen Erwachsenen; die Steigerung des HZV erfolgt durch Frank-Starling-Mechanismus mittels erhohtem LVEDV (linksventrikulares enddiastolisches Volumen).**

Engmaschige perioperative nichtinvasive RR-Messungen (alle 2,5 min) oder invasive arterielle RR-Messung (A. radialis) vor Narkoseeinleitung; kann das Auftreten unbeobachteter Hypotensionen (MAD [mittlerer arterieller Druck] <20–30 % des Ausgangswerts) mit postoperativ erhöhter Prävalenz an Schlaganfällen, myokardialen Ischämien oder Nierenschädigungen durch gezieltes Gegensteuern mittels vasoaktiver Substanzen in niedriger Dosierung (insbesondere Noradrenalin, Dobutamin) reduzieren.

Frage 562

Welche Vorbereitungszeit erwarten Sie bei geriatrischen Patienten für elektive und dringliche Eingriffe?

Vor Wahleingriffen muss eine eingehende Abklärung und therapeutische Einstellung der relevanten chronischen Leiden des Patienten (Hypertonie, Herzinsuffizienz, KHK, COPD, Diabetes mellitus, Leber und Nierenfunktion) erfolgen. Eine generelle stationäre Vorbereitungszeit für geriatrische Patienten vor größeren Eingriffen ist mit der zunehmenden Ambulantisierung operativer Leistungen (AOP-Katalog, „Same Day Surgery") nicht mehr umsetzbar. Diagnostische Abklärungen erfolgen ambulant oder vorstationär. Die Krankenhausverweildauer soll gemäß InEK-Kalkulation möglichst kurz sein.

Bei dringlichen Eingriffen sollten wenigstens Aussagen über den Funktionszustand von Herz, Kreislauf, Atmung, Kohlenhydratstoffwechsel sowie Wasser- und Elektrolythaushalt ermöglicht und damit eine ausreichende Stabilisierung abnormer Funktionen erreicht werden.

Ein erhöhter Aufwand in der präoperativen Vorbereitung kann den Zustand stabilisieren und das perioperative Risiko vermindern. Die Sorgfalt im Umfeld der Narkose, d. h. der präoperativen Vorbereitung und Diagnostik und der lückenlosen intraoperativen Überwachung sowie Nachbetreuung des Patienten, ist entscheidend.

Bei Notfalleingriffen muss ein Minimum präoperativer Daten ausreichen, im Vordergrund stehen hier die kardiopulmonale Stabilisierung und der Wasserhaushalt.

Frage 563

Ist die Technik einer TIVA mit Propofol und Remifentanil, ggf. in Kombination mit einem peripheren Regionalanästhesieverfahren, in der Unfallchirurgie bei geriatrischen Patienten von Vorteil?

Ja. Eine ausreichende Erfahrung mit den Verfahren vorausgesetzt, ist diese Form der TIVA wegen guter Steuerbarkeit, rascher Elimination und raschen Wiedererlangens der kognitiven Fähigkeiten von Vorteil, insbesondere in Kombination mit peripheren Regionalanästhesieverfahren als „Single Shot" oder Katheterverfahren für die postoperativ Schmerztherapie.

Frage 564

Nennen Sie Besonderheiten des perioperativen Flüssigkeitsmanagements bei geriatrischen Patienten!

Bei reduzierter Nierenfunktion im Alter und/oder renaler Vorschädigung ist die Flüssigkeitsbilanzierung schwierig. Ziel ist die Aufrechterhaltung einer ausreichenden Stundendiurese (ca. 50–100 ml/h) eines nicht zu stark konzentrierten Urins.

Voraussetzungen hierfür sind eine gute Kreislauffüllung, ein angemessenes Herzminutenvolumen, die Vermeidung hypo- und hypertensiver Entgleisungen, eine gute O_2-Versorgung sowie normale Werte für Serumelektrolyte und den Säure-Basen-Haushalt. Die Stundendiurese, die Flüssigkeitsbilanz, Serumelektrolyte, Blutgasanalyse und Säure-Basen-Haushalt werden kontrolliert, ggf. auch der der zentrale Venendruck. Bei reduzierter Stundendiurese (< 0,5 ml/kgKG/h) ist eine bilanzierte Flüssigkeitstherapie, kombiniert mit kleinen Dosen von Diuretika, sinnvoll.

Frage 565

Ein 95-jähriger Patient mit vorbestehender Herzinsuffizienz II° NYHA und einem insulinpflichtigen Diabetes mellitus muss wegen einer Altersappendizitis dringlich operiert werden. Sie entscheiden sich für eine balancierte Narkoseführung mit Desfluran/Remifentanil. Am Ende der Operation kann der Patient problemlos extubiert werden. Welche weitere postoperative Betreuung halten Sie für angezeigt?

Zwei Drittel der anästhesiebedingten Komplikationen ereignen sich in der postoperativen Phase. Atemstörungen dominieren in den ersten Stunden, Probleme mit Stoffwechsel und Flüssigkeitsbilanz führen zu Komplikationen in den ersten Tagen.

Entsprechend muss, gerade für geriatrische Patienten, eine hinreichend lange postoperative Überwachung vorgesehen werden, z. B. 24 h Aufwachraum (AWR), „Post Anesthesia Care Unit" (PACU) oder „Intermediate Care Station" (IMC). In der Aufwachphase ist neben der Stabilisierung der Herz-Kreislauf-Funktion auf eine suffiziente Spontanatmung zu achten. Cave: Die funktionelle Residualkapazität [FRC] ist erhöht, die Thoraxrigidität nimmt im Alter zu, zunehmend restriktive Ventilationsstörungen, FEV_1 nimmt ab, der paO_2 ist im Alter niedriger (Kontrolle prä-/postoperativ sinnvoll). Im Aufwachraum oder PACU wird das Monitoring fortgesetzt, bis sich der Patient vollständig stabilisiert hat. Eine immer ausreichende postoperative Analgesie muss gewährleistet sein.

Frage 566

Wie ist die Elimination von Pharmaka bei geriatrischen Patienten beeinflusst?

Alle oxidativen Abbauprozesse sind im Alter funktionsgemindert.

Die Eliminationszeit beispielsweise von Benzodiazepinen ist verlängert.

Frage 567

Ist die Plasmaeiweißbindung bei geriatrischen Patienten verändert?

Ja. Durch verringerte Albuminfraktion (20 %) im Serum ist die Plasmaeiweißbindung reduziert; es resultieren erhöhte Spiegel ungebundener Medikamente.

Frage 568

Was ist beim Einsatz von Muskelrelaxanzien bei geriatrischen Patienten zu beachten?

Wirkungsverlängerung durch altersbedingte Abnahme der Leber- (Rocuronium) und Nierenfunktion (Pancuronium, Vecuronium) oder Abnahme der Plasmacholinersterase (Mivacurium). Die Rezeptorempfindlichkeit bei initialer Gabe (Narkoseeinleitung) ist nicht altersbedingt verringert.

Generell Verwendung einer Relaxometrie, insbesondere zur Narkoseeinleitung und Ausleitung.

Frage 569

Was ist bei neuroaxialen Narkoseverfahren im Alter zu beachten?

Vermehrtes Auftreten von Hypotensionen, verlängerte Wirkdauer, höhere Ausbreitung (Cave Dosisreduktion), weniger postpunktioneller Kopfschmerz.

Hypotensionen frühzeitig mit geringen Dosen eines Vasopressors (z. B. Noradrenalin) korrigieren. Generell ist bei Anwendung rückenmarknaher Anästhesieverfahren im Alter eine sorgfältige Medikamentenanamnese hinsichtlich der Einnahme von oralen Antikoagulanzien (Phenprocoumon, DOAK, NOAK, Thrombozytenaggregationshemmer) zu beachten.

Frage 570

Was begünstigt das Auftreten eines postoperativen Delirs?

Höheres Lebensalter, Demenz, schwere Vorerkrankungen, Frailty, Alkoholabusus, Benzodiazepine, großer intraoperativer Volumenumsatz

Der Vermeidung eines postoperativen Delirs ist bei geriatrischen Patienten besonders Rechnung zu tragen, u. a. durch intraoperatives EEG-Monitoring, ggf. invasive arterielle Druckmessung, Vermeidung von Hypotensionen, Wärmemanagement, Verzicht auf Benzodiazepine zur Prämedikation; Brille und Hörgeräte in den OP und Aufwachraum mitgeben, suffiziente Schmerztherapie.

Frage 571

Welche Demenzformen sind im Alter häufig?

Die senile Demenz vom Alzheimertyp (SDAT) betrifft 5 % aller Menschen > 65 Jahre und stellt 60 % aller Demenzen bei Menschen > 60 Jahre.

Vaskuläre Demenzformen wie die subkortikale arteriosklerotische Enzephalopathie Binswanger (SAE) und symptomatische Demenzen (z. B. bei Hydrocephalus communicans, nach Schädel-Hirn-Trauma (SHT), bei progressiver Paralyse, Wernicke-Enzephalopathie, bei chronischer Niereninsuffizienz, Leberzirrhose und Elektrolytstörungen) sind weitere große Gruppen.

Generell ist die Einbeziehung von Bezugspersonen sowohl zum Prämedikationsgespräch, unmittelbar postoperativ im Aufwachraum und für die weitere postoperative Betreuung auf Station sehr sinnvoll.

3.3 Anästhesie in Gynäkologie und Geburtshilfe

Jens Krösche

Frage 572

Es wird eine operative Hysteroskopie durchgeführt. Was ist hierbei zu beachten?

Mit einer über eine Optik eingebrachten Elektroschlinge wird Uterusgewebe reseziert. Das Cavum uteri wird mit elektrolytfreier Lösung gespült. Analog zur Urologie kann ein TUR-Syndrom (TUR = transurethralen Resektion; Einschwemmung von Spülflüssigkeit in eröffnete Venen) resultieren. Eine Hyponatriämie und hypotone Hyperhydration mit Gefahr eines Lungen- und Hirnödems können folgen. Die eingeschwemmte Flüssigkeitsmenge korreliert mit Resektionsdauer und Höhe des Spülflüssigkeit über dem Patienten. Diagnostisch wird die Natrium-Plasmakonzentration (Blutgasanalyse, BGA) bestimmt. Therapie: OP schnellstmöglich beenden, Diuretikagabe (Cave: weitere Hyponatriämie), Anstreben des Natriumausgleichs. Gegebenenfalls muss eine Intensivüberwachung durchgeführt werden.

Eine weitere Komplikation ist eine Uterusperforation (Einschwemmung von Spülflüssigkeit in den Bauchraum), in der Konsequenz bis hin zum akuten Abdomen mit notwendiger operativer Versorgung.

Frage 573

Welche Besonderheiten haben gynäkologisch laparoskopische OPs?

Laparoskopische Eingriffe im kleinen Becken werden in extremer Kopftieflage durchgeführt. Es empfiehlt sich eine Lagerung der Patientin entweder auf einer Vakuummatze oder die Nutzung von Schulterstützen. Bei Lagerung in Steinschnittlage ist eine druckfreie Lagerung der Beine wichtig. Es wird eine Allgemeinanästhesie (ITN = Intubationsnarkose) durchgeführt. Je nach

Lagerung (beide Arme angelagert) kann ein ZVK (zentraler Venenkatheter) gelegt werden, eine Magensonde ist obligat.

Durch die Kopftieflagerung resultiert eine Zwerchfellverschiebung nach kranial. Es resultieren höhere Beatmungsdrücke und eine erniedrigte FRC (funktionelle Residualkapazität). Hier stellen stark adipöse Patientinnen ein besonderes Patientenklientel dar. Das endexspiratorische CO_2 steigt auch wegen des operativ insufflierten CO_2 (Kapnoperitoneum). Hieraus resultiert der Bedarf an ein erhöhtes Atemminutenvolumen (AMV). Die Ventilation muss während der OP gut gemonitort (ggf. regelmäßige BGAs) und ggf. wiederholt angepasst werden.

Frage 574

Was müssen Sie bei einer Mammareduktionsplastik beidseits beachten?

Eine Mammareduktionsplastik beidseits ist eine OP mit hohem kosmetischem Anspruch. Hierzu werden intraoperativ mehrfach Lagewechsel der Patientin durchgeführt. Nach Einleitung (Allgemeinanästhesie, ITN) muss auf eine symmetrische Lagerung der Arme und sichere Fixierung auf dem OP-Tisch geachtet werden. Es empfehlen sich Probelagerungen.

Venöse Zugänge werden am Fuß oder ggf. in Form eines ZVK gelegt. Die Hände können nach Rücksprache mit dem Operateur genutzt werden, sind aber während der OP meist nicht sicht- und erreichbar.

Bei der langen Dauer dieser OP ist auf ein adäquates Wärmemanagement zu achten. Zudem ist aufgrund der Oberkörperhochlagerung eine adäquate Kopfperfusion (Hypotonien vermeiden, engmaschige RR-Kontrollen) zu gewährleisten. Zur Stabilisierung des Kreislaufes können Volumengaben und/oder Vasopressorgaben notwendig werden. Hierbei ist auch auf eine ausreichende Mikrozirkulation zu achten.

Frage 575

Bei Ihrer Patientin soll eine brusterhaltende Therapie (BET) und Axilladissektion durchgeführt werden. Wie ist Ihr Vorgehen?

Die OP wird in Allgemeinanästhesie durchgeführt. Bei einer reinen BET kann eine Larynxmaske gewählt werden, bei einer Axilladissektion empfiehlt sich eine ITN. Ist die Gegenseite nicht operiert, kann an der kontralateralen Hand ein Zugang gelegt werden. Wurde dort bereits eine Axilladissektion durchgeführt (Störung des Lymphabflusses und Gefahr des Lymphödems), sollte der Zugang am Fuß oder ggf. ein ZVK gelegt werden. Die osszillometrische Blutdruckmessung sollte dann auch am Unterschenkel erfolgen. Selten benötigt man eine arterielle Blutdruckmessung (A. femoralis oder A. dorsalis pedis).

Frage 576

Bei Ihnen wird außerhalb der Regelarbeitszeit eine extrauterine Gravidität zur OP angemeldet. Was ist zu beachten?

Bei einer extrauterinen Gravidität hat sich das befruchtete Ei typischerweise im Eileiter (Eileiterschwangerschaft) eingenistet. Hier kann es bei fortgeschrittener Schwangerschaft zur Tubenruptur mit lebensbedrohlichen Blutungen kommen. Es handelt sich um eine Notfall-OP. Das Krankheitsbild ist eine Form des akuten Abdomens und indiziert eine RSI („Rapid Sequence Induction") (Intubationsnarkose). Der Eingriff wird prinzipiell laparoskopisch durchgeführt.

Eine Magensonde wird gelegt. Wegen der erhöhten Blutungsgefahr ist auf mehrere großlumige Zugänge (ggf. eskalierend auf ZVK, arterielle Blutdruckmessung) zu achten. Es sollten Erythrozytenkonzentrate bereitgehalten werden.

Frage 577

Welche physiologischen anästhesierelevanten Veränderungen treten in der Schwangerschaft auf?

Die Veränderungen betreffen im Wesentlichen das kardiovaskuläre, respiratorische, gastrointestinale und Gerinnungssystem.

Kardiovaskulär erhöhen sich: Blutvolumen + 30 %, Plasmavolumen + 50 %, Masse an Erythrozyten + 20 %. Somit reduzieren sich der Hb- (Hämoglobin) und Hkt-Wert (Hämatokrit). Das Herzminutenvolumen (HMV) ist gesteigert (v. a. durch eine Erhöhung des SV [Schlagvolumen] + 30 %).

Die orotrachealen Schleimhäute werden zunehmend ödematöser. Cave: hohe Rate erschwerter Intubationen! Das AMV steigt + 50 % (v. a. durch eine Steigerung des AZV [Atemzugvolumen] + 40 %). Die alveoläre Ventilation ist um 50–70 % erhöht. Resultierend ist das $paCO_2$ leicht vermindert. Die FRC sinkt um ca. 20 %, der O_2-Verbrauch ist erhöht + 20–30 % (Cave: in der Konsequenz verminderte Apnoetoleranz).

Schwangere leiden oft an einem gastrointestinalen (GI) Reflux, die Magenmotilität und -entleerung sind reduziert, der intraabdominelle Druck ist erhöht. Es resultiert ein erhöhtes Aspirationsrisiko.

Im Gerinnungssystem nimmt die Aktivität im Sinne einer Hyperkoagulabilität zu. Vor allem der Fibrinogenwert steigt. Dies reduziert das peripartale Blutungsrisiko, allerdings steigt auch das Risiko von Thromboembolien.

Frage 578

? Was ist bei einer Narkose einer Schwangeren für eine nicht geburtshilfliche OP zu beachten?

! **Vor jeder Narkose bei Frauen im geburtsfähigen Alter wird erfragt, ob eine Schwangerschaft vorliegt, ggf. ist ein Schwangerschaftstest durchzuführen. Die OP-Indikation ist streng zu stellen. Je nach Schwangerschaftswoche (SSW) sind unterschiedliche Risiken bezüglich der Organogenese (Teratogenität durch Medikamente) zu beachten; Info: die jeweiligen Fachinformationen und www.embryotox.de. Falls möglich, ist eine Regionalanästhesie vorzuziehen.**

Bei einem nicht-gynäkologischen Eingriff einer schwangeren Patientin wird präoperativ ein gynäkologisch-geburtshilfliches Konsil gestellt. Hier wird festgelegt, welches perioperative Monitoring bzgl. des ungeborenen Kindes erforderlich ist. Perioperativ sollte abhängig von der Schwangerschaftswoche eine Sonografie und CTG(Kardiotokografie)-Untersuchung erwogen werden. Gegebenenfalls kann eine Tokolyse indiziert sein.

Bei einer Allgemeinanästhesie ist eine Aspirationsprophylaxe angezeigt, ab der 14. SSW (Beginn 2. Trimenon) – bei manchen Autoren ab der 20 SSW – ist eine RSI indiziert. Ein besonderes Augenmerk ist auf eine strikte Einhaltung physiologischer Parameter zu richten (Normotension, -oxämie, -kapnie, -thermie, -volämie, -glykämie etc.).

Frage 579

? Bei einer Patientin in der 19. SSW soll bei einer Zervixinsuffizienz eine Cerclage durchgeführt werden. Welches Anästhesieverfahren wählen Sie, was müssen Sie bedenken?

! **Formal sind Regionalanästhesie und Allgemeinanästhesie gleichwertig. Vorzugsweise soll eine Spinalanästhesie gewählt werden. Da es bei einer Zervixinsuffizienz bereits zu einem Vorfall fetaler Membranen gekommen sein kann, dürfen (z. B. durch Pressen oder Husten) intrauteriner und intraabdominaler Druck nicht ansteigen.**

Auch hier ist wieder auf eine strikte Einhaltung schwangerschaftsphysiologisch normaler Vitalparameter zu achten.

Eine durch den Geburtshelfer ggf. indizierte Tokolyse ist fortzuführen.

Eine etwaige Allgemeinnarkose wird als ITN in RSI durchgeführt.

Frage 580

? Wie gestalten Sie die Aufklärung zur PDK-Anlage (PDK = Periduralkatheter) im Kreißsaal?

! **Es sollte eine frühzeitige Prämedikation im Rahmen der gynäkologischen Geburtsplanung über die Prämedikationsambulanz erfolgen, eine Kopie des Aufklärungsbogens sollte der Schwangeren ausgehändigt werden. Vor allem bei Schwangeren mit Risikokonstellationen (geburtshilflich oder anästhesiologisch) sind eine frühzeitige Prämedikation und deren ausführliche schriftliche Dokumentation empfohlen.**

Gab es vorab keine Aufklärung, und der Geburtshelfer stellt eine Indikation zur PDK-Anlage, so ist die Aufklärung „auf dem Kreißbett" auch bei einer Schwangeren, die mutmaßlich dem Gespräch kaum folgen kann, statthaft. Für die Rechtfertigung des Eingriffs ist hier der mutmaßliche Wille der Patientin ausschlaggebend.

Entsprechende Kontraindikationen (Gerinnungsanamnese!) sind zu beachten.

Frage 581

? Bei einer Schwangeren mit normalem Geburtsverlauf tritt eine zunehmende Erschöpfung unter starken Wehen auf. Ein aktuelles Labor liegt noch nicht vor. Wie ist Ihr Vorgehen?

! **Es besteht eine Indikation zur Anlage eines Periduralkatheters. Das Fehlen aktueller Laborwerte steht der PDK-Anlage nicht entgegen und sollte das Prozedere nicht verzögern.**

i *Allerdings müssen hier eine besonders akkurate Gerinnungsanamnese durchgeführt und entsprechende Kontraindikationen ausgeschlossen werden. Entsprechend etablierte Screeningprotokolle und Fragebögen sollen genutzt werden.*

Frage 582

? Welche Verfahren außer dem geburtshilflichen PDK kennen Sie als Alternative?

! **Geburtshilflich wird in frühen Geburtsphasen häufig Nalbuphin (halbsynthetisches Opioid, k-Opioidrezeptor-Agonist/partieller μ-Rezeptor-Antagonist) und zunehmend N_2O (Lachgas, s. dort) genutzt.**

Anästhesiologisch können eine CSE („Combined Spinal Epidural") mit schnellem Wirkeintritt (Spinalanästhesie, SPA) und Möglichkeit der langfristigen Analgesie (PDA), eine „Dural Puncture Epidural" genutzt werden (Perforation der Dura mater mit einer Spinalnadel ohne intrathekale, aber übliche peridurale Medikamentenapplikation. Die Duraperforation beschleunigt die Verteilung zum Wirkort nach intrathekal). Des Weiteren kann bei z. B. vollständig eröffnetem Muttermund eine Single-Shot- (oder Low-Dose-) Spinalanästhesie durchgeführt werden. Es werden 1,25–2,5 mg Bupivacain und 2,5–5 μg Sufentanil appliziert (schneller Wirkeintritt der „Rescue-SPA", allerdings keine Nachinjektion möglich).

i *Vereinzelt wird auch eine PCA (patientenkontrollierte Analgesie) mit Remifentanyl genutzt, hierbei sind allerdings konsequente personelle und apparative Überwachungsmaßnahmen erforderlich.*

Frage 583

? Wie lautet die Empfehlung zu Lachgas unter der Geburt der Deutschen Gesellschaft für Anästhesiologie und Intensivmedizin (DGAI) und Deutschen Gesellschaft für Gynäkologie und Geburtshilfe (DGGG)?

! **Rückenmarknahe Verfahren stellen den Goldstandard in der geburtshilflichen Anästhesie dar. Bei der Anwendung von Lachgas im Kreißsaal (KRS) ist bislang kein hinreichender analgetischer Nutzen gezeigt worden. Durch das bestehenden Nebenwirkungspotenzial bedarf es einer sehr kritischen Nutzen-Risiko-Abwägung.**

Es werden strikte Rahmenbedingungen bezüglich folgender Items definiert:

- **Ausstattung des Arbeitsplatzes: Beatmungsmöglichkeit, Materialien zur Atemwegssicherung, Verfügbarkeit von 100 % Sauerstoff, Pulsoxymetrie, Absaugung,**
- **Personelle Voraussetzungen und Arbeitsschutzbelange (Arbeitsgrenzwerte, Gasabsaugung) sind einzuhalten.**

Es kann derzeit nicht mit hinreichender Sicherheit ausgeschlossen werden, dass Lachgas das Potenzial hat, Mutter, Neugeborenes und Personal schädigen zu können. Dieses ist aufklärungspflichtig.

i *Unabhängig davon besteht eine breite Diskussion zu N_2O im Rahmen der „Green Anaesthesia".*

Frage 584

? Welche Einteilungen zur Sectio kennen Sie, und was bedeutet das für Ihr Narkoseverfahren?

! **Man unterscheidet primäre und sekundäre Sectiones.**

Eine primäre Sectio ist eine geplante, elektive Operation (z. B. BEL [Beckenendlage], KI [Kontraindikation] für Spontanpartus, kindliche Fehlbildungen, Wunsch der Schwangeren, etc.) mit allen Vorgaben elektiver OPs. Sie können in SPA (bevorzugt), PDA, CSE und Allgemeinanästhesie durchgeführt werden.

Sekundäre Sectiones entwickeln sich „aus dem Kreißsaal" (z. B. Geburtsstillstand). Das Prozedere folgt der Dringlichkeit. Bei z. B. Geburtsstillstand

ohne kindliche Gefährdung wird eine E-E-Z (Entscheidung-Entwicklungs-Zeit) von <60 min angestrebt. Hier können eine SPA, CSE und eine Allgemeinanästhesie durchgeführt, wie auch ein liegender PDK genutzt werden. Eine dringliche („eilige") Sectio (E-E-Z <30 min, potenzielle Gefährdung des Kindes), stellt aber noch keine Notfallsituation dar. Hier können eine SPA und eine Allgemeinanästhesie durchgeführt werden. Ein liegender PDK kann nach Rücksprache mit den Geburtshelfern genutzt werden. Bei einer Not-Sectio (Cito-Sectio) gilt eine E-E-Z von <20 min (ideal <10 min). Hier besteht eine vitale Gefährdung von Mutter oder Kind (Blutung, Nabelschnurvorfall etc.). Es erfolgt eine Notfalloperation unter Allgemeinanästhesie (RSI).

Frage 585

❓ Diskutieren Sie pro und contra Allgemein- und Regionalanästhesie zur primären Sectio!

❗ **Generell können bei fehlenden Kontraindikationen beide Verfahren durchgeführt werden. Die empfohlene Narkoseform ist die Regionalanästhesie (SPA). Sie hat im Vergleich zur Allgemeinanästhesie eine rund 3-fach verringerte maternale Mortalität. Dies resultiert aus möglichen Intubationsproblemen oder einer Aspiration. Die optionale Anwesenheit einer Begleitperson, das „Erleben" der Geburt und eine lange postoperative Schmerzreduktion sprechen auch für eine Regionalanästhesie.**

Für die Allgemeinanästhesie spricht der geringere Zeitaufwand (Cito-Sectio). Allerdings tritt eine nicht zu vernachlässigbare Rate von „Awareness" bis zu 0,2 % und des Floppy-Infant-Syndroms beim Kind auf.

Frage 586

❓ Wie führen Sie eine Allgemeinanästhesie zur Cito-Sectio durch?

❗ **Es liegt ein vitaler Notfall von Mutter oder Kind vor. Die vorgegebene E-E-Z ist <20 min. Es wird eine Allgemeinanästhesie („Rapid Sequence Induction", RSI, ggf. Videolaryngoskop) durchgeführt. Falls nicht vorhanden, wird ein i. v. Zugang etabliert. Dabei wird eine extrem fokussierte Anamnese (operativ-geburtshilflich: Grund der Cito-Sectio, größere Vor-OPs, Besonderheiten zur Schwangerschaft; Patientin: Allergien, Zahnstatus, Mallampati-Klassifikation, Gerinnungs-, kardiopulmonale oder Narkoseproblem) erhoben. Parallel wird präoxygeniert und ein OP-Sauger bereitgehalten. Nach Rücksprache der Geburtshelfer erfolgt die Narkoseinduktion, mögliche Hypnotika sind Thiopental (5 mg/kgKG) oder Propofol (2–3 mg/kgKG) – ggf. in Kombination mit Ketamin S (0,5 mg/kgKG). Eine sofortige Relaxierung erfolgt mit Rocuronium (1,0–1,2 mg/kgKG) oder Succinylcholin (1–1,5 mg/kgKG). Mit Intubation erfolgt die sofortige Freigabe zur OP.**

Es folgen Lagekontrolle (Kapnografie!) und Fixierung des Tubus, Anlage einer Magensonde, Komplettierung des Monitorings und Antibiotikagabe. Zur Aufrechterhaltung der Narkose (Sevofluran) sollte ein MAC von 0,8 angestrebt und nicht überschritten werden. Die FiO_2 kann bis zur Kindsentwicklung bei 1,0 belassen werden. Nach Abnabelung erfolgt die Opioidgabe (z. B. Fentanyl oder Sufentanil).

Frage 587

❓ Was ist der APGAR-Score?

❗ **Der APGAR-Score wurde 1952 von Virginia Apgar (Chirurgin und Anästhesistin) etabliert. Er beurteilt mittels 5 Items den Zustand des Neugeborenen an 3 festgelegten Zeitpunkten (1 min, 5 min und 10 min nach Geburt). Ein Summenwert von 8–10 gilt als normal, 5–7 Punkte beschreiben eine leichte, 3–4 eine mäßige und 0–2 eine schwere Depression des Neugeborenen (▶ Tab. 3.1) (S. 166).**

Frage 588

❓ Die Mutter möchte nach der Narkose direkt stillen. Wie lautet die Empfehlung bezüglich der Anästhetika?

❗ **Das Stillen ist physiologisch und empfehlenswert. Bei vielen Medikamenten findet sich in der Fachinformation der Hinweis „Von einer Anwendung in der Stillzeit (auch Schwangerschaft) wird abgeraten." Dieses Abraten geschieht aus medikolegalen und haftungsrechtlichen Erwägungen. Es existieren kaum Studien diesbezüglich. Generell können fast alle in der Anästhesiologie ge-**

Tab. 3.1 APGAR-Score.

Item	2 Punkte	1 Punkt	0 Punkte
A – Atmung	regelmäßig, schreit kräftig	unregelmäßig, Schnappatmung	keine
P – Puls	> 100/min	< 100/min	kein
G –Grund(Muskel)tonus	starke aktive Bewegung	schwache Bewegung	schlaff
A – Aussehen (Hautkolorit)	vollständig rosig	zentral rosig, Extremitäten blau	blass/blau/grau
R – Reize/Reflexe (bei Stimulation)	prompte Reaktion, niesen/husten	grimassieren	keine, schlaff

nutzten Medikamente in einem geringen und vernachlässigbaren Prozentsatz in die Muttermilch übergehen (Barbiturate, Opioide, Volatila, Prämedikation). Eine Stillpause (Abpumpen/Verwerfen der Muttermilch) ist nicht notwendig. Wenn sich die Mutter in der Lage fühlt zu stillen, wird in neuerer Literatur keine Stillpause mehr empfohlen, sie darf das Kind anlegen.

Frage 589

? Was verstehen Sie unter dem Cava-Kompressionssyndrom und wie therapieren Sie es?

! **Die Kompression der V. cava inferior durch den graviden Uterus bewirkt einen verminderten venösen Rückfluss zum Herzen. Sie kann ab der 20. SSW auftreten. Es resultieren die Verminderung von Schlagvolumen und HMV (Herzminutenvolumen) sowie Hypotonie, Tachykardie, Schwindel und Übelkeit bis hin zu Schocksymptomen. Durch die Hypotonie der Mutter kann eine verminderte Versorgung der Plazenta mit fetalem Stress folgen. Verstärkt wird dies bei gleichzeitiger Kompression der Aorta.**

Die prophylaktische Seitenlage auf dem OP-Tisch (bis 30 %!) ist umstritten, aber weiter bei Geburtshelfern etabliert. Es bilden sich in der Schwangerschaft Kollateralen über Periduralvenen und paravertebrale Venengeflechte via V. azygos zur V. cava superior.

Besteht trotzdem eine Kreislaufdepression, sind eine Links-Lateralisierung des Uterus, ggf. Linksseitenlage, intravasale Volumen- und Vasopressorgabe, sowie O_2-Gabe indiziert.

Frage 590

? Was versteht man unter „hypertensiven Erkrankungen in der Schwangerschaft" (HES)?

! **Diese Bezeichnung umfasst die chronische Hypertonie, Gestationshypertonie und Präeklampsie mit assoziierten Zuständen (Eklampsie, HELLP-Syndrom). Jede Form der HES stellt einen Risikofaktor für eine Präeklampsie dar.**

Eine chronische Hypertonie besteht präkonzeptionell oder wird im 1. Trimenon diagnostiziert. Eine Gestationshypertonie tritt im Verlauf der Schwangerschaft neu auf (Blutdruckwerte systolisch ≥ 140 mmHg und/oder diastolisch ≥ 90 mmHg). Bei einer Präeklampsie besteht zusätzlich zur Hypertonie mindestens eine in der Schwangerschaft neu aufgetretene Organmanifestation ohne andere Ursache (insbesondere Plazenta, Niere, ZNS [zentrales Nervensystem], Leber, hämatologisches System, Lunge). Die Symptome sind oft unspezifisch.

Das HELLP-Syndrom besteht aus einer typisch in der Schwangerschaft auftretenden Laborkonstellation aus Hämolyse, erhöhten Transaminasen und Thrombozytopenie < 100 g/l (Hämolyse, „Elevated Liver Enzymes", „Low Platelet Syndrome"). Es ist häufig mit einer Präeklampsie assoziiert und stellt eine schwere Komplikation mit hoher Mortalität und Morbidität dar. Führend sind: Leberruptur, Blutungen, disseminierte intravasale Gerinnungsstörung (DIG) sowie ein Multiorganversagen. Die kausale Therapie besteht in der Beendigung der Schwangerschaft je nach SSW meist durch Sectio (ggf. Durchführung einer Lungenreifebehandlung). Ein HELLP-Syndrom kann auch noch verzögert und postpartal auftreten.

Die Patientin sollte sich frühzeitige in der Anästhesieambulanz inkl. prophylaktischer Prämedikation vorstellen. Es sollte eine engmaschige, meist intensivmedizinische Überwachung (IMC, ICU), erfolgen.

Frage 591

Welche Möglichkeiten der Akuttherapie der Hypertonie in der Schwangerschaft kennen Sie?

Die antihypertensive Therapie wird vom Geburtshelfer indiziert und verordnet. Generell sind Urapidil i. v., Nifedipin p. o. und Dihydralazin i. v. (Cave: oft überschießende Wirkung bei Bolusgaben) empfohlen. Bei einem Lungenödem werden Furosemid i. v. oder Nitroglyzerin s. l./i. v. verabreicht. Eine antikonvulsive Prophylaxe wird mittels Magnesiumsulfat i. v. durchgeführt.

Frage 592

Was ist bei der Magnesiumtherapie ($MgSO_4$) anästhesiologisch zu beachten?

Zur Epilepsieprophylaxe ist, nach einer Kurzinfusion (20 min) mit 4–6 g Magnesium, eine Magnesiuminfusion von 1–2 g/h empfohlen. Der Patellarsehnenreflex sollte erhalten sein, die Atemfrequenz über 12/min und die Urinausscheidung > 100 ml innerhalb der ersten 4 h betragen. Cave: Nierenfunktionsstörung (renale Elemination). Bei einer Magnesiumüberdosierung (Atemfrequenz reduziert, kein Patellarsehnenreflex) wird zur Steigerung der muskulären Erregbarkeit 1 g Ca-Gluconat 10 % als Kurzinfusion (ggf. repetitiv) verabreicht.

Bei einer Nutzung von Muskelrelaxanzien wird deren Wirkung bei depolarisierenden Relaxanzien etwas, bei nicht depolarisierenden Muskelrelaxanzien deutlich verstärkt.

Eine Magnesiumgabe wird perioperativ (ggf. bis 48 h postoperativ) fortgeführt. Es sollte eine engmaschige, meist intensivmedizinische Überwachung (IMC, ICU) erfolgen.

Frage 593

Wie gehen Sie bei einem Krampfanfall der Schwangeren vor?

Es besteht ein lebensbedrohlicher Zustand für Mutter und Kind. Neben Sicherung der Atemwege/Sauerstoffgabe ist die Gabe von Diazepam, Clonazepam (ggf. Midazolam) oder Thiopental geeignet. Ebenso empfiehlt sich die Gabe von Magnesium (s. dort). Die Möglichkeit einer sofortigen Intubation muss gegeben sein. Bei einem nicht zu durchbrechenden epileptischen Anfall wird zur Intubation erneut Thiopental und Succinylcholin verabreicht. Es schließt sich eine Sectio unmittelbar an.

Generell muss diskutiert werden, ob nach Sistieren eines Krampfanfalls bei spontanatmender Patientin erst eine Stabilisierung erfolgen soll (stabilere Mutter, stabileres Kind) oder eine Cito-Sectio indiziert ist.

Frage 594

Welche Narkoseform wählen Sie beim HES?

In Abhängigkeit von Schweregrad, Laborkonstellation und Dringlichkeit leitet sich das Narkoseverfahren ab. Generell sind alle Narkoseformen möglich. Bei einer Thrombopenie sind neben dem aktuellen Wert auch Abnahmezeitpunkt und Dynamik maßgeblich. Eine stabile Thrombozytenzahl ≥ 70/µl in den letzten 6(–12) h kann unter individueller Nutzen-Risiko-Abwägung eine rückenmarknahe Anästhesie rechtfertigen. Es ist aber oft mit einer hohen Dynamik (zügig deutlicher Abfall der Thrombozytenzahl) zu rechnen.

Stark eingeschränkte Laborparameter und dringliche OP-Indikation führen zur Allgemeinanästhesie. Eine Blutdruckspitze (Reaktion auf die Laryngoskopie) ist mittels ausreichend hoch dosierter Einleitungsmedikamente dringend zu vermeiden.

Gegebenenfalls sind ein erweitertes perioperatives Monitoring und eine intensivmedizinische postoperative Überwachung indiziert.

Frage 595

Geburtshelfer führen bei Präeklampsie zwischen der 16. und 34. SSW eine ASS-Prophylaxe (150 mg Acetylsalizylsäure) durch. Wie gehen Sie bei einer Entbindung unter dieser ASS-Prophylaxe mit Wunsch einer PDK-Anlage vor?

Die von der DGAI freigegebene Dosis von ASS vor rückenmarknaher Regionalanästhesie liegt bei 100 mg/d. Bei Schwangeren mit blander Gerinnungsanamnese und einer Monotherapie (ASS) ist die Anlage des geburtshilflichen PDKs erlaubt. Dies resultiert aus Hyperkoagulabilität der Schwangeren und einer marginalen Zahl von rückenmarknahen anästhesieassoziierten Blutungen.

Frage 596

Nennen Sie Grenzwerte aus der S 2k-Leitlinie „Peripartale Blutungen, Diagnostik und Therapie für eine peripartale Blutung"!

Eine peripartale Blutung (PPH) ist als vaginale Blutung von > 500 ml bei Spontanpartus und eine Blutung > 1000 ml bei einer Sectio definiert.

Cave: Die Blutmenge wird oft eher unterschätzt, ggf. Tücher wiegen!

Frage 597

Eine 34-jährige Patientin (3 Gravida, 2 Para) wird bei Ihnen nach Spontanpartus mit vaginaler Blutung zur manuellen Plazentalösung angemeldet. Die Herzfrequenz beträgt 145/min, der Blutdruck 70/35 mmHg. Es wird bereits eine isotone Vollelektrolytlösung infundiert. Die Patientin reagiert nicht auf Ansprache, laut Geburtshelfern gibt es keine wesentlichen Vorerkrankungen. Der Blutverlust wird auf „gut 1000 ml" geschätzt.

Bei der Patientin liegt eine PPH vor, sie befindet sich im hämorrhagischen Schock. Parallel zur Vorbereitung zur Narkose (dann Einleitung einer Allgemeinanästhesie, RSI) wird ein weiteres anästhesiologisches Team angefordert. Die zügige eskalierende Gabe von Uterotonika wird mit dem Geburtshelfer engmaschig abgesprochen. Es werden mindestens 1 weiterer großlumiger Zugang gelegt, Kreuzblut und Notfalllabor abgenommen und 1000–2000 ml kristalloide Lösung infundiert sowie Katecholamine (z. B. Noradrenalin-Perfusor) verabreicht. Gegebenenfalls wird ein erweitertes Monitoring etabliert (arterielle Blutdruckmessung, ZVK). Je nach Zustand werden Erythrozytenkonzentrate (initial 0 negativ, dann blutgruppenkompatibel) und „Fresh frozen Plasma" (FFP) transfundiert. Gegebenenfalls kann eine maschinelle Autotransfusion durchgeführt werden („Cell Saver").

Es existiert in der Leitlinie (LL) ein entsprechendes Schema, das in jedem geburtshilflichen OP verfügbar sein sollte.

Frage 598

Was verstehen Sie unter einer eskalierenden Uterotonikagabe?

Die empfohlene initiale Gabe umfasst 3–5 IE Oxytocin als Kurzinfusion, diese können auf 10–40 IE Oxytocin/h in 500–1000 ml als Dauertropfinfusion gesteigert werden. Die nächste Stufe sind 800–1000 µg Misoprostol rektal (oder 600 µg oral) – Off-Label-Use! Gegebenenfalls folgt dann ein Wechsel von Oxytocin auf Sulproston. (Die Oxytocin-Gabe *muss* beendet werden!).

Es sollte ein entsprechender Standard existieren.

Frage 599

Welche gerinnungsaktiven Substanzen, neben EKs und FFPs, können indiziert sein?

Die Gabe von 1–2 g Tranexamsäure i. v. ist frühzeitig indiziert. Ebenfalls sollte früh Fibrinogen 30–60 mg/kgKG (Ziel > 2–2,5 g/dl) gegeben werden. Nach Gerinnungswerten oder POCT-Diagnostik werden Thrombozytenkonzentrate, PPSB, DDAVP (nach Abnabelung) gegeben. Selten können der rekombinante Faktor VIIa und Faktor XIII indiziert sein.

Frage 600

Welche Faktoren begünstigen eine PPH?

Risikofaktoren einer PPH sind:

- **soziodemografisch (Adipositas BMI [Body Mass Index] > 35, maternales Alter > 35 Jahre),**

- geburtshilflich (Placenta praevia, vorzeitige Plazentalösung, Placenta accreta/Retention, prolongierte Plazentaperiode, Z. n. mehreren Sectios, hohe Multiparität).

Frage 601

Was können Sie zu Vasopressoren zur Sectio berichten?

Um eine durch Hypotonie bedingte Beeinträchtigung der uteroplazentaren Perfusion zu verhindern, werden häufig Vasopressoren eingesetzt. Optional werden Ephedrin, Phenylephedrin (weltweit Goldstandard), Cefedrin/Theodrenalin (in D) und zunehmend Noradrenalin genutzt. Die Leitlinie empfiehlt eine therapeutische und keine prophylaktische Gabe.

3.4 Neurochirurgische Eingriffe

Felix Brandebusemeyer

Frage 602

Nennen Sie allgemeine Probleme bei Anästhesien für neurochirurgische Eingriffe!

Lange Operationszeiten (evtl. große Blutverluste), Mayfield-Klemme (Patient darf sich nicht bewegen, Gefahr der HWS-Verletzung), spezielle Lagerungen (z. B. sitzende Lagerung bei Eingriffen in der hinteren Schädelgrube), Luftemboliegefahr (Lagerung) und bei neurotraumatologischen Eingriffen Begleitverletzungen (Polytrauma; das isolierte Schädel-Hirn-Trauma ist mit ca. 5 % selten). Oft weisen neurotraumatologische Patienten eine eingeschränkte Blutgerinnung unter Thrombozytenaggregationshemmung oder Antikoagulation auf.

Die Mayfiel-Klemme dient dem Einspannen des Schädelknochens durch kleine Dornen. Der Patient darf sich dabei auf keinen Fall bewegen, sonst droht eine Verletzung der Halswirbelsäule (HWS).

Frage 603

Welches Anästhesieverfahren bevorzugen Sie für die operative Entfernung eines intrazerebralen Tumors?

Die Narkose wird in der Regel als TIVA durchgeführt. Erweitertes Basis- Monitoring (ZVK, invasive arterielle Druckmessung, BDK [Blasenkatheter], ggf. TEE [transösophageale Echokardiografie]). Es ist zu bedenken, dass Kopf und Hals des Patienten intraoperativ nur schwer für den Anästhesisten zugänglich sind. Daher muss sichergestellt werden, dass der Tubus optimal fixiert ist. Der ZVK sollte gegen versehentlichen Zug gesichert werden. Die Konnektionsstellen des ZVK müssen immer vor steriler Abdeckung des OP-Gebietes geprüft werden.

Frage 604

Wie errechnet sich der zerebrale Perfusionsdruck (CPP)?

Welcher CPP sollte bei Patienten mit Schädel-Hirn-Trauma angestrebt werden?

CPP = MAP-ICP

(zerebrale Perfusionsdruck = mittlerer Arterieller Blutdruck – intrakranieller Druck)

Im Falle einer intrakraniellen Druckmessung sollten Maßnahmen ergriffen werden, die den CPP nicht unter 50 mmHg sinken lassen. Der CPP sollte nicht durch eine aggressive Therapie über 70 mmHg angehoben werden.

Vom CPP hängt die Perfusion des Gehirns ab. Der CPP sollte 60 mmHg betragen. Ist bei einem Patienten mit einem schweren Schädel-Hirn-Trauma (SHT) beispielsweise der ICP aufgrund einer Blutung/Hirnödem auf 20 mmHg erhöht, muss der MAP für eine suffiziente Hirnperfusion 80 mmHg betragen. Dies ist bei Patienten im Schock oder bei Narkoseeinleitung (Gefahr der Hypotension) zu beachten!

Frage 605

Wie lässt sich ein erhöhter Hirndruck senken?

Kurzfristige Hyperventilation, Gabe von Osmodiuretika (Mannitol 20 %, NaCl 10 %), Schleifendiuretika (Furosemid), Liquordrainage, tiefe Sedierung (z. B. mit Propofol oder Thiopental), Oberkörperhochlagerung, Neutralposition des Kopfes (Optimierung des Blutabflusses).

Frage 606

Nennen Sie typische postoperative Komplikationen nach Kraniotomien und ihre Behandlung!

Postoperative Nachblutung, therapieresistentes Hirnödem und Hydrocephalus occlusus.

Frage 607

Welche Maßnahmen sind zur Prävention und Therapie von Luftembolien während Eingriffen in (halb)sitzender Position geeignet?

Präoperatives TEE zum Ausschluss eines persistierenden Foramen ovale (PFO) (spätestens zur Narkoseeinleitung), Einlage eines 3-lumigen ZVK mit dem distalen Lumen in den rechten Vorhof (unter Kontrolle mittels EKG-Ableitung über den Katheter); damit wäre eine Luftabsaugung aus dem Vorhof möglich. Einlegen von 2 großlumigen periphervenösen Zugängen an der unteren Extremität (Möglichkeit der Druckinfusion). Anhebung des zentralen Venendruckes (ZVD) durch Infusion mit kristalloiden Lösungen. Detektion einer Luftembolie mittels TEE oder präkordialem Doppler und endexspiratorischem CO_2.

Die Anwendung eines PEEP („Positive endexpiratory Pressure") zum Erreichen positiver Drücke in den Hirnvenen ist nicht praktikabel, da exzessive PEEP-Niveaus erforderlich wären (> 20 mbar).

Frage 608

Beschreiben Sie die Symptomatik einer Luftembolie!

Tachykardie, Arrhythmie, RR-Abfall, ZVD ↑, plötzlicher Abfall des endexspiratorischen CO_2 und der SaO_2.

Frage 609

Wie therapieren Sie eine Luftembolie?

Zuerst Unterbrechung weiterer Lufteintritte durch den Operateur (Komprimieren, Abdecken mit feuchter Kompresse etc.) Dann Beatmung mit FiO_2 von 1,0, Absenken des Operationsgebiets, Luftabsaugung über Vorhofkatheter (distales Lumen des ZVK), Druckinfusion über Venenkanüle in der unteren Extremität. Intermittierende Kompression der V. jugularis interna; Kreislaufstabilisierung mittels Vasopressoren.

Frage 610

Welche anästhesiologischen Überlegungen stellen Sie in der Vorbereitung für Eingriffe an Hirngefäßaneurysmen an?

Die Ausschaltung eines rupturierten Aneurysmas (falls indiziert und möglich) sollte innerhalb der ersten 72 h nach der Subarachnoidalblutung (SAB) erfolgen, d. h. vor Einsetzen der Vasospasmen, als endovaskuläres Coiling oder mikrochirurgisches Clipping. Vermeidung von Hyperglykämie, Hypoglykämie, Hyponatriämie und Fieber ist ein Grundprinzip der Neuroprotektion und wird daher empfohlen. Für den arteriellen Blutdruck wird bis zur Versorgung des Aneurysmas ein Zielwert von 60–90 mmHg (mittlerer arterieller Blutdruck) empfohlen, da hohe Blutdruckwerte mit erhöhtem Rerupturrisiko einhergehen können.

50 % der Patienten haben schwere EKG-Veränderungen (ST-Senkung, T-Negativierung, Arrhythmien); myokardiale Nekrosen, verminderte Ejektionsfraktion oder neurogenes Lungenödem sowie Leberfunktionsstörungen (24 %) und respiratorische Störungen sind ebenfalls häufig. Zerebrale Veränderungen sind Störungen der Autoregulation, gestörte CO_2-Regulation der Hirndurchblutung und ICP-Erhöhung.

Frage 611

Welches Monitoring halten Sie für sinnvoll?

Erweitertes Monitoring mit EKG (ST-Segmentanalyse), arterieller Blutdruckmessung, Relaxometrie, ZVD, Temperaturmessung, Kapnografie, Pulsoxymetrie, EEG, evozierte Potenziale (z. B. Medianus-SEP = somatosensorisch evozierte Potenziale) ggf. TEE.

Weitere Möglichkeiten sind die transkranielle Dopplersonografie und die NIRS („Near infrared Spectroskopy").

Frage 612

Beschreiben Sie eine geeignete Narkoseinduktion zum operativen Aneurysma-Clipping!

Vor Narkoseinduktion muss eine invasive arterielle Druckmessung etabliert werden. Zur Einleitung tiefe Anästhesie mit Sufentanil 0,3–0,5 µg/kgKG, Thiopental 5 mg/kgKG oder Propofol 2 mg/kgKG, Rocuronium 0,6 mg/kgKG. Laufende Perfusoren mit Propofol 6 mg/kgKG/h und Remifentanyl 0,2 µg/kgKG/min. Normoventilation. Schnelle, atraumatische Intubation. Succinylcholin nur bei notfallmäßiger Einleitung.

Es ist zwingend auf das Herstellen einer Normotonie zu achten!

Frage 613

Beschreiben Sie Besonderheiten der Anästhesieführung bei Karotis-Thrombendarteriektomien (TEA)!

Die Operation in Regional-/Lokalanästhesie (sonografisch gestützter Plexus-cervicalis-Block einschließlich lokaler Infiltration) ermöglicht eine intraoperative neurologische Beurteilung, weshalb diese Methode von vielen Chirurgen bevorzugt wird. Wichtige präoperative Gesichtspunkte sind Berücksichtigung der Begleiterkrankungen (z. B. KHK [koronare Herzkrankheit], COPD [chronisch obstruktive Lungenerkrankung], Diabetes mellitus, Hypertonie, Herzinsuffizienz), weitgehender Verzicht auf sedierende Prämedikation und genaue neurologische Befunderhebung.

Erweitertes Monitoring: obligat arterielle Blutdruckmessung, ggf. ZVK bei der Allgemeinanästhesie: Neuromonitoring.

Vorteilhaft ist ein Anästhesieverfahren mit größtmöglicher postoperativer Vigilanz (neurologische Untersuchung!) wie TIVA mit Propofol oder Desfluran/Sevofluran mit Remifentanil. Intraoperativ ist auf stabile Blutdruckverhältnisse zu achten (Normovolämie, ggf. Vasokonstriktoren). Bradykardien und Arrhythmien sind bei Manipulation am Karotissinus möglich. Goldstandard für das Neuromonitoring ist die Ableitung somatosensibel evozierter Potenziale (SEP) des N. medianus; alternativ kann ein 2-Kanal-EEG eingesetzt werden. Dokumentation der Abklemmzeiten, keine Punktionen (ZVK) im Halsbereich der OP-Seite.

Nach erfolgreicher TEA sind strikt normotensive Werte einzuhalten, um ein postoperatives zerebrales Hyperperfusionssyndrom (mit der Gefahr einer intrazerebralen Blutung) zu vermeiden.

Frage 614

Wie therapieren Sie eine Bradykardie durch Stimulation des Karotissinus während einer Karotis-TEA?

i. v. Gabe von Atropin (0,5 mg), falls keine Kontraindikationen bestehen.

Alternativ ist die Lokalanästhesie am Karotissinus durch den Operateur möglich.

Frage 615

Wie berechnet sich der GCS (Glasgow Coma Scale)?

Die Glasgow-Coma-Scale ist in ▸ Tab. 3.2 dargestellt.

Mit der Glasgow-Coma-Scale lassen sich allgemeine Bewusstseinsstörungen quantifizieren. Wichtig ist, dass die hieraus abzuleitenden intensivmedizinischen Konsequenzen (wie etwa eine endotracheale Intubation bei Werten < 9) lediglich für Patienten mit Schädel-Hirn-Trauma, auch im Rahmen eines Polytraumas, wissenschaftlich validiert sind.

Frage 616

Was wird unter der Monro-Kellie-Doktrin verstanden?

Intrakranielles Volumen [Hirngewebe (85 %) + Liquor cerebrospinalis (5 %) + Blutvolumen (10 %)] = konstant

Bei Zunahme einer der 3 Komponenten kann der ICP durch die Abnahme einer anderen Komponente, wie z. B. durch eine vermehrte Liquorresorption, zunächst konstant gehalten werden. Diese Kompensationsmöglichkeit ist jedoch schnell erschöpft. Der ICP steigt dann bei weiteren kleinsten Volumenzunahmen steil an.

Tab. 3.2 Glasgow-Coma-Scale.

Punkte	Augen öffnen	Verbale Kommunikation	Motorische Reaktion
6 Punkte	–	–	befolgt Aufforderungen
5 Punkte	–	konversationsfähig, orientiert	gezielte Schmerzabwehr
4 Punkte	spontan	konversationsfähig, desorientiert	ungezielte Schmerzabwehr
3 Punkte	auf Aufforderung	unzusammenhängende Worte	auf Schmerzreiz Beugesynergismen (abnormale Beugung)
2 Punkte	auf Schmerzreiz	unverständliche Laute	auf Schmerzreiz Strecksynergismen
1 Punkt	keine Reaktion	keine verbale Reaktion	keine Reaktion auf Schmerzreiz

Auswertung: Es wird die Punktzahl für „Augen öffnen“, „Verbale Kommunikation“ und „Motorische Reaktion“ addiert. Der niedrigste Wert ist 3, der höchste 15.

Frage 617

? Welche Risiken bestehen bei einer Bauchlagerung, z. B. im Rahmen einer Hemilaminektomie bei Spinalkanalstenose?

! **Weichteilschäden im Hals- und Gesichtsbereich, Augenverletzungen, Plexus- und Nervenläsionen. Bei Druck (durch falsch positionierte Lagerungskissen) auf das Abdomen kann es zu einer Kompression der V. cava inferior kommen mit einem Verminderten Rückfluss zum Herzen. Eine akzidentelle Extubation ist unbedingt zu vermeiden.**

i *Die korrekte Lagerung muss fortlaufend kontrolliert und dokumentiert werden.*

Frage 618

? Wie lassen sich intrakranielle Blutungen einteilen?

!
- **Epidurales Hämatom**
- **subdurales Hämatom (akut oder chronisch)**
- **Subarachnoidalblutung**
- **intrazerebrale Blutung**

i *Intrazerebrale Blutungen sind Einblutungen in die Hirnsubstanz, die mit einem Ventrikeleinbruch einhergehen können. Sie werden dann nach ihrer Lage eingeteilt, z. B. Kleinhirnblutung.*

Frage 619

? Skizzieren Sie wesentliche Punkte, die es bei der anästhesiologischen Versorgung von intrakraniellen Blutungen zu beachten gilt!

! **Fast alle intrakraniellen Blutungen müssen notfallmäßig operiert werden. Dabei spielt das Zeitmanagement eine besondere Rolle! Sobald die OP-Indikation gestellt wurde (dies geschieht in der Regel während des CTs), wird der Patient unverzüglich in den OP-Saal verbracht. Hirndruckzeichen wie z. B. Anisokorie, Krampfanfälle und Bewusstseineintrübung sind absolute Warnzeichen. Der Patient wird unverzüglich intubiert und zur Operation freigegeben. Erst dann werden schnellstmöglich ZVK und arterielle Kanüle in den Leistengefäßen etabliert.**

i *Neben den rein medizinischen Maßnahmen kommt hier dem Zeitmanagement eine besonders wichtige Rolle zu. Es müssen frühzeitig alle verfügbaren personellen Ressourcen genutzt werden, um den Patienten schnellstmöglich zu versorgen.*

Frage 620

? Welches Anästhesieverfahren bevorzugen Sie bei Kraniotomien?

! **Wichtigste Ziele sind das Verhindern zerebraler Ischämien und die Schaffung bestmöglicher Arbeitsbedingungen für den Neurochirurgen.**

i *Die TIVA mit Propofol und Opioiden (ohne Steigerung des Hirndrucks) ist bei Patienten mit klinisch manifestem Hirndruck zu bevorzugen.*

Frage 621

Welche Phasen einer Kraniotomie sind die schmerzhaftesten und erfordern eine tiefe Anästhesie?

Einspannen des Kopfes in die Halterung, Hautschnitt und Trepanation.

Manipulationen an Hirnnerven (z. B. N. trigeminus) können ebenfalls eine schmerzhafte Stimulation bewirken.

3.5 Kardioanästhesie

David Heppel

Frage 622

Was ist bei der medikamentösen Prämedikation koronarchirurgischer Patienten zu beachten?

Ein Ziel stellt die Vermeidung einer stressinduzierten Stimulation des Herz-Kreislauf-Systems dar. Dieses Ziel kann durch eine entsprechend (starke) Sedierung erreicht werden.

Auf der anderen Seite könnte, insbesondere bei Hauptstammstenosen, hochgradig eingeschränkter linksventrikulärer Funktion oder rechtsventrikulärer Funktionseinschränkung, eine zu starke Beeinträchtigung der Kreislauffunktion (Hypotonie, ausgeprägte Bradykardie) und Atemfunktion (Hyperkapnie, Hypoxie) unerwünschte Folgen haben.

Darüber hinaus sollte der potenziell delirogene Effekt von Benzodiazepinen gegen den delirfördernden Effekt von Angst und Anspannung abgewogen werden.

Vermutlich ist ein Vorgehen vorteilhaft, welches die Bedürfnisse der Patientinnen und Patienten durch Einbeziehung in die Entscheidungsfindung in den Mittelpunkt stellt. In der Regel sollte die Verordnung einer medikamentösen Prämedikation „bei Bedarf" erfolgen. Bei den o. g. Risikokonstellationen sollte eine deutliche Dosisreduktion der medikamentösen Prämedikation erfolgen.

Frage 623

Mit welchen Medikamenten werden Sie typischerweise bei Patienten vor koronarer Bypasschirurgie im Rahmen der Prämedikationsvisite konfrontiert? Wie verordnen Sie diese für die Prämedikation?

Ein Ziel der medikamentösen Behandlung von Patienten vor koronarer Bypasschirurgie ist die Reduktion des Sauerstoffverbrauchs des Herzens. Deshalb werden von diesen Patienten häufig Nitrate, Betablocker, Diuretika und Kalziumantagonisten, ACE-Hemmer (ACE = Angiotensin Converting Enzyme) und AT 1-Antagonisten (AT 1 = Angiotensin-II-Rezeptor Typ 1) eingenommen. Die Medikamente sollten grundsätzlich bis zum OP-Tag eingenommen und nicht abgesetzt werden. Bei ACE-Hemmern und AT 1-Antagonisten sollte jedoch eine sorgfältige Risikoevaluation erfolgen, und diese Substanzen sollten am OP-Tag nicht verabreicht werden. Sie sollten erst unmittelbar postoperativ oder ggf. erst am 1. postoperativen Tag wieder gegeben werden.

Weitere Therapieziele adressieren die Thrombozytenaggregation/koronare Thrombusformation, Antikoagulation, z. B. bei Vorhofflimmern, die Therapie von Diabetes mellitus und Herzinsuffizienz sowie die Plaquestabilisierung. Dennoch ist, zumindest bei elektiver Koronarchirurgie, ein zeitgerechtes Pausieren einer dualen Thrombozytenaggregationshemmung, einer Therapie mit OAK und DOAK, oraler Antidiabetika und SGLT 2-Inhibitoren notwendig. Eine Statintherapie sollte auch in der perioperativen Phase fortgeführt werden.

Für koronare Bypasschirurgie sollte die niedrigdosierte Therapie mit Acetylsalizylsäure (ASS) in der Regel beibehalten werden. Nach innerhalb des letzten Jahres erfolgter PCI („Percutaneous coronary Intervention") ist ein Pausieren oder Fortführen einer dualen Thrombozytenaggregationshemmung patientenindividuell zu diskutieren.

Frage 624

In der Prämedikationssprechstunde stellt sich eine 63-jährige Patientin vor, die sich aufgrund einer hochgradigen exzentrischen Mitralinsuffzienz bei P2-Prolaps, Linksherzdekompensation vor einem Monat und beginnender linksventrikulärer (LV)

Dilatation einer Mitralklappenrekonstruktion über einen anterolateralen Zugang unterziehen möchte. Aktuell ist die Patientin kardial beschwerdefrei. Allerdings berichtet sie über eine Ösophaguserkrankung und eine ausgeprägte Dysphagie.

Beschreiben Sie Ihr weiteres Vorgehen hinsichtlich des geplanten Eingriffs!

Neben der kardialen Erkrankung mit klarer Indikation für eine chirurgische Mitralklappenrekonstruktion besteht bei dieser Patientin der klinische Verdacht auf eine stenosierende Ösophaguserkrankung.

Eine gastroenterologische Abklärung mittels Ösophagogastroskopie mit der Fragestellung nach Stenosen und weiteren Risikofaktoren hinsichtlich einer perioperativen transösophagealen Echokardiografie (TEE) ist in diesem Fall zwingend erforderlich. Gegebenenfalls ist die Bereitstellung einer kleinkalibrigen TEE-Sonde (Kindersonde) notwendig.

Die Patientin ist bis zur Klärung dieser Frage anästhesiologisch nicht für die geplante Operation freigegeben.

Neben der gastroenterologischen Abklärung ist eine entsprechende Aufklärung hinsichtlich des erhöhten Risikos einer Ösophagusverletzung im Rahmen der perioperativen TEE-Untersuchung notwendig. Die perioperative TEE-Untersuchung sollte auf das absolut notwendige Minimum limitiert werden.

Frage 625

Schildern Sie den typischen Aufbau einer Herz-Lungen-Maschine (HLM) und den Unterschied zu einer ECMO (extrakorporale Membranoxygenation).

Beim Einsatz einer HLM zum kardiopulmonalen Bypass wird über eine venöse Kanüle das Blut vor dem rechten Ventrikel in ein Kardiotomiereservoir entnommen. Mittels einer Pumpe wird das Blut aus dem Kardiotomiereservoir über den Oxygenator und die aortale Kanüle zurück in die Aorta gegeben.

Weitere Bestandteile einer HLM sind ein Kardiotomiesauger (direktes Absaugen des Blutes aus dem OP-Feld), eine oder mehrere Vent-Möglichkeiten (kontinuierliches Absaugen des Blutes vor allem aus dem linken Ventrikel über eingebrachte Katheter), eine Kardioplegiepumpe, ein am Oxygenator ansetzender Wärmetauscher („Heater Cooler Unit") sowie diverse Monitoringmöglichkeiten (Drücke, Sättigungen, Hämoglobin, Temperaturen).

Bei einer ECMO gibt es kein separates Reservoir. Vielmehr wird das entnommene Blut direkt über Pumpe und Oxygenator zurück in den Patienten oder die Patientin gegeben.

Sowohl der Einsatz einer HLM als auch einer ECMO ist in verschiedenen Konfigurationen (Beispiel: vaECMO [venoarteriell] versus vvECMO [venovenös], kardiopulmonaler Bypass versus Rechtsherz- und Linksherzbypass), mit unterschiedlichen Kanülierungen (Beispiel: periphere versus zentrale Kanülierung für eine HLM) und technische Optionen (Beispiel: Roller- versus Zentrifugalpumpen an einer HLM) möglich.

Bei einer ECMO (und den einer ECMO ähnlichen miniaturisierten HLM-Systemen) kommen in der Regel heparinisierte Schlauchsysteme zum Einsatz. Des Weiteren ist in diesem Kontext, insbesondere in Kombination mit dem Einsatz von Zentrifugalpumpen, ein Lufteintritt in die Zirkulation besonders kritisch: Es besteht, abgesehen von möglichen Luftembolien, die Gefahr, dass aufgrund von Lufteintritt in die Zentrifugalpumpe mit Schaumbildung ein Weiterbetrieb der extrakorporalen Zirkulation ohne Pumpenwechsel nicht mehr möglich ist.

Frage 626

In welcher Dosierung und zu welchem Zeitpunkt wird Heparin für die extrakorporale Zirkulation bei kardiochirurgischen Eingriffen appliziert und wie wird die Effektivität der Antikoagulation überprüft?

Heparin wird institutionsspezifisch in Dosen von 300–500 IE/kgKG nach Aufforderung durch den Operateur intravenös appliziert. Typische Zeitpunkte für die Heparingabe sind die Eröffnung des Perikards (Sternotomie) oder nach Freilegen der femoralen Gefäße (anterolaterale Zugänge mit femoraler Kanülierung für die HLM). Der Nachweis einer adäquaten Antikoagulation muss vor Anlaufen der Herz-Lungen-Maschine erfolgen.

Heparin sollte in der jeweils zutreffenden Dosierung bereits vor Einleitung der Anästhesie bereitgestellt sein (unmittelbare Reaktionsmöglichkeit bei Kreis-

laufinstabilität nach Narkoseinduktion). Als Point-of-Care-Test dient die Messung der „Activated Coagulation Time" (ACT). Die ACT (Normalwert 80–100 s) sollte vor Anlaufen der Herz-Lungen-Maschine institutionsspezifisch bei >350–500 s liegen. Bei präoperativer Heparintherapie kann es aufgrund von Antithrombin-3-Mangel zu unzureichendem Ansprechen auf die Heparingabe kommen und eine Antithrombin-3-Substitution indiziert sein.

Frage 627

Wozu braucht man den linksventrikulären Vent?

Durch Regurgitation über die Aortenklappe und Blutfluss durch die Vv. bronchiales und Vv. thebesii kann es zur linksventrikulären (LV) Überdehnung mit damit einhergehender direkter myokardialer Schädigung kommen. Darüber hinaus kann die resultierende erhöhte myokardiale Wandspannung zu schwerwiegenden Ischämien durch eine entsprechend verringerte Verteilung der Kardioplegielösung in den subendokardialen Abschnitten führen. Der Vent (Ventrikelsauger), der über die rechte V. pulmonalis superior durch die Mitralklappe in den linken Ventrikel eingeführt wird, sorgt durch Absaugen des einströmenden Bluts für eine Entlastung des linken Ventrikels. Weitere Varianten des LV-Vents sind der Aortenwurzelvent, über die Herzspitze oder eine Kanülierung der A. pulmonalis.

Frage 628

Was ist der Sinn des Abklemmens der Aorta bei Eingriffen mit Herz-Lungen-Maschine?

Das Abklemmen der proximalen Aorta isoliert das Herz und die koronare Zirkulation. Die arterielle Kanüle der Herz-Lungen-Maschine befindet sich distal der Klemme, die Infusionskanüle für die Kardioplegielösung proximal, zwischen Aortenklappe und Klemme.

Das Ausschalten des Herzens aus der systemischen Zirkulation erlaubt ein längeres Einwirken der (kalten) Kardioplegielösung und eine effektive Kühlung des Herzens während der extrakorporalen Zirkulation (sofern angewendet).

Frage 629

Erklären Sie die Begriffe totaler und partieller kardiopulmonaler Bypass.

Beim partiellen kardiopulmonalen Bypass fließt ein Großteil des venösen Blutes über die Vorhofkanüle in die Herz-Lungen-Maschine und wird dort nach Durchfluss durch den Oxygenator in den arteriellen Kreislauf zurückgepumpt. Allerdings fließt ein Teil des Blutes über das rechte Herz und die Lunge in die systemische Zirkulation.

Für den totalen kardiopulmonalen Bypass wird eine bikavale Kanülierung (separate Kanülierung der V. cava superior und inferior) und Bandumschlingung der beiden Hohlvenen vorgenommen. In diesem Fall fließt das gesamte venöse Blut über die Vorhofkanüle in die Herz-Lungen-Maschine und wird dort nach Durchfluss durch den Oxygenator in den arteriellen Kreislauf zurückgepumpt. Herz und Lunge sind aus der Zirkulation ausgeschaltet.

Beim totalen kardiopulmonalen Bypass kann es bei unzureichender Drainage der V. cava superior zu einer oberen Einflussstauung mit Gefahr der zerebralen Minderperfusion (venöse Stauung, V.-cava-superior-Syndrom) kommen. Sofern die Spitze des ZVK (zentraler Venenkatheter) distal der Bandumschlingung der oberen Hohlvene liegt, muss diese Situation nicht mit einem Anstieg des ZVD (zentraler Venendruck) einhergehen. Entsprechend ist beim totalen kardiopulmonalen Bypass besonders auf Zeichen einer oberen Einflussstauung zu achten.

Frage 630

Welche physiologischen Veränderungen sind mit der Hypothermie bei herzchirurgischen Eingriffen verbunden?

Abnahme des Sauerstoffverbrauchs, Verschiebung der Sauerstoffbindungskurve nach links, Erhöhung der Blutviskosität mit Gefahr der kapillären Stase (durch Hämodilution unter extrakorporaler Zirkulation ausgeglichen), pCO_2- und pO_2-Abfall durch bessere Löslichkeit der Blutgase, Anstieg des pH-Werts sowie Gerinnungsstörungen, Toleranz niedrigerer Perfusionsdrücke und niedrigerer HLM-Flussraten (ab 28 °C).

Frage 631

Welche Hypothermiegrade kennen Sie und welche Toleranz eines totalen Kreislaufstillstandes (TKS) ist damit verbunden?

- **Leichte Hypothermie: 35–32 °C (4–10 min TKS).**
- **Mäßige Hypothermie: 32–28 °C (10–16 min TKS).**
- **Tiefe Hypothermie: 28–18 °C (16–60 min TKS).**
- **Ausgeprägte Hypothermie: 18–4 °C (60–90 min TKS).**

Eine Abkühlung auf 30 °C bewirkt eine Abnahme des Sauerstoffverbrauchs auf 50 % des Ausgangswerts (25 °C auf 25 %, 15 °C auf 10 %). Die meisten kardiochirurgischen Eingriffe mit Herz-Lungen-Maschine werden in mäßiger Hypothermie durchgeführt.

Indikationen für einen hypothermen Kreislaufstillstand können z. B. die Aortenbogenchirurgie und die pulmonale Embolektomie darstellen. Durch den Einsatz selektiver antegrader Perfusion (SACP) in Kombination mit der Nahinfrarotspektroskopie (NIRS) kann die zerebrale Ischämietoleranz weiter verbessert werden.

Frage 632

Nennen Sie mögliche Elemente der Myokardprotektion während der extrakorporalen Zirkulation!

Kardioplegie und abhängig von der verwendeten Substanz deren zeitgerechte Wiederholung, Hypothermie, Entlastung des linken Ventrikels durch die Verwendung von Vents sowie eine Minimierung der Aortenklemmzeit (Ischämiezeit). Vielfach wird auch lokales Kühlen des Herzens angewendet.

Weitere myokardprotektive Effekte sind für die Verwendung volatiler Anästhetika sowie die Verwendung von Propofol, eine hochdosierte Opioidgabe, die Verwendung von Dexmedetomidin, den Einsatz von Glukose-Insulin-Kalium-Infusionen sowie die ischämische Präkonditionierung, z. B. mittels intermittierender pneumatischer Oberarmokklusion, beschrieben.

Frage 633

Welche Besonderheiten beachten Sie bei herzchirurgischen Eingriffen, bei denen eine femorale Kanülierung für die extrakorporale Zirkulation (EKZ) eingesetzt wird?

Die femorale Kanülierung für die EKZ erfolgt unter Kontrolle mittels transösophagealer Echokardiografie (TEE). Die Fragestellung ist hierbei die korrekte Lage des von femoral eingebrachten venösen Drahtes, der darüber vorgeschobenen venösen Kanüle sowie des Drahtes für die arterielle Kanülierung in der Aorta (descendens).

Während der EKZ erfolgt eine retrograde aortale Perfusion. Grundsätzlich besteht, insbesondere in Phasen mit angehaltener Ventilation und bei unzureichender venöser Drainage, die Gefahr einer differenziellen Hypoxie (Harlekin-Syndrom). Eine frühzeitige Detektion eines Harlekin-Syndroms ist mittels Anbringens der Pulsoxymetrie an der rechten oberen Extremität sowie des Einsatzes der Nahinfrarotspektroskopie (NIRS) möglich.

Darüber hinaus ist auf Zeichen einer oberen Einflussstauung (V.-cava-superior-Syndrom) zu achten. Das V.-cava-superior-Syndrom kann sowohl bei Fehllagen/Dislokationen der venösen Kanüle als auch bei chirurgischen Komplikationen (stenosierende Naht, Hämatome unterschiedlicher Genese) verursacht werden. Folgen eines V.-cava-superior-Syndroms können u. a. eine zerebrale Minderperfusion (gestörter zerebralvenöser Abfluss) und massive Schwellungen des Halses und Kopfes sein.

Die Schulung aller Mitglieder des Behandlungsteams über mögliche Komplikationen ermöglicht eine rasche Reaktion im Falle von deren Auftreten.

Frage 634

Welche Voraussetzung müssen für das Weaning von der Herz-Lungen-Maschine (HLM) gegeben sein?

Von operativer Seite: Ist eine ausreichende chirurgische Blutstillung erfolgt? Nach Aortenklemmung: Wurde ausreichend lang reperfundiert? Falls vorhanden: Ist der epikardiale Schrittmacher funktional?

Seitens des Anästhesieteams: Wurden alle notwendigen Vorbereitungen abgeschlossen: Ist Protamin in der korrekten Dosierung vorbereitet? Eine eventuell notwendige inotrope oder vasoaktive Therapie ist gestartet oder angepasst? Weitere Medikamentengaben und die Blutentnahmen für den unmittelbaren Zeitraum nach Weaning von der HLM sind vorbereitet? Eventuell notwendige Gerinnungsprodukte sind vorhanden und vorbereitet? Die Nullpunkte der invasiven Druckmessungen wurden kontrolliert und ggf. geeicht?

Eine aktuelle Blutgasanalyse liegt vor? Notwendige Therapieschritte (Transfusion, Azidosekorrektur etc.) wurden veranlasst?

Der Patient/die Patientin ist normotherm (Blasentemperatur oder rektale Temperatur)?

Die Lungen wurden, sofern notwendig, rekrutiert und sind „voll beatmet"?

Optimalerweise werden die Voraussetzungen für das Weaning von der HLM mittels einer institutionsspezifischen Checkliste geprüft.

Frage 635

Warum und in welcher Dosierung wird Protamin bei kardiochirurgischen Eingriffen unter Verwendung der Herz-Lungen-Maschine verwendet? Welche Nebenwirkungen sind dabei zu erwarten? Was ist hinsichtlich des Zeitpunktes der Protamingabe zu beachten?

Protamin wird zur Wiederherstellung der Blutgerinnung nach Vollheparinisierung während der extrakorporalen Zirkulation verwendet. Die Dosierung erfolgt institutionsspezifisch mit 0,8–1 Einheiten Protamin pro der zum Erreichen einer ausreichenden ACT (Activated Clotting Time) notwendigen Einheiten Heparin (ohne Berücksichtigung der im Primingvolumen der Herz-Lungen-Maschine enthaltenen Heparindosis und eventueller Repetitionsgaben).

Besonders bei zu rascher Zufuhr kann es (vermutlich durch negativ-inotrope Wirkung und Histaminliberation) zur Herz-Kreislauf-Depression mit Blutdruckabfällen und Tachykardie kommen. Ein durch pulmonale Vasokonstriktion bedingter pulmonaler Hypertonus, der in eine Rechtsherzinsuffizienz münden kann, ist ebenfalls möglich.

Nach erfolgter Protamingabe erfolgt nach 2–5 min mittels einer erneuten ACT-Kontrolle und ggf. auch mittels TEG (Thrombelastogramm) der Nachweis von Heparinfreiheit.

Im Rahmen von OPCAB und MIDCAB-Eingriffen wird initial häufig nur die Hälfte oder 2/3 der errechneten Protamindosierung verabreicht. Verschiedene Arbeiten beschreiben eine weitere Reduktion der Protamindosierung. Bei (erheblicher) Überdosierung von Protamin kann Protamin selbst eine Koagulopathie verursachen.

Frage 636

Warum ist der Einsatz eines Schrittmachers in der Post-Bypass-Phase oft sinnvoll?

Nach extrakorporaler Zirkulation (Inflammation) und vor allem nach Aortenklemmung (Ischämiephase trotz optimaler Kardioprotektion inklusive Kardioplegie) sind die Erregungsbildung und -leitung sowie systolische und vor allem diastolische myokardiale Funktion (Stunning) deutlich beeinträchtigt.

Kardiales Pacing, am besten über Vorhofstimulation (oder sequenzielles Pacing) mit einer Frequenz von 80–100/min, kann dann zu einer erheblichen Verbesserung der kardialen Leistung führen (Herzzeitvolumen [HZV] = Schlagvolumen [SV] × Herzfrequenz [HF]).

Frage 637

Unmittelbar nach Weaning von der extrakorporalen Zirkulation (EKZ) nach einem biologischen Aortenklappenersatz und nach Gabe von 50 % der errechneten Protamindosis kommt es zu einem Rechtsherzversagen. Die aortale und venöse Kanüle sind noch in situ.

Nennen Sie mögliche Ursachen und Therapieoptionen.

Typischerweise wird in dieser Situation die erneute Heparingabe und das erneute Etablieren der EKZ zur Reperfusion erfolgen.

Mögliche Ursachen könnten eine koronare Luftembolie, eine Reaktion auf die Protamingabe (Histaminliberation), eine unzureichend lange Reperfusion, v. a. bei Einsatz der retrograden

Kardioplegie, eine unzureichende rechtsventrikuläre Kardioprotektion oder selten auch ein Problem mit dem Ostium der rechten Koronararterie sein.

Je nach klinischer Beurteilung könnte sich nach Reperfusion ein weiterer Abgangsversuch ohne spezifische Medikation anschließen.

Anderenfalls erfolgt die spezifische Therapie des Rechtsherzversagen: Adäquate rechtsventrikuläre (RV)-Vorlast (gezielte Volumengabe, Abwägen zwischen einer ausreichenden RV-Vorlast und einer Volumenbelastung des rechten Ventrikels), optimierte RV-Nachlast (pulmonale Strombahn: Vermeidung einer hypoxisch-pulmonalen Vasokonstriktion, Vermeidung einer Hypoventilation/Hyperkapnie, medikamentöse Senkung der RV-Nachlast z. B. mittels PDE-Hemmern, Kalziumsensitizern, inhalativen Prostaglandinen oder NO(Stickstoffmonoxid)-Beatmung, ggf. Einsatz von Vasopressin statt hochdosierter Noradrenalingabe), Erhalt der RV-Kontraktilität (PDE-Hemmer, Kalziumsensitizer, zur Vermeidung einer Störung der rechtsventrikulären diastolischen Funktion möglichst niedrig dosierter Einsatz von Dobutamin oder Adrenalin, Erhalt eines ausreichenden systemischen Perfusionsdruckes zur Sicherung der rechtsventrikulären koronaren Perfusion), konsequente Therapie von Herzrhythmusstörungen und ggf. atriales oder sequenzielles Pacing.

Bei fortbestehendem Rechtsherzversagen ist das Etablieren eines erweiterten hämodynamischen Monitorings, beispielsweise mit einem Pulmonaliskatheter, zu erwägen.

Bei grenzwertiger hämodynamischer Situation kann eine offene Thoraxbehandlung eine Behandlungsoption darstellen. Bei unzureichendem Therapieansprechen stellen die RV-ECMO oder die va-ECMO weitere Optionen dar.

Frage 638

Erklären Sie die Begriffe Links- und Rechtsherzbypass.

Im Gegensatz zum kardiopulmonalen Bypass („konventionelles Vorgehen" im Rahmen herzchirurgischer Eingriffe = Einsatz der Herz-Lungen-Maschine) wird hier nur ein Teil der kardiopulmonalen Funktion durch die extrakorporale Zirkulation übernommen:

- **Linksherzbypass: Die Pumpfunktion des rechten Herzens bleibt erhalten, das arterialisierte Blut wird am Einstrom in das linke Herz gehindert und über Reservoir und Pumpe in das arterielle System geleitet.**
- **Rechtsherzbypass: Der rechte Ventrikel wird umgangen, indem das Blut am Einstrom in das rechte Herz gehindert und über eine Pumpe in die Pulmonalarterie fortgeleitet wird. Die Pumpfunktion des linken Herzens bleibt erhalten.**

Im Falle eines Linksherzbypasses ist im Gegensatz zum kardiopulmonalen Bypass eine Fortführung der Beatmung zwingend notwendig (Oxygenierung und Decarboxylierung über die Lungen).

Im Falle des Rechtsherzbypasses ist eine enge Absprache mit der Kardiotechnik hinsichtlich der optimalen linksventrikulären Vorlast, inotroper Therapie und der linksventrikulären Nachlastregulation notwendig (Perfusion des systemischen Kreislaufes über das linke Herz).

Frage 639

Was sind ventrikuläre Unterstützungssysteme (VAD)? Wofür werden sie eingesetzt?

„Ventricular Assist Devices" (VAD) sind Systeme zur uni- oder bilateralen ventrikulären Kreislaufunterstützung, die als Bridging zur Herztransplantation, bis zur Erholung des Herzens (z. B. bei Myokarditis) oder zur Destinations-Therapie (Langzeitunterstützung) eingesetzt werden.

Hierfür kommen schwerstkranke Patienten in Betracht, bei denen aufgrund ihres Myokardversagens ein hohes Risiko besteht, irreversible Organschäden zu erleiden oder zu versterben, bevor ein geeignetes Spenderorgan für sie gefunden wurde oder sie sich erholt haben.

Schwerpunktmäßig werden klinisch aktuell LVAD eingesetzt.

Eine neuere Entwicklung stellt die Einführung von über eine Driveline versorgten intraokorporalen TAH-Systemen („Total artificial Heart") dar, die aktuell ausschließlich mit der Indikation Bridging zur Herztransplantation implantiert werden. Im Gegensatz zur VAD- Anlage wird bei TAH- Implantationen das Empfängerherz weitgehend reseziert.

Frage 640

Sie betreuen einen Patienten, bei dem aufgrund einer terminalen Herzinsuffizienz bei dilatativer Kardiomyopathie mit rezidivierenden linksführenden kardialen Dekompensationen ein linksventrikuläres Unterstützungssystem (LVAD) vom Typ HeartMate 3 implantiert wurde. Was ist bei der intraoperativen und intensivmedizinischen Betreuung solcher Patienten hinsichtlich der kardiopulmonalen Funktion zu beachten?

Patienten mit implantiertem linksventrikulärem Unterstützungssystem sind essenziell von ihrer rechtsventrikulären Funktion abhängig.

Intensivmedizinische Maßnahmen zielen daher in erster Linie auf eine Optimierung des rechten Ventrikels (RV) ab:

Adäquate RV-Vorlast (gezielte Volumengabe, ggf. Anpassung des durch das LVAD generierten Flusses, Abwägen zwischen einer ausreichenden RV-Vorlast und einer Volumenbelastung des rechten Ventrikels), optimiert niedrige RV-Nachlast (pulmonale Strombahn: Vermeidung einer hypoxisch-pulmonalen Vasokonstriktion, Vermeidung einer Hypoventilation/ Hyperkapnie, medikamentöse Senkung der RV-Nachlast, z. B. mittels PDE-Hemmern, Kalziumsensitizern, inhalativen Prostaglandinen oder NO-Beatmung, ggf. Einsatz von Vasopressin statt hochdosierter Noradrenalingabe), Erhalt der RV-Kontraktilität (PDE-Hemmer, Kalziumsensitizer, zur Vermeidung einer Störung der rechtsventrikulären diastolischen Funktion möglichst niedrig dosierter Einsatz von Dobutamin oder Adrenalin, Erhalt eines ausreichenden systemischen Perfusionsdruckes zur Sicherung der rechtsventrikulären koronaren Perfusion), konsequente Therapie von Herzrhythmusstörungen und ggf. atriales oder sequenzielles Pacing.

Aufgrund des weitgehend kontinuierlichen Blutflusses des LVAD (Ausnahme bei HeartMate 3: wiederholte Devicespülung) ist die arterielle Blutdruckmessung zumindest in der frühen postoperativen Phase meist nur minimal pulsatil und zeigt einen nahezu konstanten Wert. Pulsatile Überlagerungen der so gemessenen Blutdrucklinie können durch zusätzliche Auswurfaktivitäten des linken Ventrikels (z. B. bei myokardialer Erholung) entstehen. Das Ausmaß der linksventrikulären Entlastung durch das LVAD sollte zur Verminderung thrombembolischer Komplikationen möglichst so gewählt werden, dass es z. B. bei jedem 4. Herzschlag zu einer Öffnung der Aortenklappe kommt.

Spätestens beim Auftreten von Oxygenierungsstörungen sind eventuell jetzt relevant gewordene (intrakardiale) Shunts auszuschließen.

Frage 641

Mit welchen häufigen Komplikationen haben Sie bei Patienten mit linksventrikulären Unterstützungssystemen zu rechnen?

Die frühe postoperativen Phase kann vor allem durch massive Blutverluste und Rechtsherzdysfunktion/-versagen geprägt sein. Im weiteren Verlauf treten häufig Driveline- und Deviceinfektionen, thromboembolische Komplikationen und im Zusammenhang mit der effektiven Antikoagulation (gastrointestinale, zerebrale und pharyngeale) Blutungen auf. Des Weiteren sind (rezidivierende) Perikardergüsse, Herzrhythmusstörungen und prognosebestimmend Rechtsherzdysfunktion/-versagen typische Komplikationen.

Frage 642

Sie sind für die perioperative Betreuung eines 60-jährigen Patienten (Belastungsdyspnoe NYHA III-IV [New York Heart Association]) mit hochgradiger Hauptstammstenose (90 %) und hochgradig eingeschränkter linksventrikulärer Funktion (EF [Ejektionsfraktion] 20 %) zur koronaren Revaskularisation zuständig. Es bestehen keine relevanten Vorerkrankungen. Welche wesentlichen Aspekte beachten Sie bei Ihrer Anästhesieplanung?

Bei Hauptstammstenosen ist die Koronarperfusion nahezu des kompletten linken Ventrikels (LV) betroffen. Entsprechend sind vor erfolgter Bypasschirurgie alle Situationen zu vermeiden, in denen entweder die Koronarperfusion weiter eingeschränkt oder der myokardiale Sauerstoffverbrauch gesteigert wird.

Im Rahmen der Anästhesieplanung formulieren Sie folgende Ziele:

Kritische Prüfung des klinischen Status des Patienten: Bei kardialer Dekompensation, akut bestehender Angina pectoris und klinisch erheblich beeinträchtigtem Allgemeinzustand Instrumentierung und Einleitung im OP-Saal mit angebrachten DefiPads und in Anwesenheit des kompletten OP-Teams inkl. Operateur. Gegebenenfalls auch Anlage der notwendigen Gefäßzugänge

vor Narkoseinduktion in Lokalanästhesie und unter Analgosedierung.

Bedarfsgerechte medikamentöse Prämedikation (Balance zwischen unerwünschten Folgen einer zu starken Sedierung wie Hypoxie und Hypotonie und mit Agitation einhergehender Tachykardie und arterieller Hypertension), optimierte Vorlast (Frank-Starling-Mechanismus), Vermeidung von arterieller Hypotonie, z. B. durch Start einer Noradrenalingabe vor Beginn der Narkoseinduktion unter Orientierung am diastolischen Druck (Koronarperfusion des LV während der Diastole), Vermeidung und ggf. Therapie einer arteriellen Hypertension (titriert, Medikamentenwirkung abwarten), Erhalt des Sinusrhythmus, umgehende und konsequente Therapie von tachykarden Herzrhythmusstörungen, bei symptomatischen Bradykardien eventuell Herzfrequenzmodulation, z. B. mittels Atropin oder Glykophyrrolat, kritische Indikationsstellung für die Gabe von β_1-Sympathomimetika vor erfolgter koronarer Revaskularisierung. Opioidbetonte umsichtige Narkoseinduktion, titrierte Gabe der Hypnotika, rasche Relaxation, z. B. mit hochdosiert Rocuronium zur Gewährleistung von möglichst rasch gegebenen optimalen Beatmungsbedingungen unter Vermeidung hoher intrathorakaler Drücke (Vorlast). Sicherstellung einer ausreichend tiefen Narkose zum Zeitpunkt der Intubation.

In der Phase zwischen Beendigung aller Manipulationen und Beginn des Eingriffs besteht in der Regel ein nur geringer Narkotikabedarf. Ähnliches gilt für die Phase der Mammariapräparation.

Des Weiteren besteht, unter Beachtung der institutionsspezifischen Protokolle, die Indikation zum Einsatz eines erweiterten hämodynamischen Monitorings (Pulmonaliskatheter, kalibrierte oder unkalibrierte Verfahren der Pulskonturanalyse). Intraoperativ sollten, spätestens zum Weaning der extrakorporalen Zirkulation (EKZ), PDE-Hemmer oder Kalziumsensitizer zum Einsatz kommen. In dieser Phase, also nach erfolgter koronarer Revaskularisierung, können β_1-Sympathomimetika wieder ohne Gefährdung der koronaren Oxygenierung zum Einsatz kommen. Beim Weaning von der EKZ steht neben der LV-Funktion die rechtsventrikuläre Funktion (RV) besonders im Fokus.

Unverändert kann in solchen Fällen der Einsatz der IABP (intraaortale Ballonpumpe) diskutiert werden (dann am sinnvollsten präoperativ). Bei postoperativem LCOS („Low cardiac Output Syndrome") mit erhaltener RV- und pulmonaler Funktion kann der Einsatz eines chirurgisch implantierten tMCS-Systems (Temporary Mechanical Circulatory Support) ausgesprochen hilfreich sein.

Frage 643

Sie sind für die perioperative Betreuung einer 54-jährigen Patientin mit hochgradiger Aortenklappenstenose bei Bikuspidie zum chirurgischen Aortenklappenersatz zuständig. Aktuell besteht eine Belastungsdyspnoe NYHA III (New York Heart Association). Eine koronare Herzerkrankung (KHK) wurde präoperativ ausgeschlossen, echokardiografisch wird eine erhaltene biventrikuläre Funktion beschrieben. Es bestehen mit Ausnahme einer medikamentös gut kontrollierten arteriellen Hypertonie keine bedeutsamen Vorerkrankungen.

Welche wesentlichen Aspekte beachten Sie bei Ihrer Anästhesieplanung?

Bei einer hochgradigen Aortenstenose bestehen ein fixiertes Herzzeitvolumen, meist eine linksventrikuläre Hypertrophie sowie ein hoher linksventrikulärer enddiastolischer Druck (LVEDP) mit möglicher endokardialer Ischämie bei ausgeprägter Hypotonie/Hypertonie trotz nicht vorhandener KHK.

Im Rahmen der Anästhesieplanung formulieren Sie folgende Ziele:

Bedarfsgerechte medikamentöse Prämedikation (Balance zwischen unerwünschten Folgen einer zu starken Sedierung wie Hypoxie und Hypotonie und mit Agitation einhergehender Tachykardie und arterieller Hypertension), optimierte Vorlast (Frank-Starling-Mechanismus, hoher LVEDP), Vermeidung von arterieller Hypotonie, z. B. durch Start einer Noradrenalingabe vor Beginn der Narkoseinduktion, Vermeidung und ggf. Therapie einer (ausgeprägten) arteriellen Hypertension (titriert, Medikamentenwirkung abwarten), Erhalt des Sinusrhythmus, umgehende und konsequente Therapie von tachykarden Herzrhythmusstörungen, bei symptomatischen Bradykardien eventuell Herzfrequenzmodulation, z. B. mittels Atropin oder Glykophyrrolat. Opioidbetonte umsichtige Narkoseinduktion, titrierte Gabe der Hypnotika, rasche Relaxation,

z. B. mit hochdosiert Rocuronium zur Gewährleistung von möglichst rasch gegebenen optimalen Beatmungsbedingungen unter Vermeidung hoher intrathorakaler Drücke (Vorlast).

Bei der Anlage des zentralen Venenkatheters sind Herzrhythmusstörungen möglichst zu vermeiden (Gefahr des Kammerflimmerns, eine etwaige kardiopulmonale Reanimation ist aufgrund der bestehenden Aortenstenose deutlich erschwert).

Das Weaning von der extrakorporalen Zirkulation (EKZ) gestaltet sich unter adäquater Vorlast meist problemlos. Häufig ist eine Nachlastregulation mittels niedrig dosiert Noradrenalin notwendig.

Wiederholt treten im Rahmen eines Heyde-Syndroms thrombozytär bedingte Gerinnungsstörungen auf. Bei entsprechendem Verdacht kann eine bereits vor der EKZ veranlasste Thrombozytenfunktionsdiagnostik hilfreich sein.

Frage 644

Sie sind für die perioperative Betreuung eines 43-jährigen Patienten mit hochgradiger exzentrischer Mitralinsuffizienz bei P2-Flail für eine Mitralklappenrekonstruktion über einen anterolateralen Zugang zuständig.

Der linke Ventrikel (LV) ist dilatiert. Aktuell besteht keine Belastungsdyspnoe. Eine KHK wurde präoperativ ausgeschlossen, echokardiografisch wird eine erhaltene biventrikuläre Funktion beschrieben (LV hyperdynam). Es bestehen mit Ausnahme eines medikamentös gut kontrollierten allergischen Asthmas bronchiale keine bedeutsamen Vorerkrankungen.

Welche wesentlichen Aspekte beachten Sie bei Ihrer Anästhesieplanung?

Bei einer hochgradigen Mitralinsuffizienz wird ein relevanter Teil des LV-Schlagvolumens in das linke Atrium ausgeworfen. Es kommt zu einer Volumenbelastung des LV durch „Pendelvolumen", zu einem verminderten Herzzeitvolumen und zum Rückstau in die pulmonale Strombahn. Gleichzeitig besteht ein erhöhter linksventrikulärer enddiastolischer Druck (LVEDP). Je höher die LV-Nachlast ist, umso größer ist das Regurgitationsvolumen. Des Weiteren nimmt das Regurgitationsvolumen bei Bradykardien zu.

Im Rahmen der Anästhesieplanung formulieren Sie folgende Ziele:

Bedarfsgerechte medikamentöse Prämedikation (Balance zwischen unerwünschten Folgen einer zu starken Sedierung wie Hypoxie und Hypotonie und mit Agitation einhergehender Tachykardie und arterieller Hypertension), optimierte Vorlast (Frank-Starling-Mechanismus, hoher LVEDP), Vermeidung und ggf. Therapie einer arteriellen Hypertension (titriert, Medikamentenwirkung abwarten), bei Therapie einer etwaigen arteriellen Hypotension Vermeidung einer Übertherapie mit Zunahme des Regurgitationsvolumens, Erhalt des Sinusrhythmus, bei Bradykardien Herzfrequenzmodulation, z. B. mittels Atropin, Glykophyrrolat und Ephedrin. Opioidbetonte umsichtige Narkoseinduktion, titrierte Gabe der Hypnotika, rasche Relaxation, z. B. mit hochdosiert Rocuronium zur Gewährleistung von möglichst rasch gegebenen optimalen Beatmungsbedingungen unter Vermeidung hoher intrathorakaler Drücke (Vorlast).

Bei anterolateralem Zugang sind externe Defi-Pads notwendig. Je nach institutionellem Vorgehen erfolgt die Kanülierung für die extrakorporale Zirkulation von femoral (Pulsoxymetrie rechts und Nahinfrarotspektroskopie zur Detektion eines Harlekin-Syndroms), und es sind eine Ein-Lungen-Ventilation sowie die Anlage eines transvenösen Pacers von jugulär erforderlich.

Das Weaning von der extrakorporalen Zirkulation (EKZ) gestaltet sich unter adäquater Vorlast meist problemlos.

Gelegentlich demaskiert sich nach Mitralklappenrekonstruktion ein zuvor als mit erhaltener Funktion beschriebener LV als doch erheblich eingeschränkt. Sowohl in der prä- als auch in der postoperativen transösophagealen Echokardiografie ist auf diese Fragestellung besonderes Augenmerk zu richten.

Neben den Folgen für den LV mit LV-Dilatation und damit einhergehender Verminderung der systolische LV-Funktion kann es bei Mitralinsuffizienzen durch den Rückstau und pulmonale Hypertonie auch zu einer relevanten rechtsventrikulären (RV) Beteiligung kommen: RV-Dilatation, eingeschränkte systolische RV-Funktion und sekundäre Trikuspidalinsuffizienz.

Frage 645

Sie betreuen eine 57-jährige Patientin, die Sie vor einer Stunde nach problemloser aortokoronarer Bypassoperation auf die Intensivstation aufgenommen haben.

Bei Aufnahme war die Patientin intubiert, kontrolliert beatmet, im normfrequenten Sinusrhythmus unter niedrig dosiert Noradrenalin hämodynamisch stabil und tief sediert. Es bestanden keine Hinweise für eine Nachblutung. Aktuell befindet sich die Patientin im Weaning von der Beatmung.

Sie werden von der zuständigen Pflegekraft aufgrund eines tachykard übergeleiteten Vorhofflimmerns mit der Notwendigkeit der Verfünffachung der Noradrenalindosis (aktuell 0,3 µg/kgKG/min) ans Bett gerufen.

Beschreiben Sie Ihr weiteres Vorgehen!

Die Patientin ist bei postoperativ aufgetretenem tachykard übergeleitetem Vorhofflimmern hämodynamisch instabil. Daher besteht die Indikation für eine umgehende elektrische Kardioversion (eKV).

Gleichzeitig sollten weitere mögliche Ursachen für ein postoperatives Vorhofflimmern ausgeschlossen werden: Hypovolämie, Hypokaliämie, Nachblutung, Myokardischämie, Hypothermie, Agitation und Schmerz.

Daher führen Sie neben der eKV eine körperliche Untersuchung inkl. der Drainagen, eine Blutgasanalyse, eine orientierende Echokardiografie (Perikarderguss/-tamponade, neue regionale Wandbewegungsstörungen?) und eine entsprechende Labordiagnostik durch.

Frage 646

Vor zwei Stunden haben Sie einen 72-jährigen, zuvor sportlichen Patienten nach einer notfallmäßigen aortokoronaren Bypassoperation und biologischem Aortenklappenersatz bei NSTEMI (Nicht-ST-Hebungsinfarkt) und kardialer Dekompensation im Rahmen einer 3-Gefäß-KHK und hochgradiger Aortenklappenstenose auf Ihre Intensivstation aufgenommen. Bereits präoperativ bestanden eine hochgradig eingeschränkte linksventrikuläre (LV) Funktion, eine leichtgradig eingeschränkte rechtsventrikuläre (RV) Funktion sowie eine hochgradige Oxygenierungsstörung.

Das Weaning von der extrakorporalen Zirkulation (EKZ) gelang nach längerer Reperfusion unter sequenziellem Pacing, hochdosiertem Phosphodiesterasehemmer, Iloprostinhalation. moderat dosiertem Dobutamin und Noradrenalin sowie moderater Volumengabe. Unter diesem Therapieregime gelang der Thoraxverschluss. Mittels eines nach EKZ eingeschwemmten Pulmonaliskatheters wurde ein Herzindex (HI) von 2,4, auch nach Thoraxverschluss, bestimmt.

Angesichts einer deutlichen Verschlechterung des Patienten (HI 1,5 und gemischtvenöse Sättigung 40 %, Verschlechterung der RV- und LV-Funktion auch unter eskalierter medikamentöser Therapie, hochdosiert Noradrenalin notwendig sowie fortbestehender Oxygenierungsstörung) wird eine von femoral kanülierte vaECMO (venoarterielle extrakorporale Membranoxygenierung) etabliert.

Worauf legen Sie hinsichtlich der vaECMO-Therapie Ihren Fokus?

Ziel der vaECMO-Therapie ist eine Überbrückung bis zur myokardialen Erholung und Vermeidung möglicher Komplikationen/unerwünschter Therapiewirkungen:

Insbesondere in der unmittelbar postoperativen Phase, wie in diesem Fall, stehen Gerinnungsstörungen und Blutungen im Fokus. Im weiteren Verlauf rückt die effektive Antikoagulation in den Vordergrund.

Hinsichtlich der LV-Entlastung ist eine femoral kanülierte vaECMO mit ihrem retrograden aortalen Fluss und entsprechender Steigerung der LV-Nachlast grundsätzlich kontraproduktiv. Entweder gelingt es, den LV durch niedrig dosierte inotrope Therapie und Lagerung ausreichend zu entlasten, oder es bedarf einer weiterführenden Therapie (interatriale Septostomie, Impella, IABP (intraaortale Ballonpumpe) oder andere invasive Verfahren der LV-Entlastung). In jedem Fall bedarf es eines entsprechenden Monitorings auf LV-Distension (ausreichende Pulsdruckamplitude, wiederholte Echokardiografien).

Bezüglich eines möglichen Harlekin-Syndroms (differenzielle Hypoxie) unter femoral kanülierter vaECMO bedarf es eines engmaschigen Monitorings (Blutgasanalysen aus der rechten oberen Extremität, Pulsoxymetrie an der rechten oberen Extremität, Nahinfrarotspektroskopie) und ggf. eine Optimierung der LV-Entlastung und der Oxygenierung über die Beatmung.

Darüber hinaus ist eine regelmäßige (Re-)Evaluation der Kanülenlage sinnvoll. Eventuell ist auch die Anlage einer distalen Beinperfusionskanüle notwendig.

Mögliche reversible Ursachen für eine solche Verschlechterung wie Perikardtamponade, tamponierender Pleuraerguss, Pneumothorax, thorakales Kompartmentsyndrom oder Bypassverschluss sollten, sofern zeitlich noch möglich, vor Etablierung der vaECMO und spätestens im direkten Anschluss daran ausgeschlossen werden.

Frage 647

Sie sind für die perioperative Betreuung einer 67-jährigen Patientin mit hochgradiger exzentrische Aorteninsuffizienz zuständig, die vorgesehen ist für einen biologischen Aortenklappenersatz über eine Sternotomie.

Der linke Ventrikel (LV) ist hochgradig dilatiert. Aktuell besteht keine Belastungsdyspnoe, die Diagnose wurde allerdings erst nach einer kardialen Dekompensation vor 2 Monaten gesichert. Eine koronare Herzerkrankung wurde präoperativ ausgeschlossen, echokardiografisch wird eine erhaltene biventrikuläre Funktion beschrieben. Es bestehen keine bedeutsamen Vorerkrankungen.

Welche wesentlichen Aspekte beachten Sie bei Ihrer Anästhesieplanung?

Bei einer hochgradigen Aorteninsuffizienz kommt es zum Rückfluss eines erheblichen Teils des in die Aorta ausgeworfenen LV-Schlagvolumens in den LV. Dies führt zu einer Volumenbelastung des LV durch „Pendelvolumen", zu einem verminderten Herzzeitvolumen und zu einer Erhöhung des linksventrikulären enddiastolischen Druckes (LVEDP). Je höher die LV-Nachlast ist, umso größer ist das Regurgitationsvolumen. Des Weiteren nimmt das Regurgitationsvolumen bei Bradykardien zu.

Im Rahmen der Anästhesieplanung formulieren Sie folgende Ziele:

Bedarfsgerechte medikamentöse Prämedikation (Balance zwischen unerwünschten Folgen einer zu starken Sedierung wie Hypoxie und Hypotonie und mit Agitation einhergehender Tachykardie und arterieller Hypertension), optimierte Vorlast (Frank-Starling-Mechanismus, hoher LVEDP), Vermeidung und ggf. Therapie einer arteriellen Hypertension (titriert, Medikamentenwirkung abwarten), bei Therapie einer etwaigen arteriellen Hypotension Vermeidung einer Übertherapie mit Zunahme des Regurgitationsvolumens, Erhalt des Sinusrhythmus, bei Bradykardien Herzfrequenzmodulation, z. B. mittels Atropin, Glykophyrrolat und Ephedrin. Opioidbetonte umsichtige Narkoseinduktion, titrierte Gabe der Hypnotika, rasche Relaxation, z. B. mit hochdosiert Rocuronium zur Gewährleistung von möglichst rasch gegebenen optimalen Beatmungsbedingungen unter Vermeidung hoher intrathorakaler Drücke (Vorlast).

Das Weaning von der extrakorporalen Zirkulation (EKZ) kann sich unter adäquater Vorlast häufig problemlos gestalten. Regelmäßig ist aber eine inotrope Unterstützung der systolischen LV-Funktion notwendig.

Für den Aortenklappenersatz sind verschiedene Varianten des minimalinvasiven Zugangswegs beschrieben. Grundsätzlich ist dabei das Aufbringen von DefiPads notwendig. Darüber hinaus können Ein-Lungen-Ventilation sowie die Anlage eines transvenösen Pacers von jugulär erforderlich sein.

Frage 648

Sie betreuen eine 72-jährige Patientin, die sich gerade einer Mitralklappenrekonstruktion über einen anterolateralen Zugang unterzieht. In der präoperativen transösophagealen Untersuchung haben sich sich ein erheblich dilatierter linker Ventrikel (LV) mit leichtgradig eingeschränkter systolischer Funktion (LV-Ejektionsfraktion [LVEF] 0,5), eine erhaltene rechtsventrikuläre Funktion sowie keine weiteren Vitien gezeigt. Der bisherige Narkose- und Operationsverlauf waren unauffällig.

Nach Öffnen der Aortenklemme zeigt sich ein gutes Rekonstruktionsergebnis hinsichtlich der Mitralklappe (keine residuelle Insuffizienz, keine Mitralstenose, kein SAM). Allerdings stellt sich der LV jetzt mit erheblich eingeschränkter systolischer Funktion dar (LVEF 0,25). Es zeigt sich eine diffuse Hypokinesie ohne Regionalität. Der Befund besteht auch nach längerer Reperfusion fort.

Schildern Sie Ihr weiteres Vorgehen!

In diesem Fall zeigt sich nach suffizienter Mitralklappenrekonstruktion ein Linksherzversagen. Der linke Ventrikel kann die jetzt notwendige Leistung zur Überwindung der höheren Nachlast nicht aufbringen.

Zur Behandlung des Linksherzversagens kommt ein Bündel an Maßnahmen zum Einsatz: Vorlastoptimierung (Frank-Starling-Mechanismus), Inotropika (PDE-Hemmer oder Kalziumsensitizer plus Dobutamin oder Adrenalin), Nachlastregulation mittels Noradrenalin/Vasopressin, ggf. arterielle Vasodilatation (ausreichende Koronarperfusion versus zu starke LV-Nachlasterhöhung), Herzrhythmuskontrolle: Erhalt des Sinusrhythmus, ggf. atriales oder sequenzielles Pacing (HZV = SV × HF), ggf. Therapie tachykarder Herzrhythmusstörungen.

Die Indikation zur rechtsventrikulären Nachlastsenkung, z. B. mittels Iloprostinhalation, sollte in dieser Situation angesichts der häufigen rechtsventrikulären Beteiligung liberal gestellt werden.

Im weiteren Verlauf sollte ein erweitertes hämodynamisches Monitoring, beispielsweise mit einem Pulmonaliskatheter, etabliert werden.

Weitere Optionen bei fortbestehendem postoperativen LCOS („Low cardiac Output Syndrome") sind der der Einsatz eines chirurgisch implantierten tMCS-Systems („Temporary mechanical cirulatory Support") (erhaltene RV- und pulmonale Funktion) oder einer vaECMO.

Frage 649

Sie betreuen einen Patienten, bei dem ein herzchirurgischer Eingriff geplant ist. Seiner Anamnese entnehmen Sie, dass er sich vor wenigen Jahren im Rahmen einer onkologischen Behandlung einer thorakalen Bestrahlung unterziehen musste. Was bedeutet das für Ihre Anästhesieplanung?

Im Zusammenhang mit thorakalen Bestrahlungen kann es zu ausgeprägten Verwachsungen im OP-Gebiet kommen. In diesem Zusammenhang kann sowohl eine zentrale Kanülierung für die extrakorporale Zirkulation (EKZ) als auch eine interne Defibrillation über längere Zeit unmöglich sein. Darüber hinaus besteht die Gefahr von massiven Blutungen.

Daher sollte die Anästhesieplanung um externe DefiPads ergänzt werden und geprüft werden, ob ausreichend gut laufende venöse Zugänge vorhanden sind. Gegebenenfalls sollte die Indikation für die Anlage einer venösen Schleuse oder eines Shaldon-Katheters liberal gestellt werden.

Von operativer Seite kann primär oder im Bedarfsfall sekundär peripher für die EKZ kanüliert werden.

Frage 650

Ein Patient stellt sich in Ihrer Klinik für einen elektiven Aorta-ascendens- und Hemibogenersatz in tiefem Kreislaufstillstand vor. Seiner Anamnese entnehmen Sie eine heparininduzierte Thrombozytopenie Typ 2 (HIT 2). Welche Überlegungen und Abklärungen veranlassen Sie vor diesem Eingriff?

In diesem Fall ist eine Applikation aller Heparine (unfraktioniertes Heparin, niedermolekulare Heparine) zunächst absolut kontraindiziert. Für den geplanten operativen Eingriff unter Einsatz der Herz-Lungen-Maschine ist allerdings eine effektive und möglichst steuerbare Antikoagulation erforderlich. Entsprechend sind weitere Abklärungen und eine interdisziplinäre Absprache erforderlich.

Grundsätzlich sind das Szenario einer anamnestischen HIT 2 ohne nachweisbare Antikörper, das Szenario einer HIT 2 mit nachweisbaren Antikörpern ohne thromboembolische Ereignisse und das Szenario einer HIT 2 mit Thromboembolien voneinander abzugrenzen.

In allen dieser Szenarien muss prä- und postoperativ eine Heparinapplikation in jedem Fall vermieden werden. Die alternative Antikoagulation erfolgt mit direkten Thrombininhibitoren (Bivalirudin, Argatroban) und Faktor-Xa-Aktivitätshemmern (Danaparoid, Fondaparinux).

Im Fall einer anamnestischen HIT 2 ohne Antikörper kann intraoperativ eine Gabe von unfraktioniertem Heparin und die Reversion mittels Protamin erfolgen. (Unmittelbar) postoperativ ist dann die Antikoagulation mittels direkter Thrombininhibitoren indiziert.

In den Szenarien mit positiven HIT-Antikörpern sind verschiedene Vorgehensweisen beschrieben (Einsatz der Herz-Lungen-Maschine unter alternativer Antikoagulation oder Einsatz von Heparin und Protamin unter effektiver und steuerbarer Thrombozytenaggregationshemmung, gegebenenfalls in Kombination mit Maßnahmen zur Antikörperelimination).

Frage 651

Sie entscheiden sich bei einem Patienten nach dringlicher aortokoronarer Bypasschirurgie mit eingeschränkter biventrikulärer Funktion und unter hochdosierter differenzierter inotroper (Dobutamin, Enoximon) und vasoaktiver (Noradrenalin, Argipressin, Iloprost inhalativ) Medikation zum Einschwemmen eines Pumonaliskatheters (PAK) für das erweiterte hämodynamische Management.

Beschreiben Sie Ihr weiteres Vorgehen.

Grundsätzlich sollte in dieser Situation vor Einschwemmen eines PAK eine stabile hämodynamische Situation (keine Notwendigkeit rasch aufeinander folgender hämodynamischer Interventionen, ausreichender [koronarer] Perfusionsdruck) herrschen. Gleichzeitig wird die Möglichkeit zur unmittelbaren Terminierung eventuell entstehender Herzrhythmusstörungen geschaffen.

Zunächst wird nach institutionellem Standard eine ausreichend dimensionierte venöse Schleuse in eine Vena jugularis / Vena subclavia eingebracht. Die darauf folgende Vorbereitung des PAK beinhaltet eine Funktionsprüfung seines Ballons nach Passage durch die sterile Hülle.

Über die venöse Schleuse wird der PAK nach kompletter Entlüftung und vorzugsweise unter kontinuierlichem Spülen bis knapp über das distale Ende der Schleuse eingebracht. Jetzt wird die sterile Hülle an der venösen Schleuse verriegelt. Nach Kontrolle der korrekten Funktion der Druckaufnahme wird der Ballon aufgeblasen.

Beim Einschwemmen des PAK werden zunächst eine zentralvenöse und rechtsatriale Kurve (weitgehend identisch), eine rechtsventrikuläre Kurve (hoher systolischer Druck, diastolischer Druck annähernd gleich mit dem rechtsatrialen Druck), eine pulmonalarterielle Kurve (weiterhin hoher systolischer Druck und sprunghaft angestiegener diastolischer Druck) und schließlich die Wedge-Kurve (pulmonalarterieller Verschlussdruck) sichtbar.

Ein unkontrolliert weites Vorschieben des PAK sollte vermieden werden (Schleifen- und Knotenbildung). Des Weiteren sollte eine Wedgeposition nicht erzwungen werden (Minimierung des Risikos einer pulmonalarteriellen Verletzung).

Während des Vorschiebens des PAK ist besonders auf das Auslösen von Herzrhythmusstörungen zu achten, die gegebenenfalls umgehend zu terminieren sind. In aller Regel sind Herzrhythmusstörungen nach Beendigung der Kathetermanipulation und spätestens nach energischem Zurückziehen nicht mehr vorhanden.

Beim Zurückziehen des PAK ist stets der Ballon zu entblocken.

Die Anlage eines PAK kann bereits primär mittels Unterstützung durch die transösophageale Echokardiografie (TEE) erfolgen. Spätestens bei Positionierungsproblemen sollte auf die TEE zurückgegriffen werden.

3.6 Ambulante Anästhesie

Filipe Abreu da Cunha

Frage 652

Warum haben ambulante Eingriffe eine zunehmende Bedeutung?

Hauptgrund ist die Kostenersparnis. Da der Patient nur für eine kurze Vorbereitungszeit, den Eingriff und eine Nachbetreuungsphase in der Klinik/dem ambulanten Zentrum verbleibt, fallen im Gegensatz zur stationären Versorgung geringere Personal- und „Hotelkosten“ an.

Die meisten Patienten schätzen die frühe Entlassung nach Hause und würden sich wieder ambulant operieren lassen (97 %). Krankenhausinfektionen (besonders bei immunsupprimierten Patienten und Kindern) sollen seltener sein; weniger emotionaler Stress durch Wegfall der Trennungssituation und weniger thromboembolische Komplikationen durch frühe Mobilisierung in häuslicher Umgebung werden als weitere Vorteile angesehen.

Frage 653

Welche allgemeinen Voraussetzungen und Grenzen gibt es?

Ambulante Anästhesien erfordern eine große differenzierte Verantwortlichkeit für alle Beteiligten, das Risiko darf nicht höher sein als bei stationärer Behandlung. Das Risiko ist nur nach dem Einzelfall zu beurteilen und abhängig von der gesundheitlichen und sozialen Situation des Patienten, von der Qualifikation des Operateurs

und des Anästhesisten und der Qualität des Krankenhauses oder der Praxis. Die Grenzen liegen also in der Sicherheit des Patienten und in einer Nutzen-Risiko-Abwägung.

Der Patient kann durch Auswirkung des Betäubungsverfahrens oder des Eingriffs auf die vitalen Funktionen noch für einige Zeit vital gefährdet sein. Untersuchungen haben ergeben, dass ein großer Teil der innerhalb der ersten 24 h nach einer Operation auftretenden Todesfälle auf einer unzulänglichen postoperativen Überwachung beruht und vermeidbar gewesen wäre.

Frage 654

Welche patientenbezogenen Voraussetzungen sind zu beachten?

Die Mitverantwortlichkeit ist höher, die Sicherheit einer Krankenhausüberwachung entfällt sowohl prä- (Nahrungskarenz) als auch postoperativ (Nachblutung, Kreislaufdepression, Schmerz etc.). Die Patienten sollten bevorzugt den ASA-Risikogruppen I und II angehören und frei von akuten Erkrankungen sein; es werden aber zunehmend auch ASA-III-Patienten ambulant operiert. Sie sollten in der Nähe wohnen, eine Betreuungsperson haben und keiner extremen Altersgruppe angehören.

Insbesondere Kinder, die vor der 37. SSW geboren und jünger als 50 Wochen postkonzeptionell sind, sollten wegen der Apnoegefahr stationär überwacht werden. Außerdem müssen die Patienten den mit Nichtopioidanalgetika und niedrigpotenten Opioiden behandelten postoperativen Schmerz tolerieren und alle medizinischen Anweisungen befolgen.

Frage 655

Welche medizinisch-organisatorischen Voraussetzungen müssen erfüllt sein?

Der anästhesiologische Arbeitsplatz darf sich nicht von dem in der Klinik unterscheiden, ein Facharzt für Anästhesiologie muss immer präsent sein.

Der Eingriff sollte nicht zu groß sein und nicht mit zu viel Blutverlust einhergehen, da sonst die postoperative Erholungszeit nicht mehr reicht, um den Patienten nach Hause zu schicken. Die Möglichkeit zur (ungeplanten) stationären Aufnahme muss immer gegeben und eine Transportmöglichkeit gewährleistet sein. Die Begleitperson soll schriftliche Anweisungen erhalten, insbesondere die Telefonnummer des Anästhesisten. Eine Zwischenfallbehandlung muss immer möglich sein.

Frage 656

Welche Operationen können ambulant durchgeführt werden?

Geeignet sind Operationen, bei denen die postoperative Pflege zu Hause gewährleistet ist und die mit wenigen Komplikationen behaftet sind.

Die Liste wird immer länger und beinhaltet z. B. Cholezystektomien, Mammaoperationen, Prostataresektionen, Schilddrüsenoperationen, Herniotomien und Arthroskopien.

Frage 657

Welche präoperativen Befunde sollten erhoben werden?

Die erforderlichen Befunde unterscheiden sich prinzipiell nicht von denen der stationären Behandlung. Es sollten aber vermehrt Befunde vom Hausarzt oder anderen behandelnden Ärzten einbezogen werden. Bei klinisch unauffälligen Patienten < 60 Jahre ohne Anamnese sind apparative Befunde nicht erforderlich. Bei Eingriffen mit geringem Blutungsrisiko ohne Hinweise auf eine angeborene oder erworbene Gerinnungsstörung kann auf die Gerinnungsdiagnostik verzichtet werden.

Bei organischen Erkrankungen wie Diabetes mellitus, Niereninsuffizienz, Leberzirrhose etc. sind selbstverständlich die spezifischen Parameter zu erheben. Bei einem Blutungsrisiko von > 1:1000 ist nach den Richtlinien der Bundesärztekammer präoperativ die Blutgruppe zu bestimmen und ein Antikörpersuchtest durchzuführen.

Frage 658

Warum ist das Prämedikationsgespräch so wichtig?

Ein Prämedikationsgespräch kann die Angst stärker reduzieren als jedes Medikament. Außerdem ist zur Patientenselektion und -information sowie zur angemessenen Patientenaufklärung ein Gespräch mit einem Anästhesisten unabdingbar, damit eine rechtsgültige Einwilligung erteilt werden kann.

Die Medikamentenanamnese ergibt wichtige Hinweise auf chronische Erkrankungen, die körperliche Untersuchung soll Intubationshindernisse, Organschäden und sonstige komplikationsträchtige Besonderheiten erkennen. Allergien, genetische Erkrankungen und Zwischenfälle bei früheren Narkosen können nur so erkannt werden, um eine größtmögliche Sicherheit zu erzielen.

Frage 659

Welche Anästhesieverfahren sind für ambulante Eingriffe geeignet?

Prinzipiell ist jedes Verfahren geeignet, bevorzugt werden aber solche mit kurzer „Anschlagszeit" und zügiger Wiedererlangung der Vigilanz. Regionalanästhesien und rückenmarknahe Leitungsanästhesien sind zeitaufwendig, daher werden für kurze Eingriffe Allgemeinanästhesien bevorzugt.

In den USA werden aber durchaus Peridural- und Spinalanästhesien ambulant durchgeführt; in Deutschland ist man wegen der forensischen Implikationen bezüglich des (sehr geringen) Risikos neurologischer Spätschäden zurückhaltend. Nahezu ideal für ambulante Eingriffe an der Hand und am Unterarm bis zum Ellenbogen ist die axilläre Plexusanästhesie (kurze Anschlagzeit, gute postoperative Analgesie, kaum systemische Pharmaka). Cave: keine lang wirkenden Lokalanästhetika.

Frage 660

Würden Sie einem ambulanten Patienten eine medikamentöse Prämedikation verordnen und wenn ja, welche?

Eine routinemäßige Prämedikation sollte gerade bei ambulanten Patienten nicht erfolgen. Kinder bilden hier die Ausnahme. Wenn jedoch eine Prämedikation erforderlich ist, sollte ein kurz wirksames Benzodiazepin (z. B. Midazolam) verabreicht werden.

Dieses Thema wird jedoch weiterhin kontrovers diskutiert. Durch eine gute Patienteninformation, Aufbau von Vertrauen und Schaffen einer angenehmen Atmosphäre lässt sich bei den meisten Patienten ein angstfreier, entspannter und kooperativer Zustand erreichen.

Frage 661

Warum bevorzugen Sie Propofol zur Narkoseeinleitung?

Das 2,6-Diisopropylphenol Propofol (1–2 mg/kgKG) bewirkt innerhalb von 20–50 s einen Bewusstseinsverlust. Aufgrund der hohen Lipophilie stellt sich das Blut-Hirn-Gleichgewicht in 3 min ein. Die Wirkungsdauer beträgt infolge rascher Metabolisierung und Umverteilung nur 4 min, die kontextsensitive HWZ beträgt 20–40 min, die terminale HWZ 2 h. Änderungen der Leber- und Nierenfunktion wirken sich nicht aus (extrahepatischer Stoffwechsel!).

Die Reflexdämpfung im Pharynx ist deutlich stärker als bei Thiopental, was bei Anwendung der Larynxmaske entscheidend ist.

Frage 662

Warum ist Sufentanil ein günstiges Opioid?

Sufentanil wirkt 5- bis 10-mal stärker analgetisch als Fentanyl, zusätzlich ist es ausgeprägt hypnosedativ.

Durch das geringere Verteilungsvolumen liegen mehr Anteile im zentralen Kompartiment, die sich der Biotransformation nicht entziehen können (β-HWZ: 164 min), eine überhängende Atemdepression ist stark vermindert. Aufgrund der Lipophilie ist die Anschlagzeit kurz (2–4 min).

Frage 663

Ist Remifentanil eine Alternative?

Unter Umständen! Remifentanil ist ein esterasemetabolisiertes Opioid, das nicht in der Leber, sondern durch Blut- und Gewebeesterasen in pharmakologisch unwirksame Metabolite zerlegt wird. Der Patient erholt sich innerhalb von 3–5 min, da am μ-Rezeptor keine ausreichende Konzentration mehr vorliegt. Die Applikation erfolgt über Perfusor: 0,5 μg/kgKG/min zur Einleitung, dann 0,25 μg/kgKG/min zur Aufrechterhaltung.

Nachteilig ist: Schneller Wirkverlust kann unmittelbar nach der Ausleitung mit Schmerzverstärkung einhergehen daher am besten schon kurz vor der Narkoseausleitung die postoperative Analgesie initiieren (Nichtopioid- und/oder Opioidanalgetika)! Die hypnotische Komponente der Anästhesie wird durch Propofol oder Sevofluran erreicht.

Frage 664

Welche Muskelrelaxanzien (MR) empfehlen sich für die ambulante Anästhesie?

Mivacurium und Rocuronium.

Mivacurium (0,15 mg/kg) wird im Plasma nahezu vollständig durch Plasmacholinesterase hydrolysiert. Die Anschlagzeit beträgt 1,5–2 min nach Priming, die Wirkdauer ist etwa 12 – 18 min und somit länger als die von Succinylcholin (6–10 min). Rocuronium (0,6 mg/kgKG) ist ein steroidales MR, es zeigt fast keine Vagolyse und wird unverändert biliär und renal ausgeschieden. Die Anschlagzeit liegt bei 90 s, die Wirkdauer bei 30–40 min. Im Bedarfsfall kann Rocuronium antagonisiert werden.

Frage 665

Für die Aufrechterhaltung der Narkose können Inhalationsanästhetika verwendet werden. Welche?

Desfluran und Sevofluran.

Beide Inhalationsanästhetika haben einen Blut-Gas-Verteilungskoeffizient nahe dem von N_2O und fluten entsprechend schnell an und ab.

Frage 666

Ist eine Intubation, eine Larynxmaske oder eine konventionelle Beatmungsmaske bei Allgemeinanästhesien zu empfehlen?

Diese Frage ist nicht einfach zu beantworten! Primär sind die Erfahrung des Anästhesisten und die Länge des Eingriffs entscheidend, des Weiteren sind eine eventuelle mangelnde Nüchternheit und natürlich auch der „Patientenkomfort" zu bedenken. Nach einer Intubation wird am häufigsten über Halsschmerzen und Heiserkeit geklagt, dafür ist aber der höchste Aspirationsschutz gegeben. Ein Vorteil der Larynxmaske ist das Einsparen von Muskelrelaxanzien. Die Beatmung mit einer konventionellen Beatmungsmaske ist am wenigsten invasiv, bindet aber den Anästhesisten und ist daher nur für Eingriffe von weniger als 20 min empfehlenswert.

Frage 667

Erläutern Sie das postoperative Management der ambulanten Operation.

Das Management der postoperativen Phase beginnt mit der Patientenselektion und der intraoperativen Narkoseführung. Hauptprobleme beziehen sich auf nachwirkende Medikamente, auf postoperativen Schmerz, Übelkeit und Erbrechen. Oberstes Kriterium ist die Sicherheit des Patienten, eine mindestens 24-stündige Betreuung durch eine zuverlässige Person muss sichergestellt werden.

Schriftliche Anweisungen für das Vorgehen bei besonderen Ereignissen sollten genauso mitgegeben werden wie eine Auflistung der wichtigsten Beschwerden: Kopfschmerzen, Schwindel, Übelkeit, Muskelkater und Kreislauflabilität.

Frage 668

Würden Sie Medikamente antagonisieren, um Patienten schneller zu entlassen?

Nein! Der Benzodiazepin-Rezeptorantagonist Flumazenil beseitigt die psychomotorische Beeinträchtigung und den subjektiven Sedierungsgrad nur unvollständig, auch die Amnesie wird

nicht aufgehoben. Das Medikament sollte nur Ausnahmefällen vorbehalten sein, zumal die Kinetik deutlich kürzer als die der gängigen Agonisten ist. Opioide und Relaxanzien müssen gelegentlich antagonisiert werden, was aber ebenfalls eine Entlassung nicht beschleunigt.

Frage 669

? Welches sind die häufigsten Ursachen für eine verzögerte Entlassung oder unvorhergesehene stationäre Aufnahme?

! **PONV (postoperative Übelkeit und Erbrechen) und unzureichende Schmerzkontrolle sind neben chirurgischen Komplikationen die Hauptursachen.**

Frage 670

? Wie gestalten Sie die postoperative Schmerztherapie nach ambulanten Eingriffen?

! **Die Schmerztherapie sollte bereits intraoperativ durch Nichtopioid-/Opioidanalgetika und regionale Blockaden begonnen werden (Peniswurzelblock, Kaudalanästhesie etc.). Postoperativ werden Opioide (z. B. Morphin, Piritramid) titriert und mit Nichtopioidanalgetika kombiniert (NSAR, Metamizol, Paracetamol).**

i *Da die postoperative Flüssigkeitszufuhr sehr früh erfolgt, können die Analgetika auch oral gegeben werden.*

Frage 671

? Welche Kriterien benutzen Sie, um eine gefahrlose Entlassung sicherzustellen?

! **Es existiert eine Vielzahl von wissenschaftlich nicht abgesicherten Kriterien, die von den jeweiligen Ambulatorien verwendet werden. Es wurden verschiedene Scores entwickelt, die aber keine höheren mentalen Leistungen erfassen, sie beschränken sich auf Vitalparameter (Atmung, Kreislauf, Schutzreflexe), Normothermie, Orientierung zu Person und Zeit, Fähigkeit zum Stehen und Laufen, Ausmaß von Übelkeit und Erbrechen, ausreichende Diurese und zufriedenstellende Schmerzkontrolle.**

i *Eine Begleitung für den Heimweg und die nächsten 24 h muss gewährleistet sein, schriftliche Anweisungen in der Muttersprache müssen mitgegeben werden.*

Frage 672

? Welche Zusatzkriterien für eine Entlassung gibt es?

! **Die Fähigkeit zur oralen Flüssigkeitsaufnahme und zum Wasserlassen. Insbesondere nach rückenmarknaher Anästhesie müssen Miktion, Nichtvorhandensein von Hypotonie und Kollapsneigung sowie eine rückläufige Blockade sichergestellt sein.**

i *Nach einer Spinalanästhesie lässt man den Patienten mit der Ferse des einen Fußes am anderen Bein von der Großzehe bis zum Knie auf und ab fahren; außerdem muss der Patient sicher stehen und laufen können: Er soll in Begleitung zur Toilette gehen und eine Miktion einwandfrei durchführen können.*

Frage 673

? Welche Verhaltensmaßregeln sollten ebenfalls mitgegeben werden?

! **24 h nicht Auto fahren, keine komplizierten Maschinen bedienen, keinen Alkohol oder andere Drogen konsumieren und keine Verträge unterschreiben.**

i *Bei unerwarteten Störungen des Wohlbefindens soll mit dem verantwortlichen Arzt Kontakt aufgenommen werden; ist dieser nicht erreichbar, muss ggf. der Notfalldienst hinzugezogen werden.*

Frage 674

? Wie ist die Zukunft der ambulanten Anästhesie einzuschätzen?

! **Die Anästhesie für ambulante Eingriffe unterliegt einer rasanten Entwicklung. Patienten (z. B. ASA III und ASA IV), die früher nur stationär behandelt worden wären, werden heute ambulant operiert. Auch werden größere Operationen, die früher nur stationär im Krankenhaus durchgeführt wurden, frühmorgens ambulant durchgeführt**

(Hemikolektomie, Cholezystektomie, vaginale Hysterektomie, Arthrotomie, Strumektomie, Tonsillektomie, Mastektomie etc.).

Die Liste der ambulanten Operationen erweitert sich ständig und immer mehr Vorerkrankungen führen nicht zwangsläufig zur stationären Aufnahme.

Frage 675

Ist die Regionalanästhesie eine Alternative zur Allgemeinanästhesie bei ambulanten Narkosen?

Ja, die Regionalanästhesie findet auch bei ambulanten Narkosen Anwendung. Sie kann als alleinige Narkoseform eingesetzt werden oder in Verbindung mit einer Sedierung für die Operation.

Denkbar ist aber auch eine Kombination aus Allgemein- und Regionalanästhesie. Wichtig ist jedoch auch hier der frühzeitige Beginn einer adäquaten Schmerztherapie, um Schmerzspitzen nach Abklingen der sensiblen Blockade zu minimieren und die Patientenzufriedenheit zu erhöhen.

Frage 676

Nennen Sie einige der Vorteile der Regionalanästhesie gegenüber der alleinigen Allgemeinanästhesie bei ambulanten Eingriffen!

Einige der Vorteile sind die Möglichkeit der Durchführung von komplexeren operativen Eingriffen, die Versorgung eines größeren Patientenkollektivs, verkürzte Aufenthaltszeiten, frühere Nahrungsmittelaufnahme, geringere Inzidenz von PONV, geringere kardiopulmonale Beeinträchtigung, eine gute postoperative Analgesie und eine hohe Patientenzufriedenheit.

Durch die Verwendung regionalanästhesiologischer Verfahren ist es möglich, immer mehr ältere und multimorbidere Patienten sicher ambulant zu versorgen. Die Einbindung von Angehörigen in den operativen Ablauf führt zu weniger Orientierungsverlust der Patienten und kann postoperativen kognitiven Defiziten oder Delir vorbeugen.

Frage 677

Welche Lokalanästhetika würden Sie für die ambulante Regionalanästhesie wählen?

Für die ambulanten Blockaden eignen sich besonders die mittellang wirksamen Lokalanästhetika wie Prilocain oder Chloroprocain.

Lokalanästhetika unterscheiden sich in ihrem Wirkungseintritt und der Wirkungsdauer. Für die ambulante Anästhesie sind schnell wirkende und mittellang anhaltende Substanzen von Vorteil. Lokalanästhetika sind schwache Basen, sie können im Körper als geladenes und ungeladenes Molekül vorkommen. Der pKa-Wert einer Substanz berechnet sich aus dem Verhältnis aus ungeladener zu geladener Form und beschreibt den pH-Wert, in dem beide Formen ausgeglichen vorliegen. Je näher der pKa-Wert eines Lokalanästhetikums am physiologischen pH-Wert liegt, desto schneller tritt die Wirkung ein. Die Wirkungsdauer hingegen hängt von der Plasmaproteinbindung einer Substanz ab. Je besser sie an Proteinen binden, desto länger wirken sie.

Frage 678

Wer entscheidet über die ambulante Durchführung eines Eingriffs?

Der Operateur ist für die Entscheidung über Indikation, Art, Zeitpunkt und ambulante oder stationäre Durchführung eines operativen Eingriffs verantwortlich.

Auch wenn die Entscheidung über die ambulante Durchführung grundsätzlich dem Operateur obliegt, ist es auch die Verantwortung des Anästhesisten zu prüfen, ob der Patient dafür geeignet ist. In jedem Einzelfall muss entschieden werden, ob Art und Schwere des Eingriffes in Verbindung mit dem Gesundheitszustand und dem sozialen Umfeld des Patienten eine ambulante Versorgung zulassen.

Frage 679

Halten Sie eine PONV-Prophylaxe bei ambulanten Patienten für sinnvoll?

Ja, PONV ist besonders nach ambulanten Operationen unerwünscht. PONV ist ein häufiger Grund für eine verzögerte Entlassungen und eine ausgesprochene Belastung für den Patienten. Deshalb ist die PONV-Prophylaxe absolut sinnvoll.

PONV ist mit einer personalintensiven Betreuung im Aufwachraum und einer verzögerten Entlassung verbunden. Eine intravenöse antiemetische Therapie ist nach der Entlassung in das häusliche Umfeld nicht mehr möglich und eine orale Therapie bei Erbrechen nicht sicher umsetzbar. Deshalb sollte eine PONV-Prophylaxe (beispielsweise mit Dexamethason) bereits im Rahmen der Narkoseeinleitung erfolgen.

Frage 680

Können Kinder mit chronischen Erkrankungen ambulant versorgt werden?

Ja, das können sie, solange die Erkrankung klinisch stabil verläuft und suffizient medikamentös eingestellt ist.

Die medikamentöse Dauertherapie sollte perioperativ fortgeführt und auf eine PONV-Prophylaxe auf gar keinen Fall verzichtet werden. Nach Entlassung sollten die Betreuungspersonen des Kindes die nötige Qualifikation im Umgang mit der Grunderkrankung besitzen. Im Falle eines instabilen Krankheitsverlaufs oder einer nicht sicheren Nachbetreuung sollte ein stationärer Aufenthalt ins Auge gefasst werden.

Frage 681

Können Kinder mit einem Infekt der oberen Atemwege ambulant versorgt werden?

Das hängt vom Ausmaß der Atemwegsinfektion ab. Hat das Kind Fieber (> 38,5 °C), eitrige Sekretion oder Auswurf und ist der Allgemeinzustand beeinträchtigt, sollte von einer ambulanten Versorgung Abstand genommen werden. Handelt es sich um einen Infekt ohne die genannten Symptome, spricht nichts gegen eine ambulante Operation.

Atemwegsinfekte im Kindesalter sind häufig, oft sogar Anlass für den operativen Eingriff. Kinder mit Infekten haben ein geringfügig höheres Risiko für Komplikationen, wobei Säuglinge häufiger betroffen sind als Klein- oder Schulkinder. Das Risiko für respiratorische Komplikationen kann hingegen durch die Vermeidung einer endotrachealen Intubation gesenkt werden. Eine laufende Nase ohne die oben beschriebenen Symptome stellt somit keine Kontraindikation für ambulante Eingriffe dar.

Frage 682

Nennen Sie Risikofaktoren für PDNV („Postdischarge Nausea and Vomiting")!

Als Risikofaktoren für PDNV gelten neben der Übelkeit/Erbrechen im Aufwachraum noch weibliches Geschlecht, Anamnese mit PONV in der Vorgeschichte, Alter < 50 Jahre und Opioide im Aufwachraum.

Patienten, die bereits im Aufwachraum unter PONV leiden, haben ein Risiko von ca. 65 % für PDNV. Deshalb sollte bei Risikopatienten vor Entlassung eine erneute antiemitische Prophylaxe durchgeführt werden, zumal im häuslichen Umfeld eine i. v. Therapie nicht mehr möglich und eine orale Therapie bei Erbrechen nicht sicher umsetzbar ist.

3.7 Anästhesie in der Urologie

Michael Winterhalter

Frage 683

Beschreiben Sie die „typischen" anästhesiologischen Patient:innen in der Urologie. Welche Narkoseverfahren kommen zum Einsatz?

Neben Kindern mit angeborenen Fehlbildungen zur Diagnostik oder Korrektur der Fehlbildungen handelt es sich um Patient:innen zur Nierentransplantation, Patient:innen mit Querschnittlähmungen zu Interventionen an den ableitenden Harnwegen und vor allen Dingen Männer im fortgeschrittenen Lebensalter mit entsprechenden altersbedingten Begleiterkrankungen.

In der täglichen Praxis kommen abhängig vom geplanten operativen Verfahren neben neuroaxialen Verfahren (SPA [Spinalanästhesie], PDA [Periduralanästhesie], Kaudalanästhesie) Allgemeinanästhesien mit Intubation, TIVA (total intravenöse Anästhesie) mit Larynxmasken oder Analgosedierungen in Spontanatmung zur Anwendung.

Frage 684

Beschreiben Sie „typische" intraoperative Patientenlagerungen in der Urologie. Welche kardiopulmonalen Auswirkungen gilt es zu beachten?

Neben der einfachen Rückenlage (z. B. Nephroureterektomie, Nephrektomie transperitoneal, Zystektomie, retroperitoneale Lymphadenektomie, pelvine Lymphadenektomie, radikale Prostatektomie) kommen spezielle Seitenlagerungen in der sogenannter „Taschenmesserposition" (Nephrektomie, Nierenteilresektion) vor. Aber auch Bauchlagerungen (perkutane Nephrostomie, perkutane Nephrolitholapaxie) sind üblich. Die häufigste Lagerung ist aber sicherlich die Steinschnittlagerung zur TUR-Blase oder TUR-Prostata (TUR = transurethrale Resektion), bei Da-Vinci-Operationen zusätzlich Kopf -Tief Lagerung.

Bei Bauchlagerung, häufig auf dem Röntgentisch, sind RR-Abfall durch V.-cava-Kompression und die konsekutive Reduktion des venösen Blutflusses zu beachten. Ein Kompartmentsyndrom ist bei langer OP-Dauer möglich. Eine Steinschnittposition geht mit Volumenverschiebungen insbesondere bei neuroaxialen Verfahren (SPA) einher. Beide Lagerungsformen führen zur Abnahme der Vitalkapazität (VC) und der funktionellen Residualkapazität insbesondere bei Adipositas. Dies gilt auch für die Kopftieflagerung bei den Da-Vinci-OP-Verfahren.

Frage 685

Welche Implikationen haben monopolare, bipolare sowie lasergestützte Resektionsverfahren zur TUR-Prostata oder TUR-Blase für den Anästhesisten?

Beim Einsatz klassischer Diathermiegeräte erfolgt das Koagulieren oder Abtragen/Schneiden von Gewebe durch thermische Energie mittels eines Hochfrequenzstroms.

Bei der monopolaren Technik fließt der Strom zwischen der Resektionsschlinge und einer Neutralelektrode (meist Oberschenkel/Oberarm). In diesem Fall müssen die verwendeten Spüllösungen elektrolytfrei sein (enthalten Mannit/Sorbit), um elektrische Potenzialweiterleitungen zu verhindern. Bei der bipolaren Technik können elektrolythaltige Spüllösungen verwendet werden (Stromfluss nur zwischen Resektionsschlinge und zweiter Elektrode am Resektoskop). Alternativ kommen lasergestützte Resektionsverfahren zum Einsatz.

Während der Resektion wird Spüllösung verwendet. Diese kann in den Körper „eingeschwemmt" werden (intraabdominelle/retroperitoneale Resorption), aber meistens über eröffnete venöse Gefäße. Cave: Lange OP-Dauer > 60 min, hoch hängender Spülbeutel über 60 cm (Druckgradient, Flussrate höher). Unter monopolarer Technik liegt die Inzidenz eines TUR-Syndroms bei 0,8–5 %. Unter bipolarer Technik oder bei lasergestützten Resektionsverfahren ist das Auftreten eines TUR-Syndroms deutlich seltener.

Frage 686

Bei einem 76-jährigen Patienten (anästhesierelevante Erkrankungen: stabile KHK, Myokardinfarkt vor 6 Jahren) ist die transurethrale Resektion eines an der Seitenwand gelegenen großen Blasentumors geplant. Welches Anästhesieverfahren wählen Sie?

Bezüglich der kardialen Vorerkrankungen sind Allgemeinanästhesie und neuroaxiale Verfahren risikogleich. Die Durchführung unter Regionalanästhesie (SPA-Ausbreitung bis Th 10 ausreichend) erlaubt eine gute Beurteilung kardialer Symptome und möglicher Perforationen durch Befragung des Patienten; Blutdruckabfälle sind zu vermeiden.

Bei einer Spinalanästhesie kann eine Obturatoriusblockade auf der tumortragenden Seite zusätzlich eingesetzt werden, um Muskelzuckungen (Adduktoren) durch direkte elektrische Reizung des N. obturatorius zu verhindern. Seit der Einführung der bipolaren Resektionstechnik wird die Obturatoriusblockade selten eingesetzt. Die Blockade des N. obturatorius erfolgt heutzutage ultraschallgesteuert. Bei TUR in Allgemeinanästhesie auf ausreichende Muskelrelaxierung achten.

Frage 687

? Im Verlauf der Operation unter Spinalanästhesie klagt der Patient plötzlich über allgemeines Unwohlsein/Übelkeit mit vasovagaler Reaktion, Arm- und Schulterschmerzen sowie im Verlauf ein gespanntes Abdomen. Welche Differenzialdiagnose kommt in Betracht? Wie gehen Sie weiter vor?

! **Blasenperforation, Differenzialdiagnose Myokardinfarkt. Intraoperative Stenokardien oder Infarkte sind selten, aber nicht ausgeschlossen. Die genannten Symptome sprechen eher für eine intraoperative Perforation mit Ausschwemmung von Spülflüssigkeit ins Abdomen. Die Schulter-/Armschmerzen können durch Reizung des subphrenischen Peritoneums (Innervation über den N. phrenicus, C3–C5) und Ausstrahlung in die Dermatome C3–C5 verursacht sein. Die transurethrale Operation sollte schnellstmöglich beendet werden.**

i *Bei massiven Beschwerden und oder Kreislaufinstabilität sind ein Wechsel des Narkoseverfahrens, die Einleitung einer Intubationsnarkose, ggf. Stabilisierung mit Katecholaminen, Sonografie des Abdomens und des Herzens (TTE oder TEE), EKG sowie Troponin (I oder T)- und CK-MB-Bestimmung; ggf. Laparotomie, postoperative Überwachung auf PACU, IMC, oder ICU indiziert.*

Frage 688

? Welches Anästhesieverfahren bevorzugen Sie für eine transurethrale Resektion (TUR) der Prostata?

! **Es gibt prinzipiell keine Präferenz für ein bestimmtes Verfahren. Allerdings ist in Regionalanästhesie (Spinalanästhesie) eine bessere klinisch-neurologische Überwachung als während Allgemeinanästhesie (Larynxmaske, TIVA) möglich. Ein postoperatives schmerzfreies Intervall nach SPA ist ein zusätzlicher Vorteil.**

i *Wichtig: Blutgasanalyse (BGA) alle 30 min während Resektion (großzügige Indikationsstellung für einen arteriellen Zugang in Abhängigkeit von Begleiterkrankungen oder zweiten i. v. Zugang). Ziel: frühzeitige Detektion einer Verdünnungshyponatriämie.*

Frage 689

? Was ist ein „TUR-Syndrom“?

! **Das TUR-Syndrom wird durch die intravasale Einschwemmung hypotoner (bezogen auf die Plasmaosmolarität) und natriumfreier Spüllösung (ca. 10–30 ml/min Resektionszeit) bei transurethralen Resektionen (TUR) der Prostata verursacht. Cave: bei Drüsenvolumen > 60 cm^3, Resektionsdauer > 60 min. Die hypotone Hyperhydration kann zu einem Flüssigkeitsübertritt in die Hirnzellen führen mit konsekutivem Hirnödem. Durch die Einführung bipolarer Resektionssysteme kann isotone NaCl-Lösung zur Spülung verwendet werden, damit ist die Gefahr eines TUR-Syndroms deutlich reduziert.**

i *Durch die Hyponatriämie (< 130 mmol/l) und Hypoosmolarität kommt es zu zentralnervösen und kardiovaskulären Störungen. Durch die Freisetzung von Gewebethromboplastin (Gewebethrombokinase, „Tissue Factor“) kommt es zur plasmatischen Gerinnungsaktivierung, evtl. bis zur Verbrauchskoagulopathie. Eine Thrombozytopenie durch Verdünnung sowie hyperfibrinolytische Blutungen sind ebenfalls möglich.*

Frage 690

? Beschreiben Sie mögliche kardiovaskuläre Komplikationen eines TUR-Syndroms!

! **Die hypotone Hyperhydration kann zu einer massiven Flüssigkeitsüberladung führen mit Hypervolämie, Hypertonie, konsekutiver Herzinsuffizienz, Bradykardie, Entwicklung eines Lungenödems, Dyspnoe, Herzrhythmusstörungen und ggf. einer Myokardischämie.**

Frage 691

? Beschreiben Sie mögliche neurologische Komplikationen eines TUR-Syndroms!

! **Die hypotone Hyperhydration kann durch eine rasche Abnahme der Plasmaosmolarität zu Flüssigkeitsübertritt in die Hirnzellen mit konsekutivem Hirnödem führen.**

Als neurologische Frühzeichen werden Gähnen, Unruhe, Übelkeit, Angst, Desorientierung, und Halluzinationen beschrieben; im Verlauf epileptische Anfälle und Bewusstlosigkeit.

Frage 692

Beschreiben Sie das Vorgehen bei einem intraoperativen TUR-Syndrom!

Schnellstmögliche Beendigung der Operation, regelmäßige Blutgasanalysen als Point-of-Care-Diagnostik, zusätzliche Laboruntersuchung (Blutbild mit Thrombozyten, Gerinnung: Quick-Wert, PTT, Fibrinogen, Elektrolyte), Diuretikagabe (Furosemid 20–40 mg [–80 mg] i. v.), Gabe von NaCl 10 %.

Bei zerebraler und kardialer Symptomatik durch die Hyponatriämie großzügige Indikationsstellung für einen zentralen Venenkatheter (ZVK) zur Steuerung der Infusionstherapie und Katecholamingabe; außerdem arteriellen Katheter bei hämodynamischer Instabilität, engmaschige Überwachung des Serumnatriumspiegels, ggf. Intubation bei Spinalanästhesie.

Frage 693

Wie korrigieren Sie bei einem symptomatischen Patienten (Krampfanfall) intraoperativ während einer TUR-Prostata einen akuten Abfall des Serumnatriums von 145 mmol/l präoperativ auf < 120 mmol/l aufgrund massiver Einschwemmung?

Furosemidgabe 40–80 mg i. v., Perfusor mit 45 ml NaCl (10 %), entspricht 76 mmol über 20 min; alternativ mit einer 3 % NaCl-Lösung < 100 ml/h. Ziel ist es, eine Steigerung der Natriumkonzentration von 5 mmol/l innerhalb der 1. Stunde zu erreichen. Korrektur anhand Adrogue-Madias-Formel. Gegebenenfalls wiederholen. Postoperative Verlegung des Patienten auf die Intensivstation.

Beim Ausgleich der Hyponatriämie mittels Substitution mit NaCl sollte ein Anstieg der Serumnatriumkonzentration um max. 10 mmol/l in den ersten 24 h nicht überschritten werden. Für die nächsten 24 h gelten sogar 8 mmol/l jeweils als Grenzwert. Als maximaler Grenzwert, bis zu dem korrigiert wird, gilt eine Natriumwert im Serum von 130 mmol/l. Cave: Auftreten eines osmotischen Demyelinisierungssyndroms (zentrale pontine Myelinose).

Frage 694

Lässt sich der Blutverlust während der TUR der Prostata abschätzen?

Ja! Durch Sammlung und Bestimmung des Hämatokrits der kompletten Spülflüssigkeit kann mit der Formel

Hämatokrit (Spülflüssigkeit) × Volumen (Spülflüssigkeit)/Ausgangshämatokrit = Blutverlust

der Gesamtblutverlust bestimmt werden.

Durch verschiedene Einflussgrößen, wie z. B. Verluste von Spülflüssigkeit, bleibt auch die volumetrische Bestimmung recht ungenau, damit sind wiederholte Point-of-Care-BGA-Analysen von Hämoglobin/Hämatokrit und Serumelektrolyten sinnvoller.

Frage 695

Mit welchen Methoden lässt sich das Ausmaß der Einschwemmung von Spülflüssigkeit quantifizieren?

Näherungsweise kann durch die Veränderung des Serumnatriumwerts die Einschwemmung abgeschätzt werden.

Eine genauere, aber aufwändige Methode besteht im Zusatz eines definierten Quantums Ethanol zur Spülflüssigkeit und der Messung der exspiratorischen Ethanolkonzentration. Die Berechnung erfolgt mit der sog. Widmark-Formel.

Frage 696

Welche Keime sind die häufigsten Erreger bei Urosepsis?

Gramnegative aerobe Keime wie E. coli (25 %), Pseudomonas aeruginosa (11 %), Klebsiella pneumoniae (7 %) und Proteus mirabilis (5 %), grampositive Kokken wie Enterokokken (16 %), selten Staphylokokken (6 %) und Hefepilze wie Candida albicans (8 %).

Bei der kalkulierten Initialtherapie ist zu beachten, dass multiresistente Pseudomonaden, sowie Klebsiellen und E. coli mit ESBL („Extended Spectrum β-Lactamase") zunehmend beobachtet werden.

Frage 697

Wie therapieren Sie eine Urosepsis?

Antibiotische Therapie bei gramnegativen Keimen mit Cephalosporinen der 3. Generation (Ceftriaxon, Ceftazidim, Cefotaxim), Carbapenemen (Imipenem, Meropenem) oder Aminoglykosiden (Gentamycin, Tobramycin). Bei grampositiven Erregern Gabe von Gyrasehemmern, Penicillinen (Ampicillin, Amoxicillin), Glykopeptiden (Vancomycin) oder Linezolid. Eine Candidasepsis wird mit Fluconazol, bei Therapieresistenz mit Voriconazol oder Amphotericin B behandelt.

Parallel dazu operative Sanierung, wenn möglich (z. B. Ureterschienung zur Entlastung).

Frage 698

Nennen Sie Besonderheiten bei großen urologischen Eingriffen wie Zystektomie, radikaler Prostatektomie oder transperitonealer Tumornephrektomie!

Blutverluste, lange Operationszeiten (Hypothermiegefahr) und spezielle Lagerung (abgewandelte Steinschnittlagerung mit Kopftieflagerung) mit der Gefahr der Luftembolie bei Eröffnung großer Venenplexus, Freisetzung fibrinolytisch aktiver Substanzen, Zwerchfelleröffnung (Pneumothorax) sind Eingriff bezogene Probleme.

Bei Zystektomie und radikaler Prostatektomie ist die Urinausscheidung über längere Zeiträume nicht korrekt messbar; die Flüssigkeitsbilanzierung ist problematisch, da wegen der Lagerung die ZVD-Messung ebenfalls unzuverlässig ist.

Frage 699

Beschreiben Sie anästhesiologische Probleme bei urologischen Eingriffen an Patienten mit hohen Querschnittsyndromen!

Alle Manipulationen unterhalb des Querschnittniveaus können wegen der autonomen spinalen Hyperreflexie zu erheblicher, sympathoadrenerger Stimulation mit Hypertonie und gelichzeitig teilweise ausgeprägter Bradykardie führen.

Die Hyperreflexie wird durch neuroaxiale Regionalanästhesie (technisch evtl. schwierig) und eine Allgemeinanästhesie unterdrückt. Bei allen Patienten mit länger bestehenden Paresen kann es durch die Verwendung von Succinylcholin zur Hyperkaliämie mit Herzstillstand kommen; dieses Relaxans ist daher kontraindiziert.

Frage 700

Welches Anästhesieverfahren wählen Sie für Patienten, die sich einer extrakorporalen Stoßwellenlithotripsie (ESWL) unterziehen müssen?

Für eine Behandlung mit modernen Stoßwellenlithotriptern ist wegen deutlich geringerer Schmerzhaftigkeit im Allgemeinen eine i. v.-Analgosedierung ausreichend.

Falls erforderlich, können alle üblichen Allgemeinanästhesie- oder Regionalanästhesieverfahren eingesetzt werden.

Frage 701

Nennen Sie anästhesiologische Probleme bei der perkutanen Nephrolitholapaxie!

Lange Operationszeiten in Bauchlage (ausgiebige Polsterung zur Vermeidung von Lagerungsschäden), Gefahr der intraoperativen Pleura- oder Peritonealverletzung.

Eine Intubationsvollnarkose in jeder gängigen Technik ist das geeignetste Verfahren; wegen der langen Bauchlagerung ist die rückenmarknahe Regionalanästhesie weniger geeignet.

Frage 702

Welche Besonderheiten bieten urologische Patienten im Aufwachraum?

3.8 Anästhesie für HNO- und Zahn-Mund-Kiefer-Chirurgie

Jens Krösche

Frage 713

Welche besonderen Aspekte sind in der HNO- und Zahn-Mund-Kiefer-Chirurgie (ZMK-Chirurgie) zu beachten?

Sowohl Anästhesisten als auch Operateure beanspruchen den Luftweg des Patienten. Nach OP-Abdeckung ist der Zugang zum Atemweg erschwert, eine Tubusdislokation intraoperativ tritt vermehrt auf, und eine Re-Intubation ist erschwert. Es ist auf einen sicheren Sitz der Steckverbindungen (Beatmung, Filter, Tubus) und eine gute Tubusfixierung zu achten. Die HNO- und Mund-Kiefer-Gesichts-Chirurgie (MKG-Chirurgie) haben eine erhöhte Inzidenz einer erschwerten Intubation. Blutung und Schwellung im OP-Gebiet können bei der Extubation Probleme bereiten. Auch eine nicht unerhebliche Zahl von Kindern mit respiratorischen Problemen („Running Nose") oder Patienten zur „Neck Dissection" inkl. Tracheotomie machen diese Narkosen anspruchsvoll.

Frage 714

Nennen Sie Indikationen für nasale und orale Intubationen in der HNO- und MKG-Chirurgie!

- **oral HNO:**
  - **Adenoide, ggf. Tonsillektomie**
  - **frontobasale Liquorfisteln**
  - **Nasen-OP, Nasen-Nebenhöhlen-OP**
- **oral MKG:**
  - **Lippen-Kiefer-Gaumen-Spalten**
  - **Mittelgesichtfrakturen**
  - **Oberkiefer-OP**
  - **OP im Bereich der Orbita**
- **allgemein oral:**
  - **nasotracheale Intubationshindernisse**
  - **Choenalatresie**
- **nasotracheal HNO:**
  - **„Neck Dissection"**
  - **Mundboden-OP und Zungen-OP**
- **nasotracheal MKG:**
  - **Unterkiefer-OP (Unterkieferfraktur)**
  - **ggf. ausgedehnte Zahnsanierung mehrerer Quadranten**
  - **OP mit Okklusionskontrolle**
  - **intermaxilläre Verdrahtung**
- **allgemein nasotracheal:**
  - **fiberoptische Wachintubation**
  - **extrem verminderte Mundöffnung**
  - **orale Intubationshindernisse**

Frage 715

Nennen Sie Vor- und Nachteile einer sog. Gänsegurgel!

In der HNO- und MKG-Chirurgie wird oft zwischen Y-Stück/Beatmungsfilter und Tubus eine sog. Gänsegurgel eingesetzt. Diese bewirkt, dass der Beatmungsfilter nicht direkt am Kopf des Patienten (dem OP-Gebiet) zu liegen kommt. Sie erleichtert die OP für den Operateur. Allerdings wird gerade bei kleineren Kindern der Totraum (ab dem Y-Stück!) massiv vergrößert. Des Weiteren entsteht eine zusätzliche Konnektionsstelle, die gut gesichert werden muss.

Frage 716

Bei einem Vorschulkind (5 Jahre, 115 cm, 25 kg, gesund) tritt nach einer Tonsillektomie (TE) abends eine mittelstarke Blutung auf. Der Junge hat schon mehrere Blutkoagel erbrochen, er ist blass, somnolent und tachykard. Wie gehen Sie vor?

Es handelt sich um eine TE-Nachblutung und somit eine Notfall-OP-Indikation. Es empfiehlt sich, direkt weitere anästhesiologische Hilfe hinzuzuziehen. Falls bereits entfernt, wird ein i. v. Zugang gelegt (dann direkt Kreuzblut, Notfalllabor abgenommen); das Narkosemonitoring wird etabliert und ballancierte kristalloide Infusionslösung verabreicht. In Oberkörperhochlagerung erfolgt die Intubation (RSI, großlumigen Sauger bereithalten). Ein schwieriger Atemweg ist zu antizipieren (ggf. Videolaryngoskop).

Das Erbrechen mehrere Blutkoagel lässt auf einen starken Blutverlust schließen. Ist der Kreislauf nicht mit kristalloiden Lösungen zu stabilisieren, werden Katecholamine und nach Laborparametern Blutprodukte eingesetzt.

Frage 717

Ihnen wird ein Kleinkind vorgestellt, bei dem der V. a. Erdnussaspiration besteht. Auskultatorisch ist das Atemgeräusch über der rechten Lunge sowie die Atemexkursion dort vermindert. Das Kind atmet angestrengt und ist unruhig. Wie ist Ihr Vorgehen?

Es handelt sich um eine Notfall-OP-Indikation. Die Erdnuss kann zu einer Totalverlegung eines Hauptbronchus, nach einem Hustenstoß auch der Trachea führen. Die OP sollte nur in einem Zentrum, das über die Möglichkeit der starren als auch flexiblem Bronchoskopie bei Kleinkindern verfügt, durchgeführt werden.

Dem Kind wird ein i. v. Zugang gelegt, das Narkosemonitoring wird angeschlossen. In Tracheotomiebereitschaft erfolgt nach Präoxygenierung eine RSI. Es wird ein starres Bronchuskop eingeführt (Vollrelaxierung), die Beatmung erfolgt über den Sideport des Bronchuskops (TIVA wegen der Leckage).

Frage 718

Was müssen Sie bei laserchirurgischen Operationen beachten?

Laserchirurgische Operationen werden v. a. im Bereich des Larynx verwendet (Larynxpapillomatose). Durch die hohe Energiedichte kann zu einer Zerstörung oder einem Entflammen des Tubus kommen. Es werden verschiedene Spezialtuben aus z. B. Stahl (Laser-Flex) eingesetzt. Der Cuff wird mit Aqua geblockt. Der Tubus kann enoral zum Schutz vor einem Tubusbrand mit einem nassen Tupfer umwickelt werden.

Weitere Sicherheitsmaßnahmen sind das Tragen von Laserschutzbrillen für das Personal, Augenschutz für den Patienten, TIVA mit Verzicht auf N_2O und volatile Anästhetika sowie reduzierte FiO_2 (< 0,4) wegen der Brandgefahr.

Frage 719

Was ist anästhesiologisch bei einer Pan-Endoskopie zu beachten?

Bei einer Pan-Endoskopie werden Hypo- und Epipharynx, Kehlkopf, Zunge, Ösophagus und Trachea inspiziert und ggf. Proben entnommen. Es ist eine tiefe Narkose notwendig, vagale Reflexe, Stimmbandbewegung, Husten, Pressen müssen verhindert werden (Verletzungsgefahr).

Initial wird eine starre Bronchoskopie durchgeführt (Beatmung über das Bronchoskop, manuelle Beatmung, FiO_2 1,0, hoher Frischgasfluss). Nach der konventionellen Intubation (dünner Tubus) schließen sich die weiteren Untersuchungsschritte an. Es empfiehlt sich eine TIVA mit kurzwirksamen Substanzen.

Frage 720

Sie betreuen einen Patienten zur Tympanoplastik. Was müssen Sie beachten?

Die Operation am Mittelohr wird mit Operationsmikroskop durchgeführt. Ein „Wackeln" am OP-Tisch muss vermieden werden, es muss eine sehr ruhige konzentrierte Atmosphäre geschaffen werden. Bei der Vollnarkose ist auf N_2O zu verzichten (Diffusion in die Paukenhöhle), ggf. ist eine TIVA durchzuführen. Es ist frühzeitig bei der OP am Mittelohr eine konsequente PONV-Prophylaxe zu verabreichen.

Bei vom Operateur verbreichten Vasokonstriktiva können Arrhythmien auftreten.

Frage 721

Bei einem langzeitbeatmeten Intensivpatienten mit intrakranieller Blutung (ICB) soll eine Tracheotomie durchgeführt werden. Wie gehen Sie vor?

Die langfristige intensivmedizinischen Sedierung muss in eine adäquate Narkose überführt werden. Eine TIVA ist zu empfehlen (Leckage bei Wechsel von Tubus auf Trachealkanüle), eine balancierte Anästhesie möglich. Der Tubus wird deutlich nach distal bis kurz oberhalb der Carina vorgeschoben, um den Cuff in der chirurgischen Präparationsphase zu schützen. Bei Beschädigung des Cuffs wird der Frischgasfluss erhöht und der Patient manuell beatmet. Vor Einlage der Trachealkanüle wird der Tubus bis kurz oberhalb des Tracheaostomas zurückgezogen und nach Platzierung (und Kontrolle: $etCO_2$, Auskultation) der Trachealkanüle entfernt.

Wegen der Gefahr der akzidentellen Extubation muss alles für eine Re-Intubation inkl. schwieriger Intubation griffbereit gehalten werden.

Frage 722

Ihnen wird ein Patient zur Abszess-TE vorgestellt. Wie planen Sie Ihre Anästhesie?

Die Operation der Abszess-TE ist ein dringlicher Eingriff. Er ist in Allgemeinanästhesie durchzuführen. Durch eine möglicherweise verminderte Mundöffnung (Schmerzen) oder ein „Vorluxieren“ der Tonsille durch den dahinter liegenden Abszess vor den Trachealeingang ist eine schwierige Intubation einzuplanen (ggf. Hilfe, Videolaryngoskop, ggf. Tracheotomiebereitschaft – je nach präoperativem HNO-Spiegelbefund).

Frage 723

Was ist eine „Neck Dissection“ und was müssen Sie bei diesem Eingriff beachten?

Bei dieser Tumor-OP werden die Halsweichteile in einer mehrstündigen OP ausgeräumt. Es werden nach Tumorbefall und Radikalität eine funktionelle von einer radikalen „Neck Dissection“ unterschieden.

Anästhesiologisch sind eine erschwerte Maskenbeatmung und Intubation möglich. Bei einem möglichen hohen intraoperativen Blutverlust sollten ein großer i. v. Zugang, ein ZVK (V. femoralis) und zur Kreislaufüberwachung eine arterielle Kanüle gelegt werden. Teilweise werden die Patienten bereits intraoperativ tracheotomiert (s. dort).

Es schließt sich oft eine Intensivüberwachung an, ein postoperatives Delir tritt bei anamnestischen Alkoholabusus vermehrt auf.

Frage 724

Am Ende eines kieferchirurgischen Eingriffs wird eine intermaxilläre Verdrahtung angelegt. Was ist anästhesiologisch zu beachten?

Bei einer Verdrahtung des Oberkiefers mit dem Unterkiefer (z. B. nach Umstellungsosteotomien des Unterkiefers) gibt es anästhesiologisch einige Besonderheiten. Die Extubation darf erst nach sicherer Rückkehr der Schutzreflexe erfolgen. Sekret muss abgehustet und zwischen den Zähnen aus dem Mund gespuckt werden können. Es ist eine konsequente PONV-Prophylaxe durchzuführen, Erbrechen ist unbedingt zu vermeiden. Durch ein postoperatives Shivering kann durch Zusammenpressen der Zähne das operative Ergebnis zunichte gemacht werden. Für einen Notfall (und ggf. erforderliche Re-Intubation) muss am Bett des Patienten eine Drahtschere zur Lösung der Verdrahtung befestigt sein.

Frage 725

Was verstehen Sie unter einem „schwierigen Atemweg“?

Bei der Prämedikation sollte ein Fokus auf den potenziell schwierigen Atemweg gelegt werden. Verschiedene Scores können hierzu Hinweise geben, eine absolute Aussage ist nicht zu erzielen. Hierzu zählen:

- **Mundöffnung (< 3,5 cm),**
- **Makroglossie,**
- **Mallampati-Test,**
- **thyreomentaler Abstand nach Patil (< 6–7 cm),**
- **Reklinierbarkeit der HWS u. Ä.**

Man unterscheidet den erwarteten vom nicht erwarteten schwierigen Atemweg. Des Weiteren werden erschwerte/unmögliche Maskenbeatmung, erschwerte Einlage einer supraglottischen Atemwegshilfe, erschwerte/unmögliche direkte Laryngoskopie und erschwerte/unmögliche tracheale Intubation differenziert.

Die Inzidenz für eine erschwerte Maskenbeatmung liegt bei 6 %, für eine unmögliche Maskenbeatmung bei ca. 0,15 %. Die schwierige direkte Laryngoskopie wird in 1,5–8 % der Fälle, die schwierige Intubation etwas niedriger angegeben. Die Rate des „Worst Case“ („Cannot ventilate, cannot intubate“) liegt bei 0,005 %.

Frage 726

Welche weiteren Faktoren prädisponieren für eine erschwerte Intubation?

Als Erstes natürlich Probleme bei einer stattgehabten Narkose, ggf. ist hier ein Anästhesie-Ausweis ausgestellt worden, der die Probleme und Lösungswege benennt. Des Weiteren können Tumoren/Abszesse oder Bestrahlungen/Narben in der Halsregion, ein BMI > 30 kg/m^2, ein desolater Zahnstatus oder eine eingeschränkte Protrusion des Unterkiefers zu Problemen führen. Gerade HNO-Tumoren (Pharynx, Larynx, Trachea)

oder große Tonsillen stellen z. T. Intubationshindernisse dar. Gleiches gilt für große Strumen. Schwangere gelten als prädisponiert für eine erschwerte Intubation (Schwellung der Schleimhaut/Zunge).

Ein Vollbart oder entfernte Zahnprothesen führen ggf. zu Problemen bei der Maskenbeatmung.

Frage 727

Wie gehen Sie beim erwartet schwierigen Atemweg vor?

Es empfiehlt sich, eine primär fiberoptische Wachintubation durchzuführen. Bei Anlage des i. v. Zugangs und zum Monitoring werden in die Nasenlöcher vasokonstrigierende Nasentropfen gegeben. Der Tubus wird, nach Vorbereitung mit Silikonspray, auf das Bronchoskop gefädelt und mit Klebestreifen oben befestigt. Es wird eine adäquate Präoxygenierung durchgeführt. Es kann z. B. ein niedrig dosierter Remifentanylperfusor zur leichten Analgosedierung gestartet werden. Ein längs geschlitzter Wendel-Tubus (mit Xylocain-Gel) wird in das größere Nasenloch und darüber das Bronchoskop eingeführt. Dann wird der Wendel-Tubus entfernt und über das Bronchoskop Lidocain-Spray in den Oropharynx gesprüht. Beim Vorschub des Bronchoskopes unter Sicht wird auf die Stimmbandebene (Kehlkopf/Tracheleingang) ebenfalls Lidocain/Luft-Spray vernebelt. Das Bronchoskop wird über die Stimmbandebene als Leitschiene vorgeschoben, die Narkose induziert; über das Bronchoskop erfolgt der Tubusvorschub.

Die Tubuslage kann sofort bronchoskopisch, dann auskultatorisch und via $etCO_2$ kontrolliert werden. Nach Entfernung des Bronchoskops wird der Tubus adäquat fixiert.

Frage 728

Was sind Ihre Alternativen, falls die fiberoptische Intubation z. B. aus anatomischen Gründen nicht durchführbar ist?

Generell ist zu überlegen, ob eine OP in reiner Regionalanästhesie denkbar ist. Ultima Ratio bleibt ein chirurgischer Atemweg (Tracheotomie). Hierzu sollte ggf. ein Kollege der HNO oder MKG direkt hinzugezogen werden. Gegebenenfalls kann aber auch eine Larynxmaske (oder ein Larynxtubus), falls möglich, platziert werden. Ist keine definitive Atemwegssicherung möglich, kann auch die Narkoseeinleitung abgebrochen werden, man lässt den Patienten wach werden.

Frage 729

Gibt es einen Unterschied beim unerwartet schwierigen Atemweg?

Die erste Maßnahme ist die Anforderung von Hilfe und dann die Optimierung von Lagerung und Equipment. Initial ist wesentlich, dass die Oxygenierung des Patienten via Maske oder ggf. Larynxmaske sichergestellt ist. Ist dies der Fall, kann entweder bronchoskopisch über die Larynxmaske, konventionell mittels Videolaryngoskop oder bronchoskopisch intubiert werden. Gegebenenfalls ist auch eine Rückkehr zur Spontanatmung denkbar. Handelt es sich um einen „Cannot ventilate, cannot intubate"-Notfall, ist ein chirurgischer Atemweg angezeigt.

Frage 730

Was versteht man bei der Vorwärtsstrategie bei der schwierigen Intubation?

Seit einigen Jahren wird nach Injektion von Opioid und Hypnotikum nicht mehr zwingend geprüft, ob eine suffiziente Maskenbeatmung möglich ist. Die Gabe des Muskelrelaxans erfolgt zügig nach dem Hypnotikum. Hierdurch erreicht man schnell gute Intubationsbedingungen. Viele Intubationsbedingungen entstehen durch eine zu flache Narkose. Sollte es dann doch zu einer „Cannot ventilate, cannot intubate"-Situation kommen, kann z. B. das Rocuronium schnell mittels Sugammadex reversiert werden.

Frage 731

Was ist der Unterschied zwischen einer Dilatations- und chirurgischen Tracheotomie?

Eine Dilatationstracheotomie wird typischerweise bettseitig auf der Intensivstation durchgeführt. Hierbei wird nach Punktion über einen Draht ein Dilatator in die Trachea eingeführt und je nach System auf unterschiedliche Wege auf eine Trachealkanüle gewechselt. Nach der Entfer-

nung der Trachealkanüle (gewollt oder akzidentell) verschließt sich das Tracheostoma sehr schnell, eine Re-Insertation der Kanüle ist schwer bis unmöglich. Dafür erspart es den chirurgischen Stomaverschluss am Ende der Therapie.

Bei der chirurgischen Tracheotomie wird operativ ein Stoma angelegt (s. dort). Die Wundränder werden vernäht. Es entsteht ein permanentes Stoma. Bei diesem Vorgehen kann problemlos die Trachealkanüle gewechselt werden. Allerdings muss zur Beendigung der Therapie ein erneuter Eingriff durchgeführt werden. Chirurgische Stomata werden z. B. bei ausgedehnten HNO-OPs („Neck Dissection“) oder Kontraindikationen gegen Dilatationstracheotomien (z. B. kurzer dicker Hals) durchgeführt.

Frage 732

Was sind typische Größen einer Trachealkanüle?

Es wird eine möglichst große Trachealkanüle zur Verminderung des Aemwegswiderstandes genutzt. Typisch sind Kanülen mit einem Innendurchmesser von 9 mm (ggf. 10 mm).

3.9 Thoraxanästhesie

Michael Winterhalter

Frage 733

Welche Diagnostik wird bei Patienten für einen intrathorakalen thoraxchirurgischen Eingriff in der Regel präoperativ durchgeführt?

Patientenanamnese: Rauchverhalten, körperliche Belastbarkeit im Alltag (Treppensteigen, Gehstrecke), kardiale Anamnese (Angina pectoris) sowie die Frage nach Husten, Auswurf (Hämoptysen, Sekret) und Dyspnoe.

Spezielle Diagnostik: Röntgen-Thorax, CT (Infiltrate, Erguss, Atelektasen, Pneumothorax, Tumor, Anatomie von Trachea/Bronchus), Blutgasanalyse arteriell, Lungenfunktionsdiagnostik, EKG, Echokardiografie, präoperative Bronchoskopie.

Frage 734

Welche präoperative Diagnostik ist bei thoraxchirurgischen Patienten von besonderem Interesse?

Neben der radiologischen Bildgebung, BGA (Blutgasanalyse) und Bronchoskopie eine Lungenfunktionsdiagnostik.

Anhand der präoperativen Lungenfunktionsdiagnostik (Spirometrie, Perfusionszintigrafie und Ventilatinszintigrafie) lässt sich das perioperative Risiko bzw. die Operabilität bei einer geplanten Pneumonektomie, Lobektomie oder Segmentresektion anhand der Vitalkapazität (VC), der forcierten 1-Sekunden-Kapazität (FEV_1), ggf. zusätzlich prognostische FEV_1 (mittels Perfusionszintigrafie), abschätzen. Eine FEV_1 zwischen 2,0 und 0,8 l geht mit einem erhöhten perioperativen Risiko einher. Eine $FEV_1 < 0{,}8$ l bedeutet ein sehr hohes perioperatives Risiko bis hin zur Inoperabilität.

Cave: Die Werte der Lungenfunktionsdiagnostik müssen an das Patientenalter, die Größe und das Gewicht adaptiert werden.

Frage 735

Welche Arten und Größen von Doppellumentuben sind Ihnen bekannt?

Die ersten Doppellumentuben (DLT) hatten einen sogenannten Karinasporn (Carlens – linksführender DLT; White-Tubus – rechtsführender DLT) für die bessere Positionierung.

Die heutzutage standardmäßig verwendeten DLT (Robertshaw-Tubus) weisen keinen Karinasporn mehr auf.

Übliche Größen sind für Kinder/Jugendliche ab (8)–10 Jahren 26–32 Ch, für Frauen 35–37 Ch und für Männer 37–39–41 Ch. Die Innendurchmesser (ID) betragen bei 28 Ch 4,5 mm und bei 41 Ch 7,5 mm). Der OD (Außendurchmesser) des bronchialen Lumens des DLT sollte etwa 1 mm weniger als der gemessene AP(anterior-posterior)-Abstand des für die Intubation vorgesehenen Hauptbronchus (li/re) im Thorax-CT betragen.

Einige DLT-Modelle haben den Vorteil, dass diese ab 32 Ch die gleiche Tubuslänge aufweisen und daher ein Durchmesser von 35 Ch für Frauen und 37 Ch für Männer ungeachtet der Körpergröße in der Regel ausreichend ist.

Frage 736

Beschreiben Sie die Unterschiede in der Verwendung und Platzierung von rechtsläufigen und linksläufigen DLT vom Robertshaw-Typ!

Ein linksläufige DLT ist primär aufgrund des Abgangswinkel von 45° oft schwieriger im linken Hauptbronchus zu platzieren als ein rechtsläufiger DLT im rechten Hauptbronchus (steilerer Abgangswinkel von 25°). Allerdings muss intraoperativ für die korrekte Belüftung des rechten Oberlappens die Lage eines rechtsläufigen DLT in der Regel mehrfach bronchoskopisch kontrolliert und korrigiert werden. Eine seltene Normvariante ist ein trachealer Abgang des rechten Oberlappens, was wiederum einen linksläufigen DLT erfordert.

In den meisten thoraxchirurgischen Zentren wird aufgrund des einfacheren Handlings regelhaft ein linksläufiger DLT verwendet, insbesondere für thorakoskopische („Video-assisted thoracoscopic Surgery", VATS) und extrapulmonale Operationen.

Frage 737

Was liegen die generellen Vorteile und Nachteile eines Doppellumentubus?

- **Vorteile:**
  - **getrennter Zugang zu beiden Lungen (absaugen, beatmen, bronchoskopieren)**
  - **Lungenkollaps sofort möglich**
  - **einfache Platzierung links**
  - **Sauerstoffinsufflation sofort möglich**
- **Nachteile:**
  - **kleiner ID beider Lumina**
  - **schwierigere Platzierung rechts, daher unterschiedlich konfigurierte Tubusmodelle für rechts verfügbar, um den rechten Oberlappen intraoperativ vollständig zu belüften**
  - **Umintubation bei Nachbeatmung**
  - **Gefahr tracheobronchialer Verletzungen**
  - **< 32 Fr Absaugen und Lagekontrolle mit Bronchoskop schwierig**

Frage 738

Was sind die generellen Vorteile und Nachteile eines Bronchusblockers?

- **Vorteile:**
  - **getrennter Zugang zu beiden Lungen über Standardtubus ohne Tubuswechsel (DLT) möglich**
  - **selektive Blockade von Lappenbronchien möglich**
  - **keine Umintubation bei postoperativer Nachbeatmung**
- **Nachteile:**
  - **Dislokationen häufig**
  - **schwierigere Platzierung links**
  - **Verschluss des distalen Luftwegs, Absaugen auf blockierter Seite daher nicht möglich**
  - **Sauerstoffinsufflation auf blockierter Seite nur eingeschränkt möglich**

Kontraindikationen: fehlende Fiberoptik zur Positionierung und Lagekontrolle, unzureichender Atemwegsdurchmesser, Hypoxie.

Frage 739

Beschreiben Sie die praktische Durchführung eines Intubationsvorgangs mit einem linksführenden DLT!

DLT (Silkonspray/Gleitmittel in tracheales und bronchiales Lumen, Mandrin in bronchiales Lumen) vorbereiten, Bronchoskop (Lichtquelle, korrekte Größe, Silikonspray) vorbereiten. Nach Narkoseeinleitung mit Relaxometrie die Epiglottis unter direkter laryngoskopischer Sicht mit nach ventral ausgerichteter Tubusspitze passieren, den Mandrin durch eine Hilfsperson zurückziehen lassen. Den DLT 90° nach links drehen und dabei so weit leicht vorschieben, bis ein federnder Widerstand spürbar ist. Trachealen (weiß) und bronchialen (blau) Cuff blocken und möglichst unmittelbar eine bronchoskopische Lagekontrolle durchführen und ggf. korrigieren.

Alternativ beide Lungenflügel beatmen und klinische Lagekontrolle des DLT durch Abklemmen der linken und rechten Lunge im Wechsel visuell (Thoraxexkursionen) und auskultatorisch durchführen und ggf. DLT-Lage korrigieren.

Bei technisch schwieriger Intubation zunächst Intubation mit Magill-Endotrachealtubus und anschließender Umintubation auf DLT unter Zuhilfenahme eines Tubus-X-Changers. Ggf. Intubation unter Verwendung eines Videolaryngoskops. Alternativ fiberoptische Intubation direkt mittels Bronchoskop über bronchialen Schenkel des DLT durchführen.

Frage 740

Beschreiben Sie die Vor- und Nachteile eines Univent-Tubus!

- **Vorteile:**
  - **sehr einfache Platzierung**
  - **getrennter Zugang zu beiden Lungen ohne Tubuswechsel möglich**
  - **keine Umintubation bei postoperativer Nachbeatmung**
  - **Sauerstoffinsufflation auf blockierter Seite möglich**
- **Nachteile:**
  - **Dislokationen häufiger als bei DLT**
  - **Verschluss des distalen Luftwegs**
  - **Absaugen auf blockierter Seite nur bedingt möglich**
  - **großer Außendurchmesser im Vergleich zum Innendurchmesser**

Frage 741

Was versteht man unter apnoischer Oxygenierung, wann wird sie in der Thoraxchirurgie eingesetzt und welche Probleme sind damit verbunden?

Die apnoische Oxygenierung ist eine Form der Aufrechterhaltung eines ausreichenden pulmonalen Gasaustauschs, ohne dass eine Ventilation vorliegt. Sie wird u. a. bei karina-/bifurkationsnahen thoraxchirurgischen Eingriffen während der Vorderwandnaht der Trachea eingesetzt. Hierzu wird nach Unterbrechen der Beatmung ein dünner Katheter mit einem Sauerstoff-Flow von 10–15 ml/min unterhalb der Karina platziert (erfordert einen konventionellen Tubus). Zusätzlich Cross-Field-Intubation mit isolierter bronchialer Intubation während der posterioren Anastomose (links- endobronchial).

Durch alveoläre Resorption des Sauerstoffs kommt es zu einem kontinuierlichen Fluss (Nachströmen) von Sauerstoff in Richtung Alveolen. Allerdings bedingt die fehlende Ventilation einen starken Anstieg des CO_2-Partialdrucks (ca. 3 mmHg/min).

Die mögliche Zeitdauer einer apnoischen Ventilation wird recht kontrovers diskutiert. Sie sollte jedoch aus Sicherheitsgründen nicht über 10–15 min ausgedehnt werden. Eine Alternative bei Eröffnung großer Atemwege oder Parenchymleckagen ist die High-Frequency-Jet-Ventilation (Ventilation mittels Jet-Katheter, 10–12 F). Die Kontrolle der O_2- und CO_2-Werte erfolgt über intermittierende arterielle Blutgasanalysen (BGA), kontinuierliche Messung der peripheren O_2-Sättigung und kontinuierliche transkutane CO_2-Messung. Ziel ist es, Hypoxie, Hyperkapnie oder Hyperinflation zu vermeiden.

Frage 742

Ein 18-jähriger Patient (180 cm, 75 kg) steht zur operativen Korrektur einer Trichterbrust (rein kosmetische Indikation) an. Sie leiten mit 400 mg Thiopental, 40 µg Sufentanil, 50 mg Rocuronium nach gründlicher Präoxygenierung mit 100 % Sauerstoff ein. Nach Intubation und flotter Auskultation fahren Sie zügig in den Saal. Der Operateur wartet seit geraumer Zeit und drängt – Sie begnügen sich zunächst mit einem minimalen Monitoring (EKG, Pulsoxymetrie, Narkosegasanalysator). Nach etwa 8 min (vom Zeitpunkt der Intubation an gemessen) kommt es zum Abfall der pulsoxymetrischen O_2-Sättigung. Ein inzwischen angeschlossenes Monitoring für die endexspiratorische CO_2-Messung zeigt Werte < 5 mmHg. Als Sie nun auskultieren, stellen Sie fest, dass der Patient ösophageal intubiert ist. Was war an der Vorgehensweise falsch?

Auch wenn große Eile geboten ist, darf ein Anästhesist sich durch Drängen des Operateurs niemals zur Nachlässigkeit verleiten lassen. Die Sicherheit des Patienten hat oberste Priorität. Der betreuende Anästhesist trägt die Verantwortung für eine korrekte Intubation.

Hierbei ist es keinesfalls ausreichend, die klinischen Zeichen einer korrekten Intubation festzustellen (Auskultation, Heben und Senken des Thorax bei der Ventilation, exspiratorisches Beschlagen eines durchsichtigen Tubus). Der sichere Nachweis einer korrekten Intubation, nämlich die endexspiratorische CO_2-Messung, die direkt nach der Intubation zu *erfolgen hat, wurde erst im Saal – und auch hier noch verspätet (nach Auftreten der ersten Probleme) – durchgeführt. Die direkte laryngoskopische Sicht auf den in der Glottis liegenden Tubus sowie die bronchoskopische Lagekontrolle sind weitere sichere Zeichen einer korrekten Intubation.*

Frage 743

Wie ist es zu erklären, dass in obigem Fallbeispiel die pulsoxymetrischen Sauerstoffsättigung erst nach etwa 8 min abnahm?

Da es sich bei der Trichterbrustkorrektur um eine rein kosmetische Indikation handelte, lag wahrscheinlich keine grundlegende Einschränkung der Lungenfunktion vor.

Geht man von einer funktionellen Residualkapazität von etwa 2300 ml aus, so befanden sich nach gründlicher Oxygenierung und Intubation über 2 l Sauerstoff in der Lunge des Patienten. Der geschätzte Sauerstoffverbrauch eines Erwachsenen liegt bei ca. 250 ml pro Minute und ist in Narkose deutlich reduziert. Selbst bei nicht reduziertem Sauerstoffverbrauch ergeben sich somit rechnerisch mindestens 9 min (9 min × 250 ml/min = 2250 ml) mit ausreichender intrapulmonaler Sauerstoffreserve, um ein Absinken der pulsoxymetrischen Sauerstoffsättigung zu verhindern. Beim Gesunden sinkt der pO_2 um ca. 50 mmHg/min bei Apnoe.

Frage 744

Zu welchen Veränderungen kommt es während der Ein-Lungen-Ventilation?

Zunahme des Rechts-Links-Shunts mit möglicher Hypoxämie.

Das Ausmaß der Hypoxämie hängt vom Ausmaß der hypoxisch-pulmonalen Vasokonstriktion und der chirurgischen Manipulation (Erhöhung oder Erniedrigung des pulmonalen Gefäßwiderstands durch Kompression oder operationsbedingter Liberation vasodilatierender Prostaglandine) der oberen (zu operierenden) Lunge, dem prä- und intraoperativen operativen Zustand der ventilierten (unteren) Lunge sowie deren Beatmung ab. Die CO_2-Elimination ist in der Regel nicht beeinträchtigt, da die ventilierte Lunge vermehrt CO_2 abgeben kann.

Frage 745

Welche Faktoren beeinflussen die hypoxisch-pulmonale Vasokonstriktion und damit den Rechts-Links-Shunt unter Ein-Lungen-Ventilation?

Eine niedrige inspiratorische Sauerstoffkonzentration, selektiver PEEP und Hypothermie erhöhen den Gefäßwiderstand der ventilierten Lunge. Hohe pulmonal-arterielle Drücke der ventilierten Lunge können jedoch die hypoxisch-pulmonale Vasokonstriktion der nicht ventilierten Lunge durchbrechen.

Vasodilatatoren (Phosphodiesterasehemmer, Prostaglandine, Nitrate) und Hyperventilation reduzieren die hypoxisch-pulmonale Vasokonstriktion der nicht ventilierten Lunge. Manipulationen an der nicht ventilierten Lunge führen zur Mediatorenfreisetzung und mindern die Vasokonstriktion. In allen Fällen resultiert durch verstärkte Durchblutung der nicht ventilierten Lunge ein erhöhter Rechts-Links-Shunt mit verschlechterter Oxygenierung.

Frage 746

Wie prüfen Sie die korrekte Lage eines rechtsführenden Doppellumentubus?

Die korrekte Lage eines Doppellumentubus wird sehr häufig nur klinisch überprüft, indem durch Auskultation nach selektivem Blocken und selektiver Ventilation geprüft wird, ob jeweils nur eine Lunge ventiliert ist. Dies ist jedoch insbesondere beim rechtsführenden DLT fehleranfällig.

Vorgehen beim Bronchoskopieren: Zunächst Identifikation der dorsal gelegenen Pars membranacea (längsgestreift) und der ventral gelegenen Trachealspangen. Über den trachealen Schenkel des DLT die Karina aufsuchen. Falls die Tubuslage zu tief ist, Tubus zurückziehen, bis die Karina sichtbar ist. Dann das Bronchoskop über den bronchialen Schenkel einführen und den Tubus in den rechten Hauptbronchus platzieren. Zuletzt den Abgang des rechten Oberlappens in der Aussparung an der Tubusspitze einstellen. Dann weißen und blauen Cuff blocken.

Eine bronchoskopische Lagekontrolle unmittelbar nach Intubation, vor einer intraoperativen Seitenlagerung und nach allen Lagerungsmanövern ist unbedingt zu empfehlen.

Frage 747

Was ist bei Patienten, die mit Doppellumentuben intubiert sind, gegenüber mit konventionellen Tuben intubierten Patienten besonders zu beachten?

Häufige Fehllagen, besonders bei rechtsseitigen Doppellumentuben.

Die Patienten werden häufig in überstreckter Seitenlage operiert. Die Häufigkeit von Tubusdislokationen wird hierbei mit bis zu 35 % angegeben. Nach jeder Lageveränderung des Patienten ist sorgfältig zu prüfen (am besten bronchoskopisch), ob der Doppellumentubus nicht aus seiner ursprünglich korrekten Lage disloziert ist (der Oberrand des blauen Cuffs des bronchialen Lumens sollte unterhalb der Karina zu sehen sein).

Frage 748

Kennen Sie Alternativen zur Verwendung von Doppellumentuben zur Ein-Lungen-Ventilation?

Die Verwendung eines Bronchusblockers, Univent-Tubus, primär gezielte einseitige Intubation, intermittierende intraoperative Apnoe, doppelläufige Trachealkanüle bei tracheotomierten Patienten.

Gegebenenfalls High-Frequency-Jet-Ventilation beider Lungen.

Frage 749

Was können Sie über den Einsatz von Bronchusblockern sagen?

Bronchusblocker (Fogarty-Katheter, Arndt-Blocker, EZ-Blocker, Uniblocker) werden v. a. bei Kindern im Alter von 6 Monaten bis 8 Jahren zur Ein-Lungen-Ventilation eingesetzt, weil Doppellumentuben hierfür zu groß sind. Meist wird nur ein Hauptbronchus geblockt, jedoch ist auch die Blockung einer oder zweier Lappen möglich.

Über Bronchusblocker kann nicht beatmet werden, jedoch ist es möglich abzusaugen. Eine genaue Platzierung ist nur bronchoskopisch möglich mit 2 Techniken:

- *Bronchusblocker neben Tubus (parallele Technik),*
- *Bronchusblocker im Tubus (coaxiale Technik; Tubus-ID von 4,5 mm notwendig)*

Frage 750

Warum verwenden viele Anästhesisten linksseitige Doppellumentuben für Operationen an der rechten und linken Lunge, es sei denn, es liegen Kontraindikationen für linksseitige Doppellumentuben vor?

Im Prinzip gilt: Für Operationen an einer Lunge und selektiver Beatmung der anderen Lunge wird bei Eingriffen an der rechten Lunge ein linksseitiger und bei Eingriffen an der linken Lunge ein rechtsseitiger Doppellumentubus verwandt. Bei rechtsseitigen Doppellumentuben ist jedoch aufgrund der anatomischen Situation (Länge des rechten Hauptstammbronchus ca. 1,5–2 cm) mit der Möglichkeit der Okklusion des Abgangs zum rechten Oberlappenbronchus eine geringe Sicherheitsbreite gegeben. Wird der rechtsseitige Doppellumentubus nicht weit genug vorgeschoben, besteht die Gefahr einer Herniation des bronchialen Cuffs über die Karina und einer konsekutiven, zumindest aber partiellen Blockade der linken Lunge sowie einer insuffizienten Beatmung der rechten Lunge. Bei Platzierung eines linksseitigen Doppellumentubus kann sowohl die linke Lunge über den linksendobronchial liegenden Teil beatmet werden, als auch die rechte Lunge über das tracheale Lumen.

Frage 751

Sie sollen einen 65-jährigen Patienten zur rechtsseitigen Lobektomie anästhesieren (kombinierte Anästhesie: thorakale Periduralanästhesie und balancierte Inhalationsanästhesie mit linksseitigem Doppellumentubus). Vorerkrankungen: schwere COPD mit Lungenemphysem nach langjährigem Nikotinabusus (paO_2 unter Raumluft < 60 mmHg präoperativ), KHK, Herzinsuffizienz NYHA III, pAVK.

Wegen eines schnell wachsenden Bronchialkarzinoms im distalen rechten Oberlappenbronchus wird von den Chirurgen unter Inkaufnahme eines noch höheren Risikos bei floridem bronchopulmonalem Infekt und trotz Ihrer Einwände die Indikation zur genannten Operation gestellt. Einleitung und Verlauf sind zunächst unkompliziert. Nach Übergang zur selektiven Ventilation der linken Lunge kommt es zu einem starken Abfall der Oxygenierung (paO_2 bei Ein-Lungen-Ventilation mit 100 % O_2 39 mmHg). Versuche, diesen Zustand mit Variation von PEEP, Atem-Zeit-Verhältnis, druckkontrollierter Ventilation und manueller Beatmung zu verbessern, scheitern. Auch eine CPAP-Applikation an der operierten Lunge mit + 6 mbar bringt keine Besserung. Es treten zunehmend polytope ventrikuläre Extrasystolen, begleitet von hämodynamischer Instabilität auf. Der Chirurg besteht auf der Fortführung der Operation. Warum mussten Sie mit einem derartigen Verlauf rechnen?

Ein Eingriff diesen Ausmaßes unter diesen Bedingungen birgt ein fulminant erhöhtes Risiko für den Patienten. Die Verschlechterung des Patienten unter Ein-Lungen-Ventilation ist durch den floriden bronchopulmonalen Infekt und den bereits präoperativ schlechten Gasaustausch zu erklären.

Erschwerend kommt wahrscheinlich ein erhöhter Rechts-Links-Shunt durch emphysembedingten pulmonalen Hypertonus (Durchbrechen der hypoxisch-pulmonalen Vasokonstriktion der nicht ventilierten Lunge) und chirurgische Manipulation mit konsekutiver Freisetzung vasodilatierender Mediatoren hinzu. Zunehmende Hypoxie verstärkt noch den pulmonalen Hypertonus der ventilierten Lunge.

Frage 752

Welche weiteren Maßnahmen zur Verbesserung der Oxygenierung können Sie in obigem Fallbeispiel ergreifen?

Zu erwägen ist die selektive pulmonale Vasodilatation durch Beimischen inhalativer Vasodilatoren mit hoher pulmonaler Clearance (z. B. Prostaglandin E1). Hierdurch werden lediglich diejenigen pulmonalen Gefäße weitgestellt, deren assoziierte Alveolen auch ventiliert werden. Führt dies zu einer ausreichenden Senkung des pulmonal-arteriellen Drucks, kommt es durch Optimierung der Blutflussverteilung zu einer weiteren Reduktion des Rechts-Links-Shunts.

Des Weiteren kann der Chirurg aufgefordert werden, die rechte Pulmonalarterie abzuklemmen, was aber bei vermutetem pulmonal-arteriellem Hypertonus zur rechtsventrikulären Dekompensation führen kann. Der Rechts-Links-Shunt wird dadurch jedoch ausgeschaltet. Falls diese Maßnahmen nicht greifen, kann eine High-Frequency-Jet-Ventilation der zu operierenden Lunge versucht werden. Als letzte Wahl bleibt die Fortführung der Operation unter Zwei-Lungen-Ventilation.

Frage 753

Sie übernehmen eine bislang unkompliziert verlaufene Narkose (balancierte Anästhesie, Doppellumentubus) bei einem 35-jährigen Hypertoniker (Betablocker) mit thorakalem Bandscheibenvorfall, der einer thorakalen dorsoventralen Stabilisierung und Diskektomie bei Th 5 unterzogen wird. Der Eingriff ist langwierig (bisher 4,5 h), die anatomischen Verhältnisse schwierig; relativ hoher Blutverlust (2,5 l), bislang keine Gabe von Blut und Blutprodukten.

Einige Zeit nach Beginn der Ein-Lungen-Ventilation bei ventralem Vorgehen in Linksseitenlage kommt es zu einem Abfall der pulsoxymetrischen Sauerstoffsättigung und hämodynamischer Instabilität. Eine Blutgasanalyse ergibt einen paO_2-Wert von 60 mmHg, Hb 9,5 g/dl (Ausgangswert der Ein-Lungen-Ventilation unter 50 % Sauerstoff 95 mmHg). Welche anderen Ursachen als pulmonale oder Ein-Lungen-Ventilation-bedingte kommen hierfür infrage?

Nicht alle hypoxämischen Zustände sind pulmonal bzw. durch entsprechende Erhöhung eines Rechts-Links-Shunts verursacht. In dem vorliegenden Fallbeispiel ist unter diesen Umständen (schwieriger Situs, schlechte Sichtverhältnisse, Intervention dorsolateral an der Wirbelsäule) auch an ein iatrogen bedingtes Low-Cardiac-Output-Syndrom zu denken.

Durch den Einsatz von Sperrern, Haken, Lagerungskissen oder auch Händen von Assistenten kann es in dem Wunsch, mehr Platz und Sicht für den Operateur zu schaffen, zu einer unbeabsichtigten Kompression des Herzens oder zuführender Gefäße mit entsprechendem Abfall des Herzzeitvolumens kommen. Bei Patienten, die unter Betablockade stehen, ist damit zu rechnen, dass sich derartige Zwischenfälle nicht in einer Veränderung der Herzfrequenz bemerkbar machen.

Frage 754

Wie können Sie in obigem Fallbeispiel schnell zwischen einer pulmonal oder kardial bedingten Hypoxämie unterscheiden?

3.10 Anästhesie in der Orthopädie

Christian Delle

Frage 763

Ein 30-jähriger Patient wird nach einem Sturz mit einer Schulterluxation in die Notaufnahme gebracht. Er hat eine hohe Schmerzintensität, und gibt an, dass er gerade auf einer Party noch reichlich gegessen und auch getrunken hat. Vorerkrankungen seien nicht bekannt. Welche Alternative haben Sie zur Vollnarkose mit dem bestehenden Aspirationsrisiko?

Die reine Regionalanästhesie bietet hier eine sehr elegante Möglichkeit. Die Blockade der Rami anteriores/ventrales der Spinalnerven C 5 und C 6 in hoher supraklavikulärer bzw. distaler ISC-Position (ISC = interskalenär) sind eine Möglichkeit (Truncus-superior-Blockade), um mit 5–10 ml Prilocain 2 % eine suffiziente Analgesie und motorische Relaxierung der Schulter für die Reposition zu erreichen. Durch die Lokalisation und Regionalanästhesie des „Upper Trunk"/Truncus superior sind die nervalen Zielstrukturen meist nur 1–2 cm unter der Haut mit Lokalanästhetikum blockierbar.

Frage 764

Worauf müssen Sie bei der Verwendung von Knochenzement in der Unfallchirurgie und Orthopädie, beispielsweise bei der Implantation einer Knieprothese, eingestellt sein.

Manchmal kommt es nach dem Einbringen von Knochenzement zu einem Abfall von Blutdruck und Sauerstoffsättigung wie bei einer allergischen Reaktion. Aus diesem Grund geben viele Kliniken weiterhin prophylaktisch H_1/H_2-Blocker und ggf. ein Kortisonpräparat vor dem Einbringen des Knochenzements oder bei Auftritt der o. g. Symptome.

Interessanterweise treten die Symptome in der Regel verzögert auf, und zwar zeitlich betrachtet, kurz vor Ende der chemischen Aushärtungszeit (Polymerisierung) des Zements. Eine Theorie besagt, dass im Rahmen der exothermen Polymerisationsreaktion des Zements heiße Gase entstehen, welche über die Blutbahn aufgenommen und über die Lunge abgeatmet werden. Diese Gase werden für eine Vasodilatiation im kleinen Kreislauf verantwortlich gemacht, die im akuten Rechtsherzversagen enden kann. Ein Abfall der Sauerstoffsättigung könnte durch Mikroembolien aufgrund der gebildeten Polymerisations-Gase erklärt werden. Eine andere Theorie besagt, dass die vasodilatatorische Wirkung der Gase des Knochenzements eine akute Steigerung des sonst minimalen Rechts-Links-Shunts des Lungenkreislaufes verursachen, wodurch ein wesentlich größerer Anteil (normal unter 2 %) des Herzzeitvolumens plötzlich nicht mehr in der Lunge oxygeniert werden könnte. Andere Hypothesen schreiben dem Knochenzement selber eine vasodilatierende Wirkung zu, die eine Ursache für einen Blutdruckabfall darstellen könnte. Bei anhaltenden Symptomen muss aber auch immer an eine Fett- und/oder Luftembolie gedacht werden, die als Differenzialdiagnose in Frage kommen.

Frage 765

Welches Anästhesieverfahren bieten Sie einem Patienten bei einer Knie-TEP-Implantation (TEP = Totalendoprothese) an?

Meist wird eine Spinalanästhesie oder eine Allgemeinanästhesie mit der Anlage eines N.-femoralis- und eines distalen N.-ischiadicus-Katheters kombiniert, damit Patienten auch nach der Operation für die bald folgende Physiotherapie analgetisch gut versorgt sind. Optimal für eine OP in Vollnarkose wäre eine zusätzliche Blockade des N. obtoratorius als „Single Shot", um das mediale Kniegelenk zu betäuben. Eine Periduralanästhesie oder kombinierte Spinal- und Periduralanästhesie (CSE) wird wegen der Immobilität des nicht operierten Beins kaum noch durchgeführt.

Frage 766

Sie haben einen schwer kranken Patienten (realer Fall) mit einer hochgradigen Herzinsuffizienz und OP-pflichtiger Aortenklappenstenose sowie einem schwierigen Atemweg bei Morbus Bechterev und Z. n. Mundbodenkarzinom mit Bestrahlung in der Prämedikationsambulanz. Er wünscht sich trotz der erheblichen Vorerkrankungen Knie-TEPs auf beiden Seiten in 2 OPs. Dieser Patient wurde be-

kontrollierter Ventilation und manueller Beatmung zu verbessern, scheitern. Auch eine CPAP-Applikation an der operierten Lunge mit + 6 mbar bringt keine Besserung. Es treten zunehmend polytope ventrikuläre Extrasystolen, begleitet von hämodynamischer Instabilität auf. Der Chirurg besteht auf der Fortführung der Operation. Warum mussten Sie mit einem derartigen Verlauf rechnen?

Ein Eingriff diesen Ausmaßes unter diesen Bedingungen birgt ein fulminant erhöhtes Risiko für den Patienten. Die Verschlechterung des Patienten unter Ein-Lungen-Ventilation ist durch den floriden bronchopulmonalen Infekt und den bereits präoperativ schlechten Gasaustausch zu erklären.

Erschwerend kommt wahrscheinlich ein erhöhter Rechts-Links-Shunt durch emphysembedingten pulmonalen Hypertonus (Durchbrechen der hypoxisch-pulmonalen Vasokonstriktion der nicht ventilierten Lunge) und chirurgische Manipulation mit konsekutiver Freisetzung vasodilatierender Mediatoren hinzu. Zunehmende Hypoxie verstärkt noch den pulmonalen Hypertonus der ventilierten Lunge.

Frage 752

Welche weiteren Maßnahmen zur Verbesserung der Oxygenierung können Sie in obigem Fallbeispiel ergreifen?

Zu erwägen ist die selektive pulmonale Vasodilatation durch Beimischen inhalativer Vasodilatoren mit hoher pulmonaler Clearance (z. B. Prostaglandin E1). Hierdurch werden lediglich diejenigen pulmonalen Gefäße weitgestellt, deren assoziierte Alveolen auch ventiliert werden. Führt dies zu einer ausreichenden Senkung des pulmonal-arteriellen Drucks, kommt es durch Optimierung der Blutflussverteilung zu einer weiteren Reduktion des Rechts-Links-Shunts.

Des Weiteren kann der Chirurg aufgefordert werden, die rechte Pulmonalarterie abzuklemmen, was aber bei vermutetem pulmonal-arteriellem Hypertonus zur rechtsventrikulären Dekompensation führen kann. Der Rechts-Links-Shunt wird dadurch jedoch ausgeschaltet. Falls diese Maßnahmen nicht greifen, kann eine High-Frequency-Jet-Ventilation der zu operierenden Lunge versucht werden. Als letzte Wahl bleibt die Fortführung der Operation unter Zwei-Lungen-Ventilation.

Frage 753

Sie übernehmen eine bislang unkompliziert verlaufene Narkose (balancierte Anästhesie, Doppellumentubus) bei einem 35-jährigen Hypertoniker (Betablocker) mit thorakalem Bandscheibenvorfall, der einer thorakalen dorsoventralen Stabilisierung und Diskektomie bei Th 5 unterzogen wird. Der Eingriff ist langwierig (bisher 4,5 h), die anatomischen Verhältnisse schwierig; relativ hoher Blutverlust (2,5 l), bislang keine Gabe von Blut und Blutprodukten.

Einige Zeit nach Beginn der Ein-Lungen-Ventilation bei ventralem Vorgehen in Linksseitenlage kommt es zu einem Abfall der pulsoxymetrischen Sauerstoffsättigung und hämodynamischer Instabilität. Eine Blutgasanalyse ergibt einen paO_2-Wert von 60 mmHg, Hb 9,5 g/dl (Ausgangswert der Ein-Lungen-Ventilation unter 50 % Sauerstoff 95 mmHg). Welche anderen Ursachen als pulmonale oder Ein-Lungen-Ventilation-bedingte kommen hierfür infrage?

Nicht alle hypoxämischen Zustände sind pulmonal bzw. durch entsprechende Erhöhung eines Rechts-Links-Shunts verursacht. In dem vorliegenden Fallbeispiel ist unter diesen Umständen (schwieriger Situs, schlechte Sichtverhältnisse, Intervention dorsolateral an der Wirbelsäule) auch an ein iatrogen bedingtes Low-Cardiac-Output-Syndrom zu denken.

Durch den Einsatz von Sperrern, Haken, Lagerungskissen oder auch Händen von Assistenten kann es in dem Wunsch, mehr Platz und Sicht für den Operateur zu schaffen, zu einer unbeabsichtigten Kompression des Herzens oder zuführender Gefäße mit entsprechendem Abfall des Herzzeitvolumens kommen. Bei Patienten, die unter Betablockade stehen, ist damit zu rechnen, dass sich derartige Zwischenfälle nicht in einer Veränderung der Herzfrequenz bemerkbar machen.

Frage 754

Wie können Sie in obigem Fallbeispiel schnell zwischen einer pulmonal oder kardial bedingten Hypoxämie unterscheiden?

Mittels transösophagealer Echokardiografie (TEE); ist die Einlage einer TEE-Sonde technisch oder lagerungsbedingt nicht möglich, anhand Bestimmung der zentralvenösen Sättigung. Ist ein stark reduziertes Herzzeitvolumen Ursache der Hypoxämie, so ist – im Gegensatz zur pulmonal bedingten Hypoxämie – wegen einer verstärkten Sauerstoffextraktion im Kapillarbett mit einer stark erniedrigen zentralvenösen Sättigung zu rechnen (große Differenz zwischen arterieller und zentralvenöser Sättigung).

Durch eine Blutgasanalyse von zentralvenösem (idealerweise gemischtvenösem) Blut kann somit einfach und schnell die erforderliche Differenzierung durchgeführt werden, sofern eine TEE nicht möglich ist. Eine weitere Alternative wäre eine HZV-Bestimmung mittels eines Swan-Ganz-Katheters. Pulmonaliskatheter kommen in der Thoraxchirurgie bei Lungentransplantationen und ggf. bei Pneumonektomien zur Anwendung.

Frage 755

Nennen Sie absolute Indikationen der Ein-Lungen-Ventilation.

Absolute Indikationen sind intraoperative Verhinderung von Sekretübertritt von einem Lungenflügel auf den anderen, z. B. Infektion der gesunden Lunge durch Eiterübertritt, massive Blutungen in einer Lunge, bronchopleurale Fistel, einseitige Riesenzyste (einseitige Überdehnungsgefahr und Platzen der Bulla mit konsekutivem Pneumothorax), chirurgisches Eröffnen großer Luftwege.

Frage 756

Nennen Sie relative Indikationen der Ein-Lungen-Ventilation.

Relative Indikationen sind bessere operative Verhältnisse bei thorakale Aortenaneurysmen, Pneumektomie, Lobektomie, Ösophagusresektion, Thorakoskopien, minimalinvasive Herzchirurgie, thorakale (ventrale) Wirbelsäuleneingriffe.

Frage 757

Welche Ventilatoreinstellungen wählen Sie für eine Ein-Lungen-Ventilation?

Viele Anästhesisten übernehmen für die Ein-Lungen-Ventilation üblicherweise das gleiche oder ein geringfügig reduziertes Tidalvolumen von der Zwei-Lungen-Ventilation (etwa 5- 8 ml/kgKG). Cave: erhöhte Atemwegsdrücke und erhöhter pulmonal-vaskulärer Widerstand mit Erhöhung des Rechts-Links-Shunts. Es ist zwar möglich, dass niedrigere Tidalvolumina mit einer vermehrten Atelektasenbildung der ventilierten Lunge einhergehen können, die Prinzipien lungenprotektiver Beatmung gelten aber auch für die intraoperative Beatmung. Niedrigere Tidalvolumina (6 ml/kgKG) und Limitierung der Spitzendrucke (25 mbar) sind sinnvoll. Die FiO_2 wird in der Regel >0,5 (in Abhängigkeit der Oxygenierung des Patienten) eingestellt.

Viele Autoren bevorzugen aus Gründen einer ausreichenden Sicherheitsbreite eine FiO_2 von 0,8–1,0. Die Atemfrequenz wird in der Regel so eingestellt, dass ein $paCO_2$ von 40 mmHg resultiert. CPAP (5–10 cmH_2O) der nicht ventilierten Lunge mittels CPAP-System ist sinnvoll.

Frage 758

Wie verfahren Sie, wenn Ihr Patient nach einem Thoraxeingriff mit Ein-Lungen-Ventilation nachbeatmet werden soll?

Üblicherweise werden Nachbeatmungen mit einem konventionellen Tubus durchgeführt. Da das Entfernen eines Doppellumentubus einen starken Reiz darstellt, sollte die Umintubation in tiefer Narkose und ausreichender Relaxation erfolgen. Vorher werden Mund, Rachen und beide Lumina des Doppellumentubus abgesaugt. Des Weiteren erfolgt eine bronchoskopische Kontrolle der Ostien (Sekret) und der Anastomose .

War die Intubation sehr schwierig, ist ein Belassen des Doppellumentubus bis zur endgültigen Extubation oder der Einsatz eines Führungsstabs (z. B. X-Changer zum Tubuswechsel bei der Umintubation (Cave: Verletzungsgefahr) zu erwägen.

Frage 759

Mit welchen Beatmungsdrücken beatmen Sie nach Lungeneingriffen?

Nach Lungeneingriffen (Lobektomie, Pneumektomie) sollten die Beatmungsdrücke – falls möglich – auf 25–0 cmH_2O und einen PEEP von 5–10 cmH_2O limitiert werden. Das Atemzugvolumen (AZV) sollte 5–8 ml/kgKG betragen.

Üblicherweise wird die Dichtigkeit des Resektionsstumpfs intraoperativ mit Drücken von 30–35 cmH_2O überprüft, sodass bei einer Limitierung der Beatmungsdrücke auf 25–30 cmH_2O keine Gefahr einer Nahtinsuffizienz besteht.

Frage 760

Was tun Sie, wenn sich nach einer Pneumektomie der Doppellumentubus nicht entfernen lässt?

Auf keinen Fall starken Zug ausüben oder mit Gewalt entfernen. Narkose wieder vertiefen. Überprüfen der In- und Deflatierbarkeit beider Cuffs. Operateur informieren (möglicherweise wurde der Tubus in die Stumpfnaht mit einbezogen). Bronchoskopische Überprüfung beider Lumina, um eine Ursache für das Festsitzen zu finden. Weiteres Vorgehen in interdisziplinärem Konsens.

Frage 761

Was ist beim Umgang mit Thoraxdrainagen im Aufwachraum zu beachten?

Die Anlage einer Thoraxdrainage erfolgt nach Thorax- und Lungenoperationen regelhaft.

Damit die Lunge sich wieder entfalten kann, müssen Flüssigkeiten (Blut, Sekret) und Luft kontinuierlich nach außen abgeleitet und ein Unterdruck aufgebaut werden. Neben den üblichen Einwegdrainagesystemen gibt es auch wiederverwendbare Systeme, in der Regel Drei-Kammer-Systeme:

- **Sekretaufnahme in einer Sekretflasche (Kammer 1)**
- **Wasserschloss zur Rückstromverhinderung (Kammer 2)**
- **Sogregulierung mittels Vakuumgenerator (Kammer 3)**

Üblicherweise wird ein Unterdruck von 15–20 cmH_2O eingestellt, außer bei Pneumonektomie (da Mediastinal Shift möglich). Drainage nicht abklemmen (Gefahr eines Spannungspneumothorax). Falls atemsynchrones Pendeln von Flüssigkeit im Drainageschlauch beobachtet wird, ist ein Drainageverschluss oder eine Fistel auszuschließen. Luftblasen können Hinweis auf eine Bronchusnahtinsuffizienz sein. Bei Problemen sofort Check von Sog, Funktion des Wasserschlosses, Luftdichtigkeit des ganzen Systems inkl. Drainage (Naht/Verband) durchführen, außerdem den Ausschluss einer Verstopfung (Blutkoagel) oder des Abknickens der Drainage.

Frage 762

Was ist beim Einsatz des Da-Vinci-Roboters bei thoraxchirurgischen Operationen zu beachten?

Prinzipiell ist das anästhesiologische Vorgehen analog zum Vorgehen bei Lungenoperationen mit lateraler Thorakotomie in minimalinvasiver Technik (VATS) (DLT, ZVK, arterielle Kanüle, Blasenkatheter [t-PDK]). Operationen (Lobektomien, Keil- und Segmentresektionen) können mit dem Da-Vinci-System an der linken und rechten Lunge jeweils in entsprechender Seitenlagerung durchgeführt werden (Cave Lagerungsschäden am Plexus). Thymektomien erfolgen in Rückenlage. Nach Andocken des Operationsroboters ist der anästhesiologische Zugang zum Patienten eingeschränkt. Ein Auskühlen der Patienten (Gasinsufflation CO_2) ist zu vermeiden. Cave Hämodynamik (verminderter venöser Rückstrom, Hypotension, Arrhythmien) aufgrund CO_2-Insufflation.

Bei thorakaler Präparation ist eine sichere Ein-Lungen-Ventilation notwendig. Cave: Im Falle einer notfallmäßigen Konversion zur offenen Thorakotomie (Blutung) muss zunächst das Robotersystem vom Patienten abgekoppelt werden. Vorteile des Da-Vinci-Systems sind schnellere Wundheilung, niedriger Blutverlust, Verringerung der postoperativen Schmerzen durch geringere Rippenspreizung.

3.10 Anästhesie in der Orthopädie

Christian Delle

Frage 763

Ein 30-jähriger Patient wird nach einem Sturz mit einer Schulterluxation in die Notaufnahme gebracht. Er hat eine hohe Schmerzintensität, und gibt an, dass er gerade auf einer Party noch reichlich gegessen und auch getrunken hat. Vorerkrankungen seien nicht bekannt. Welche Alternative haben Sie zur Vollnarkose mit dem bestehenden Aspirationsrisiko?

Die reine Regionalanästhesie bietet hier eine sehr elegante Möglichkeit. Die Blockade der Rami anteriores/ventrales der Spinalnerven C5 und C6 in hoher supraklavikulärer bzw. distaler ISC-Position (ISC = interskalenär) sind eine Möglichkeit (Truncus-superior-Blockade), um mit 5–10 ml Prilocain 2 % eine suffiziente Analgesie und motorische Relaxierung der Schulter für die Reposition zu erreichen. Durch die Lokalisation und Regionalanästhesie des „Upper Trunk"/Truncus superior sind die nervalen Zielstrukturen meist nur 1–2 cm unter der Haut mit Lokalanästhetikum blockierbar.

Frage 764

Worauf müssen Sie bei der Verwendung von Knochenzement in der Unfallchirurgie und Orthopädie, beispielsweise bei der Implantation einer Knieprothese, eingestellt sein.

Manchmal kommt es nach dem Einbringen von Knochenzement zu einem Abfall von Blutdruck und Sauerstoffsättigung wie bei einer allergischen Reaktion. Aus diesem Grund geben viele Kliniken weiterhin prophylaktisch H_1/H_2-Blocker und ggf. ein Kortisonpräparat vor dem Einbringen des Knochenzements oder bei Auftritt der o. g. Symptome.

Interessanterweise treten die Symptome in der Regel verzögert auf, und zwar zeitlich betrachtet, kurz vor Ende der chemischen Aushärtungszeit (Polymerisierung) des Zements. Eine Theorie besagt, dass im Rahmen der exothermen Polymerisationsreaktion des Zements heiße Gase entstehen, welche über die Blutbahn aufgenommen und über die Lunge abgeatmet werden. Diese Gase werden für eine Vasodilatation im kleinen Kreislauf verantwortlich gemacht, die im akuten Rechtsherzversagen enden kann. Ein Abfall der Sauerstoffsättigung könnte durch Mikroembolien aufgrund der gebildeten Polymerisations-Gase erklärt werden. Eine andere Theorie besagt, dass die vasodilatatorische Wirkung der Gase des Knochenzements eine akute Steigerung des sonst minimalen Rechts-Links-Shunts des Lungenkreislaufes verursachen, wodurch ein wesentlich größerer Anteil (normal unter 2 %) des Herzzeitvolumens plötzlich nicht mehr in der Lunge oxygeniert werden könnte. Andere Hypothesen schreiben dem Knochenzement selber eine vasodilatierende Wirkung zu, die eine Ursache für einen Blutdruckabfall darstellen könnte. Bei anhaltenden Symptomen muss aber auch immer an eine Fett- und/oder Luftembolie gedacht werden, die als Differenzialdiagnose in Frage kommen.

Frage 765

Welches Anästhesieverfahren bieten Sie einem Patienten bei einer Knie-TEP-Implantation (TEP = Totalendoprothese) an?

Meist wird eine Spinalanästhesie oder eine Allgemeinanästhesie mit der Anlage eines N.-femoralis- und eines distalen N.-ischiadicus-Katheters kombiniert, damit Patienten auch nach der Operation für die bald folgende Physiotherapie analgetisch gut versorgt sind. Optimal für eine OP in Vollnarkose wäre eine zusätzliche Blockade des N. obtoratorius als „Single Shot", um das mediale Kniegelenk zu betäuben. Eine Periduralanästhesie oder kombinierte Spinal- und Periduralanästhesie (CSE) wird wegen der Immobilität des nicht operierten Beins kaum noch durchgeführt.

Frage 766

Sie haben einen schwer kranken Patienten (realer Fall) mit einer hochgradigen Herzinsuffizienz und OP-pflichtiger Aortenklappenstenose sowie einem schwierigen Atemweg bei Morbus Bechterev und Z. n. Mundbodenkarzinom mit Bestrahlung in der Prämedikationsambulanz. Er wünscht sich trotz der erheblichen Vorerkrankungen Knie-TEPs auf beiden Seiten in 2 OPs. Dieser Patient wurde bereits von mehreren Kliniken abgelehnt. Gibt es ein rein regionalanästhesiologisches Verfahren, um diesen Patienten zu operieren?

Bei einer OP-pflichtigen Aortenklappenstenose sollte die Spinal- und Periduralanästhesie nicht verwendet werden. Mit einer leichten Sedierung (ggf. mit NIV-Maske) ist die Regionalanästhesie des N. femoralis, N. cutaneus femoris lateralis, N. obturatorius und des parasakralen N. ischiadicus sehr gut geeignet, um Eingriffe am Knie durchführen zu können. Für diese Art der Narkose ist die Compliance des Patienten essenziell. Die sonografische Darstellbarkeit der Nerven sollte vorher überprüft werden.

Bei der ersten OP des Patienten schmerzte während der laufenden Knie-TEP-OP rechts das noch nicht operierte linke Knie so sehr, dass er sich und das linke Bein ständig bewegt hat. Aus diesem Grund musste eine Sedierung mit NIV („Non-invasive Ventilation") Beatmung erfolgen. Bei der 2. OP des linken Kniegelenkes war nur eine leichte Sedierung notwendig.

Frage 767

Ein Patient möchte für die Operation einer komplizierten Olekranonfraktur mit erheblicher Gelenkbeteiligung eine reine Regionalanästhesie mit Sedierung erhalten. Die Operation soll bei Fehlen weiter Vorerkrankungen in Rückenlage erfolgen, aber für die postoperative Schmerz- und Bewegungstherapie ist ein Regionalanästhesiekatheter erwünscht. Welches Regionalanästhesieverfahren können Sie dem Patienten anbieten?

Die Anlage eines supra- oder infraklavikulären Blocks mit Regionalanästhesiekatheter deckt das OP-Gebiet des distalen Oberarms, des Ellenbogens, des Unterarms und der kompletten Hand ab. Deshalb sind diese beiden Regionalanästhesieverfahren in diesem Fall indiziert.

Eine axillare Blockade wäre als Nichtkatheterverfahren ebenfalls geeignet. Da es sich bei der axillären Blockade um die Blockade einzelner Nerven handelt, die durch Septierungen im Bindegewebe oder anatomisch unterschiedliche Kompartimente getrennt sind, ist in diesem Fall kein Katheterverfahren sinnvoll. Eine interskalenäre Blockade deckt nicht den kompletten Ellenbogen ab und ist deshalb für Schulteroperationen sehr gut geeignet, aber nicht für Operationen am distalen Oberarm, Ellenbogen, Unterarm oder der Hand.

Frage 768

Eine 68-jährige Patientin ist gestürzt und hat sich eine dislozierte proximale Oberarmfraktur zugezogen. Ob ein Oberarmnagel, eine Platte oder eine TEP-OP erforderlich ist, entscheidet sich erst während der OP. Welches regionalanästhesiologische Verfahren bieten Sie der Patientin an?

Die Blockade des Plexus brachialis durch Anlage eines interskalenären Plexuskatheters ist für die peri- und postoperative Schmerztherapie auch im Rahmen der Physiotherapie sehr gut geeignet.

Obwohl Fachgesellschaften den ISC (interskalenäre Blockade) als einfache Punktion einstufen, ist die Punktion in der Regel anspruchsvoll. Die Anlage eines Schmerzkatheters sollte nur durch erfahrene Anwender durchgeführt werden. Durch die Nähe zum Neuroforamen und damit dem zervikalen Periduralraum können Katheter versehentlich peridural platziert werden. Für den interskalenären Plexuskatheter sind aus diesem Grund Todesfälle bei periduraler Katheterfehllage beschrieben.

Für die Blockade reichen 6–10 ml Ropivacain 0,75 % aus. Über den Schmerzkatheter genügen bei Erwachsenen 4 (–6) ml/h Ropivacain 0,2 % bei durchschnittlich schweren Patienten.

Eine gleichzeitige Blockade der Nn. supraklavikulares des Plexus cervicalis führt zu einer Anästhesie der Haut im OP-Gebiet und ist als einfache Punktion über die gleiche Kanüle bei der Punktion durchführbar.

Frage 769

Können Eingriffe am Oberarm und der Schulter bzw. sogar der Klavikula in reiner Regionalanästhesie durchgeführt werden?

Grundsätzlich können diese Eingriffe durch die Blockade des Plexus brachialis in der interskalenären Position mit der gleichzeitigen Blockade des Plexus cervicalis der Nn. supraklavikulares in einer Punktion durch die Verteilung des Lokalanästhetikums in den korrekten Kompartimenten durchgeführt werden.

Für Schulter- und Klavikulachirurgie werden Patienten in der Regel in einer Beachchairposition mit fixiertem Kopf und mit durch Tücher überdecktem Gesicht gelagert, die für eine schnelle Atemwegssicherung äußerst ungünstig ist und bei Patienten Angst bis Panik auslösen kann. Eine Sedierung mit aufgesetzter NIV-Maske ist möglich. Um Probleme mit der Sedierungstiefe und der Atemwegsicherung zu umgehen, sollte der Atemweg dieser Patienten gesichert werden.

Frage 770

Welches Anästhesieverfahren können Sie bei einer Sprunggelenkfraktur anbieten?

Sowohl die Allgemeinanästhesie als auch die Spinalanästhesie sind geeignete Verfahren. Wenn die Vollnarkose indiziert ist, kann diese durch die Blockade des N. saphenus und des distalen N. ischiadicus sinnvoll ergänzt werden. Durch die intraoperativ regelhaft in der Unfallchirurgie verwendete Blutsperre am Oberschenkel ist eine reine Regionalanästhesie technisch anspruchsvoll. Hierzu erfolgt ein parasakraler N.-ischiadicus-, ein N.-femoralis-, N.-obturatorius- und N.-cutaneus-femoris-lateralis-Block. Durch die sehr hohe Blockade des N. ischiadicus am Foramen infrapiriforme werden Muskeln an der Oberschenkelhinterseite und der N. cutaneus femoris posterior blockiert. Dadurch wird der Tourniquetschmerz am Oberschenkel durch die Blutsperre und eine Analgesie am Unterschenkel unterbunden.

Frage 771

Aufgrund des hohem Notfallaufkommens in Ihrem Dienst muss eine 60-jährige Patientin mit einer dislozierten Femurschaftfraktur mit erheblicher Fehlstellung im Aufwachraum auf die OP warten. Wegen starker Schmerzen ist die Patientin sehr unruhig. Wie können Sie bereits im Aufwachraum eine gute Analgesie erreichen, die auch für die Umlagerung in den OP und für die peri- und postoperative Phase sinnvoll ist?

Natürlich kann durch die i. v. Gabe von Analgetika die Therapie im Aufwachraum begonnen werden. Meist führen Bewegungen, wie das Umlagern vom Bett auf den OP-Tisch und ggf. das Aufsetzen für eine Spinalanästhesie zu erheblichen Schmerzspitzen. Durch die Blockade des N. femoralis kann hier eine schnelle Abhilfe mit geringen Injektionsschmerzen erreicht werden. Die Umlagerung, bis hin zum Aufrichten des Oberkörpers für eine Spinalanästhesie, ist in der Regel trotz Krepitationen ohne relevante Schmerzen sehr gut möglich. Deshalb kann eine Blockade des N. femoralis bereits präoperativ sowohl für die Spinalanästhesie, als auch als additives Verfahren der Allgemeinanästhesie sinnvoll sein. Optimal wäre bei einer Vollnarkose, den N. cutaneus femoralis lateralis und, je nach Schnittführung, den N. obturatorius zu betäuben.

Frage 772

Ein polytraumatisierter Patient nach einem schweren Motorradunfall wurde bereits in mehrfachen Sitzungen an verschiedenen Verletzungen operiert. Heute soll der Fixateur externe, der am Oberarm und Unterarm fixiert ist, entfernt werden, um eine Ellenbogenfraktur zu versorgen. Der Patient ist wach und für einen „axillaren Plexus" aufgeklärt. Leider bemerken Sie, dass eine Auslagerung des Arms für die axilläre Plexusanästhesie aufgrund des Fixateurs nicht möglich ist.

Welche Alternativen für eine reine Regionalanästhesie mit Sedierung können Sie durchführen?

Die supra- und infraklavikuläre Blockade sind alternative Verfahren, um das OP-Gebiet abzudecken.

Die Punktion kann supraklavikulär mit angelagertem Arm erfolgen. Bei der infraklavikulären Punktion ist meist eine Auslagerung des Arms durch Abduktion hilfreich, weil durch die Verlagerung der Klavikula, die sonografische Sicht und Punktion einfacher wird. Vermutlich wird in diesem Fall die supraklavikuläre Punktion am sinnvollsten sein.

Frage 773

Die Schmerzen eines Patienten mit einer frisch operierten Sprunggelenkfraktur sind im Aufwachraum nicht zu kompensieren. Der Patient ist agitiert, ängstlich und beschäftigt die betreuende Pflegekraft maximal, weshalb diese Sie um Hilfe bittet. Der Patient wirkt adäquat und leidet sehr unter den Schmerzen. Was sollten Sie veranlassen und wie können Sie dem Patienten helfen?

Es sollte die Information des Operateurs erfolgen mit Prüfung und Dokumentation der Durchblutung und peripheren Sensorik und Motorik. Wenn seitens der Chirurgie keine Bedenken geäußert werden (Kompartment), kann ein „Single Shot" mit Blockade des distalen N. ischiadicus im Aufwachraum mit wenig Zeitaufwand durchgeführt werden. Um einen schnellen Wirkeintritt zu sichern, bietet es sich an, ein schnell wirksames Lokalanästhetikum, wie Prilocain 2% (10 ml) mit einem langwirksamen, wie Ropivacain 0,75% (10 ml) zu kombinieren.

Frage 774

In der Unfallchirurgie wird eine Densfraktur versorgt. Bei instabiler Fraktur erfolgt eine fiberoptische Intubation. Welchen Tubus sollten Sie *nicht* verwenden?

Intraoperativ werden mehrfache Röntgenbilder mit Stellungskontrollen der Fraktur und des Osteosynthesematerials angefertigt werden. Ein Tubus mit Metallspirale (Woodbridge-Spiraltubus) würde die Sicht behindern und sollte unbedingt vermieden werden, da die Röntgenstrahlen durch die Metallspirale geblockt werden. Alternativ können Parker-Flex- oder Murphy-Tuben verwendet werden.

Frage 775

Durch welche regionalanästhesiologischen Nervenblockaden können Sie bei der Hüftchirurgie eine Allgemeinanästhesie sinnvoll ergänzen?

Durch die Blockade des N. femoralis, des N. cutaneus femoralis lateralis und des N. obturatorius an seinem Hauptstamm.

Der N. obturatorius gibt häufig einen sensiblen Ast ab, der die Hüftgelenkkapsel innerviert.

3.11 Anästhesie in der Augenheilkunde

Christian Delle

Frage 776

Welche Altersgruppen spielen in der Anästhesie im Rahmen der Ophthalmochirurgie eine Rolle?

Patienten in der Ophthalmochirurgie können allen Altersgruppen angehören! Von Frühgeborenen mit Retinopathia praematurorum (Frühgeborenenretinopathie) über Tränengangsondierungen bei Säuglingen und Kleinkindern, Schiel-OPs im Vorschulalter, Augentraumata in allen Altersklassen bis zu alten und multimorbiden Patienten der Klassifikation ASA III bis ASA IV. Jede Altersklasse hat besondere Anforderungen an die Anästhesie, die im Rahmen der Prämedikation bei der Auswahl des Anästhesieverfahrens und der Dringlichkeit des Eingriffs berücksichtigt werden müssen.

Frage 777

Werden alle Augen-OPs mit Anästhesie durchgeführt? Was sind Indikationen für eine Anästhesie in der Augenklinik?

Ein Großteil der Eingriffe in der Augenheilkunde wird im Rahmen eines ambulanten Eingriffs durch örtliche Betäubung (Lokalanästhesie) mit dem Ziel der Analgesie und Minimierung von Augenbewegungen ohne ein Team der Anästhesiologie durchgeführt. Bei < 50% der ophthalmologischen Operationen ist eine Allgemeinanästhesie notwendig.

Indikationen für eine Allgemeinanästhesie sind: Kinder, Wunsch des Patienten/Ablehnung der reinen Regionalanästhesie, Stressabschirmung, Lokalanästhetikaallergie, Eingriffe an den hinteren Augenabschnitten (z. B. Netzhaut), OP am „letzten Auge" (wenn das andere Auge schwer beeinträchtigt bzw. nicht vorhanden ist), unruhigem oder unkooperativem Patienten (z. B. Demenz, geistige Behinderung) und bei komplexeren oder längeren Operationen.

Frage 778

Was ist der okulokardiale Reflex und warum ist EKG-Monitoring bei Augen-OPs so wichtig?

Der okulokardiale Reflex/Herz-Augen-Reflex/Aschner-Dagnini-Reflex (viele Synonyme sind in Gebrauch) ist ein trigeminovagales Reflexphänomen, welches nahezu gleichzeitig von Aschner und Dagnini 1908 beschrieben wurde und in allen Altersklassen auftreten kann. Durch Druck auf den Bulbus oculi oder Zug an den Augenmuskeln (z. B. Schiel-OP) kann es zur vagalen Reizung kommen. Während beim wachen Patienten Schmerzen, reflektorische Bradykardie, Blutdruckabfall, Vertiefung der Atmung und ein Brechreiz beschrieben werden, fällt die Reflexauslösung beim Patienten in Narkose oft erst durch plötzliche Bradykardie bis Asystolie auf.

Durch die i. v. Gabe von Atropin (0,01 mg/kgKG) ist die Symptomatik in der Regel schnell therapierbar, und die OP kann fortgesetzt werden. Bis zum Einsetzen der Atropinwirkung muss der operative Reiz unterbrochen werden (Druckentlastung des Bulbus/Zugentlastung an den Augenmuskeln).

Die Kenntnis dieses Reflexes mit der Therapie sowie ein kontinuierliches EKG-Monitoring sind im bei allen Augen-OPs zwingend notwendig.

Frage 779

Wie können Eingriffe am Auge grob eingeteilt werden und was sind wesentliche Unterschiede für die Anästhesie?

Operationen am Auge lassen sich vereinfacht in intra- und extraokuläre Eingriffe einteilen. Für die intraokulären Eingriffe stehen die Akinesie des Bulbus und das Fehlen sämtlicher Spontanbewegungen im Vordergrund, damit es zu keinen unbeabsichtigten Verletzungen des Auges durch eingebrachte Instrumente kommt.

Im Rahmen extraokulärer Operationen sollte der okulokardiale Reflex vermieden bzw. frühzeitig die Ursache erkannt und therapiert werden. Bei korrekter Therapie kann die Operation dann in der Regel problemlos fortgesetzt werden. Bei fehlender Kenntnis dieses Reflexes wurden bereits bei kurzer Bradykardie bis Asystolie über z. B. 1–2 Monitorlängen Reanimationen begonnen, die typischerweise nach sehr kurzem ROSC („Return of spontaneous Ciruculation") wieder stabile Kreislaufparameter zeigten.

Frage 780

Was sind die Besonderheiten der Zusammenarbeit im Augen-OP?

Die enge Zusammenarbeit und Absprache zwischen Augenarzt und Anästhesist ist zwingend erforderlich. Durch die intraoperative Lagerung des Patienten, mit dem Kopf unter dem Mikroskop, ist der Zugang zum Atemweg nur durch Unterbrechen der OP möglich.

Die Atemwege müssen gesichert sein, weil der Zugang zum Patienten während der OP nur durch Abbruch der OP nach Umbau möglich ist und der Operateur direkt über dem Gesicht arbeitet. Ein Austritt von Narkosegas (z. B. undichte Larynxmaske) sollte nicht toleriert werden. Der Patient darf sich wegen der Operation nicht spontan bewegen, um eine Verletzung der in oder an das Auge gebrachten Instrumente du vermeiden. Bei unklarer Situation, z. B. plötzlichem Anstieg der Herzfrequenz, erkennbaren Spontanbewegungen, erkennbarer Spontanatmung im Narkosegerät, muss der Operateur umgehend informiert werden, damit dieser ggf. die Instrumente vom gefährdeten OP-Gebieten entfernen kann, bis die Narkosetiefe wieder optimiert wurde. Ebenso dürfen nicht angekündigte Lagerungsbewegungen am Patienten oder Stöße an den OP-Tisch nicht erfolgen, um das OP-Ergebnis nicht zu gefährden. Außerdem ist die Rückmeldung des Operateurs über die Dauer der OP essenziell, da die OP-Zeit oft durch die Anästhesie nicht einschätzbar ist.

Frage 781

Was ist der intraokuläre Druck (IOD) und wie ist er beeinflussbar?

Der intraokuläre Druck wird durch die Produktion und Resorption von Kammerwasser durch viele Faktoren beeinflusst und beträgt normalerweise 10–20 mmHg. Eine IOD-Erhöhung beeinflusst die Durchblutung des Sehnervs und beeinträchtigt den Stoffwechsel in Cornea und Linse, während niedrige IODs die Bildung von Ödemen fördern können. Plötzliche Blutdruckspitzen auf-

grund zu flacher Narkose, z. B. bei In- und Extubation, durch Husten, Pressen oder Würgen, ein reduzierter venöser Rückstrom (Halsvenen komprimiert, erhöhter ZVD, PEEP-Erhöhung etc.) können den IOD steigern und das operative Ergebnis gefährden.

Entscheidend ist die ausreichende Narkosetiefe, da die meisten Narkosemedikamente (besonders Hypnotika, nichtdepolarisierende Muskelrelaxanzien, volatile Anästhetika) den IOD senken.

Frage 782

? Welche Medikamente sind dafür bekannt, den IOD zu erhöhen?

! **Succinylcholin als depolarisierendes Muskelrelaxans und Lachgas (N_2O durch Diffusion in Körperhöhlen) gelten als IOD-erhöhende Medikamente und werden in der Augenchirurgie vermieden.**

Frage 783

? Durch welches Monitorverfahren kann die Narkosetiefe zusätzlich beurteilt werden?

! **Gerade im Rahmen von Augenoperationen kann eine Spontanbewegung des Patienten während der OP zu schweren Verletzungen bis hin zum Verlust des Auges führen. In der kritischen OP-Phase sollte die Narkosetiefe maximal tief sein, um Spontanbewegungen zu verhindern. Eine Möglichkeit ist, mithilfe der Relaxometrie in der wichtigen OP-Phase eine ausreichende Relaxierung zu erreichen. Eine weitere Möglichkeit ist die intraoperative Ableitung von EEG-Signalen, um die Narkosetiefe kontinuierlich zu überwachen und einschätzen zu können. Die Kombination aus unspezifischen Faktoren, die Narkosetiefe einzuschätzen (z. B. fehlende Spontanatmung in Kurven des Beatmungsgerätes, stabile Herzfrequenz, kein Schwitzen etc.), in Kombination mit der Messung und dem Erhalt der Muskel-Relaxierung (Relaxometrie) sowie intraoperatives EEG-Monitoring erlaubt in der Regel eine gute Einschätzung der Narkosetiefe, um das Risiko von relevanten Spontanbewegungen mit potenzieller Schädigung des Auges zu minimieren.**

Frage 784

? Was muss im Rahmen der Narkoseausleitung bei Patienten in der Ophthalmochirurgie vermieden werden?

! **In der Ausleitungsphase sollte auf eine schonende Ausleitung geachtet werden, da Pressen, Husten, Würgen und ggf. Erbrechen zu einer Steigerung des intraokularen Druckes führen und das Risiko von Einblutungen gesteigert wird. Bei suffizienter Spontanatmung und Nüchternheit ohne Reflux sowie vorhandenen Schutzreflexen sollte eine frühzeitige Extubation durchgeführt werden. Um PONV zu vermeiden (Pressen/Würgen!), wird eine PONV-Prophylaxe intraoperativ verabreicht.**

Viele Patienten greifen sich nach der OP reflektorisch zum Auge oder an den Verband. Hier muss darauf geachtet werden, dass der Patient sich nicht selbst einen Schaden am operierten Auge zufügt.

Frage 785

? Bei einem Säugling soll aufgrund einer Stenose des Tränennasengangs (Ductus nasolacrimalis) eine Sondierung und Spülung erfolgen. Wie führen Sie die Anästhesie durch und was ist in der Ausleitphase zu beachten?

! **Für diesen Eingriff sollte eine Intubationsnarkose zur Atemwegssicherung durchgeführt werden. Dabei kann sowohl eine Gaseinleitung mit Maske als auch eine i. v. Einleitung bei liegendem i. v. Zugang zum Einsatz kommen. Da in dieser Altersklasse keine geblockten Tuben notwendig sind, aber durch das Spülen sich möglicherweise Sekrete und Flüssigkeit im Rachen ansammeln, müssen am Ende der OP die Sekrete im Rachen abgesaugt werden, um das Risiko eines Laryngospasmus zu minimieren und Husten und Pressen durch den Reiz von Sekreten zu vermeiden.**

Frage 786

? Sie leiten 2 verschiedene nichtnüchterne Notfallpatienten für jeweils eine Augen-OP ein. Ein Patient benötigt eine Vitrektomie bei Glaukom, der andere Patient leidet unter einer perforierenden Augenverletzung. Wie unterscheidet sich die Einleitungsmedikation?

Beide Patienten müssen prophylaktisch im Rahmen einer „Rapid Sequence Induction“ (RSI) intubiert werden. Bei dem Patienten mit dem bekannten Glaukom sollte Rocuronium in hoher Dosierung (1 mg/kgKG) verwendet werden, um den intraokulären Druck nicht zu erhöhen.

Der Patient mit der perforierenden Augenverletzung könnte, sofern keine anderen Kontraindikationen bestehen, alternativ mit Succinylcholin 1–1,5 mg/kgKG im Rahmen der RSI relaxiert werden. Hier kann man davon ausgehen, dass die kurzzeitige IOD-Erhöhung keinen Schaden am Auge hinterlässt.

Frage 787

Welche PONV-Medikation sollte in der Augenchirurgie bei Kindern gegeben werden?

Kinder dem ab 1. Lebensmonat sollten nach aktuellen Empfehlungen Dexamethason (0,15 mg/kgKG, max. 8 mg) und Odansetron (0,15 mg/kgKG, max. 4 mg) erhalten.

Wichtig zu wissen ist, dass Odansetron keine Zulassung bei Kindern < 1 Lebensmonat hat und im Alter von 1–6 Lebensmonaten nur eine einmalige Dosis von 0,1 mg/kgKG empfohlen wird.

4 Transfusionsmedizin und Hämostaseologie

Carsten Schreiber

Frage 788

Welchen Stellenwert hat die moderne Hämotherapie für die Anästhesie?

Jährlich werden in Deutschland etwa 3–4 Mio. Transfusionen durchgeführt. Im Rahmen der perioperativen Versorgung wird der Anästhesist immer wieder mit transfusionsmedizinischen Fragen konfrontiert.

Ausreichende Kenntnisse über erwünschte und unerwünschte Wirkungen sowie medikolegale Aspekte sind unabdingbar. Darüber hinaus besteht die Verpflichtung, sich den aktuellen Stand der Wissenschaft anzueignen. In jeder transfundierenden Einheit (Krankenhaus, Praxis) muss ein Qualitätsmanagementsystem gemäß Transfusionsgesetz nach den jeweils aktuellen Richtlinien zur Gewinnung von Blut und Blutbestandteilen und zur Anwendung von Blutprodukten (Richtlinie Hämotherapie) der BÄK und gemäß den Querschnitts-Leitlinien (ebenfalls von der BÄK) etabliert sein. Fortlaufende Schulungen, statistische Erhebungen und die Bedingungen des Meldewesens müssen erfüllt sein.

Frage 789

Was verstehen Sie unter „PBM"?

Patient Blood Management (PBM) ist ein klinisches, multidisziplinäres, patientenzentriertes Konzept, das vorrangig die Behandlung oder Vermeidung einer Anämie, die Reduktion des Blutverlusts und die Erhöhung der Anämietoleranz einschließt. Von der WHO wird dieses Konzept seit Jahren gefordert.

Frage 790

Wie ist die autologe Hämotherapie in den Hämotherapie-Richtlinien und in Voten des Arbeitskreises Blut verankert?

Entsprechend dem Transfusionsgesetz und den Hämotherapie-Richtlinien der Bundesärztekammer sind Patienten mit einer Transfusionswahrscheinlichkeit von mindestens 10 % auf eine mögliche allogene Bluttransfusion aufzuklären sowie über die Möglichkeit autologer Hämotherapieverfahren hinzuweisen.

Das Votum 32 des Arbeitskreis Blut vom 17.03.2005 kommt zur Kernaussage, dass das „Restrisiko" bei homologen (allogenen) Blutspenden geringer geworden ist, dass das Risiko der Übertragung von neu auftretenden Erregern aber nicht auszuschließen ist. Bei der Indikation zur Eigenblutspende sind der zu erwartende Blutverlust, der aktuelle Hämatokrit, die MAT (maschinelle Autotransfusion) und die besondere Situation des Patienten zu beachten. Die MAT ist kurzfristig einsetzbar und nachgewiesen geeignet, um Fremdbluttransfusionen einzusparen oder zu vermeiden. Besonders günstig ist eine Eigenblutspende bei Patienten mit komplizierten Antikörper-Konstellationen. EBS-Techniken sollten daher beibehalten werden.

Frage 791

Erläutern Sie die derzeitige Bedeutung der autologen Transfusion!

Die klinische Bedeutung der autologen Transfusion hat seit Ende der 1990er Jahre deutlich abgenommen. Für mehr als ein Jahrzehnt war in Deutschland „Eigenblutspende" weitgehend das Synonym für autologe Transfusion im Gegensatz zu anderen europäischen Ländern (Großbritannien, Niederlande, Frankreich, Skandinavien), in denen die Eigenblutspende nur eine untergeordnete Rolle gespielt hat.

Die Eigenblutspende ist personalintensiv und organisatorisch aufwändig. Sie hat hinsichtlich des Fremdblut sparenden Effekts nicht immer das gehalten, was sich viele versprochen haben. Die präoperative Herstellung von Eigenblut unterliegt dem Arzneimittelgesetz.

Eigenblutempfänger haben kein Risiko einer Alloimmunisierung, daher ist die Eigenblutspende insbesondere bei Patienten mit komplizierteren irregulären Erythrozytenantikörperkonstellationen eine sachgerechte Problemlösung.

Die maschinelle Autotransfusion (MAT) ist seit vielen Jahren ein in der klinischen Routine etabliertes Verfahren. Sie ist in den Hämotherapie-Richtlinien verankert und insbesondere bei zu erwartenden hohen Blutverlusten im Rahmen von orthopädischen und gefäßchirurgischen Eingriffen indiziert.

Insgesamt muss im Transfusionswesen ein Gesamtkonzept aus blutsparenden Maßnahmen und autologer Hämotherapie entwickelt werden. In diesem Konzept ist die Eigenblutspende unter den genannten medizinischen, logistischen und organisatorischen Voraussetzungen eine ebenso sinnvolle Maßnahme wie die MAT. Die präoperative Hämodilution wurde weitgehend verlassen.

Frage 792

Wo sind die rechtlichen Vorgaben der Transfusion festgelegt?

Herstellung und Anwendung von Blut und Blutprodukten sind v. a. in Deutschland sehr gründlich in Gesetzen, Verordnungen, Richt- und Leitlinien sowie Empfehlungen von Fachgesellschaften und des Arbeitskreises Blut geregelt.

Das Transfusionsgesetz wurde 1998 erlassen. Es wurde 2007 novelliert und zuletzt 2023 geändert. Es regelt in Ergänzung zum Arzneimittelgesetz spezielle Aspekte der Gewinnung von Blut und Blutbestandteilen. Es legt den rechtlichen Rahmen für die Anwendung von Blutprodukten fest. Durch das Transfusionsgesetz gelten die Richtlinien der Bundesärztekammer (Richtlinie Hämotherapie) als anerkannter Stand von Wissenschaft und Technik.

Die Querschnittsleitlinien der Bundesärztekammer sollen Handlungsanleitungen für einen kritischen Einsatz von Blutprodukten sein. Die europäischen Richtlinien müssen nicht gesondert beachtet werden, da sie in den deutschen Richt- und Querschnittsleitlinien enthalten sind.

Frage 793

Wofür ist der Arzt bei Transfusionen verantwortlich?

Die Transfusion steht von „A bis Z“ ausschließlich unter ärztlicher Verantwortung.

Vorbereitung, Durchführung und Überwachung, Risikoaufklärung und Beachtung des Meldewesens bei Transfusionen. Auch auf die Möglichkeit der Eigenblutspende und der maschinellen Autotransfusion muss rechtzeitig gemäß der Richtlinie Hämotherapie hingewiesen werden. Ganz entscheidend ist die Indikationsstellung zur Transfusion.

Frage 794

Was beinhaltet ein Gesamtkonzept zur optimalen Hämotherapie?

Ziel jedes Transfusionskonzepts ist der optimale und rationelle Einsatz von Blut und Blutprodukten, ohne ein unnötiges Risiko für den betroffenen Patienten einzugehen. Basierend auf dem tatsächlichen, durch eine Hausstatistik erhobenen Verbrauch an Blutprodukten sollte für jede Standardoperation ein entsprechendes Gesamtkonzept einschließlich der Praxis der Bereitstellung von Blutkonserven etabliert und an den einzelnen Patienten angepasst sein.

Eine optimale Hämotherapie hat folgende Ziele:

- **Zeitgerechte und sichere Versorgung der Patienten mit Blutprodukten**
- **Substitution mit den notwendigen und richtigen Blutpräparaten**
- **Ausschöpfung alternativer therapeutischer Möglichkeiten statt der Substitution allogener Blutkomponenten**
- **Kritischer Einsatz autologer Hämotherapie-Verfahren anstelle der Transfusion von Fremdblutpräparaten**
- **Individuelle Vorbereitung der Patienten im Sinne des PBM-Konzepts**

Frage 795

Ein 67-jähriger Patient wird wegen eines Zökumkarzinoms laparotomiert. Intraoperativ kommt es zu einer heftigen Blutung mit Kreislaufinstabilität. Welche Kriterien rechtfertigen eine Transfusion von Erythrozytenkonzentraten (EK)?

Die Gabe von EK ist angezeigt, wenn ein Patient bei Verminderung der Sauerstofftransportkapazität gesundheitlichen Schaden erleiden würde. Die Kriterien sind klinischer, laborchemischer sowie organisatorischer Art: hämodynamische

Stabilität, Alter, Vorerkrankungen (kardiovaskulär und zerebral), Hämatokrit, Blutverlust und (bei Elektiveingriffen, nicht in diesem Fall) Verfügbarkeit von Eigenblutspende und maschineller Autotransfusion sowie von kompatiblen Fremdblutkonserven. Eine entscheidende Rolle spielen die Ausbildung der Ärzte einerseits und die logistischen Besonderheiten im jeweiligen Krankenhaus andererseits.

Frage 796

? Was verstehen Sie unter „kritischem" und „optimalem" Hämoglobinwert und welches ist die untere Grenze, die noch mit dem Leben vereinbar ist?

! **Der „optimale Hb-Wert" liegt bei 7–8 g/dl bei gesunden Patienten und bei 8–9 g/dl bei Patienten mit Ischämierisiko, er beinhaltet noch eine Sicherheitsreserve. Der „kritische Hb-Wert" liegt darunter und hat bei akuten Blutungen eine Minderperfusion und konsekutive Gewebehypoxie zur Folge.**

Bei akuten Blutungen (z. B. bei Polytrauma oder intraoperativen Komplikationen) ist ein Hb von 9–10 g/dl anzustreben, um der anhaltenden Blutung und dem Beitrag der Erythrozyten zur Plättchenaktivierung Rechnung zu tragen (unterhalb eines Hb von 10 steigt die Blutungsneigung, weil die Thrombozyten durch die verminderte Lateralisierung im Blutgefäß weniger mit dem Endothel interagieren können und weniger durch das Erythrozyten-ADP aktiviert werden. Unterhalb eines Hb-Werts von 6 g/dl ist die Blutungszeit etwa versechsfacht. Eine Anämie in diesem Bereich hat auf die Blutungsneigung einen größeren Affekt als eine Thrombopenie.

i *Ein Hämatokrit von 5–10 % (Hb von 1,5–3 g/dl) gilt als unterste Grenze, die bei Hyperoxie (FiO_2 1,0) und Normovolämie kurzzeitig überlebt werden kann, ansonsten ist ein Hämatokrit von 14–15 % (Hb 4,5–5 g/dl) physiologisch als absolute Untergrenze, also als „kritisch" anzusehen. Am höchsten gefährdet ist das Myokard, da die Sauerstoffausschöpfung kaum noch weiter gesteigert werden kann. Die Sauerstoffextraktionsrate des Myokards liegt bei etwa 70 % (65–75 %) im Gegensatz zu etwa 25 % für den gesamten Organismus im Ruhezustand. Eine weitere Steigerung der Sauerstoffversorgung ist dann nur noch über die Steigerung der Durchblutung bis zum 5-Fachen möglich (Koronarreserve).*

Frage 797

? Beschreiben Sie die physiologischen Mechanismen zur Kompensation einer Anämie!

! **Kompensiert wird über hämodynamische Anpassung, Erhöhung der Sauerstoffextraktion und des zellulären Sauerstofftransports.**

i *Bis zu einem Hb von 7,5 g/dl wird das Schlagvolumen gesteigert, das HZV kann über die Frequenz (Tachykardie) gesteigert werden, Steigerung der Utilisation (avDO$_2$), Steigerung von 2,3-DPG in den Erythrozyten mit konsekutiver Rechtsverschiebung der Sauerstoffbindungskurve.*

Um das zirkulierende Kreislaufvolumen aufrechtzuerhalten, setzt bei Fortbestehen einer Blutungsanämie mit Abfall des Herzzeitvolumens und des Blutdrucks eine Rückresorption von Flüssigkeit aus dem Interstitium ein. Weiterhin wird mit Einsetzen der Laktatazidose das Atemzentrum stimuliert, wodurch die Atemfrequenz zunimmt (nicht erkennbar bei beatmeten Patienten). In späterer Folge wird vermehrt Vasopressin (ADH) produziert, um einerseits die renale Wasserausscheidung zu vermindern, andererseits aber auch den Kreislauf zu stabilisieren. Schließlich kommt es durch Aktivierung des Renin-Angiotensin-Aldosteron-Mechanismus zu einer verstärkten Natriumrückresorption durch Aldosteron. Schließlich kommt durch eine verringerte Sauerstoffspannung in den Nierentubuli zu einer vermehrten endogenen Produktion von Erythropoetin und damit zur Stimulation der Erythropoese.

Frage 798

? Wie hoch ist der Sauerstoffgehalt im arteriellen Blut bei einem Hb von 15 g/dl, einer Sauerstoffsättigung von 100 % und einem paO_2 von 100 mmHg?

! **Der Sauerstoffgehalt setzt sich zusammen aus dem an Hämoglobin gebundenen O_2 und dem physikalisch gelösten O_2.**

$$CaO_2\ (\text{ml } O_2/100\text{ml Blut}) = \text{Hb (mg/dl)} \times 1{,}34^x \times FiO_2 + paO_2\ (\text{mmHg}) \times 0{,}003\ (\text{Löslichkeitskoeffizient})$$

Der chemisch gebundene Sauerstoff beträgt 15 × 1,34 × 1,0 = 20,1 ml/dl, der physikalisch gelöste Sauerstoff beträgt 0,3 ml/dl; Gesamtsauerstoffgehalt 20,4 ml/dl.

^{x}Hüfner-Zahl: Gibt an wie viel ml O_2 1 g Hb in vivo maximal binden kann.

Die durchschnittliche Sauerstoffextraktion beträgt etwa 25%. Aus dem koronaren Blutfluss können bis 100% extrahiert werden!

Der Sauerstoffgehalt (CaO_2) ist eine statische Größe, die über das Sauerstoffangebot an die Gewebe noch nicht viel aussagt, denn sauerstoffgesättigtes Blut muss erst einmal an die Gewebe geliefert werden: Das Herzzeitvolumen (HZV) spielt eine entscheidende Rolle.

Frage 799

Wie berechnet sich das Sauerstoffangebot (DO_2)?

Herzzeitvolumen × Sauerstoffgehalt:

$$HZV \times CaO_2$$

Bei einer HF von 70 und einem Schlagvolumen von 0,7dl also etwa 1000 ml/min (0,7 × 70 × 20,4)

Der Sauerstoffverbrauch beträgt etwa 5 ml/dl, also etwa 250 ml O_2/min.

Frage 800

Was verstehen Sie unter Blutgruppen von Erythrozyten und wo sind sie zu finden?

Gemeint sind im weitesten Sinn alle möglichen Polymorphismen von Blutbestandteilen: Oberflächenmarker auf Erythrozyten, Leukozyten und Thrombozyten, Serumproteine und intrazelluläre Komponenten. Sie sind genetisch determiniert und meistens stabil.

Im engeren Sinn sind Blutgruppenantigene die genetisch kodierten biochemischen Merkmale, die an der Oberfläche von Erythrozyten lokalisiert sind; sie werden durch Agglutination mit spezifischen Antikörpern nachgewiesen. Biochemisch handelt es sich um Kohlenhydratgruppierungen oder Proteine, die durch mehrere Gene kodiert sind. Blutgruppenmerkmale kommen auch auf anderen Zellen oder gelöst in Körperflüssigkeiten vor, sie sind ubiquitäre Antigene (Sperma, Speichel etc.). Blutgruppenmerkmale können nach Einbringen in einen immunkompetenten Organismus, der diese Merkmale nicht besitzt bzw. sie als fremd betrachtet, immunologische Reaktionen auslösen (Bildung von Antikörpern).

Frage 801

Was wissen Sie über die Nomenklatur von Blutgruppenantigenen?

Es gibt kein einheitliches Schema. Anfänglich wurden für neue Merkmale willkürlich große Buchstaben verwendet (A, B, H, P, M, N etc.), später nahm man die Namen des ersten Antikörper produzierenden Menschen (Duffy, Kidd, Kell, Lutheran, Cartwright).

Mittlerweile sind ca. 100 Systeme und 600 verschiedene Eigenschaften bekannt, von denen die wenigsten transfusionsmedizinisch relevant sind. Es existiert eine recht komplexe Terminologie der International Society of Blood Transfusion (ISBT).

Frage 802

Welche Bedeutung haben Blutgruppenantigene?

In der Transfusionsmedizin implizieren die Blutgruppen wegen der Immunogenität (Bildung von Alloantikörpern) Komplikationen; so induziert z. B. die Übertragung einer D-positiven Konserve in etwa einem Drittel der Fälle die Bildung von Anti-D. Bei Schwangeren gibt es deshalb die „Anti-D-Prophylaxe“.

Je nach Blutbestandteil, gegen den Antikörper (AK) gebildet werden, können verschiedene Immunreaktionen auftreten:

- **erythrozytäre AK: Hämolyse**
- **HLA-AK: Freisetzung von Zytokinen und Interleukinen, Abbau von Leukozyten oder Thrombozyten**
- **Granulozyten-AK: Aktivierung des Komplementsystems**
- **thrombozytäre AK (HPA): Aktivierung und Abbau von Thrombozyten**
- **AK gegen Immunglobuline: Anaphylaxie**

Die große Vielfalt ist sehr hilfreich bei der Vaterschaftsbestimmung, in der Kriminalistik, der Populationsgenetik, der Chromosomenkartierung und der Zellforschung. Im Zusammenhang mit Erythrozytentransfusionen sind v. a. die Bildung von erythrozytären Antikörpern und deren Nachweis zur Vermeidung hämolytischer Transfusionsreaktionen von Bedeutung. Die biologische Rolle von Blutgruppen-Ag besteht in der Aufrechterhaltung der zellulä-

ren Integrität und der Mitwirkung im Rahmen von Zellreifung und -überleben. Bestimmte Blutgruppen sind am Ionen- und Harnstofftransport beteiligt, andere wirken als Enzyme oder als Rezeptoren bei der Aktivierung des Immunsystems.

Frage 803

Was wissen Sie über das AB0-System?

Die AB0-Blutgruppen sind das einzige Hauptsystem, bei dem obligat reguläre AK, sogenannte Isoagglutinine (Anti-A oder Anti-B) gegen die A- und B-Eigenschaften im Serum vorhanden sind, die dem Individuum selbst fehlen (Landsteiner-Regel).

Die Konsequenz ist, dass das AB0-System bei Transfusionen immer berücksichtigt werden muss. Bei der Blutgruppenbestimmung werden die erythrozytären Merkmale (A, B) sowie zusätzlich die Isoagglutinine im Serum bestimmt (Serumgegenprobe).

Frage 804

Wie kommt es zur Entstehung der regulären Antikörper (Isoagglutinine) und zu welcher Immunglobulinklasse gehören sie?

Als Ursache wird angenommen, dass die Merkmale A und B auf pflanzlichen und bakteriellen Zelloberflächen (z. B. E. coli) weit verbreitet sind. Es kommt zu einer inapparenten Immunisierung und Boosterung durch den Magen-Darm-Trakt.

Es handelt sich meist um IgM- und zum Teil auch IgG-Antikörper.

Frage 805

Wie ist das Ablaufschema einer Regeltransfusion?

Die Transfusion stellt eine Kette von Einzelabläufen dar, die jeweils eigene Fehlermöglichkeiten beinhalten. Ablaufreihenfolge: Indikation – Aufklärung und Einwilligung – Blutgruppenbestimmung und AK-Suchtest (Blutentnahme ausnahmslos in vorher beschriftete Röhrchen) – Kreuzproben – Identitätssicherung (Unterlagen und Bedside-Test) – Einleitung und Durchführung der Transfusion – Überwachung – Dokumentation – Kontrolle des Transfusionserfolgs.

Frage 806

Was verstehen Sie unter blutgruppenkompatibler Transfusion?

In der Regel sind Erythrozyten-Konzentrate AB0-gleich zu transfundieren. Wegen des geringen Plasmagehalts können sie aber ohne Sorge hinsichtlich der Auslösung einer Hämolyse AB0-major-kompatibel, aber minor-inkompatibel transfundiert werden. Bei entsprechendem Mangel, v. a. bei Notfall- und Massivtransfusionen, kann die Versorgung der Patienten oft gar nicht anders gewährleistet werden: Es können Empfängern mit Blutgruppe A oder B also Erythrozyten der Gruppe 0 transfundiert werden. Weist der Empfänger AB auf, kann A oder B übertragen werden. Dieser Wechsel der Blutgruppe wird aber nur für EK praktiziert, wegen der besseren Verfügbarkeit in der Regel nicht bei FFP! Da AB-Plasma weder Anti-A noch Anti-B enthält, ist AB-Plasma als Universalspenderplasma zu verwenden, es handelt sich dann um eine „blutgruppenkompatible“ Transfusion.

Frage 807

Beschreiben Sie die Herstellung von Erythrozytenkonzentraten!

Erythrozytenkonzentrate (EK) werden aus frischem Vollblut einer Einzelspende nach Standardmethoden (Spendetauglichkeit, Entnahme, Lagerung, Zentrifugation) nach den Richtlinien zur Gewinnung von Blut und Blutbestandteilen und zur Anwendung von Blutprodukten (Richtlinie Hämotherapie) hergestellt. Alle verfügbaren EK haben einen Hämatokrit von 50–70 %, ein Volumen von 200–350 ml, einen Plasmaanteil von 5–10 %, einen Leukozytengehalt $< 10^6$/Einheit und enthalten einen Stabilisator (CPD, CPD-A1, SAG-M, ADSOL, PAGGS-M). Nach dem Zentrifugieren des Vollbluts wird das Plasma durch einfache physikalische Verfahren im geschlossenen System abgetrennt (Fraktionieren).

Während der Lagerung zeigen die Konserven erhebliche Veränderungen. Die Bestandteile verlieren während der Lagerung bei 4 °C (2–6 °C) unterschiedlich schnell ihre Funktion. Die maximal zulässige Lagerungsdauer wird anhand der 24-h-Überlebenszeit der Erythrozyten nach Transfusion festgelegt, die am Ende noch 80 % betragen muss. Die maximal mögli-

che Lagerungsdauer beträgt 6–7 Wochen. Für unverändert belassenes Vollblut in CPD-A1 beträgt die Lagerungsdauer 5 Wochen.

Frage 808

Was verstehen Sie unter Hämotherapie nach Maß?

In der operativen Medizin hat sich ein Stufenschema etabliert: Blutverluste bis 20–30 % können mit kristalloiden Lösungen kompensiert werden. In Abhängigkeit vom Ausgangswert besteht ab 20 % Verlust eine relative Transfusionsindikation für EK und ab 40 % für Frischplasma (FFP). Keine FFP-Gabe bei nichtmassiven Blutungen. Keine FFP-Gabe zur Behandlung eines Fibrinogenmangels.

Bei massiven Blutverlusten sollte eine frühzeitige EK/FFP-Transfusion (2:1 bis 1:1) kombiniert werden mit einer Therapie mit Gerinnungsfaktorkonzentraten/Fibrinogen unter vorzugsweise viskoelastischem Monitoring. Nach etwa 2,5-fachem Umsatz des Blutvolumens ist mit kritischer Thrombopenie (< 50/nl) zu rechnen. Die Gabe von Blutprodukten und Gerinnungsfaktoren sollte so bald als möglich „Goal-directed“ erfolgen.

Frage 809

Welche Besonderheiten gibt es bei einer Massivtransfusion und wie ist sie definiert?

Eine Massivtransfusion wird meist so definiert, dass innerhalb 24 h mindestens ein Äquivalent des normalen Blutvolumens eines Patienten ersetzt werden muss. Klinisch bedeutsam ist aber der Ersatz eines Blutvolumens in 3–4 h oder von 2 Blutvolumina in 24 h.

Die besonderen Risiken sind: Nicht zeitgerechte Transfusion, Hypo- oder Hypervolämie, Fehltransfusion bei gegebener Hektik, Hypothermie mit konsekutiver Azidose, Hyperkaliämie, Hypokalzämie, schwerwiegende Störungen der Hämostase und der Mikrozirkulation und nicht immunologisch bedingte Hämolysen. Die Mortalität steigt mit der Anzahl der transfundierten Konserven.

Frage 810

Welche unerwünschten Wirkungen der Transfusion kennen Sie?

Es werden grundsätzlich immunologische und nicht immunologische (infektiöse, lagerungs- und anwendungsbedingte, allergische und anaphylaktische) Reaktionen unterschieden.

Prinzipiell können alle Erregerarten (Bakterien, Viren, Protozoen, Prionen) übertragen werden. Immunreaktionen können akut oder verzögert, sowie unterschiedlich schwer – im Einzelfall tödlich – verlaufen. Es werden humorale, zelluläre und gemischte Immunreaktionen unterschieden. Die publizierten Daten über die Häufigkeit solcher Ereignisse variieren je nach Meldesystem und Meldeverhalten. Am häufigsten treten harmlose nicht hämolytische Transfusionsreaktionen (NHTR) auf. Eine besondere Form einer NHTR ist die TRALI (transfusionsassoziierte Lungenschädigung); TRALI kann in allen Schweregraden auftreten und in seiner schweren Verlaufsform eine gefährliche, auch tödliche, Komplikation darstellen.

Davon abzugrenzen ist die TACO (transfusionsassoziierte Volumenüberladung). Daneben gibt es auch allergische und anaphylaktische Reaktionen sowie lagerungsspezifische und anwendungsspezifische Nebenwirkungen. Bei Massivtransfusionen sind diese Risiken besonders hoch.

Frage 811

Wie entsteht eine hämolytische Transfusionsreaktion?

Bei Transfusion von Erythrozyten mit Blutgruppenmerkmalen, gegen die der Empfänger Antikörper in hämolytisch wirksamer Konzentration besitzt (Major-Reaktion) entsteht eine akute hämolytische Transfusionsreaktion (AHTR). Die schwersten Reaktionen treten bei AB0-Fehltransfusion auf, v. a. wenn ein 0-Empfänger A erhält. Schwere hämolytische Reaktionen werden aber auch bei irregulären Antikörpern beobachtet (Anti-K, Anti-Fy(a) u. a.). Zusätzlich zur Bindung der Antikörper ist meist eine Komplementbindung und Aktivierung erforderlich. Es kommt zur intravasalen Hämolyse und DIC (disseminierte intravasale Gerinnung) mit konsekutivem MOF (Multiorganversagen). Die verzögerte Form (VHTR) entsteht intravasal durch Boosterung

(Sekundärimmunisierung) oder extravasal in der Milz und in der Leber mit einer Latenz von Tagen bis Wochen.

Auch Rhesusfaktor-Antikörper können eine lebensbedrohliche Hämolyse hervorrufen, obwohl sie nur mit einer extravasalen Hämolyse einhergehen (keine Komplementaktivierung).

Major-Reaktionen sind viel gefährlicher als Minor-Reaktionen, weil z. B. bei Erwachsenen die Antikörper von 3 l Plasma mit ausreichend vielen (fehltransfundierten) Erythrozyten reagieren. Dagegen werden bei der Minor-Reaktion die Antikörper einer Plasmaeinheit (250 ml) um mehr als das 10-Fache verdünnt.

Ursache dieser Fehltransfusionen und dieser konsekutiven Transfusionsreaktionen sind fast immer logistischer, organisatorischer oder methodischer Art.

Frage 812

? Was sind nicht immunologisch bedingte unerwünschte Reaktionen?

! **Es werden infektiöse und nicht infektiöse Reaktionen unterschieden.**

i *Transfusionsassoziierte Infektionen, insbesondere die Übertragung von HIV und Hepatitis, haben lange die Diskussionen um die Hämotherapie bestimmt und zu großen Anstrengungen zur Verbesserung der Produktsicherheit geführt. Aber auch Hypervolämie, Zitrat- und Natriumintoxikationen, physikalisch-chemische Hämolysen, TRALI, allergische und anaphylaktische Reaktionen und posttransfusionelle Purpura kommen vor. Die Transfusionshämosiderose entwickelt sich nur bei wiederholten Transfusionen im Rahmen der langfristigen Behandlung angeborener oder erworbener Syndrome (aplastische Anämie, myelodysplastisches Syndrom, Thalassämie etc.).*

Frage 813

? Was ist eine verzögerte hämolytische Transfusionsreaktionen (VHTR), welches sind die Symptome?

! **Klassisch für eine verzögerte hämolytische Transfusionsreaktion ist, dass der zugrunde liegende Antikörper zum Zeitpunkt der immunhämatologischen Diagnostik und der Kreuzprobe nicht oder nur sehr schwach nachweisbar ist, sodass ihm keine Bedeutung zugemessen wird. Nach erstmaligem Antigenkontakt (primäre Immunisierung) kommt es frühestens nach 7–10 Tagen (bis zu mehreren Monaten) zu einer Antikörperbildung. Die dann noch vorhandenen transfundierten restlichen Erythrozyten können hämolysieren, zu klinischer Symptomatik kommt es aber selten.**

Bei sekundärer Immunisierung sind bereits einmal Antikörper gebildet worden, die nun durch neuerliche Transfusion geboostert werden. Die Antikörperbildung erfolgt hier deutlich schneller (3–7 Tage), und es können entsprechend mehr Erythrozyten hämolysieren, die klinische Symptomatik ist unterschiedlich ausgeprägt. Insgesamt verläuft die Symptomatik (Fieber, Ikterus, erneute Anämisierung) meist deutlich blander als bei akuten hämolytischen Transfusionsreaktionen.

Frage 814

? Blutkonserven enthalten 60–110 ml Stabilisatorlösung. Was wissen Sie darüber?

! **Alle verwendeten Stabilisatoren sind pyrogenfrei und chemisch rein; sie verhindern die Gerinnung und erhalten die biologischen Eigenschaften der Erythrozyten. CPDA enthält Natriumzitrat, Zitronensäure, Natriumphosphat, Adenin und Glukose. PAGGS-Mannitol und SAG-Mannitol enthalten zusätzlich Guanosin und Mannitol. ADSOL enthält zusätzlich Additiv-Solution.**

i *Der Puringehalt erhöht den ATP- und 2,3-DPG-Gehalt und damit die Überlebenszeit der Erythrozyten. Der pH-Wert der Stabilisatoren liegt bei 5,6–5,8 und erreicht nach Vermischung von 63–70 ml mit 450 ml Blut den Optimalwert von 7,1–7,2. Dies ist für die Lagerung der Erythrozytenkonzentrate bei +2 bis +6 °C von großer Bedeutung: Der Stoffwechsel wird auf ein Vierzigstel gesenkt. Durch Zusatz von Glukose wird die anaerobe Glykolyse unterstützt, welche ATP erzeugt, um die Zellintegrität der Erythrozyten weitgehend zu erhalten.*

Frage 815

Wie lange können Blutkonserven gelagert werden?

- **Erythrozytenkonzentrate abhängig vom Stabilisator 35–49 Tage (Lagerung bei 4 °C)**
- **Gefrierplasmen bei –40 °C 2 Jahre, bei –30 °C 1 Jahr**
- **Thrombozytenkonzentrate 4–5 Tage bei 20–22 °C unter ständiger Agitation**

Frage 816

Welche Arten von Erythrozytenkonzentraten (EK) kennen Sie?

Es gibt

- **leukozytendepletierte EK (< 1 × 10^6 Leukozyten/Einheit, Standard)**
- **gewaschene EK (bei IgA-Antikörpern des Patienten oder schwerer Allergie gegen Plasmaeiweiße, sehr selten)**
- **kryokonservierte EK (Glyzerin, –80 °C)**
- **bestrahlte (30 Gy) EK**
- **CMV-negative EK**
- **portionierte EK (Neugeborene, Kinder)**

Frage 817

Was wissen Sie über den Buffy Coat und warum sollen Blutkonserven möglichst wenig enthalten?

Der Buffy Coat ist der Überstand von Leukozyten und Thrombozyten nach dem Zentrifugieren. Eine Reihe von unerwünschten Wirkungen werden auf den Buffy Coat zurückgeführt: Eingeschränkte Lagerung durch Mikroaggregatbildung, Immunsuppression durch Down-Regulierung der Aktivität der natürlichen Killerzellen und Zytokinsekretion, eine HLA-Immunisierung mit nicht hämolytischer Transfusionsreaktion und schließlich eine erhöhte Infektionsrate mit Viren, insbesondere CMV und HIV.

Vorgeschrieben ist seit einigen Jahren die Leukozytenfiltration (Adhäsionsfiltration) beim Herstellungsprozess. Die leukozytendepletierten EK enthalten weniger als 10^6 Leukozyten/Einheit, was die meisten unerwünschten Reaktionen (außer der Graft-versus-Host-Reaktion) verhindert.

Frage 818

Was wissen Sie über transfusionsinduzierte Immunmodulation (TRIM)?

Dieses Phänomen ist im letzten Jahrzehnt Gegenstand intensiver Forschung mit kontroversen Ergebnissen gewesen und bisher nicht endgültig geklärt. Es handelt sich um eine Immunmodulation, bei der das Immunsystem in seiner Aktivität gedämpft wird; diskutiert wird neben einer verminderten Killerzellaktivität eine Veränderung des CD4/CD8-Verhältnisses, die Beteiligung von HLA-Antigenen, Leukozyten, Thrombozyten, länger gelagerten Erythrozyten und anderen Substanzen. Der sog. negative Transfusionseffekt, also die Begünstigung einer Infektion, einer Krebsentstehung oder eine erhöhte Tumorrezidivrate, kann aber auch andere Ursachen haben.

Eindeutige wissenschaftliche Belege für derartige negative Effekte von Bluttransfusionen fehlen, sodass der Arbeitskreis Blut des Bundesgesundheitsministeriums in einer Stellungnahme empfiehlt, eine notwendige Transfusion nicht aus Sorge vor immunmodulatorischen Risiken zu unterlassen.

Frage 819

In der Sommerzeit ist mit einem etwa 20–30 % niedrigerem Aufkommen an Blutspenden zu rechnen. Wie können Sie in einer Notsituation reagieren?

Bei Verwendung von plasmaarmen Erythrozytenkonzentraten können major-kompatible, blutgruppenungleiche Präparate transfundiert werden (▸ Tab. 4.1, ▸ Tab. 4.2). Auch die Übertragung von Rh(D)-positivem Blut auf Rh(D)-negative Patienten lässt sich nicht immer vermeiden. Bei Mädchen und Frauen im gebärfähigen Alter muss es aber die Ultima Ratio sein, wobei eine i. v.-Anti-D-Prophylaxe (20 µg/ml EK) erwogen werden kann.

Tab. 4.1 Verträglichkeit AB0-ungleicher plasmaarmer Erythrozytenkonzentrate (EK).

Patient	Kompatible EK
A	A oder 0
B	B oder 0
AB	AB, A, B oder 0
0	0

Tab. 4.2 Blutgruppenkompatible Plasmatransfusion.

Patient	Kompatibles Plasma
A	A oder AB
B	B oder AB
AB	AB
0	0, A, B, oder AB

Frage 820

Nach welchen Kriterien transfundieren Sie Thrombozyten?

Thrombozyten sind in der Regel AB0-kompatibel zu übertragen. Bei Nichtverfügbarkeit kann von der Regel abgewichen werden, solange kein Refraktärzustand eingetreten ist. Es muss die Ursache der hämorrhagischen Diathese geklärt sein. Der thrombozytopenische Blutungstyp besteht aus Petechien im Gegensatz zu Suffusionen bei plasmatischen Hämorrhagien. Es muss eine Besserung durch die Substitution erwartet werden, ein adäquater Anstieg nach einem TAPH (Thrombapheresepräparat) oder einem gepoolten TK (4 Einzelspender) ist 30–40/nl.

In der Anästhesie ist die häufigste Indikation der Verlust des >1,5- bis 2-fachen Blutvolumens. Die Notwendigkeit für eine Thrombozytentransfusion ergibt sich nicht allein aus den Thrombozytenwerten, die Funktion ist entscheidend. Bei größeren operativen Eingriffen sollte die Thrombozytenzahl aber nicht unter 50 000/µl fallen. Spezifische Empfehlungen zur Thrombozytenzahl befinden sich im entsprechenden Kapitel der QLL (Querschnittleitlinien). Thrombozytenkonzentrate enthalten Erythrozyten in einer Zahl, die ausreicht, um (selten) eine hämolytische Transfusionsreaktion auszulösen. Die AB0-Major-Inkompatibilität spielt meist nur eine untergeordnete Rolle, die Minor-Kompatibilität sollte aber beachtet werden (z. B. bei Thrombapheresekonzentraten). Rh-negative Mädchen und Frauen im gebärfähigen Alter sollen immer Rh(D)-negative Thrombozytenkonzentrate erhalten.

Frage 821

Welche Kontraindikationen der Thrombozytentransfusion kennen Sie?

Absolute Kontraindikationen (KI) gibt es nicht.

Ernste Blutungskomplikationen treten bei Knochenmarkaplasie erst bei Thrombozytenzahlen <5/nl auf, auch wenn keine besonderen Risikofaktoren bestehen. Bei Umsatzstörungen (DIC, Morbus Werlhof, HIT-2 etc.) besteht eine relative Kontraindikation, da die Situation verschlimmert werden kann. Es dürfen in diesen Fällen nur bei lebensbedrohlichen Blutungen Thrombozyten transfundiert werden. Beim Morbus Werlhof werden in der Regel verstärkt Thrombozyten gebildet, die besonders funktionstüchtig sind. Weitere relative KI sind außerdem u. a. eine geplante Knochenmarktransplantation wegen der HLA-Immunisierung (keine TK des Spenders oder seiner Blutsverwandten), eine thrombotisch-thrombopenische Purpura (TTP), eine posttransfusionelle Purpura und anaphylaktische Reaktionen mit Nachweis von IgA-Antikörpern.

Frage 822

Welche antithrombotischen Pharmaka sind derzeit verfügbar?

Oral: ASS, Ticlopidin, Clopidogrel, Prasugrel, Ticagrelor, Cangrelor sind Thrombozytenaggregationshemmer.

Kumarine (Phenprocoumon, Dicoumarol, Acenocoumarol, Warfarin) sind indirekte Vitamin-K-Antagonisten. Rivaroxaban, Apixaban, Edoxaban und Dabigatran sind direkte Hemmstoffe von Faktor Xa bzw. IIa und somit der plasmatischen Gerinnung.

Parenteral: Heparin (UFH), LMWH, Fondaparinux, Hirudin, Argatroban, Danaparoid, Glykoprotein-IIb/IIIa-Antagonisten (Abciximab, Eptafibatid, Tirofiban).

Frage 823

Erläutern Sie den Wirkmechanismus der DOAK (direkte orale Antikoagulanzien)!

Rivaroxaban, Apixaban und Edoxaban sind hochselektive direkte Inhibitoren von Faktor Xa, die oral verfügbar sind. Die Inhibition von Faktor Xa unterbricht die Gerinnungskaskade. Die Substanzen haben keinen Einfluss auf die Thrombozytenfunktion.

Dabigatran-Etexilat ist ein kleinmolekulares Prodrug, das keine pharmakologische Aktivität aufweist. Nach oraler Anwendung wird Dabigatranetexilat rasch resorbiert und im Plasma und in der Leber durch Hydrolyse zu Dabigatran umgewandelt. Dabigatran ist ein kompletter, reversibler, direkter Hemmer für Thrombin (Faktor II). Da die Serinprotease Thrombin die Umwandlung von Fibrinogen zu Fibrin bewirkt, kommt es zu einer Hemmung einer Thrombusentstehung.

Frage 824

Wie ist der Wirkungsmechanismus für Acetylsalizylsäure (ASS)?

ASS hemmt die COX1 in Thrombozyten irreversibel durch Azetylierung einer Aminosäure im Enzym. Dies führt zur Hemmung der nachfolgenden Synthese von Thromboxan, für das dann die Vorstufen fehlen (Prostaglandin-Endoperoxide).

Die Hemmung der Plättchen-COX1 durch ASS wird funktionell antagonisiert durch die 10–15 % neuen Thrombozyten, die jeden Tag aus dem Knochenmark in das Blut freigesetzt werden. Die verlängerte Blutungszeit nach ASS-Behandlung mit 75–300 mg/Tag ist bei normalem Plättchenumsatz schon 2–3 Tage nach Absetzen der Substanz deutlich vermindert. Bis zur vollständigen Erholung sind etwa 5 Tage erforderlich.

Es wurde noch ein anderer Wirkmechanismus der ASS entdeckt: Es kommt zu einer Aktivierung der DNA-Region vor dem COX2-Gen nach einem Entzündungsreiz. In der Folge wird das Gen weniger häufig abgelesen und schließlich weniger Enzym synthetisiert. ASS ist also (insbesondere in höherer Dosierung) auch ein selektiver COX2-Inhibitor.

Frage 825

Wie ist die interindividuelle Variabilität der ASS-Antiplättchenwirkung – HTPR („High on-Treatment Platelet Reactivity") – zu erklären?

Neben unzureichender Wirkung von ASS auf die Plättchen-COX1 ist dies bedingt durch nicht ASS-sensitive Plättchenaktivierungen, also durch von der Thromboxansynthese unabhängige Stimulierungen: Thrombin- und ADP-Wirkung, Scherstress- oder Kollagenwirkung. Eine weitere Ursache einer solchen HTPR sind pharmakokinetische Interaktionen mit reversiblen COX-Inhibitoren (NSAID wie Naproxen, Ibuprofen oder auch Metamizol). Wenn diese Substanzen kurz vor (< 2 h) vor oder gleichzeitig mit ASS gegeben werden, verhindern sie aufgrund ihrer höheren Affinität zum Enzym die Bindung von Salizylat im Substratkanal der COX1. ASS kann aufgrund der kurzen Halbwertszeit (HWZ) schon durch Esterasen im Blut in plättchenunwirksame Salizylsäure abgebaut sein, wenn die Bindungsstelle in der COX1 wieder frei ist.

Frage 826

Welche klinischen Faktoren begünstigen eine tiefe Venenthrombose?

Prolongierte Immobilisierung, Hüft- und Beckenoperationen, fortgeschrittenes Alter, zentrale Venenkatheter, Adipositas, Frakturen des Beckens und großer Röhrenknochen, vorangegangene Thrombosen, Peritonitis, nephrotisches Syndrom, Tumorleiden, hormonelle Kontrazeption u.v.a. Insbesondere bei einer positiven Thrombophilie-Anamnese oder bei nachgewiesenen Thrombophilie-Markern, z. B. Antithrombin-Mangel, Faktor-V-Leiden-Mutation (G 1691A-Mutation) oder Prothrombin-Genmutation (F II 20 210G > A), ist mit einer erhöhten Wahrscheinlichkeit für ein thrombotisches Ereignis zu rechnen.

Für diese Thrombophilien gibt es in der Literatur ermittelte Erhöhungen des Thromboserisikos um das 2- bis 7-Fache, im Extrem bis zum 80- bis 100-Fachen (homozygote Faktor-V-Leiden-Mutation).

Frage 827

Welche kongenitalen oder erworbenen Thrombophilien kennen Sie und wie ist das Rezidivrisiko nach einem thrombotischen Ereignis?

Es gibt APC-Resistenz (Faktor-V-Leiden, 1691G-A-Mutation), Faktor-II-Mutation (G20 210 A-Mutation), Antiphospholipidantikörper (Lupusantikoagulans), AT-III-Mangel, AT-III-Dysfunktion, Dysfibrinogenämie, Mangel an Gerinnungsfaktoren: Protein C, Protein S, Heparin Kofaktor II, Plasminogen, TFPI („Tissue Factor Pathway Inhi-

bitor") oder eine erhöhte Konzentration von Homocystein oder Plasminogenaktivator-Inhibitor (PAI-1), Faktor VII, Faktor VIII sowie eine heparininduzierte Thrombopenie (HIT), myeloproliferative Erkrankungen u.v.a.

Das Rezidivrisiko ist bei der am häufigsten vorkommenden heterozygoten Faktor-V-Leiden-Mutation sowie bei der heterozygoten Prothrombinmutation gering erhöht (RR [relatives Risiko] ca. 1,5), beim Antiphospholipidsyndrom z. B. jedoch deutlich erhöht (> 8 % Rezidivrate pro Jahr).

Frage 828

? Ein 73-jähriger Patient leidet nach einem aortokoronaren Bypass unter einer Sternumosteomyelitis. Nach mehrfachen Revisionsoperationen ist schließlich eine muskulokutane Lappenplastik zur Deckung erforderlich. Dieser Eingriff ist durch eine erhöhte Blutungsneigung mit APTT-Verlängerung (APTT = aktivierte partielle Thromboplastinzeit) bei normalem Quick-Wert unter begleitender Therapie mit 40 mg Enoxaparin kompliziert und erfordert mehrere Eingriffe zur Blutstillung. Wie gehen Sie weiter vor?

! **Eine Therapie mit niedrig dosiertem niedermolekularem Heparin führt normalerweise nicht zu einer APTT-Verlängerung, da NMH überwiegend auf den Faktor Xa wirkt und die APTT sich auf die Aktivität von Faktor IIa (Thrombin) bezieht. Im vorliegenden Fall handelt sich also um die Differenzialdiagnose der APTT-Verlängerung.**

i *Da bei den Voroperationen keine derartigen Probleme aufgetreten sind, muss von einem erworbenen Gerinnungsdefekt ausgegangen werden: Erworbene Inhibitoren der Gerinnung einschließlich Lupusantikoagulanzien müssen gesucht werden, eine Einzelfaktorenanalyse kann zunächst zurückgestellt werden. Bei diesen Inhibitoren, die durch Medikamente, Infektionen, Autoimmunerkrankungen oder neoplastische Erkrankungen entstehen können, kommt es zu einer erhöhten Rate an Thromboembolien. In jedem Fall muss die Abklärung in Zusammenarbeit mit einem Gerinnungslabor erfolgen: Bestimmung von Cardiolipin-Antikörper, Beta-2-Glykoprotein-Antikörper oder funktionelle Tests.*

Frage 829

? Welche antikoagulatorischen Effekte von Heparin (UFH) kennen Sie?

! **Durch die Bindung von Heparinen an den Gerinnungsinhibitor Antithrombin (AT) kommt es zu einer Konformationsänderung des Antithrombins, welche das reaktive Zentrum freilegt. Dadurch steigt die Reaktionsgeschwindigkeit der Inaktivierung der Faktoren IIa, Xa, IXa, XIa und XIIa und Kallikrein schlagartig und konzentrationsabhängig um das 1000-Fache. Weiterhin bindet es an Heparin Kofaktor II und inaktiviert auf diesem Weg erneut Faktor IIa (Thrombin). Dieser „Back-up"-Inhibitor verstärkt die Antithrombin-Wirkung nur schwach und hat wohl nur eine extravasale Wirkung.**

Für die Inaktivierung von Thromben muss sich Heparin außer an Antithrombin auch noch brückenartig an Thrombin binden.

Für die Inaktivierung von Faktor Xa ist nur die Konformationsänderung des Antithrombins durch die Heparinbindung erforderlich.

i *Besonders hochmolekulares Heparin (in UFH) bindet an Thrombozyten, was sowohl zu einer Aggregationshemmung als auch zu einer Aggregationsverstärkung führen kann. Niedermolekularem Heparin werden weniger Thrombozyteneffekte und damit weniger hämorrhagische Komplikationen zugeschrieben.*

Frage 830

? Wie bewerten Sie die Effektivität und Sicherheit von niedermolekularem Heparin im Vergleich zu unfraktioniertem Heparin?

! **Nach umfangreichen Untersuchungen gilt es als gesichert, dass niedermolekulare Heparine (NMH) mit einer Senkung des Thromboserisikos um 70–80 % deutlich effektiver als unfraktioniertes Heparin (40–50 %) sind. Somit sind sie der APTT-gesteuerten konventionellen Heparintherapie deutlich überlegen.**

i *Ob durch eine Dosissteuerung von niedermolekularen Heparinen über einen Faktor-Xa-Test eine weitere Verbesserung möglich ist, ist nicht sicher. Klinisch bedeutsam ist aber die Überwachung der Anti-Xa-Aktivität bei extremen Gewichts- und Altersklassen sowie bei Niereninsuffizienz.*

Frage 831

Welche Ursachen können einer Hämostasestörung in der Anästhesiologie und operativen Intensivmedizin zugrunde liegen?

Die Ursachen sind oft multifaktoriell: Hämorrhagie durch Trauma oder akzidentell, plasmatisch, endothelial oder thrombozytär.

Eine Koagulopathie kann zudem entweder erworben oder aber hereditär sein.

Frage 832

Welche hereditären Koagulopathien kennen Sie und wann kommt es zu Problemen?

Die angeborenen Koagulopathien lassen sich aufgrund ihres Erbgangs einteilen: X-chromosomal-rezessiv wird Hämophilie A oder B vererbt, autosomal das von-Willebrand-Syndrom, die Dysfibrinogenämie und sonstige Faktorenschwächen (Faktor VII, Faktor XIII). Der Faktor-XI-Mangel (Rosenthal-Syndrom, sehr selten) wird autosomal rezessiv vererbt. Das klinische Bild wird von der Faktorenaktivität im Plasma bestimmt, die sich lebenslang nicht wesentlich ändert.

Es gibt Hyper- und Hypokoagulopathien. Abhängig vom entsprechenden Faktor ist bei > 150–200 % (insbesondere bei Faktor VIII) oder bei < 40–70 % der Aktivität mit Problemen unterschiedlicher Schweregrade zu rechnen. Bei Faktor VIII ist < 15 % mit Blutungen zu rechnen.

Frage 833

Wie diagnostizieren und behandeln Sie eine Hämophilie A?

Der isoliert auftretende Faktor-VIII-Mangel ist in der Mehrzahl der Fälle angeboren und folgt einem X-chromosomal rezessiven Erbgang. Die Inzidenz beträgt 1:5000 bis 1:10 000 bezogen auf männliche Geburten. Labordiagnostisch ist das Leitsymptom die verlängerte PTT bei normaler Prothrombinzeit (Quick, INR). Die PTT-Verlängerung ist von der Schwere der Hämophilie abhängig, sie kann 2- bis 3-fach sein. Es müssen unbedingt sowohl die Menge an Faktor VIII, als auch das Vorhandensein von Hemmkörpern nachgewiesen werden. Eine rasche und effektive Hämostase kann im perioperativen Setting durch Substitution der fehlenden Faktoren erreicht werden: 1 IE Faktor-VIII-Konzentrat/kg hebt den Spiegel des substituierten Faktors im Patienten um 1 %.

Bei großen Operationen muss 3–4 h vorher mit der Substitution begonnen werden; abhängig von der Größe des Eingriffs muss der Faktorenspiegel bei 60–80 % liegen. Die APTT- und Faktorbestimmungen müssen mindestens einmal täglich vor und nach der Substitution durchgeführt werden.

Für die Langzeittherapie stehen neben Faktor-VIII-Konzentraten auch monoklonale Antikörper (Emicizumab) zur Verfügung, die Faktor-VIII-mimetische Eigenschaften haben.

Frage 834

Wie therapieren Sie weitere Faktorenmängel?

Faktor V und XI werden mit FFP ersetzt, ansonsten sind alle Faktoren als Präparat verfügbar, bei II-, VII-, IX- und X-Mangel kann bei mangelnder Verfügbarkeit der Einzelpräparate auch PPSB gegeben. werden.

Es sind Mindestaktivitäten von 70 % anzustreben, bei größeren Operationen auch mehr. Bei der Dosis-Berechnung wird davon ausgegangen, dass durch die Gabe von 1 ml FFP/kgKG die Faktoraktivitäten oder andere Inhibitoren um etwa 1 % erhöht werden.

Frage 835

Was bewirkt ein Faktor-XII-Mangel (Hageman-Faktor-Mangel)?

Ein Faktor-XII-Mangel ist sehr selten; er ist oft ein Zufallsbefund (PTT-Verlängerung). Er hat neueren Erkenntnissen zur Folge keine krankhafte Bedeutung und ist im perioperativen Setting nicht zu berücksichtigen. Frühere Erkenntnisse, dass eine erhöhte Thromboseneigung resultiert (Hagemann starb an einer Lungenembolie), gelten als überholt.

Möglicherweise kann ein Faktor-XII-Mangel vor thrombembolischen Komplikationen schützen, ohne zu einer vermehrten Blutungsneigung zu führen.

Frage 836

Welche erworbenen Koagulopathien kennen Sie?

Verlust-Koagulopathie, Antikoagulanzienblutung, Leberparenchymschädigung, Fibrinolyse, Vitamin-K-Mangel, Autoantikörper gegen Gerinnungsfaktoren (z. B. Hemmkörperhämophilie) und disseminierte intravasale Koagulopathie (DIC).

Frage 837

Welche Einsatzgebiete sehen Sie für die Therapie mit aktiviertem Faktor VII (Eptacog-alfa = Novoseven)?

Die Therapie bei erworbener Hämophilie A und B, angeborener Hämophilie A und B, wenn mit Hemmkörpern zu rechnen ist, Hemmkörperhämophilie, Faktor-VII-Mangel und Thrombasthenie Glanzmann sind zugelassene Indikationen. Alle weiteren Einsatzgebiete sind Off-Label-Use.

Bei therapierefraktären Blutungen kann aktivierter Faktor VII gegeben werden. In der Regel werden 90 µg/kgKG gegeben. Als Voraussetzungen bei therapierefraktären Blutungen gelten im Allgemeinen: keine Azidose (pH muss > 7,2 sein), Temperatur > 34 °C, Ausschluss einer antagonisierbaren Antikoagulanzienblutung und substituierbaren Koagulopathie, Fortbestehen einer Blutung trotz adäquater Substitution mit Fibrinogen, Thrombozyten (> 70 000/mm³), EK (Hb > 7 g/l), Gerinnungsfaktoren und FFP.

Frage 838

Welche Immunkoagulopathien kennen Sie und was sind die Auslöser?

Man kennt spontane Inhibitoren gegen Fibrinogen und die Faktoren V, VIII, IX, XI, XIII und vWF. Auslöser können Medikamente, Autoimmunerkrankungen oder Paraproteinämien sein, in etwa 50 % findet man keine Ursache.

Eine Sonderform ist die Gruppe der Antiphospholipidantikörper, die komplexe Gerinnungsstörungen mit Thrombosen induzieren.

Frage 839

Was verstehen Sie unter Lupusantikoagulanzien?

Lupusantikoagulanzien sind die am häufigsten erworbenen Inhibitoren, sie gehören wie die Antikardiolipinantikörper zu den Antiphospholipid-Antikörpern. Es ist eine heterogene Gruppe von IgG- und IgM-Antikörpern und sie wurden zuerst beim Lupus erythematodes gefunden. Inzwischen hat man sie bei vielen Krankheiten nachgewiesen: bei Autoimmunerkrankungen, bei Myokardinfarkt und auch bei Dialysepatienten.

Leitsymptom ist die verlängerte PTT, daneben findet man eine leichte Thrombopenie und einen echten Faktor-II-Mangel. Die Diagnose „Lupusantikoagulans“ bedeutet ein erhöhtes Risiko von Gefäßverschlüssen. Klinisch besteht die Gefahr der unzureichenden Antikoagulation bei verlängerter APTT. Der Nachweis erfolgt mit immunologischen Testverfahren (Cardiolipin-AK, beta-2-Glykoprotein-AK). Von den Thrombophilie-Patienten mit Antiphospholipid-Antikörpern haben aber nur etwa 50–70 % Lupusantikoagulans-Aktivität (Nachweis einer funktionellen Beeinträchtigung der Gerinnung).

Frage 840

Was ist eine Verbrauchskoagulopathie (DIC) und was kann sie auslösen?

Diese komplexe Gerinnungsstörung kann durch Sepsis, Leberinsuffizienz, Tumoren, Polytrauma, Fruchtwasserembolie, Hämolyse, Schlangengift, extrakorporale Zirkulation, Transplantatabstoßung oder auch durch eine Fehltransfusion ausgelöst werden. Eine RES-Blockade oder -Aktivierung scheint bedeutsam zu sein bei der Kaskadenaktivierung: Komplement- und Kininsystem, Gerinnung, Fibrinolyse und unspezifische Proteolyse. Das Endothel und Interleukine spielen eine weitere wichtige Rolle.

Die systemische Gerinnungsaktivierung führt zur Bildung von löslichem Fibrin und Mikrogerinnseln, die durch eine Verlegung der Mikrozirkulation zu einem progredienten Organversagen führen. Die Entwicklung einer DIC ist ein dynamischer Prozess. Die kritische Abnahme des Gerinnungspotenzials, die Thrombopenie und die Hyperfibrinolyse können zu schweren Blutungen führen.

Frage 841

Wie führen Sie die Labordiagnostik bei DIC durch?

Es ist entscheidend, die Tendenz und die Dynamik zu erfassen, was wichtiger ist als die seltene Bestimmung vieler Parameter. Obligatorische Kontrollgrößen sind Prothrombinzeit nach Quick, APTT, Fibrinogen, Thrombozyten und Blutungszeit. Geringere Priorität haben die Thrombin- und Reptilasezeit sowie die AT-III-Aktivität. Besonders empfindlich sind auch Faktor V und VII, wenn man sie bestimmen kann.

Beweisend für das Vorliegen einer DIC ist der Nachweis einer systemischen Gerinnungsaktivierung mit einem Verbrauch an Gerinnungsfaktoren und Thrombozyten. Im klinischen Alltag wird die Diagnose einer DIC aufgrund mehrerer klinischer und laboranalytischer Parameter sowie deren Veränderungen im weiteren Verlauf gestellt. Hilfreich sind steigende D-Dimere und lösliche Fibrin-Monomere (FM). Zur Einschätzung der Organfunktionen sind Blutgasanalyse, Kreatinin-, Harnstoff-, Glukose- und Laktatbestimmung hilfreich.

Frage 842

Wie behandeln Sie eine Verbrauchskoagulopathie (DIC)?

Im Vordergrund steht die Behandlung der Grundkrankheit (kausal). Ansonsten muss es das Ziel sein, kritische Schwellen jener Parameter zu sichern, die sich als aussagekräftig erwiesen haben („Supporting"). Der Blutverlust und die Aktivität der verfügbaren Plasmapräparationen müssen bekannt sein. Zu beachten ist auch die sog. „Nachschubrate" der Blutbestandteile (% des intravenösen Pools/h), die für Fibrinogen, AT III und Thrombozyten bei < 5 % liegt.

Für die Substitution werden ein Quick-Wert von etwa 50 %, ein AT III von 70 %, eine Thrombozytenzahl > 50 000/µl und ein Fibrinogen > 150 mg/dl angestrebt. Eine Heparintherapie ist in der Frühphase bei manifester DIC kontraindiziert. Prognostisch entscheidend ist die Therapie der Grunderkrankung. Eine AT-III-Substitution bei kritisch kranken Intensivpatienten ist nicht empfohlen.

Frage 843

Welche Fibrinolytika kennen Sie?

Derzeit werden zur Therapie ausschließlich Plasminogen-Aktivatoren wie Streptokinase und Urokinase, sowie die rekombinant hergestellten Plasminogenaktivatoren rt-PA (Alteplase), Reteplase und Tenecteplase eingesetzt.

Streptokinase ist das älteste fibrinolytische Medikament, es ist ein aus beta-hämolysierenden Streptokokken gewonnenes Protein, dass mit dem Blut-Plasminogen einen 1:1-Komplex bildet. Dieser Komplex wandelt Plasminogen in Plasmin um. Bei der systemischen Therapie mit der körpereigenen Urokinase kommt es bei den üblichen Dosierungen zu einer geringeren Plasminämie als bei der Streptokinase-Therapie.

Reteplase, Rapilysin (10 U) und Tenecteplase, Metalyse (6000–10 000 U) werden als rezidivierende Boli verabreicht. Bei Alteplase, Actilyse erfolgt nach einem Bolus von 10–15 mg eine kontinuierliche Infusion von weiteren 85–90 mg Alteplase bis zu einem Maximum von 100 mg.

Typische Indikationen sind akuter Herzinfarkt, akute Lungenembolie mit Kreislaufinstabilität und ischämischer Schlaganfall.

Frage 844

Welche Risiken einer Fibrinolyse-Therapie müssen Sie beachten?

Wesentliche Risiken einer Fibrinolyse sind Blutungen: Nasenblutungen, gastrointestinale, zerebrale und urogenitale Blutungen, Ekchymosen, Blutungen aus Einstichstellen (ZVK etc.) sowie allergische Reaktionen wie Urtikaria, Bronchospasmus, Angioödem, Hypotonie und Schock bis hin zur Anaphylaxie.

Frage 845

Nennen Sie Kontraindikationen für eine Fibrinolyse!

Es handelt sich um eine prinzipiell nicht ungefährliche Behandlung, da durch die Plasminogenaktivierung ein großer Teil des Fibrins gespalten wird.

Absolute Kontraindikationen sind z. B. frische, chirurgisch nicht beherrschbare Blutungen, Aortendissektion, intrazerebrale Blutungen, Subarachnoidalblutungen. Relative Kontraindikationen sind u. a. intrakranielle Neoplasien, zerebrale Aneurysmen, schwere therapierefraktäre Hypertonie, Ösophagusvarizen, Schwangerschaft.

Frage 846

Bei bedrohlichen Blutungen kann die Fibrinolyse gestoppt werden. Womit?

Die synthetischen Antifibrinolytika Tranexamsäure (10–15 mg/kgKG bis max. 6 g/Tag) und ε-Aminocapronsäure (USA) werden verwendet. Aprotinin ist nicht mehr im Handel.

Bei unzureichender Wirkung sind Frischplasmen und Fibrinogen sowie Faktorenkonzentrate indiziert.

Frage 847

Wie überwachen Sie eine Fibrinolyse laborchemisch?

Bei Plasminogenaktivatoren sind bezüglich der Fibrinolyse keine Kontrollen erforderlich. Die Bestimmung von Fibrinogen und Fibrin(ogen)spaltprodukten, sowie ROTEM (Rotations-Thrombelastografie) sind hilfreich. Klinische Überwachung!

Eine begleitende Heparinisierung wird mit der APTT gesteuert.

Frage 848

Was verstehen Sie unter einer „TRALI“?

Eine TRALI (transfusionsassoziierte akute Lungeninsuffizienz) ist eine in Zusammenhang mit einer Transfusion (sofort oder bis 6 h nach Transfusion) auftretende akute Schädigung des pulmonalen Endothels einhergehend mit rasch progredienter respiratorischer Insuffizienz (Dyspnoe, Hypoxämie, oft Beatmungspflichtigkeit), klassisch finden sich bilaterale Infiltrate im Röntgen-Thorax. Es besteht keine Evidenz für zirkulatorische Überladung.

Ursächlich sind leukozytenreaktive Antikörper im Spenderplasma (insbesondere HLA-Klasse-I-Antikörper sowie Antikörper gegen granulozytenspezifische Antigene (HNA-1a, -1b, -2a, -3a). Es kommt zur Störung der pulmonalen Mikrozirklulation durch aktivierte Leukozyten und Endothelschädigung. Selten ist eine nichtimmunogene Ätiologie die Ursache.

Durch Antikörperscreening bei Spenderinnen mit Schwangerschaftsanamnese konnte die Inzidenz deutlich gesenkt werden. 2021 wurden dem Paul-Ehrlich-Institut 55 Verdachtsfälle gemeldet, von denen sich 9 bestätigt haben, es gab 2 Todesfälle.

Frage 849

Was bedeutet der Rhesusfaktor?

Der Rhesusfaktor gibt im Allgemeinen an, ob das Protein D auf der Oberfläche der Erythrozytenmembran vorhanden ist oder nicht. Man spricht von Rhesus-positiv (RhD pos.) oder Rhesus-negativ (RhD neg.). Weitere gängige Rhesusmerkmale sind die Proteine C ,c, E und e. Zusammen mit Protein D bilden sie die Rhesusuntergruppe, die regelhaft in Blutgruppenbefunden angegeben wird. Im Gegensatz zum Protein D sind C, c, E und e co-dominant, sodass phänotypisch alle Proteine auf der Erythrozytenoberfläche vorhanden sein können.

Das Rhesussystem wird von 2 Genen codiert. Das RhD-Gen codiert das Protein D, das RhCE-Gen codiert das CE-Protein. Das CE-Protein kann an 2 Stellen unterschiedliche Aminosäuren aufweisen, dies führt zur phänotypischen Ausbildung der unter-

schiedlichen Proteine C, c, E und e. Gegen jedes der Proteine kann eine Immunisierung stattfinden. Insbesondere bei Mädchen und Frauen im gebärfähigen Alter sollte zur Verhinderung einer Immunisierung stets rhesusuntergruppengleich transfundiert werden.

Frage 850

Wann und warum müssen Erythrozytenkonzentrate bestrahlt werden?

Es gibt zahlreiche Indikationen für die Bestrahlung (mittlere Dosis 30 Gy) von Blutprodukten. Die Bestrahlung bewirkt eine sichere Proliferationshemmung der in Blutprodukten in geringen Mengen noch enthaltenen teilungsfähigen T-Lymphozyten. Bei Transfusion der T-Lymphozyten besteht die Gefahr einer transfusionsassoziierten Graft-versus-Host-Krankheit (GvHD). Dies gilt insbesondere für immunsupprimierte Empfänger. Beispielhafte Bestrahlungsindikationen sind der Morbus Hodgkin, Non-Hodgkin-Lymphome unter Therapie mit Purinanaloga, Patienten im Rahmen von allogenen und autologen Blutstammzelltransplantationen, Patienten mit schweren T-Zelldefekten, gerichtete Transfusionen von Blutsverwandten, intrauterine Transfusionen sowie Austauschtransfusionen von Neugeborenen. Weitere Indikationen sind in den Querschnittsleitlinien zur Therapie mit Blutkomponenten und Plasmaderivaten der Bundesärztekammer in der jeweiligen Fassung aufgeführt.

Frage 851

Was verstehen Sie unter „irregulären Antikörpern?

Mit irregulären Antikörpern sind in der Transfusionsmedizin all jene Antikörper gegen erythrozytäre Oberflächenantigene gemeint, die nicht regulär auftreten, wie die Isoagglutinine Anti-A und Anti-B im AB0-Blutgruppensystem. Jede Bluttransfusion stellt zugleich eine Immunisierung dar, sodass in unterschiedlichem Ausmaß Antikörper gegen fremde Blutgruppenantigene gebildet werden können. Diese können zu einem späteren Zeitpunkt in der immunhämatologischen Diagnostik im Rahmen des Antikörpersuchtests detektiert werden und müssen dann in einer Antikörperdifferenzierung näher spezifiziert werden. So nachgewiesene Antikörper sind auf dem immunhämatologischen Befund ausgewiesen und müssen zeitlebens für die Transfusion berücksichtigt werden, anderenfalls drohen hämolytische Transfusionsreaktionen.

Klassisch ist die Bildung des Antikörpers Anti-D gegen das Rhesusmerkmal D bei Rhesus-D-negativen Schwangeren und einem Rhesus-D-positiven Kind.

Frage 852

Welche Qualifikationen sind für Sie als transfundierende Ärztin/transfundierender Arzt gefordert?

Die Qualifikation der Blutprodukte anwendenden Personen ist in der Richtlinie zur Gewinnung von Blut und Blutbestandteilen und zur Anwendung von Blutprodukten (Richtlinie Hämotherapie) der Bundesärztekammer vorgegeben.

Gefordert sind eine dokumentierte Einweisung durch einen Transfusionsbeauftragten in die einrichtungsspezifischen Abläufe und in die Organisationsstrukturen des örtlichen Transfusionswesens. Jährliche Schulungen sollen stattfinden, um die Unterweisungen zu aktualisieren. Der transfundierenden Ärztin/dem transfundierenden Arzt müssen Kenntnisse im Umgang mit Blutprodukten vermittelt werden, eine ausreichende Erfahrung muss vorhanden sein.

Frage 853

Erläutern Sie die Point-of-Care-Diagnostikmethode der Rotationsthrombelastografie!

Mit der Rotationsthrombelastografie steht ein schnell verfügbares Diagnostik-Tool zur Verfügung, mit dem über die konventionelle Gerinnungsdiagnostik hinaus wichtige Aussagen zur Gerinnungssituation eines vor allem stark blutenden Patienten getroffen werden können. Sie bildet in Echtzeit den Ablauf der Gerinnselbildung ab und erlaubt, aus den ermittelten Parametern eine gezielte Therapie zur Gerinnungsverbesserung abzuleiten. Sie ist das einzige Verfahren, um eine Hyperfibrinolyse sicher zu detektieren.

Frage 854

Beschreiben Sie die Pathomechanismen der traumaassoziierten Koagulopathie!

Als Folge des traumaassoziierten Gewebeschadens und des Blutverlustes resultiert ein Schock mit Hypoperfusion. Es kommt zu sympathoadrenerger Aktivierung, Inflammation, systemischem Endothelschaden, Verlust der Glykokalyx, Aktivierung der Gerinnung mit stark gesteigerter Thrombinbildung (Thrombin-Burst) mit dem Ziel der Steigerung der koagulatorischen Kapazität. Bei anhaltendem Blutverlust kommt es zu Verlust und Verbrauch von Gerinnungsfaktoren, reduzierter Plättchenaktivierung und -dysfunktion begleitet von Hyperfibrinolyse. Verstärkt wird die Koagulopathie durch Hypothermie und Azidose.

Frage 855

Welche Therapieoptionen zur Gerinnungsstabilisierung kennen Sie bei stark blutenden Patienten unter Therapie mit DOAKs?

Die Wirkung des direkten Thrombininhibitors Dabigatran kann suffizient mit Idarucizumab antagonisiert werden. Das Antikörperfragment bindet spezifisch Dabigatran mit sehr hoher Affinität. Bei lebensbedrohlichen Blutungen ist diese Therapie in der europäischen Leitlinie zum Management der traumaassoziierten Koagulopathie empfohlen; ggf. repetitive Gabe bei kurzer Halbwertszeit.

Andexanet alfa antagonisiert die Wirkung oraler Faktor-Xa-Hemmer. Die Indikation sind nicht kontrollierbare, lebensbedrohlich Blutungen unter der Therapie mit Rivaroxaban oder Apixaban. Die Gabe von Andexanet alfa darf nicht vor einer geplanten Heparinisierung erfolgen, da in diesem Fall die Heparintherapie nicht anspricht.

Die Gabe von Prothrombinkomplex in einer Dosierung von 25–50 U/kgKG kann erfolgen. Tranexamsäure (15 mg/kgKG oder 1 g) ist insbesondere bei traumatisierten Patienten indiziert.

Frage 856

Beschreiben Sie den Bedside-Test. Wozu dient er und wann muss er durchgeführt werden?

Der Bedside-Test ist vorgeschrieben zur Vorbereitung einer Transfusion von Erythrozytenkonzentraten und Granulozytenkonzentraten, bei Gefrierplasmen nur unter den Bedingungen einer Plasmapherese. Thrombozytenkonzentrate erfordern keinen Bedside-Test.

Beim Bedside-Test wird Vollblut des Patienten bettseitig auf Testkarten aufgebracht, die die Isoagglutinine Anti-A und Anti-B enthalten. Je nach vorhandener Blutgruppe kann eine Agglutination oder auch keine Agglutination (Blutgruppe 0) festgestellt werden.

Der Bedside-Test ist keine Überprüfung der Blutgruppenbestimmung, sondern eine Plausibilitätsprüfung, ob die Blutgruppe des Erythrozytenkonzentrates kompatibel mit der zu transfundierenden Person ist.

Frage 857

Was verstehen Sie unter einem Morbus haemolyticus neonatorum (MHN)?

Für die Entstehung eines MHN sind 3 Voraussetzungen erforderlich.

- **Die kindlichen Erythrozyten weisen ein Antigen auf, dass der Mutter fehlt.**
- **Die Mutter wurde immunologisch sensibilisiert und hat Antikörper gegen dieses Antigen gebildet.**
- **Die Antikörper sind plazentagängig.**

Beim Kind kommt es zur Hämolyse mit Ikterus, im ausgeprägten Fall zum Kernikterus, im fetalen Stadium zum Hydrops fetalis.

Klassische Konstellation ist die fetomaternale Rhesusinkompatibilität, die rhesusnegative Mutter hat Anti-D gebildet, das die kindlichen rhesuspositiven Erythrozyten hämolysiert.

Intensivmedizin

III

5 ARDS, Respiratortherapie

Rolf Dembinski

III

Frage 858

Was ist das ARDS?

ARDS ist die Abkürzung für „Acute Respiratory Distress Syndrome". Im Gegensatz zum postpartalen Lungenversagen bei Frühgeborenen, das als Infant Respiratory Distress Syndrome (IRDS) auf einer unzureichenden Surfactantbildung der unreifen Lunge beruht, ist das ARDS ein Syndrom ohne Altersbeschränkung, das auf dem Boden verschiedener Grunderkrankungen entstehen kann. In der aktuell gebräuchlichen sogenannten Berlin-Definition des ARDS werden diese Grunderkrankungen als Risikofaktoren bezeichnet. Zu den häufigsten Risikofaktoren gehören die Pneumonie und die Sepsis. Pathophysiologisch ist das ARDS durch einen Inflammationsprozess in der Lunge gekennzeichnet, der sekundär ebenfalls zu einem Surfactantmangel führt, aber auch andere für den Krankheitsverlauf relevante Prozesse wie ein nichtkardiogenes Lungenödem und pulmonale Mikroembolien auslöst.

Frage 859

Welche Definition(en) des ARDS kennen Sie?

Die bekannteste und bis heute am häufigsten gebräuchliche ist die Berlin-Definition einer Task Force der European Society of Intensive Care Medicine, die im Jahr 2012 veröffentlicht wurde. Zu den Definitionskriterien gehören hier das akute Auftreten einer schweren Gasaustauschstörung innerhalb von 7 Tagen im Zusammenhang mit verschiedenen Risikofaktoren wie einer Pneumonie oder einer Sepsis und ein primär nicht kardiogenes Lungenöden mit beidseitigen Infiltraten im Röntgen-Thorax oder einer Thorax-CT-Untersuchung. Entsprechend dem Ausmaß der Hypoxämie gemessen am Horovitz-Quotienten paO_2/FiO_2 bei einem PEEP $\geq 5\,cmH_2O$ werden ein mildes (paO_2/FiO_2 ≥ 300 mmHg), ein moderates (paO_2/FiO_2 >100 und ≤ 200 mmHg) und ein schweres ARDS (paO_2/FiO_2 ≤ 100 mmHg) unterschieden.

In neueren Definitionen wie der von Michael A. Matthay et al. aus dem Jahr 2024 finden auch Atemunterstützungsmodi wie die High-Flow-Sauerstofftherapie sowie die pulsoxymetrische Messung der Sauerstoffsättigung und die Lungensonografie als Alternative zur Blutgasanalyse bzw. der Röntgen- und CT-Untersuchung Berücksichtigung, um das ARDS auch bei eingeschränkten Versorgungssituationen frühzeitig diagnostizieren zu können.

Frage 860

Ist das ARDS ein seltenes Syndrom? Wie hoch ist die Letalität des ARDS?

Nach den Ergebnissen einer prospektiv observationellen Studie aus dem Jahr 2016 [10], in der Daten von 459 Intensivstationen aus 50 Ländern analysiert wurden, erfüllen mehr als 10 % aller Intensivpatienten und mehr als 20 % aller beatmeten Patienten die ARDS-Kriterien. Die Krankenhausletalität liegt hier für das milde ARDS bei 30 %, für das moderate ARDS bei 35 % und für das schwere ARDS bei 45 %.

Die Letalität ist wesentlich von der Co-Morbidität, aber auch vom Alter abhängig. So war die Letalität des COVID-assoziierten ARDS während der Pandemie mitunter deutlich höher.

Frage 861

Beschreiben Sie den Oxygenierungsindex und nennen Sie den Normwert!

Der Quotient paO_2/FiO_2 wird als Oxygenierungsindex oder „Horowitz-Quotient" bezeichnet. Normalwerte liegen bei > 350 mmHg.

Frage 862

Definieren Sie Hypoxie und Hypoxämie!

Die Hypoxie ist durch einen erniedrigten Sauerstoffpartialdruck (paO_2), die Hypoxämie durch einen erniedrigten arteriellen Sauerstoffgehalt (CaO_2) gekennzeichnet. Als Grenzwert für die Hypoxie gilt ein paO_2 < 60 mmHg bei Raumluft. Bei Patienten unter Sauerstofftherapie bzw. Beat-

mung wird der Oxygenierungsindex (Horowitz-Quotient) zur Beurteilung einer Oxygenierungsstörung genutzt. Dieser Quotient aus paO_2 und FiO_2 liegt bei mildem ARDS < 300 mmHg. Bei Hypoxämie wird meist ein CaO_2 < 12 ml/dl als kritisch angesehen. Es muss jedoch beachtet werden, dass die Toleranz gegenüber Hypoxie und Hypoxämie individuell sehr unterschiedliche sein kann.

Frage 863

Wie kommt es beim ARDS zur Hypoxämie?

Beim ARDS entsteht in der Frühphase ein zunächst interstitielles, später intraalveoläres Lungenödem. Die in der Lunge extravasal eingelagerte Flüssigkeit erhöht das Lungengewicht, sodass die schwerkraftabhängigen Lungenareale komprimiert werden. Die entstehenden Kompressionsatelektasen werden nicht mehr ventiliert, allerdings weiterhin perfundiert, sodass ein Teil des Blutes aus dem rechten Herzen als intrapulmonaler Rechts-Links-Shunt desoxygeniert in das linke Herz und damit den arteriellen Blutstrom fließt. Die Atelektasenbildung ist zusätzlich durch den Mangel an wirksamem Surfactant bedingt, weil weniger wirksamer Surfactant gebildet und zusätzlich von den Typ-II-Pneumozyten gebildeter Surfactant durch das Alveolarödem inaktiviert wird.

Als physiologischer Reflex wirkt die hypoxische pulmonale Vasokonstriktion (Euler-Liljestrand-Reflex) dieser Hypoxämie entgegen, indem die Perfusion in den nichtventilierten Lungenarealen reduziert wird.

Frage 864

Erklären Sie den Mechanismus der hypoxischen pulmonalen Vasokonstriktion!

Die hypoxische pulmonale Vasokonstriktion führt zu einer Minderperfusion von hypoxischen Alveolen bzw. nicht ventilierten Lungenarealen. Dies hat eine Reduktion des intrapulmonalen Rechts-Links-Shunts zur Folge.

Sensor für die Hypoxie sind Mitochondrien in der glatten Gefäßmuskulatur, in denen bei Hypoxie ein verändertes Spektrum von reaktiven Sauerstoffspezies gebildet wird. Dies führt letztlich zu einem erhöhten Kalziumeinstrom in das Cytosol mit nachfolgender Kontraktion der Muskelzelle.

Auch Hyperkapnie und Azidose führen zu einer pulmonalen Vasokonstriktion und können wie die Hypoxie zu einer Rechtsherzbelastung beitragen.

Frage 865

Wie kommt es beim ARDS zur pulmonalarteriellen Hypertonie?

Der pulmonalarterielle Druck wird vor allem durch die hypoxische pulmonale Vasokonstriktion erhöht. Zusätzlich kann es im Rahmen der Inflammation zu Blutgerinnungsstörungen mit Mikroembolien in der pulmonalarteriellen Strombahn kommen.

Der mittlere pulmonalarterielle Druck liegt in Ruhe unter 15 mmHg. Insbesondere ein akuter Anstieg über 25 mmHg kann zu einem Rechtsherzversagen führen.

Frage 866

Nennen Sie 2 Methoden zur Messung des pulmonalarteriellen Druckes mit ihren Vor- und Nachteilen!

Die invasive Messung nach Einschwemmen eines Rechtsherzkatheters birgt das Risiko von Komplikationen bei der Anlage, des Einschwemmens (Herzrhythmusstörungen, Lungeninfarkt bei kontinuierlicher Wedge-Position) und katheterassoziierten Infektionen, liefert dafür aber kontinuierliche Werte.

Die nichtinvasive Messung mittels Echokardiografie ist risikoärmer, liefert jedoch nur intermittierend untersucherabhängige Werte. Die wichtigste Komplikation ist die Verletzung des Ösophagus bei der transösophagealen Echokardiografie.

Insbesondere unter Therapie mit kurzwirksamen inhalativen Vasodilatatoren wie Stickstoffmonoxid oder Prostaglandinen ist eine kontinuierliche Überwachung mittels Rechtsherzkatheter zu erwägen.

5

Frage 867

Welche Befunde in der Blutgasanalyse erwarten Sie bei einer metabolisch kompensierten respiratorischen Azidose?

Die metabolisch kompensierte respiratorische Azidose ist typischerweise durch einen primär erhöhten $paCO_2$ gekennzeichnet, kompensatorisch sind die Plasmabikarbonatkonzentration HCO_3^- und der Basenüberschuss („Base Excess", BE) positiv. Der pH-Wert kann dann ausgeglichen oder geringfügig erniedrigt sein. Diese Kompensation ist vor allem das Ergebnis einer Verschiebung des Kohlendioxid-Bikarbonat-Puffergleichgewichts:

$$paCO_2 + H_2O \leftrightarrow H_2CO_3 \leftrightarrow H^+ + H_2CO_3^-$$

Die metabolische Kompensationsmöglichkeit hängt wesentlich von dem Erhalt der Nierenfunktion ab, da hierfür vermehrt H^+-Ionen ausgeschieden und HCO_3^- rückresorbiert werden.

Frage 868

Wie schätzen Sie das Aspirationsrisiko bei Intensivpatienten ein? Welche Maßnahmen ergeben sich daraus für die Intubation?

Intensivpatienten sind grundsätzlich als nicht nüchtern zu betrachten. Intubationen müssen daher als Rapid Sequence Induction (RSI) möglichst ohne Zwischenbeatmung durchgeführt werden. Daher ist eine optimale Präoxygenierung wichtig. Diese kann idealerweise mittels nichtinvasiver Beatmung oder High-Flow-Sauerstofftherapie sichergestellt werden.

Als Muskelrelaxans für die RSI ist Succinylcholin kritisch zu bewerten, da es bei den häufig langzeitig immobilen Patienten nach der Gabe zu ausgeprägten Hyperkaliämien kommen kann. Trotz langer Halbwertszeit sind nichtdepolarisierende Muskelrelaxanzien wie das Rocuronium in hoher Dosierung zur Verkürzung des Wirkungseintritts zu bevorzugen.

Frage 869

Beschreiben Sie die Therapiestrategie beim ARDS!

Im Zentrum der Therapie steht die Behandlung der Grunderkrankung, also z. B. die antiinfektive Therapie bei Sepsis und/oder Pneumonie.

Die maschinelle Beatmung dient der Sicherstellung eines suffizienten Gasaustausches unter Vermeidung einer zusätzlichen, beatmungsinduzierten Lungenschädigung. Die Limitierung des Atemzugvolumens auf 6 ml/kg ideales Körpergewicht und des Plateaudrucks auf 30 cmH_2O sowie die Anwendung eines ausreichend hohen PEEP entsprechend dem Ausmaß der rekrutierbaren Atelektasen sind wichtige Säulen dieser Strategie.

In Ergänzung dazu wird heute oft die Limitation der Druckamplitude, des „Driving Pressure", auf ≤ 14 cmH_2O empfohlen, weil diese Druckdifferenz, die für die Generierung eines bestimmten Atemzugvolumens eingestellt werden muss, von der Gesamtcompliance der Lunge abhängig ist. Damit spiegelt die Höhe der Druckamplitude das Ausmaß der pathologischen Veränderungen beim ARDS und gleichzeitig die Gefahr einer weiteren beatmungsassoziierten Lungenschädigung wider.

Bei moderatem und schwerem ARDS mit einem paO_2/FiO_2 < 150 mmHg wird die Bauchlagerung für möglichst 16 h empfohlen. Bei vital bedrohlicher Hypoxämie ist der Einsatz einer extrakorporalen Membranoxygenierung zu erwägen.

Eine spezifische medikamentöse Therapie des ARDS gibt es nicht.

Frage 870

Nennen Sie Limitationen der lungenprotektiven Beatmung!

Die im Rahmen der lungenprotektiven Beatmung eingesetzten Tidalvolumina gehen mit einer Reduktion des Atemminutenvolumens einher, das nur zum Teil durch eine Erhöhung der Atemfrequenz ausgeglichen werden kann. Damit kommt es häufig zu einer Reduktion der CO_2-Elimination mit entsprechender Hyperkapnie. In dieser Situation kann es sinnvoll sein, eine solche Hyperkapnie zu tolerieren, solange sie metabolisch kompensiert werden kann. Dieses Konzept der per-

missiven Hyperkapnie dient also der Vermeidung von beatmungsinduzierten Lungenschäden.

Die Limitierung der Beatmungsdrücke kann bei schwerem ARDS mit einer therapierefraktären Hypoxämie einhergehen. In diesem Fall ist ein Therapieversuch mit Bauchlagerung und ggf. der Einsatz extrakorporaler Gasaustauschverfahren indiziert.

Frage 871

Nennen Sie Kontraindikationen für die permissive Hyperkapnie!

Kontraindikationen sind erhöhter intrakranieller Druck, schwere Arrhythmien, manifeste pulmonale Hypertension mit schwerer Beeinträchtigung der rechtsventrikulären Pumpfunktion und maligne Hypertonie.

Frage 872

Nennen Sie 3 verschiedene Methoden zur Einstellung des PEEP („Positive endexpiratory Pressure“)!

Die pragmatischste und am häufigsten angewandte Methode ist die Nutzung einer PEEP-Tabelle, bei der aus vorgegebenen Kombinationen von PEEP- und FiO_2-Einstellungen diejenige ausgewählt wird, bei der ein gewünschter paO_2 erreicht wird. Bei weniger schwerer Gasaustauschstörung lässt sich so mit geringem Aufwand ein annähernd optimaler PEEP sicherstellen.

Eine klassische, aber auch aufwendigere Methode ist die die Einstellung oberhalb des unteren Umschlagspunkts („Lower Inflection Point“) auf der Druck-Volumen-Kurve: Dieser Punkt markiert den Beatmungsdruck, oberhalb dessen die Compliance größer wird, also mehr Volumen mit vergleichsweise wenig Druck appliziert werden kann. Mit der Adjustierung des PEEP 2 cmH_2O oberhalb dieses Inflektionspunktes wird das Atemzugvolumen in diesem Bereich der besten Compliance appliziert. In der klinischen Praxis ist ein solcher einzelner Umschlagpunkt jedoch insbesondere bei schwerem ARDS häufig nicht identifizierbar.

Die genaueste Methode ist die schrittweise Veränderung des PEEP unter Kontrolle der Atemmechanik und des Gasaustausches. Ein solcher PEEP Trial kann z. B. mit einer schrittweisen Erhöhung des PEEP von 2 cmH_2O und jeweils nachfolgender Pause von einigen Minuten unter Beibehaltung der Druckamplitude beginnen. Bei erfolgreicher Rekrutierung im Rahmen der PEEP-Erhöhung ist mit einer Verbesserung der Oxygenierung und höherem Tidalvolumen bei gleicher Druckamplitude zu rechnen. Sind diese Effekte nicht mehr nachweisbar und/oder kommt es im Rahmen einer Überblähung sogar zu einer vermehrten Totraumventilation mit Erhöhung des arteriellen $paCO_2$, wird der PEEP schrittweise zurückgestellt (dekrementeller PEEP Trial), bis Gasaustausch und Atemmechanik eine Derekrutierung anzeigen und der davor eingestellte PEEP eingestellt wird. Diese Methode wurde bereits in etlichen Varianten, z. B. unter Einsatz eines Rekrutierungsmanövers statt einer schrittweisen Steigerung des PEEP, beschrieben. In jedem Fall müssen während solcher Untersuchungen potenziell schwerwiegende hämodynamische Effekte engmaschig kontrolliert werden.

Die Bestimmung des transpulmonalen Druckes bietet eine tiefergehende Analyse der Atemmechanik, die natürlich auch bei der Adjustierung des PEEP nutzbar ist: Hierfür muss zunächst mithilfe einer Ösophagusdrucksonde der Pleuradruck abgeschätzt und vom inspiratorischen Plateaudruck abgezogen werden, um den transpulmonalen Druck zu kalkulieren. Die Aufrechterhaltung eines positiven endexspiratorischen transpulmonalen Druckes zur Vermeidung eines alveolären Kollaps kann dann ebenfalls als Ziel einer PEEP-Einstellung genutzt werden.

Frage 873

Wie verändern sich die kardiale Vor- und Nachlast unter maschineller Beatmung?

Sowohl die kardiale Vor- als auch die Nachlast sinken unter maschineller Beatmung.

Bei Hypovolämie kann dies zur hämodynamischen Instabilität führen, bei kardiogenem Lungenödem haben diese Effekte eine Stabilisierung der Kreislaufsituation zur Folge.

Frage 874

Wie wird der arterielle Sauerstoffgehalt CaO_2 berechnet?

Der arterielle Sauerstoffgehalt CaO_2 ist die Summe des an Hämoglobin gebundenen und des physikalisch im Plasma gelösten Sauerstoffs und liegt bei etwa 20 g/dl. Der gebundene Anteil wird berechnet als Produkt aus der Sauerstoffsättigung (SaO_2), der Hüfner-Zahl 1,34 und der Hämoglobinkonzentration (Hb), der gelöste Anteil als Produkt aus dem Sauerstoffpartialdruck (paO_2) und der Löslichkeitskonstanten 0,0031:

$$CaO_2 = SaO_2 \times 1{,}34 \times Hb + paO_2 \times 0{,}0031$$

Frage 875

Wie wird das globale Sauerstoffangebot DO_2 berechnet?

Das globale Sauerstoffangebot DO_2 ist das Produkt aus Herzzeitvolumen (HZV) und Sauerstoffgehalt CaO_2 und liegt bei 1000 ml/min:

$$DO_2 = HZV \times CaO_2$$

Frage 876

Mit welchen Veränderungen des globalen Sauerstoffangebots müssen Sie bei schrittweiser Erhöhung des PEEP rechnen?

Zunächst kann es durch die Steigerung des PEEP zu einer Rekrutierung von Atelektasen in der Lunge mit Anstieg des paO_2 kommen, sodass auch der Sauerstoffgehalt im Blut steigt und damit das globale Sauerstoffangebot zunimmt.

Der zunehmende intrathorakale Druck führt jedoch durch Beeinträchtigung des venösen Rückstroms auch zu einer Reduktion der kardialen Vorlast. In der Folge kommt es zu einem HZV-Abfall mit entsprechender Reduktion des globalen Sauerstoffangebots.

Frage 877

Beschreiben und vergleichen Sie die intrathorakalen Druckverhältnisse während der Inspiration bei Spontanatmung und maschineller Beatmung!

Unter Spontanatmung verursacht die aktive Zwerchfellkontraktion im Rahmen der Inspiration einen negativen intrathorakalen Druck, dem folgend Atemluft in die Lunge inspiriert wird. Unter maschineller Beatmung wird ein positiver intrathorakaler Druck generiert, um Atemluft in die Lunge zu pressen. Das Zwerchfell wird dabei passiv ausgelenkt.

Die aktive Zwerchfellbewegung ist wesentlich effektiver als die passive Auslenkung, weshalb allein der Beginn der maschinellen Beatmung zur Atelektasenbildung in den schwerkraftabhängigen Zwerchfellrezessus führen kann.

Frage 878

Welche Bedeutung hat der transpulmonale Druck und wie wird er berechnet?

Der transpulmonale Druck ist der Druck, der auf die Alveolarwand wirkt. Er bestimmt damit, ob die Alveole eröffnet wird bzw. bleibt, aber auch, ob es zu einer Überblähung und Schädigung der alveolokapillären Membran kommt.

Er ist als Differenz des intraalveolären Druckes und des die Alveole umgebenden Drucks, des Pleuradruckes, definiert. Der Pleuradruck kann indirekt als Ösophagusdruck mit speziellen Kathetern gemessen werden. So ergibt sich unter maschineller Beatmung die Möglichkeit, den transpulmonalen Druck als Differenz zwischen dem Plateaubeatmungsdruck und dem Ösophagusdruck zu berechnen.

Hohe transpulmonale Drücke können zu einer beatmungsassoziierten Lungenschädigung beitragen. In Situationen wie der schweren Adipositas kann der Pleuradruck allerdings durch den Gewichtsdruck ansteigen, sodass höhere Beatmungsdrücke benötigt werden, um ausreichend hohe transpulmonale Drücke für eine suffiziente alveoläre Ventilation sicherstellen zu können.

Frage 879

Wie berechnen Sie die alveoloarterielle Sauerstoffdifferenz (A_aDO_2)?

Barometrischer Druck (normal 760 mmHg) – alveolärer Wasserdampfpartialdruck (pH_2O = 47 mmHg) × FiO_2 – alveolärer CO_2-Partialdruck (p_ACO_2 wird dem arteriellen $paCO_2$ gleichgesetzt) ergibt den alveolären O_2-Partialdruck (p_AO_2).

$$A_aDO_2 = p_AO_2 - paO_2$$

Frage 880

Welche Informationen gewinnen Sie aus der A_aDO_2?

Eine Erhöhung der A_aDO_2 ist ein Hinweis auf das Vorliegen eines Shunts (Ungleichgewicht zwischen Perfusion und Ventilation).

Zur genaueren Berechnung des Shunts benötigen Sie das Totalvolumen (Qt = „Cardiac Index") sowie die gemischtvenöse und arterielle Sauerstoffsättigung (SvO_2 und SaO_2):

$$\text{Shuntfraktion (Qs)} = \text{Qt} \times (1\text{-SaO}_2)/(1\text{-SvO}_2) \times 100\,\%$$

Der Shunt wird also als Anteil in % des Herzzeitvolumens angegeben. Der physiologische Shunt beträgt 2–3 %. Eine Erhöhung des Shunts darüber hinaus führt zu einer Verminderung des paO_2. Patienten mit einem akuten Lungenversagen weisen einen Shunt von > 30 % auf.

Frage 881

Welche Bedeutung haben B-Lines in der Thoraxsonografie?

B-Lines sind Artefakte, die als echoreiche, kometenschweifartige, ohne Abschwächung von der Pleuralinie ausgehende, vertikal verlaufende Linien bei Vorliegen eines Lungenödems zu sehen sind.

Frage 882

Welche Befunde in der Thoraxsonografie sprechen gegen bzw. für das Vorliegen eines Pneumothorax?

Das Vorliegen von „Lung Sliding", „B-Lines", „Lung Pulse" sprechen dagegen, ein „Lung Point", also das plötzliche Auftreten von „Lung Sliding" oder „B-Lines", spricht für das Vorliegen eines Pneumothorax.

Frage 883

Beschreiben Sie die Technik der elektrischen Impedanztomografie (EIT)!

Mit der elektrischen Impedanztomografie (EIT) können Veränderungen der Ventilationsverteilung ohne Strahlenbelastung auf der Intensivstation gemessen werden. Es handelt sich dabei um ein Verfahren, bei dem Veränderungen der elektrischen Impedanz der Lunge kontinuierlich mithilfe von ringförmig um den Thorax angeordneten Elektroden gemessen werden. Die durch die Ventilation der Lunge hervorgerufenen Impedanzänderungen dienen der Visualisierung der Ventilationsverteilung, die zur Optimierung der Beatmungseinstellung genutzt werden kann.

Eine wichtige Limitation der Methode ist die Beschränkung der Analyse auf die Schicht der Lunge, um die die Elektroden auf dem Thorax angeordnet sind. Zudem fehlen bislang einheitliche Standards der Untersuchungsmethode sowie der Datenanalysen und Dateninterpretation.

Frage 884

Welchen Stellenwert hat die Lagerungstherapie beim ARDS? Wie wird sie am effektivsten durchgeführt?

Die Bauchlagerung von Patienten mit ARDS mit einem paO_2/FiO_2 < 150 mmHg wird für mindestens 16 h empfohlen, da diese Maßnahme nachweislich die Letalität reduziert. Von der kompletten Bauchlagerung als effektivste Lagerung kann abgewichen werden, wenn die Atelektasenbildung stark einseitig ausgebildet ist oder instabile Wirbelsäulenfrakturen vorliegen bzw. externe Fixateure eine komplette Bauchlagerung unmöglich machen. In diesen Fällen sind eine überdrehte Seitenlagerung oder der Einsatz von Rotationsbetten zur kontinuierlichen Rotationstherapie zu empfehlen.

Frage 885

Wie kommt es beim ARDS unter Bauchlagerung zur Verbesserung des Gasaustausches?

In Bauchlagerung kommt es zu einer Homogenisierung des transpulmonalen Druckes und damit zu einer Ventilationsumverteilung und Rekrutierung vormals atelektatischer Lungenareale. Zusätzlich kann eine verbesserte Sekretmobilisation beobachtet werden.

III

Frage 886

Welches sind die Nachteile und Risiken der Lagerungstherapie beim ARDS?

In Abhängigkeit von der Ausbildung der Atelektasen ist die Bauchlage nicht immer effektiv. Zudem ist die Umlagerung arbeitsaufwendig und mit dem Risiko von Tuben- und Katheterdislokationen sowie Druckulzera insbesondere im Gesichtsbereich behaftet. Bei Patienten mit kritisch erhöhtem Hirndruck ist eine Risikoabwägung notwendig: Einerseits führt die Bauchlagerung in der Regel initial zu einem Hirndruckanstieg, andererseits kommt es bei erfolgreicher Anwendung zu einem verbesserten Gasaustausch mit besserer CO_2-Elimination, was zu einer Reduktion des Hirndrucks führt. In jedem Fall muss eine solche Therapie bei diesen Patienten durch kontinuierliche Überwachung des Hirndruckes begleitet werden.

Frage 887

Wie wirken inhalative pulmonale Vasodilatatoren beim ARDS?

Inhalativ applizierte pulmonale Vasodilatatoren wie das Stickstoffmonoxid oder kurzwirksame Prostaglandine führen ausschließlich zu einer selektiven Vasodilatation in ventilierten Arealen, weil sie im Blutstrom rasch metabolisiert werden, bevor sie über den Blutweg nicht ventilierte Areale erreichen. Die Folge ist eine Reduktion des pulmonalarteriellen Druckes und bei etwa 70 % der Patienten mit ARDS eine Verbesserung des Gasaustausches durch eine Umverteilung des Blutflusses aus Shuntarealen hin zu ventilierten Arealen.

In klinischen Studien war der Einsatz jedoch nicht mit einer Reduktion der Letalität verbunden. Trotzdem bleibt die Strategie eine Therapieoption zum Überbrücken hypoxämischer Phasen, etwa bis zum Anschluss extrakorporaler Gasaustauschverfahren. Eine weitere wichtige Indikation ist die akute Reduktion des pulmonalarteriellen Druckes bei Rechtsherzversagen.

Frage 888

Beschreiben Sie das Grundprinzip der venovenösen extrakorporalen Membranoxygenierung (ECMO)!

Aus speziellen, möglichst großlumigen Kanülen drainiertes venöses Blut wird mit einer Pumpe durch einen mit Sauerstoff durchströmten Membranoxygenator gepumpt, bevor es derart oxygeniert und decarboxyliert wieder venös in den Kreislauf zurückgeführt wird. Als Drainageort werden meist eine oder beide Femoralvenen kanüliert, die Rückführung erfolgt über eine Jugularvene oder eine tief einliegende Femoralvene. So soll verhindert werden, dass es zu einer Rezirkulation von oxygeniertem Blut in das venöse Drainageblut kommt.

Eine Alternative stellen Doppellumenkanülen dar, die getrennte Lumina für den Zu- und Abfluss bieten. Die Systeme haben eine Wärmeeinheit zur Sicherstellung einer Normothermie. Die Steuerung von Oxygenierung und Decarboxylierung erfolgt primär durch Adjustierung des Blutpumpenflusses bzw. des Gasflusses durch den Membranoxygenator.

Beim Einsatz der venovenösen extrakorporalen Membranoxygenierung muss unbedingt die Möglichkeit genutzt werden, eine lungenprotektive Beatmungstherapie sicherzustellen!

Frage 889

Nennen Sie Einschlusskriterien und Kontraindikationen für die extrakorporale Membranoxygenierung (ECMO) beim Erwachsenen!

Grundprinzip der Indikationsstellung ist die Reversibilität der dem ARDS zugrunde liegenden Erkrankung, da der ECMO-Einsatz keine heilende Maßnahme im eigentlichen Sinne ist, sondern nur Zeit für den Heilungsprozess gewährt. Insbesondere soll durch den Einsatz eine zusätzliche Lungenschädigung durch nicht protektive maschinelle Beatmung minimiert werden. Darum muss der Einsatz auch möglichst früh erfolgen, bevor die Lunge nachhaltig durch die Beatmung geschädigt wird.

Alter und Co-Morbidität sind relative Kontraindikationen und müssen individuell beurteilt werden, wobei eine maligne Grunderkrankung in der Regel als absolute Kontraindikation gewertet wird.

Die Indikationsstellung muss durch ein im Umgang mit dieser Therapie erfahrenem ARDS-Zentrum erfolgen.

Frage 890

Erklären Sie die Funktion von Surfactant! Gibt es eine Stellenwert für die Therapie mit Surfactant beim ARDS?

Surfactant (Surface Active Agent) ist ein Lipoprotein, das von Typ-II-Pneumozyten gebildet und sezerniert wird. Es besteht zu 90 % aus Lipiden und zu 10 % aus hydrophilen, antiinflammatorisch wirksamen Proteinen sowie lipophilen Proteinen, die zusammen mit den Lipiden eine Reduktion der alveolären Oberflächenspannung bewirken. Damit ist Surfactant von grundsätzlicher Bedeutung für die Vermeidung eines alveolären Kollaps. Während die Therapie mit künstlichem Surfactant beim Surfactantmangelsyndrom des Neugeborenen erfolgreich genutzt werden kann, hat die Therapie beim ARDS aufgrund negativer Studienergebnisse aktuell keinen Stellenwert.

Mögliche Gründe für die negativen Studienergebnisse sind die schwierige Platzierung von Surfactant in schlecht belüfteten Lungenarealen sowie die rasche Inaktivierung.

Frage 891

Definieren Sie die Sauerstofftoxizität.

Da das O_2-Molekül in der Zelle bei der Reaktion mit Substraten reduziert wird, können stark wirksame Oxidanzien (Superoxidradikal O_2, Wasserstoffperoxid H_2O_2, Hydroxylradikal OH) entstehen. Durch endogene Antioxidanzien werden diese normalerweise neutralisiert.

Beim „oxidativen Stress", d. h. Verlust von Antioxidanzien oder starkem Anfall von Oxidanzien (z. B. durch zu viel O_2) kann die Lunge erheblich geschädigt werden. Die Inhalation eines Gasgemischs mit einer $FiO_2 > 0{,}6$ über mehr als 48 h gilt als toxische Exposition mit O_2. Auf zellulärer Ebene erklärt man sich die toxische O_2-Wirkung durch eine Oxidation Sulfhydrylgruppen tragender Enzyme, wodurch Peroxide und freie Sauerstoffradikale entstehen. Beeinträchtigt wird sowohl die Membranstabilität als auch der Substratstoffwechsel, was in der Lunge zum Untergang von Alveolen führt. Es sind auch Einflüsse auf die Leber, das ZNS, die Niere, das Myokard, den Augenhintergrund, die Linsen und das Blut (Hämolyse) beschrieben. Entsprechend ist bei allen Patienten die niedrigst mögliche FiO_2 anzustreben.

Frage 892

Was versteht man unter „oxidativem Stress"?

Im gesunden Organismus herrscht ein Gleichgewicht zwischen Oxidanzien und Antioxidanzien. Wird die Kapazität der Antioxidanzien überschritten, sind Gewebeschäden möglich. Dies bezeichnet man als „oxidativen Stress".

Frage 893

Nennen Sie Krankheitsbilder in der Intensivmedizin, die mit oxidativem Stress in Verbindung gebracht werden!

ARDS, Asthma, Aspiration, Reperfusionsschäden, z. B. nach Angioplastie, Schlaganfall, Schädel-Hirn-Trauma, Myokardinfarkt, akutes Nierenversagen, Multiorganversagen, Polytrauma, Verbrennungskrankheit, Sepsis.

Frage 894

Nennen Sie einige klinisch eingesetzte exogen zugeführte Antioxidanzien und bewerten Sie diese Therapie!

N-Acetylcystein, Vitamin C und E, Selen.

Für kein Therapeutikum ist der Nutzen sicher belegt. Hinweise für einen therapeutischen Nutzen haben die Wertigkeit eines Trends nie überschritten. Nichts davon wird im Rahmen der evidenzbasierten Medizin eingesetzt.

hung. Zusätzlich erlaubt die Signalstärke einen Rückschluss auf das Ausmaß der Atembemühung und kann deshalb zu einer dem Bedarf proportionalen Druckunterstützung wie bei PAV genutzt werden. Auch eine Überwachung der Zwerchfellfunktion mithilfe dieses Signals wird diskutiert. Erste Studien konnten bereits positive Effekte auf Synchronisierung, Atemarbeit und Atemvariabilität nachweisen.

Frage 904

? Beschreiben Sie eine BIPAP-Beatmung! Nennen Sie Einsatzgebiete und Vorteile gegenüber anderen Beatmungsverfahren!

! **„Biphasic positive Airway Pressure" (BIPAP) ist eine Beatmungsform, bei der das Tidalvolumen durch die Druckdifferenz beim Wechsel zwischen 2 PEEP-Niveaus generiert wird. Als entscheidender Unterschied zur konventionellen druckgesteuerten Beatmung kann der Patient zu jedem Zeitpunkt des Beatmungszyklus spontan atmen (die Spontanatmung kann druckunterstützt werden).**

i *Der Erhalt bzw. das frühe Wiedereinsetzen der Spontanatmung ist neben der Vermeidung von Barotraumen von besonderer Bedeutung bei Patienten mit Lungenversagen, wenn die Aggressivität der Beatmung einen Spontanatemanteil des Patienten wieder zulässt. BIPAP kann bei schwierigem Weaning nach Langzeitbeatmung effektiv sein. Das freie Durchatmen an einem Intensivrespirator auf zwei verschiedenen Druckniveaus ist zweifelsohne eine technische Meisterleistung des Herstellers. International besitzt BIPAP jedoch keine Bedeutung. Der überwiegende Einsatz dieser Beatmungsform in manchen Kliniken ist nicht evidenzbasiert.*

Frage 905

? Beschreiben Sie eine „Inversed-Ratio Ventilation" (IRV)!

! **Das physiologische Inspirations-Exspirations-Verhältnis (I:E) von 1:2 wird auf 2:1 umgekehrt.**

i *Es resultieren eine Verlängerung der Kontaktzeit des Gasgemischs in der Alveole und eine bessere Eröffnung von Bezirken mit schlechter Compliance und hoher Resistance durch Aufbau eines „Intrinsic PEEP".*

Frage 906

? Welche Devices zur Durchführung der nichtinvasiven Beatmung (NIV) kennen Sie?

! **In der Intensivmedizin werden meist Mund-Nasen-Masken für die NIV-Therapie genutzt. Alternativen sind die Gesichtsmaske und der Beatmungshelm. Die Nasenmaske wird aufgrund ihrer geringen Effektivität bei Intensivpatienten selten eingesetzt.**

Frage 907

? Nennen Sie Indikationen der NIV-Therapie!

! **Die NIV-Therapie kann bei primär hypoxischen Gasaustauschstörungen bei Atelektasenbildung angewandt werden, allerdings ist ihre Effektivität hier begrenzt, weil die Höhe des zur Rekrutierung eingesetzten PEEP hinsichtlich der Patientencompliance und der Entwicklung von Leckagen limitiert ist. Einen festen Stellenwert hat die NIV-Therapie beim primär hyperkapnischen Atemversagen zur Reduktion der Atemarbeit des Patienten. Des Weiteren ist das kardiogene Lungenödem eine klassische Indikation, um die kardiale Vor- und Nachlast zu reduzieren.**

Frage 908

? Wann brechen Sie die NIV-Therapie ab und leiten eine invasive Beatmung ein?

! **Grundsätzlich sollte sich ein Therapieerfolg innerhalb von 2 h NIV-Therapie zeigen. Erste wichtige Indikatoren hierfür sind die Atemfrequenz und die subjektive Dyspnoe des Patienten. Auch in Blutgasanalysen sollte sich eine Besserung der respiratorischen Situation feststellen lassen. Klinische Studien lassen vermuten, dass der Einsatz der NIV häufig mit einer zu späten Intubation und konsekutiv erhöhten Letalität einhergeht. Daher sollten Patienten spätestens dann intubiert werden, wenn nach 2 h keine Besserung der respiratorischen Situation erkennbar ist.**

Alter und Co-Morbidität sind relative Kontraindikationen und müssen individuell beurteilt werden, wobei eine maligne Grunderkrankung in der Regel als absolute Kontraindikation gewertet wird.

Die Indikationsstellung muss durch ein im Umgang mit dieser Therapie erfahrenem ARDS-Zentrum erfolgen.

Frage 890

Erklären Sie die Funktion von Surfactant! Gibt es eine Stellenwert für die Therapie mit Surfactant beim ARDS?

Surfactant (Surface Active Agent) ist ein Lipoprotein, das von Typ-II-Pneumozyten gebildet und sezerniert wird. Es besteht zu 90 % aus Lipiden und zu 10 % aus hydrophilen, antiinflammatorisch wirksamen Proteinen sowie lipophilen Proteinen, die zusammen mit den Lipiden eine Reduktion der alveolären Oberflächenspannung bewirken. Damit ist Surfactant von grundsätzlicher Bedeutung für die Vermeidung eines alveolären Kollaps. Während die Therapie mit künstlichem Surfactant beim Surfactantmangelsyndrom des Neugeborenen erfolgreich genutzt werden kann, hat die Therapie beim ARDS aufgrund negativer Studienergebnisse aktuell keinen Stellenwert.

Mögliche Gründe für die negativen Studienergebnisse sind die schwierige Platzierung von Surfactant in schlecht belüfteten Lungenarealen sowie die rasche Inaktivierung.

Frage 891

Definieren Sie die Sauerstofftoxizität.

Da das O_2-Molekül in der Zelle bei der Reaktion mit Substraten reduziert wird, können stark wirksame Oxidanzien (Superoxidradikal O_2, Wasserstoffperoxid H_2O_2, Hydroxylradikal OH) entstehen. Durch endogene Antioxidanzien werden diese normalerweise neutralisiert.

Beim „oxidativen Stress", d. h. Verlust von Antioxidanzien oder starkem Anfall von Oxidanzien (z. B. durch zu viel O_2) kann die Lunge erheblich geschädigt werden. Die Inhalation eines Gasgemischs mit einer $FiO_2 > 0,6$ über mehr als 48 h gilt als toxische Exposition mit O_2. Auf zellulärer Ebene erklärt man sich die toxische O_2-Wirkung durch eine Oxidation Sulfhydrylgruppen tragender Enzyme, wodurch Peroxide und freie Sauerstoffradikale entstehen. Beeinträchtigt wird sowohl die Membranstabilität als auch der Substratstoffwechsel, was in der Lunge zum Untergang von Alveolen führt. Es sind auch Einflüsse auf die Leber, das ZNS, die Niere, das Myokard, den Augenhintergrund, die Linsen und das Blut (Hämolyse) beschrieben. Entsprechend ist bei allen Patienten die niedrigst mögliche FiO_2 anzustreben.

5

Frage 892

Was versteht man unter „oxidativem Stress"?

Im gesunden Organismus herrscht ein Gleichgewicht zwischen Oxidanzien und Antioxidanzien. Wird die Kapazität der Antioxidanzien überschritten, sind Gewebeschäden möglich. Dies bezeichnet man als „oxidativen Stress".

Frage 893

Nennen Sie Krankheitsbilder in der Intensivmedizin, die mit oxidativem Stress in Verbindung gebracht werden!

ARDS, Asthma, Aspiration, Reperfusionsschäden, z. B. nach Angioplastie, Schlaganfall, Schädel-Hirn-Trauma, Myokardinfarkt, akutes Nierenversagen, Multiorganversagen, Polytrauma, Verbrennungskrankheit, Sepsis.

Frage 894

Nennen Sie einige klinisch eingesetzte exogen zugeführte Antioxidanzien und bewerten Sie diese Therapie!

N-Acetylcystein, Vitamin C und E, Selen.

Für kein Therapeutikum ist der Nutzen sicher belegt. Hinweise für einen therapeutischen Nutzen haben die Wertigkeit eines Trends nie überschritten. Nichts davon wird im Rahmen der evidenzbasierten Medizin eingesetzt.

Frage 895

Beschreiben Sie die Volumen- und die druckgesteuerte kontrollierte Beatmung. Wie unterscheiden sich beide Verfahren hinsichtlich der Druck- und Flusskurve?

Bei der volumengesteuerten Beatmung wird ein konstanter Fluss generiert, bis das voreingestellte Volumen appliziert ist. In der Druckkurve findet sich daher typischerweise ein Spitzendruck als Ausdruck der Überwindung der resistiven Widerstände (Resistance) der Atemwege. Die Druckkurve geht dann über in einen niedrigeren Plateaudruck, der von den elastischen Widerständen der Lunge (Compliance) bestimmt wird.

Bei der druckgesteuerten Beatmung wird ein gleichbleibender Druck generiert. Dafür muss der Fluss zunächst hoch sein, um die resistiven Widerstände zu überwinden. Die Flusskurve fällt dann dezelerierend ab, bis die voreingestellte Inspirationszeit erreicht ist. Die Steuerung des Tidalvolumens erfolgt somit indirekt und durch die Einstellung der Inspirations- und Exspirationszeit.

Bei beiden Verfahren ist die Exspiration ein passiver Vorgang, der allein durch die Rückstellkräfte der Lunge bestimmt wird. Die Flusskurve während der Exspiration ist negativ.

Wird die Exspirationszeit zu kurz eingestellt, beginnt die nächste Inspiration bereits, wenn die Flusskurve noch nicht den Nullpunkt erreicht hat. So verbleibt immer mehr Atemgas in der Lunge, was zur Entwicklung eines intrinsischen PEEP führt.

Frage 896

Erklären Sie die druckunterstützte Spontanatmung („Pressure Support Ventilation“, PSV; „Augmented spontaneous Breathing“, ASB)!

Bei der druckunterstützten Beatmung wird jede Spontanatemaktivität mit einem inspiratorischen Hilfsdruck unterstützt. Nach Überwinden der Triggerschwelle liefert der Ventilator hierbei solange eine Gasströmung, bis der gewählte Atemwegsdruck erreicht ist. Sobald die inspiratorische Gasströmung einen bestimmten Wert unterschritten hat (meist 25 % des Spitzenflusses) oder der Atemwegsdruck um einen bestimmten Wert überschritten wird (meist 1–3 mbar), wird die Inspiration beendet. Damit passt sich dieser Modus den Bedürfnissen des Patienten an.

Die Höhe des Tidalvolumens hängt von der Höhe der Atembemühung des Patienten, der Druckamplitude und der Mechanik des respiratorischen Systems ab. Je nach Höhe der Druckunterstützung ist eine graduelle Reduktion der Atemarbeit zu erreichen.

Frage 897

Wie lässt sich bei druckunterstützter Spontanatmung die Atembemühung des Patienten individualisiert unterstützen?

Während druckunterstützter Spontanatmung können die Triggerschwelle, die Höhe der Druckunterstützung, die Anstiegssteilheit des Inspirationsflusses (Rampe) und die Höhe des Flusses, an dem die Exspiration eingeleitet wird (Umschaltpunkt), an die Bedürfnisse des Patienten angepasst werden.

Frage 898

Welche Vorteile bieten assistierende Beatmungsverfahren mit Erhalt eines Spontanatemanteils gegenüber der kontrollierten mechanischen Ventilation?

Das Beibehalten eines Spontanatemanteils während der künstlichen Beatmung führt zu physiologischeren Ventilations-Perfusions-Verhältnissen, zu einer besseren Oxygenierung und geringerer physiologischer Totraumventilation.

Spitzen- und Mitteldrücke sind im Vergleich zu volumenkontrollierten Verfahren reduziert. Eine Atrophie der Atemmuskulatur wird verringert, der Analgosedierungsbedarf ist geringer und die Patienten-Compliance verbessert. Selbstverständlich ist ein derartiges Vorgehen daran geknüpft, dass der Patient auch die Voraussetzungen zur Spontanatmung erfüllt.

Frage 899

Was versteht man unter ventilatorinduzierter diaphragmatischer Dysfunktion (VIDD)?

Sie ist durch Abnahme der Kontraktilität und asynchrone Arbeit in der Diaphragmamuskulatur gekennzeichnet, die genaue Ursache ist unbekannt, allerdings sind kontrollierte Beatmung und hohe Beatmungsdrücke als Risikofaktoren bekannt. VIDD kann bereits nach kurzer Beatmungszeit auftreten.

Klinisch imponiert VIDD als Atemmuster mit Einsatz der Thoraxwandmuskulatur (Erweiterung) und gleichzeitiger Erschlaffung des Zwerchfells sowie Höhertreten der Zwerchfellkuppe. Sonografisch findet sich typischerweise eine geringere Zunahme der Zwerchfelldicke während der Kontraktion.

Frage 900

Erklären Sie den Beatmungsmodus „proportional Assist Ventilation“ (PAV)!

„Proportional Assist Ventilation“ (PAV) stellt eine Weiterentwicklung der druckunterstützten Spontanatmung dar. PAV ist ein patienteninteraktiver Unterstützungsmodus, der die spontane Atmung des Patienten erkennt und proportional zu dessen Anstrengung variabel verstärkt. Durch Druckunterstützung zu jedem Zeitpunkt der Inspiration proportional zum Verlauf des Atemantriebs wird die Kontrolle des Patienten über die Beatmung erhöht. Das Mess- und Regelintervall beträgt hierbei nur 8 ms. PAV ist in der Lage, die einzelnen Komponenten der Atemarbeit inspiratorisch zu unterstützen, indem differenziert die elastischen und resistiven Widerstände des respiratorischen Systems ganz oder teilweise kompensiert werden.

Zwei Unterstützungskomponenten, deren Augmentationsgrad getrennt voneinander eingestellt werden kann, werden unterschieden: Die volumenproportionale Elastance-Kompensation (VolumeAssist) kompensiert elastische Widerstände (Elastance = 1/Compliance), die Flow-proportionale Resistance-Kompensation (FlowAssist) kompensiert resistive Widerstände (Luftwege, Tubus).

Frage 901

Welche Gefahr besteht bei unsachgemäßer Anwendung der PAV?

Gefahren unter PAV-Beatmung bestehen durch die grundsätzlichen Eigenschaften des Regelungsalgorithmus. Während das respiratorische System nach dem Prinzip der negativen Rückkopplung (z. B. Zunahme der elastischen Rückstellkräfte proportional zu dem inspirierten Volumen) arbeitet, erfolgt die Beatmung mit PAV nach dem Prinzip der positiven Rückkopplung. Übersteigt die eingestellte Volumenassistenz die Rückstellkräfte der Patientenlunge, so setzt sich die Inspiration selbst verstärkend fort („Runaway“). Der Inspirationsabbruch des Respirators erfolgt erst bei Erreichen der eingestellten oberen Druckgrenze. Daher muss die PAV-Einstellung unter Beobachtung des Patienten „feinjustiert“ werden, bis ein akzeptables Atemmuster mit ausreichender Ventilation und Oxygenierung vorliegt.

Frage 902

Vergleichen Sie die Beatmungsmodi PSV und PAV!

- **PSV: Höhe der Druckunterstützung ist konstant, Mindestunterstützung auf das eingestellte Druckniveau erfolgt, solange der Patient triggert.**
- **PAV: Höhe der Druckunterstützung variiert mit der Einatembemühung, keine Mindestunterstützung, Anpassung an die Spontanatmung des Patienten.**

Frage 903

Erklären Sie das Grundprinzip der „Neurally adjusted Ventilation“ (NAVA)!

Die Beatmungsform „Neurally adjusted Ventilation“ (NAVA) nutzt die elektrische Zwerchfellaktivität zur Steuerung einer druckunterstützten Spontanatmung. Das elektrische Signal wird hierbei mithilfe eines speziellen Ösophaguskatheters abgeleitet und als Trigger- und Abschaltkriterium genutzt. Ziel ist die Minimierung der Dauer bis zur maschinellen Atemunterstützung nach der patientenseitigen Atembemü-

hung. Zusätzlich erlaubt die Signalstärke einen Rückschluss auf das Ausmaß der Atembemühung und kann deshalb zu einer dem Bedarf proportionalen Druckunterstützung wie bei PAV genutzt werden. Auch eine Überwachung der Zwerchfellfunktion mithilfe dieses Signals wird diskutiert. Erste Studien konnten bereits positive Effekte auf Synchronisierung, Atemarbeit und Atemvariabilität nachweisen.

Frage 904

? Beschreiben Sie eine BIPAP-Beatmung! Nennen Sie Einsatzgebiete und Vorteile gegenüber anderen Beatmungsverfahren!

! **„Biphasic positive Airway Pressure" (BIPAP) ist eine Beatmungsform, bei der das Tidalvolumen durch die Druckdifferenz beim Wechsel zwischen 2 PEEP-Niveaus generiert wird. Als entscheidender Unterschied zur konventionellen druckgesteuerten Beatmung kann der Patient zu jedem Zeitpunkt des Beatmungszyklus spontan atmen (die Spontanatmung kann druckunterstützt werden).**

i *Der Erhalt bzw. das frühe Wiedereinsetzen der Spontanatmung ist neben der Vermeidung von Barotraumen von besonderer Bedeutung bei Patienten mit Lungenversagen, wenn die Aggressivität der Beatmung einen Spontanatemanteil des Patienten wieder zulässt. BIPAP kann bei schwierigem Weaning nach Langzeitbeatmung effektiv sein. Das freie Durchatmen an einem Intensivrespirator auf zwei verschiedenen Druckniveaus ist zweifelsohne eine technische Meisterleistung des Herstellers. International besitzt BIPAP jedoch keine Bedeutung. Der überwiegende Einsatz dieser Beatmungsform in manchen Kliniken ist nicht evidenzbasiert.*

Frage 905

? Beschreiben Sie eine „Inversed-Ratio Ventilation" (IRV)!

! **Das physiologische Inspirations-Exspirations-Verhältnis (I:E) von 1:2 wird auf 2:1 umgekehrt.**

i *Es resultieren eine Verlängerung der Kontaktzeit des Gasgemischs in der Alveole und eine bessere Eröffnung von Bezirken mit schlechter Compliance und hoher Resistance durch Aufbau eines „Intrinsic PEEP".*

Frage 906

? Welche Devices zur Durchführung der nichtinvasiven Beatmung (NIV) kennen Sie?

! **In der Intensivmedizin werden meist Mund-Nasen-Masken für die NIV-Therapie genutzt. Alternativen sind die Gesichtsmaske und der Beatmungshelm. Die Nasenmaske wird aufgrund ihrer geringen Effektivität bei Intensivpatienten selten eingesetzt.**

Frage 907

? Nennen Sie Indikationen der NIV-Therapie!

! **Die NIV-Therapie kann bei primär hypoxischen Gasaustauschstörungen bei Atelektasenbildung angewandt werden, allerdings ist ihre Effektivität hier begrenzt, weil die Höhe des zur Rekrutierung eingesetzten PEEP hinsichtlich der Patientencompliance und der Entwicklung von Leckagen limitiert ist. Einen festen Stellenwert hat die NIV-Therapie beim primär hyperkapnischen Atemversagen zur Reduktion der Atemarbeit des Patienten. Des Weiteren ist das kardiogene Lungenödem eine klassische Indikation, um die kardiale Vor- und Nachlast zu reduzieren.**

Frage 908

? Wann brechen Sie die NIV-Therapie ab und leiten eine invasive Beatmung ein?

! **Grundsätzlich sollte sich ein Therapieerfolg innerhalb von 2 h NIV-Therapie zeigen. Erste wichtige Indikatoren hierfür sind die Atemfrequenz und die subjektive Dyspnoe des Patienten. Auch in Blutgasanalysen sollte sich eine Besserung der respiratorischen Situation feststellen lassen. Klinische Studien lassen vermuten, dass der Einsatz der NIV häufig mit einer zu späten Intubation und konsekutiv erhöhten Letalität einhergeht. Daher sollten Patienten spätestens dann intubiert werden, wenn nach 2 h keine Besserung der respiratorischen Situation erkennbar ist.**

Frage 909

Was ist die High-Flow-Sauerstofftherapie?

Bei der High-Flow-Sauerstofftherapie („High Flow nasal Cannula", HFNC) wird angefeuchteter und angewärmter Sauerstoff mit einem Gasfluss von bis zu 60 l/min über spezielle Nasenkanülen appliziert. Damit liegt der der Gasfluss deutlich über den im Rahmen der konventionellen, sogenannten Low-Flow-Sauerstofftherapie applizierten 2 bis max. 12 l/min. Im Ergebnis lässt sich auf diese Weise eine hohe FiO_2 etablieren, sodass die HFNC heute bei Hypoxämie eine Alternative zur Low-Flow-Sauerstofftherapie auf der einen und NIV auf der anderen Seite darstellt.

Dabei muss allerdings berücksichtigt werden, dass es sich hierbei vor allem um eine symptomatische und nicht wie bei der klassischen Beatmung mit positivem Atemwegsdruck um eine kausale Therapie handelt.

Frage 910

Welche Vor- und welche Nachteile hat die High-Flow-Sauerstofftherapie (HFNC) im Vergleich zur NIV?

Die meisten Patienten tolerieren die HFNC besser als die NIV. Möglicherweise ist die Atemgasklimatisierung zusätzlich bei der Sekretmobilisation hilfreich. Ein relevanter Atemwegsdruck wie bei der NIV kann jedoch mittels FNC nicht generiert werden. Darum sind Rekrutierung und Atemunterstützung minimal.

In der klinischen Praxis hat sich die Kombination von NIV und HFNC als guter Kompromiss zwischen Effektivität und Toleranz bewährt.

Frage 911

Beschreiben Sie die Druck-Volumen-Kurve der Lunge!

Die Druck-Volumen-Kurve ist S-förmig. Im unteren bogenförmigen Teil geht eine Druckerhöhung mit geringen Volumenveränderungen einher, im mittleren Teil ist die Beziehung zwischen Druck und Volumen linear und im oberen Teil geht eine Druckerhöhung nicht mehr mit einer Volumenveränderung einher.

Die beiden Punkte, an denen sich die Form der Kurve ändert, werden oberer und unterer Umschlagspunkt („Inflection Points") genannt. Beim ARDS ist die Kurve nach rechts verschoben und verläuft flacher.

Frage 912

Wie sind Compliance und Resistance definiert?

Als Compliance C bezeichnet man die elastischen, als Resistance R die resistiven Widerstände der Lunge. Die Compliance ist der Quotient aus Volumen und (Beatmungs-)Druck, die Resistance der Quotient aus (Beatmungs-)Druck und Atemgasfluss.

Beide Kräfte können am Beatmungsgerät nur differenziert werden, wenn der Atemfluss gleich Null und damit die Resistance definitionsgemäß gleich null ist. Solche sogenannten No-Flow-Bedingungen herrschen z. B. während der Plateauphase der volumengeregelten Beatmung.

Frage 913

Welche Informationen bietet Ihnen die Messung der Compliance am Respirator?

Die am Gerät gemessene Compliance entspricht der Compliance von Patientenlunge und Thorax plus Compliance des Beatmungssystems inkl. Beatmungsschläuche und ist somit als absoluter Wert wenig nützlich.

Die Werte können zur Trendbeurteilung verwendet werden.

Frage 914

Was versteht man unter „Intrinsic PEEP"?

Der „Intrinsic PEEP" (synonym: „Auto-PEEP") ist ein positiver Druck am Ende der Exspiration, der bei maschineller Beatmung in Lungenarealen mit schlechter Compliance (meist bei obstruktiven Lungenerkrankungen) – sog. „Air-Trapping" – entsteht.

Erkennbar ist er bei der Darstellung der Fluss-Zeit-Kurve (der exspiratorische Fluss geht am Ende der Exspirationsphase nicht mehr auf 0 zurück) und der

5

Druck-Zeit-Kurve (die Inspiration beginnt, ohne dass der Druck am Ende der Inspiration auf 0 bzw. den am Gerät eingestellten extrinsischen PEEP zurückgeht).

III

Frage 915

Welche negativen Auswirkungen hat ein „Intrinsic PEEP" auf die Atemarbeit?

Durch das erhöhte intrapulmonale Volumen wird die Druck-Volumen-Kurve flacher, d. h. um dasselbe Tidalvolumen zu erzielen, sind höhere Drücke nötig. Die Zwerchfelle stehen tiefer und flacher, sodass mehr Kontraktion nötig ist, um ein Tidalvolumen zu erreichen. Beide Faktoren führen zur Erhöhung der Atemarbeit mit erschwertem Weaning.

Frage 916

Beschreiben Sie das Manöver zur Messung des intrinsischen PEEP!

In einem Expiratory-Hold-Manöver wird zunächst am Ende der Exspiration das Exspirationsventil geschlossen. Das weiter austretende Exspirationsgas führt zu einem Druckanstieg im Beatmungsgerät, der dem intrinsischen PEEP entspricht. Wird nun das Exspirationsventil geöffnet, kann das austretende Gas als das in der Lunge gefangene Volumen („Trapped Volume") gemessen werden.

Dieses Manöver erfordert eine kontrollierte Beatmung ohne Spontanatmungsaktivität.

Die meisten Intensivrespiratoren bieten die Messung des intrinsischen PEEP als automatisiertes Manöver an.

Frage 917

Wovon hängt der Widerstand eines Tubus oder einer Trachealkanüle ab?

Der resistive Widerstand eines Tubus oder einer Trachealkanüle hängt von der Tubusgeometrie (Innendurchmesser, Länge) und dem Gasfluss ab.

Die Komponente, die durch die Tubusgeometrie festgelegt ist, kann durch einen einzelnen Parameter, den Tubuskoeffizienten (K_{Tubus} [mbar/l²/s²]) beschrieben werden.

Frage 918

In der klinischen Praxis werden gelegentlich Tuben bei Langzeitbeatmungspatienten gekürzt. Ist dies sinnvoll im Hinblick auf die Reduktion der Atemarbeit durch Reduktion des Tubuswiderstands?

Nein! Die Tubuslänge geht zwar als Parameter in die Berechnung des Tubuswiderstands mit ein, sie hat im Gegensatz zum Innendurchmesser jedoch eine untergeordnete Bedeutung. Ausgeprägte Kürzungen des Tubus verringern in geringem Maß die Totraumventilation.

Frage 919

Was ist die automatische Tubuskompensation (ATC)? Erklären Sie das Funktionsprinzip!

ATC ist ein optionaler Beatmungsmoduszusatz zur gezielten Kompensation des tubusbedingten Atemwegswiderstands. Durch Messung des Druckes am Y-Stück und Berechnung des Trachealdrucks wird das Druckgefälle entlang des Tubus durch Erhöhung des Beatmungsdrucks während der Inspiration und Erniedrigung des Beatmungsdrucks während der Exspiration unter das gewählte PEEP-Niveau kompensiert.

Frage 920

Kann die automatische Tubuskompensation exspiratorisch bei PEEP = 0 mbar eingesetzt werden?

Nein! Das Funktionsprinzip der ATC erfordert eine exspiratorische Reduktion des Ventilatorsystemdrucks unter das gewählte PEEP-Niveau, um das exspiratorische Druckgefälle entlang des Tubus zu erhöhen und den Tubuswiderstand zu kompensieren. Ist der PEEP = 0 mbar, so wären hierfür subatmosphärische Ventilatorsystemdrücke erforderlich, weshalb ATC dann nur inspiratorisch wirkt.

Frage 921

Was ist der Rapid-Shallow-Breathing-Index?

Der Rapid-Shallow-Breathing-Index ist der Quotient aus Atemfrequenz und Atemzugvolumen in Litern. Er wird genutzt, um die Dyspnoe von Patienten z. B. im Rahmen von Spontanatmungsversuchen im Weaningprozess zu objektivieren. Als Grenzwert für den Abbruch eines solchen Spontanatmungsversuchs gilt ein Wert von 105 l^{-1}.

Frage 922

Was ist Weaning und welche Voraussetzungen müssen dafür erfüllt sein?

Da die invasive Beatmung mit einer Reihe negativer Auswirkungen und Komplikationsmöglichkeiten behaftet ist, muss sie so früh wie möglich beendet werden. Bei einem stabilen Patienten, der nur kurzzeitig beatmet wird, kann der Tubus meist ohne Weiteres entfernt werden. Bei längerfristig beatmeten Intensivpatienten ist jedoch ein strukturiertes Vorgehen zur Entwöhnung von der Beatmung nötig. Dieses wird als „Weaning" bezeichnet.
Allgemeine Grundvoraussetzung für die Möglichkeit des Weanings sind:

- **Hämodynamische Stabilität**
- **keine geplanten operativen Eingriffe**
- **keine nicht beherrschten Infektionen**
- **keine ausgeprägte metabolische Entgleisung (Säure-Basen-Haushalt, Glukosestoffwechsel) und**
- **weitgehend intakter Respirationstrakt (kein instabiler Thorax)**

Folgende respiratorischen Voraussetzungen sollten zum Beginn des Weanings gegeben sein:

- **Vitalkapazität (VK) > 5 ml/kgKG**
- **max. inspiratorischer Sog > 10 mmHg**
- **Atemfrequenz < 45/min**
- **A_aDO_2 > 350 mmHg**
- **PEEP < 15 mbar**
- **Atemminutenvolumen < 18 l/min**
- **Oxygenierungsindex (paO_2/FiO_2) > 200.**

Frage 923

Nennen Sie verschiedene Weaningmethoden und was verstehen Sie unter „Weaningbereitschaft"!

Das gewählte Vorgehen hängt vom Patienten und dem Krankheitsverlauf ab. Kurzfristig beatmete Patienten können bei ausreichender Vigilanz nach kurzer Spontanatmungsphase am T-Stück oder unter CPAP entwöhnt werden. Nach einer längeren Beatmung kann über ASB, BIPAP oder über CPAP entwöhnt werden. Nach einer Langzeitbeatmung oder bei erschwertem Weaning können BIPAP, ASB, PPS oder intermittierende Spontanatmung eingesetzt werden. Standardisierte Weaningprotokolle verbessern die Ergebnisse.

Frage 924

Gibt es prognostische Faktoren für erfolgreiches Weaning und was verstehen Sie unter einer prolongierten Entwöhnung?

Ja. Der einfachste Parameter ist der max. inspiratorische Sog. Bei < 20 mmHg ist eine Entwöhnung sehr wahrscheinlich nicht möglich; eine Voraussage ist nicht in Bezug auf ein erfolgreiches Weaning möglich, sondern in Bezug auf das Scheitern des Versuchs. Der Yang-Index = Atemfrequenz/Tidalvolumen (in l) ist zur Prädiktion am besten geeignet: Bei Werten > 105/min/l sind 95 % der Weaningversuche erfolglos; liegt der Wert < 105/min/l, sind 80 % der Versuche erfolgreich.

Von einer prolongierten Entwöhnung spricht man, wenn mehr als 3 Weaningversuche erforderlich sind und nach dem 1. Versuch noch länger als 1 Woche weiter beatmet werden muss. Dies betrifft bis zu 15 % der Patienten.

Frage 925

Beschreiben Sie den Einsatz verschiedener transtrachealer Atemwegszugänge in der Intensivmedizin!

Außerhalb von Notfallsituationen werden bei der Langzeitbeatmung die konventionelle chirurgische Tracheotomie sowie perkutane Tracheotomieverfahren (z. B. Dilatationstracheotomie nach Ciaglia, translaryngeale Tracheotomie nach Fan-

toni) eingesetzt. Die konventionelle Tracheotomie hat eine Gesamtkomplikationsrate von ca. 4–5 % (in erster Linie Blutungen und infektiöse Komplikationen). Der Vorteil liegt in der Präparation der anatomischen Strukturen und der uneingeschränkten Anwendbarkeit. Vorteile der perkutanen Techniken sind: schnellere Durchführung, geringere Dislokationsgefahr, geringere infektiöse Komplikationen, weniger Komplikationen nach Dekanülierung (kosmetisches Ergebnis, Trachealstenosen, Wundheilungsstörungen).

Es gibt allerdings Kontraindikationen für die perkutanen Techniken: Nichtbeherrschung der konventionellen Technik, fehlende Kapazität für die notfallmäßige konventionelle Tracheotomie, Alter < 18 Jahre, schwere Gerinnungsstörungen, anatomische Besonderheiten (nicht palpable Trachea, Zustand nach Tracheotomie, Struma, Zustand nach Neck Disqblock oder Radiotherapie, Halsdeformitäten, instabile HWS, anomaler Verlauf der Trachea, Adipositas permagna) und erschwerte oder unmögliche konventionelle Intubation. Die Ciaglia-Methode mit Verwendung eines einzigen Dilatators (Rhino) wird derzeit am häufigsten angewandt.

Frage 926

Was können Sie zu dem Begriff VAP-Bundle sagen?

VAP-Bundle bezeichnet ein Bündel an Maßnahmen zur Vermeidung einer ventilatorassoziierten Pneumonie (VAP). Viele der Maßnahmen werden seit etlichen Jahren angewandt. Das Bundle beinhaltet konsequente Oberkörper-Hochlagerung von 45°, orale Dekontamination, tägliche Sedierungspause zur Ermittlung des Extubationspotenzials.

Zusätzlich gehören prophylaktische Maßnahmen wie Thromboseprophylaxe und Stressulkusprophylaxe dazu. Diese Maßnahmen haben keinen direkten Einfluss auf die VAP, jedoch beeinflussen sie Risikofaktoren bei beatmeten Patienten.

Frage 927

Was ist eine subglottische Absaugung?

Es handelt sich dabei um eine Sekretdrainage unterhalb der Glottis. Hierzu werden Endotracheal- oder Tracheostomietuben benötigt, die unmittelbar oberhalb des Cuffs eine Öffnung zu einem Drainagekanal besitzen, über den entweder mit einer Spritze oder besser mit einer kontinuierlichen Drainagepumpe transglottisch transportiertes Sekret abgesaugt werden kann. Dieses sammelt sich oberhalb des Cuffs in der sogenannten „Jammerecke“ und wird bei Entblocken des Cuffs in der Regel aspiriert.

Die subglottische Absaugung fördert bei über längere Zeit beatmeten Patienten beachtliche Mengen an Sekret. Ihre Anwendung hat in den letzten Jahren stark zugenommen und findet sich seit Ende 2013 in den kriNKo-Empfehlungen zur Vermeidung einer ventilatorassoziierten Pneumonie.

Frage 928

Beschreiben Sie die Anatomie der Lunge im Hinblick auf die Lungenlappen, Haupt- und Segmentbronchien!

Die Lunge besteht normalerweise aus 3 rechten und 3 linken Lungenlappen. Linkseitig sind der Oberlappen und die Lingula zu einem Lungenlappen verschmolzen. Nach der Teilung der Trachea in die Hauptbronchien finden sich rechtsseitig 10 Segmentbronchien, der 1.–3. führt zum Oberlappen, der 4. und 5. zum Mittellappen und die 6.–10. zum Unterlappen. Linksseitig führen die Segmentbronchien 1–5 zum Oberlappen, die Segmentbronchien 6–10 führen zum Unterlappen.

Frage 929

Wie orientieren Sie sich während der Bronchoskopie bezüglich der Identifizierung des rechten und linken Hauptbronchus?

Die Identifizierung gelingt leicht über den Trachealbereich ohne Knorpelspangen, die Pars membranacea, die dorsal liegt. Daraus lässt sich einfach der linke und rechte Hauptbronchus identifizieren. Der rechte Hauptbronchus geht steiler von der Trachea ab als der linke, was bei zu tiefer Intubation meist zu einer rechtsseitigen Intubation und auch nach Aspirationen meist zu einer vermehrten Aspiratmenge rechts führt.

6 Sepsis

Rolf Dembinski

Frage 930

Ein Patient zeigt nach einer Laparotomie mit Ileozökalresektion bei bisher unauffälligem Verlauf am 7. Tag Fieberschübe bis 38,8 °C. Einziges invasives Monitoring ist ein zentraler Venenkatheter, Liegezeit 7 Tage, keine antibiotische Therapie. Welche Keime sind am wahrscheinlichsten, welche Maßnahmen ergreifen Sie?

Wenn seitens der Grundkrankheit keine Erklärung für das Fieber zu finden ist, muss an eine Katheterinfektion gedacht werden. Häufigste Erreger sind Staphylokokken (S. epidermidis, selten S. aureus). Nach Abnahme von Blutkulturen muss der Katheter wie alle implantierten Fremdmaterialien bei Verdacht entfernt werden.

Als antiinfektive Therapie kommt Vancomycin in Betracht. Bei Nachweis von S. aureus kann dann auf Flucloxacillin deeskaliert werden. Bei milder klinischer Symptomatik kann erwogen werden, nach Entfernung des Fremdmaterials auf eine antiinfektive Therapie zu verzichten.

Frage 931

Sie bekommen einen Anruf aus der Mikrobiologie: In 4 von 4 Blutkulturen seien koagulasenegative grampositive Kokken gefunden worden. Um welche Keime handelt es sich am ehesten? Wie muss die Therapie aussehen?

Koagulasenegative grampositive Kokken gehören zur Hautflora, Hauptvertreter ist Staph. epidermidis. Infektionen sind meist Katheterinfektionen. Ohne klinischen Hinweis auf eine Infektion kann der Nachweis in Blutkulturen auf einer Kontamination bei der Abnahme der Blutkulturen beruhen. Wenn diese Keime allerdings in allen 4 Blutkulturen nachweisbar sind, ist eine Infektion hochwahrscheinlich. Da diese Staphylokokken meist methicillinresistent sind, muss mit Vancomycin oder Linezolid, alternativ mit Daptomycin behandelt werden.

Staph.-aureus-Stämme sind koagulasepositiv.

Frage 932

Welche antibiotische Therapie steht Ihnen bei Infektionen mit methicillinresistenten Staphylokokken (MRSA) zur Verfügung?

Zum Einsatz kommen meist das bakterizide Glykopeptid Vancomycin oder das bakteriostatische Oxazolidinpräparat Linezolid als Alternative bei Niereninsuffizienz und/oder MRSA-Pneumonie. Alternativen sind Daptomycin, Tigecyclin und die beiden Cephalosporine der 5. Generation Ceftarolin und Ceftobiprol. Gegen bestimmte MRSA-Stämme wirken auch Doxycyclin und Cotrimoxazol.

Frage 933

Welche Infektionen verursachen Enterkokken? Wie werden sie behandelt?

Enterkokken sind grampositive Erreger und verursachen Katheterinfektionen oder Endokarditiden, jedoch keine Pneumonien. E.-feacalis-Stämme können meist gut mit Ampicillin behandelt werden. E.-feacium-Stämme müssen meist mit Vancomycin oder Linezolid behandelt werden.

Frage 934

Nennen Sie die wichtigste effektive und wissenschaftlich gesicherte Maßnahme, die eine Keimverschleppung unter den Patienten einer Intensivstation verhindert!

Die Beachtung der 5 Indikationen zur Händedesinfektion vor und nach Patientenkontakt, vor aseptischen Tätigkeiten, nach Kontakt mit potenziell kontaminiertem Material und nach Kontakt mit der unmittelbaren Patientenumgebung.

Alle Mitarbeiter sollten in der korrekten Durchführung der Händedesinfektion regelmäßig geschult werden.

6

Frage 935

Wie wird die Sepsis definiert?

- **Nach der aktuell gültigen Sepsis-3-Definition aus dem Jahr 2016 ist die Sepsis eine lebensbedrohliche Organdysfunktion, hervorgerufen durch eine inadäquate Wirtsantwort auf eine Infektion.**
- **Diagnostisch wird die Organdysfunktion mithilfe des SOFA Score (Sequential Organ Failure Assessment) bestimmt, der mindestens um 2 Punkte zunehmen muss.**

Ein septischer Schock liegt vor, wenn zudem zur Aufrechterhaltung eines arteriellen Mitteldrucks von ≥ 65 mmHg trotz ausreichender Volumengabe zusätzlich Vasopressoren notwendig sind und die Laktatkonzentration > 2 mmol/l beträgt.

Frage 936

Was ist der SOFA Score?

SOFA (Sequential Organ Failure Assessment) ist ein Score, der zur Beurteilung der Organdysfunktion von Intensivpatienten dient. Er wird im Rahmen der Sepsisdiagnostik beurteilt.

Für den SOFA Score werden 6 Organsysteme (ZNS, Lunge, Kreislauf, Nieren, Leber und Blutgerinnung) mithilfe spezifischer Parameter beurteilt. Für jedes System werden dabei zwischen 0 (normale Funktion) und 4 (massiv eingeschränkte Funktion) Punkte vergeben.

Frage 937

Welche Laborparameter sind zur Diagnose der Sepsis verwertbar?

Laborparameter mit ausreichend hoher Sensitivität und Spezifität sind nicht bekannt.

Die Bestimmung der Leukozytenzahl, des Procalcitonins, des C-reaktiven Proteins (CRP) und evtl. von Interleukin-6 ist hilfreich, aber alle diese Parameter sind unspezifisch. Sensitivere und spezifischere Biomarker sind Gegenstand der Forschung.

Frage 938

Nennen Sie die 3 Säulen der Sepsistherapie!

Die 3 Säulen der Sepsistherapie sind
- **die Kreislaufstabilisierung**
- **die Fokussanierung und**
- **die antiinfektive Therapie**

Frage 939

Wie kommt es zur Hypotonie im septischen Schock?

Die im Rahmen der Sepsis freigesetzten Mediatoren induzieren am ehesten stickstoffmonoxidvermittelt eine Vasoplegie und eine Schrankenstörung des Gefäßendothels. Damit „versackt" das Blut in den weit gestellten Gefäßen, und gleichzeitig kommt es zum Wasseraustritt in das umliegende Gewebe. Die Folge ist ein (relativer) Volumenmangel mit Hypotonie.

Frage 940

Wo wird die zentralvenöse Sauerstoffsättigung gemessen? Was ist der Unterschied zur gemischtvenösen Sauerstoffsättigung?

Die zentralvenöse Sauerstoffsättigung wird am distalen Port des zentralen Venenkatheters aus der V. cava superior abgenommen. Die gemischtvenöse Sauerstoffsättigung wird über den distalen Port des Rechtsherzkatheters aus der Pulmonalarterie abgenommen und ist etwa 10 % niedriger als die zentralvenöse Sauerstoffsättigung, weil sie auch das venöse Blut aus dem Sinus coronarius, der in den rechten Vorhof mündet, repräsentiert. Zudem ist sie auch von der Sauerstoffsättigung des Blutes aus der V. cava inferior abhängig. Damit liefert sie exaktere Daten zum Verhältnis von Sauerstoffangebot und Ausschöpfung aus allen Arealen des Körpers, macht aber den Einsatz eines Rechtsherzkatheters notwendig.

Für die Kreislaufüberwachung wird daher vereinfachend die zentralvenöse Sauerstoffsättigung genutzt, die diesbezüglich zumindest hinreichende Informationen bietet.

Frage 941

Wie verändert sich die zentralvenöse Sauerstoffsättigung SvO_2 entsprechend dem globalen Sauerstoffangebot und der Sauerstoffausschöpfung im Rahmen der Sepsis?

Ein erniedrigtes Sauerstoffangebot führt bei gleicher Ausschöpfung zu einer Reduktion der SvO_2. Typisches Beispiel hierfür wäre eine Reduktion des Herzzeitvolumens (HZV) durch (relativen) Volumenmangel beim septischen Schock, solange die Ausschöpfung im Rahmen der Sepsis nicht zu stark eingeschränkt ist. Bei schweren Verläufen mit ausgeprägter Sauerstoffverwertungsstörung und entsprechend reduzierter Ausschöpfung kann die SvO_2 normal oder sogar erhöht sein. Wichtigster Marker der zellulären Sauerstoffversorgung ist hier das Laktat.

Frage 942

Mit welcher Kreislaufreaktion rechnen Sie im septischen Schock bei kardial nicht vorerkrankten Patienten?

Die pathologische Vasodilatation führt zu einem Blutdruckabfall, den der Körper mit einem gesteigerten Herzzeitvolumen zu kompensieren versucht. So wird das globale Sauerstoffangebot, das Produkt aus Herzzeitvolumen und arteriellem Sauerstoffgehalt, erhöht. Dies führt jedoch nur bedingt zu einer besseren Versorgung der Zellen mit Sauerstoff, da eine mitochondriale Sauerstoffverwertungsstörung vorliegt. Die Folge ist eine Erhöhung des Laktats als Ausdruck einer vermehrten anaeroben Glykolyse. Aus diesem Grund kann die Sauerstoffsättigung im venösen Blut erhöht sein. Eine hohe zentralvenöse Sauerstoffsättigung ist dann Ausdruck der Schwere der Sepsis und mit einer erhöhten Letalität verbunden.

Besonders bedrohlich ist die Situation bei eingeschränkter kardialer Reserve vorerkrankter Patienten. Bei ihnen ist die kompensatorische HZV-Erhöhung limitiert, sodass sich bei ihnen niedrige Werte bei der zentralvenösen Sauerstoffsättigung finden.

Frage 943

Was versteht man unter „Early Goal-directed Therapy"?

Eine zielgerichtete („Goal-directed") Therapie der Sepsis wird schon lange praktiziert und orientiert sich an hämodynamischen Parametern sowie einer Optimierung der Gewebeoxygenierung. Das Konzept der frühen zielgerichteten („Early Goal-directed") Therapie beinhaltet den frühen (bei Aufnahme) Beginn einer auf die Optimierung der Gewebeoxygenierung ausgerichteten Therapie.

Von entscheidender Bedeutung ist die frühzeitige Volumentherapie unter engmaschiger Kontrolle insbesondere des Laktats als wichtigstem Zielparameter neben dem Blutdruck selbst. Aktuelle Studienergebnisse zeigen, dass auch eine zu hohe Volumenzufuhr die Letalität erhöht!

Frage 944

Welcher Parameter ist der wichtigste zur Steuerung der Volumentherapie im septischen Schock?

Das Laktat als Ausdruck der anaeroben Glykolyse. Eine effektive Therapie sollte mit einem Rückgang des Laktats einhergehen.

Frage 945

Welchen einfachen klinischen Test können Sie zur Abschätzung der Volumenreagibilität einsetzen?

Den Passive Leg Raising Test: Das Anheben der Beine oder die entsprechende Verstellung des Patientenbetts führt bei Volumenmangel zu einer Verbesserung der Hämodynamik.

Frage 946

Welchen einfachen klinischen Test können Sie zur Abschätzung der Mikrozirkulation einsetzen?

Die Bestimmung der Rekapillarisierungszeit: Nach Kompression eines Fingernagels wird die Zeit gemessen, bis nach Dekompression der Fingernagel wieder rosig wird. Dauert dies länger als 2 s, ist die Mikrozirkulation gestört.

Frage 947

? Welches hämodynamische Monitoring wird bei septischem Schock empfohlen?

! **Um die Volumen- und Katecholamintherapie adäquat steuern zu können, sollten neben dem invasiv gemessenen Blutdruck das Herzzeitvolumen und funktionelle Messungen, wie sie das PiCCO-System („Pulse Contour Cardiac Output") bietet, eingesetzt werden. Auch die Echokardiografie gehört hier zur Standarddiagnostik.**

Frage 948

? Ist eine Elimination von Sepsismediatoren durch extrakorporale Verfahren möglich?

! **Ja! Zytokine (z. B. Interleukin-1β) und Arachidonsäuremetaboliten können aus dem Serum filtriert oder absorbiert werden.**

Frage 949

? Bewerten Sie den Einsatz extrakorporaler Verfahren zur Elimination von Sepsismediatoren!

! **Der Nutzen der verschiedenen Verfahren ist in keiner Studie belegt worden.**

i *Auch wenn eine Elimination von Zytokinen technisch möglich ist, bleibt der Nutzen fraglich. Mögliche Ursachen sind eine reaktive Erhöhung der Immunantwort und potenzielle Komplikationen extrakorporaler Verfahren.*

Frage 950

? Welches Wirkprinzip gilt für die β-Laktamantibiotika?

! **β-Laktamantibiotika (Penicilline, Cephalosporine und Carbapeneme) hemmen die Synthese von Zellwandstrukturen (Muraminsäuresynthese) der Bakterien, aktivieren Zellwandautolysine und binden nach Penetration der Zellwand an das Penicillinbindungsprotein.**

i *Sie sind bakterizid und wirken nur in der Vermehrungsphase der Bakterien.*

Frage 951

? Wie unterscheiden sich die Wirkungen von Amphotericin B und Azolderivaten (z. B. Fluconazol)?

! **Azolderivate wirken fungistatisch durch Hemmung der Ergosterolsynthese (Zellmembranbestandteil), Amphotericin B wirkt fungizid durch Komplexbildung mit Ergosterol (Störung der Zellmembran).**

i *Keine Kombination wegen antagonistischer Effekte mit Wirkungsverlust!*

Frage 952

? Nennen Sie die Wirkmechanismen der Gyrasehemmer und Aminoglykoside!

! **Gyrasehemmer hemmen die Nukleinsäuresynthese, Aminoglykoside die Proteinsynthese in den Ribosomen.**

Frage 953

? Warum sollen bakterizide und bakteriostatische Antibiotika in der Regel nicht kombiniert werden?

! **Bakterizide Antibiotika wirken besonders in der Wachstumsphase der Bakterien; diese wird durch bakteriostatische Antibiotika gehemmt.**

Frage 954

? Nennen Sie Alternativen zur Antibiotikatherapie grampositiver Infektionen bei Penicillinallergie!

! **Die Makrolide Erythromycin und Clarythromycin, das Lincosamin Clindamycin und Fosfomycin sind neben den Reserveantibiotika Vancomycin, Teicoplanin, Rifampicin, Linezolid und Daptomycin einsetzbar.**

Bei der Anwendung von Cephalosporinen sind Kreuzallergien mit Penicillinen möglich.

Frage 955

Welche klinisch relevanten Lücken im Erregerspektrum haben Cephalosporine?

Cephalosporine wirken grundsätzlich nicht gegen Enterokokken, Listerien, Legionellen, Mykoplasmen und Chlamydien. Gegen methicillinresistente Staphylokokken sind nur die Reserveantibiotika Ceftarolin, Ceftobiprol und Ceftolozan als Cephalosporine der 5. Generation wirksam.

Einzige Ausnahme der Enterokokkenlücke ist inzwischen das Ceftarolin, das zumindest Wirksamkeit gegen Enterococcus-faecalis-Stämme aufweist.

Frage 956

Wofür steht die Bezeichnung MRGN? Wie werden Erreger hinsichtlich dieser Klassifikation eingeteilt?

MRGN ist die Abkürzung für „Multidrug-resistant gram-negative Bacteria" und ist eine Einteilung zur Klassifizierung der Resistenzen gramnegativer Bakterien.

Die Einteilung erfolgt entsprechend der Resistenz zu 4 Antibiotikaklassen mit entsprechenden Leitsubstanzen: Acyl-Amino-Penicilline (Piperacillin), Cephalosporine der 3. Generation (Ceftazidim), Chinolone (Ciprofloxacin) und Carbapeneme (Meropenem).

Besondere Probleme bereiten Infektionen mit 4-MRGN-Erregern. Hier stehen nur wenige Reserveantibiotika zur Verfügung. Patienten mit 3-MRGN- und 4-MRGN-Infektionen müssen auf Intensivstationen isoliert werden.

Zu den wichtigsten Erregern dieser Gruppe gehören die Familie der Enterobacteriaceae, z. B. Escherichia coli, Klebsiella pneumoniae, Klebsiella oxytoca, Proteus spp., Enterobacter spp. sowie Pseudomonas aeruginosa und Acinetobacter baumannii (sog. Nonfermenter).

Frage 957

Kennen Sie Reserveantibiotika für 4-MRGN-Infektionen?

Einsetzbar sind möglicherweise Aminoglykoside, Colistin und Tigecyclin. Neue Reserveantibiotika bei Infektionen mit multiresistenten Pseudomonaden und carbapenemresistenten Enterobacteriaceae sind Plazomicin, Eravacyclin, das Kombinationspräparat Imipenem-Cilastatin + Relebactam und Cefiderocol.

Frage 958

Stellen Sie die Grundsätze der kalkulierten antiinfektiven Therapie lebensbedrohlicher Infektionen dar! Kennen Sie die Tarragona-Strategien?

Als Ergebnis einer internationalen Konferenz in der spanischen Küstenstadt Tarragona zur Behandlung der beatmungsassoziierten Pneumonie wurden Grundsätze der kalkulieren antiinfektiven Therapie formuliert, die auf andere potenziell lebensbedrohliche Infektionen ausgeweitet bis heute Gültigkeit haben:

- **„Look at your Patient" – Beachtung individueller Risikofaktoren im Hinblick auf das zu erwartende Erregerspektrum [57].**
- **„Listen to your Hospital" – Beachtung der lokalen Epidemiologie-/Resistenzsituation.**
- **„Hit hard and early" – Prompter Antibiotikabeginn (idealerweise innerhalb der 1. Stunde nach Verdachtsdiagnose), möglichst nach Blutkulturentnahme.**
- **„Get to the Point" – Beachtung der Pharmakokinetik (Wirkstoffkonzentration am gewünschten Wirkort), z. B. eingeschränkte Liquorgängigkeit bestimmter Substanzen.**
- **„Focus, focus, focus" – Unbedingte Re-Evaluation am 3. Tag nach Therapiebeginn und möglichst De-Eskalation je nach mikrobiologischen Ergebnissen und klinischem Verlauf.**

Frage 959

Ein 23-jähriger Patient wird mit schwerer Dyspnoe, trockenem Husten, Fieber (38,7 °C) und diskreten trockenen Rasselgeräuschen auf die Intensivstation gebracht. Die SaO_2 liegt < 3 l/min O_2 bei 90 %. Das sofort angefertigte Thoraxröntgenbild zeigt einseitige kleinfleckige Verschattungen. Welche Diagnosen kommen infrage?

Alles spricht für eine ambulant erworbene Pneumonie ohne Risikofaktoren. Als Erreger kommen neben Viren und Pneumokokken als häufigste bakterielle Erreger atypische Bakterien wie Legionellen oder deutliche seltener Mykoplasmen oder Chlamydien infrage.

6

Frage 960

Wie behandeln Sie diesen Patienten?

Der Patient muss zur Stabilisierung des pulmonalen Gasaustauschs intensivmedizinisch überwacht und ggf. nichtinvasiv oder invasiv beatmet werden. Nach Abnahme von Blutkulturen, Trachealsekret und ggf. Nasen-Rachen-Abstrichen auf mögliche virale Erreger wie SARS CoV2 oder Grippeviren muss umgehend eine antiinfektive Therapie eingeleitet werden. Hier kommen ein Breitspektrumcephalosporin wie Cefotaxim in Kombination mit einem Makrolid wie Azithromycin zur Erweiterung des Spektrums auf den Bereich der atypischen Erreger infrage. Eine Urintestung zum Nachweis von Legionellenantigen und ein Pneumokokkenschnelltest sind indiziert.

Frage 961

Nicht alle Erreger, die in einer Bronchialsekretprobe nachweisbar sein können, müssen als Pneumonieerreger behandelt werden. Nennen Sie Beispiele!

Streptococcus viridans, Enterokokken, Staph. epidermidis, Neisserien, Carynebakterien und Candida verursachen keine Pneumonie.

Frage 962

Bei einem 55-jährigen Patienten mit diffuser Peritonitis nach Kolonperforation entwickelt sich 2 Tage nach der Laparotomie und Hemikolektomie eine schwere Sepsis. Unter adäquater Volumensubstitution wird der Patient katecholaminrefraktär kreislaufinstabil. Welche Therapieoption haben Sie?

Neben der Entscheidung über eine chirurgische Revision des Abdomens (kausale Therapie) muss die Kreislaufsituation einschließlich Monitoring des Herzzeitvolumens invasiv überwacht werden. Bei katecholaminrefraktärem Schock wird ab einer Dosierung von 0,2 µg/kgKG/min Noradrenalin die zusätzliche Therapie mit 200 mg/24 h Hydrokortison und Vasopressin empfohlen.

Die begonnene kalkulierte initiale Antibiotikatherapie sollte nach bakteriologischem Ergebnis (Abstrich bei Erstoperation) testgerecht angepasst werden.

Frage 963

Welchen Mediatorsystemen wird eine Rolle bei der Pathogenese der Sepsis zugeschrieben?

Zytokine (TNF-α, Interleukine), Bradykinin, Histamin, Prostazykline, Thromboxan A_2, Prostaglandine, Komplementsystem, plättchenaktivierender Faktor (PAF).

Frage 964

Welche Medikamente wurden unter dem Ziel der Mediatorenblockade bei der Sepsis eingesetzt?

Steroide, Naloxon, Pentoxifyllin, NO-Syntheseinhibitoren, Prostaglandinsynthesehemmer (Ibuprofen), Antikörper gegen Zytokine, Zytokinrezeptorantagonisten.

Eine signifikante Wirksamkeit dieser Maßnahmen auf das Outcome wurde bislang nicht nachgewiesen.

Frage 965

Welche Maßnahmen ergreifen Sie neben der Isolierung der Patienten, wenn es auf Ihrer Intensivstation zu einem gehäuften Auftreten von 3MRGN-Pseudomonas kommt?

Überprüfen, ob die Hygienerichtlinien strikt eingehalten werden. Genetische Analyse der detektierten 3MRGN-Pseudomonaden, um festzustellen, ob es zu einer horizontalen Transmission (Übertragung durch Personal von einem Patienten zum anderen) gekommen ist, oder zu einer Neuselektion in verschiedenen Patienten. Überprüfen des Antibiotika-Verbrauchs, des antibiotischen Regimes und aller antimikrobiellen Verordnungen bei den Patienten.

Eine Änderung des Antibiotika-Verordnungsverhaltens ist in diesen Fällen zwingend notwendig. Die Ursache ist die Nichtunterscheidung zwischen Kolonisation und Infektion, sowie der unkontrollierte Einsatz von Carbapenemen.

Frage 966

Beschreiben Sie die pseudomembranöse Enterokolitis!

Unter Antibiotikatherapie kann es zur Störung der Darmflora mit Überwucherung durch Clostridium difficile kommen. Dieser Sporen bildende, grampositive Anaerobier ist nicht invasiv, bildet allerdings Enterotoxine, die zu einer schweren Kolitis mit Schleimhautplaques („Pseudomembranen") führen. Diese pseudomembranöse Kolitis ist die häufigste vom Gastrointestinaltrakt ausgehende nosokomiale Infektion. Symptome sind Fieber, Bauchschmerzen, wässrige oder auch blutige Diarrhö; in seltenen Fällen toxisches Megakolon mit Meteorismus, Ileus und Schock. Diagnostik durch Erregernachweis im Stuhl (> 48 h Zeitaufwand), CT des Abdomens (Kokardenmuster), ggf. Koloskopie.

Therapie: Metronidazol oral oder i. v. (4 × 500 mg/24 h), alternativ Vancomycin oder Fidaxomicin oral. Chirurgische Intervention bei Megakolon, Sepsis, Peritonitis, Multiorganversagen. Prävention durch überlegten Einsatz von Antibiotika.

Frage 967

Welche Problemkeime sind in der Intensivmedizin zunehmend relevant?

Methicillinresistenter Staphylococcus aureus (MRSA), vancomycinresistente Enterokokken (VRE) und gramnegative Keime wie E. coli und Klebsiellen mit „Extended Spectrum Beta-Lactamase" (ESBL).

Nur durch konsequente Umsetzung von Hygienemaßnahmen (z. B. Isolation) und zielgerichtete Therapie kann die weitere Ausbreitung eingedämmt werden.

Frage 968

Beschreiben Sie Hygienemaßnahmen beim Auftreten von MRSA in Ihrer Intensivstation!

Alle Patienten müssen isoliert werden. Die weiteren Hygienemaßnahmen bei manifester Infektion sind das Tragen von Handschuhen, Mundschutz und Schutzkitteln. Bei asymptomatischen Patienten genügt die Verwendung von Handschuhen. Bei Befall der Haut Waschung mit Hexachlorophen oder Octenidin; bei nasaler Kolonisation von Patienten und Mitarbeitern muss die lokale Keimelimination durch die Gabe des bakteriostatischen Mupirocin (2 %ige Nasensalbe) 3 × tgl. für 5 Tage erfolgen.

Nur bei manifester Infektion sollte – nach Antibiogramm – die Therapie erfolgen (Vancomycin, Rifampicin, Teicoplanin, Linezolid, Fosfomycin, Clindamycin, Daptomycin), keine Übertherapie symptomloser Patienten! Asymptomatische Patienten frühzeitig nach Hause entlassen!

Frage 969

Was müssen Sie bei Keimen beachten, die „Extended Spectrum Beta-Lactamase" produzieren (ESBL)?

ESBL-E. coli und -Klebsiellen sind gegen ein größeres Spektrum von Beta-Lactam-Antibiotika (Penicilline, Cephalosporine) resistent und treten zunehmend häufiger auf (5 × seltener als MRSA). Meist sind Carbapeneme noch wirksam.

ESBL wird durch eine Punktmutation verursacht.

7 Kardiologische Intensivmedizin

Britta Uhde

III

Frage 970

Ein einem Ihrer Intensivpatienten tritt plötzlich eine Tachykardie auf. Ihnen wird dieses EKG vorgelegt (► Abb. 7.1). Beschreiben Sie das EKG. Um welche Rhythmusstörung handelt es sich?

Ableitung mit 25 mm/s, einzelne Artefakte. Normale elektrische Achse. Regelmäßige Schmalkomplextachykardie, Ventrikelfrequenz etwa 150/min ohne Frequenzmodulation. Keine regulären P-Wellen, stattdessen sägezahnartige Flatterwellen mit einer Frequenz von 300/min in den inferioren Ableitungen.

Somit liegt ein Vorhofflattern mit 2:1-Überleitung vor. Keine eindeutigen Erregungsrückbildungsstörungen bei eingeschränkter Beurteilbarkeit durch die Flatterwellen.

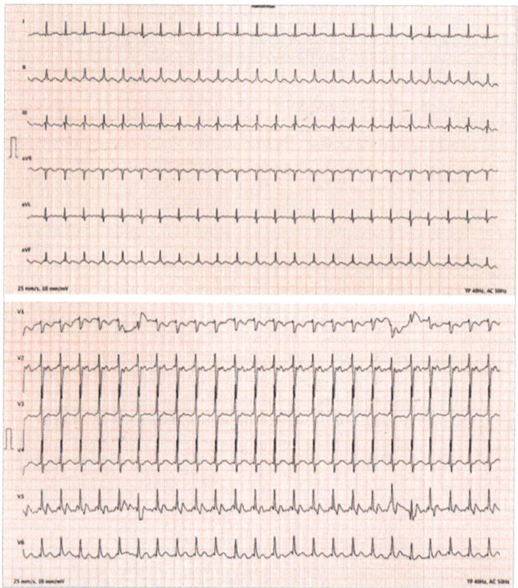

Abb. 7.1 Um welche Rhythmusstörung handelt es sich? Intensivpatient mit plötzlicher Tachykardie.

Frage 971

Welche Maßnahmen leiten Sie ein?

Basismaßnahmen umfassen die Kontrolle möglicher Auslöser und eine therapeutische Antikoagulation. Situationsabhängig wird eine primäre rhythmuskontrollierende oder eine primär frequenzkontrollierende Therapiestrategie verfolgt. Indikationen für eine Rhythmisierung sind: schwere hämodynamische Dekompensation, Vorhofflattern, neu auftretendes Vorhofflimmern sowie Herzerkrankungen, bei denen der Verlust der Vorhofkontraktion hämodynamisch schlecht toleriert wird (z. B. Aortenklappenstenose, diastolische Dysfunktion). Primär frequenzkontrollierende Strategie bei: chronischem Vorhofflimmern, seit >48 h bestehendem Vorhofflimmern ohne effektive Antikoagulation.

Rhythmuskontrolle: Elektrokardioversion oder Amiodaron. Bei ausreichend stabilen Patienten nach Möglichkeit zuvor Ausschluss intrakardialer Thromben mittels TEE, bei schwerer hämodynamischer Instabilität wird das Thromboembolierisiko von ca. 5 % in Kauf genommen.

Frequenzkontrolle: Amiodaron bei hämodynamischer Instabilität bzw. Betablocker bei hämodynamischer Stabilität.

Frage 972

Welche Faktoren können Vorhofflimmern und -flattern bei Intensivpatienten auslösen?

Bei neu auftretendem Vorhofflimmern oder -flattern sollte immer nach Ursachen gesucht und diese nach Möglichkeit behandelt werden.

Folgende Ursachen sind zu bedenken: Elektrolytstörungen, vor allem Hypokaliämie und Hypomagnesiämie, Hyperthyreose, Katecholamine (therapeutisch oder endogen), Hypovolämie und Hypervolämie, Sepsis, Myokardischämie, Lungenembolie, Hypoxämie und Hyperkapnie, intrathorakale operative Eingriffe sowie intrakardiale Devices (Pulmonaliskatheter, Schrittmacherelektroden, tief liegende ZVK).

Frage 973

In der Notaufnahme werden Sie zu einer 68-jährigen Patientin mit Palpitationen, brennendem retrosternalen Schmerz mit Ausstrahlung in den Rücken, Übelkeit und Dyspnoe gerufen. Ihre Vitalparameter sind: RR 106/72, HF 205/min., AF 20/min., SpO_2 98 % unter Raumluft, GCS 15. Beschreiben Sie das EKG der o. g. Patientin (▶ Abb. 7.2). Um welche Rhythmusstörung handelt es sich?

Regelmäßige Schmalkomplextachykardie mit einer Kammerfrequenz von 205/min. Vor den QRS-Komplexen sind keine P-Wellen abgrenzbar, keine „Sägezähne" in den inferioren Ableitungen. In einigen Ableitungen (z. B. III, aVF, V_3) ist im aufsteigenden Schenkel der Q-Zacke eine kleine Welle zu sehen, die vermutlich einer retrograden P-Welle entspricht. Damit könnte eine AV-Knoten-Reentry-Tachykardie (AVNRT), eine orthodrome AV-Reentry-Tachykardie (AVRT) oder eine atriale Tachykardie vorliegen. Der Lagetyp ist normal. Es bestehen fast ubiquitäre, aszendierende ST-Streckensenkungen (II, III, aVF, V_3–V_6).

Die Differenzialdiagnose der regelmäßigen Schmalkomplextachykardie umfasst: Sinustachykardie, Vorhofflattern, atriale Tachykardie, AV-Knoten-Reentry-Tachykardie (AVNRT), orthodrome AV-Reentry-Tachykardie (AVRT).

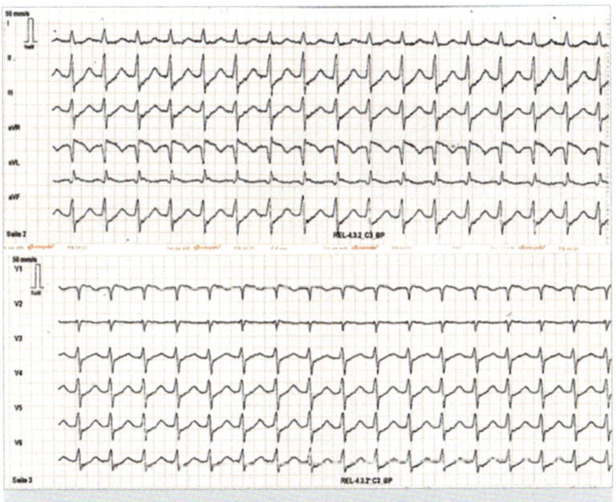

Abb. 7.2 Um welche Rhythmusstörung handelt es sich? 68-jährige Patientin mit Palpitationen, brennendem retrosternalen Schmerz mit Ausstrahlung in den Rücken, Übelkeit und Dyspnoe.

Frage 974

Wie schätzen Sie die Situation ein, und welche Möglichkeiten der Akuttherapie haben Sie?

Es sollten folgende Basismaßnahmen eingeleitet werden:

- **Monitoring,**
- **ggf. Sauerstoffgabe.**

Die Therapiestrategie bei der Behandlung von Schmalkomplextachykardien richtet sich nach der klinischen Stabilität der Patienten. Bei Zeichen von Instabilität wie Schock, Synkope, Myokardischämie oder schwerer Herzinsuffizienz wäre eine zügige Elektrokardioversion indiziert.

Die beschriebene Patientin ist abgesehen von mäßigen pektanginösen Beschwerden stabil.

Daher sollte zunächst ein Versuch der Unterbrechung der Tachykardie mittels eines Vagusmanövers unternommen werden. Bei ausbleibendem Erfolg sollte Adenosin gegeben werden. Bei Versagen von Adenosin kann ein Konversionsversuch mit einem Betablocker oder Amiodaron unternommen werden, bei weiterer Persistenz ist eine Elektrokardioversion indiziert.

Nach Terminierung der Rhythmusstörung muss ein 12-Kanal-EKG im Sinusrhythmus dokumentiert werden. Außerdem kardiologische Vorstellung zur Prüfung der Möglichkeit einer Katheterablation.

Frage 975

Wie wirkt Adenosin und wie wenden Sie es an?

Adenosin ist ein körpereigenes Nucleosid. Es bewirkt eine Inhibition der AV-Überleitung und Verlängerung der Refraktärzeit des AV-Knotens, in geringerem Maß auch des Sinusknotens.

Eine Bolusgabe führt mit einer Erfolgsrate von über 95 % zu einer Terminierung von den AV-Knoten einbeziehenden Reentry-Tachykardien (AVRT, AVNRT) und zu einer kurzfristigen vollständigen AV-Blockierung. Andere supraventrikuläre Tachykardien werden nicht terminiert, können in der Phase des AV-Blocks aber demaskiert werden (z. B. Vorhofflattern). Bei ventrikulären Tachykardien ist es wirkungslos. Anwendung nur unter Monitoring und Reanimationsbereitschaft sowie nach Möglichkeit durch-

gehender EKG-Ableitung. Gabe als schneller Bolus, unmittelbar gefolgt von einem NaCl-Bolus, damit eine ausreichende Konzentration am Myokard erreicht wird. Empfohlene Anfangsdosis: 6 mg, bei Nichtansprechen Steigerung auf 12–18 mg.

Kontraindikationen: bekannte Überempfindlichkeit, Sick-Sinus-Syndrom, AV-Block II. oder III. Grades, Asthma bronchiale, schwere COPD, Long-QT-Syndrom, schwere Hypotonie und schwere dekompensierte Herzinsuffizienz.

Adenosin löst eine kurzfristige höhergradige AV-Blockierung und Sinusarrest mit entsprechender Pause aus. Aufgrund der HWZ von 10 s ist diese kurzlebig und erfordert in der Regel keine Intervention. Weitere wichtige Nebenwirkungen: Flush (Patienten vorwarnen), Angstgefühl, Bronchospasmus und brennende thorakale Schmerzen oder thorakales Engegefühl. Sehr selten können Vorhofflimmern (im Falle eines WPW-Syndroms [Wolff-Parkinson-White-Syndrom] ggf. mit schneller Überleitung) und ventrikuläre Tachykardien ausgelöst werden.

Frage 976

Was sehen Sie in diesem Rhythmusstreifen (▸ Abb. 7.3)?

Es handelt sich um eine Monitoraufzeichnung einer polymorphen ventrikulären Tachykardie (Torsade-de-Pointes-Tachykardie). Diese wird durch eine in den absteigenden Schenkel der T-Welle einfallende ventrikuläre Extrasystole im Sinne eines R-auf-T-Phänomens ausgelöst. Vorangegangen ist eine früh einfallende supraventrikuläre Extrasystole mit kompensatorischer Pause. Die ventrikuläre Tachykardie hält über die gesamte Aufzeichnung an (ca. 6 s). Mit dem Beginn der Rhythmusstörung zeigt die Plethysmografiekurve keine Pulsationen mehr an als Zeichen einer hochgradigen Kreislaufinstabilität.

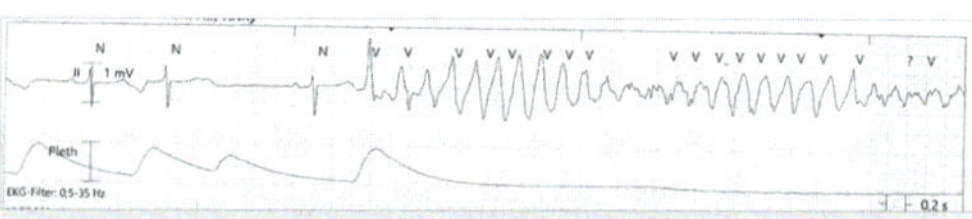

Abb. 7.3 Was sehen Sie in diesem Rhythmusstreifen?

Frage 977

Welche Maßnahme leiten Sie ein?

Polymorphe ventrikuläre Tachykardien können selbstlimitiert oder anhaltend sein. Sie werden hämodynamisch meist schlecht toleriert, Degeneration in ein Kammerflimmern ist häufig. Daher ist eine notfallmäßige Therapie erforderlich. Bei Kreislaufstillstand oder hämodynamischer Instabilität ist eine sofortige Defibrillation bzw. Elektrokardioversion indiziert. Bei stabilem Kreislauf kann ein Therapieversuch mit Magnesium unternommen werden. Nach Terminierung der ventrikulären Tachykardie muss nach Ursachen gesucht werden.

Die häufigste Ursache der Torsade-de-Pointes-Tachykardie ist das Long-QT-Syndrom (meist erworben, seltener kongenital). Ursachen für eine erworbene Verlängerung der QT-Zeit: Elektrolytstörungen (Hypomagnesiämie, Hypokaliämie, Hypokalziämie), Medikamente (z. B. Amiodaron, Sotalol, Makrolide, verschiedene Antidepressiva und Neuroleptika, insbesondere in Kombination), Myokarditis, Stresskardiomyopathie, Hypothermie. Ursachen für polymorphe ventrikuläre Tachykardien ohne QT-Verlängerung: Myokardischämie, strukturelle Herzerkrankungen.

Frage 978

Ihnen wird ein 85-jähriger Patient zur Übernahme auf die Intensivstation vorgestellt. Er ist im häuslichen Umfeld 2-mal synkopiert. Aktuell ist er wach und orientiert, der Blutdruck ist 150/90 mmHg. Er hat keine Zeichen einer Herzinsuffizienz und keine Brustschmerzen. ▸ Abb. 7.4 zeigt sein 12-Kanal-EKG, ▸ Abb. 7.5 einen zuvor dokumentierten Monitorausdruck. Beschreiben Sie das EKG!

Das EKG zeigt einen AV-Block II. Grades Typ Mobitz mit 2:1-Überleitung und einer Ventrikelfrequenz von 39 Schlägen/min. Der Lagetyp ist überdreht links. Es liegt ein Linksschenkelblock mit entsprechenden Rückbildungsstörungen vor, außerdem Zeichen einer linksventrikulären Hypertrophie.

Der Rhythmusstreifen zeigt einen AV-Block III. Grades mit AV-Dissoziation und einer Ventrikelfrequenz von 38 Schlägen/min.

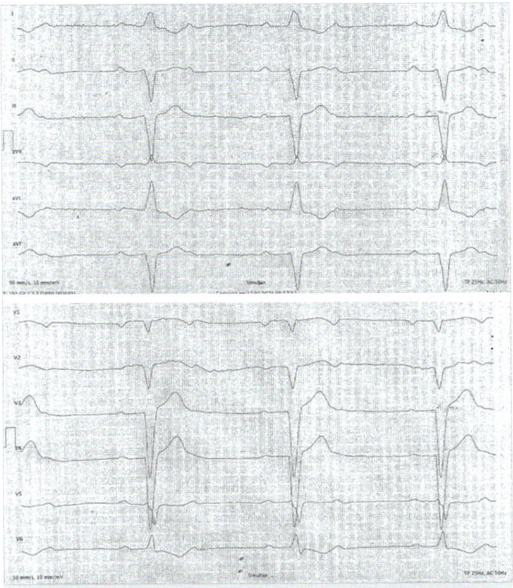

Abb. 7.4 Beschreiben Sie das EKG. 85-jähriger Patient zur Übernahme auf die Intensivstation; im häuslichen Umfeld 2-mal synkopiert.

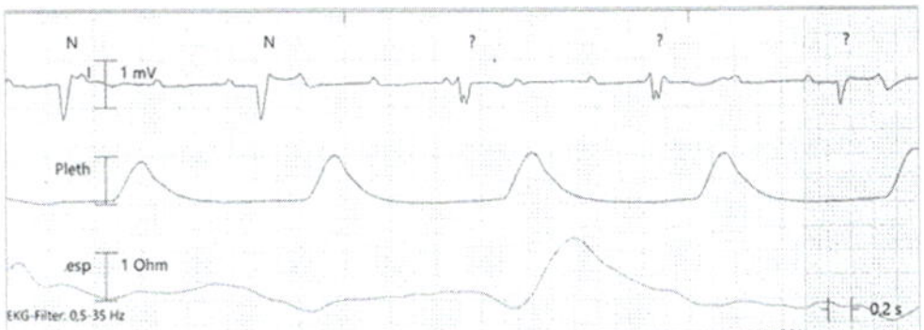

Abb. 7.5 Was sehen Sie in diesem Rhythmusstreifen? 85-jähriger Patient zur Übernahme auf die Intensivstation; im häuslichen Umfeld 2-mal synkopiert.

Frage 979

Wie gehen Sie vor?

Der Patient ist aktuell hämodynamisch stabil. Allerdings ist die stattgehabte Synkope ein Warnzeichen. Der AV-Block II. Grades Typ Mobitz mit begleitendem Schenkelblock sowie der zeitweise bestehende AV-Block III. Grades sind mit hohem Risiko einer Asystolie verbunden. Der Patient muss daher auf eine Monitorstation aufgenommen werden. Im Falle einer Verschlechterung kommen als Sofortmaßnahmen in Frage: Atropin (mit allerdings geringer Erfolgswahrscheinlichkeit), Adrenalin sowie transkutanes Pacing, jeweils als Überbrückungsmaßnahme bis zur Anlage eines transvenösen Herzschrittmachers.

Ursachen bradykarder Herzrhythmusstörungen: Hyperkaliämie, bradykardisierende Medikamente (u. a. Betablocker, Digitalis), Myokardischämie, entzündliche (z. B. Lyme-Borreliose) und andere strukturelle Herzerkrankungen.

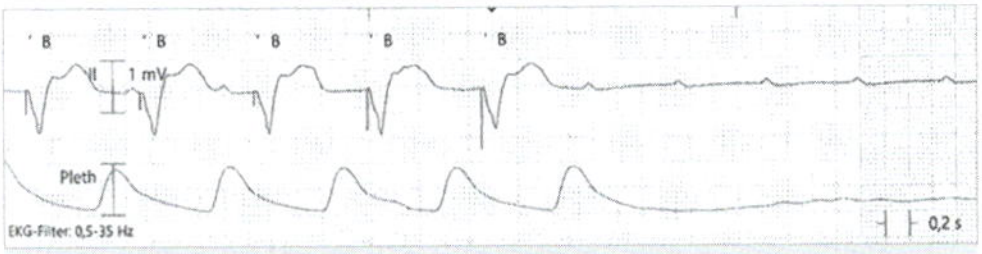

Abb. 7.6 Was sehen Sie in diesem Monitorausdruck? 85-jähriger Patient (war im häuslichen Umfeld 2-mal synkopiert) im Verlauf.

Frage 980

Was zeigt dieser spätere Monitorausdruck (▸ Abb. 7.6) desselben Patienten? Was ist zu tun?

In der ersten Hälfte der Ableitung sieht man einen ventrikulär stimulierten Schrittmacherrhythmus mit konsekutiv schenkelblockartig deformierten QRS-Komplexen und durchlaufenden P-Wellen.

Dann fallen Schrittmacherspikes und QRS-Komplexe plötzlich aus, und es sind nur noch die regelmäßigen P-Wellen zu sehen. Es besteht jetzt ein kompletter AV-Block. Vermutlich ist die Sonde des zwischenzeitlich angelegten transvenösen Schrittmachers disloziert. Wenn kein Ersatzrhythmus einsetzt, dann muss mit Reanimationsmaßnahmen begonnen werden. Unter überbrückender medikamentöser Stimulation oder transkutanem Pacing muss nachfolgend der Schrittmacher repositioniert werden.

Frage 981

Definieren und erklären Sie die Pathophysiologie des Schocks!

Schock ist ein lebensbedrohlicher Zustand, der durch eine kritische Verminderung des globalen Sauerstoffangebotes und/oder eine gestörte Sauerstoffverwertung auf Zellebene gekennzeichnet ist. Wenn das Sauerstoffangebot den Sauerstoff-

bedarf der Gewebe unterschreitet, dann resultieren Zell- und Gewebehypoxie, Multiorganversagen und Tod. Eine gestörte Sauerstoffutilisation auf Zellebene kann infolge inflammatorischer Prozesse beim septischen Schock vorkommen, außerdem typischerweise bei Vergiftung mit Kohlenmonoxid oder Zyanid.

Die Determinanten des globalen Sauerstoffangebots (DO_2) sind Herzzeitvolumen (CO) und Sauerstoffgehalt des Blutes.

Sie errechnet sich nach der Formel:

$$DO_2\ (ml/min) = CO \times ([1{,}39 \times Hb \times SaO_2] + [paO_2 \times 0{,}003])$$

Das normale Sauerstoffangebot in Ruhe liegt bei etwa 1000 ml/min.

Frage 982

Beschreiben Sie die verschiedenen Schockformen und ihr hämodynamisches Profil!

Die wichtigsten Schockformen sind: hypovolämischer, kardiogener, obstruktiver und distributiver Schock.

- **Hypovolämischer Schock: Verminderung des Blutvolumens und konsekutiv des Herzzeitvolumens. Kompensatorische Vasokonstriktion und Tachykardie, dadurch ist der Blutdruck oft lange aufrechterhalten. Hämodynamik: CO niedrig, Volumenparameter (z. B. GEDV [globales enddiastolisches Volumen], ITBV [intrathorakales Blutvolumen]) niedrig, systemischer Widerstand (SVR) erhöht.**
- **Kardiogener Schock: CO niedrig, SVR erhöht, Blutdruckamplitude klein. Volumenparameter normal oder erhöht.**
- **Obstruktiver Schock: CO niedrig, SVR erhöht, Blutdruckamplitude klein. Volumenparameter normal oder erhöht. Einflussstauung mit Halsvenenstauung, dilatierter V. cava inferior und erhöhtem ZVD.**
- **Distributiver Schock: Primäre Vasodilatation mit niedrigem SVR und diastolischem Blutdruck und erhöhter Blutdruckamplitude. Relative Hypovolämie durch venöses Pooling und Kapillarleck. CO meist erhöht, evtl. niedrig bei Hypovolämie oder begleitender Myokarddepression. Volumenparameter initial meist niedrig, im Verlauf normal.**

Frage 983

Welche einfachen Parameter helfen Ihnen bei der Beurteilung der Hämodynamik?

Zur Beurteilung von Schockzuständen können klinische Untersuchung, Basismonitoring sowie Blutgasanalyse rasch wichtige Informationen liefern.

Klinische Untersuchung: Zeichen verminderter Perfusion bzw. Organdysfunktion wie Hautfarbe und -temperatur, Rekapillarisierungszeit, Verwirrtheit und Bewusstseinsstörungen, Oligurie. Zeichen von Herzinsuffizienz oder Einflussstauung. Passive-Leg-Raising-Manöver zur Beurteilung der Volumenreagibilität.

Analyse der arteriellen Blutdruckkurve: DBP (diastolischer Blutdruck) und Pulsdruck liefern Hinweise auf den systemischen Widerstand. Atemabhängige Variation der Blutdruckamplitude („Pulse Pressure Variation") als Hinweis auf Volumenmangel (bei Sinusrhythmus). Pulsus paradoxus.

Blutgasanalyse: Laktatazidose als Zeichen eines mit Schockzuständen verbundenen anaeroben Stoffwechsels. $ScvO_2$-Erniedrigung als Zeichen erhöhter Sauerstoffausschöpfung infolge verminderten O_2-Angebotes bei niedrigem Herzzeitvolumen (HZV).

Der ZVD spielt für die Beurteilung des Volumenstatus eine untergeordnete Rolle, da außer bei extrem niedrigen oder hohen Werten die Korrelation mit der Volumenreagibilität schlecht ist. Ein erhöhter zentraler Venendruck ist typisch für kardiogenen und obstruktiven Schock.

Frage 984

Welche technischen Möglichkeiten stehen Ihnen zur Beurteilung von Schockzuständen zur Verfügung?

Die Point-of-Care-Ultraschalluntersuchung (eFAST [„Extended Focused Assessment with Sonography in Trauma"], TTE [transthorakale Echokardiografie]) liefert einen schnellen Überblick über die zugrunde liegende hämodynamische Störung: Nachweis bzw. Ausschluss intraabdomineller Flüssigkeit, Hämatothorax, Perikardtamponade, Pneumothorax, links- und rechtsventrikuläre Funktion, V.-cava-inferior-Index.

Invasives hämodynamisches Monitoring mittels transpulmonaler Thermodilution und Pulskonturanalyse, oder seltener mithilfe eines Rechtsherzkatheters.

Transpulmonale Thermodilution (z. B. PiCCO [„Pulse Contour Cardiac Output"]): kontinuierliche Cardiac-Output-Messung; gut validierte Parameter des Volumenstatus bzw. der Volumenreagibilität. Rechtsherzkatheter: CO, Pulmonalarteriendruck, PCWP („Pulmonary capillary Wedge Pressure"). Invasive Untersuchung, meist speziellen Fragestellungen vorbehalten, wie pulmonale Hypertonie und Rechtsherzversagen.

Frage 985

Definieren Sie den Begriff akute Herzinsuffizienz und beschreiben Sie ihre klinischen Präsentationsformen!

Akute Herzinsuffizienz ist eine akute oder graduelle Verschlechterung von Symptomen der Herzinsuffizienz, die eine Notfallbehandlung erfordert. Sie ist einer der der häufigsten Gründe für stationäre Behandlung bei älteren Menschen und mit einer hohen Mortalität assoziiert.

Sie tritt meist als Dekompensation einer chronischen Herzinsuffizienz auf.

Es werden 4 klinischen Präsentationsformen unterschieden, die sich in Pathophysiologie und Management unterscheiden:

- **akute dekompensierte Herzinsuffizienz**
- **akutes Lungenödem**
- **akute Rechtsherzinsuffizienz**
- **kardiogener Schock**

Akute dekompensierte Herzinsuffizienz: Häufigste Form (50–70 %). Graduelle Verschlechterung über einige Tage, zunehmende Salz- und Wasserretention, Stauung und Überwässerung. Blutdruck und Herzindex sind oft normal, eventuell erniedrigt. Ursache ist meist eine reduzierte linksventrikuläre systolische Funktion.

Akutes Lungenödem: Entwicklung über wenige Stunden. Prominente pulmonale Stauung ohne ausgeprägte Überwässerung. Tritt oft im Kontext von akuter Nachlasterhöhung bei hypertensivem Notfall, diastolischer Dysfunktion oder Klappenvitien auf. Der Blutdruck ist normal oder erhöht („wet and warm").

Rechtsherzinsuffizienz: Druckerhöhung im rechten Herzen, häufig mit systemischer Hypoperfusion. Ursachen sind pulmonale Hypertonie oder primäre RV-Dysfunktion. Mit oder ohne Zeichen von Überwässerung („wet and cold" oder „dry and cold").

Kardiogener Schock: Systemische Hypoperfusion und Organdysfunktion. Kardiale Füllungsdrücke erhöht, Herzindex niedrig („wet and cold"). Blutdruck oft lange normal bei niedrigem Pulsdruck.

Frage 986

Worauf kommt es bei der Diagnostik der akuten Herzinsuffizienz an?

Ziele der Diagnostik sind Sicherung der Diagnose und Abgrenzung zu anderen Differenzialdiagnosen sowie die Identifikation von Ursachen bzw. Auslösern der akuten Dekompensation. Die wichtigsten Ursachen einer Dekompensation sind: Ischämie, hypertensive Entgleisung, Infektion, Klappenvitien, höhergradige bradykarde und tachykarde Herzrhythmusstörungen sowie Perikardtamponade. Zur Diagnostik gehören neben klinischer Untersuchung und Vitalzeichen EKG, Röntgen-Thorax und Labor, frühzeitige Echokardiografie sowie ggf. Lungenultraschall.

7

Labor:

- *BNP („Brain natriuretic Peptide"): Ein normales BNP lässt eine Herzinsuffizienz als Ursache der Symptomatik ausschließen.*
- *Serielle Troponinbestimmung bei klinischem Ischämieverdacht: Beurteilung der Befunde im Kontext von Klinik und EKG, da Troponinerhöhung typischerweise auch infolge der Herzinsuffizienz auftritt.*
- *Suche nach Anämie, Infektzeichen, Schilddrüsenfunktionsstörungen, Niereninsuffizienz und Hepatopathie.*

EKG: Suche nach Ischämie, Rechtsherzbelastung und Rhythmusstörungen.

Lungenultraschall: Lungenstauung, Pleuraergüsse (bessere Sensitivität und Spezifität als Röntgen-Thorax), Abgrenzung pulmonaler Ursachen von Dyspnoe.

Fokussierte Echokardiografie: Rasche Orientierung über zugrunde liegenden Mechanismen (z. B. Ausschluss Perikardtamponade, Rechtsherzbelastung, linksventrikuläre Funktion). Möglichst frühzeitige, vollständige kardiologische Echokardiografie.

Frage 987

Beschreiben Sie das Management der akuten Herzinsuffizienz!

Die Behandlung der akuten Herzinsuffizienz beinhaltet: Sicherstellung der Oxygenierung, Optimierung von Vor- und Nachlast, Therapie von Ursachen, ggf. Inotropika und in ausgewählten Fällen mechanische Unterstützungssysteme.

Die frühzeitige NIV-Therapie (nichtinvasive Beatmung) reduziert die Intubationswahrscheinlichkeit und kann durch Vorlastsenkung zur Rekompensation beitragen. Dekongestion und Vorlastsenkung werden durch intravenöse Schleifendiuretika, ggf. sequenzielle Nephronblockade oder (bei diuretikarefraktärer Überwässerung oder kardiorenalem Syndrom) durch Ultrafiltration erreicht, eine Nachlastsenkung durch Gabe eines Vasodilatators bei hypertensivem Lungenödem. Gabe von Inodilatatoren bei systemischer Hypoperfusion, ggf. in Kombination mit Noradrenalin zur Aufrechterhaltung des Perfusionsdruckes.

Zugrunde liegende Ursachen müssen rasch identifiziert und behandelt werden. Dazu gehören die aggressive Therapie von Rhythmusstörungen und die zeitgerechte Rekanalisation von Koronarverschlüssen. Bei persistierendem Schock können mechanische Assistenzsysteme wie IABP (Intra-aortic Balloon Pump), Impella oder vaECMO (venoarterielle extrakorporale Membranoxygenierung) erwogen werden.

Hämodynamische Effekte der Beatmung können sich sowohl positiv als auch negativ auswirken:

Überdruckbeatmung führt durch Reduktion des venösen Rückstroms und intrathorakale Druckerhöhung zu einer Reduktion der links- und rechtsventrikulären Vorlast sowie einer Erhöhung der rechtsventrikulären Nachlast. Diese Effekte tragen beim akuten hypertensiven Lungenödem zur Rekompensation bei, können sich im Rahmen der Rechtsherzinsuffizienz oder bei Hypotonie aber auch negativ auswirken. Bei kardiogenem Schock sollte die Indikation zur invasiven Beatmung großzügig gestellt werden, um den durch die Atemarbeit oft erheblichen Sauerstoffbedarf zu reduzieren.

Frage 988

Nennen Sie Diagnosekriterien und Klassifikation von akutem Koronarsyndrom (ACS) und Myokardinfarkt (MI)!

Das akute Koronarsyndrom (ACS) ist eine klinische Diagnose, definiert durch ischämietypische Brustbeschwerden. Anhand von EKG-Kriterien erfolgt die weitere Einteilung in ST-Hebungs-ACS (STE-ACS) und Nicht-STE-Hebungs-ACS (NSTE-ACS). Das NSTE-ACS wird anhand des Troponintests weiter differenziert in NSTEMI (Non-ST-Elevation myocardial Infarction, Non-ST-Hebungsinfarkt) und troponinnegative Angina pectoris. Außerdem werden klinische und EKG-Kriterien für die Risikobeurteilung herangezogen. Diese bestimmt die Reperfusionsstrategie.

Die Diagnosestellung des Myokardinfarktes erfordert den Nachweis einer Troponinerhöhung in Kombination mit mindestens einem weiteren der folgenden Kriterien: ischämietypische Brustbeschwerden, neue ischämische Veränderungen oder Entwicklung pathologischer Q-Zacken im EKG, Nachweis von neuen Wandbewegungsstörungen oder Verlust von vitalem Myokard in bildgebenden Verfahren, Nachweis eines Koronarthrombus.

In der Fourth Universal Definition of Myocardial Infarction wurden 5 Typen des Mykoardinfarktes definiert. Für die Intensivmedizin relevant ist die Unterscheidung zwischen Typ 1: Myokardinfarkt infolge Plaqueinstabilität und Koronararterienverschluss, und Typ 2: Myokardinfarkt infolge einer Imbalance zwischen myokardialem Sauerstoffbedarf und -angebot ohne zugrunde liegenden en Gefäßverschluss.

Frage 989

Wie ist die diagnostische Wertigkeit des Troponins?

Die kardialen Troponine I und T sind Komponenten des Kontraktionsapparates der Herzmuskelzellen. Ihr Nachweis im Blut zeigt eine Myokardschädigung an. Erhöhung über den oberen Referenzbereich ist diagnostisch, Fluktuationen weisen auf eine akute Veränderung hin. Im Falle einer akuten Myokardschädigung ist das hoch-

sensitive Troponin innerhalb von 1–2h nachweisbar. Die Troponinerhöhung allein ist nicht beweisend für eine ischämische Genese bzw. einen Koronarverschluss, sondern kann eine Reihe anderer Ursachen haben. Die Diagnose eines Myokardinfarktes erfordert neben dem Troponinnachweis daher mindestens ein weiteres Kriterium, das auf Ischämie hinweist.

Troponinerhöhungen infolge anderer Erkrankungen sind in der Intensivmedizin häufig und können eingeteilt werden in:

- *Myokardischämie ohne Koronarverschluss (Myokardinfarkt Typ 2) infolge eines Missverhältnisses von Sauerstoffverbrauch und -angebot, z. B. im Rahmen von Schock, respiratorischer Insuffizienz, Anämie und Herzrhythmusstörungen*
- *andere Myokardschädigung, z. B. Herzinsuffizienz, Myokarditis, Stress- u. a. Kardiomyopathie, Herzkontusion, Defibrillation*
- *systemische Erkrankungen, z. B. Sepsis, Lungenembolie, chronische Niereninsuffizienz, Schlaganfall, intrakranielle Blutung*

Frage 990

Kennen Sie andere Ursachen für ST-Streckenhebungen?

ST-Streckenhebungen können bei einer Reihe nicht ischämischer kardialer, aber auch nicht kardialer Erkrankungen vorkommen. Sie sind oft anhand von Konfiguration oder Verteilungsmuster sowie unter Berücksichtigung der Klinik abzugrenzen.

Ursachen für ST-Streckenhebungen ohne akuten Koronarverschluss sind: frühe Repolarisation, Repolarisationsstörungen bei Linksschenkelblock oder Hypertrophie, Prinzmetal-Angina, Perikarditis, Takotsubo-Kardiomyopathie, Herzwandaneurysma, Hyperkaliämie, Hyperkalziämie, Lungenembolie, Elektrokardioversion, Brugada-Syndrom, intrakranielle Druckerhöhung.

Charakteristika der ischämischen ST-Streckenhebung: schulterförmige oder aszendierende Hebung aus dem erhöhten J-Punkt in mindestens 2 anatomisch nebeneinander liegenden Ableitungen, meist mit ST-Senkungen in gegenüberliegenden Ableitungen.

Frage 991

Beschreiben Sie die Akuttherapie des akuten Koronarsyndroms!

Die Behandlung des ACS umfasst Allgemeinmaßnahmen, medikamentöse und interventionelle Reperfusionstherapie.

- **Allgemeinmaßnahmen: EKG-Monitoring, 12-Kanal-EKG, Sauerstoffgabe bei SpO_2 < 90 %.**
- **Medikamentöse Akuttherapie: beschwerdelindernde Maßnahmen (Nitro, Opioide, ggf. Betablocker), Thrombozytenaggregationshemmung mit Acetylsalizylsäure (ASS; Gabe des zweiten Thrombozytenaggregationshemmers, meist Prasugrel oder Ticagrelor, üblicherweise nach Koronarintervention) und initiale Antikoagulation.**
- **Reperfusionstherapie: Je nach Risikoprofil werden 3 Reperfusionsstrategien unterschieden: sofort invasiv, früh invasiv und selektiv invasiv.**

- *Sofort invasive Strategie (Reperfusion innerhalb von 2 h nach EKG-Diagnose): STE-ACS, NSTE-ACS bei Vorliegen von Höchstrisikokriterien wie hämodynamischer Instabilität, malignen Herzrhythmusstörungen, anhaltenden Thoraxschmerzen.*
- *Früh invasive Strategie (innerhalb von 24 h): NSTE-ACS mit Hochrisikokriterien wie Troponinnachweis (NSTEMI [Non-ST-Elevation myocardial Infarction, Non-ST-Hebungsinfarkt]) und dynamischen ischämischen EKG-Veränderungen.*
- *Selektiv invasive Strategie: ACS ohne Risikokriterien oder Troponinerhöhung.*

Frage 992

Wie ist der Stellenwert der Fibrinolyse beim akuten Koronarsyndrom?

Die Fibrinolyse ist der interventionellen Therapie klar unterlegen und hat deswegen kaum noch einen Stellenwert. Sie ist beim STE-ACS dann indiziert, wenn eine Koronarintervention nicht innerhalb der empfohlenen 2 h erreicht werden kann. Nach erfolgter Fibrinolyse wird eine sekundäre Koronarangiografie empfohlen, welche bei Anzeichen eines Versagens der Fibrinolyse baldmöglichst, ansonsten innerhalb von 24 h erfolgen sollte.

III

Frage 993

Welchen Stellenwert hat die Echokardiografie beim Advanced Life Support (ALS)?

Nach der Reanimationsleitlinie des German Resuscitation Council (GRC) von 2021 soll die Point-of-Care Ultraschalluntersuchung (POCUS) erwogen werden, um behandelbare Ursachen eines Kreislaufstillstands wie Herzbeuteltamponade oder Pneumothorax zu diagnostizieren. Problematisch ist die Gefahr vermehrter oder verlängerter Unterbrechungen der Herzdruckmassage sowie Fehlinterpretation bestimmter Befunde. Nur qualifizierte Untersucher sollten POCUS verwenden, die Untersuchung soll während der Pulskontrolle erfolgen und die Thoraxkompressionen nur für maximal 10 s unterbrochen werden.

In der Reanimationssituation mit Vorsicht interpretiert werden müssen folgende Befunde:

Eine Dilatation des rechten Ventrikels ist beim Kreislaufstillstand Ausdruck der Stase und als isoliertes Zeichen nicht geeignet, eine Lungenembolie zu diagnostizierten. Der Befund eines stehenden Herzens hat im Vergleich zur sog. Pseudo-PEA (Pulslosigkeit mit deutlichen Kontraktionen im Ultraschall) eine schlechte Prognose, sollte aber nicht als alleiniges Kriterium für einen Abbruch der Reanimationsmaßnahmen herangezogen werden.

Frage 994

Was ist mit den Begriffen mCPR und eCPR gemeint?

mCPR (mechanische kardiopulmonale Reanimation) ist der Einsatz mechanischer Thoraxkompressionsgeräte. Die Kompressionsqualität ist einer guten manuellen Herzdruckmassage nicht überlegen, daher wird der Einsatz nur empfohlen, wenn eine gute manuelle Kompression nicht möglich ist oder die Sicherheit der Helfer gefährdet, z. B. im Falle eines Transportes unter Reanimation.

eCPR oder extrakorporale CPR: Einsatz venoarterieller ECMO in der Situation des Kreislaufstillstandes. Sie kann bei ausgewählten Patienten erwogen werden, wenn herkömmliche Reanimationsmaßnahmen ohne Erfolg sind und durch den Einsatz eine ursächliche Therapie ermöglicht wird, z. B. Koronarintervention, Thrombektomie bei massiver Lungenembolie oder Wiedererwärmung bei hypothermem Kreislaufstillstand.

Frage 995

Wie gehen Sie nach erfolgreicher Reanimation vor?

Die Postreanimationsbehandlung kann in 3 Phasen eingeteilt werden: unmittelbare Postreanimationsbehandlung, weiterführende Diagnostik und ursächliche Therapie sowie Intensivtherapie.

- **Unmittelbar nach ROSC: Atemwegssicherung und adäquate Ventilation, weitere Kreislaufstabilisierung und ggf. Behandlung weiterer Arrhythmien sowie die EKG-Diagnostik. Behandlungsziele in dieser Phase sind: etCO_2-gesteuerte (etCO_2 = endexspiratorische CO_2-Messung) Normoventilation, SpO_2 94–98 %, SBP (systolischer Blutdruck) > 100 mmHg, Temperatur 32–36 °C.**
- **Diagnostik: Unmittelbare Koronarintervention bei STEMI („ST-Elevation myocardial Infarction", ST-Hebungsinfarkt); bei vermutet ischämischer Ursache ohne ST-Streckenhebung sollte sie erwogen werden. Bei PEA (pulslose elektrische Aktivität) und nicht kardialer Ursache: cCT und/oder CTPA („CT pulmonary Angiography"), Labor.**
- **Intensivtherapie: Weitere kardiopulmonale Optimierung und neuroprotektive Therapie. Dazu gehören Kontrolle der Körpertemperatur, Normoglykämie und Behandlung von Krampfanfällen. Bei persistierendem Koma wird frühestens nach 72 h eine multimodale Untersuchung mit dem Ziel der Abschätzung der neurologischen Prognose eingeleitet.**

Frage 996

Interpretieren Sie dieses EKG (► Abb. 7.7), das nach erfolgreicher Reanimation eines 65-jährigen Patienten geschrieben wurde!

Zu sehen ist ein überdrehter Linkstyp. Absolute Arrhythmie bei Vorhofflimmern mit einer ventrikulären Extrasystole. Herzfrequenz um 100/min. QRS-Intervall und QT-Zeit normal. Tiefe, horizontale bis deszendierende ST-Streckensenkungen

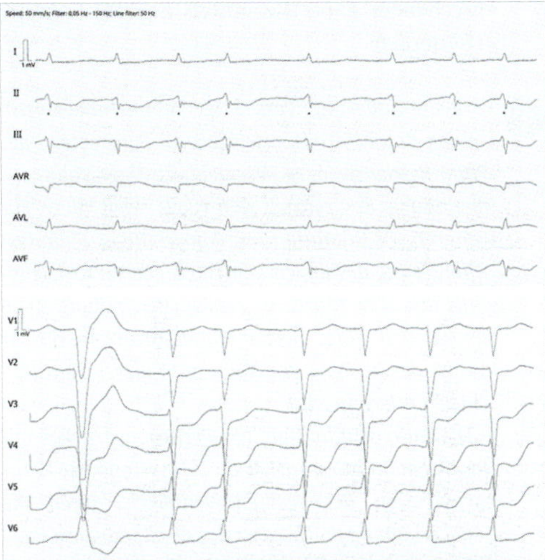

Abb. 7.7 Interpretieren Sie das EKG. 65-jähriger Patient nach erfolgreicher Reanimation.

in anterioren (V_3–V_6) und inferioren Ableitungen (II, III, aVL) sowie signifikante ST-Streckenhebung in aVR. Es liegt ein NSTEMI vor. Der Befund einer diffusen subendothelialen Ischämie mit ST-Senkungen in mehr als 6 Ableitungen in Kombination mit einer ST-Hebung in aVR lässt eine Hauptstammstenose oder schwere diffuse 3-Gefäß-KHK mit hohem Mortalitätsrisiko vermuten. Es besteht die Indikation zur sofortigen Koronarangiografie.

Frage 997

? Eine 67-jährige Patientin ist einige Tage nach Operation einer Tibiafraktur erstmals mobilisiert worden und dabei synkopiert. Jetzt klagt sie über Dyspnoe. Sie vermuten eine Lungenembolie. Wie gehen Sie diagnostisch weiter vor?

! Das diagnostische Vorgehen bei vermuteter Lungenarterienembolie ist abhängig von einer hämodynamischen Instabilität und der klinischen Wahrscheinlichkeit für eine Lungenembolie.

Bei Hypotonie oder Schock muss eine Hochrisikolungenembolie angenommen werden, und es sollten eine sofortige Echokardiografie und CTPA durchgeführt werden. Zeigt die TTE in dieser Situation keine rechtsventrikuläre Dysfunktion, dann kann eine Lungenembolie als Ursache für die Schocksituation ausgeschlossen werden, und es müssten andere Ursachen gesucht werden.

Bei hämodynamischer Stabilität ist der Untersuchungsgang abhängig von der klinischen Wahrscheinlichkeit: Bei niedriger oder intermediärer Wahrscheinlichkeit kann eine Lungenembolie mittels D-Dimer ausgeschlossen und auf eine CTPA verzichtet werden. In allen anderen Fällen ist eine CTPA erforderlich. Bei der genannten Patientin liegen mit der Fraktur und dem Alter Risikofaktoren vor.

Liegt eine Hochrisikokonstellation oder eine hohe klinische Wahrscheinlichkeit für eine Lungenembolie vor, dann wird parallel zur Diagnostik mit der Antikoagulation begonnen.

i *Scores für die klinische Wahrscheinlichkeit: Wells, Geneva.*

Aufgrund der geringen Spezifität der D-Dimer-Bestimmung ist bei positivem D-Dimer immer eine Bildgebung erforderlich.

Frage 998

? Welche Therapie leiten Sie ein?

! Es muss eine therapeutische Antikoagulation eingeleitet werden. Die weitere Behandlung ist abhängig vom Sterberisiko. Es werden 4 Risikogruppen unterschieden: hoch, intermediär-hoch, intermediär-niedrig und niedrig. Die Klassifikation erfolgt anhand der 4 Kriterien hämodynamische Instabilität, Rechtsherzbelastung, klinisches Risiko und Troponin.

Hohes Risiko: hämodynamische Instabilität mit positiver CTPA und/oder Zeichen der Rechtsherzbelastung. Diese Patienten benötigen eine Reperfusionstherapie, hämodynamische und respiratorische Unterstützung. Standard der Reperfusionstherapie ist die systemische Fibrinolyse mit rtPA (Alteplase). Alternativen bei absoluter Kontraindikation oder erfolgloser Fibrinolyse: interventionelle mechanische Fragmentierung, Thrombusaspiration und/oder intraarterielle Fibrinolyse, chirurgische Embolektomie als Ultima Ratio. Letztere Maßnahme ist mit hohem Risiko verbunden und Zentren vorbehalten.

Intermediäres Risiko: Primär hämodynamisch stabile Patienten mit Rechtsherzbelastung oder erhöhtem klinischem Risiko; zusätzliche Tropininerhöhung definiert intermediär-hohes Risiko.

Diese Patienten werden therapeutisch antikoaguliert und meist nur im Falle der Verschlechterung einer Reperfusionstherapie zugeführt. Eine primäre Reperfusionstherapie kann erwogen werden, ein Mortalitätsbenefit ist jedoch nicht nachgewiesen.

Einschätzung des klinischen Risikos: Scores, z. B. sPESI (simplified Pulmonary Embolism Severity Index).

Frage 999

Worauf müssen Sie beim hämodynamischen Management von Patienten mit massiver Lungenembolie achten?

Die wichtigste Maßnahme ist die kausale Therapie durch Fibrinolyse oder ggf. interventionelle oder operative Therapie. Die intensivmedizinische Behandlung des akuten Rechtsherzversagens besteht in Optimierung der Vor- und Nachlast des rechten Ventrikels (RV), Aufrechterhaltung des Perfusionsdruckes und ggf. mechanischer Kreislaufunterstützung. Zur Therapiesteuerung ist ein hämodynamisches Monitoring mittels Rechtsherzkatheter oder bei entsprechender Expertise mittels Echokardiografie erforderlich.

Vorlastoptimierung: Vorsichtige Volumentherapie in kleinen Boli (250 ml), orientiert an Parametern der „Fluid Responsiveness". Vermeidung einer Volumenüberladung des rechten Ventrikels, weil diese zur weiteren RV-Dilatation und konsekutiver Füllungsbehinderung des linken Ventrikels zur Verschlechterung des HZV führt. Aggressive Behandlung auch supraventrikulärer Herzrhythmusstörungen, da der Verlust der atrialen Kontraktion in dieser Situation schlecht toleriert wird.

Die Aufrechterhaltung des Perfusionsdruckes mit Noradrenalin ist essenziell, da die (systolische) Koronarperfusion des rechten Ventrikels durch die Druckerhöhung im RV sonst drastisch reduziert ist.

Senkung der rechtsventrikulären Nachlast: Pulmonale Vasodilatatoren wie inhalatives NO oder inhalative Prostaglandine, Optimierung der Beatmung, um die hiermit verbundene Nachlasterhöhung und hypoxische pulmonale Vasokonstriktion zu begrenzen. Inodilatatoren zur Verbesserung der rechtsventrikulären Kontraktilität und pulmonalen Vasodilatation.

Wenn diese Maßnahmen nicht zu Stabilisierung führen, dann ist bei geeigneten Patienten eine mechanische Kreislaufunterstützung (vaECMO) zu erwägen.

8 Analgosedierung

Rolf Dembinski

Frage 1000

Welches sind die Ziele der Analgosedierung?

Bei einem beatmeten Patienten ist in aller Regel die effektive Schmerzkontrolle, die Dämpfung von Angst und eine emotionale Abschirmung erforderlich, um eine suffiziente Oxygenierung und Ventilation zu ermöglichen. Sympathikoadrenerge Reaktionen sollen unterdrückt werden.

Die Sedierungsdauer sollte so kurz wie möglich sein, um unerwünschte Effekte wie Durchgangssyndrome und Medikamentenüberhänge zu vermeiden. Die Analgesie sollte mit geeigneten Medikamenten während des Weanings und nach der Extubation fortgesetzt werden.

Frage 1001

Welches sind die wesentlichen Nebenwirkungen?

Beeinträchtigung der kardiozirkulatorischen und respiratorischen Situation sowie Entzugserscheinungen und hirnorganisches Psychosyndrom nach Absetzen der Substanzen. Es ist zudem belegt, dass die Sedierungsdauer einen wesentlichen Risikofaktor für das Delir darstellt.

Inwieweit einzelne Substanzen das Immunsystem beeinträchtigen, ist derzeit nicht abschließend geklärt.

Frage 1002

Wie minimieren Sie eine zu lange und tiefe Sedierung?

Entscheidend ist an erster Stelle nicht die Auswahl der Pharmaka, sondern eine regelhafte Kontrolle des Bedarfs, eine transparente Vorgabe für die Sedierungstiefe und die mehrmals tägliche Kontrolle des Analgosedierungsstatus!

Frage 1003

Wie erfassen Sie Schmerzen bei intensivmedizinischen Patienten?

Bei wachen Patienten können als Selbstbeurteilungsskalen die Numerische Rating Skala oder die Visuelle Rating Skala Anwendung finden. Bei analgosedierten Patienten werden Fremdbeobachtungsskalen genutzt (Behavioral Pain Scale (BPS) oder das Critical Care Pain Observation Tool). Bei den Fremdbeobachtungsskalen werden äußere Merkmale wie Gesichtsausdruck, Körperbewegungen, Muskelspannung und bei intubierten Patienten die Beatmungscompliance nach festem Schema beurteilt.

Frage 1004

Wie monitoren Sie die Sedierungstiefe bei Ihren Patienten?

Hierfür wird auf den meisten Intensivstationen heute die Richmond Agitation Sedation Scale (RASS) genutzt (▸ Tab. 8.1) (S. 270).

Frage 1005

Das Delir stellt einen wichtigen Risikofaktor für Intensivpatienten dar. Wie können Sie das Vorliegen eines Delirs diagnostizieren?

Der gebräuchlichste Test ist der CAM-ICU (Confusion Assessment Method-Intensive Care Unit). Durchführbar ist der Test nur bei Patienten mit einem RASS ≥ –3.

Hier werden die Merkmale eines Delirs, nämlich eine akute Veränderung des mentalen Status oder ein fluktuierender Verlauf, eine Aufmerksamkeitsstörung sowie unorganisiertes Denken oder eine Bewusstseinsstörung durch Aufforderungen und gezielte Fragen überprüft. Solange die Patienten ansprechbar sind, kann der Test auch bei intubierten Patienten durchgeführt werden, da ein Händedruck als Antwort auf die Aufforderungen und Fragen vorgesehen ist.

Tab. 8.1 Richmond Agitation Sedation Scale (RASS).

Wert	Bezeichnung	Erläuterung
+4	streitlustig	offenkundig aggressiv oder gewalttätig, unmittelbare Gefahr für das Personal
+3	sehr agitiert	zieht oder entfernt Schläuche oder Katheter, oder zeigt aggressives Verhalten gegenüber Personal
+2	agitiert	häufige ungezielte Bewegung, atmet gegen das Beatmungsgerät
+1	unruhig	ängstlich, aber Bewegungen nicht aggressiv oder lebhaft
0	aufmerksam und ruhig	
−1	schläfrig	nicht ganz aufmerksam, aber erwacht anhaltend (länger als 10 s), mit Blickkontakt, auf Ansprache
−2	leichte Sedierung	erwacht kurz (kürzer als 10 s) mit Blickkontakt auf Ansprache
−3	mäßige Sedierung	irgendeine Bewegung (aber ohne Blickkontakt) auf Ansprache
−4	tiefe Sedierung	keine Reaktion auf Ansprache, aber irgendeine Bewegung auf körperlichen Reiz
−5	nicht erweckbar	keine Reaktion auf Ansprache oder körperlichen Reiz

Wie auf Schmerzen und die Sedierungstiefe sollten alle Intensivpatienten regelhaft auf das Vorliegen eines Delirs getestet werden.

Frage 1006

Wann ist eine tiefe Sedierung von Intensivpatienten unbedingt notwendig?

Einzig während Eingriffen wie der Tracheotomie, bei Vorliegen eines kritisch erhöhten Hirndruckes oder im Status epilepticus müssen Intensivpatienten tief sediert werden. Auch bei schwerem ARDS kann eine tiefere Sedierung notwendig sein. Außerhalb dieser Situationen besteht grundsätzlich keine Indikation für eine tiefe Sedierung!

Frage 1007

Die Beachtung des ABCDEF-Bundles kann zu einer Reduktion der Inzidenz des Delirs führen. Wofür steht das Akronym?

Das von der amerikanischen Society of Critical Care Medicine vorgestellte Bundle umfasst folgende Elemente, die zu beachten sind:

- **„Assess, prevent and manage pain“ (Analgesiemanagement)**
- **„Both spontaneous awakening test and spontaneous breathing test“ (Aufwach- und Spontanatmungsversuche)**
- **„Choice of analgesia and sedation“ (Auswahl der Analgosedativa)**
- **„Delirium – Assess, prevent and manage“ (Delirmanagement)**
- **„Early mobility and exercise“ (Frühmobilisation)**
- **„Family engagement“ (Miteinbeziehung der Angehörigen)**

Frage 1008

Welche Ursachen eines Delirs müssen vor einer medikamentösen Therapie ausgeschlossen werden?

Vor einer medikamentösen Delirtherapie müssen möglicherweise anderweitig behandelbare Ursachen beachtet werden:

- **Infektion**
- **Entzug**
- **akute Stoffwechselstörung**
- **Trauma**
- **ZNS-Entzug**
- **Hypoxie**
- **Mangelzustände**
- **hormonelle Störungen**
- **akute gefäßbedingte Störungen**
- **toxische und medikamentöse Ursachen**

Frage 1009

Was sind die Eigenschaften eines idealen Sedativums?

- **schneller Wirkungseintritt**
- **schnelles Wirkungsende**
- **vorhersehbare Dosis-Wirkungs-Beziehung**
- **keine Nebenwirkungen**
- **organunabhängige Eliminierung**
- **keine aktiven Metabolite**
- **keine Akkumulation**
- **keine Wechselwirkungen**
- **keine Umweltbelastung**

Das ideale Sedativum gibt es nicht!

Frage 1010

Welchen Stellenwert haben Muskelrelaxanzien in der Intensivmedizin?

Neben der Muskelrelaxation zur Intubation gibt es keine Indikation für Muskelrelaxanzien.

Eine Zeitlang wurde eine kontinuierliche Muskelrelaxation für Patienten mit schwerem ARDS empfohlen. Die Studienlage lässt eine solche Empfehlung nun nicht mehr zu.

Frage 1011

Ein Patient mit Thoraxtrauma muss beatmet werden. Was sind die praktischen Grundsätze für die Sedierung und die Analgesie?

Eine ausreichende Analgosedierung kann meist nur mit einer Kombination aus mehreren Substanzen erreicht werden. Die Voraussetzung für die Anwendung von Sedativa ist eine ausreichende Analgesie. Die Substanzen sollen kontinuierlich und getrennt appliziert werden. Bei kooperativen Patienten ist auch eine PCA-Pumpe möglich.

Zusätzlich können Regionalanästhesieverfahren wie Intrapleural- oder thorakale Epiduralanästhesie eingesetzt werden.

Frage 1012

Welche Sedativhypnotika kennen Sie?

Propofol, Benzodiazepine, Ketamin bzw. S-Ketamin, Isofluran.

Der α_2-Agonist Clonidin hat sedierende Effekte und reduziert den Bedarf an Anästhetika. Inhalationsanästhetika sind ebenfalls zusätzlich einsetzbar. Dexmedetomidin ist eine Alternative zu Clonidin.

Frage 1013

Welche Analgetika sind Ihnen geläufig und welche Wirkungen haben sie?

Für die Schmerzbehandlung bei beatmeten Patienten sind Opioide indiziert: Fentanyl, Alfentanil, Sufentanil, Remifentanil. Die wichtigsten Wirkungen sind Analgesie, Atemdepression, Euphorie, Sedierung, orthostatischer Blutdruckabfall, Obstipation, Antidiurese, Juckreiz und Übelkeit/Erbrechen, außerdem dämpfen sie den Hustenreflex. Weiter sind eine Toleranzentwicklung und eine Abhängigkeit zu beachten. Die Wirkung beruht auf der Interaktion mit spezifischen Bindungsstellen (μ, κ, δ). Der σ-Rezeptor wird nicht mehr zu den Opioidrezeptoren gezählt, obwohl Opioide auch an diesem Rezeptor wirken.

In der Weaning-Phase und nach der Extubation können schwächer wirksame Opioide (z. B. Piritramid) in Kombination mit Non-Opioiden (i. v.-Paracetamol, Metamizol) verwendet werden. Die α_2-Agonisten Clonidin und Dexmedetomidin haben neben sedierenden auch antinozizeptive (analgetische) Wirkungen und werden im Rahmen von Weaningkonzepten eingesetzt.

Frage 1014

Welche Argumente – von klinischer Erfahrung abgesehen – können für die Bevorzugung bestimmter Arzneimittel und -kombinationen genannt werden?

Besonderheiten hinsichtlich der Plasmaproteinbindung und des Verteilungsvolumen sind von untergeordneter Bedeutung. Das Hauptinteresse

gilt der Steuerbarkeit auch nach tage- und wochenlanger Infusion. Die wesentliche pharmakokinetische Determinante ist die hepatische Extraktion. Arzneimittel mit niedriger Extraktion (< 30 % Elimination bei einmaliger Leberpassage) sind schlecht steuerbar, die Wirkung kann noch 3 Tage oder mehr anhalten (Thiopental, Flunitrazepam, Diazepam). Arzneimittel mit hoher Extraktion (> 70 %) sind gut steuerbar, es sind bei hohem Herzzeitvolumen aber extrem hohe Dosierungen erforderlich (Propofol, Methohexital).

Hinsichtlich der Steuerbarkeit sind Inhalationsnarkotika vorteilhaft, da sie nur minimal verstoffwechselt werden.

Frage 1015

Was verstehen Sie unter kontextsensitiver Halbwertszeit?

Die Betrachtung der Pharmakokinetik wird mit der Anwendung eines 3-Kompartiment-Modells nach längerer Infusionsdauer den praktischen Bedürfnissen nicht gerecht. Entscheidend ist die Arzneimittelkonzentration am Wirkort. 1992 wurde von Hughes der Begriff der „kontextsensitiven Halbwertszeit“ geprägt; es wird genau die Dauer der Abnahme der Arzneimittelkonzentration an den Wirkorten um die Hälfte beschrieben. Der Begriff „Kontext“ bezieht sich auf die Dauer der Infusion. Gesamtkörper-Clearance, Verteilungsvolumina und Eliminationshalbwertszeiten können über die Effekte von Biotransformation und Speicherung/Entspeicherung nach unterschiedlich langer Arzneimittelzufuhr keine brauchbaren Aussagen liefern.

Die kontextsensitive HWZ stellt also ein Maß für die Substanzkumulation im Organismus dar.

Frage 1016

Welche Grenzen hat die kontextsensitive Halbwertszeit?

Erfasst man definierte Arzneiwirkungen an einem größeren Kollektiv und misst bei Auftreten der Wirkungen die Blutplasmakonzentration, so ergibt sich bei Auftragen der Konzentration auf der Abszisse und der Zahl der Individuen mit gestufter Arzneimittelwirkung auf der Ordinate eine S-förmige Kurve (vgl. Sauerstoffbindungskurve). Die Steilheit der Kurve ist arzneimittelspezifisch und für jede einzelne Wirkung separat zu bestimmen: Kreislaufdepression, Atemdepression, Narkose, Analgesie. Außerdem sind für verschiedene Schmerzreize intraindividuell und interindividuell sehr unterschiedliche Konzentrationen erforderlich. Darüber hinaus ist es bis heute unmöglich, den Analgetikabedarf am Narkotisierten zu bestimmen: Während mit physiologischen Parametern eine Unterdosierung vermutet werden kann, wird eine Überdosierung klinisch nicht manifest.

Eine Halbierung der Arzneimittelkonzentration bedeutet nicht zwangsläufig eine klinisch relevante Abnahme der Wirkintensität. Immerhin zentriert die kontextsensitive Halbwertszeit die Aufmerksamkeit auf den entscheidenden Aspekt der Konzentration an den Rezeptoren und deren zeitlichen Verlauf.

Frage 1017

Welche Substanzen sind aufgrund der Erkenntnisse durch die kontextsensitive Halbwertszeit für die Analgosedierung zu bevorzugen?

Sufentanil ist Fentanyl überlegen. Diazepam, Flunitrazepam und Thiopental sollten nicht mehr angewendet werden. Sehr günstig sind Midazolam, Propofol, Remifentanil und Alfentanil: Die kontextsensitive Halbwertszeit steigt auch bei vielstündiger Infusion nicht über 50–60 min an. Eine pharmakokinetische Besonderheit ist bei Remifentanil vorhanden: der Abbau erfolgt durch unspezifische Esterasen, die kontextsensitive Halbwertszeit bleibt konstant bei 3 min, unabhängig von der Infusionsdauer.

Hinsichtlich der Steuerbarkeit sind Inhalationsnarkotika vorteilhaft, da sie nur minimal verstoffwechselt werden.

Frage 1018

Was wissen Sie über Clomethiazol?

Dieses Thiaminderivat (Thiamin: Vitamin B_1) hat sedierende, hypnotische und antiepileptische Wirkungen. Es wird zur Behandlung des Alkoholentzugssyndroms eingesetzt.

Da die Substanz atem- und kardiodepressiv ist und die bronchiale Sekretproduktion steigert, ist die Anwendung sehr eingeschränkt möglich, zumal mit Kumulation gerechnet werden muss. Todesfälle sind beschrieben!

Frage 1019

Wie der Einsatz von volatilen Anästhetika wie dem Isofluran zur Sedierung von Intensivpatienten zu beurteilen?

Die inhalative Langzeitsedierung auf der Intensivstation mit Isofluran 0,3–0,6 Vol.-% kann mit speziellen Devices problemlos durchgeführt werden. Inzwischen liegt auch eine Zulassung für den Einsatz vor. Durch spezielle Absorber oder Abluftsysteme ist eine kritische Belastung des Personal nicht zu befürchten.

Hinsichtlich Metabolisierung, der Bildung aktiver Metabolite, Elimination und Wirkdauer ist diese Strategie jedweder intravenösen Sedierung überlegen.

Als Kontraindikation gelten einzig eine Prädisposition zur malignen Hyperthermie sowie ein kritisch erhöhter Hirndruck. Eine eingeschränkte Anwendbarkeit kann sich zudem ergeben, wenn die Tidalvolumina z. B. bei schwerem ARDS so klein werden, dass nicht ausreichend Narkosegas appliziert werden kann.

Wenngleich die Langzeitsedierung mit Isofluran am besten steuerbar ist und dem Ideal eines Sedativums am nächsten kommt, ist der Einsatz in den letzten Jahren aufgrund der Umweltbelastung in die Kritik geraten.

Frage 1020

Gibt es nichtmedikamentöse Methoden zur Verbesserung einer Analgosedierung?

Ja! Allgemeinmaßnahmen wie korrekte, möglichst schmerzarme Lagerung, Abschirmung von störenden akustischen und optischen Reizen, ruhiges Hantieren, Ansprechen des Patienten in einfacher, verständlicher und repetitiver Form, Einhalten eines Tag-Nacht-Rhythmus, Gewähren von längerer (> 2 h), nicht durch Manipulation unterbrochener Ruhezeit sind – häufig in ihrer Wirksamkeit unterschätzte – Faktoren, die den Analgosedierungsbedarf senken.

Frage 1021

Welche Einsatzgebiete gibt es für Clonidin?

Der α_2-Agonist Clonidin (40–400 µg/h/70 kgKG) wirkt zentral sympatholytisch, anxiolytisch, sedativ und analgetisch. Der Hauptangriffspunkt für die Sympatholyse ist die Formatio reticularis, für die Anxiolyse und Analgesie der Locus coeruleus. Opioiddosen können bis 70 % und Sedativa bis 45 % reduziert werden, da die endogene Noradrenalinsynthese und -freisetzung gebremst wird.

Clonidin wird insbesondere bei Alkohol- und Opioidentzug verwendet, als unerwünschte Wirkung ist mit Blutdruckabfall, Bradykardie (Nucleus tractus solitarii) und Hemmung der gastrointestinalen Motilität zu rechnen. Vorsicht ist also bei Hypovolämie, AV-Block, Sick-Sinus-Syndrom und Aortenstenose geboten. Eine Weiterentwicklung ist Dexmedetomidin mit einer höheren α_1/α_2-Selektivität (1600-fach statt 200-fach).

Frage 1022

Was steht im Rote-Hand-Brief zur Therapie mit Dexmedetomidin?

Im Jahr 2022 informierten die Zulassungsinhaber von dexmedetomidinhaltigen Arzneimitteln in Abstimmung mit der Europäischen Arzneimittel-Agentur (EMA) und dem Bundesinstitut für Arzneimittel und Medizinprodukte (BfArM) über die Ergebnisse aus der Studie SPICE III – einer randomisierten klinische Studie, in der die Wirkung einer Sedierung mit Dexmedetomidin mit der Wirkung der „üblichen Standardbehandlung“ auf die Gesamtmortalität bei 3 904 beatmeten, kritisch kranken erwachsenen Patienten auf der Intensivstation verglichen wurde. Die Anwendung von Dexmedetomidin war im Vergleich zu anderen Sedativa in der Altersgruppe ≤ 65 Jahren mit einem höheren Mortalitätsrisiko assoziiert.

Auch wenn diese Einschränkung der Anwendung nach Art und Durchführung der zugrunde liegenden Studie von Fachleuten kritisiert wurde, muss sie bei der individuellen Risiko-Nutzen-Abschätzung berücksichtigt werden.

Frage 1023

Beschreiben Sie den Wert von Sufentanil zur Analgesie!

Sufentanil (0,5–1 µg/kgKG/h) ist das am stärksten analgetisch wirksame Opioid: 1000-mal stärker als Morphin und 7- bis 10-mal stärker als Fentanyl mit der höchsten µ-Rezeptoraffinität aller klinisch verwendeten Opioide. Es hat eine große therapeutische Breite, wirkt hypnosedativ und lässt eine partielle Entkopplung von Analgesie und Atemdepression erkennen, hat eine stabile Hämodynamik, dämpft vegetativ, ist gut steuerbar (kontextsensitive HWZ < 60 min).

Bei der Kombination mit Midazolam kann es zur Downregulation der Opioidrezeptoren kommen.

Frage 1024

Wie kommt es zu Toleranzentwicklung auf Opioide im Rahmen der Analgosedierung?

Eine Downregulation von Opioid-Rezeptoren bewirkt eine Wirkverminderung von Opioiden, es muss dann eine Dosissteigerung des Opioids erfolgen. Regelmäßiger Opioidkonsum aktiviert schmerzverstärkende (pro-nozizeptive) Transmittersysteme (z. B. Glutamat).

Andererseits muss auch bedacht werden, dass die metabolische Rate der Leber zunimmt, dass Flüssigkeitsverschiebungen oder Änderungen der Proteinbindungskapazität des Bluts vorliegen oder dass die Blut-Hirn-Schranke sich normalisiert hat. Auch eine Dialyse oder Hämofiltration kann die Ursache sein. Pharmakokinetik und -dynamik sind in der Intensivmedizin sehr komplex.

Frage 1025

Was ist das Post-Intensive Care Syndrom?

Das Post-Intensive-Care-Syndrom (PICS) ist eine Konstellation kognitiver, körperlicher und psychischer Symptome die während oder unmittelbar nach der Intensivstation beginnt und auch nach der Entlassung bestehen bleiben. Es kann sowohl die Patienten (PICS) als auch die Familie (PICS-F) betreffen. Das PICS bildet aus funktioneller Perspektive das Befinden ehemals kritisch kranker Patient:innen in mehreren Bereichen (physisch, kognitiv, psychisch) ab. Dabei können als körperliche Symptome im Rahmen eines PICS beispielsweise Muskelschwäche oder Schmerzen über die Entlassung aus der Intensivstation hinaus gehen. Die kognitiven Symptome von PICS können beispielsweise aus Gedächtnisbeeinträchtigungen, Aufmerksamkeitsstörungen oder reduzierter mentaler Geschwindigkeit bestehen, während die psychischen von depressiven Symptomen oder Angst geprägt sein können.

Frage 1026

Was ist eine posttraumatische Belastungsstörung?

Gegenüber dem Post-Intensive-Care-Syndrom erfasst die Posttraumatische Belastungsstörung (PTSD) ausschließlich psychische und damit einhergehende körperliche Symptome, die mit zeitlicher Latenz auf ein potenziell traumatisierendes Ereignis auftreten. Sie ist als Traumafolgeerkrankung diagnostizierbar.

Frage 1027

Welche Maßnahmen eignen sich zum Erhalt des Tag-Nacht-Rhythmus bei Intensivpatienten?

Aktivierende Maßnahmen tagsüber:
- **Kommunikation und kognitive Stimulation**
- **Frühmobilisierung/Physio-/Ergotherapie/Atemtherapie**
- **zeitliche Reorientierung/Uhr/Kalender/Seh- und Hörhilfen**
- **Förderung des natürlichen Tag-Nacht-Rhythmus (Lichtanpassung/Tageslicht)**
- **Ausschöpfung alternativer Kontaktmöglichkeiten bei hygienischer Isolation**
- **Einbinden der Familienangehörigen/Besuchszeiten flexibel gestalten oder aufheben**
- **Unterstützung des Patient:innen bei der Nutzung von individuellen Strategien zur Stressreduktion und Förderung dieser**

Schlaffördernde Maßnahmen nachts:
- **Anbieten von Ohrstöpseln und Schlafbrillen**
- **Lärmreduktion (Zum Beispiel Lärmampel)**
- **Lichtanpassung**

- nächtliche Beschränkung auf notwendige Maßnahmen (Routinemaßnahmen und planbare
- Interventionen (pflegerische/ärztliche Maßnahmen) tagsüber durchführen)
- Medikation hinsichtlich des Erhalts der physiologischen Schlafarchitektur überprüfen

Frage 1028

Nennen Sie Medikamente zur Delirtherapie in Abhängigkeit der Symptomausprägung!

- Psychotische Symptome/Halluzinationen: Neuroleptika (Haloperidol, Risperidon, Olanzapin, Quetiapin)
- Schmerzen: Analgesie mit Nichtopioid-/Opioidanalgetika, Lokal- und Regionalanästhesie, topischen und nichtmedikamentösen Verfahren
- Störungen des Tag-Nacht-Rhythmus: Melatonin
- Angst: kurzwirksame Benzodiazepine bolusweise niedrigdosiert
- Agitation: α_2-Agonisten, bei fluktuierender Symptomatik Medikamente mit kurzer kontextsensitiver Halbwertszeit (z. B. Propofol oder kurzwirksame Benzodiazepine
- vegetative Symptomatik: α_2-Agonisten, ggf. Betablocker im Alkoholentzugsdelir: langwirksame Benzodiazepine (z. B. Diazepam, Lorazepam)

Frage 1029

Nennen Sie Indikationen für die Nutzung von regionalen Kathetertechniken zur Schmerztherapie bei Intensivpatienten!

- Erzielung einer suffizienten Schmerztherapie insbesondere bei Bewegung/Lagerung mit positiver Beeinflussung des Outcomes ohne signifikante Opioidnebenwirkungen, insbesondere bei regional begrenzten Schmerzproblemen
- Nutzung zur kontinuierlichen Schmerztherapie mit Erweiterungsmöglichkeit bei rezidivierend erforderlichen lokalen operativen Eingriffen oder schmerzhaften Manipulationen wie Verbandswechseln oder physiotherapeutischen Maßnahmen
- Ermöglichung der Reduktion der systemischen Therapie mit Benzodiazepinen und Opioiden, die Atmung, Immunsystem und Darmmotilität negativ beeinträchtigen können
- Erzielung einer Sympathikusblockade mit Prävention der Entwicklung bzw. Therapie einer postoperativen Ileusproblematik

9 Infusionstherapie und Ernährung

Britta Uhde

III

Frage 1030

Wie gehen Sie bei der Infusionstherapie des Intensivpatienten vor?

Die Infusionstherapie muss auf die jeweiligen Bedürfnisse abgestimmt werden und richtet sich nach dem jeweiligen Zielkompartiment. Man unterscheidet 3 Komponenten der Infusionstherapie:

- **Flüssigkeit zur Deckung des physiologischen Flüssigkeits- und Elektrolytbedarfes (Basalrate)**
- **Flüssigkeiten zum Ersatz zusätzlicher, anhaltender Flüssigkeits- und Elektrolytverluste, z. B. Verluste durch Erbrechen, Diarrhöe, Drainagen, erhöhte Perspiratio bei Fieber (Substitutionsrate)**
- **Volumentherapie in der Schockbehandlung**

Basalrate: ca. 1 ml/kgKG/h (bei Kindern Berechnung nach der 4–2-1-Regel). Zielkompartiment: gesamter Extrazellularraum. Kontinuierliche Gabe balancierter Elektrolytlösungen.

Substitutionsrate: Verluste sind teilweise schwer zu quantifizieren, variable Verluste bestimmter Elektrolyte, Bikarbonat oder saurer Valenzen. Regelmäßige Kontrolle des Volumenstatus und der Elektrolyte, um Rate und Zusammensetzung der Substitutionslösungen anzupassen.

Volumentherapie: Zielkompartment ist der Intravasalraum, klinisches Ziel die schnelle Wiederherstellung des intravasalen Volumens, um über eine Optimierung der Vorlast des Herzens ein adäquates Herzzeitvolumen und damit die Sauerstoffversorgung der Gewebe zu gewährleisten. Bolusgaben von 10–20 ml/kgKG balancierter Kristalloide mit Wiederholung nach Bedarf, fortlaufende Überprüfung anhand von Tests der „Fluid Responsiveness“.

Frage 1031

Was ist mit dem Begriff „Fluid Responsiveness“ gemeint?

„Fluid Responsiveness“ oder Volumenreagibilität beschreibt eine Verbesserung der Hämodynamik durch die Gabe eines Volumenbolus. Sie wird definiert als Anstieg des Schlagvolumens oder Herzzeitvolumens um mindestens 10 % nach einer „Fluid Challenge“ von ca. 500 ml. Als Endpunkt werden in der klinischen Praxis auch systolischer oder mittlerer arterieller Druck oder der Pulsdruck benutzt. Anstelle einer Bolusinfusion wird auch das sogenannte Passive-Leg-Raising-Manöver eingesetzt, das zu einer Volumenverschiebung („Autotransfusion“) von ca. 300 ml Blut nach zentral führt.

Voraussetzung für Volumenreagibilität ist, dass beide Ventrikel im aufsteigenden Bereich der Frank-Starling-Kurve arbeiten. Im Bereich des oberen, flachen Bereichs der Kurve ist das Myokard bereits maximal vorgedehnt, und eine weitere Vorlasterhöhung führt zu keiner Steigerung bzw. sogar einer Verschlechterung des Schlagvolumens. Nur etwa 50 % der hämodynamisch instabilen Intensivpatienten sind volumenreagibel.

Frage 1032

Beschreiben Sie das Passive-Leg-Raising-Manöver!

Das Passive-Leg-Raising-Manöver (PLR) ist ein einfacher, bettseitiger Test zur Ermittlung der Volumenreagibilität.

Die Ausgangsposition ist halbsitzend mit 30–45 % erhöhtem Oberkörper. Danach wird das Bett gekippt, bis der Oberkörper horizontal und die Beine entsprechend erhöht sind. Dadurch kommt es zu einer Autotransfusion von ca. 300 ml Blut nach zentral. Wenn diese Volumenbelastung zu einer Verbesserung bestimmter hämodynamischer Parameter führt, dann kann von einer Volumenreagibilität ausgegangen werden. Bei Rücklagerung wird beobachtet, ob die Werte auf das Ausgangsniveau zurückgehen.

Der am besten evaluierte Endpunkt ist ein Anstieg des Schlagvolumens bzw. Herzzeitvolumens um mindestens 10 %, was eine kontinuierliche Messung mittels Pulskonturanalyse oder Echokardiografie durch einen erfahrenen Untersucher erfordert. Ein Anstieg des endtidalen CO_2 um mindestens 5 % oder 2 mmHg ist ein anderer möglicher Parameter. Ein Anstieg des Pulsdruckes, des mittleren oder systolischen arteriellen Druckes als Endpunkt ist weniger gut geeignet.

Die hämodynamische Reaktion tritt nach etwa 1 min ein und ist kurzlebig. Die intermittierende Messung von Blutdruck oder HZV sind daher nicht geeignet.

Die passive Durchführung ist wichtig, da Berührung des Patienten über eine Aufwachreaktion zu falsch positiven Reaktionen führt.

Korrekt durchgeführt, hat das PLR eine Sensitivität von 85 % und eine Spezifität von 91 %. Anders als auf der kardiopulmonalen Interaktion beruhende Tests wie die Schlagvolumenvarianz (SVV) ist das PLR unabhängig von Herzrhythmus und Beatmungsmodus.

Frage 1033

Wie wirkt sich Überwässerung aus?

Überwässerung und positive Flüssigkeitsbilanz sind mit einer Reihe von physiologischen Veränderungen sowie negativem Outcome assoziiert. Physiologische Veränderungen betreffen alle Organsysteme als Resultat von Ödembildung in allen Geweben sowie Erhöhung von ZVD (= zentraler Venendruck) und LAD (= linksatrialer Druck). Das Gewebeödem hat einen negativen Effekt auf die Sauerstoffversorgung der Zellen. Ödembildung wirkt sich insbesondere bei enkapsulierten Organen wie Niere und Leber negativ auf die Druckverhältnisse aus, auch der intraabdominelle Druck steigt. Durch Anstieg des ZVD sinkt der Perfusionsdruck verschiedener Organe.

Überwässerung und positive Flüssigkeitsbilanz sind assoziiert mit erhöhter Mortalität bei Patienten mit Sepsis, ARDS („Acute respiratory Distress Syndrome") und akutem Nierenversagen sowie mit erhöhter Inzidenz von respiratorischer Insuffizienz, Beatmungstherapie, abdomineller Druckerhöhung und Sepsis.

Überwässerung ist ein Marker einer schweren Erkrankung, sodass der Umkehrschluss eines Vorteils einer generell restriktiven Volumenstrategie ebenfalls nicht zulässig ist. Während für einige Situationen, z. B. bei ARDS, eine restriktive Strategie zu einer Mortalitätsreduktion führt, konnte dieser Effekt in Studien und Metaanalysen bei Patienten mit Sepsis nicht gezeigt werden. Es wird daher empfohlen, die Volumentherapie individuell und an das jeweilige Krankheitsstadium anzupassen, entsprechend dem „ROSD"-Konzept („Rescue – Optimization – Stabilization – Deescalation"). In der Rescue-Phase besteht meist ein Bedarf an aggressiver Volumenzufuhr, während in der Optimization-Phase der Volumenbedarf abnimmt und Volumengaben vorsichtiger titriert werden sollten. In der Stabilization-Phase sollten nur noch die Deckung des Basalbedarfes und Ersatz anhaltender Verluste notwendig sein. Iatrogene Überwässerung tritt vorwiegend durch unkritische Volumengaben in der 2. und 3. Phase auf. In der Deescalation-Phase muss oft ein aktiver Flüssigkeitsentzug erfolgen.

Frage 1034

Welche Infusionslösungen sollten auf der Intensivstation eingesetzt werden und wie sind sie in Bezug auf die Nierenfunktion zu bewerten?

Basis der Infusionstherapie sind kristalloide Lösungen. Dabei sollten balancierte Lösungen gegenüber NaCl 0,9 % präferiert werden. Die Gabe größerer Mengen von NaCl 0,9 % führt aufgrund des unphysiologisch hohen Chloridgehaltes zu einer hyperchlorämischen metabolischen Azidose und war in Studien (z. B. SMART, SALT-ED) mit einer Zunahme von Mortalität und akutem Nierenversagen bzw. Nierenersatztherapie assoziiert.

Die Gabe von kolloidalen Lösungen kann volumensparend wirken, ein klinischer Vorteil ihres Einsatzes gegenüber Kristalloiden ist jedoch nicht erwiesen. Die semisynthetischen Kolloide HES (Hydroxyethylstärke), Gelatine und Dextran sind mit einer erhöhten Rate renaler unerwünschter Wirkungen assoziiert. Ihr Einsatz auf der Intensivstation, insbesondere im Kontext des septischen Schocks, wird daher nicht mehr empfohlen. Wenn zur Volumentherapie ein Kolloid gegeben wird, dann sollte Albumin eingesetzt werden, weil es in Bezug auf renale Komplikationen und Mortalität neutral erscheint.

Frage 1035

Wie ist eine Hypophosphatämie zu bewerten?

Bis zu 1/4 der Intensivpatienten haben eine Hypophosphatämie. Sie entsteht über verschiedene Mechanismen: Umverteilung, verminderte Aufnahme, erhöhte renale Verluste und Nierenersatztherapie. Risikosituationen sind insbesondere Refeeding, kontinuierliche Nierenersatztherapie, diabetische Ketoazidose, Verbrennungen sowie große abdominelle, Herz- und Aortenchirurgie. Eine milde oder moderate Hypophosphatämie ist meist asymptomatisch, bei schwerer Hypophosphatämie (< 0,32 mmol/l) ist mit relevanten klinischen Symptomen zu rechnen. Diese umfassen Muskelschwäche, Herzinsuffizienz, Hypotonie und Schock, Atemnot, respiratorische Insuffizienz, Weaningversagen und Vigilanzminderung.

Phosphat ist an der zellulären Energiegewinnung beteiligt und beeinflusst in Form von 2,3-Bisphosphoglyzerat die Sauerstoffbindungskurve. Es ist in großen Teilen im Knochen gebunden und liegt ansonsten überwiegend intrazellulär vor, sodass die Serumspiegel schlecht mit dem Gesamtkörpergehalt korrelieren. Bei Phosphatwerten < 0,65 mmol/l sollte substituiert werden, wobei bei Patienten mit chronischer Niereninsuffizienz Vorsicht geboten ist. Während der Substitution kann sich eine Hypokalziämie entwickeln.

Frage 1036

Wie bewerten Sie die Gabe von Albumin?

Die Albumintherapie in der Intensivmedizin wird seit Langem kontrovers diskutiert. Sicher ist, dass eine generelle Substitution der bei Intensivpatienten praktisch immer erniedrigten Albuminspiegel mit einer Erhöhung der Mortalität assoziiert ist. Albumin hat einen besseren Volumeneffekt als Kristalloide und kann in Situationen von Nutzen sein, in denen große Volumengaben erforderlich und mit drohender Überwässerung verbunden sind. Im Vergleich mit den semi-synthetischen Kolloiden Dextran, HES und Gelatine ist es relativ sicher.

Der Einsatz von Albumin zusätzlich zu Kristalloiden sollte nach der Leitlinie der Surviving Sepsis Campaign beim septischen Schock mit sehr hohem Volumenbedarf erwogen werden. Eine klare Empfehlung für Albumin gibt es für Patienten mit Leberzirrhose in folgenden Situationen: spontan-bakterielle Peritonitis, großvolumige Parazentese, hepatorenales Syndrom, septischer Schock. Außerdem kann es im Rahmen der „De-Resuscitation" bei refraktären Ödemen und Diuretikaresistenz oder zur Unterstützung der Flüssigkeitsentfernung durch Nierenersatztherapie hilfreich sein.

Frage 1037

Wie wird das Serumnatrium reguliert?

Das Serumnatrium wird durch die Relation zwischen extrazellulärem Wasser und Natrium bestimmt, während das Gesamtkörpernatrium nahezu konstant bleibt. Änderungen des Serumnatriums resultieren aus Veränderungen des extrazellulären Wassers. Dieses wird über die Hypothalamus-Neurohypophysen-Achse mittels Vasopressin (ADH) reguliert. Die ADH-Sekretion wird sowohl durch einen Anstieg der Serumosmolarität als auch durch einen Abfall des zirkulierenden Volumens stimuliert. ADH-Sekretion bewirkt über zwei Mechanismen eine Zunahme des extrazellulären Wassers:

- **durch Zunahme des Durstgefühls und**
- **durch Steigerung der Rückresorption von freiem Wasser in den Sammelrohren der Nieren.**

Frage 1038

Hyponatriämie ist mit einer Prävalenz von etwa 30 % die häufigste Elektrolytstörung stationärer Patienten. Erklären Sie Pathophysiologie und Ursachen.

Hyponatriämie ist durch einen relativen Überschuss an freiem Wasser bedingt. Dieser kann durch 3 Mechanismen entstehen:

- **exzessive Zufuhr an freiem Wasser,**
- **Reduktion des zirkulierenden Plasmavolumens mit adäquater ADH-Sekretion und**
- **inadäquate, vom Regelkreis entkoppelte ADH-Sekretion.**

Bei der häufigsten Ursache, der durch Thiaziddiuretika induzierten Hyponatriämie, sind zwei Mechanismen beteiligt:

- **ein Natriummangel sowie**
- **eine durch relative Hypovolämie bedingte erhöhte ADH-Sekretion.**

Hyponatriämie durch exzessive Wasserzufuhr: Psychogene Polydipsie, Bierpotomanie, chronisch salzarme Kost mit erhöhter Trinkmenge („Tea and Toast Diet").

Hyponatriämie durch erhöhte ADH-Sekretion bei intaktem Regelkreis: Im Rahmen von Erkrankungen, bei denen das effektive zirkulierende Plasmavolumen oder der Blutdruck reduziert ist, wird primär adäquat ADH ausgeschüttet, was bei fehlender Besserung der Grunderkrankung persistiert. Durch erhöhte Rückresorption freien Wassers kommt es zu einer endogenen Verdünnungshyponatriämie. Patienten können hypervoläm (bei dekompensierter Leber- oder Herzinsuffizienz oder nephrotischem Syndrom) oder hypovoläm sein (bei gastrointestinalen oder renalen Flüssigkeitsverlusten, Nebennierenrindeninsuffizienz oder Flüssigkeitsverschiebungen im Rahmen eines Kapillarlecks).

Syndrom der inadäquaten ADH-Sekretion: Primäre ADH-Sekretion durch unspezifische Stimuli wie Infektionen, Schmerzen und Übelkeit, Medikamente (z. B. Antidepressiva), ZNS- oder Tumorerkrankungen.

Frage 1039

Welche Stoffwechselveränderungen sind bei Intensivpatienten zu erwarten?

Es sind zwei wesentliche Veränderungen zu erwarten: einerseits Malnutrition durch verminderte Nahrungsaufnahme, andererseits eine Phase des Hypermetabolismus, die auch als „Stressstoffwechsel" oder „Postaggressionsstoffwechsel" bezeichnet wird. Beide Mechanismen, die oft gleichzeitig vorkommen, resultieren in einer katabolen Stoffwechsellage, bei der zur Energiegewinnung vermehrt körpereigene Substanzen wie Fett und Eiweiß abgebaut werden.

Frage 1040

Was ist mit dem Begriff Postaggressionsstoffwechsel gemeint?

Unter dem Begriff Postaggressions- oder Stressstoffwechsel werden metabolische Veränderungen zusammengefasst, welche im Kontext schwerer Erkrankungen wie Sepsis, Polytrauma, Verbrennung oder auch nach größeren Operationen auftreten. Es resultiert eine gesteigerte endogene Energieproduktion, die der Sicherstellung der für das Überleben wichtigen Organfunktionen dient.

Der Postaggressionsstoffwechsel ist gekennzeichnet durch eine vermehrte Freisetzung der katabol wirkenden Hormone Adrenalin, Kortisol und Glukagon und periphere Insulinresistenz. Auch die Insulinsekretion ist erhöht. Es resultieren der Abbau körpereigener Proteine, vermehrte Lipolyse sowie häufig eine Hyperglykämie.

Frage 1041

Wann sollte mit der Ernährung von Intensivpatienten begonnen werden?

Alle Intensivpatienten mit einer erwarteten Aufenthaltsdauer von über 48 h sind als durch Malnutrition gefährdet zu betrachten. Auch eine durch die akute oder chronische Vorerkrankungen bedingte vorbestehende Malnutrition ist häufig. In den meisten Fällen sollte daher innerhalb der ersten 48 h mit der enteralen Ernährung begonnen werden. In einigen Situationen sollte der Beginn der Ernährung verzögert werden. Dazu gehören unkontrollierter Schock und lebensbedrohliche respiratorische Insuffizienz, bei denen die Sauerstoffversorgung der Gewebe nicht gesichert ist, außerdem Darmischämie, abdominelles Kompartmentsyndrom, aktive gastrointestinale Blutung und gastrointestinale Transportstörung mit einem gastralen Residualvolumen > 500 ml/6 h.

Um ein Overfeeding und damit verbundene Komplikationen wie Hyperglykämie, Refeedingsyndrom und Infektionen zu vermeiden, wird eine initial hypokalorische Ernährung und graduelle Steigerung mit Erreichen des Kalorienziels innerhalb von 3–7 Tagen empfohlen.

Frage 1042

? Auf welchem Weg sollte die Ernährung von Intensivpatienten erfolgen?

! **Patienten, die essen können, sollten soweit wie möglich oral ernährt werden.**

Wenn eine orale Nahrungsaufnahme nicht oder nicht ausreichend möglich ist, dann sollte bevorzugt enteral ernährt werden. Eine parenterale Ernährung ist nur dann indiziert, wenn Kontraindikationen für eine enterale Ernährung bestehen oder der Kalorienbedarf anhaltend nicht auf enteralem Weg gedeckt werden kann. Der Zeitpunkt des Beginns einer parenteralen Ernährung ist abhängig vom Ernährungszustand des Patienten. Eine frühe parenterale Ernährung vor Tag 4 wird nur bei vorbestehender schwerer Malnutrition empfohlen.

i *Bevorzugter Applikationsort der enteralen Ernährung ist der Magen. Bei trotz prokinetischer Therapie bestehender Magenentleerungsstörung sollte eine postpylorische Ernährung über eine nasojejunale Sonde, PEJ (perkutane enterale Jejunostomie) oder chirurgisch angelegte Jejunalsonde (Feinnadel-Katheter-Jejunostomie, FKJ) erfolgen.*

Frage 1043

? Wie viele Kalorien verordnen Sie Ihren kritisch kranken Patienten?

! **Intensivpatienten sind sowohl durch Über- als auch durch Unterernährung bedroht. Der Kalorienbedarf ist in verschiedenen Phasen der Erkrankung sehr unterschiedlich. Es wird daher die Verwendung der indirekten Kalorimetrie zur Bestimmung des Energieverbrauchs empfohlen. Ist diese nicht verfügbar, dann wird im Allgemeinen ein Verbrauch von ca. 25 kcal/kgKG angenommen.**

In der Akutphase kritischer Erkrankungen (meist ca. 72 h) ist im Rahmen des Postaggressionsstoffwechsels mit einer endogenen Energieproduktion von 500–1400 kcal/d zu rechnen. Übermäßige exogene Energiezufuhr in dieser Phase ist mit einem Overfeeding, Refeeding und verschlechtertem Outcome assoziiert. In dieser Phase wird eine Zufuhr von 50–70 % des gemessenen oder berechneten Kalorienverbrauches empfohlen.

Nach Stabilisierung nimmt die stressbedingte endogene Energieproduktion und katabole Stoffwechsellage ab, und der Bedarf an exogen zugeführter Nahrung nimmt zu. Die Energiezufuhr sollte graduell auf 80–100 % des gemessenen oder errechneten Bedarfs zum Ende der 1. Woche gesteigert werden. In der Phase der Rekonvaleszenz, wenn anabole Prozesse und Wiederaufbau verlorener Muskelmasse im Vordergrund stehen, kann der Energiebedarf deutlich erhöht sein.

i *Bei der Berechnung der Kalorienzufuhr müssen zusätzliche Kalorienträger („Non-nutritional Calories“) wie Propofol, Zitrat und glukosehaltige Infusionslösungen berücksichtigt werden.*

Frage 1044

? Wie funktioniert die indirekte Kalorimetrie?

! **Bei beatmeten Patienten können durch Analyse der in- und exspiratorischen Atemgaszusammensetzung und des Atemminutenvolumens die Sauerstoffaufnahme und die CO_2-Produktion des Patienten bestimmt werden. Unter der Annahme, dass der aufgenommene Sauerstoff vollständig für die Energieproduktion zur Verfügung steht, kann daraus mittels der Weir-Formel der Energieverbrauch berechnet werden.**

i *Die indirekte Kalorimetrie wird aktuell als Goldstandard der Bestimmung des Energieverbrauchs (“Energy Expenditure”, EE) bei Intensivpatienten angesehen. Limitationen des Verfahrens sind relativ hohe Kosten und Zeitbedarf sowie Ungenauigkeiten bei Beatmung mit sehr hohem PEEP oder FiO_2, rasch wechselnden Beatmungsparametern sowie Leckagen im Beatmungssystem.*

Frage 1045

? Wie bestimmen Sie den Kalorienbedarf adipöser Patienten?

! **Der Kalorienbedarf adipöser Patienten ist besonders schwierig abzuschätzen, u. a. aufgrund der sehr unterschiedlichen Muskelmasse. Gerade bei diesen Patienten wird daher empfohlen, den Kalorienbedarf mittels indirekter Kalorimetrie und den Proteinbedarf anhand des renalen Stickstoffverlustes zu bestimmen. Sind diese Verfahren nicht verfügbar, dann sollte das sogenannte**

„Adjusted Body Weight“ als Berechnungsgrundlage benutzt werden. Dieses ist das ideale Körpergewicht + 25 %.

Frage 1046

Wie sollte der Blutzucker kritisch kranker Patienten eingestellt werden?

Hyperglykämien bei kritisch kranken Patienten sind häufig. Sie resultieren aus der Erkrankung selbst und aus therapeutischen Maßnahmen wie Steroid- und Katecholamintherapie und künstliche Ernährung. Sowohl Hyper- als auch Hypoglykämien und Blutzuckerschwankungen sind mit Komplikationen verbunden. Es sollte ein Blutzuckerziel von 140–180 mg/dl (7,8–10 mmol/l) angestrebt werden. Dieses wird mittels kontinuierlicher Infusion von Normalinsulin erreicht.

Engmaschige Kontrollen sind erforderlich, insbesondere bei Änderungen des klinischen Zustands oder therapeutischer Interventionen wie z. B. Änderungen der Ernährung, Katecholamin- oder Steroid- sowie Nierenersatztherapie.

Komplikationen der Blutzuckerdysregulation:

- *Hyperglykämie: Infektionen und Wundheilungsstörungen, verschlechtertes neurologischen Outcome bei Patienten mit akuten zerebralen Schädigungen.*
- *Hypoglykämie: Arrhythmien, kardiovaskuläre Ereignisse und neurologische Schädigung.*
- *Studien haben außerdem gezeigt, dass Blutzuckerschwankungen mit einer Mortalitätszunahme assoziiert sind.*

Blutzuckerziel und Insulintherapie bei kritisch kranken Patienten waren über Jahre Gegenstand von Studien und Diskussionen. Studien zur intensivierten Insulintherapie mit normoglykämischem Blutzuckerziel zeigten zunächst Vorteile, die aber in der Folge nicht bestätigt wurden. Insbesondere waren Hypoglykämien deutlich vermehrt. Die 2009 erschienene multizentrische, randomisierte NICE-SUGAR-Studie mit über 6000 Patienten zeigte, dass eine intensivierte Insulintherapie mit einem Blutzuckerziel von 80–110 mg/dl (4,6–6 mmol/l) mit einer Mortalitätserhöhung verbunden war, und bildet die Grundlage der aktuellen Empfehlung eines moderaten Blutzuckerziels.

Frage 1047

Auf welche möglichen Probleme und Komplikationen müssen Sie im Rahmen der Ernährungstherapie achten?

Probleme im Zusammenhang mit der künstlichen Ernährung können eingeteilt werden in solche, die sich aus den metabolischen Veränderungen im Rahmen akuter Erkrankung und der Schwierigkeit, die Ernährung entsprechend anzupassen, ergeben, sowie solche, die durch den Applikationsweg bedingt sind. Bei inadäquat hoher Kalorienzufuhr können ein Overfeeding und Refeedingsyndrom auftreten. Einige Patienten zeigen eine metabolische Intoleranz, die durch Hyperglykämieneigung und Insulinresistenz bei wahrscheinlich anhaltend hoher endogener Energieproduktion gekennzeichnet ist.

Spezielle Probleme der enteralen Ernährung sind Aspirationsgefahr und gastrointestinale Intoleranz. Das Risiko einer Aspiration kann durch Beachtung der Kontraindikationen, Oberkörperhochlagerung, Monitoring von gastralem Residualvolumen sowie kontinuierliche und ggf. postpylorische Applikation reduziert werden. Zeichen einer gastrointestinalen Intoleranz sind Gastroparese, Diarrhöe und paralytischer Ileus. Ursachen sind unter anderem tiefe Analgosedierung, Sepsis, Hyperglykämie, erhöhter intraabdomineller Druck, nichtokklusive Mesenterialischämie und abdominelle Eingriffe.

Spezielle Probleme der parenteralen Ernährung sind, bedingt durch Umgehung gastrointestinaler Regulationsmechanismen, in erster Linie Overfeeding mit entsprechenden Konsequenzen sowie katheterassoziierte Komplikationen.

Frage 1048

Was ist das Refeedingsyndrom?

Das Refeedingsyndrom tritt bei vorbestehender Mangelernährung auf. Im Rahmen der Wiederaufnahme der Ernährung kommt es zu einer relativen Hyperinsulinämie, die zu Elektrolytverschiebungen nach intrazellulär führt. Leitsymptom ist die innerhalb von 72 h nach Beginn der Ernährungstherapie auftretende Hypophosphatämie, außerdem Hypomagnesiämie und Hypokaliämie. Darüber hinaus entwickelt sich durch

Verbrauch im Glukosestoffwechsel oft ein Thiaminmangel mit dem Risiko einer Wernicke-Enzephalopathie. Weitere mögliche Komplikationen sind Herzinsuffizienz, Ödeme, Rhabdomyolyse und Krampfanfälle.

Enterale Ernährung (im Vergleich zu parenteraler Ernährung) ist assoziiert mit einer Reduktion von Mortalität, Infektionen, Organversagen und Krankenhausverweildauer.

Frage 1049

Wie werden Patienten mit akuter Pankreatitis ernährt?

Viele Patienten mit akuter Pankreatitis tolerieren eine orale Ernährung. Bei Patienten, die nicht essen können, sollte frühzeitig mit einer enteralen Ernährung begonnen werden. Die enterale Ernährung ist im Vergleich zur parenteralen Ernährung mit einer Verbesserung wichtiger Outcomeparameter assoziiert. Sie kann gastral erfolgen, im Falle einer Magenatonie ist eine jejunale Applikation sinnvoll. Es kommen normale Ernährungslösungen zum Einsatz; lediglich bei Intoleranz können niedermolekulare Lösungen hilfreich sein.

10 Nierenversagen und Nierenersatztherapie

Britta Uhde

Frage 1050

Definieren Sie bitte das akute Nierenversagen!

Der Begriff beschreibt eine akute Verschlechterung der exkretorischen Nierenfunktion über einen Zeitraum von maximal 7 Tagen. Die Definition und Stadieneinteilung folgt der aktuellen Leitlinie der KDIGO (Kidney Disease Improving Global Outcomes Initiative) von 2012. Ebenfalls noch gebräuchlich ist die Klassifikation des Acute Kidney Injury Network (AKIN).

Diagnose und Einteilung in 3 Stadien richten sich nach den Kriterien Serumkreatinin und Diurese, wobei der jeweils schlechtere Parameter das Stadium bestimmt. Die Diagnose akutes Nierenversagen wird gestellt, wenn eines der folgenden Kriterien erfüllt ist:

- *Anstieg des Serumkreatinins um 0,3 mg/dl innerhalb von 48 h oder auf das 1,5-Fache des Ausgangswertes innerhalb von 7 Tagen oder*
- *Diurese < 0,5 ml/kgKG/h für mindestens 6 h.*

Frage 1051

Wie schätzen Sie Häufigkeit und Prognose des akuten Nierenversagens ein?

Über die Hälfte der Intensivpatienten und 10–15 % der stationären Patienten insgesamt erleiden ein akutes Nierenversagen. Das akute Nierenversagen ist ein unabhängiger Risikofaktor für Mortalität. Die Krankenhausmortalität beträgt 25–65 %. Die Häufigkeit von infektiösen und kardiopulmonalen Komplikationen, Beatmungsdauer und Dauer der Intensivbehandlung sind erhöht, ebenso die mittel- und langfristige Mortalität, v. a. durch kardiovaskuläre Ereignisse. Eine Erholung der Nierenfunktion ist bei ca. 60 % der Patienten zu erwarten. Sie ist häufig unvollständig, und das Risiko einer späteren Verschlechterung der Nierenfunktion ist hoch.

Frage 1052

Welche Ursachen des akuten Nierenversagens müssen bedacht werden?

Das akute Nierenversagen ist ein Syndrom, dem ein breites Spektrum an Ursachen zugrunde liegen kann. Etwa 90 % der Fälle wird durch eine akute Störung ausgelöst, die oft in Kombination mit vorbestehenden Nierenerkrankungen oder Risikofaktoren und nephrotoxischen Substanzen zur Manifestation des Nierenversagens führt. Bei der Pathogenese spielen neben der oft gestörten Makrozirkulation Störungen der renalen Mikrozirkulation und inflammatorische Prozesse eine Rolle.

Ein geringer Anteil der Nierenversagen ist postrenal bedingt, d. h. durch Harnabflussstörung. Diese sollte in jedem Fall ausgeschlossen werden. Auch spezifische renale oder vaskuläre Erkrankungen sind selten, müssen in die differenzialdiagnostischen Überlegungen aber immer mit einbezogen werden, damit ggf. frühzeitig eine gezielte Diagnostik und Therapie eingeleitet werden können. Hierzu gehören z. B. Glomerulonephritiden, interstitielle Nephritis, Vaskulitiden, das hämolytisch-urämische Syndrom sowie die Myelomniere.

Wichtige Risikofaktoren für die Entwicklung eines akuten Nierenversagens sind vorbestehende, evtl. subklinische Nierenerkrankungen, höheres Lebensalter, Diabetes mellitus, AVK (arterielle Verschlusskrankheit), Herzinsuffizienz, Leberzirrhose und Hypalbuminämie. Auslösende Faktoren sind v. a. Sepsis, Schock, größere chirurgische Eingriffe sowie abdominelles Kompartmentsyndrom. Nephrotoxine können körpereigen oder extern zugeführt sein. Dazu gehören Zellzerfallsprodukte, z. B. bei Rhabdomyolyse oder Tumorlysesyndrom und Medikamente wie NSAR, verschiedene Antiinfektiva, Immunsuppressiva und Zytostatika. Auch Röntgenkontrastmittel wird als nephrotoxisch betrachtet, allerdings ist der Stellenwert nach neueren Einschätzungen nicht so groß wie früher angenommen.

Frage 1053

Sie haben bei einem Ihrer Patienten anhand der KDIGO-Kriterien ein akutes Nierenversagen festgestellt. Welche weiteren Untersuchungen sind erforderlich?

Neben der sorgfältigen Überprüfung der Hämodynamik und Identifikation nephrotoxischer Substanzen wird von der KDIGO eine limitierte Basisdiagnostik empfohlen, die die Identifikation modifizierbarer Faktoren, Abgrenzung struktureller Nierenerkrankungen und Ausschluss einer Harnstauung zum Ziel hat. Dazu gehören die Sonografie der Nieren und Blase und eine Basislaboruntersuchung bestehend aus Differenzialblutbild, Urinstatus und Sediment, Protein-Kreatinin-Quotient im Einmalurin, Blutgasanalyse, Serumkalzium.

Mit der genannten Basisdiagnostik können Hinweise auf Infektionen, hämolytisch-urämisches Syndrom (HUS), thrombozytisch-thrombozytopenische Purpura (TTP), Glomerulonephritiden oder multiples Myelom gewonnen werden, die dann gezielt nephrologisch weiter abgeklärt werden müssen.

Frage 1054

Welche präventiven und konservativen Maßnahmen sollten beim akuten Nierenversagen durchgeführt werden? Welches sind Ihre Behandlungsziele?

Zentral ist die Optimierung der Hämodynamik, außerdem sollten nephrotoxische Einflüsse soweit möglich eliminiert werden. Eine Hypovolämie muss ausgeglichen werden. Gleichzeitig sollte eine Volumenüberladung vermieden bzw. ggf. behandelt werden, da sie durch verschiedene Mechanismen selbst ein Nierenversagen auslösen, unterhalten oder verschlechtern kann.

Ein ausreichender Perfusionsdruck muss aufrechterhalten werden. Ein MAP (mittlerer arterieller Druck) > 65 mmHg ist bei fast allen Patienten ausreichend, bei Patienten mit vorbestehender Hypertonie kann eine Anhebung auf 75–80 mmHg erforderlich sein. Da die Nieren in Ruhe mit ca. 25 % des Herzzeitvolumens perfundiert werden, muss auch ein ausreichendes Herzzeitvolumen erreicht werden, ggf. durch Einsatz von Inotropika. Bei Risikopatienten sollte an ein abdominelles Kompartmentsyndrom gedacht werden.

Nephrotoxische Medikamente sollten bestmöglich vermieden oder beendet werden. Bei unverzichtbaren Medikamenten sollte nach Möglichkeit ein therapeutisches Drug Monitoring erfolgen. Auch wenn die Relevanz der kontrastmittelinduzierten Nephropathie zunehmend in Frage gestellt wird, sollte die Indikation für Röntgenkontrastmittel eng gestellt werden. Auf keinen Fall dürfen jedoch wichtige Kontrastmitteluntersuchungen unterlassen werden.

Frage 1055

Welchen Stellenwert hat Furosemid in der Therapie des akuten Nierenversagens?

Furosemid und andere Schleifendiuretika sind keine kausale Therapie des akuten Nierenversagens. Sie können den Verlauf weder nennenswert beeinflussen noch die Erholung der Nierenfunktion beschleunigen. Die Wirkung von Furosemid erfordert einen aktiven, energieverbrauchenden Transport in das Tubuluslumen. Der durch durch Tubulusschädigung und andere Mechanismen eingeschränkte Transport hat eine reduzierte Wirkung zur Folge und eventuell toxische Plasmaspiegel. Wenn das Ansprechen auf Furosemid erhalten ist, dann kann es zur Kontrolle des Volumenstatus eingesetzt werden. Der Furosemidstresstest ist hilfreich, um das Risiko der Progression zur Dialysepflichtigkeit abzuschätzen.

Furosemidstresstest: intravenöse Gabe von 1 mg/kgKG Furosemid bei furosemidnaiven bzw. 1,5 mg/kgKG bei vorbehandelten Patienten. Endpunkt: Diurese über 2 h. Eine 2-h-Diurese über 200 ml wird als Ansprechen gewertet. Responder werden signifikant seltener dialysepflichtig als Nonresponder.

Frage 1056

Nennen Sie Indikationen für die Nierenersatztherapie!

Absolute Indikationen für den Beginn einer Nierenersatztherapie sind: konservativ nicht beherrschbare Hyperkaliämie, Überwässerung und

metabolische Azidose, anhaltende Anurie sowie klinisch manifeste Urämie mit Enzephalopathie oder Perikarditis. Letztere sind im Kontext des akuten Nierenversagens praktisch nicht zu beobachten. Allerdings sollte mit dem Beginn der Nierenersatztherapie meist nicht bis zum Erreichen der genannten Kriterien gewartet werden. Einen allgemeingültigen richtigen Zeitpunkt gibt es nicht, insbesondere keinen Absolutwert von Kreatinin oder Harnstoff. Es wird eine individuelle Entscheidung empfohlen, wobei Faktoren wie die Dynamik der Erkrankung und Anforderungen, die sich aus der Grunderkrankung oder deren Therapie ergeben, in die Entscheidung einbezogen werden. Außerdem kommt die Dialyse zur sekundären Giftelimination bei einigen Intoxikationen zum Einsatz.

Beispiele für Toxine, bei denen eine Dialyse indiziert ist, sind Lithium, Metformin, Methanol, Ethylenglykol, Salizylate.

Frage 1057

Nennen Sie die verschiedenen Verfahren der Nierenersatztherapie und ihre wesentlichen Merkmale!

Man unterscheidet die Verfahren
- Hämodialyse,
- Hämofiltration und
- Hämodiafiltration.

Allen gemeinsam ist das Prinzip des Übertritts von kleineren Molekülen über eine semipermeable Membran. Die Dialyse basiert auf dem Prinzip der Diffusion entlang eines Konzentrationsgradienten. Dabei werden selektiv Moleküle eliminiert, welche im Blut in erhöhter Konzentration vorliegen (z. B. Kalium), während Substanzen, welche im Dialysat höher konzentriert sind (z. B. Bikarbonat), den umgekehrten Weg nehmen.

Die Hämofiltration basiert auf dem Prinzip der Konvektion. Dabei ist die treibende Kraft ein Druckgradient, der zum unselektiven Übertritt von Wasser und allen Substanzen führt, welche die Poren der Dialysemembran passieren können, unabhängig von ihrer Konzentration. Das verlorene Volumen wird ganz oder teilweise durch eine kristalloide Lösung der gewünschten Zusammensetzung substituiert.

Bei der Hämodiafiltration werden beide Verfahren kombiniert. Anhand der Behandlungsdauer unterscheidet man intermittierende Hämodialyse, kontinuierliche Verfahren (CVVHD [„Continuous venovenous Hemodialysis“], CVVH [„Continuous venovenous Hemofiltration“] oder CVVHFD [„Continuous venovenous Hemodiafiltration“]) sowie als Zwischenform die sogenannte „Sustained low Efficiency Dialysis“ (SLED).

Frage 1058

Nennen Sie Vor- und Nachteile der intermittierenden und kontinuierlichen Nierenersatzverfahren!

Bei der intermittierenden Dialyse wird 3–4× pro Woche für 3–5 h behandelt. Um ausreichende Entgiftung und Flüssigkeitsentzug in kurzer Zeit zu erreichen, ist ein relativ hoher Blutfluss erforderlich. Es kommt während der Behandlung zu einer raschen Änderung der Serumzusammensetzung und des Volumenstatus. Dies hat den Vorteil der effektiven, schnellen Elimination niedermolekularer Substanzen, daher ist die intermittierende Dialyse das Mittel der Wahl bei schwerer Hyperkaliämie und bestimmten Intoxikationen. Die kürzere Behandlungsdauer erlaubt eine bessere Mobilisierung der Patienten, und das Verfahren ist relativ kostengünstig. Nachteilig ist eine höhere Rate intradialytischer Hypotensionen, die sich vermutlich negativ auf die Nierenerholung auswirken.

Die kontinuierliche Nierenersatztherapie kann als Dialyse, Filtration oder Diafiltration durchgeführt werden, sie erfolgt 24 h am Tag. Es wird ein niedriger Blutfluss eingesetzt. Vorteil der kontinuierlichen Verfahren ist die bessere hämodynamische und osmotische Stabilität. Nachteile sind höhere Behandlungskosten und eingeschränkte Mobilisierung der Patienten. Während eine intermittierende Dialyse gegebenenfalls auch ohne Antikoagulation durchgeführt werden kann, ist bei den kontinuierlichen Verfahren immer eine Antikoagulation erforderlich.

Es gibt keinen Nachweis einer grundsätzlichen Überlegenheit eines der Verfahren. Die KDIGO-Leitlinie von 2012 empfiehlt, intermittierende und kontinuierliche Verfahren komplementär einzusetzen. Lediglich für 2 Patientengruppen wird eine Empfehlung für die kontinuierliche Nierenersatztherapie aus-

10

gesprochen: für hämodynamisch instabile Patienten und solche mit erhöhtem Hirndruck (2B-Empfehlung).

Frage 1059

Wie viel Dialyse verordnen Sie?

Grundsätzlich müssen die Parameter individuell so gewählt werden, dass die klinischen Ziele ausreichender metabolischer Kontrolle und adäquater Flüssigkeitsbilanz erreicht werden.

Für die kontinuierliche Therapie wird ein Gesamtumsatz von 25–30 ml/kgKG/h empfohlen. Diese Empfehlung basiert auf dem in Studien beobachteten Zusammenhang zwischen dem Umsatz (als Surrogatparameter für Dialysedosis) und der Mortalität. Das Optimum liegt im Bereich zwischen 20 und 40 ml/kgKG/h mit einer Mortalitätszunahme sowohl bei Unter- als auch bei Überschreiten dieses Bereichs.

Frage 1060

Beschreiben Sie den extrakorporalen Kreislauf der Hämodialyse und benennen Sie die wesentlichen Elemente!

Das zentrale Element ist der Dialysator oder Filter. Er besteht aus einem Bündel dünner Kapillaren aus einer semipermeablen Membran in einem Kunststoffzylinder. Hier fließen Blut und Dialysat im Gegenstromprinzip aneinander vorbei, wobei das Blut in den Kapillaren fließt und das Dialysat sie umspült. Blut und Dialysat haben von dieser Kontaktstelle abgesehen voneinander getrennte Kreisläufe.

Bei der venovenösen Dialyse wird das Blut vom Patienten (Zulauf), durch eine Rollerpumpe angetrieben, zum Dialysator geführt. Dabei wird patientennah vor dem Dialysator das Zitrat oder Heparin zugeführt. Nach Passieren des Dialysators wird es zum Patienten zurückgeleitet (Rückfluss), dabei wird es durch einen Luftabscheider, einen Blasendetektor und eine Sicherheitsklemme geführt, welche sich automatisch verschließt, wenn Luft detektiert wird. Der Blutkreislauf wird durch Druckmessungen an verschiedenen Stellen überwacht: vor der Blutpumpe (Zugangsdruck), zwischen Blutpumpe und Dialysator (Filterdruck) sowie nach dem Dialysator (Rückflussdruck). Das zurückgeführte Blut wird in der Regel gewärmt.

Das Dialysat wird aus dem entsprechenden Reservoir, durch die Dialysatpumpe angetrieben, zum Dialysator geführt. Nach Passieren des Dialysators wird das gebrauchte Dialysat, nun gemischt mit dem Ultrafiltrat, als Ablauf bezeichnet. Es passiert, von einer eigenen Pumpe getrieben, eine Druckmessung, eine Potenzialableitung und den Blutleckdetektor. Die Steuerung von Blutfluss, Dialysatfluss und Ultrafiltration erfolgt über die Laufraten der verschiedenen Pumpen. Die Kontrolle der Bilanzierung erfolgt über sensible Waagen für Dialysat und Ablauf.

Der hier beschriebene Kreislauf ist exemplarisch für ein modernes CRRT-Gerät (CRRT = „Continuous renal Replacement Therapy", kontinuierliche Nierenersatzverfahren). Je nach Hersteller können Bezeichnungen der einzelnen Elemente variieren. Beim ebenfalls verbreiteten Genius-System sind viele technische Details anders gelöst.

Frage 1061

Ein Patient hat ein trotz laufender CVVHDF steigendes Serumkalium. Was können Sie tun, um die Kaliumclearance zu verbessern?

Grundsätzlich ist es wichtig, Unterbrechungen der CRRT möglichst zu begrenzen: durch Maßnahmen, die die Lebensdauer des Filters verbessern (Zitratantikoagulation, Prädilution, höherer Blutfluss), Reduktion der Unterbrechungen durch Maßnahmen und Transporte sowie bestmögliche Lage des Dialysekatheters. Dann sollte in erster Linie die Dialysedosis erhöht werden: durch Erhöhung der Flussrate vor allem des Dialysates, aber auch des Substituates und der Ultrafiltration. Eine Erhöhung des Blutflusses kann ebenfalls die Clearance erhöhen. Schließlich können Dialysat und Substituat auf eine Lösung mit geringerer Kaliumkonzentration gewechselt sowie ein Dialysator mit einer größeren Oberfläche verwendet werden.

Frage 1062

Wie funktioniert die regionale Zitratantikoagulation?

Bei der regionalen Zitratantikoagulation wird dem Blut zu Beginn des extrakorporalen Kreislaufs eine Zitratlösung beigemischt. Das Zitrat cheliert ionisiertes Kalzium. Dadurch fällt die Konzentration des ionisierten Kalziums, das ein wichtiger Co-Faktor der Gerinnungskaskade ist. Bei einem ionisierten Kalzium < 0,5 mmol/l wird das Blut ungerinnbar, daher wird im Zielbereich von 0,25–0,4 mmol/l eine sehr wirksame Antikoagulation im extrakorporalen Kreislauf erreicht.

Die Antikoagulation bleibt durch 4 Mechanismen auf den extrakorporalen Kreislauf beschränkt: Rund 60 % des Zitrat-Kalzium-Komplexes gehen über den Filter verloren. Bei Eintritt des antikoagulierten Blutes in die systemische Zirkulation wird es stark verdünnt. Danach wird das Zitratmolekül in Leber, Nieren und Muskel rasch metabolisiert, was zur Freisetzung des ionisierten Kalziums führt. Schließlich wird Kalzium systemisch zugeführt, wodurch Verluste über den Filter ausgeglichen werden und eine adäquate Serumkonzentration eingestellt wird.

Frage 1063

Nennen Sie Vorteile und Probleme der Zitratantikoagulation gegenüber systemischer Antikoagulation mit Heparin!

Die regionale Zitratantikoagulation hat sich mittlerweile zum Standardverfahren für die kontinuierliche Nierenersatztherapie entwickelt.

Vorteile sind reduziertes Blutungsrisiko durch Vermeidung systemischer Antikoagulation, längere Filterlaufzeiten und dadurch geringere Materialkosten und durch Vermeidung von Blutverlusten durch Filterclotting ein reduzierter Transfusionsbedarf. Das Risiko einer heparininduzierten Thrombozytopenie ist reduziert. Durch Metabolisierung des Zitrats entsteht Bikarbonat, dies ist bei metabolischer Azidose von Vorteil.

Nachteile und Probleme: Bei Patienten mit schwerem Leberversagen kann es durch die insuffiziente Metabolisierung zur Zitratakkumulation kommen. Durch das bei Zitratmetabolisierung entstehende Bikarbonat kann eine metabolische Alkalose entstehen. Durch Chelierung von Magnesium kann eine Hypomagnesiämie auftreten, die substituiert werden muss. Zu Beginn der Behandlung sind engmaschige Kontrollen des iCa im extrakorporalen Kreislauf und im Patienten erforderlich.

Zeichen von Zitratakkumulation: Zunehmende metabolische Azidose, Hypokalziämie und Anstieg des Quotienten Gesamtkalzium/ionisiertes Kalzium auf > 2,5.

Frage 1064

Wann kann die Nierenersatztherapie beendet werden?

Die Nierenersatztherapie wird beendet, wenn auch ohne sie eine ausreichende metabolische Stabilität und Flüssigkeitsbilanz aufrechterhalten werden kann. Zunehmende Eigendiurese und niedrige Retentionsparameter sind gute Marker der Nierenerholung. Eine Auslassversuch ist sinnvoll, wenn ohne Diuretika eine Eigendiurese > 500 ml/d erreicht wird.

11 Spezielle Krankheitsbilder

Britta Uhde

III

Frage 1065

Ihnen wird ein junger Patient mit Typ-1-Diabetes zur Übernahme auf die Intensivstation vorgestellt. Er ist etwas schläfrig, jederzeit erweckbar und orientiert. In der venösen Blutgasanalyse (BGA) werden folgende Werte ermittelt:

- Blutzucker (BZ) 450 mg/dl
- pH-Wert 7,15;
- HCO_3 9 mmol/l

Der Kreislauf ist stabil, die Atmung vertieft und etwas beschleunigt, die SpO_2 99 % unter Raumluft.

Wie schätzen Sie die Situation ein?

Es liegt wahrscheinlich eine diabetische Ketoazidose vor. Die Diagnose sollte durch Nachweis von Ketonkörpern in Blut oder Urin gesichert werden. Trotz der kardiopulmonalen Stabilität ist eine Intensivtherapie erforderlich.

Die Mortalität der diabetischen Ketoazidose beträgt 10 %.

Frage 1066

Wie sieht das Management der diabetischen Ketoazidose aus?

Die Behandlung umfasst den Ausgleich des Flüssigkeitsdefizits, langsame Blutzuckersenkung und Ausgleich der Ketoazidose durch Insulintherapie sowie Kaliumsubstitution. Außerdem sollte nach möglichen Auslösern der Dekompensation (häufig Infektionen) gesucht werden, und es sollte eine Thromboseprophylaxe durchgeführt werden.

Immer Anlage von zentralem Venenkatheter und Blasenkatheter, anfangs stündliche Blutzucker- und mindestens 4-stündliche Elektrolytkontrollen.

Volumentherapie: Balancierte Elektrolytlösungen, Start mit Bolus, dann kontinuierlich mit dem Ziel, das Defizit von meist 5–10 l über 24 h auszugleichen.

Insulintherapie: Kontinuierlich intravenös, Start mit 0,05 IE/kgKG/h, Anpassung mit dem Ziel eines Blutzuckerabfalls um max. 50 mg/dl/h.

Frühzeitige Kaliumsubstitution parallel zur bzw. bei initialer Hypokaliämie vor Beginn der Insulintherapie. Kontrolle des Serumphosphates und ggf. Substitution. Bikarbonatgabe nur bei pH < 7,0.

Frage 1067

Welches sind die Ziele der Insulintherapie bei der diabetischen Ketoazidose?

Das Ziel der Insulintherapie ist der langsame Ausgleich der Hyperglykämie und vor allem die Normalisierung von Azidose und Ketonämie.

Der Blutzuckerabfall sollte 50 mg/dl/h nicht überschreiten und der BZ (Blutzucker) in den ersten 24 h nicht unter 250 mg/dl fallen, um das Risiko eines Hirnödems zu minimieren. Auch bei fallendem BZ darf die Insulinzufuhr nicht unterbrochen, sondern muss mit einer Rate von mindestens 0,5–1 IE/h fortgeführt werden. Bei zu schnell fallendem BZ muss parallel eine Glukoseinfusion erfolgen.

Frage 1068

Bis zu 50 % der Intensivpatienten entwickeln eine Thrombozytopenie. Welches sind die zugrunde liegenden en Mechanismen und Ursachen?

Die Thrombozytenzahl im peripheren Blut unterliegt einem komplexen Zusammenspiel von thrombopoetinregulierter Bildung im Knochenmark, Sequestrierung in Leber und Milz sowie Eliminierung im retikuloendothelialen System.

Mechanismen und Ursachen:

- **Pseudothrombozytopenie (Aggregate)**
- **Verdünnung**
- **erhöhter Verbrauch: Blutung, Sepsis, DIC (disseminierte intravasale Koagulopathie), stumpfes Trauma, extrakorporaler Kreislauf**
- **erhöhte Sequestrierung: Hepatosplenomegalie**
- **verminderte Produktion: Virusinfektionen, toxische Knochenmarkdepression, Knochenmarkinfiltration, Chemotherapie, Substratmangel**

- erhöhte Zerstörung:
  - immunologisch:
    - iITP (Immunthrombozytopenie),
    - HIT („Heparin-induced Thrombocytopenia"),
    - DITP („Drug-induced Immune Thrombocytopenia"),
    - Posttransfusionspurpura oder
  - thrombotische Mikroangiopathie:
    - HUS (hämolytisch-urämisches Syndrom),
    - TTP (thrombozytisch-thrombozytopenische Purpura),
    - HELLP („Haemolysis, Elevated Liver Enzyme Levels, Low Platelet Count")

Thrombozytopenie bei Intensivpatienten ist ein Indikator für eine relevante Störung der Homöostase und mit einer erhöhten Mortalität assoziiert.

Frage 1069

Wie klären Sie eine Thrombozytopenie bei Ihren Intensivpatienten ab?

Eine Ursachenklärung sollte immer erfolgen, da sich das Management je nach Ursache erheblich unterscheiden kann. Viele Ursachen lassen sich aus dem klinischen Kontext vermuten. Zum Beispiel ist ein erhöhter Thrombozytenverbrauch wahrscheinlich bei Blutungen, Sepsis, stumpfem Trauma sowie extrakorporalen Verfahren wie z. B. ECMO (extrakorporale Membranoxygenierung).

Zur Abklärung gehören Anamnese (toxische, medikamentöse Einflüsse), Labordiagnostik (Blutausstrich, Thrombozyten im Zitratblut, Gerinnungsparameter inklusive D-Dimere, Hämolyseparameter, ggf. Coombs-Test und HIT-Diagnostik) sowie Sonografie. Wenn die Diagnose weiter unklar bleibt, dann ist die Involvierung eines Hämatologen und weiterführende immunologische oder Knochenmarkdiagnostik sinnvoll.

Frage 1070

Was ist eine thrombotische Mikroangiopathie?

Bei der thrombotischen Mikroangiopathie (TMA) handelt es sich eine durch Endothelschädigung vermittelte intravasale Bildung von Plättchenthromben mit konsekutiver Organischämie und Organdysfunktion. Die Diagnose wird bei Vorliegen der Trias Thrombozytopenie, mikroangiopathischer hämolytischer Anämie (MAHA) und Dysfunktion mindestens eines Organs gestellt. Eine MAHA wird diagnostiziert bei Nachweis einer hämolytischen Anämie mit negativem Coombs-Test und Nachweis von Fragmentozyten im peripheren Blutausstrich.

Frage 1071

An welche Ursachen müssen Sie bei Nachweis einer thrombotischen Mikroangiopathie denken?

Die wichtigsten Ursachen sind hämolytisch-urämisches Syndrom (HUS), thrombozytisch-thrombozytopenische Purpura (TTP), HELLP-Syndrom, (Prä-)Eklampsie sowie sekundäre TMA z. B. bei Malignomen.

Frage 1072

Wie differenzieren Sie eine thrombotische Mikroangiopathie von disseminierter intravasaler Gerinnung bei Sepsis?

Die Differenzierung kann unter Umständen schwierig sein. In beiden Fällen sind eine mikroangiopathische hämolytische Anämie, Thrombozytopenie sowie Organversagen nachweisbar. Bei der TMA fehlen typischerweise die Störung der plasmatischen Gerinnung und Erhöhung der D-Dimere. Die mikroangiopathische hämolytische Anämie (MAHA) ist ausgeprägter mit Nachweis vieler Fragmentozyten im Blutausstrich. Der Blutdruck ist bei HUS und TTP oft erhöht. Bei DIC sind pathologische Gerinnungsparameter und erhöhte D-Dimere nachweisbar, die hämolytische Anämie ist meist weniger ausgeprägt und der Blutdruck oft erniedrigt.

Das Ausmaß der Thrombozytopenie ist variabel: Bei TTP und septischer DIC sind die Thrombozyten oft hochgradig, beim HUS oft nur moderat erniedrigt.

Frage 1073

Was ist heparininduzierte Thrombozytopenie (HIT)?

Es werden 2 Typen der HIT unterschieden.

11

- **HIT 1: Früher Beginn (< 4 Tage), gering ausgeprägt, nach Absetzen des Heparins spontan reversibel und meist ohne Komplikationen.**
- **HIT 2: Späterer Beginn, ausgeprägtere Thrombozytopenie, häufig thromboembolische Komplikationen. Der HIT 2 liegt eine Immunreaktion gegen des Plättchenfaktor (PF) 4-Heparin-Komplex zugrunde, in deren Folge es zur Thrombozytenaktivierung und Bildung von venösen und arteriellen Thromben kommt. Außerdem können Hautreaktionen und Nekrosen im Bereich von Einstichstellen bei subkutaner Heparingabe sowie anaphylaktische Reaktionen nach Heparininjektion auftreten.**

Inzidenz der HIT 1: 10–30 %, HIT 2: 1–5 %. Das Risiko ist höher bei Verwendung von unfraktioniertem gegenüber niedermolekularem Heparin sowie bei chirurgischen bzw. Traumapatienten im Vergleich zu internistischen Patienten.

Frage 1074

Wie stellen Sie die Diagnose einer HIT 2?

Die Diagnose wird vermutet, wenn es am Tag 5–10 einer Heparintherapie zu einem Thrombozytenabfall kommt, und/oder sich unter Heparintherapie Hautnekrosen oder venöse oder arterielle Thromben entwickeln, insbesondere wenn diese ungewöhnliche Lokalisationen betreffen. Die Diagnosestellung basiert auf klinischen Zeichen und gezielter Labordiagnostik. Anhand des 4T-Scores wird die Vortestwahrscheinlichkeit bestimmt. Eine weiterführende Labordiagnostik mittels Antigentest (ELISA, hohe Sensitivität) und funktionellem Bestätigungstest (z. B. HIPA, hohe Spezifität) sollte nur bei mittlerer bis hoher Vortestwahrscheinlichkeit erfolgen.

4T-Score: 4 Kriterien, jeweils mit 0–2 Punkten bewertet:

- *Ausmaß des Thrombozytenabfalls*
- *Zeitpunkt des Thrombozytenabfalls nach Beginn der Heparintherapie*
- *venöse oder arterielle Thrombosen*
- *Wahrscheinlichkeit einer alternativen Ursache (z. B. Sepsis, postoperativ)*

Auswertung:

- *Score 0–3 = HIT sehr unwahrscheinlich (< 5 %)*
- *Score 4–5 = mittlere Wahrscheinlichkeit (10–20 %)*
- *Score ≥ 6 = hohe Wahrscheinlichkeit (40–80 %)*

Frage 1075

Wie gehen Sie bei Verdacht auf HIT 2 vor?

Die therapeutische Strategie ist abhängig vom 4T-Score.

- **Bei hohem Score (≥ 6 Punkte) wird vorgegangen wie bei bereits bestätigter Diagnose: Beendigung aller Heparingaben, therapeutische Antikoagulation mit alternativem Antikoagulans. Thrombozytentransfusionen sollten unterbleiben.**
- **Bei mittlerem Score: Beendigung der Heparingabe, Behandlung mit alternativem Antikoagulans. Bei Nachweis von Thrombosen therapeutische Antikoagulation, anderenfalls bzw. bei erhöhtem Blutungsrisiko prophylaktische Dosierung.**
- **Bei niedrigem Score (0–3): Risiko einer HIT 2 sehr gering; Heparinkarenz und HIT-Labordiagnostik nicht empfohlen.**

Geeignete alternative Antikoagulanzien sind die FXa-Inhibitoren Danaparoid und Fondaparinux, die direkten Thrombininhibitoren Argatroban und Bivalirudin sowie die direkten oralen Antikoagulanzien Rivaroxaban, Apixaban, Edoxaban und Dabigatran.

Frage 1076

Ihnen wird eine 46-jähriger Patient mit akuter Pankreatitis zur Übernahme auf die Intensivstation vorgestellt. Er wurde am Vortag zunächst auf die Normalstation übernommen. Er klagt über anhaltend starke Bauchschmerzen. Er ist normoton bei einer Herzfrequenz von 100/min., die Atemfrequenz ist 24/min. bei normaler Raumluftsättigung. Halten Sie eine Übernahme für indiziert, und wie schätzen Sie die Prognose dieses Patienten ein?

Akute Pankreatitiden zeigen in den meisten Fällen einen leichten, selbstlimitierten Verlauf. In 10–20 % der Fälle kommt es aber zu einem komplizierten Verlauf mit Nekrosen und Organversagen. Die Vorhersage des Verlaufs der Pankreatitis ist schwierig. Die fehlende Besserung und das Vorliegen mehrerer SIRS-Kriterien (SIRS = „Systemic inflammatory Response Syndrome") bei diesem Patienten sind Anzeichen eines schweren Verlaufs. Dieser Patient sollte daher auf die Intensivstation übernommen werden.

Die Mortalität der akuten Pankreatitis beträgt durchschnittlich nur 1%. Bei schwerem Verlauf ist mit einer Mortalität von 20–40% zu rechnen, bei persistierendem Organversagen oder infizierten Nekrosen beträgt sie bis zu 55%. Zur Vorhersage des Schweregrades der akuten Pankreatitis wurden verschiedene Scores entwickelt, die in der Praxis wenig gebräuchlich sind. Die Abwesenheit von SIRS-Kriterien am Tag 1 hat einen guten negativ prädiktiven Wert für einen schweren Verlauf. Ständige klinische Reevaluation ist aber erforderlich. Die CT-Diagnostik in den ersten Tagen ist für die Diagnose von Nekrosen und Vorhersage des klinischen Verlaufes nicht hilfreich.

Frage 1077

Welche Ursachen der akuten Pankreatitis müssen Sie bedenken und wie klären Sie sie ab?

Am häufigsten sind mit je ca. 40% die alkoholische und die biliäre Pankreatitis. Weitere wichtige Ursachen sind Hyperlipidämie, Hyperkalziämie, Medikamente sowie ERCP (endoskopisch-retrograde Cholangiopankreatikografie). Auch postoperative und traumatische Pankreatitiden sind möglich. In bis zu 30% der Fälle ist die ursächliche Klärung initial nicht möglich. Die Abklärung einer mechanischen Cholestase oder Cholangitis erfolgt laborchemisch in Kombination mit Sonografie der Gallenwege und ggf. Endosonografie. Bei Nachweis eines Gallengangkonkrementes oder Aufstaus ist eine frühe ERC (endoskopische retrograde Cholangiografie) indiziert. Außerdem ist die Bestimmung von Triglyzeriden und Serumkalzium sowie eine genaue Alkohol- und Medikamentenanamnese erforderlich. Ein CT Abdomen in der Frühphase ist nur zur Abklärung von anderen Differenzialdiagnosen indiziert.

Medikamente, die eine akute Pankreatitis auslösen können, sind z. B. Azathioprin, Valproinsäure, ACE-Hemmer (Angiotensin-Converting-Enzyme-Hemmer), antiretrovirale Medikamente.

Frage 1078

Worauf müssen Sie bei der Akuttherapie der akuten Pankreatitis achten?

Behandelbare Ursachen wie eine Gallengangobstruktion, eine schwere Hypertriglyzeridämie oder Hyperkalziämie müssen behandelt werden. Ansonsten ist die Behandlung der akuten Pankreatitis supportiv, wobei Analgesie, adäquate Volumentherapie und Ernährung im Vordergrund stehen. Die analgetische Therapie ist oft schwierig und erfordert den Einsatz von Opioiden. Bei unzureichend zu kontrollierenden Schmerzen sollte eine Periduralanalgesie erwogen werden. Die Volumentherapie erfolgt bevorzugt mit balancierten Kristalloiden und folgt üblichen Kriterien der „Fluid Responsiveness". Häufig liegt ein initiales Volumendefizit infolge Erbrechen, Ileus, lokaler Flüssigkeitssequestration und Kapillarleck vor, das rasch ausgeglichen werden muss. Im weiteren Verlauf sollte eine Überwässerung nach Möglichkeit vermieden werden. Wie beim septischen Schock wird eine frühzeitige Vasopressortherapie empfohlen.

Eine primäre antibiotische Therapie ist nur bei Cholangitis indiziert. Eine Superinfektion der Pankreasnekrosen tritt typischerweise erst ab der 2. Woche auf; eine prophylaktische antibiotische Therapie führt nicht zu einer Verbesserung des Outcomes und wird daher nicht empfohlen. Die Wahl des Opioids hat keinen Einfluss auf das klinische Outcome.

Frage 1079

Mit welchen Komplikationen müssen Sie bei der akuten Pankreatitis rechnen?

Im Rahmen er initialen Inflammationsreaktion oder im weiteren Verlauf bei infektiösen Komplikationen kommt es häufig zu einem distributiven Schock, respiratorischer Insuffizienz und akutem Nierenversagen. Durch Überwässerung, paralytischen Ileus und intraabdominelle Flüssigkeitssequestration tritt in vielen Fällen ein abdominelles Kompartmentsyndrom auf. Eine Hypokalziämie kann auftreten und ist Ausdruck eines schweren Verlaufes.

Infektiöse Komplikationen sind typischerweise verzögert zu verzeichnen. Neben einer Superinfektion der Nekrosen ist mit anderen nosokomialen Infektionen zu rechnen; eine diagnostische Abklärung mittels Kontrastmittel-CT und nach Möglichkeit mikrobiologischer Diagnosesicherung durch Punktion sollte daher immer angestrebt werden. Andere Lokalkomplikationen

sind die Entwicklung von Pseudozysten, Blutungen durch Gefäßarrosion sowie Darmperforation.

Eine Superinfektion der Nekrosen tritt meist in der 2.–3. Krankheitswoche auf. Das zu erwartende Erregerspektrum umfasst resistente Enterobacteriacae, Enterokokken und Pseudomonas aeruginosa. Für die kalkulierte Initialtherapie werden Carbapeneme empfohlen. Eine Erregerdiagnostik sollte immer angestrebt werden. Infizierte Pseudozysten und Abszesse sollten wann immer möglich interventionell (endoskopisch transgastral oder CT-gesteuert) drainiert werden.

Frage 1080

Wie beurteilen Sie das Risiko von Stressulzera bei Intensivpatienten?

Obwohl sich in endoskopischen Studien gastrale Erosionen bei der Mehrzahl der Intensivpatienten nachweisen lassen, liegt die Inzidenz von klinisch bedeutsamen gastrointestinalen Blutungen deutlich niedriger bei 1,5–8 %. Das Auftreten einer Stressulkusblutung ist mit einer erhöhten Mortalität assoziiert. Eine Reihe von Risikofaktoren für Stressulkusblutungen konnten identifiziert werden. Mechanische Beatmung über 48 h und bestehende Thrombozytopenie oder Gerinnungsstörung sowie chronische Lebererkrankung sind starke Risikofaktoren; weitere sind Nierenversagen, Schock, Sepsis, Verbrennungen und Schädel-Hirn-Trauma. Enterale Ernährung ist mit einem reduzierten Risiko verbunden.

Als klinisch bedeutsam wird eine Blutung eingestuft, wenn sie Kreislauf- oder Hb (Hämoglobin)-wirksam bzw. interventionsbedürftig ist.

Frage 1081

Wann ist eine medikamentöse Stressulkusprophylaxe indiziert und welches sind mögliche Risiken?

Da das Risiko klinisch relevanter Blutungen bei Intensivpatienten insgesamt niedrig ist, wird eine medikamentöse Prophylaxe nicht für alle Patienten empfohlen. Bei Patienten mit hohem oder sehr hohem Blutungsrisiko ist die Prophylaxe mit einem Protonenpumpeninhibitor oder einem H_2-Rezeptorblocker mit einer signifikanten Reduktion von Blutungen verbunden. Es konnte bisher keine Mortalitätsreduktion nachgewiesen werden. Enterale Ernährung reduziert das Risiko und sollte immer angestrebt werden; der Effekt ist aber nicht ausreichend, um bei Risikopatienten auf eine medikamentöse Prophylaxe verzichten zu können.

Als möglicher unerwünschter Effekt wurde in der Vergangenheit ein erhöhtes Risiko für ventilatorassoziierte Pneumonien und Clostridium-difficile-Infektionen identifiziert. In neueren Studien waren diese jedoch nicht signifikant erhöht.

Zahlreiche Studien und Metaanalysen haben sich über die Jahre mit dem Thema befasst, mit teilweise divergenten Resultaten. Relevante aktuelle Studien sind SUP-ICU (2020) und REVISE (2024), sie belegen einen Nutzen der Prophylaxe mit Pantoprazol (versus Plazebo) bei Intensivpatienten mit Risikofaktoren.

Frage 1082

Was benutzen Sie für die Stressulkusprophylaxe?

Sowohl Protonenpumpeninhibitoren (PPI) als auch H_2-Rezeptorblocker (H2RA) sind für die Stressulkusprophylaxe geeignet, wobei PPI etwas wirksamer zu sein scheinen. Sucralfat wird nicht mehr empfohlen.

Die PEPTIC-Studie aus dem Jahr 2020 verglich PPI mit H2RA.

Frage 1083

Was ist das HELLP-Syndrom?

Das Akronym HELLP steht für „Hemolysis, Elevated Liver Enzymes, Low Platelets" und beschreibt die typische klinische Trias aus mikroangiopathischer hämolytischer Anämie, Transaminasenerhöhung und Thrombozytopenie. Pathophysiologisch liegt eine generalisierte endotheliale Störung zugrunde, mit Aktivierung des Gerinnungs- und Komplementsystems, Thrombozytenaggregation und erhöhtem Gefäßtonus. Die Diagnose wird auch gestellt, wenn nur 1 oder 2 der genannten Kriterien vorliegen.

Ein rechtsseitiger Oberbauchschmerz ist typisch. Andere klinische Symptome sind Hypertonie, Übelkeit und Erbrechen, Kopfschmerzen, Sehstörungen sowie Zeichen der (Prä-)Eklampsie mit Ödemen und Proteinurie. Das HELLP-Syndrom ist eine Erkrankung des 3. Schwangerschaftstrimenons, kann aber noch bis zu einer Woche postpartal auftreten. Es betrifft 0,5–1 % der Schwangerschaften und hat eine Mortalität von 1–2 %.

Wichtige Differenzialdiagnosen des HELLP-Syndroms sind (Prä-)Eklampsie, andere Ursachen der MAHA und Thrombozytopenie (HUS, TTP, DIC, Sepsis, Immunthrombozytopenie), andere akute Lebererkrankungen (virale oder Autoimmunhepatitis, akute Schwangerschaftsfettleber) sowie andere Ursachen eines akuten Abdomens.

Frage 1084

Mit welchen Komplikationen müssen Sie beim HELLP-Syndrom rechnen?

Es muss mit maternalen Blutungskomplikationen wie intrakranielle Blutung, subkapsuläre oder parenchymatöse Leberhämatome, postpartale Blutung gerechnet werden. Gefürchtet ist die Leberruptur mit massiver Blutung. Außerdem können Leber- und Hirninfarkte, Krampfanfälle und Sehstörungen auftreten sowie DIC, Lungenödem und akutes Nierenversagen. Fetale Komplikationen sind vorzeitige Plazentalösung, Frühgeburtlichkeit und intrauteriner Fruchttod.

Frage 1085

Beschreiben Sie das Management des HELLP-Syndroms!

Die einzige kausale Therapie ist die Beendigung der Schwangerschaft mittels Sectio oder Entbindung. Vor der 34. Schwangerschaftswoche (SSW) und bei relativer Stabilität der Mutter sollte mittels Glukokortikoid die fetale Lungenreife induziert werden.

Die supportive Therapie besteht in Blutdruckkontrolle und Prophylaxe bzw. Behandlung eklamptischer Anfälle und der Behandlung von Komplikationen. Im Falle von Blutungen müssen Gerinnungsstörungen und Thrombozytopenie ausgeglichen werden. Die Behandlung von Blutungskomplikationen der Leber ist abhängig vom Schweregrad: konservativ-beobachtend, interventionell-radiologisch oder chirurgisch. Die chirurgische Therapie kann Packing, Übernähung von Lazerationen, ggf. sogar eine Leberteilresaktion erfordern.

Frage 1086

Was sind Präeklampsie und Eklampsie?

Es handelt sich um hypertensive Erkrankungen der Schwangerschaft mit Beginn nach der 20. SSW und Organmanifestation. Sie sind am häufigsten im 3. Trimenon, können aber noch bis zu 6 Wochen postpartal auftreten. Die Ursache ist unklar, das pathophysiologische Korrelat ist eine Störung von Trophoblastinvasion und Entwicklung des plazentaren Gefäßsystems.

Diagnose Präeklampsie: Hypertonie > 140 mmHg systolisch oder > 90 mmHg diastolisch und mindestens eine Organmanifestation (Proteinurie, Nierenversagen, Leberwerterhöhung/HELLP-Syndrom, neurologische Störungen) oder fetale Komplikationen (fetale Wachstumsstörung, vorzeitige Plazentalösung, intrauteriner Fruchttod).

Wenn im Rahmen der Präeklampsie ein Krampfanfall oder Koma auftreten, dann liegt eine Eklampsie vor.

Die (Prä-)Eklampsie ist die zweitwichtigste Ursache maternaler Todesfälle. Die Inzidenz in Europa liegt bei etwa 2 %.

Frage 1087

Wie wird die Präeklampsie behandelt?

Die Behandlung besteht in Blutdruckkontrolle, Prophylaxe und Behandlung von Krampfanfällen sowie Beendigung der Schwangerschaft. Blutdruckziel: 130–150 mmHg systolisch und 80–100 mmHg diastolisch. Intravenöse Akuttherapie mit Urapidil, Nitroglyzerin und Dihydralazin, in Österreich und der Schweiz auch Labetalol. Orale Therapie mit Alpha-Methyldopa als Mittel der 1. Wahl, Nifedipin, Labetalol sowie ggf. Metoprolol. Viele der in der antihypertensiven Therapie etablierten Wirkstoffgruppen (z. B. ACE-Hemmer, An-

giotensinrezeptorantagonisten) sind in der Schwangerschaft und Stillzeit kontraindiziert; Prophylaxe und Therapie von Krampfanfällen mit Magnesiumsulfat.

Die einzige kurative Therapie ist die Beendigung der Schwangerschaft durch Geburtseinleitung oder Sectio. Bei der Entscheidung über Zeitpunkt und Methode werden maternale und fetale Risiken abgewogen.

Magnesiumsulfat wird intravenös mit einer Startdosis von 4–6 g und einer Erhaltungsdosis von 1–2 g/h gegeben. Hierdurch wird die Eklampsierate halbiert bei im Vergleich zu konventionellen Antikonvulsiva besserem fetalem Outcome. Unter Magnesiumtherapie sollten Reflexstatus, Atemfrequenz und Nierenfunktion überwacht werden. Für die Behandlung von Magnesiumtoxizität sollte Kalziumglukonat bereitliegen.

Frage 1088

Wie klären Sie die Ursache einer Hyponatriämie ab?

- **Anamnese und klinische Untersuchung: Erfassung bedrohlicher klinischer Symptome (Krampfanfälle, höhergradige Bewusstseinsstörung), des Volumenstatus sowie Zeichen einer dekompensierten Herzinsuffizienz oder Leberzirrhose. Genaue Medikamentenanamnese (insbesondere Thiaziddiuretika, Antidepressiva und Neuroleptika), Abschätzung der Trinkmenge.**
- **Labordiagnostik: Natrium und Osmolarität in Serum und Einmalurin.**

Anhand dieser Befunde kann in der Regel die Diagnose gestellt werden.

Zusätzlich werden indikationsbezogen Blutzucker, Blutfette, Protein und Eiweißelektrophorese, Harnsäure, TSH (thyreotropes Hormon oder Thyreoidea-stimulierendes Hormon) und Kortisol bzw. ACTH (adrenokortikotropes Hormon) bestimmt.

Die Abklärung Hyponatriämie fasst ▸ Tab. 11.1 zusammen.

Tab. 11.1 Abklärung Hyponatriämie.

Serumosmolarität	Urinosmolarität	Urinnatrium	Volumenstatus	Ursachen
normal/erhöht → normo- oder hyperosmolare Hyponatriämie				andere osmotisch wirksame Substanzen: Mannitol, Hyperglykämie, Hyperlipidämie, Eiweißerhöhung, z. B. bei monoklonaler Gammopathie
erniedrigt → hypotone Hyponatriämie	< 100 mmol/l (maximal verdünnt)		meist normal	psychogene Polydipsie, Bierpotomanie, „Tea and Toast“
	> 100 mmol/l	< 30 mmol/l (erniedrigtes Plasmavolumen, kompensatorische Natriumretention)	erhöht	dekompensierte Herzinsuffizienz oder Leberzirrhose, nephrotisches Syndrom
			erniedrigt	Exsikkose
		> 30 mmol/l ohne Diuretikatherapie oder Niereninsuffizienz	erniedrigt	Erbrechen, renales oder zerebrales Salzverlustsyndrom, primäre Nebennierenrindeninsuffizienz
			normal	SIADH (Syndrom der inadäquaten ADH-Sekretion oder Schwartz-Bartter-Syndrom), sekundäre Nebennierenrindeninsuffizienz, Hypothyreose

Frage 1089

Wie sieht die Akuttherapie der Hyponatriämie aus?

Patienten mit akuter schwerer Hyponatriämie sind durch ein Hirnödem bedroht, Patienten mit chronischer Hyponatriämie vor allem durch eine zu rasche Korrektur mit der möglichen Folge einer zentralen pontinen Myelinolyse. Die Korrekturrate richtet sich nach klinischer Symptomatik, Geschwindigkeit der Entstehung und Ursache der Hyponatriämie. Eine zu rasche Korrektur muss vermieden werden, der Anstieg des Serumnatriums darf 10 mmol/l pro Tag nicht überschreiten. Bei lebensbedrohlichen Symptomen wie Vigilanzminderung, Krampfanfällen, kardiopulmonaler Instabilität sowie Erbrechen wird ein initial rascher Anstieg um 1–2 mmol/l/h bzw. 5 mmol/l angestrebt. Hierfür wird unabhängig von der Ursache hypertone NaCl-Lösung gegeben, bis eine Besserung der bedrohlichen Symptome oder ein Serumnatrium von 120 mmol/l erreicht ist.

Bei moderaten Symptomen wie Kopfschmerzen, Übelkeit und Gangstörungen oder akuter Hyponatriämie kann initial ein Bolus NaCl 3 % gegeben werden. Die weitere Therapie richtet sich nach der Ursache.

Bei chronischer Hyponatriämie mit milden Symptomen wird eine langsame Korrektur von maximal 6–8 mmol/l pro Tag durch alleinige Behandlung der Ursache angestrebt.

Faustregel: 2 ml/kgKG NaCl 3 %-Lösung heben das Serumnatrium akut um ca. 1 mmol/l.

Frage 1090

Wie behandeln Sie die verschiedenen Ursachen der Hyponatriämie?

Mögliche auslösende Medikamente wie Thiaziddiuretika (häufigste Ursache!), Antidepressiva etc. müssen abgesetzt werden. Bei Hyponatriämie infolge übermäßiger Flüssigkeitsaufnahme, Erkrankungen mit Hypervolämie und endogener Verdünnungshyponatriämie sowie bei SIADH wird die Trinkmenge auf 1 l pro Tag begrenzt. Bei dekompensierter Herzinsuffizienz oder Leberzirrhose muss die jeweilige Medikation optimiert werden, inklusive der Gabe von Schleifendiuretika. Bei SIADH müssen außerdem zugrunde liegende Erkrankungen behandelt werden. Wenn das SIADH auf diese Maßnahmen nicht anspricht, dann sollte die Gabe von Tolvaptan erwogen werden. Bei hypovolämer Hyponatriämie wird das Flüssigkeitsdefizit mittels Infusion von Vollelektrolytlösung bzw. Trinken von salzigen Flüssigkeiten ausgeglichen, bei gleichzeitiger Begrenzung des Trinkens von freiem Wasser.

Tolvaptan ist ein oraler V2-Vasopressin-Rezeptor-Antagonist, der für die Behandlung des SIADH zugelassen ist. Die Startdosis beträgt 7,5–15 mg/d. Zu Beginn der Behandlung müssen eine engmaschige Natriumkontrolle und klinische Überwachung des Volumenstatus erfolgen.

Frage 1091

Was ist das abdominelle Kompartmentsyndrom und wie wirkt es sich auf die Nierenfunktion aus?

Ein abdominelles Kompartmentsyndrom (ACS) liegt vor, wenn der intraabdominelle Druck (IAP, gemessen als Blasendruck) anhaltend über 20 mmHg liegt und sich ein neues Organversagen manifestiert. Typischerweise sind mehrere Organsysteme betroffen, ein akutes Nierenversagen liegt immer vor.

Die Pathogenese des Nierenversagens ist multifaktoriell: Der erhöhte intraabdominelle Druck führt zu einem reduzierten Perfusionsdruck (APP = MAP–IAP) (APP = „Abdominal Perfusion Pressure", abdomineller Perfusionsdruck) und der erhöhte zentrale Venendruck (ZVD) zu einer venösen Stauung. Im Rahmen des ACS ist der venöse Rückstrom zum Herzen und konsekutiv der „Cardiac Output" reduziert, was zu einer Abnahme der Nierendurchblutung führt.

11

Frage 1092

Welche Behandlungsansätze des abdominellen Kompartmentsyndroms kennen Sie?

Die Behandlung zielt auf Reduktion des abdominellen Volumens und Verbesserung der Bauchwandcompliance. Je nach Ursache kann z. B. durch Abführmaßnahmen und Magensonde, Aszitesdrainage, Negativbilanzierung durch diureti-

brennungen > 30 % VKOF sollte der intraabdominelle Druck überwacht werden.

Parkland-Formel:

4ml/kgKG/%VKOF = Bedarf für die ersten 24h

50 % davon werden in den ersten 8 h nach der Verbrennung gegeben.
Die Parkland-Formel überschätzt unter Umständen den Bedarf.
Andere Formeln sind z. B.

- *die modifizierte Brooke-Formel:*

  2ml/kgKG/%VKOF in 24h

- *oder die „Rule of Ten":*

  %VKOF × 10ml/h + 100ml/h
  je 10kgKG über 80kg

Frage 1100

Wie werden brandverletzte Patienten ernährt?

Nach spätestens 24 h sollte mit der enteralen Ernährung begonnen werden, eine supplementäre parenterale Ernährung sollte nach frühestens 7 Tagen erfolgen. Der Kalorienbedarf kann mit 25–30 kcal/kgKG/d geschätzt werden, die Verwendung der indirekten Kalorimetrie erlaubt eine genauere Ermittlung des Kalorienbedarfs. Eine spezielle Berechnungsformel für Brandverletzte ist die Toronto-Formel, in die die Variablen % VKOF, REE (Ruheenergieverbrauch) und Tage nach Verbrennung eingehen. Der Proteinbedarf ist auf 1,5–2 g/kgKG/d erhöht.

Frage 1101

Bei einem Ihrer Patienten, der sich nur langsam von einem schweren septischen Schock erholt, fallen nach gut einer Woche ansteigende Cholestaseparameter auf. An welche Ursachen müssen Sie denken?

Das relativ späte Auftreten einer progredienten Cholestase ist verdächtig auf eine sekundär-sklerosierende Cholangitis des Intensivpatienten (SSC-CIP). Andere mögliche Ursachen sind sepsisinduzierte Cholestase, TPN-induzierte Cholestase, medikamenteninduzierte cholestatische Hepatitis, ischämische sklerosierende Cholangitis nach Lebertransplantation sowie Choledocholithiasis,

Laborveränderungen bei SSC-CIP: Gamma-GT-Anstieg meist ab Tag 7–9 nach dem auslösenden Ereignis, gefolgt von AP- (alkalische Phosphatase) und Bilirubinanstieg. Starke Erhöhung der Gamma-GT (20–50 × oberer Normwert), AP und Bilirubin (15-fach erhöht), bei nur gering erhöhten Transaminasen (2- bis 3-fach erhöht).

Frage 1102

Wie ist die Pathogenese der sekundär-sklerosierenden Cholangitis des Intensivpatienten (SSC-CIP)?

Die Pathogenese ist nicht vollständig geklärt. Vermutet wird, dass eine primär ischämische Läsion der intrahepatischen Gallengänge in Kombination mit Veränderungen der chemischen Zusammensetzung der Galle zu Nekrosen der Cholangiozyten führt. Dadurch kommt es zur Bildung von Sludge und Konkrementen mit konsekutivem Gallenaufstau und bakteriellen Infektionen. Die Folgen sind Strikturen, Zerstörung der intrahepatischen Gallenwege und schließlich eine sekundär biliäre Leberzirrhose.

Die Prädilektion der intrahepatischen Gallenwege ist durch die Versorgung allein durch die A. hepatica begründet. Der Ductus hepaticocholedochus wird durch die A. hepatica und die A. gastroduodenalis versorgt und ist fast nie betroffen. Eine bakterielle Superinfektion ist im Verlauf fast immer nachweisbar, die häufigsten Erreger sind Enterokokken und Candida albicans.

Frage 1103

Wie wird die SSC-CIP diagnostiziert?

Leitsymptom ist die im Rahmen schwerer Erkrankung mit Schock verzögert auftretende, progrediente Cholestase bei vorher lebergesunden Patienten. Eine Abdomensonografie sollte immer durchgeführt werden, um eine extrahepatische Cholestase auszuschließen, die Sensitivität für eine SSC-CIP ist aber gering. Der Goldstandard der Diagnose ist die ERCP (endoskopisch-retrograde Cholangiopankreatikografie), alternativ kann eine MRCP (Magnetresonanz-Cholangiopankreatikografie) erfolgen. Beide zeigen diffuse, perlschnurartige Strikturen der intrahepatischen Gallenwege, Kontrastmittelaussparungen (Casts)

sowie in späteren Stadien eine Rarefizierung der peripheren Gallengänge. Im Rahmen der ERCP sollte Galle für die mikrobiologische Untersuchung entnommen werden.

Frage 1104

Wie kann eine SSP-CIP behandelt werden?

Es gibt keine ursächliche Therapie. Wiederholte ERCP mit Papillotomie und Entfernung von Sludge und Casts sowie evtl. Stentimplantation bei proximalen Stenosen können den Galleabfluss verbessern und sollten vor allem bei Infektzeichen erfolgen. Das Fortschreiten der Erkrankung kann damit jedoch nicht verhindert werden. Infektiöse Episoden sollten möglichst gezielt antiinfektiv behandelt werden, empfohlen wird eine 2-wöchige Behandlungsdauer. Ursodesoxycholsäure kann gegeben werden, um den Gallefluss zu verbessern, der Nutzen ist gering. Geeignete Patienten sollten frühzeitig an ein Transplantationszentrum überwiesen werden.

Die Prognose der SSC-CIP ist schlecht: Bis zu 50 % der Patienten versterben auf der Intensivstation, meist infolge akuten Leberversagens. Überlebende Patienten entwickeln über einen Zeitraum von Wochen bis Monaten eine Leberzirrhose. Die transplantationsfreie Überlebensrate beträgt 55 % nach 1 Jahr und nur 14 % nach 6 Jahren.

12 Polytrauma

Rolf Dembinski

III

Frage 1105

Welche laborchemischen Marker weisen auf eine Sauerstoffschuld und welche auf eine Entzündungsreaktion hin?

Blutgasanalyse (pH, BE [Base Excess], Bikarbonat), arterielle und zentralvenöse SO_2, gemischtvenöser pO_2 sowie Laktat sind Hinweise auf die Sauerstoffschuld.

Leukozyten, CRP (C-reaktives Protein) und Procalcitonin sowie IL-6 (Interleukin 6) sind Parameter einer Entzündungsreaktion bzw. Sepsis.

Frage 1106

Verbessert eine großzügige Bikarbonatsubstitution das Outcome?

Nein! Die Pufferung mit Bikarbonat führt beim hämorrhagischen Schock über eine CO_2-Erhöhung zur intrazellulären Azidose und Verschiebung der Sauerstoffbindungskurve nach links und damit zu einer Verschlechterung der Sauerstoffabgabe an das Gewebe. Bei einer hypoxischen metabolischen Azidose sollte unter forcierter Volumentherapie und dem Versuch, das Sauerstoffangebot zu erhöhen, zurückhaltend gepuffert werden. Die Koagulopathie infolge Azidose kann durch Bikarbonat nicht behandelt werden, sondern klingt unter Therapie erst nach 16–20 h ab (!).

Frage 1107

Wie behandeln Sie den Reperfusionsschaden?

Die möglichst frühzeitige kardiozirkulatorische Therapie mit Volumen und vasoaktiven Pharmaka ist die einzige Möglichkeit der Begrenzung des Reperfusionsschadens durch aktivierte Sauerstoffspezies.

Antioxidanzien haben keinen gesicherten Einfluss (Acetylcystein, Vitamin C und E, Selen).

Frage 1108

Welche Volumenersatzmittel sind zu bevorzugen?

Zur Volumentherapie bei Traumapatienten sollen balancierte, isotone kristalline Vollelektrolytlösungen eingesetzt werden, die idealerweise vorgewärmt sind. Balancierte Infusionslösungen mit Azetat oder Malat statt Laktat können erwogen werden.

Frage 1109

Wie sieht das Management mit Blutprodukten aus?

Grundsätzlich müssen die Bedingungen für eine optimale Blutgerinnung geschaffen werden. Dazu gehören insbesondere die Normothermie und ein ausgeglichener pH.

Bei polytraumatisierte Patienten mit manifestem oder drohendem hämorrhagischem Schock sollte neben der Transfusion von Erythrozytenkonzentraten, Frischplasmen und Thrombozytenkonzentraten zügig die Gabe von 1 g Tranexamsäure (TxA) als Bolus über 10 min erfolgen.

Frage 1110

Welche Besonderheiten des Schädel-Hirn-Traumas sind zu beachten?

Der Hirndruck (ICP) und der zerebrale Perfusionsdruck (CPP) sind die entscheidenden Parameter, sie sollten nicht über 25 mmHg bzw. unter 70 mmHg sein, eine intrakranielle Drucksonde ist erforderlich. Es sollten keine hypotonen Lösungen verwendet werden, der pCO_2 sollte bei 35 mmHg liegen, der Oberkörper ist 30° hochzulagern. Hypertone Lösungen (Mannit 20 %), Trispuffer und NaCl 10 %, Relaxation und Barbiturate können zur Senkung des Hirndrucks beitragen.

Ultima Ratio ist nach Liquordrainage durch entsprechende Sonden die operative dekompressive Kraniektomie. Die Therapiekontrolle erfolgt neben dem Druckmonitoring durch rezidivierende CCT.

Frage 1111

Ist die Bauchlagerung beim Schädel-Hirn-Trauma (SHT) kontraindiziert?

Bei erhöhtem Hirndruck kann die Bauchlagerung zu einem weiteren krisenhaften Anstieg führen. Wenn allerdings eine verminderte Decaboxylierung zum erhöhten Hirndruck beiträgt, kann die Bauchlagerung mit dem Ziel einer besseren Dekarboxylierung unter strenger Risiko-Nutzen-Abwägung und kontinuierlicher Hirndruckkontrolle erwogen werden.

Frage 1112

Was müssen Sie beim Thoraxtrauma beachten?

Neben einer frühzeitigen Beatmung sind die Einlage von Thoraxdrainagen und die engmaschige Überwachung mit Blutgasanalysen, Röntgen und ggf. Thorax-CT von entscheidender Bedeutung. Oxygenierung und Ventilation werden durch PEEP-Beatmung („Positive endexpiratory Pressure"), erhöhte FiO_2 sowie intensive Physiotherapie mit Lagerungsdrainage (kinetische Therapie) gesichert.

Bei besonderen Fragestellungen ist eine Bronchoskopie oder Thorakoskopie/-tomie indiziert. Die Lungenkontusion ist häufig verlaufsbestimmend.

Frage 1113

Ist die ECMO-Therapie (extrakorporale Membranoxygenierung) bei beim Schädel-Hirn-Trauma kontraindiziert?

Nein! Bezüglich des erhöhten Blutungsrisikos ist zu beachten, dass beschichtete ECMO-Systeme zur Verfügung stehen, die zumindest vorrübergehend eine Therapie ohne systemische Heparinisierung erlauben.

Frage 1114

Welche Besonderheiten bietet das Abdominaltrauma?

Abdominaltraumen können mit erheblichen Blutverlusten verbunden sein und führen unbehandelt schnell zum Tod. Deshalb müssen sie schnellstmöglich operativ versorgt werden.

Bei gleichzeitigem Vorliegen anderer Verletzungen (z. B. SHT, Gefäße, Extremitäten, Becken) kommt es leicht zum Prioritätenproblem. Die operative Versorgung intraabdominaler Verletzungen sollte unmittelbar vor oder überlappend mit einer neurochirurgischen Versorgung oder sonstigen operativen Intervention zur Stabilisierung des Patienten durchgeführt werden.

Frage 1115

Ist eine Beckenfraktur als schwerwiegend einzustufen?

Ja! Mehrere Liter Blut können in das Becken fließen, da die Blutungen chirurgisch kaum zu stillen sind und sich wegen ihrer venösen Genese der interventionellen Radiologie entziehen. Eine Beckenzwinge oder ein Fixateur externe sind neben einer Beckentamponade die einzige Möglichkeit der Blutstillung.

Frage 1116

Wie kann eine Lagerungstherapie bei Patienten mit komplexer Fixateurversorgung trotzdem durchgeführt werden?

In diesen Situationen kann eine konventionelle Bauchlagerung unmöglich sein. In diesen Fällen können Rotationsbetten eingesetzt werden. Hinsichtlich der Effekte beim ARDS („Acute respiratory Distress Syndrome") sind diese zwar nicht genauso effektiv, bieten aber die einzig mögliche Alternative.

Frage 1117

Was sind bei der Versorgung polytraumatisierter Patienten weitere große Gefahren?

Dass Verletzungen übersehen werden!

Eine nicht erkannte HWS-Fraktur kann zur Tetraplegie führen, eine unmittelbare operative Stabilisie-

rung ist erforderlich. Eine unbehandelte Kiefer-/Mittelgesichtsfraktur kann anhaltende Schmerzen und Essstörungen zur Folge haben, der Kiefer muss kieferchirurgisch versorgt werden. Bei Beckenfrakturen kann bei forcierten Katheterisierungsversuchen eine urethrale Verletzung entstehen. Bei insuffizienter Kreislauftherapie und Oxygenierung kann ein hypoxischer Hirnschaden die Folge sein. Durch große Blutverluste und Freisetzung von Gewebethromboplastin („Tissue Factor") entstehen schwere Gerinnungsstörungen (Hypofibrinogenämie durch Hyperfibrinolyse, Dilutionskoagulopathie, DIC [disseminierte intravasale Gerinnung]), die früh und konsequent behandelt werden müssen. Als hilfreich hat sich dafür eine Point-of-Care-Diagnostik mittels Rotations-Thrombelastogramm (ROTEM) erwiesen. Hyperfibrinolyse kann nur mit diesem Verfahren nachgewiesen werden.

Durch „Untertransfusion", also durch Hb-Werte < 7 g/dl, kommt es zu progredienten Blutungen, weil die Erythrozyten einerseits durch einen rheologischen Effekt die Thrombozyten intravasal marginalisieren und somit eine Interaktion mit dem Endothel ermöglichen, andererseits durch ADP-Ausschüttung zur Aktivierung der Thrombozyten beitragen. Die Blutungszeit nimmt mit abnehmendem Hämatokrit zu (Faktor 6 bei Hb < 6 g/dl).

Frage 1118

? Wie bewerten Sie das Thromboserisiko von Traumapatienten?

! **Traumapatienten haben ein überdurchschnittlich hohes Risiko für die Entwicklung von Thrombosen. Daher muss frühzeitig eine Thromboseprophyaxe durchgeführt werden. Die Effektivität niedermolekularer Antikoagulanzien ist deutlich höher als die von unfraktioniertem Heparin.**

Frage 1119

? Benötigen Traumapatienten eine Antibiotikaprophylaxe?

! **Neben der intraoperativen Standardprophylaxe grundsätzlich nicht. Liegen allerdings offene Frakturen vor ist eine solche Therapie indiziert. Da sich offene Wunden mitunter mit ungewöhnlichen und resistenten Keimen aus der Unfallumgebung infizieren, müssen entsprechende Wundabstriche zur Anpassung einer initial kalkulierten Therapie gewonnen werden.**

13 Intoxikationen

Britta Uhde

Frage 1120

Was sind Toxidrome?

Als Toxidrome bezeichnet man vergiftungsbedingte klinische Syndrome. Anhand der Vitalparameter und anderer klinischer Zeichen wie Bewusstseinslage, Pupillomotorik, Hautbefund und Temperatur lassen sich Rückschlüsse auf die ursächliche Substanzgruppe ziehen.

Frage 1121

Können Sie Beispiele für Toxidrome nennen?

Beispiele für Toxidrome sind das adrenerge, das cholinerge, das anticholinerge, das Opioidtoxidrom und das Serotoninsyndrom (▶ Tab. 13.1).

Frage 1122

Welche Organmanifestationen können Vergiftungen haben?

Intoxikationen können fast alle Organsysteme betreffen. Klinisch am relevantesten sind Auswirkungen auf Atmung, Kreislauf, Zentralnervensystem (ZNS), Niere und Leber.

Frage 1123

Welche Auswirkungen können Vergiftungen auf das kardiovaskuläre System haben?

Vergiftungen betreffen häufig und auf sehr unterschiedliche Weise das kardiovaskuläre System.

Tab. 13.1 Toxidrome.

Typ	Kreislauf	Atmung	Temperatur	Pupillen	Nervensystem	Haut	GI-Trakt
adrenerg	Hypertonie Tachykardie	Tachypnoe	erhöht	weit	hyperalert, agitiert Krampfanfälle	warm-feucht	variabel
cholinerg	Bradykardie	Bronchospastik Bronchorrhoe	normal	eng	Somnolenz/Koma Muskelfaszikulationen	feucht Lakrimation	Hypersalivation Peristaltik erhöht
anticholinerg	Tachykardie	variabel	erhöht	weit	Somnolenz Verwirrtheit/Delir	warm-trocken	Peristaltik reduziert
Opioid	Hypotonie Bradykardie	Bradypnoe	erniedrigt	eng	Somnolenz/Koma Hyporeflexie	trocken	Peristaltik reduziert
sedativ-hypnotisch	Hypotonie Bradykardie	Bradypnoe	erniedrigt	normal	Somnolenz/Koma Hyporeflexie	normal	normal
serotoninerg	Tachykardie	normal	erhöht	normal	Vigilanz variabel Hyperreflexie Rigidität Myoklonien	feucht	normal

13

Tab. 13.2 Kardiovaskuläre Symptome von Vergiftungen.

Symptom	Beispiele
Hypotonie	Betablocker, Kalziumkanalblocker, trizyklische Antidepressiva, Opioide Hypovolämie durch Schwitzen, Erbrechen
Hypertonie	Kokain, (Met-)Amphetamine, Anticholinergika, Nikotin, LSD (Lysergsäurediethylamid)
Bradykardie	Betablocker, Kalziumkanalblocker, Digitalis, Organophosphate
Tachykardie	Kokain, (Met-)Amphetamine, Anticholinergika, Kohlenmonoxid, Zyanid
ventrikuläre Arrhythmien	monomorphe ventrikuläre Tachykardie: Kokain, (Met-)Amphetamine, trizyklische Antidepressiva, Digitalis, Lokalanästhetika Torsades des Pointes: Haloperidol, Chloroquin, Arsen, Sotalol bidirektionale ventrikuläre Tachykardie: pathognomonisch für Digitalis (sehr selten)

Blutdruck und Herzfrequenz können erhöht oder erniedrigt sein. Die Vitalparameter müssen daher immer erhoben und überwacht werden, die Befunde helfen bei der diagnostischen Einordnung in Toxidrome. Es können vielfältige, teilweise charakteristische Herzrhythmusstörungen auftreten. EKG-Monitoring und die Ableitung eines 12-Kanal-EKGs sind daher obligat.

Die kardiovaskulären Symptome von Vergiftungen fasst ▸ Tab. 13.2 zusammen.

Frage 1124

Nennen Sie die Behandlungsprinzipien der Vergiftungsbehandlung!

Die 4 Behandlungsprinzipien sind:

- **primäre Giftelimination**
- **sekundäre Giftelimination**
- **Antidottherapie**
- **symptomatische Behandlung**

Die meisten Vergiftungen werden symptomatisch und, wenn möglich, mittels primärer Giftelimination erfolgreich behandelt. Sekundäre Giftelimination und Antidotbehandlung sind nur für einen kleinen Teil der Gifte möglich und nur im Fall schwerer Vergiftungen notwendig.

Frage 1125

Was versteht man unter primärer Giftelimination und welche Möglichkeiten gibt es hierfür?

Primäre Giftelimination ist die Entfernung des Giftes vor Aufnahme in den Organismus, vorwiegend aus dem Gastrointestinaltrakt, aber auch von der Haut und aus den Augen.

Zur primären Giftelimination aus dem Gastrointestinaltrakt kommt in erster Linie Aktivkohle zum Einsatz. Die Magenspülung wird aufgrund des hohen Risikos nur noch in Ausnahmefällen unter strenger Risikoabwägung durchgeführt. Bei Substanzen, die zur Verklumpung und Bildung eines sogenannten Pharmakobezoars neigen, ist eine Gastroskopie zur mechanischen Entfernung und kontrollierten Spülung des Magens sinnvoll. In Einzelfällen kann eine antegrade Darmspülung von Nutzen sein. Induktion von Erbrechen ist obsolet.

Zur Elimination von Giften von der Haut werden Kleidungsstücke entfernt und die Haut mit Wasser und Seife oder ggf. macrogolhaltigen Lösungen gewaschen. Zur Giftelimination aus den Augen wird das Auge mit z. B. Ringerlösung oder isotoner Kochsalzlösung gespült.

Eine primäre Giftelimination aus dem Magen-Darm-Trakt ist meist nur innerhalb 1 h nach Ingestion möglich und nur bei gefährlichen Substanzen in relevanter Dosierung indiziert. Insbesondere invasive Maßnahmen sollten nur nach Risikoabwägung und in Rücksprache mit einem Giftinformationszentrum durchgeführt werden.

Frage 1126

Nennen Sie Indikationen und Risiken der Behandlung mit Aktivkohle!

Aktivkohle kann fast alle Gifte unspezifisch adsorbieren. Wichtige Ausnahmen sind Zyanid, Alkohole, Ethylenglykol, Laugen, Schwermetalle und Lithium.

Die Kohlegabe ist indiziert innerhalb 1 h nach oraler Einnahme einer potenziell gefährlichen Dosis eines Giftes. Sie wird als wässrige Suspension in der Dosis 1 g/kgKG oral gegeben, üblicherweise als Einzeldosis.

Aktivkohle löst bei Aspiration schwere Pneumonien aus, daher darf die orale Gabe nur bei wachen Patienten mit intakten Schutzreflexen erfolgen. Alternativ kann sie über eine sicher liegende Magensonde bei intubierten Patienten gegeben werden. Außerdem kann es zur Obstipation kommen, deshalb ist die zusätzliche Gabe eines Abführmittels sinnvoll.

Frage 1127

Was versteht man unter sekundärer Giftelimination und welche Möglichkeiten gibt es hierfür?

Sekundäre Giftelimination ist die Entfernung des Giftes nach Aufnahme in den Organismus. Sie ist nur selten notwendig und nur für wenige Gifte möglich. Zum Einsatz kommt in erster Linie die Hämodialyse. Auch hyperbare Sauerstofftherapie ist eine Form der sekundären Giftelimination bei der Kohlenmonoxidvergiftung.

Dialysable Gifte zeichnen sich durch geringes Molekulargewicht, Wasserlöslichkeit und geringe Eiweißbindung aus. Die wichtigsten Beispiele sind Lithium, Metformin, Methanol, Ethylenglykol und Salizylate. Die Kohlehämoperfusion wird aufgrund von Nebenwirkungsprofil, Kosten und Alternativen kaum noch eingesetzt. Forcierte Diurese ist nicht effizient und wird zur Giftelimination nicht mehr empfohlen.

Frage 1128

Wie ist der Stellenwert der Antidottherapie in der Vergiftungsbehandlung?

Ein Antidot ist eine Substanz, die ein Gift inaktivieren oder dessen Wirkung mildern oder aufheben kann. Die Antidotbehandlung ist indiziert, wenn eine Vergiftung mit einer antagonisierbaren Substanz in lebensbedrohlicher Dosis vorliegt, bei der eine relevante Aufnahme nachgewiesen wurde oder erwartet wird. Sie ersetzt nicht die Maßnahmen zur primären und sekundären Giftelimination und die supportive Therapie. Nur für 2 % der Gifte existieren spezifische Antidote.

Beispiele wichtiger Antidote sind:

- *Acetylzystein (ACC) für Paracetamol*
- *Atropin und Obidoxim für Organophosphate*
- *Kalziumglukonat für Flusssäure*
- *digoxinspezifische Antikörperfragmente für Digitalis*
- *Äthanol oder Fomepizol für Methanol und Ethylenglykol*
- *Hydroxocobalamin, Natriumthiosulfat und 4-DMAP (4-Dimethylaminophenol) für Zyanid (Blausäure)*
- *Naloxon für Opioide*
- *Physostigmin für Anticholinergika*

Frage 1129

Kennen Sie den Begriff der Giftung, und können Sie ein Beispiel und dessen therapeutische Konsequenz nennen?

Giftung beschreibt die Entstehung einer giftigen Substanz durch körpereigene Metabolisierung eines ungiftigen oder weniger giftigen Ausgangsstoffs.

Ein wichtiges Beispiel ist Methanol. Methanol wird in der Leber analog zum Ethanol durch das Enzym Alkoholdehydrogenase zu Formaldehyd und dieses weiter durch die Formaldehyddehydrogenase zu Ameisensäure metabolisiert. Während Methanol im Wesentlichen einen Rausch verursacht, ist die mit mehrstündiger Latenz auftretende Zellschädigung auf die Ameisensäure zurückzuführen.

Das Antidot Fomepizol wirkt durch kompetitive Hemmung der Alkoholdehydrogenase. Dadurch entsteht eine geringere Menge der toxische Ameisensäure, und mehr Methanol wird unverändert ausgeschieden. Denselben Effekt hat die Verabreichung von Alkohol, der bei Nichtverfügbarkeit von Fomepizol als Alternative eingesetzt werden kann.

Ein anderes Beispiel ist Paracetamol, das durch die Zytochromoxidase P450 in Leber und Nieren zum hochtoxischen NAPQI (N-Acetyl-p-Benzochinonimin) metabolisiert wird. Eine Induktion der Zytochrom-

oxidase z. B. durch regelmäßigen Alkoholkonsum erhöht die Toxizität von Paracetamol; eine Hemmung oder auch die Unreife dieses Enzymsystems bei kleineren Kindern reduziert sie.

Frage 1130

Eine schlanke junge Frau hat in suizidaler Absicht 20 Tabletten Paracetamol 500 mg genommen. Die Einnahme liegt etwa 5 h zurück. Welche Komplikationen sind zu erwarten und wie gehen Sie vor?

Bei akuter Intoxikation muss ab einer Dosis von 100 mg/kgKG mit einer gefährlichen Vergiftung gerechnet werden. Die Dosis von 10 g ist daher als potenziell gefährlich einzuordnen.

Paracetamol verursacht zunächst meist nur milde gastrointestinale Symptome, bevor es nach einer Latenz von 1–2 Tagen zur Leber- und Nierenschädigung kommt. Schwere Verläufe bis zum fulminanten Leberversagen mit Enzephalopathie und Koagulopathie sind möglich. Nierenversagen und metabolische Azidose sind ebenfalls häufig.

Da die Paracetamoleinnahme bei dieser Patientin mehr als 1 h zurückliegt, ist Aktivkohle nicht mehr indiziert. Es sollte eine Antidottherapie mit hochdosiertem Azetylcystein eingeleitet werden. Außerdem sollte eine quantitative Paracetamolbestimmung erfolgen. Anhand des Spiegels kann durch Verwendung des Rumack-Mathew-Nomogramms das Risiko einer Leberschädigung abgeschätzt werden. Liegt der Spiegel unter der sogenannten „Treatment Line“, dann kann eine Leberschädigung ausgeschlossen und die Antidotbehandlung beendet werden.

Zudem müssen Transaminasen, Gerinnungs- und Retentionsparameter engmaschig kontrolliert werden. Im Falle eines sich entwickelnden Leberversagens sollte frühzeitig Kontakt zu einem Lebertransplantationszentrum aufgenommen werden.

ACC-Infusionsprotokoll: Startdosis 150 mg/kgKG über 15 min, danach 50 mg/kgKG über 4 h, danach 100 mg/kgKG über 16 h. Die Behandlung sollte innerhalb von 8 h begonnen werden, ist aber bis zu 72 h nach Paracetamoleinnahme noch sinnvoll.

Frage 1131

Sie übernehmen einen jungen Patienten auf die Intensivstation, der bei der Einreise am Flughafen einen generalisierten Krampfanfall erlitten hat. Der Patient ist ansprechbar und ängstlich-agitiert bei isokor weiten Pupillen. Der Blutdruck ist 280/140 mmHg, es besteht eine Sinustachykardie um 120/min.

Was vermuten Sie und wie gehen Sie diagnostisch vor?

Die Symptome passen zu einem adrenergen Toxidrom, es muss eine Vergiftung mit einer sympathomimetisch wirkenden Substanz wie Kokain, Crack oder Amphetaminderivate vermutet werden. Aufgrund der Reiseanamnese muss an eine orale Ingestion im Sinne von Bodypacking gedacht werden.

Trotz fehlendem fokalneurologischem Defizit müssen eine intrakranielle Blutung oder Traumafolgen mittels CT ausgeschlossen werden. Es muss ein 12-Kanal-EKG geschrieben werden, um Ischämiezeichen zu detektieren. Ein Drogenscreening im Urin oder Speichel sollte durchgeführt werden, außerdem eine Labordiagnostik inklusive Herzenzymen. Bei vermutetem Bodypacking ist außerdem eine Röntgenuntersuchung des Abdomens indiziert.

Mittels Screeningtests im Urin oder Speichel lässt sich Kokain gut nachweisen. Amphetaminderivate sind chemisch so heterogen, dass sie diesen Tests häufig entgehen.

Frage 1132

Der o. g. Patient hat auf Nachfragen bestätigt, eine größere Zahl Drogenpäckchen geschluckt zu haben. Wie behandeln Sie diesen Patienten?

Im Vordergrund steht zunächst die symptomatische Therapie. Der Blutdruck muss gesenkt werden, wobei in erster Linie Vasodilatatoren wie Urapidil, Kalziumantagonisten und Nitro zum Einsatz kommen. Die Agitation sollte mit Benzodiazepinen behandelt werden.

Aufgrund der bereits eingetretenen schweren Vergiftung ist ein Defekt eines der Päckchen zu vermuten. Da ein einzelnes Päckchen meist ein Mehrfaches der letalen Dosis enthält, ist eine La-

parotomie zur raschen Entfernung der Päckchen indiziert, um eine weitere Resorption zu vermeiden.

Bei asymptomatischen Bodypackern kann die primäre Giftelimination mittels antegrader Darmspülung erfolgen.

Frage 1133

Wie gehen Sie bei einem akuten Koronarsyndrom im Rahmen der Kokainvergiftung vor?

Myokardischämien in dieser Situation sind meist durch Vasospasmus in Kombination mit einem durch Tachykardie und Nachlasterhöhung stark erhöhten myokardialen Sauerstoffbedarf bedingt. Eine Plaqueruptur und thrombotischer Koronarverschluss sind möglich, aber eher selten.

Die Behandlung ist konservativ. Es werden Acetylsalizylsäure (ASS) und Nitroglyzerin gegeben und der Blutdruck mittels Vasodilatanzien gesenkt. Die Sinustachykardie wird mit Kalziumantagonisten vom Verapamiltyp behandelt. Betablocker sind kontraindiziert, da sie zur überschießenden Blutdrucksteigerung durch ungehinderte Alpharezeptorenstimulation führen können. Eine Koronarangiografie ist nur bei trotz medikamentöser Therapie anhaltendem Thoraxschmerz und anhaltenden ischämischen EKG-Veränderungen indiziert.

Die Aortendissektion ist eine wichtige Differenzialdiagnose und muss bei entsprechender Klinik mittels CT-Angiografie ausgeschlossen werden.

Frage 1134

Beschreiben Sie Pathophysiologie und Klinik der Zyanidvergiftung!

Zyanid wird meistens inhalativ als Zyanwasserstoff aufgenommen, meist im Zusammenhang mit Bränden. Die orale Aufnahme als Salz ist hingegen selten, eine transkutane Aufnahme ist möglich. Zyanid bindet an das dreiwertige Eisen der Zytochromoxidase. Dadurch wird der Sauerstofftransport in der Atmungskette und damit der aerobe Metabolismus blockiert. Außerdem werden biogene Amine gebildet, welche zu pulmonaler und koronarer Vasokonstriktion führen, und es kommt zur NMDA-Freisetzung (NMDA = N-Methyl-D-Aspartat) im ZNS. Zyanid ist hochgiftig. Nach Inhalation ist der rasche Wirkeintritt mit Bewusstlosigkeit, Krampfanfällen, Schock sowie ausgeprägter Laktatazidose charakteristisch. Im Fall von Bränden liegt meist eine Co-Exposition mit Kohlenmonoxid und anderen Gasen vor.

Zyanid entsteht bei der Verbrennung von Kunststoffen, Wolle und anderen synthetischen und natürlichen Stoffen. Es wird in der Chemieindustrie sowie beim Galvanisieren verwendet. In geringer Menge ist es auch im Tabakrauch enthalten, außerdem in verschiedenen Fruchtkernen.

Zyanid ist ein natürlicher Metabolit. In kleinen Mengen wird es in der Leber durch das Enzym Rhodanase zum ungiftigen Thiocyanat metabolisiert, welches renal eliminiert wird. Die Abgrenzung einer Zyanid- von einer Kohlenmonoxidintoxikation ist schwierig. Hinweise auf Zyanid sind Krampfanfälle, Mydriasis sowie fehlende Verbesserung unter Sauerstoffgabe.

Frage 1135

Wie sieht die Behandlung der Zyanidvergiftung aus?

Zunächst müssen die Exposition beendet werden und ggf. eine Dekontamination erfolgen. Auch medizinisches Personal muss sich bei der Behandlung dieser Patienten vor inhalativer oder dermaler Zyanidaufnahme schützen. Zyanwasserstoff kann z. B. bei Erbrechen des Patienten frei werden, auch eine Mund-zu-Mund-Beatmung sollte unterbleiben.

Am wichtigsten ist eine aggressive supportive Therapie:

- **Beatmung mit 100 % Sauerstoff, um die Oxygenierung bestmöglich zu erhalten,**
- **Behandlung von Krampfanfällen sowie**
- **Kreislaufstabilisierung bzw. Reanimationsmaßnahmen nach Standard.**

Zur primären Giftelimination wird für den Fall der oralen Ingestion die Kohlegabe empfohlen, sofern der Atemweg gesichert ist. Die Indikation zur Antidotbehandlung besteht, wenn bei anamnestisch vermuteter Exposition schwere klinische Symptome wie Bewusstseinsstörung,

Krampfanfälle, Hypotonie sowie eine ausgeprägte Laktatazidose beobachtet werden. Es gibt verschiedene Antidote mit unterschiedlichem Wirkmechanismus und Nebenwirkungsprofil. Am gebräuchlichsten sind Hydroxocobalamin, 4-Dimethylaminophenol (4-DMAP) und Natriumthiosulfat.

Frage 1136

Wie wirken die gebräuchlichen Zyanidantidote?

Hydroxocobalamin ist eine Vitamin-B_{12}-Vorstufe und cheliert Zyanid zu einem ungiftigen Komplex, der renal eliminiert wird. Dadurch kommt es zu einer Entlastung der Atmungskette. Es ist nebenwirkungsarm und kann auch bei zusätzlicher CO-Exposition bzw. Kohlenmonoxid-Exposition gegeben werden. 4-DMAP ist ein Methämoglobinbildner. Das dreiwertige Eisen des Methämoglobins bindet Zyanid, es entsteht Zyanhämoglobin. Dieses kann keinen Sauerstoff mehr transportieren, eine gewisse Hypoxämie muss in Kauf genommen werden. Ziel ist ein Met-Hb-Anteil von 30 %. Der Einsatz von 4-DMAP ist kontraindiziert bei Hypoxie bzw. Co-Exposition mit CO, d. h. bei allen Rauchgasvergiftungen. Natriumthiosulfat fungiert als Schwefeldonor, wodurch die Metabolisierung von Zyanid durch das körpereigene Enzym Rhodanase gesteigert wird. Natriumthiosulfat wird üblicherweise in Kombination mit 4-DMAP oder Hydroxocobalamin gegeben. Aufgrund der geringeren Wirksamkeit ist es als Monotherapie nur bei leichten Verläufen geeignet.

Frage 1137

Ihnen wird eine 60-jährige Patientin zur Übernahme auf die Intensivstation vorgestellt. Sie hat sich einen Smoothie aus Fingerhut zubereitet und davon getrunken. Sie ist leicht verwirrt, klagt über Übelkeit und Schwindel. Das EKG zeigt einen AV-Block III. Grades mit einer Frequenz von 30/min, der Blutdruck beträgt 130/60 mmHg. Die Serumkaliumkonzentration ist 7,0 mmol/l. Wie gehen Sie weiter vor?

Anamnese, Klinik, EKG und die Hyperkaliämie sprechen für eine lebensbedrohliche Digitalisintoxikation. Es muss jederzeit mit ventrikulären Rhythmusstörungen und einem Kreislaufstillstand gerechnet werden. Daher besteht die Indikation zur Antidotbehandlung, die schnellstmöglich begonnen werden sollte. Bei unklarer, aber vermutlich hoher Toxindosis muss empirisch eine hohe Antidotdosis gegeben werden. Durch die Antidotbehandlung sind eine rasche Stabilisierung des Herzrhythmus und eine Besserung der Hyperkaliämie zu erwarten. Zur überbrückenden Behandlung der Bradykardie sollte Atropin gegeben werden, ggf. muss ein passageres Pacing erfolgen. Kaliumsenkende Maßnahmen sollten nur vorsichtig angewandt werden, da bei übermäßiger Senkung das Risiko ventrikulärer Rhythmusstörungen zunimmt.

Eine primäre Giftelimination durch repetitive Aktivohlegabe kann in diesem Fall noch hilfreich sein, da einige der Digitalisglykoside eine enterohepatische Zirkulation durchlaufen. Aufgrund der langen Halbwertzeit der natürlichen Digitalisglykoside und möglicher Reboundsymptome ist auch nach Stabilisierung eine prolongierte Intensivüberwachung erforderlich.

Digitalisantidot besteht aus fab-Fragmenten digoxinspezifischer Schafsantikörper. Der Digitalisglykosid-fab-Komplex ist unwirksam und wird renal eliminiert. Die Antidotwirkung tritt innerhalb von ca. 45 min ein.

Wichtigste unerwünschte Wirkung sind allergische Reaktionen auf das Fremdeiweiß.

80 mg Digitalis-fab (2 Ampullen) bindet 1 mg Digoxin. Bei unbekannter Toxindosis wird die empirische Gabe von 10 Ampullen empfohlen. Bei unzureichender oder Reboundwirkung sind zusätzliche Gaben erforderlich.

Unter Therapie steigt die gemessene Serumkonzentration der Digitalisglykoside durch Erfassung des Komplexes stark an, sodass sie zum Monitoring der Behandlung nicht hilfreich ist.

Frage 1138

Beschreiben Sie Wirkmechanismus und Klinik der Vergiftung mit Organophosphaten!

Organophosphate wirken durch Hemmung der Azetylcholinesterase. Durch fehlenden Abbau des Neurotransmitters Azetylcholin kommt es zu einer Dauererregung der postsynaptischen Membran. Betroffen sind Synapsen des autonomen Nervensystems und die neuromuskuläre End-

platte. Die Bindung an das Enzym ist zunächst reversibel, durch chemische Veränderung des Enzyms (Alterung) wird sie irreversibel. Die klassische klinische Präsentation ist das cholinerge Toxidrom mit Bradykardie, Miosis, Bewusstseinsstörung, Hypersalivation, Bronchorrhöe, Bronchospastik, Schwitzen und gesteigerter Darmperistaltik. Zu Beginn können auch sympathomimetische Wirkungen wie Tachykardie, Hypertonie und Mydriasis auftreten. Durch die Wirkung auf die neuromuskuläre Endplatte kommt es zu Muskelfaszikulationen und einer Lähmung u. a. der Atemmuskulatur.

Mögliche Komplikationen sind akutes Nierenversagen, Pankreatitis, nichtokklusive Myokardischämie und teilweise irreversible, verzögert auftretende neurologische Syndrome.

Organophosphate und die verwandten Carbamate sind eine große Gruppe strukturverwandter, unterschiedlich potenter Substanzen. Sie werden in vielen Ländern noch als Pestizide eingesetzt. Sie sind außerdem chemische Kampfstoffe. Beispiele sind Tabun, Sarin und Novichok. Die medizinisch verwandten Substanzen Neostigmin und Pyridostigmin sind der Gruppe der Carbamate zuzurechnen.

Organophosphate werden überwiegend rasch gastrointestinal, inhalativ und häufig transdermal aufgenommen. Der Wirkeintritt liegt zwischen Minuten und mehreren Stunden. Alterung der Azetylcholinesterase und Rückverteilung aus Fettgewebespeichern führen zu prolongierter Wirkung.

Frage 1139

Wie wird eine Organophosphatintoxikation behandelt?

Die Behandlung umfasst Dekontamination, primäre Giftelimination, supportive Therapie und Antidottherapie. Während der Behandlung ist auf Eigenschutz zu achten, da Helfer durch eine inhalative und transdermale Giftaufnahme gefährdet sind.

Zur Dekontamination muss der Patient vollständig entkleidet und gewaschen werden. Bei oraler Aufnahme sollte unter Beachtung von Zeitfenster und Kontraindikationen Aktivkohle gegeben werden. Die Antidotbehandlung mit Atropin muss frühzeitig anhand klinischer Diagnosestellung erfolgen. Es sind hohe Dosierungen erforderlich, empfohlen werden wiederholte Bolusgaben in eskalierender Dosis (2 mg Startdosis, Wiederholung in jeweils verdoppelter Dosis alle 3–5 min). Ziel der Atropinbehandlung ist die Kontrolle der cholinergen Symptome (Verlaufsparameter: Besserung von Bronchorrhoe und Bronchospasmus, die Pupillengröße ist nicht gut geeignet). Nach Vorbehandlung mit Atropin wird die Oximtherapie begonnen und über mehrere Tage fortgeführt, wodurch die Azetylcholinesterase regeneriert wird. Oxime wirken nur vor der sogenannten Alterung des Enzyms.

Die supportiven Maßnahmen folgen üblichen Standards. Zur Intubation müssen nichtdepolarisierende Muskelrelaxanzien in erhöhter Dosis gegeben werden, Succinylcholin ist kontraindiziert.

14 Neurologische Intensivmedizin

Rolf Dembinski

III

Frage 1140

? Beschreiben Sie intensivmedizinische Besonderheiten beim Tetanus!

! **In Deutschland ist aufgrund der hohen Impfrate ein Tetanus selten. Trotzdem muss das Krankheitsbild bei Patienten mit unvollständigem Impfschutz differenzialdiagnostisch in Erwägung gezogen werden. Besonders bei alten Patienten (diabetische Gangrän!), Demenzpatienten, Patienten mit Behinderungen sowie Migranten und Flüchtlingen ist ein Impfschutz nicht sicher vorauszusetzen. Eine Langzeitbeatmung ist zu erwarten; die Prognose ist schlecht bei schnellem Erkrankungsbeginn (< 48 h), bei verzögertem Beginn besser.**

i *Abschirmung gegen optische und akustische Reize, frühzeitige enterale Ernährung. Nach Hyperimmunoglobulingabe (500 IE i. m.) operative Sanierung und Penicillintherapie zur Keimelimination. Sedierung und Kontrolle der Muskelaktivität durch Diazepam (bis 400 mg/24 h i. v.), zusätzlich Baclofen (per Magensonde). Gegebenenfalls Relaxation durch Vecuronium, z. B. vor dem Absaugen. Bei sympathischer Überaktivität Betablocker.*

Frage 1141

? Beschreiben Sie die Symptomatik des akuten Alkoholentzugssyndroms!

! **Die häufigste Ursache eines akuten Verwirrtheitszustands ist das Alkoholentzugssyndrom mit Prädelir und Delir.**

i
- *Prädelir: motorische Unruhe, Fingerspreiztremor, Tachykardie, Tachypnoe, Schwitzen.*
- *Delir: Desorientiertheit, psychomotorische Unruhe, Halluzinationen, ausgeprägte Suggestibilität.*

Frage 1142

? Wie therapieren Sie das akute Alkoholentzugssyndrom?

! **Keine Alkoholsubstitution bei Alkoholentzugssyndrom mit Prädelir und Delir! Gabe von Clonidin (Paracefan): Initiale Bolusgabe von bis zu 600 µg i. v., Dauerinfusion mit 1,8 mg (max. 10 mg) i. v./24 h, ggf. Kombination mit Benzodiazepinen (Midazolam, Lorazepam). Alternativ: Butyrophenon-Neuroleptika (Droperidol) und Phenothiazin-Neuroleptika (Promethazin, Levopromazin). In leichteren Fällen nur bei Prädelir evtl. Clomethiazol (initial bis 768 mg p. o., max. 1536 mg innerhalb von 2 h p. o.). Allgemeine intensivmedizinische Therapie mit Infusionstherapie, Ausgleich von Elektrolytstörungen, i. v.-Gabe von 1 g Mg^{2+}/24 h, O_2-Gabe.**

i *Häufig liegen wegen der Fehlernährung von Alkoholkranken Mangelzustände an Vitamin B_6 (Pyridoxin) und Vitamin B_1 (Thiamin) vor. Die damit verbundenen Krankheitsbilder sind die Wernicke-Enzephalopathie (Vitamin B_6) und das Korsakow-Syndrom (Vitamin B_1). Durch Gabe von je 100 mg Vitamin B_6 und Vitamin B_1 i. v./24 h für 3 Tage kann ein bestehender Mangel sicher ausgeglichen werden.*

Frage 1143

? Nennen Sie die intensivmedizinischen Therapieoptionen nach schwerem Schädel-Hirn-Trauma (SHT)!

! **Beatmung mit moderater ($paCO_2$ ca. 35 mmHg) Hyperventilation zur kurzfristigen Hirndrucksenkung (max. 48 h, danach wenig wirksam), Oberkörperhochlagerung (30°), Vermeidung von Husten und Pressen (Analgosedierung), Aufrechterhaltung eines adäquaten zerebralen Perfusionsdruckes, moderate Hypothermie, Vermeidung und Therapie von Hyperglykämien.**

i *Bei klinischen Zeichen erhöhten Hirndrucks (Hirnstammsymptomatik, Verschlechterung der Bewusstseinslage) oder nach ICP („Intracranial Pressure“)-Monitoring: Gabe von Osmodiuretika (Mannitol) oder hypertonen NaCl-Lösungen und Barbituraten (Thiopental). Raumfordernde intrakranielle Verletzungen sollen entlastet werden, bei refraktärem intrakraniellem Druck dekompressive Kraniektomie. Für hyperbare Oxygenierung oder Gabe von Neuroprotektiva (z. B. NMDA-Antagonisten [NMDA =*

N-Methyl-D-Aspartat]) gibt es derzeit keine Empfehlungen.

Frage 1144

Beschreiben Sie die Therapie des Status epilepticus!

Man differenziert den Status epilepticus in
- **Status generalisierter tonisch-klonischer Anfälle (mit konvulsivem Status oder „Subtle" Status)**
- **Fokaler konvulsiver oder nichtkonvulsiver Status**
- **Absence-Status (nichtkonvulsiver generalisierter Status)**

Therapie primär durch parenterale Gabe von Lorazepam (alternativ Diazepam, Clonazepam), sekundär: Phenobarbital, Phenytoin, Levetiracetam, Valproat. Nach 30 min – spätestens 60 min – Allgemeinanästhesie mit Thiopental, Propofol oder Midazolam (Intubation und Beatmung) bis zum Durchbrechen des Status.

Frage 1145

Was versteht man unter zentraler pontiner Myelinolyse?

Eine durch Hyponatriämie (meist iatrogene, rasche Änderungen des Na-Spiegels) verursachte Myelinolyse der Pons besonders bei Alkoholikern und Tumorpatienten. Leitsymptom ist die Bewusstseinsstörung bis zum Koma oder plötzliche Verwirrtheit mit Halluzinationen. Zusätzlich auftreten können Störungen der Blickmotorik mit und ohne Nystagmus, Hirnnervenausfälle, epileptische Anfälle, Para- und Tetraparese.

Im MRT schmetterlingsförmiger Entmarkungsherd in der Pons. Blande Verläufe sind möglich; entscheidend ist eine stets vorsichtige Korrektur des Wasser- und Elektrolythaushalts. Bei Auftreten eines SIADH (Syndrom der inadäquaten ADH-Sekretion) kann Desmopressin oder Phenytoin eingesetzt werden.

Frage 1146

Nennen Sie die Stadieneinteilung der Subarachnoidalblutung (nach Hunt und Hess)!

- **Stadium I: asymptomatisch oder leichter Meningismus und leichter Kopfschmerz**
- **Stadium II: deutlicher Kopfschmerz und Meningismus, außer Augenmuskelparesen keine Ausfälle**
- **Stadium III: Somnolenz, leichte Ausfälle**
- **Stadium IV: Koma 1–2°, mäßige bis schwere Ausfälle**
- **Stadium V: Koma 3–4°, Streckmechanismen**

Die Klassifikation der World Federation of Neurosurgical Societies richtet sich in erster Linie nach dem GCS und dem Vorhandensein oder Fehlen fokaler ZNS-Zeichen.

Frage 1147

Welches sind die häufigsten Komplikationen der Subarachnoidalblutung?

Die häufigsten Komplikationen sind die Rezidivblutung, Vasospasmen, die Entwicklung eines Hydrozephalus und ein kritischer Anstieg des intrakraniellen Druckes.

Frage 1148

Wie hoch ist die Letalität der Subarachnoidalblutung?

Die Letalität ist vom Schweregrad nach Hunt und Hess abhängig: Sie liegt bei Grad 1 um 5 %, bei Grad 2 um 5–10 %, bei Grad 3 um 15–35 %, bei Grad 4 um 30–40 % und bei Grad 5 um 50–90 %.

Frage 1149

Beschreiben Sie die intensivmedizinische Therapie der Subarachnoidalblutung (SAB)!

Die allgemeine Intensivtherapie der in der Regel durch Ruptur eines zerebralen Aneurysmas verursachten SAB umfasst: Ruhigstellung und Analgesie des Patienten, Blutdruck (MAP) bei 60–90 mmHg halten, strenge Bettruhe (bis zur operativen Intervention), Vermeidung von Pressen (Laxanzien), Thromboseprophylaxe nach Aneurysma-Ausschaltung (LMWH). Ab Diagnosesicherung Nimodipin 2 mg/h i. v.

Vermeidung von Hypovolämie und Hypotension.

Die häufigen Arrhythmien bedürfen keiner spezifischen Therapie. Intensive Überwachung von Bewusstseinslage und neurologischem Befund. Monitoring mit transkraniellem Doppler (Vasospasmen) und CT (Hydrozephalus). Bei schwerem Verlauf (Stadium IV und V) Intubation und Beatmung. In den ersten 7 Tagen ist die Gefahr der Nach- oder Rezidivblutung am größten.

Frage 1150

Vasospasmen zählen zu der häufigsten Komplikation nach Subarachnoidalblutung. Welche Maßnahmen zur Prophylaxe kennen Sie?

Vasospasmen treten meist vom 3.–10. Tag nach Blutung auf. Als Prophylaxe sind etabliert:

- **engmaschige neurologische Kontrolle**
- **tägliche Kontrolle mittels transkranieller Dopplersonografie (TCD)**
- **Nimodipingabe 2 mg/h iv. über 14 Tage**
- **Simvastatin 20 mg tgl.**
- **induzierte Hypertension in Abhängigkeit vom TCD-Befund**

Frage 1151

Beschreiben Sie die Klinik der akuten idiopathischen demyelinisierenden Polyneuritis (AIDP, Guillain-Barré-Syndrom)!

Leitsymptom sind distal an den Beinen beginnende, weitgehend symmetrische, aufsteigende, schlaffe Paresen mit abgeschwächten oder aufgehobenen Muskeleigenreflexen und nur geringen Sensibilitätsstörungen. Nach einem grippeähnlichen Prodromalstadium diskrete Parästhesien an den Füßen, dann mehr oder weniger rasch zunehmende motorische Paresen. Vorsicht beim Auftreten von Hirnnervensymptomen (Fazialis- oder Abduzensparese) wegen möglichen Befalls der Zwerchfell-, thorakalen und abdominellen Muskulatur mit respiratorischer Insuffizienz.

Grundsätzlich gute Prognose bei langwierigem intensivmedizinischen Verlauf; Rückbildung um so vollständiger, je kürzer der Zeitraum zwischen Erreichen des maximalen neurologischen Defizits und Beginn der Erholung ist.

Frage 1152

Was versteht man unter „Critical Illness Neuropathy“ (CIP)?

Eine (Poly-)Neuropathie unklarer Pathogenese im Rahmen von SIRS, Sepsis und Multiorganversagen, häufig nach septischer Enzephalopathie.

Die Häufigkeit liegt bei klinischer Einschätzung etwa bei 35 %, elektrophysiologisch haben etwa 70 % aller kritisch Kranken eine Neuropathie. Differenzialdiagnostisch muss an eine „Critical Illness Myopathy“ (CIM) und an zerebrale Schäden gedacht werden.

Frage 1153

Beschreiben sie das klinische Bild der „Critical Illness Neuropathy“ (CIP)!

Eine CIP manifestiert sich meist als erschwertes Weaning vom Respirator. Atrophierte Muskulatur und schlaffe Paresen mit abgeschwächten Muskeleigenreflexen sind häufig.

Die Prognose ist beim Überleben der Grunderkrankung gut, allerdings führen verlängerte Beatmungs- und Liegedauer ihrerseits zu Komplikationen.

Frage 1154

Definieren Sie den Schlaganfall!

Als ischämischer Schlaganfall (Synonym: Hirninsult, „Stroke“) wird ein akutes fokales neurologisches Defizit aufgrund einer umschriebenen zerebralen Durchblutungsstörung bezeichnet. Ischämische Schlaganfälle können wegen der großen Zahl möglicherweise betroffener Hirnareale in einer Vielzahl von klinischen Erscheinungsformen beobachtet werden. Der zeitliche Verlauf ist variabel, Symptome können nur Minuten bis Stunden anhalten (transitorische ischämische Attacke, TIA) oder weiter bestehen (vollendeter Schlaganfall).

Frage 1155

Beschreiben Sie die Ätiologie akuter fokaler neurologischer Defizite!

95 % sind vaskulär bedingt, 5 % durch Anfälle, Tumoren, MS, metabolisch oder funktionell. Von den vaskulär bedingten Defiziten sind 85 % durch zerebrale Ischämien und 15 % durch Blutungen verursacht.

Zerebrale Ischämien sind zu 70 % zerebrovaskulär, zu 25 % kardiogen embolisch und zu 5 % durch Koagulopathien und aortoarterielle Embolien verursacht. Die zerebrovaskulären Ereignisse entstehen zu 70 % durch eine Makroangiopathie (Stenose, Verschluss, Dissektion) und zu 30 % durch eine Mikroangiopathie.

Frage 1156

Beschreiben Sie die Diagnostik des Schlaganfalls!

Nach den Leitlinien der DGN ist obligat: Klinische Untersuchung innerhalb von 10 min nach Eintreffen in die Klinik, CCT (innerhalb von 25 min), Routinelabor, EKG, Pulsoxymetrie, Echokardiografie, Ultraschall der extra- und intrakraniellen Gefäße.

Die MRT-Diagnostik ist fakultativ, ebenso eine MR-Angiografie.

Frage 1157

Beschreiben Sie die Akuttherapie des Schlaganfalls!

Nach den Leitlinien der DGN ist im Zeitfenster von 4,5 h eine Lysetherapie mit rtPA (Alteplase, Actilyse) beim ischämischen Schlaganfall empfohlen. Obligat ist vorab ein CCT zum Ausschluss einer Blutung durchzuführen. Schlaganfälle sollen an spezialisierten Einrichtungen („Stroke-Units") behandelt werden.

Bei zerebralen Ischämien gilt: „Time is Brain". Beginn einer spezifischen Therapie 60 min nach Eintreffen in der Klinik („Door-to-Needle-Time"). Sicherung der Atemwege, zusätzliche Oxygenierung. Hypertension ohne Überschreiten kritischer Werte (180/120 mmHg) nicht behandeln, bei RR > 180/120 mmHg Urapidil, Clonidin oder β-Blocker. Therapie einer Hypotonie durch Infusionstherapie und Vasopressoren. Blutzuckereinstellung: BZ-Werte > 200 mg/dl vermeiden. Körpertemperatur < 37,5 °C halten, Ausgleich von Elektrolytstörungen. Früher Beginn mit der Sekundärprophylaxe (ASS 100 mg/Tag), bei raumfordernden Mediainfarkten frühzeitige Hemikraniektomie.

Frage 1158

Welche Verlaufsformen sind beim hypoxisch/anoxischen Hirnschaden möglich?

Beim Überleben der Anoxie kann es zu einem akuten organischen Psychosyndrom („Durchgangssyndrom") mit Restitutio ad integrum oder Residualzustand, zum apallischen Syndrom (Coma vigile mit motorischen und vegetativen Störungen) oder anderen postanoxischen Störungen wie Lance-Adams-Syndrom (Myoklonien, Asterixis, Ataxie), Korsakow-Syndrom (Amnesie mit Desorientiertheit und Konfabulationen), akinetisch-rigidem Syndrom oder generalisierter Dystonie mit Hirnnervenbeteiligung kommen.

Die Prognose ist offen. Aussagekräftige prognostische Kriterien sind neben bildgebenden Verfahren (MRT) und klinischen Scores der Verlauf der somatosensiblen evozierten Potenziale (SEP N. medianus) und die Serumspiegel der neuronspezifischen Enolase (NSE) im Verlauf.

Frage 1159

Beschreiben Sie die Symptomatik der Akutphase einer hypoxischen Hirnschädigung!

Koma, Dekortikationshaltung (Beuge-Streck-Haltung), Dezerebrationshaltung (generalisierte Streckhaltung bei Schmerzreizen) und Myoklonien sind möglich.

Frage 1160

Nennen Sie die Kriterien zur Diagnose des Hirntods!

Hirntod ist definiert als Zustand irreversibel erloschener Gesamtfunktionen des Großhirns, Kleinhirns und Hirnstamms. Nach Ausschluss von Sedierung und Relaxation, Hypothermie, Intoxikation, hypovolämischem Schock, endokrinen und metabolischen Komata, Hirnstammenzephalitis oder neuromuskulärer Übertragungsstörung müssen 2 unabhängige Untersucher (nicht in Verbindung mit einem Transplantationsteam,

14

mindestens 1 Untersucher mit Erfahrung in der neurologischen Intensivmedizin) folgende Voraussetzungen zur Hirntoddiagnose prüfen: Feststellung des Komas, Apnoetest, Hirnstammareflexie: Pupillen lichtstarr, weit und entrundet, okulozephaler Reflex fehlt, Kornealreflex beidseits ausgefallen, keine Schmerzreaktion bei Schmerzreiz im Versorgungsgebiet des N. trigeminus (Stich ins Nasenseptum), Pharyngeal-Tracheal-Reflex ausgefallen (kein Würgen, kein Husten beim trachealen Absaugen), ziliospinaler Reflex ausgefallen (Kneifen des oberen Trapeziusrandes).

Nach Dokumentation muss die Untersuchung nach 12 h bei primärer Hirnschädigung und nach 72 h nach sekundärer Hirnschädigung wiederholt werden; bei Kindern mindestens 24 h, bei Früh- und Neugeborenen mindestens 72 h. Durch Einsatz apparativer Untersuchungen kann die Beobachtungszeit verkürzt werden: Dokumentation eines isoelektrischen (Nulllinien-)EEG über 30 min, extra- und transkranielle Dopplersonografie der Hirngefäße im Verlauf, Angiografie (arterielle DSA-Technik), AEP und SEP (falls keine Schädigung der peripheren Strecke vorliegt).

Frage 1161

Muss zur Explantation von Organen beim Hirntoten eine Allgemeinanästhesie durchgeführt werden?

Ja! Eine Anästhesie mit volatilen Anästhetika und Muskelrelaxanzien kann zur Ausschaltung spinaler Reflexe nötig sein.

Frage 1162

Was versteht man unter einem Mittelhirnsyndrom?

Bei Infarkt bzw. Blutung im oberen Hirnstamm (Mittelhirn) oder Mittelhirneinklemmung bei supratentorieller Raumforderung mit Massenverlagerung des Gehirns kommt es zum Ausfall der Formatio reticularis (tiefes Koma), der kortikobulbären und rubrospinalen Bahnen (keine Innervation der Beuger → Streckkrämpfe) und der sympathischen und parasympathischen Pupilleninnervation (mittelweite, wenig reaktive Pupillen). Weiterhin ist die Atmung hochfrequent, oberflächlich und regelmäßig („Maschinenatmung").

Neben der Rückbildung sind über das Fortschreiten zum Bulbärhirnsyndrom bis zum Übergang in ein apallisches Syndrom sind verschiedene Verläufe möglich.

Frage 1163

Beschreiben Sie ein Bulbärhirnsyndrom!

Ausfall der gesamten Hirnstammfunktionen einschließlich der pontobulbospinalen Bahnen bei ausgedehntem Hirnstamminsult oder progressiver Hirnstammeinklemmung bei supratentorieller Raumforderung.

Die Symptome sind tiefes Koma, schlaffer Muskeltonus (Rumpf, Extremitäten), weite, lichtstarre Pupillen und Divergenz der Bulbi, ataktische Atmung, Schnappatmung bis zum Atemstillstand. Nach wenigen Stunden irreversibler Funktionsverlust, Hirntod.

Frage 1164

Differenzieren Sie verschiedene Formen des Hirnödems!

Man unterscheidet ein vasogenes (extrazelluläres) und ein zytotoxisches (intrazelluläres) Hirnödem.

Beim vasogenen Hirnödem kommt es durch die gestörte Blut-Hirn-Schranke (z. B. Trauma), Störungen der Autoregulation und osmotische Störungen zum vermehrten Austritt von Flüssigkeit ins Interstitium. Beim zytotoxischen Hirnödem führen Hypoxie, Intoxikationen oder metabolische Störungen zum Energiemangel der Zelle. Das Versagen energieabhängiger membranständiger Pumpsysteme verursacht einen Natrium- und Wassereinstrom in die Zelle mit vermehrter intrazellulärer Flüssigkeit.

Frage 1165

Nennen Sie Indikationen für eine invasive Hirndruckmessung und nennen Sie die Normwerte!

Klinische Verlaufsbeobachtung nicht möglich (Sedierung, Relaxation), Hirndruckzeichen im initialen CT (Aufhebung der basalen Zisternen) und postoperativ (nach Hämatomausräumung).

Ein Hirndruck (ICP) < 15 mmHg ist normal, von 15–25 mmHg kritisch und > 25 mmHg pathologisch; es gibt jedoch eine große Spanne (20–80 mmHg) des ICP, bei der es klinisch zur Einklemmung kommen kann. Im klinischen Verlauf sollte der Hirndruck unter 20 mmHg gehalten werden, der zerebrale Perfusionsdruck soll 50–70 mmHg betragen.

Frage 1166

Beschreiben Sie die Liquorbefunde bei viraler und bakterieller Meningitis!

Der Liquor ist bei der Virusmeningitis klar, die Eiweiße und der Liquorzucker sind weitgehend normal, es liegt eine lymphomonozytäre Pleozytose (< 300/µl) vor.

Bei bakterieller Meningitis ist der Liquor in der Regel eitrig-trübe mit erhöhtem Eiweiß (Schrankenstörung), erniedrigtem Liquorzucker (< 60 % des simultan bestimmten Blutzuckers), erhöhtem Laktat und > 300 (bis 1000) polymorphkernigen Zellen/µl.

Frage 1167

Welches sind die häufigsten Erreger der ambulant erworbenen bakteriellen Meningitis im Erwachsenenalter?

Die häufigsten Erreger sind Pneumokokken und Meningokokken. Seltener sind gramnegative Enterobakterien (< 10 %), Staphylokokken (< 10 %), Listerien (< 5 %) und Haemophilus influenzae (< 5 %).

Frage 1168

Welche Hinweise lassen anamnestisch an eine virale Ätiologie einer ambulant erworbenen Meningitis denken?

- Umgebungsfälle von Viruserkrankungen (Mumps, Varizellen, Polio)
- Insektenstiche (FSME [Frühsommer-Meningoenzephalitis], andere Arbovirus-Erkrankungen) oder Tierbisse (Rabies)
- Zugehörigkeit zu AIDS-Risikogruppen
- Behandlung mit Blut- oder Blutprodukten, Organtransplantation (HIV [humanes Immundefizienzvirus], CMV [Zytomegalievirus], Parvovirus B19)
- krankheitsbedingte oder therapeutische Immunsuppression (CMV, JCV [John-Cunningham-Virus], VZV [Varizella-zoster-Virus], HHV 6 [humanes Herpesvirus Typ 6], EBV, HSV1 und 2 [Herpes-simplex-Virus Typ 1 und 2])
- Auslandsaufenthalte (weltweit verbreitet: Rabies-, Dengue-Virus; Italien: Toskana-Virus, östlicher Mittelmeerbereich: West-Nil-Virus; Südostasien: Japanische Enzephalitis und Nipah-Virus-Infektionen, Nord- und Mittelamerika: West-Nil-Virus, verschiedene Alpha-Virus-Enzephalitiden, Zentral- und Westafrika: Lassa-Virus)

Frage 1169

Welche klinischen Symptome erwarten Sie bei einer ambulant erworbenen bakteriellen Meningitis?

Kopfschmerzen, Meningismus und hohes Fieber. Ferner können initial Übelkeit, Erbrechen, Lichtscheu, ein Verwirrtheitssyndrom, eine Vigilanzstörung und epileptische Anfälle auftreten. 10 % der Patienten haben eine Hirnnervenbeteiligung (III., VI., VII. oder VIII.) 10–20 % Hörstörungen (Hinweis auf eitrige Labyrinthitis).

Frage 1170

Beschreiben Sie das Vorgehen bei Verdacht auf eine ambulant erworbene bakterielle Meningitis!

Der umgehende Beginn einer kalkulierten Antibiotikatherapie zusammen mit der Gabe von 10 mg Dexamethason i. v. ist die wichtigste Maßnahme! Nach Möglichkeit sollte eine diagnostische Lumbalpunktion erfolgen. Bei neurologischen Symptomen muss vorher jedoch zunächst ein CCT durchgeführt werden, um ein Hirnödem auszuschließen, was bei einer Lumbalpunktion zu einer Einklemmung führen könnte.

Die kalkulierte Antibiotikatherapie wird mit Ceftriaxon und Ampicillin durchgeführt. Kann eine Virusmeningitis diferenzialdiagnostisch nicht ausgeschlossen werden, wird zusätzlich Aciclovir angesetzt.

Dexamethason senkt die Letalität der Pneumokokkenmeningitis und wird bei entsprechendem Befund weiter gegeben.

Bei einer Meningokokkenmeningitis wird Dexamethason abgesetzt.

Bis zum Ausschluss einer Meningokokkenmeningitis werden die Patienten 24 h nach der ersten Antibiotikagabe isoliert. Bei Nachweis einer Meningokokkenmeningitis wird eine Expositionsprophylaxe der Kontaktpersonen empfohlen.

Frage 1171

Wie therapieren Sie erhöhten Hirndruck?

Oberkörperhochlagerung um 30–40° (nicht im Schock), keine Torsion oder Reklination des Kopfs (Abfluss über Jugularvenen erhalten), Fiebersenkung, Vermeidung von Pressen und Husten, Vermeidung von Hypoventilation, Erhaltung von Normotension, Normoglykämie und normalen Natriumwerten. Analgosedierung, moderate Hyperventilation mit $paCO_2$ um 35 mmHg (nicht prophylaktisch, eingeschränkte Wirkung nach ca. 48 h Dauer), Steroide (bei Tumoren), Osmotherapie (Mannitol, hypertone Kochsalzlösung), Barbiturate (Thiopental).

Die Hypothermie ist wahrscheinlich effektiv, aber noch nicht validiert. Beim therapierefraktären Hirndruck: Liquordrainage, ggf. operative dekompressive Kraniektomie.

Frage 1172

Wie sieht die intensivmedizinische Therapie des Guillain-Barré-Syndroms (AIDP) aus?

Elementar ist die Beherrschung der interkurrenten Komplikationen (Infektionen, Thrombosen, Stressulzera) der erforderlichen Langzeitbeatmung.

Durch Beteiligung des vegetativen Nervensystems kann es zu lebensbedrohlichen Bradykardien oder zur Asystolie (ggf. Schrittmacherimplantation), orthostatischen Störungen und Blasen-Mastdarm-Störungen kommen. Die Tracheotomie ist frühzeitig nötig.

Frage 1173

Was ist das Syndrom der inadäquaten ADH-Sekretion (SIADH)?

Das SIADH, auch Schwartz-Bartter-Syndrom, ist die Folge einer inadäquat hohen ADH-Sekretion. Ursache können Paraneoplasien, ZNS-Störungen, aber auch Pharmaka wie Antidepressiva sein. Die Folge ist eine Reduktion der renalen Wasserausscheidung.

Leitsymptome sind eine Hyponatriämie, Hypoosmolarität im Serum und Urinosmolarität > 300 mmol/kgKG. Die Therapie besteht in der Behandlung der Grunderkrankung bzw. dem Absetzen der verursachenden Medikamente, einer Trinkmengenbegrenzung und ggf. der Gabe von Tolvaptan, das über Aquaporine die Rückresorption von freiem Wasser in den Sammlerohren der Niere hemmt.

Frage 1174

Was ist der Diabetes insipidus?

Der Diabetes insipidus ist die Folge einer verminderten Ausschüttung von ADH (zentral) oder einer verminderten Wirksamkeit von ADH an den Aquaporinkanälen der Niere (renal). Ursachen können idiopathisch, trauma-, tumor- oder infektionsbedingt sein (zentral) oder erblich bzw. bei verschiedenen Nierenerkrankungen vorkommen (renal).

Leitsymptome sind eine Polyurie mit Hyponatriämie und Hypoosmolarität im Urin und Hypernatriämie im Serum. Mittel der Wahl im intensivstationären Bereich ist die Gabe des ADH-Analogons Desmopressin.

IV Notfallmedizin

15 Kardiopulmonale Reanimation

Ralf Trimmel

Frage 1175

Sie werden als Notarzt zu einem bewusstlosen Patienten gerufen. Der Patient liegt in einem Pflegebett und ist in extrem reduzierten Allgemeinzustand. Von den Angehörigen erfahren Sie, dass der Patient an einem inkurablen, austherapierten malignen Lymphom leidet; die Angaben sind durch die Aufzeichnungen des ambulanten Pflegedienstes bestätigt. Der Patient erhält retardiertes Morphin über eine perkutane Gastroenterostomie, er reagiert nicht auf Ansprache und Schmerzreize, die Pupillen sind mittelweit.

Wie verhalten Sie sich?

Der Patient liegt offensichtlich im Sterben. Jede Therapie, die zu einer Lebensverlängerung führt, ist in dieser Situation unangebracht, da sie nur einer Verlängerung des Leidens dient.

Sie stehen evtl. seitens der Angehörigen, von denen Sie in dieser Situation als Akutmediziner alarmiert wurden, unter einem Erwartungsdruck. Sinnloser Aktionismus ist in dieser Situation nicht angebracht; ein ausführliches klärendes Gespräch mit den Angehörigen, die Sicherstellung ausreichender Analgesie (in diesem Fall gegeben), Flüssigkeitssubstitution und ggf. die Hinzuziehung des Hausarztes zur weiteren Betreuung sind sinnvoll. Der Behandlungsverzicht kann in diesem Fall keine negativen Konsequenzen haben.

Frage 1176

Ein 56-jähriger Patient kollabiert plötzlich, bei Herz-Kreislauf-Atemstillstand wird von Laien reanimiert. Nach Eintreffen des Notarztes wird der Patient intubiert und beatmet, die kardiopulmonale Reanimation (CPR) fortgeführt. Das EKG zeigt grobes Kammerflimmern. Beschreiben Sie die weitere Therapie!

Vorgehen nach ERC-Leitlinien. Sofortige Defibrillation mit 200 J biphasisch; geringstmögliche Unterbrechung der CPR. Nach der 3. Defibrillation ist die Gabe von Amiodaron (300 mg) indiziert. Adrenalingabe alle 3–5 min, jedoch erst nach der 3. Defibrillation. Ist der Patient unter CPR nicht anhaltend in einen stabilen Rhythmus zu bringen, Fortsetzung der Therapie einschließlich wiederholter Defibrillation. Nach der 5. Defibrillation kann 150 mg Amiodaron erneut appliziert werden. Auch ein Transport unter Verwendung eines Thoraxkompressionsgerätes zu einer Intervention (PCI [perkutane koronare Intervention], pulmonale Thrombektomie, extrakorporale Assistsysteme o. Ä.) kann erwogen werden.

Frage 1177

Welche Kriterien sprechen für das Einstellen einer Reanimation?

Die Chancen für eine erfolgreiche Reanimation (CPR) sind dann gering, wenn nach 60 min CPR kein ROSC („Restoration of spontaneous Circulation") eintritt, nur elektrische Aktivität mit verlangsamten Kammerkomplexen oder therapieresistentes Kammerflimmern mit ständigen Amplitudenverlusten vorliegt.

Frage 1178

Gibt es Therapieempfehlungen für den Ablauf von Reanimationsmaßnahmen?

Ja! Die Guidelines des European Resuscitation Council (ERC) werden alle 5 Jahre neu veröffentlicht. Aktuell gültig ist die Version von 2021.

Die CPR wird bei Erwachsenen im Verhältnis 30 Thoraxkompressionen: 2 Beatmungen und bei Kindern im Verhältnis 15 Thoraxkompressionen: 2 Beatmungen nach 5 initialen Beatmungen durchgeführt. Die etablierten Notfallmedikamente sind Adrenalin und Amiodaron.

Frage 1179

Sie werden als Notarzt zu einem 64-jährigen Patienten gerufen, der in der häuslichen Umgebung im Beisein seiner Ehefrau kollabiert ist. Beim Eintreffen führt die Ehefrau Wiederbelebungsmaßnahmen im Sinne einer Laienreanimation durch. Laut Ehefrau beklagte der Patient einen starken

Druck auf der Brust. Sie übernehmen zusammen mit dem RTW-Team die Reanimation und begeben sich an das Kopfende. Nach Anschluss des Patientenmonitors zeigt sich als initialer Rhythmus eine Asystolie. Beschreiben Sie die weiteren Therapiemaßnahmen!

Vorgehen nach ERC-Leitlinien. Beim Vorliegen einer Asystolie ist die Verabreichung von 1 mg Adrenalin die Therapie der Wahl, daher ist die Etablierung eines i. v.-Zugangs zwingend notwendig. Sollte die Anlage eines i. v.-Zugangs jedoch erschwert sein, so kann alternativ ein i. o.-Zugang gelegt werden. Die Verabreichung des Adrenalins erfolgt alle 3–5 min. Des Weiteren sollte der Atemweg gesichert werden und alle 2 min eine Rhythmuskontrolle durchgeführt werden. Sollte der Verdacht auf einen Myokardinfarkt als Ursache für den Herz-Kreislauf-Stillstand bestehen, kann außerdem die Gabe von Acetylsalizylsäure (ASS) und Heparin in Erwähnung gezogen werden.

16 Schock

Ralf Trimmel

IV

Frage 1180

Definieren Sie den Begriff „Schock“!

Syndrom der ungenügenden nutritiven Perfusion der Vitalorgane mit nachfolgender Zellhypoxie, Ansammlung toxischer Metabolite, Zellstoffwechselstörungen und schließlich struktureller Veränderung der betroffenen Organe und Gewebe.

Frage 1181

Welche Ursachen gibt es für den Schock?

Dem Schock liegt ein Missverhältnis zwischen O_2-Versorgung und O_2-Bedarf durch Abnahme des Herzzeitvolumens (HZV), Verteilungsstörung des Blutflusses oder Störung der O_2-Aufnahme und -Verwertung der Zellen zugrunde.

Nach dem Auslöser für den Schock unterteilt man in hypovolämischen, kardiogenen, distributiven oder obstruktiven Schock.

Frage 1182

Beschreiben Sie die Pathophysiologie des Schocks!

Gemeinsame Endstrecke aller Schockformen ist die Störung der Mikrozirkulation. Klinisch ist bei Therapieresistenz der Endpunkt aller Schockformen das Multiorganversagen (MOV).

Die Initialphase ist durch die sympathikoadrenerge Gegenregulation des Körpers gekennzeichnet. Zur Aufrechterhaltung eines ausreichenden systemarteriellen Perfusionsdrucks kommt es im Bereich der Endstrombahn zu einer präkapillären und postkapillären Vasokonstriktion. Sekundär führt eine präkapilläre Vasodilatation bei persistierender postkapillärer Konstriktion zur Strömungsverlangsamung (Stase), Thrombozyten- und Erythrozytenaggregation, Azidose, Verminderung des arteriovenösen Druckgradienten und Permeabilitätsstörung der Membranen. Durch Flüssigkeitssequestration (Viskositätszunahme) und zunehmende Azidose wird die Mikrozirkulation weiter verschlechtert. Der Endzustand dieser zunehmenden Minderversorgung der Zelle mit Substraten und O_2 ist die irreversible Zellschädigung. Ab diesem Punkt ist auch bei einer adäquaten kausalen Therapie der Schockursache der Zustand nicht mehr reversibel.

Frage 1183

Beschreiben Sie die Klinik eines Patienten im Schock!

Zentralisation mit verminderter Kapillarfüllung, Tachykardie, Blutdruckabfall bzw. initial Verringerung der Blutdruckamplitude, Oligurie, Unruhe, Verwirrtheit.

Frage 1184

Worin besteht die Therapie des hypovolämischen Schocks?

Schocklagerung (Trendelenburg-Lagerung), O_2-Gabe, frühzeitige Intubation und Beatmung, Infusionstherapie mit kristalloiden Lösungen über großlumige periphervenöse Zugänge. Maßnahmen zur Blutstillung bei Verletzungen, suffiziente Analgesie bevorzugt mit Ketamin (einziges nicht kreislaufdepressives Anästhetikum).

Frage 1185

Ein 78-jähriger Patient sitzt im Sessel und klagt seit einem Tag über zunehmende Luftnot. Brustschmerzen werden verneint. Er ist orthopnoeisch und kaltschweißig, die Herzfrequenz liegt bei 35/min, der Blutdruck bei 90/55 mmHg. Im EKG AV-Block III°. Anamnestisch ist ein insulinpflichtiger Typ-II-Diabetes mellitus bekannt (54 IE Depotinsulin täglich), der Patient nimmt täglich 0,2 mg Digoxin und 5 mg Enalapril ein. Der Blutzucker liegt bei 135 mg%. Nennen Sie die wahrscheinlichste Diagnose, die wichtigste Differenzialdiagnose und die adäquate Therapie!

Die Symptomatik entspricht einem kardiogenen Schock bei dekompensierter Linksherzinsuffizienz. Die Bradykardie kann differenzialdiagnostisch durch eine Digitalisüberdosierung (Digoxin

bei Niereninsuffizienz – bei Diabetes häufig) oder durch einen – bei Diabetes möglicherweise klinisch stummen – Myokardinfarkt mit Beteiligung des Reizleitungssystems verursacht worden sein.

Die Therapie besteht in O_2-Gabe, i. v.-Gabe von Diuretika (z. B. Furosemid) zur Vorlastsenkung und Reduktion des Plasmavolumens, Katecholamintherapie mit Noradrenalin, bei persistierender Bradykardie niedrig dosiert Adrenalin (50–100 µg Boli), ggf. passagere transkutane Schrittmachertherapie. Bei Therapieresistenz Intubation und Beatmung.

Frage 1186

Sie treffen als Notarzt einen jungen Patienten mit Thoraxschussverletzung am Einsatzort an. Der Patient ist bewusstseinsklar, RR 90/60, Pulsfrequenz 105/min. Bei der körperlichen Untersuchung finden Sie eine Einschussöffnung in der Medioklavikularlinie links in Höhe Th 5/6 und keine Ausschussöffnung. Das Atemgeräusch ist auf der linken Seite abgeschwächt, der Patient klagt über Schmerzen, die beim Einatmen verstärkt sind. Wie gehen Sie vor?

Es handelt sich um ein isoliertes, penetrierendes (offenes) Thoraxtrauma. Der Patient ist im Schock und es liegt wahrscheinlich ein Pneumo- oder Hämatothorax vor. Das Verletzungsausmaß kann bei dem Rasanztrauma (Schussverletzung) erheblich sein: Lungenparenchymzerreißung, Verletzung großer Gefäße (Aorta, Pulmonalgefäße), Herzverletzungen, Wirbelsäulenverletzungen neben der obligaten Pleuraverletzung.

Vorgehen: O_2-Gabe über Maske mit hohem Flow, Schaffung von mindestens 2 großlumigen venösen Zugängen, aggressive Volumentherapie mit kristalloiden Lösungen. Wegen der Gefahr eines Spannungspneumothorax Einlage einer Thoraxdrainage in Lokalanästhesie. Nach Einlage der Drainage großzügige Indikation zur Intubation und Beatmung; Narkoseeinleitung mit Midazolam, Ketamin und Rocuronium oder Succinylcholin („Rapid Sequence Induction").

Rascher Transport in die nächstgelegene Klinik zur Primärdiagnostik und -therapie. Nur falls ohne Zeitverlust erreichbar kann die nächstgelegene Klinik der Maximalversorgung angefahren werden.

Frage 1187

Eine 21-jährige Patientin klagt nach dem Verzehr von Erdnüssen über eine plötzliche stark ausgeprägte Dyspnoe sowie eine Schwellung der Lippen, der Zunge und der Augenlider. Auf Nachfrage gibt die Patientin an, dass bislang noch keine Allergie bekannt sei. Während des Anschlusses an den Patientenmonitor verliert die Patientin das Bewusstsein. Auf dem Patientenmonitor zeigt sich eine ausgeprägte Hypotonie mit begleitender Tachykardie. Wie lautet Ihre Verdachtsdiagnose?

Anaphylaktischer Schock.

Der anaphylaktische Schock gehört zu der distributiven Schockform.

Frage 1188

Wie sollte der anaphylaktische Schock therapiert werden?

Nach Beseitigung des Allergens besteht die Therapie der Wahl bei erwachsenen Patienten in der Verabreichung von Adrenalin i. m./s. c., Gabe eines Glukokortikoids i. v. sowie Gabe eines Antihistaminikums (H_1-/H_2-Blocker) i. v. Bei hämodynamischer Instabilität sollte außerdem eine Volumentherapie mit kristalliner Infusionslösung und ggf. eine Katecholamintherapie begonnen werden. Außerdem sollte bei drohender Verlegung der Atemwege die Indikation für eine Schutzintubation frühzeitig getroffen werden.

Frage 1189

Sie werden als Notarzt zu einem Verkehrsunfall (Frontalkollision mit einem Baum) mit einem PKW und einer eingeklemmten Person alarmiert. Beim Eintreffen an der Unfallstelle sehen Sie das verunfallte Fahrzeug und den eingeklemmten Fahrer. Nach Immobilisation der Halswirbelsäule (HWS), Etablierung des Patientenmonitors, Anlage eines i. v.-Zugangs sowie der Gabe einer kristallinen Infusionslösung bessert sich die Vigilanz des anfänglich vigilanzgeminderten Patienten. Sie erheben folgende Befunde: Die Haut ist warm, der Blutdruck beträgt 89/56 mmHg, und die Herzfrequenz liegt bei 62/min. Der inzwischen wache Patient berichtet über Schmerzen in der Brustwirbelsäule sowie über Probleme, die Arme und Beine bewegen zu können.

Wie lautet Ihre Verdachtsdiagnose?

Spinaler Schock

Der spinale Schock gehört zu der distributiven Schockform.

Frage 1190

Wie sollte der spinale Schock behandelt werden?

Ziel der Therapie ist das Aufrechterhalten einer hämodynamischen Stabilität mittels Gabe von Infusionen sowie ggf. dem Beginn einer Katecholamintherapie. Des Weiteren kann es je nach Höhe der Verletzung zu einer beginnenden respiratorischen Insuffizienz kommen, sodass auch eine frühzeitige Schutzintubation in Betracht gezogen werden sollte. In dem geschilderten Fall muss der Patient unter Immobilisation der Wirbelsäule schonend aus dem Fahrzeug geborgen werden und anschließend für den Transport ins Krankenhaus ebenfalls immobilisiert werden.

Frage 1191

Ein 19-jähriger Patient klagt über eine akut aufgetretene Dyspnoe. In der körperlichen Untersuchung zeigt sich auskultatorisch ein linksseitig fehlendes Atemgeräusch sowie gestaute Halsvenen. Die Herzfrequenz liegt bei 138/min und der Blutdruck bei 75/44 mmHg. Welches Erkrankungsbild liegt in diesem Fall vor und zu welcher Schockform zählt dieses Erkrankungsbild?

Es liegt ein linksseitiger Spannungspneumothorax vor.

Der Spannungspneumothorax zählt zu der obstruktiven Schockform.

Frage 1192

Ein 78-jähriger Patient wird mit deutlich reduzierter Vigilanz von Pflegekräften im Pflegeheim im Bett liegend vorgefunden. Auf Nachfrage geben diese an, dass der Patient seit einigen Tagen aufgrund einer bestehenden Pneumonie antibiotisch behandelt wird und sich der Allgemeinzustand zunehmend verschlechtert hätte. Während der körperlichen Untersuchung erheben Sie die folgenden Befunde: GCS (Glasgow Coma Scale) 9, in der Auskultation beidseits ausgeprägte Rasselgeräusche, eine Atemfrequenz von 22/min, der Blutdruck liegt bei 79/46 mmHg, und die Herzfrequenz beträgt 118/min, die in den letzten Tagen notierte Diuresemenge liegt bei < 100 ml/Tag.

Welche Verdachtsdiagnose haben Sie?

Septischer Schock bei pneumogener Sepsis.

Der septische Schock gehört zu der distributiven Schockform.

Frage 1193

Wie lautet der Score, der präklinisch für die Diagnosestellung einer Sepsis genutzt werden kann, und welche Parameter werden dafür in Betracht gezogen?

qSOFA-Score.

Der qSOFA-Score eignet sich zur Diagnosestellung einer Sepsis im präklinischen Kontext und beinhaltet folgende Parameter:

- *verminderte Vigilanz (GCS < 15)*
- *Tachypnoe (Atemfrequent > 22/min)*
- *Hypotonie (systolischer Blutdruck < 100 mmHg).*

Frage 1194

Wie sollte der septische Schock in diesem Fall behandelt werden?

Das Ziel der Therapie ist eine hämodynamische Stabilisierung, sodass umgehend die Anlage von großlumigen i. v.-Zugängen sowie die darauffolgende Gabe von kristalliner Infusionslösung erfolgen muss. Sollte es unter der Gabe der Infusionslösung zu keiner Besserung der Hämodynamik kommen, muss eine Katecholamintherapie begonnen werden. Außerdem muss bei einer verminderten Vigilanz eine Atemwegssicherung im Sinne einer Schutzintubation erfolgen.

17 Respiratorische Störungen

Ralf Trimmel

Frage 1195

Klassifizieren Sie die Atemstörungen in der Notfallmedizin nach der Ätiologie!

Obstruktive und restriktive Ventilationsstörungen, Perfusionsstörungen der Lunge, neurogene Atemstörungen.

Frage 1196

Nennen Sie Beispiele für obstruktive Ventilationsstörungen!

Man unterscheidet Obstruktionen der oberen und der unteren Luftwege.

Obere Luftwege (vom Mund bis zu den Segmentbronchien): Zurückfallen der Zunge, Bolusaspiration, Schwellung von Zunge, Larynx und Trachealschleimhaut, Bronchialkarzinom.

Untere Luftwege (vom Segmentbronchus bis zur Alveole): Asthma bronchiale, exogen allergische Alveolitis.

Frage 1197

Nennen Sie restriktive Ventilationsstörungen!

Pneumo-, Sero- und Hämatothorax, Lungenödem, Pneumonie, Aspiration, Thoraxtrauma mit Lungenkontusion, Pneumokoniosen.

Frage 1198

Sie kommen als Notarzt zu einer 24-jährigen Patientin mit akuter Atemnot bei bekanntem Asthma bronchiale. Die Patientin ist unruhig, zyanotisch, orthopnoeisch mit einem beim Betreten des Zimmers hörbaren exspiratorischen Giemen. Die Pulsoxymetrie ergibt eine SaO_2 von 56 % und eine Herzfrequenz von 156/min.

Wie therapieren Sie?

Ihre Diagnose ist ein schwerer Asthmaanfall mit Hypoxie. Sofortige O_2-Gabe (8 l/min) über Maske, Legen eines peripheren Venenzugangs, Infusion mit 500 ml Vollelektrolytlösung, Steroide (z. B. Prednisolon 250 mg i. v.) sowie Inhalation mit β_2-Mimetikum (z. B. Salbutamol/Ipratropium). Sollte es darunter zu keiner signifikanten Besserung der Symptome kommen, kann zusätzlich die intravenöse Gabe von Magnesium und ggf. eines β_2-Mimetikums erfolgen.

Bessert sich die Hypoxie nicht und erschöpft sich die Patientin (Status asthmaticus), ggf. Intubation und Beatmung mit Midazolam, (Es)Ketamin und Rocuronium oder Succinylcholin.

Frage 1199

Wo legen Sie eine Thoraxdrainage ein?

Am häufigsten in der vorderen Axillarlinie bei Th 4/5 bis Th 5/6 (nicht unterhalb der Mamille).

Alternativ in der Medioklavikularlinie in Höhe Th 2/3.

Frage 1200

Welche technischen Varianten zur Thoraxdrainage kennen Sie?

Das Verfahren der Wahl ist die Thorakozentese (Hautschnitt, Spreizen der Faszie und Muskulatur, Eröffnen der Pleura und digitale Kontrolle der Drainageneinlage).

Die Punktion mit einer trokararmierten Drainage ist heute weitgehend verlassen.

Frage 1201

Wie werten Sie die notfallmäßige Entlastungspunktion der Pleura?

Eine schnelle Entlastung eines Spannungspneumothorax ist außer durch Einlage einer Thoraxdrainage auch durch die (ggf. mehrfache) Punktion mit einer großlumigen (2 mm Durchmesser) Kanüle möglich. Anschließend muss die Einlage einer Thoraxdrainage erfolgen.

Beim spontan atmenden Patienten muss die Kanüle mit einem Ventil (z.B. Heimlich-Ventil) versehen werden, um einen Lufteinstrom bei der Inspiration zu verhindern. Das Verfahren ist technisch einfacher und schneller, allerdings auch weniger zuverlässig als die Thoraxdrainage. Hauptprobleme sind unzureichende Entlastung und Dislokation, sowie mangelhafte Funktion der handelsüblichen Heimlich-Ventil.

Frage 1202

Sie wurden zu einem 64-jährigen Patienten mit akuter Dyspnoe geschickt. Der Patient sitzt ortho-/dyspnoeisch vor Ihnen und gibt an, dass eine COPD („Chronic obstructive pulmonary Disease") bekannt sei. In der körperlichen Untersuchung hören Sie über der Lunge eine beidseitige ausgeprägte Spastik. Auf dem Patientenmonitor sehen Sie u.a. folgenden Wert: periphere Sauerstoffsättigung bei 78% unter 2 l Heimsauerstoff. Sie beginnen eine medikamentöse antiobstruktive Therapie (Inhalation eines β_2-Sympatomimetikums, Gabe eines Glukokortikoids) sowie eine gesteigerte Sauerstoffinsufflation von 12 l über eine Venturi-Maske. Im weiteren Verlauf kommt es trotz begonnener Therapie zu keiner deutlichen Besserung der Symptome und der peripheren Sauerstoffsättigung.

Welche weiteren Therapiemaßnahmen zur Behandlung der Hypoxämie stehen Ihnen präklinisch zur Verfügung?

Als weitere Therapiemöglichkeit steht präklinisch die NIV-Beatmung („Non-invasive Ventilation") zur Verfügung. Sollte es jedoch auch unter NIV-Beatmung zu keiner Besserung kommen, muss eine Schutzintubation in Betracht gezogen werden.

Frage 1203

Eine 32-jährige Patientin beklagt nach einem Wespenstich eine zunehmende Dyspnoe. In der körperlichen Untersuchung zeigen sich auskultatorisch beidseits vesikuläre Atemgeräusche und ein ausgeprägter inspiratorischer Stridor. Sie haben den Verdacht auf eine anaphylaktische Reaktion auf den Wespenstich und verabreichen Adrenalin i.m., ein Glukokortikoid sowie ein Antihistaminikum. Jedoch kommt es zu keiner Besserung des inspiratorischen Stridors und der Dyspnoe.

Welchen weiteren Schritt zur Verbesserung des Stridors und der Dyspnoe können Sie unternehmen?

Durchführung einer Adrenalinverneblung.

Die Adrenalinverneblung ersetzt nicht die i.m./s.c.-Gabe von Adrenalin im Rahmen einer anaphylaktischen Reaktion, sondern kann als Ergänzung zur Behandlung eines bestehenden Larynxödems verabreicht werden.

Frage 1204

Nach durchgeführter Adrenalinverneblung wird die Patientin panisch und beklagt eine deutlich zunehmende Dyspnoe. Sie entschließen sich bei drohender Atemwegsverlegung für eine Intubation und lassen diese vom anwesenden Rettungsdienstpersonal vorbereiten. Nach Verabreichung eines Sedativums, eines Analgetikums und eines Muskelrelaxans und einer ausreichenden Präoxygenierung versuchen Sie, sich die Stimmbandebene mittels Laryngoskopie einzustellen. Im Rahmen der Laryngoskopie sehen Sie eine ausgeprägte Larynxschwellung ohne die Möglichkeit, die Stimmbandebene darzustellen – die Durchführung einer Intubation ist nicht möglich.

Welche Maßnahme zur Atemwegssicherung steht Ihnen in dieser Situation zur Verfügung?

Die Durchführung einer Notkoniotomie als Ultima Ratio.

18 Polytrauma

Ralf Trimmel

Frage 1205

Wie definieren Sie ein Polytrauma? Erläutern Sie die Relevanz dieser Definitionen!

Es gibt eine anatomische Definition – Anzahl und Schwere von Verletzungen (ICD, AIS, ISS): Verletzung einer Körperhöhle und zweier langer Röhrenknochen oder Verletzung zweier Körperhöhlen. Nach der physiologischen Definition müssen gleichzeitig mehrere Verletzungen vorliegen, von denen mindestens eine lebensbedrohlich ist, es resultieren Bewusstlosigkeit (Glasgow Coma Scale, GCS), Schock, Koagulopathie und Azidose. Auch das Alter ist relevant: Bei über 70-jährigen beträgt die Mortalität 38 %.

Die neue „Berlin-Definition" betrachtet 5 physiologische Probleme: Schock, Azidose, Bewusstlosigkeit, Koagulopathie und Alter. Sie betrifft etwa 60 % der ISS 16 + Patienten, die eine hohe Mortalität von > 13–89 % haben, je nachdem wie viele physiologische Störungen vorliegen.

Mit diesen Definitionen und Scores ist ein Rückschluss auf die Verletzungsschwere und die Mortalität möglich.

Frage 1206

Welche Scoring-Systeme sind Ihnen zur Präzisierung des Schweregrads, zur prognostischen Einschätzung und als Voraussetzung für die Vergleichbarkeit von Therapieerfolgen geläufig?

Seit der Gründung des TraumaRegisters der DGU war es Ziel der Datenerhebung, einen externen Qualitätsvergleich der beteiligten Kliniken zu ermöglichen. GCS, RTS, AIS, TRISS und RISC sind inzwischen gängige Score-Systeme.

GCS: Die Glasgow Coma Scale klassifiziert das Schädel-Hirn-Trauma (Augenöffnen, verbale Reaktion und motorische Reaktion).

RTS: Der Revised Trauma Score nach Champion erfasst Störungen des zerebralen, zirkulatorischen und respiratorischen Systems und korreliert gut mit der Überlebenswahrscheinlichkeit, er erfasst Störungen der physiologischen Systeme.

AIS: Bei der Abbreviated Injury Scale wird der Körper in 6 Regionen unterteilt (Kopf, Hals, Brustkorb, Abdomen, Becken, Extremitäten). Bewertet wird der Grad der Verletzung mit Zahlen von 1–6. Der AIS-Score kann erst nach abgeschlossener Diagnostik im Schockraum erhoben werden. Der AIS ist die Grundlage für den RISS (Trauma and Injury Severity Score).

TRISS: Der Revised Trauma and Injury Severity Score berücksichtigt neben der anatomischen Verletzungsschwere, dargestellt durch den ISS (Injury Severity Score) auch die Physiologie des Unfallopfers (Blutdruck, Atemfrequenz, Bewusstsein). Die Erhebung dieses Scores setzt die Kenntnis des genauen Verletzungsmusters voraus und kann also erst nach der Schockraumphase und Diagnostik erhoben werden (Punkte 1–6 für Weichteile, Kopf/Hals, Gesicht, Thorax, Abdomen, Extremitäten, Haut und Weichteile [Abschürfungen, Verbrennungen, Hypothermie]).

Der RISS wird aus dem AIS berechnet. Es werden die 3 am schwersten verletzten Körperregionen identifiziert, dann werden die Punktwerte quadriert und addiert. Es fließen insgesamt 10 Indikatoren ein: Mehr als 16 von 36 Punkten gelten als Polytrauma, 24 als schweres Polytrauma, die maximale Punktzahl beträgt definitionsgemäß 75.

Der TRISS korreliert gut mit dem Überleben, der Behandlungsdauer, der Beatmungsdauer, der zu erwartenden Invalidität und dem Bedarf an Blutkonserven. Die Mortalität korreliert mit der Punktzahl: Bei 16 beträgt sie nach der aktuellen Datenlage mindestens 18,7 %.

RISC: Dieser Prognosescore (Revised Injury Severity Classification) ist zur Berechnung der Legalitätsrate geeignet. Dieser Score enthält 10 verschiedene Angaben des Unfallopfers auf der Grundlage von GCS, ISS und AIS. Zusätzlich erfasst werden Gerinnung (aktivierte partielle Thromboplastinzeit, APTT), Base Excess, Anzahl der indirekten Blutungszeichen (systemischer RR [Blutdruck], Hb [Hämoglobin] < 9 g/dl, Bluttransfusion von > 9 Einheiten) und das Alter. Alle Indikatoren werden mit Punkten bewertet, und mit einer logistischen Funktion wird die Überlebenswahrscheinlichkeit berechnet.

Auf der Intensivstation verwendet man u. a.

- *den APACHE-Score (Acute Physiology and Chronic Health Evaluation Score),*
- *den SAPS (Simplified Acute Physiology Score) und den*

- *SOFA-Score (Sequential Organ Failure Assessment Score).*

Frage 1207

Welches sind die wichtigsten Verletzungsursachen?

Hierzulande dominieren stumpfe Verletzungen durch Verkehrsunfälle und Stürze aus großer Höhe.

Frage 1208

Das Verletzungsmuster hängt vom Unfall ab; wie verteilen sich die Frakturen statistisch?

80 % der Patienten haben Extremitäten- und Beckenfrakturen, 60 % ein Schädel-Hirn-Trauma (SHT), 25–50 % ein Thoraxtrauma, 12–40 % ein Abdominaltrauma und 6–10 % ein Wirbelsäulentrauma.

Frage 1209

Erläutern Sie die Letalitätsursachen im zeitlichen Verlauf!

Der sofortige Tod tritt in etwa bei 50 % der Verkehrs- und Arbeitsunfälle ein und ist rettungsmedizinisch nicht beeinflussbar. Der frühe Tod (4–6 h) tritt durch Blutungen als Folge von Organ- und Gefäßrupturen, Spannungspneumothorax, Bronchusabriss oder schwerstes SHT ein, er ist prinzipiell durch eine optimale Rettungskette vermeidbar!

Im weiteren Verlauf wird die Prognose des polytraumatisierten Patienten im Wesentlichen durch die Entwicklung des Multiorganversagens (MOV) und die Folgen der primären und sekundären Schäden geprägt. Insgesamt ist ein SHT für 50 %, eine Blutung für 40 % und ein MOV für 10 % der Todesfälle verantwortlich.

Frage 1210

Was verstehen Sie unter der „Golden Hour" des Schocks?

Die Therapiemaßnahmen der 1. Stunde können erheblich zur Letalitäts- und Morbiditätsreduktion beitragen. Dazu muss die Therapie möglichst rasch nach dem Trauma koordiniert und parallel zur Diagnostik erfolgen.

Die 4 Phasen (ALPHA, BRAVO, CHARLIE, DELTA) tragen den unterschiedlichen therapeutischen und diagnostischen Prioritäten Rechnung. Der spezifische Ablauf unterliegt einer großen Variabilität und ist daher im Detail nur begrenzt standardisierbar.

- *Phase ALPHA: Lebensrettende Sofortmaßnahmen. In der 1. Minute nach der ABC-Regel: Atemwege, Beatmung, Kreislauftherapie und Blutstillung.*
- *Phase BRAVO: Dringliche Sofortmaßnahmen. In den ersten 5 min: Intubation, venöse Zugänge, Volumentherapie, Monitoring, Entkleiden und Stabilisierung von Frakturen (einschließlich HWS-Krawatte).*
- *Phase CHARLIE: Obligate Maßnahmen. In den ersten 30 min: gründliche klinische Untersuchung, Blasenkatheter, arterielle Messkanüle, venöse Schleuse (Shaldon, 12-G/14-G-Mehrlumenkatheter), Sonografie, Aufnahmelabor, Röntgendiagnostik, CT, ggf. Transfusion.*
- *Phase DELTA: Komplettierung von Diagnostik und Therapie. Erweiterte Röntgendiagnostik, Bronchoskopie, operative Versorgung, Intensivtherapie.*

Frage 1211

Erläutern Sie die Pathophysiologie des traumatisch-hämorrhagischen Schocks!

Das zelluläre Sauerstoffangebot (DO_2) wird durch eine Hypoxämie und die Anämie infolge des Blutverlusts stark vermindert. Eine Sympathikusstimulation (Schmerz und Angst) verstärkt die entstehende Sauerstoffschuld.

Eine überschießende Entzündungsreaktion mit Leukozytose und Aktivierung humoraler und zellulärer Mediatorsysteme legt den Grundstein für ein konsekutives Multiorganversagen.

Frage 1212

Wie versorgen Sie einen Patienten mit SHT, Thoraxtrauma und Unterschenkelabriss ohne stabilen Kreislauf?

Zuerst muss versucht werden, Atmung und Kreislauf zu stabilisieren: Über großlumige venöse Zugänge (G 16, G 14) werden kristalloide Lösungen infundiert. Bei Ateminsuffizienz und GCS <8 ist eine orotracheale Intubation und Beatmung mit 100 % O_2 obligat, ansonsten ist die Indikation zur Intubation nicht zwingend zu stellen. Parallel zur Kreislaufstabilisierung Stoppen der Blutung am Unterschenkelstumpf durch Druckverband und ggf. manuelle Kompression (kein Abklemmen von Gefäßen etc.).

Die Indikation zur Thoraxdrainage ist bei Beatmungsschwierigkeiten nach regelrechter Intubation gegeben, da die Möglichkeit des Hämato- oder Spannungspneumothorax besteht.

Frage 1213

Welches sind die exakten Indikationen zur Beatmung?

Störungen der Atemmechanik, des Gasaustauschs oder des Bewusstseins erfordern die Atemwegskontrolle durch orotracheale Intubation.

Eine suffiziente Schmerztherapie mit Opioiden und/ oder analgetisch wirksamen Anästhetika (S-Ketamin) ist bei multiplen Extremitätentraumata ohne Beatmung kaum möglich.

Frage 1214

Wie verhalten Sie sich bei schwieriger Intubation?

Schwierige Umgebungsbedingungen und unterschiedliche Erfahrung des Notarztes erfordern einen individuellen Stufenplan bei der Anwendung der Atemwegsicherung, der neben Patientensicherheit, Zeitaufwand, Praktikabilität und Invasivität der Maßnahme auch das Verletzungsmuster beinhalten muss, um Risiken auszuschließen.

Zunächst sollte eine gründliche Vorbereitung des Equipments und der Medikamente erfolgen. Wenn möglich, sollte vor allem präklinisch die Atemwegssicherung unter Verwendung eines Videolaryngoskops durchgeführt werden. Nach Verabreichung der Narkosemedikamente kann der Intubationsversuch erfolgen. Sollte kein atraumatisches Einführen des Tubus in die Trachea möglich sein, bleibt neben einer assistierten Maskenbeatmung der Einsatz von supraglottischen Atemwegshilfen. Ultima Ratio ist die Koniotomie. Durch eine begleitende differenzierte Sedierungs- und Narkosetechnik sowie ein gezieltes Vorgehen muss die suffiziente Oxygenierung durch ein o. a. Verfahren ermöglicht werden.

Frage 1215

Wann und wie führen Sie die Koniotomie durch?

Die Koniotomie ist neben der transtrachealen Jet-Ventilation die Ultima Ratio bei der „Cannot ventilate, cannot intubate"-Situation. In den DAS-Guidelines (DAS: Difficult Airway Society) 2015 ist das Vorgehen genau beschrieben (A–D).

Der Hals wird überstreckt, das Lig. cricothyroideum lokalisiert. Die Haut wird mit einem Skalpell längs etwa 3–4 cm durchtrennt, das vertikale Ligament eröffnet man 1–2 cm längs, ggf. auch quer, um einen ID 7,0- bis 7,5-mm-Tubus einführen zu können. Es ist die Länge der Trachea bis zur Bifurkation zu beachten (10–12 cm beim Erwachsenen), um eine einseitig bronchiale Beatmung zu vermeiden.

Durch frustrane Intubationsversuche ohne suffiziente Ventilation wird der Patient gefährdet! Ein Algorithmus im Sinne der DAS-Guidelines zur Beherrschung der Situation muss in jeder medizinischen Einrichtung und auf jedem Rettungsmittel vorhanden sein, indem Patienten anästhesiologisch versorgt werden.

Frage 1216

Würden Sie einen Patienten mit SHT und Thoraxtrauma intubieren, wenn er bei stabilem Kreislauf noch wach und ansprechbar ist?

Ja! Obwohl bei etwa 5–10 % gleichzeitig Verletzungen der HWS vorliegen, ist bei manueller HWS-Stabilisierung bei der Intubation nicht mit einer Verschlechterung des Neurostatus zu rechnen. Sehr gefährlich ist das Unterschätzen von Thoraxtraumen bei jungen, gesunden Patienten: Sie können kurzzeitig kompensieren, dekompensieren dann aber infolge Schmerz, Blutverlust und Hypoxie. Eine unkontrollierte Notfallbeatmung unter hektischen Bedingungen muss unbedingt vermieden werden.

Frage 1217

? Erläutern Sie die Vor- und Nachteile des Glasgow Coma Scores (GCS)!

! **Der GCS ist seit über 20 Jahren weltweit verbreitet: Er ist einfach, valide und auch präklinisch anwendbar. Es werden maximal 15 Punkte für „Augen öffnen", „motorische" und „verbale Reaktion" vergeben. Der Score ist konsistent bei verschiedenen Untersuchern und korreliert mit Behandlungsaufwand und Prognose. Nachteilig ist die Begrenzung der Anwendung auf unbehandelte Patienten: Intubation und Analgosedierung verhindern eine exakte Beurteilung, auch und die Einstufung von Kindern kann schwierig sein.**

Frage 1218

? Warum ist die GCS-Einstufung von Traumapatienten so wichtig?

! **Bei Verdacht auf Schädel-Hirn-Trauma müssen in der Zielklinik ein CT und eine neurochirurgische Versorgung verfügbar sein, um die verzögerte Diagnose und eine unnötige Sekundärverlegung zu vermeiden. Die GCS-Erhebung ermöglicht eine Verlaufskontrolle in der Rettungskette.**

Frage 1219

? Welches sind die obersten Kriterien bei der Zuweisung eines polytraumatisierten Patienten in eine Klinik?

! **Entscheidend ist die Stabilität von Atmung und Kreislauf und damit die Transportfähigkeit. Bei akuter abdomineller Blutung darf der Patient nicht primär in eine neurochirurgische oder sonstige Spezialklinik geflogen werden (z. B. Verbrennungszentrum, Ophthalmologie). Zuerst müssen Kreislauf und Atmung stabilisiert sein. Es besteht die Gefahr der primären Unterversorgung wegen spektakulärer Verletzungen: Mittelgesichtstrauma, Handabriss, großflächige Verbrennungen, Augenperforation.**

i *Bei Nichtbeachtung dieses Grundsatzes endet ein Notarzteinsatz nicht selten deletär: Bei Instabilität eines Notfallpatienten ist die nächstgelegene geeignete Klinik anzusteuern. Von dort kann dann nach Kreislaufstabilisierung, Versorgung mit sicheren Zugängen, Laborkontrollen und Transfusionstherapie eine Weiterverlegung durchgeführt werden, wenn eine definitive Versorgung in der Einrichtung nicht möglich ist.*

Frage 1220

? Sie betreuen als Notarzt einen im Fahrzeug eingeklemmten 25-jährigen Patienten, der ab Thoraxmitte nicht zugänglich ist. Der Patient ist somnolent, Karotispuls schwach tastbar und er äußert ein Taubheitsgefühl im linken Arm. Die Rettung erfordert mindestens 30 min. Wie gehen Sie vor?

! **Der Patient ist im Schock. Vordringlich ist bei verzögerter Rettung die Stabilisierung der Vitalfunktionen: Schaffung möglichst vieler peripher- oder auch zentralvenöser Zugänge, adäquate Volumentherapie mit kristalloiden Lösungen. Trotz des möglichen HWS-Traumas mit Rückenmarkschädigung Einleitung der Anästhesie (Midazolam, [Es]Ketamin und Rocuronium) nach orientierender neurologischer Untersuchung (Dokumentation!), vorsichtige Intubation unter Traktion der HWS in Längsrichtung ohne Reklination und Anteflexion, Anbringen einer Stiff-Neck-Krawatte, Beatmung.**

Wenn der Notarzt infolge der Enge im Fahrzeug nicht laryngoskopieren kann, ist auch die supraglottische Atemwegssicherung möglich, wenn der Patient ansonsten hypoxisch werden würde.

Frage 1221

? Halten Sie eine Bluttransfusion am Notfallort für indiziert?

! **Nein! Obwohl in der Literatur über Transfusion von Erythrozytenkonserven am Unfallort berichtet wird, kann in der Regel keine entscheidende Verbesserung des Verlaufs erzielt werden. Die Logistik wäre schwierig, es könnten ausschließlich 0-negativ-Konserven transfundiert werden, die nur begrenzt verfügbar sind. Durch die Besonderheiten der Transfusionspraxis würden die übrigen Rettungsmaßnahmen verzögert oder behindert. Bei den kurzen Transportzeiten in Deutschland (5–15 min) ist eine ausreichende Therapie von Blutverlusten mit kristalloiden und kolloidalen Lösungen möglich, zumal kurzfristig bei Normoxie und Normovolämie Hämatokrit-**

werte von 5–10 % überlebt werden. Die Zielklinik ist aber rechtzeitig zu informieren.

Frage 1222

Wie beurteilen Sie einen posttraumatischen Kreislaufstillstand?

Patienten mit posttraumatischem Kreislaufstillstand am Notfallort sind in der Regel trotz lege artis durchgeführter CPR kaum noch zu retten.

In den meisten Fällen liegen letale Verletzungen vor: Hypovolämie infolge Abriss der Aorta, V. cava oder von Pulmonalarterien, prolongierte Hypoxie, Medulla-oblongata-Ruptur etc. Eine CPR ist aber indiziert bei Kammerflimmern und Asystolie unter Hypothermie („Not dead until warm and dead"). Weitere mögliche Ursachen für einen Herzstillstand sind Perikardtamponade oder ein Spannungspneumothorax, die unmittelbar behandelt werden müssen. Wenn ein durch Trauma induzierter Herzstillstand überlebt ist, ist das neurologische Outcome oft besser als bei anderen Ursachen.

Frage 1223

Würden Sie am Unfallort eine offene CPR durchführen?

Grundsätzlich nein! Eine Thorakotomie und offene Herzmassage sollte nur von speziell dafür ausgebildeten Teams vor Ort an der Einsatzstelle oder im Schockraum einer Klinik von einem erfahrenen Kollegen durchgeführt werden, da dieses Vorgehen meist in eine größere Operation mündet und mit schweren abdominellen und intrathorakalen Verletzungen zu rechnen ist. Bei geschlossenem Thorax kann die Situation eher beherrscht werden.

Frage 1224

Wie hoch schätzen Sie den Erfolg einer CPR nach Trauma ein?

Nach den Angaben des deutschen Reanimationsregisters (GRR) ist das Trauma in ca. 3 % der Herzstillstände als Ursache anzusehen. Nach den Daten des Trauma-Registers der DGU sollte die Entscheidung zur Reanimation nach ähnlichen Kriterien wie bei den Reanimationen aus primär kardialer Ursache getroffen werden, da es sich bei Traumapatienten oft um junge Menschen ohne relevante Vorerkrankungen handelt, überlebten nach der Datenanalyse von 2011 13 % der Patienten für 24 h, 7 % wurden in die Reha und 2 % nach Hause entlassen.

In deutschsprachigen und US-Studien von 1970–1994 fanden sich bei 1359 Patienten hingegen nur 8 Überlebende, die Letalität betrug 99,6 %, das Überleben 0,4 %.

Bei Patienten mit traumatischem Herz-Kreislauf-Atemstillstand und Verletzungen, die offensichtlich mit dem Leben nicht vereinbar sind, darf aber ebenso keine Reanimation begonnen werden wie bei mehreren Schwerverletzten oder bei Massenanfall mit Triagebedingungen.

Frage 1225

Sie haben einen Patienten an der Unfallstelle versorgt und möchten diesen in einem regionalen Traumazentrum anmelden. Im Telefonat mit der Leitstelle fragt der Leitstellendisponent, ob Sie einen Schockraum angemeldet haben möchten. Wie lauten die Indikationen für eine Schockraumalarmierung?

Die Indikationen für eine Schockraumalarmierung sind laut Leitlinie sehr umfangreich. Zum einen soll diese aufgrund von pathologischen Befunden im Rahmen des ABCDE-Schemas (Airway – Breathing – Circulation – Disability – Exposure/Examination) gestellt werden. Zu diesen pathologischen Befunden zählen u. a. eine Atemstörung, eine Hypotonie (systolischer Blutdruck < 90 mmHg), eine Tachykardie (HF [Herzfrequenz] > 120/min), ein positiver eFAST („Extended Focused Assessment with Sonography in Trauma"), ein GCS < 12 sowie eine Hypothermie < 35 °C.

Des Weiteren soll eine Schockraumalarmierung aufgrund von spezifischen Verletzungsmustern erfolgen. Zu diesen Verletzungsmustern zählen u. a. ein instabiler Thorax, eine instabile Beckenverletzung, penetrierende Verletzungen, Amputationsverletzungen, Verbrennungen > 20 % und Grad > 2b. Außerdem soll eine Schockraumalarmierung bei einem Sturz aus über 3 m Höhe, bei einem Verkehrsunfall mit Ejektion aus dem Fahrzeug oder Frakturen langer Röhrenknochen erfolgen.

Frage 1226

Sie werden zu einem Sturz aus ca. 6 m Höhe alarmiert. Sie finden eine 48-jährige bewusstlose polytraumatisierte Patientin vor einem Mehrfamilienhaus auf dem Gehweg liegend vor. Welches Schema sollte für die Versorgung der Patientin genutzt werden und worauf ist beim Transport zu achten?

Die Versorgung der Patientin sollte anhand des cABCDE-Schemas erfolgen. Das cABCDE-Schema beinhaltet die Beurteilung des Vorliegens einer kritischen Blutung (c), der Atemwege (A), der Beatmung (B), des Kreislaufs (C), der neurologischen Disability (D) sowie eine erweiterte Untersuchung (E). Im Rahmen des cABCDE-Schemas kann die Anlage eines Tourniquets, eine Intubation zur Atemwegssicherung, die Anlage von Thoraxdrainagen sowie die Anlage von i. v./i. o-Zugängen notwendig sein. Nach Versorgung muss für den Transport eine Immobilisation durchgeführt werden.

Frage 1227

Ein Fahrradfahrer ist gestürzt und klagt über stärkste Schmerzen im Bereich des linken Beins. Beim Bodycheck finden Sie u. a. eine offene, stark blutende Unterschenkelfraktur. Welche Therapiemöglichkeiten zur Vermeidung eines höheren Blutverlustes stehen Ihnen präklinisch zur Verfügung?

Präklinisch kann die Anlage eines Druckverbandes erfolgen. Sollte dieser jedoch nicht ausreichend sein, um die Blutung zu stoppen, kann als Ultima Ratio ein Tourniquet angelegt werden.

Die Anlage eines Tourniquets kann für einen wachen Patienten sehr schmerzhaft sein, daher sollte zusätzliche eine ausreichende Analgesie durchgeführt werden.

Frage 1228

Nach Bergung eines Patienten aus einem verunfallten PKW kommt es zu einer Hypotonie mit Blutdruckwerten von 81/59 mmHg. Sie führen eine eFAST-Untersuchung an der Unfallstelle durch und sehen freie Flüssigkeit im Abdomen, sodass Sie den Verdacht auf eine intraabdominelle Blutung haben. Was verbirgt sich hinter dem Konzept der permissiven Hypotonie?

Im Rahmen des Konzeptes der permissiven Hypotonie werden erniedrigte systolische Blutdruckwerte sowie ein erniedrigter MAD (mittlerer arterieller Blutdruck) toleriert und eine übermäßige Infusionstherapie vermieden, um das Verbluten des Patienten aufgrund einer aktiven starken Blutung bis zu einer definitiven chirurgischen Blutstillung zu vermeiden. Aktuelle Leitlinien empfehlen bei einer aktiven starken Blutung einen systolischen Blutdruck von 70–80 mmHg sowie einen MAD von 65 mmHg.

Frage 1229

Ein 18-jähriger Patient ist Opfer eines Rohheitsdeliktes geworden. Bei der Untersuchung des Thorax zeigt sich eine tiefgehende Stichverletzung mit Verletzung der Thoraxwand und einer offenen Verbindung in die Pleurahöhle. Welche Therapiemöglichkeiten stehen Ihnen bei der Versorgung eines offenes Thoraxtraumas zur Verfügung?

Bei der Versorgung des offenen Thoraxtraumas sollte die offene Wunde zunächst steril abgedeckt werden. Die sterile Abdeckung sollte dabei nur an 3 Seiten verklebt werden, da sich auf diese Weise eine Art Ventil nach außen bildet und ein weiteres Eindringen von Luft von außen in den Pleuraspalt vermieden wird – alternativ kann ein spezieller Chest-Seal-Verband genutzt werden. Zusätzlich sollte die Anlage einer Thoraxdrainage erfolgen. Die Thoraxdrainage darf hierbei jedoch nicht direkt durch die Wunde gelegt werden. Die Indikation für eine Intubation sollte großzügig gestellt werden.

Frage 1230

Auf einer Baustelle wird ein Bauarbeiter von heruntergefallenden Eisenstangen schwer verletzt. Nach Ankunft an der Einsatzstelle können Sie bereits aus der Ferne erkennen, dass eine Eisenstange den linken Oberschenkel des Mannes durchbohrt hat. Worauf ist bei der Versorgung von penetrierenden Verletzungen zu achten?

Bei penetrierenden Verletzungen darf ein noch in der Wunde steckender Fremdkörper nicht entfernt werden. Der Bereich um den Fremdkörper herum sollte vorsichtig steril abgedeckt werden, außerdem kann eine Fixierung des Fremdkörpers notwendig sein. Wenn kein Fremdkörper vorhanden ist, sollte die Wunde ohne vorherige Sondierung steril abgedeckt werden. Im Falle einer Blutung kann je nach Stärkegrad der Blutung entweder die Anlage eines Druckverbandes, die Verwendung von hämostyptischen Gazen oder die Anlage eines Tourniquets notwendig sein.

Frage 1231

Sie haben einen verunfallten Motorradfahrer in eine Klinik transportiert und möchten im Schockraum eine Übergabe machen. Worauf haben Sie bei der Übergabe zu achten und welches Schema können Sie für eine strukturierte Übergabe nutzen?

Vor Beginn der Übergabe muss erfragt werden, ob das Schockraumteam vollzählig ist, da es ansonsten zu einem Informationsverlust oder zu einem erneuten Beginn der Übergabe kommen kann. Für die Übergabe können zum einen das cABCDE-Schema und zum anderen das SAMPLE-Schema (Symptome – Allergien – Medikamente – Patientenvorgeschichte – letzte Mahlzeit – Ereignis) genutzt werden.

Frage 1232

Welche Immobilisationsmöglichkeiten kennen Sie?

Abhängig vom Verletzungsmuster können die unterschiedlichsten Immobilisationsmaßnahmen durchgeführt werden. Präklinische werden vor allem ein Stifneck oder alternative Kopffixierungssysteme zur Immobilisation der Halswirbelsäule (HWS) verwendet. Für die Beckenimmobilisation werden Beckenschlingen/-gurte genutzt. Beim Vorliegen von Extremitätenverletzungen können diese mit einer Universalschiene oder einer Vakuumschiene versorgt werden. Zur Immobilisation der Wirbelsäule bei Patienten, die aus einer schlecht zugänglichen Situation gerettet werden müssen, kann ein sogenanntes KED-System („Kendrick Extrication Device") verwendet werden. Nach erfolgter Rettung werden Patienten mit einem Wirbelsäulentrauma für den Transport in einer Vakuummatratze immobilisiert.

Frage 1233

Auf ihrem Melder erscheint folgende Nachricht: „VU [Verkehrsunfall] schwer, PKW gegen Baum, männlich". Nach dem Eintreffen an der Einsatzstelle finden Sie einen in seinem Auto eingeklemmten, ansprechbaren Patienten vor. Welche Möglichkeiten zur Versorgung des Patienten stehen Ihnen in dieser Situation zur Verfügung?

Grundsätzlich sollte die Versorgung des Patienten anhand des cABCDE-Schemas erfolgen. Bei noch eingeklemmten Patienten ist die Durchführung des Bodychecks nicht vollumfänglich möglich. Höchste Priorität haben in dieser Situation die Überwachung der Vitalparameter über den Patientenmonitor, die Sicherung der Atemwege, die Anlage von i. v.-Zugängen zur Aufrechterhaltung einer stabilen Hämodynamik und zur Durchführung einer notwendigen Analgesie sowie die HWS-Immobilisation. Außerdem sollte gemeinsam mit der Feuerwehr die Rettung des Patienten besprochen werden.

Frage 1234

Welche Verfahren können für eine patientenorientierte Rettung genutzt werden?

Die patientenorientierte Rettung wird in eine „Sofortrettung" und in eine „schnelle Rettung" unterteilt. Bei der „Sofortrettung" wird der Patient so schnell wie möglich aus der Situation gerettet, auch wenn es dabei zu weiteren Verletzungen des Patienten kommen könnte. Die „Sofortrettung" wird vor allem bei fehlenden Vitalfunktionen durchgeführt. Bei der „schnellen Rettung" werden die Rettungsmaßnahmen genau auf den Zustand des Patienten zugeschnitten und in enger Zusammenarbeit zwischen dem Rettungsdienstpersonal und der Leitung der technischen Rettung durchgeführt.

19 Kardiologische Notfälle

Ralf Trimmel

Frage 1235

? Nennen Sie die häufigsten kardiologischen Notfälle!

! **Myokardinfarkt und Angina pectoris, Rhythmusstörungen, Dekompensation einer Herzinsuffizienz und hypertensive Entgleisungen.**

Frage 1236

? Wie erklären Sie die positiven Effekte von Morphin bei der manifesten Linksherzinsuffizienz?

! **Stressabschirmung durch Analgesie und Sedation (z. B. beim Myokardinfarkt) bei gleichzeitiger Senkung des pulmonal-arteriellen Widerstands und der Vorlast.**

Frage 1237

? Nennen Sie typische Indikationen für den Gebrauch einer transkutanen Schrittmachertherapie!

! **Die transkutane Schrittmachertherapie kann bei Patienten mit einer ausgeprägten Bradykardie, die sich medikamentös nicht therapieren lässt, zur Überbrückung bis zu einer definitiven Implantation eines dauerhaften Schrittmachers genutzt werden. Des Weiteren wird die transkutane Schrittmachertherapie auch bei einem höhergradigen AV-Block als Initialtherapie eingesetzt.**

Frage 1238

? Nennen Sie die Vor- und Nachteile der transkutanen Schrittmachertherapie!

! **Hauptvorteil ist der einfache, schnelle und noninvasive Einsatz. Nachteilig sind Muskelkontraktionen und Schmerzen durch die zur adäquaten Stimulation erforderlichen hohen Stimulationsenergien; Analgosedierung oder ggf. Narkose erforderlich.**

Frage 1239

? Sie werden zu einem 31-jährigen Patienten mit dem Symptom „thorakaler Schmerz" gerufen. Der Patient ist orthopnoisch, hat keine Halsvenenstauung und gibt starke, in beide Arme und das Epigastrium ausstrahlende Schmerzen an. Im EKG sehen Sie deutliche ST-Hebungen von V_1–V_6 sowie in den Ableitungen I–III. Welche Differenzialdiagnose stellen Sie, welche Angaben erfragen Sie und wie behandeln Sie?

! **Differenzialdiagnosen sind Perikarditis und Myokardinfarkt. Sie fragen nach Fieber und Symptomen viraler Infekte (Myalgie, Abgeschlagenheit, Kopfschmerz) und nach Risikofaktoren (Rauchen, Fettstoffwechselstörungen, Diabetes, Familienanamnese), die auch beim jungen Patienten an einen Herzinfarkt denken lassen. Beim Vorliegen eines fieberhaften Infekts ist die Perikarditis in Anbetracht der ST-Hebungen über Vorder- und Hinterwand am wahrscheinlichsten.**

Therapie mit Beruhigung des Patienten, O_2-Gabe, Analgesie (Morphin), Sedierung, Oberkörperhochlagerung, Transport in die Klinik.

Frage 1240

? Ein 67-jähriger Patient ruft den Notarzt wegen „Herzrasens". Der bisher nicht behandelte Patient klagt über schnellen, unregelmäßigen Puls und vegetative Symptome (Übelkeit, Schwitzen). Der Blutdruck liegt bei 97/65 mmHg, die Herzfrequenz bei 154/min, der Herzschlag ist arrhythmisch mit peripherem Pulsdefizit. Welche Verdachtsdiagnose stellen Sie, wie gehen Sie diagnostisch und therapeutisch vor?

! **Es besteht eine Tachyarrhythmia absoluta, wahrscheinlich bei Vorhofflimmern oder -flattern mit schneller Überleitung; wichtigste diagnostische Maßnahme ist das EKG. Ursächlich kommen u. a. Myokardinfarkt, Elektrolytstörungen und Hyperthyreose infrage.**

Präklinische Therapie mit O_2-Gabe, Legen eines i. v.-Zugangs, Infusion einer Vollelektrolytlösung, Versuch der Frequenzkontrolle durch titrierende Gabe eines Betablockers.

Frage 1241

Nennen Sie typische klinische Symptome und EKG-Veränderungen beim akuten Koronarsyndrom!

Lageunabhängiges retrosternales Druckgefühl, ggf. ausstrahlender Schmerz in Hals, Arme und Oberbauch, fehlende Besserung auf Nitratgabe und vegetative Symptome mit Übelkeit, Erbrechen, Schwitzen und Bradykardie sind typisch.

Im EKG entweder keine typischen Veränderungen (N# = Non-ST-Elevation myocardial Infarction, Non-ST-Hebungsinfarkt) oder infarkttypische Veränderungen (STEMI = „ST-Elevation myocardial Infarction", ST-Hebungsinfarkt): sehr früh hohes „Erstickungs-T", dann ST-Hebung.

- **Bei ST-Hebung in Ableitung I, II, V_1–V_4: Vorderwandinfarkt.**
- **Bei ST-Hebung in Ableitung II, III, aVF mit ST-Senkung in V_{1-2}: Hinterwandinfarkt.**

Häufig: Arrhythmien. Cave: Beim Schenkelblock ist eine sichere EKG-Diagnose des Infarkts nicht möglich

Frage 1242

Beschreiben Sie die präklinische Therapie des akuten Koronarsyndroms (ACS)!

Beruhigung des Patienten (und der Angehörigen), O_2-Insufflation, i. v.-Zugang, Infusion einer Vollelektrolytlösung. Nitroglyzerinspray s. l., Analgesie mit Morphin i. v. bis zur effektiven Schmerzkontrolle, Bolusgabe von unfraktioniertem Heparin (5000 IE) i. v., Acetylsalizylsäure 250 mg i. v.

Eine prähospitale Lyse bei einem STEMI ist präklinisch aktuell nur noch indiziert, wenn der Anfahrtsweg zum nächstmöglichen Herzkatheterlabor mehr als 2 h dauert.

Frage 1243

Nennen Sie die Symptome und die Behandlung eines hypertensiven Notfalls!

Krisenhafter, exzessiver Blutdruckanstieg (> 130 mmHg diastolisch) bei bestehender Hypertonie (Messung an beiden Armen) mit neurologischen (Kopfschmerz, Tinnitus, Übelkeit, Sehstörungen, Schwindel, Schlaganfall, Krämpfe) und kardiovaskulären Symptomen (Angina pectoris, Dyspnoe, Tachykardie, Lungenödem).

Therapie: O_2-Gabe, Oberkörperhochlagerung, Nitrendipin oder Nifedipin s. l., Urapidil i. v., Nitroglyzerin s. l.

Frage 1244

Eine 43-jährige Patientin klagt über plötzliche Luftnot, Herzrasen, Husten und allgemeines Unwohlsein. Sie ist wegen eines Knietraumas mit einem Oberschenkelgipstutor immobilisiert. Wie lautet die Verdachtsdiagnose?

Die nahe liegende Diagnose bei der Symptomkonstellation Dyspnoe, Tachypnoe, Husten und Tachykardie bei Immobilisation ist die Lungenembolie. Weitere Symptome können Thoraxschmerzen, Schwitzen, Hypotonie, Halsvenenstauung und Rhythmusstörungen sein.

Die genannten klinischen Symptome entsprechen dem Schweregrad II nach Grosser.

Frage 1245

Beschreiben Sie die präklinische Diagnostik der Lungenembolie!

Entscheidend ist die klinische Verdachtsdiagnose.

Das EKG ist selten aussagekräftig; Hinweise sind: Rechtstyp, SI/QIII-Typ, Rechtsschenkelblock, ST-Hebungen in V_{1-2}, P pulmonale und Verschiebung des R/S-Übergangs nach links.

Frage 1246

Wie therapieren Sie bei einem Verdacht auf schwere Lungenembolie (Schweregrad III nach Grosser) präklinisch?

Oberkörperhochlagerung, O_2-Gabe, Analgesie (Morphin), Heparinbolus (5000–10 000 IE i. v.), sicherer i. v.-Zugang, bei Hypotension vorsichtige Infusionstherapie, Katecholamingabe. Zügiger, schonender Transport zur nächsten geeigneten Klinik.

Verschlechtert sich der Patient und wird reanimationspflichtig: Adrenalin, kardiopulmonale Reanimation, Entscheidung über präklinische Lysetherapie (Alteplase, Tenecteplase).

Frage 1247

Ein 38-jähriger Patient alarmiert den Notarzt wegen Herzjagens. Sie treffen den Patienten hypoton (RR 80/65 mmHg), schweißig mit einer Herzfrequenz von 176/min an. Das EKG zeigt eine supraventrikuläre Tachykardie. Der Patient gibt an, solche Episoden bereits mehrmals erlebt zu haben; er sei deswegen bereits medikamentös behandelt worden. Welche Diagnose stellen Sie und wie behandeln Sie?

Es handelt sich unter Berücksichtigung der Anamnese um eine paroxysmale supraventrikuläre Tachykardie. Nach Dokumentation mittels EKG, Legen eines i. v.-Zugangs und Gabe von Adenosin (beim Erwachsenen 5 mg, ggf. nach 1–2 min 10 mg) zur Terminierung der sog. „Reentry-Tachykardie" durch kreisende Erregung auf Vorhofebene.

Frage 1248

Sie sind bei einem 23-jährigen Patienten, der über Herzrasen klagt. Im EKG zeigt sich eine tachykarde Herzrhythmusstörung. Ein Teammitglied schlägt die Durchführung eines Vagusmanövers vor. Welche Vagusmanöver kennen Sie?

Zu den Vagusmanövern gehört die Durchführung des Valsalva-Pressversuchs. Beim Valsalva-Pressversuch wird nach tiefer Inspiration eine maximale Bauchpresse und Anspannung der Exspirationsmuskulatur durchgeführt.

Die typische Indikation für ein Vagusmanöver sind die supraventrikulären Tachykardien und hierbei insbesondere die AV-Knoten-Reentrytachykardie.

Frage 1249

Ein 58-jähriger klagt über rezidivierende AP (Angina-pectoris)-Beschwerden sowie über das Gefühl, bewusstlos zu werden. Das initial durchgeführte 12-Kanal-EKG zeigt keine Auffälligkeiten. Während Sie sich mit dem Patienten unterhalten, beklagt der Patient plötzlich erneut AP-Beschwerden und verliert das Bewusstsein. Sie tasten einen tachykarden Radialispuls und sehen auf dem Patientenmonitor eine ventrikuläre Tachykardie. Wie therapieren Sie die ventrikuläre Tachykardie?

In der Akutsituation sollte eine synchronisierte Kardioversion, ggf. unter Analgosedierung, stattfinden. Sollte es trotz Kardioversion zu rezidivierenden Episoden kommen, sollte die Gabe von 300 mg Amiodaron in Erwägung gezogen werden.

Frage 1250

Welche Auslöser gibt es für das Auftreten einer Sinustachykardie und welche Therapiemöglichkeiten gibt es?

Zu den typischen Auslösern einer Sinustachykardie zählen u. a. Schmerz, Stress, ein Volumenmangel, ein Schock, eine Sepsis, Fieber, eine Hyperthyreose, eine Lungenembolie sowie eine Schwangerschaft. Die Therapie beinhaltet zunächst eine Therapie der Auslöser. Sollte die Sinustachykardie trotz erfolgreicher Therapie der Auslöser weiterbestehen, kann ein Therapieversuch mit einem Betablocker unternommen werden.

Frage 1251

Eine 78-jährige Patientin beklagt eine seit mehreren Tagen zunehmende Dyspnoe. In der Wohnung finden Sie eine dys-/orthopnoeische Patientin vor und erheben folgende Befunde: auskultatorisch beidseits ausgeprägte Rassel-/Brodelgeräusche, Unterschenkelödeme beidseits sowie eine peripher abgeleitete Sauerstoffsättigung von 83 %. Auf Nachfrage gibt die Patientin an, dass das Herz laut Hausarzt wohl etwas geschwächt sei.

Wie lautet Ihre Verdachtsdiagnose?

Die Verdachtsdiagnose ist eine kardiale Dekompensation mit beginnendem Lungenödem auf Basis einer chronischen Herzinsuffizienz.

Frage 1252

Sie äußern gegenüber dem anwesenden Rettungsdienstteam ihre Verdachtsdiagnose. Wie versorgen Sie die Patientin präklinisch?

Die Therapie beinhaltet die Anlage eines i. v.-Zugangs sowie die Verabreichung von Furosemid (20–40 mg). Des Weiteren können bei einem systolischen Blutdruck von > 100 mmHg 1–2 Hübe Nitrospray sublingual verabreicht werden. Bei einer vorliegenden respiratorischen Insuffizienz kann zunächst eine Sauerstoffinsufflation über eine Venturi-Maske erfolgen, sollte es jedoch darunter zu keiner Besserung kommen, muss frühzeitig der Beginn einer NIV-Therapie („Non-invasive Ventilation“) in Betracht gezogen werden. Zusätzlich kann die Verabreichung von Morphin, zum einen zur Anxiolyse und zum anderen zur Tolerierung der NIV-Therapie, notwendig sein.

Frage 1253

Im Verlauf des Einsatzes kommt es trotz begonnener Therapie zu einer deutlichen Zustandsverschlechterung der Patientin. Die zunächst noch ansprechbare Patientin ist inzwischen kaum noch kontaktierbar, die anfänglich gut tastbaren Pulse sind kaum noch tastbar, und auf dem Patientenmonitor zeigt sich eine ausgeprägte Hypotonie mit begleitender Tachykardie. Wie schätzen Sie die Situation ein und welche Therapiemöglichkeiten haben Sie in dieser Situation?

Es handelt sich um eine kritische Situation, da ein beginnender kardiogener Schock ursächlich für die zunehmende Verschlechterung der Patientin ist. Bei vorliegender hämodynamischer Instabilität muss eine Katecholamintherapie mittels Noradrenalin begonnen werden, zusätzlich kann eine Volumenchallgenge nach zuvor durchgeführtem Passive Leg Raise oder TTE (transthorakales Echokardiogramm) in Erwägung gezogen werden. Sollte es zu keiner Besserung der Vigilanz kommen, muss eine Schutzintubation durchgeführt werden.

Frage 1254

Auf dem Melder erscheint folgende Einsatzmeldung: „männlich, 32 Jahre, bedingt ansprechbar“. Nachdem Sie an der Einsatzstelle angekommen sind, finden Sie einen auf Schmerzreiz erweckbaren und desorientierten Patienten vor. Die anwesenden Freunde berichten von einer progredienten Verschlechterung des Allgemeinzustands (AZ) seit mehreren Tagen und verneinen Vorerkrankungen. Sie geben auf Nachfrage jedoch an, dass der Patient drogenabhängig sei und seit mehreren Jahren diese intravenös konsumieren würde. In der körperlichen Untersuchung zeigen sich auskultatorisch ein Herzgeräusch, tachykard tastbare Radialispulse beidseits sowie eine Körpertemperatur von 39,8 °C. Wie lautet Ihre Verdachtsdiagnose?

Aufgrund der Anamnese und der vorliegenden Befunde sollte eine Endokarditis als Verdachtsdiagnose in Betracht gezogen werden.

20 Einsatztaktik

Ralf Trimmel

IV

Frage 1255

Nach einem beendeten Einsatz kommt ein Teammitglied vom RTW auf Sie zu und berichtet, dass er den Einsatz als sehr belastend empfunden hat, und berichtet, dass er auch das Gefühl hat, dass der Einsatz für das restliche Team ebenfalls belastend war. Welche Möglichkeiten haben Sie, um dem gesamten Team Unterstützung zukommen zu lassen?

Als ersten Schritt kann man dem gesamten Team ein Debriefing inklusive Einsatznachbesprechung anbieten. Sollte sich in dieser Besprechung herausstellen, dass der Einsatz für das gesamte Team belastend war und die Nachbesprechung an sich nicht ausreichend ist, besteht des Weiteren die Möglichkeit, ein PSNV-Team (PSNV = psychosoziale Notfallversorgung) entweder zur Einsatzstelle bringen zu lassen oder sich zu einer Nachbesprechung mit Unterstützung eines PSNV-Teams an einem neutralen Ort zu treffen.

Frage 1256

Auf Ihrem Melder erscheinen folgende Informationen zu einem Einsatz: „männlich, 64 Jahre, Stromunfall". Wie gehen Sie an der Einsatzstelle vor?

Sicherstellung des Eigenschutzes.

Am wichtigsten ist in diesem Fall der Eigenschutz, daher muss vor der Annäherung an den Patienten sichergestellt sein, dass eine Eigengefährdung durch offene Stromquellen ausgeschlossen ist.

Frage 1257

Was ist ein MANV?

MANV bedeutet „Massenanfall von Verletzten" und beschreibt eine Situation in der Notfallmedizin, bei der eine große Anzahl von Verletzten versorgt werden muss. Die Patienten werden durch das Rettungsdienstpersonal in verschiedene Sichtungsgruppen eingeordnet und entsprechend dieser Einordnung priorisiert behandelt.

Frage 1258

Wie verhalten Sie sich nach Eintreffen an einem Unfallort mit mehreren Patienten?

Der oberste Grundsatz ist am schwierigsten durchzuhalten: Ruhe bewahren und Übersicht bekommen.

Es empfiehlt sich, mit dem ersteintreffenden Rettungsmittel Kontakt aufzunehmen und die Aufteilung der notwendigen Aufgaben (u. a. Sichtung der Patienten) vorzunehmen. Eventuell ist auch ein Leitender Notarzt (LNA) anwesend, der bei Anfall von mehr als 3–4 Schwerstverletzten angefordert wird.

Grundsätzlich hat mit Ausnahme des LNA kein Notarzt Weisungsbefugnis gegenüber den Kollegen; dem zuerst anwesenden Arzt kommt aber eine gewisse Organisationskompetenz zu, da er die größte situative Kenntnis hat.

Frage 1259

Warum ist bei allen Notfallpatienten die routinemäßige Blutzuckerbestimmung indiziert?

Eine nicht erkannte Hypoglykämie hat deletäre Folgen (irreversible Hirnschädigung).

Besonders bei bewusstseingetrübten oder bewusstlosen Patienten mit offensichtlichem Schädel-Hirn-Trauma oder Intoxikationen (Alkohol) könnte eine evtl. für den Zustand des Patienten kausale Hypoglykämie übersehen werden.

Frage 1260

Welche Rolle spielen „Algorithmen" in der Notfallmedizin?

Algorithmen sind in Form von Flussdiagrammen gestaltete Leitlinien und gehen von einem Leitsymptom aus. Sie geben einen raschen Überblick über wissenschaftlich empfohlene diagnostische und therapeutische Verfahren. Sie sind Empfehlungen für ein einheitliches ärztliches Handeln in charakteristischen Notsituationen, aber kein „Krückstock" für Ungeübte.

Ziel ist, auf definierte und medizinische Probleme mit konstanter Regelmäßigkeit in jeder Situation kompetent zu reagieren, also der kleinste gemeinsame Nenner. Der weniger Geübte sollte nur auf das zurückgreifen, was er beherrscht.

Frage 1261

Im Rahmen von besonderen Bedrohungslagen wird die Einsatzstelle von der Polizei in mehrere Gefahrenbereiche unterteilt. Wie viele Gefahrenbereiche gibt es und wie werden diese genannt?

Die Einsatzstelle wird durch die Polizei in 3 Gefahrenbereiche unterteilt. Es gibt einen roten (unsicher), einen gelben (teilsicher) und einen grünen Bereich (sicher).

Frage 1262

In welchem Gefahrenbereich sollte sich der reguläre Rettungsdienst aufhalten und eine Patientenbetreuung durchführen?

Der reguläre Rettungsdienst hält sich im grünen Bereich auf und versorgt dort die von der Polizei evakuierten Patienten.

In einigen Ausnahmen können rettungsdienstlich geschulte Polizeikräfte im gelben oder roten Bereich lebensrettende Erstmaßnahmen, wie z. B. die Anlage eines Tourniquets, durchführen. Dieses Vorgehen wird auch als „Care under Fire“ bezeichnet.

Frage 1263

Wie verhalten Sie sich bei einem „Bahnunfall“ richtig?

Sicherstellung des Eigenschutzes und Betreten des Gleisbereichs erst nach Bestätigung, dass dieser sicher ist.

Im Regelfall wird ein sogenannter Notfallmanager seitens der Bahn mit an die Einsatzstelle geschickt. Dieser dient als Ansprechpartner vor Ort und kontrolliert die vom Notfallmanagement der Bahn durchgeführte Sicherung des Gleisbereichs (Einstellung des Fahrbetriebs sowie Erdung der vorhandenen Oberleitungen). Solang der Notfallmanager noch nicht eingetroffen ist, sind der Lokführer und das Zugbegleitpersonal die Ansprechpartner vor Ort.

Frage 1264

Definieren Sie die Begrifflichkeiten „Load and go“ und „Stay and play“!

Anhand der vorliegenden Situation an der Einsatzstelle wird über das weitere Vorgehen entschieden.

Bei „Load and go“ handelt es sich um die Entscheidung, einen schnellen Transport in ein Krankenhaus ohne eine umfangreiche Behandlung an der Einsatzstelle durchzuführen. Dieses Konzept wird vor allem bei präklinisch nicht versorgbaren Verletzungen und Erkrankungen, wie z. B. bei einem instabilen Abdominaltrauma oder Penetrationstrauma, angewendet.

Im Rahmen der „Stay and play“-Strategie erfolgt die Behandlung an der Einsatzstelle so lange, bis der Patient stabilisiert worden ist und somit auch transportfähig ist, um in ein entsprechendes Krankenhaus gebracht zu werden.

21 Pädiatrische Notfälle, seltene Notfälle

Ralf Trimmel

Frage 1265

? Wie verhalten Sie sich bei plötzlichem Säuglingstod („Sudden Infant Death“, SIDS)?

! **Bei Fehlen sicherer Todeszeichen ist der Transport in eine Klinik unter Reanimationsbedingungen die wünschenswerteste Lösung im Sinne der Eltern und des beteiligten medizinischen Personals. Ist der irreversible Tod offensichtlich, muss eine unklare Todesursache bescheinigt und die Polizei informiert werden; eine Autopsie sollte durchgeführt werden. Die Vermittlung der Eltern an Selbsthilfeorganisationen („Eltern-helfen-Eltern“) kann hilfreich sein.**

i *In Europa verstirbt ca. 1‰ der Säuglinge plötzlich und unerwartet, in medizinischem Sinne gelingt keine Klärung der Todesursache.*

Frage 1266

? Sie werden zu einem knapp 2-jährigen Kind gerufen, das nach etwa 2 min leblos aus einem Gartenteich gerettet wurde. Das Kind ist bradykard, bewusstlos, hypoton, zyanotisch und hypotherm. Wie gehen Sie vor?

! **Das Kind wird in Kopftieflage mit O_2 über Maske beatmet. Nach dem Entfernen der nassen Kleidung wird intraossär ein Zugang gelegt. Bessert sich der Zustand des Patienten nicht rasch: endotracheale Intubation, Beatmung und medikamentöse Therapie (Adrenalin). Das Kind wird nach der Intubation mit einer Magensonde versorgt und unter O_2-Beatmung mit Analgosedierung unter Vermeidung von weiterem Auskühlen in eine Kinderklinik gebracht.**

i *Es handelt sich hier mit hoher Wahrscheinlichkeit um „trockenes Ertrinken“ durch persistierenden Laryngospasmus.*

Frage 1267

? Sie werden zu einem 46-jährigen Mann gerufen, der nach einem Tauchgang über muskelkaterartige Schmerzen, Juckreiz, Müdigkeit und Sprachstörungen klagt. Was wissen Sie über die Caisson-Krankheit und wie gehen Sie vor?

! **Die als Druckunfall- oder Dekompressionskrankheit bekannte Taucherkrankheit wird durch Ausperlen von Stickstoff in Körpergeweben und Blut verursacht, wenn der Taucher zu schnell auftaucht. Die entstehenden Mikrogasblasen sind das Korrelat für Ausprägung und zeitliches Auftreten von Symptomen: Juckreiz, Ödem, Muskel- und Knochenschmerzen, Müdigkeit, neurologische Ausfälle bis zum Querschnitt und Mittelhirnsyndrom sowie Krämpfe. Man unterscheidet Typ I (lokal) und Typ II (zentral oder kardiopulmonal). Die Vitalfunktionen müssen überwacht werden; Auskultation und Perkussion (Barotrauma) sind erforderlich. Möglichst hohe FiO_2 über Maske, ggf. ist eine Intubation mit konsekutiver CPR erforderlich.**

i *Kontrovers wird die Gabe von Acetylsalizylsäure (ASS), Lidocain und Glukokortikoiden beurteilt. Essenziell ist der rasche Transport in ein HBO-Zentrum (HBO = hyperbare Oxygenierung), wo mit 2–3 bar O_2 ein paO_2 von 2000 mmHg erreicht werden kann. Eine andere kausale Therapie ist nicht bekannt.*

Frage 1268

? Die Alarmierung des Notarztes erfolgt mit der Meldung „3-jähriges Kind mit Atemnot“. Sie treffen ein schwer krank wirkendes Mädchen sitzend an. Die rektale Temperatur liegt bei 39,8 °C, das Kind atmet mit deutlichem inspiratorischen Stridor. Die Mutter berichtet, das Kind habe im letzten Jahr 3-mal einen Pseudokruppanfall gehabt. Sie auskultieren das Kind; außer dem Stridor ergibt sich kein wegweisender Befund. Welche Differenzialdiagnose ziehen Sie in Betracht?

Die Situation konfrontiert Sie mit der Differenzialdiagnose Pseudokrupp (Laryngotracheobronchitis) – Epiglottitis. Im vorliegenden Fall sprechen das hohe Fieber, der Stridor, das Fehlen von Husten und die schwere Allgemeinsymptomatik trotz der Pseudokruppanamnese für die Epiglottitis.

Weitere wegweisende Befunde für den Verdacht auf eine Epiglottitis sind ausgeprägter Speichelfluss, kloßige Sprache und Schluckstörung. Beim Pseudokrupp liegt ebenfalls ein inspiratorischer Stridor vor; typisch ist ein bellender Husten und das Fieber ist selten hoch.

Frage 1269

Wie behandeln Sie das Kind?

Die Epiglottitis ist ein lebensbedrohlicher Zustand! Sie unterlassen jede Manipulation an dem Kind (kein i. v.-Zugang, kein Absaugen, kein Laryngoskopieversuch!), belassen es im Sitzen bei der Mutter und lassen das Kind O_2 inhalieren. Unverzüglicher Transport in eine Kinderklinik, in der Sie ein Notfallteam vorab alarmieren.

Bei zunehmender Atemnot, Hypoxie und Erschöpfung vorsichtige Maskenbeatmung, diese ist oft gut möglich. Intubationsversuche nur bei totaler Verlegung der Atemwege und nicht möglicher Maskenbeatmung. Die Intubation ist sehr schwierig, Koniotomiebereitschaft!

Frage 1270

Sie treffen am Einsatzort einen etwa 10-jährigen Jungen an, der generalisiert tonisch-klonisch krampft. Passanten geben an, dass der Krampfanfall bereits ca. 15 min andauert. Wie gehen Sie vor?

Sie haben keine anamnestischen Angaben und evtl. liegt ein Status epilepticus vor (Krampfanfall > 30 min Dauer oder Serie von Anfällen, zwischen denen der Patient das Bewusstsein nicht wiedererlangt).

Sicherung der Atmung, Seitenlage, O_2-Gabe über Maske, Legen eines i. v.-Zugangs, Blutzuckerbestimmung, Midazolam 0,1 mg/kgKG. Ist die rasche i. v.-Gabe nicht möglich: Midazolam 5–10 mg bukkal. Primäre Intubation und Beatmung nur bei respiratorischer Insuffizienz. Ist der Status nicht zu durchbrechen: Narkoseeinleitung mit 2 mg/kgKG Propofol i. v., Intubation und Beatmung.

Frage 1271

Sie werden zu einem 5-jährigen Kind alarmiert, das bewusstlos von seinen Eltern im Kinderzimmer vorgefunden worden ist. Nachdem Sie im Kinderzimmer angekommen sind, merken Sie, dass das Kind zyanotisch ist und keinen tastbaren Puls hat. Wie sieht der Algorithmus einer Reanimation im Kindesalter nach ERC-Leitlinie (European Resuscitation Council) aus?

Liegt ein Herz-Kreislauf-Stillstand im Kindesalter vor, sollten zunächst 5 initiale Beatmungen durchgeführt und im Anschluss mit der Thoraxkompression begonnen werden. Des Weiteren muss differenziert werden, ob es sich um einen schockbaren oder um einen nichtschockbaren Rhythmus handelt.

Das Verhältnis von Thoraxkompressionen und Beatmung nach den 5 initialen Beatmungen beträgt 15:2.

Frage 1272

Wie dosieren Sie die Medikamente im Rahmen einer Reanimation? Wie wird die Energie der Defibrillation berechnet?

Die Medikamente werden wie folgt dosiert:

- **Adrenalin 10 µg/kgKG (bei nichtdefibrillierbarem Rhythmus sofort, bei defibrillierbarem Rhythmus nach dem 3. Schock).**
- **Amiodaron 5 mg/kgKG (bei defibrillierbarem Rhythmus nach dem 3. und nach dem 5. Schock).**

Die Energie der Defibrillation wird mit 4 J/kgKG berechnet.

Frage 1273

Im Rahmen der Reanimation des 5-jährigen Kindes ist die Anlage eines intravenösen Zugangs erschwert. Welche Alternative haben Sie und was darf über diese Alternative verabreicht werden?

Als Alternative kann ein intraossärer Zugang gelegt werden. Die Indikation für die Anlage des intraossären Zugangs sollte vor allem im Kindesalter großzügig gestellt werden, da die Anlage eines intravenösen Zugangs im Kindesalter insbesondere für ungeübte Personen deutlich erschwert sein kann. Über einen intraossären Zugang können prinzipiell alle Medikamente, Infusionen und auch Blutprodukte verabreicht werden.

Frage 1274

Die Eltern eines 3-jährigen Kindes berichten Ihnen, dass das Kind eine Knopfzellenbatterie verschluckt habe. In der körperlichen Untersuchung erscheint das Kind etwas unruhig, jedoch von der pulmonalen und hämodynamischen Situation unauffällig. Wie stufen Sie diese Situation ein und welche präklinischen Therapiemöglichkeiten haben Sie?

Bei der Ingestion einer Knopfzellenbatterie handelt es sich um einen zeitkritischen Einsatz, sodass der Transport in eine dafür passende Klinik zeitnah angestrebt werden sollte. Die präklinischen Therapiemöglichkeiten sind sehr eingeschränkt. Eine weitere Nahrungsaufnahme sowie das Trinken von Flüssigkeiten sollten vermieden werden, des Weiteren darf kein Erbrechen ausgelöst werden. Bei Kindern, die älter als 1 Jahr sind, kann man die Gabe von 2 Esslöffeln Honig in Betracht ziehen, jedoch sollte dies ohne Zwang erfolgen.

Honig neutralisiert das alkalische Milieu. Die Gabe kann alle 10 min wiederholt werden.

Frage 1275

Ein 6-jähriges Kind hat einen auf dem Herd stehenden, mit kochendem Wasser gefüllten Kochtopf von der Herdplatte gezogen und sich dabei am gesamten Oberkörper Verbrühungen zugezogen. Beim Eintreffen an der Einsatzstelle finden Sie das Kind schmerzgeplagt und weinend im Wohnzimmer vor. Wie gehen Sie vor?

Das Kind benötigt eine Analgesie mit Midazolam und Ketanest. Zunächst sollte die Anlage eines i. v.-Zugangs versucht werden, sollte dies nicht möglich sein, können beide Medikamente auch über einen MAD-Nasalzerstäuber verabreicht werden. Des Weiteren sollte der Wärmeerhalt gewährleistet sein und das Auskühlen vermieden werden.

Frage 1276

Sie werden im Winter zu einem bewusstlosen Patienten im Park geschickt. Beim Eintreffen an der Einsatzstelle sehen Sie, dass durch die RTW-Besatzung bereits eine Reanimation begonnen wurde. Bei der Übergabe erfahren Sie, dass die Körpertemperatur bei 32 °C liegt. Was müssen Sie bei der Reanimation von unterkühlten Patienten beachten?

Unter 30 °C wird keine Gabe von Adrenalin und Amiodaron empfohlen, des Weiteren sollte nach der 3. Defibrillationen keine weitere durchgeführt werden. Zwischen 30 °C und 35 °C Körpertemperatur wird empfohlen, das Intervall für die Medikamentengabe zu verdoppeln und die Defibrillation nach normalem Algorithmus durchzuführen.

Aufgrund des deutlich verminderten Stoffwechsels kann es zu einer Überdosierung der Medikamente kommen, und sogar die Schädigung des Myokards ist möglich, sodass das Intervall der Gabe je nach Körpertemperatur entweder verlängert werden muss oder die Gabe gänzlich ausgelassen wird.

Frage 1277

Erläutern Sie die Häufigkeit, das klinische Bild und die Behandlung von Giftschlangenbissen!

In Deutschland ist in der freien Natur am ehesten mit Kreuzotterbissen (Vipern) zu rechnen. Klapperschlangen (Crotaliden) finden sich im Gegensatz zu Amerika vornehmlich in privaten Gehegen.

Lokalsymptome sind Ödem und Hämatom, weitere Symptome sind Gerinnungs- und

Kreislaufstörungen. Lähmungserscheinungen (Sprach- und Schluckstörungen) kommen bei Giftnattern (Kobras, Elapiden) vor. Bei der Erstversorgung kommt die größte Bedeutung dem Ruhigstellen der betroffenen Extremität zu: „Pressure-Immobilisation" durch Bandage. Manipulationen wie Aussaugen, Ausschneiden oder Abbinden sollten unterbleiben, da die Giftverteilung dadurch gefördert wird und eine Blutung entstehen kann. Der Patient muss schnellstens liegend in ein Krankenhaus transportiert werden, um Antiserum zu erhalten. Chirurgische Therapien sind die Ausnahme: Fasziotomie, Nekrektomie.**

Frage 1278

? Sie werden zu einer 25-jährigen Primipara in der 36. Schwangerschaftswoche wegen vaginaler Blutung gerufen. Die Patientin hat keine Wehen, der Blutdruck liegt bei 85/40 mmHg, die Frequenz bei 118/min. Mehrere Vorlagen sind bereits durchgeblutet. Welche Verdachtsdiagnose stellen Sie?

! **Die naheliegende Diagnose ist eine Placenta praevia.**

i *Eine Placenta-praevia-Blutung ist ein dramatischer Notfall mit zwei zeitgleich betroffenen Patienten.*

Frage 1279

? Wie behandeln Sie die Patientin?

! **Keine vaginale Untersuchung! Schaffung mehrerer großlumiger i. v.-Zugänge, aggressive Infusionstherapie mit kristalloiden Lösungen, O_2-Gabe (6 l/min) über Maske, Kopftief-Linksseitenlagerung, schnellstmöglicher Transport in die nächstgelegene Klinik mit gynäkologischer Abteilung.**

i *Anmeldung in der Klinik zur Vorbereitung eines notfallmäßigen Kaiserschnitts.*

22 Intoxikationen

Ralf Trimmel

Frage 1280

In einem Galvanisierbetrieb werden Sie zu einem Patienten mit Tachypnoe, Übelkeit und deutlicher Rotfärbung der Haut gerufen. Sie bemerken „Bittermandelgeruch". Woran denken Sie und wie gehen Sie vor?

An eine Blausäurevergiftung (HCN)!

Sie gehören zu den 60–80 % der Bevölkerung, die diesen Geruch wahrnehmen können. Selbstschutz ist geboten (Handschuhe, Mundschutz!). Auch Rauchgase bei Schwelbränden können Blausäure enthalten: Verbrennung von Wolle, Leder und Kunststoffen unter O_2-Mangel. Hierbei ist auch an eine gleichzeitige CO-Intoxikation zu denken!

Frage 1281

Erläutern Sie die Pathophysiologie der Zyanidintoxikation.

Blausäure (Zyanwasserstoff, Zyanid) zählt zu den ultraschnell wirkenden Giften. Es ist eine flüchtige, sehr schwache Säure (pKa-Wert 9,2, Siedepunkt 26 °C), bei pH 7,4 sind nur 1,6 % dissoziiert. Sie diffundiert sehr leicht durch Zellmembranen. HCN wird über die Lunge aufgenommen, die Zyanide (NaCN, KCN) werden oral aufgenommen und im Magen als HCN resorbiert.

Das CN^- bindet mit hoher Affinität an die Cytochrome der mitochondrialen Atmungskette; es kommt zur „inneren Erstickung" und durch anaerobe Glykolyse zur metabolischen Azidose.

Frage 1282

Wie erklärt sich die frische Gesichtsfarbe?

Durch Blockade der Zellatmung (hohe Affinität zu Fe^{3+} der Cytochromoxidase A3) wird kein Sauerstoff verbraucht.

Das Fe^{2+} des Hämoglobins ist nicht blockiert, die Bindung von Sauerstoff an Blut wird nicht beeinträchtigt.

Frage 1283

Erläutern Sie Klinik, Differenzialdiagnose und Therapie der Zyanidintoxikation!

Leichte Vergiftung: Kopfschmerz, Schwindel, Atemnot mit Todesangst, Herzklopfen, Engegefühl, Erbrechen, Schleimhautreizung.

Schwerer Verlauf: Bewusstseinsverlust, Atemlähmung und Lungenödem bei Krämpfen, nach initialer Tachykardie Kammerflimmern und Herzstillstand Laborchemisch werden Laktatazidose, Hyperglykämie und Gerinnungsstörungen beobachtet. Differenzialdiagnosen sind eine H_2S-Vergiftung oder ein Koma sonstiger Genese.

Therapeutisch wird die Entgiftung durch Kopplung an Schwefel zu Rhodanid gestärkt, indem Na-Thiosulfat gegeben wird. Durch Methämoglobin wird Zyanid stärker als mitochondrial gebunden – die Gabe von Methämoglobinbildnern wie 4-DMAP (4-Dimethylaminophenol) bis etwa 30 % Methämoglobin stellt die Zellatmung wieder her. Cave: gleichzeitige CO-Intoxikation! Hier ist die Gabe von 4-DMAP deletär.

Frage 1284

Sie finden einen 23-jährigen bewusstseinsgetrübten, dyspnoischen Mann mit Herzinfarktsymptomatik in einem alten Haus mit Gasheizung. Wie gehen Sie vor?

Es muss an eine CO-Intoxikation gedacht werden, der Patient muss an die frische Luft, Beatmung mit 100 % Sauerstoff, rascher Helikoptertransport zur HBO (hyperbare Oxygenierung bei 2–3 bar).

Die endgültige Diagnose erhält man durch die Blutgasanalyse und Bestimmung von CO-Hb; es gelten die allgemeinen Therapieprinzipien wie bei Schock und Azidose sonstiger Genese.

Frage 1285

Erläutern Sie die Pathophysiologie der CO-Vergiftung.

Durch Anlagerung von CO an Fe^{2+} des Hämoglobins entsteht CO-Hämoglobin (CO-Hb). Nach dem Massenwirkungsgesetz wird CO äquimolar wie O_2 gebunden, allerdings mit einer 300-fachen Affinität. Daher hemmen bereits geringe CO-Mengen in der Atemluft den O_2-Transport erheblich: 0,07 Vol.-% CO (= 1/3000 der O_2-Konzentration!) in der Atemluft bewirken eine 50 %ige Blockade des Hämoglobins. Verstärkend wirkt sich der „Haldane-Effekt" aus (je größer der Anteil der blockierten Fe^{2+}-Atome ist, desto schlechter binden die restlichen Fe^{2+}-Atome O_2).

Ab 10–20 % CO-Hb kommt es zu Kurzatmigkeit und Herzklopfen, ab 40–50 % treten Koma und Kreislaufdepression ein.

Frage 1286

Sie finden ein krampfendes, bewusstseinsgetrübtes 4-jähriges Kind, das nach Angaben der Eltern 12 Tabletten Acetylsalizylsäure geschluckt hat. Ist die Situation vital bedrohlich?

Ja, auf jeden Fall! Bei 12 Tabletten ist von 6 g auszugehen, was in diesem Fall 300 mg/kgKG und damit einer schweren Intoxikation entspricht; die letale Dosis beträgt etwa 500 mg/kgKG.

Frage 1287

Welches sind die Komplikationen der Salizylatvergiftung?

Die klinischen Komplikationen sind besonders durch ZNS-Toxizität und schwere metabolische Störungen bedingt: Koma, Krämpfe, Alkalose/Azidose, Elektrolytentgleisung, Hypo-/Hyperglykämie. Erschwerend kommen respiratorische (Lungenödem) und kardiale Störungen (Arrhythmie, Kammerflimmern) sowie Gerinnungsstörungen hinzu.

Tödliche Verläufe im Kindesalter sind möglich.

Frage 1288

Wie beurteilen Sie den Wert der Magenspülung zur primären Gifteliminination?

Erbrechen und Magenspülung ist im Allgemeinen nur sinnvoll, wenn eine orale Ingestion maximal 1 h zurückliegt, es sei denn, die Substanz verzögert eine Magenentleerung (z. B. Opioide). Bei Säuren und Laugen besteht die Gefahr der Perforation, somnolente Patienten müssen zum Aspirationsschutz intubiert werden. Auch bei organischen Lösungsmitteln (Benzin) und Schaumbildnern besteht große Aspirationsgefahr. Es soll bei Erwachsenen mit bis zu 10 l gespült werden, anschließend wird Aktivkohle (1 g/kgKG) gegeben.

Die Indikation zur Magenspülung wird für die meisten Substanzen (speziell Ethylalkohol) zunehmend restriktiv gestellt. Geschlossene Pump-Spül-Systeme (z. B. Easy-Lav) sind effektiv und hygienisch.

Frage 1289

Bei einem Obstbauern bestehen Hämatemesis, Sehstörung und Bewusstseinstrübung. Wie gehen Sie vor, an welche Diagnose denken Sie?

An eine Methanolintoxikation! Neben der Sicherung der Vitalfunktionen ist die Applikation von Ethanol (1 mg/kgKG i. v.) essenziell, da der Stoffwechselweg durch die 10-fach höhere Affinität von Ethanol blockiert wird. Bei zusätzlicher Folsäureapplikation zur Formiatelimination, Azidosebekämpfung und konsequenter Intensivtherapie einschließlich Hämodialyse ist die Prognose günstig.

Ernsthafte klinische Komplikationen treten erst nach ca. 6–24 h auf: Sehstörungen, Konvulsionen, Nierenversagen und Hämatemesis durch Akkumulation von Ameisensäure (Alkohol- und Aldehyddehydrogenase). Die Ingestion geschieht durch Verwechslung mit Ethanol oder bei „schwarz gebrannten" Spirituosen.

Frage 1290

Sie werden zu einer 63-jährigen Patientin mit Sinusbradykardie, Sehstörungen, Appetitlosigkeit und Kopfschmerzen gerufen. Was liegt vor?

Es ist an eine Digitalisintoxikation zu denken, wenn die Patientin digitalisiert ist.

Es besteht keine verlässliche Korrelation zwischen Serumspiegel und Klinik, aggravierend wirken Hypokaliämie, Hypomagnesiämie und Hyperkalzämie. Toxisch wirken im Allgemeinen Digoxin > 2,5 ng/ml und Digitoxin > 30 ng/ml. Das Bild der Intoxikation wird beherrscht durch eine Hyperkaliämie, die durch Hemmung der zellulären K^+-Aufnahme (Blockade der Na^+-K^+-ATPase) ausgelöst ist. Der Patient wird komatös, entwickelt Herzrhythmusstörungen und eine toxische Diurese.

Frage 1291

Beschreiben Sie die Therapie der Parathionintoxikation!

Neben primärer Giftentfernung wird mit hohen Dosen Atropin (2–5 mg alle 10 min) das Azetylcholin kompetitiv verdrängt.

Innerhalb von 24 h kann auch eine Dephosphorylierung der Azetylcholinesterase mit Obidoxim (3–5 mg/kgKG) versucht werden. Oxime sind selbst Hemmstoffe der Cholinesterase und wirken nicht bei allen Organophosphaten. Selbstschutz ist entscheidend, da diese stark lipophilen Substanzen außerordentlich rasch überall resorbiert werden.

Frage 1292

Bewerten Sie den Stellenwert der Antidota bei der Behandlung von Intoxikationen und nennen Sie einige Substanzen!

In der Wertigkeit der Therapieprinzipien ist die Antidottherapie nach Aufrechterhaltung der Vitalfunktionen, Verhütung weiterer Resorption und Beschleunigung der Elimination erst an 4. Stelle einzustufen!

Außer bei Parathion-, Benzodiazepin- und Opioidintoxikation ist die Intoxikation selten eindeutig nachvollziehbar und eine Antidottherapie daher nicht sinnvoll. Beim Vorliegen einer Mischintoxikation (z. B. HCN und CO) kann die präklinische Applikation von Antidoten sogar gefährlich sein, sodass der präklinische Einsatz nur sehr selten indiziert ist. Das Prinzip ist die chemische oder physikalische Giftinaktivierung bzw. ein pharmakologischer Antagonismus am Rezeptor. Wichtige Chelatbildner für Schwermetalle sind Ca-Na^2-EDTA, D-Penicillamin, Desferoxamin und DMPS (Dimercaptopropansulfonsäure). Met-Hb-Bildner sind Amylnitrit, 4-DMAP und Methylenblau. Atropin antagonisiert Organophosphate. Rezeptorantagonisten sind Naloxon und Flumazenil. Physostigmin antagonisiert die Cholinesterase. Antiseren gibt es für Schlangen- und Spinnenbisse sowie bei Botulismus.

Frage 1293

Erläutern Sie die Besonderheiten der Amphetamin-Vergiftung („Ecstasy", MDMA [Methylendioxymethylamphetamin], „Speed", „XTC")!

Diese Substanzen werden hauptsächlich von 20- bis 25-Jährigen auf sogenannten „Rave Parties" konsumiert. Während früher psychiatrische Befunde im Vordergrund standen (Panik, Depersonalisation etc.) häufen sich in letzter Zeit Berichte von akut lebensgefährlichen und letalen Zwischenfällen.

Ursache ist das Serotonin-Syndrom, dessen intensivmedizinische Therapie letztlich rein symptomatisch ist.

Frage 1294

Was wissen Sie über Kokain und was kennzeichnet eine Intoxikation mit „Crack", „Rock" oder „Koks"?

Kokain ist in Deutschland die Droge der Reichen und sozial Bessergestellten. Es wird aus den Blättern der Cocapflanze gewonnen und liegt als Kokain-HCl in Form von Kristallen oder weißem Pulver vor; es wird in der Regel geschnupft. Durch „Reuptake-Blockade" von Noradrenalin und Dopamin in neuronalen Synapsen kommt es zu Euphorie und Kontaktfreudigkeit. Die Vergiftung zeigt sich durch kardiovaskuläre, zentralvenöse und pulmonale Symptome: Es kommt zum Herzinfarkt, Rhythmusstörungen, Hirninfarkten

und -blutungen, pulmonalen Infiltrationen, Nekrose des Nasenseptums und Muskelnekrosen (Vasokonstriktion).

Die Therapie ist symptomatisch mit Nitroglyzerin, Bikarbonat und Diazepam. Beim Kokainschock (Hypotension, Bradykardie) sind Adrenalin und Methylprednisolon erforderlich. Allgemein gilt, dass immer mehr Mischintoxikationen als Intoxikationen mit einzelnen Substanzen beobachtet werden.

Frage 1295

Würden Sie bei einem Patienten mit Alkoholintoxikation (Blutalkoholspiegel 3,5‰) eine Magenspülung durchführen?

Nein! Eine Elimination relevanter Mengen des Toxins ist nicht möglich; die potenziellen Risiken der Magenspülung überwiegen den Nutzen der Maßnahme.

Frage 1296

Eine 22-jährige Patientin wurde von Freunden bewusstlos vor einer Diskothek liegend vorgefunden. Beim Eintreffen an der Einsatzstelle finden Sie eine nicht erweckbare Patientin vor, die eine suffiziente Spontanatmung hat und hämodynamisch stabil ist. Die anwesenden Freunde berichten, dass die Patientin, bevor sie bewusstlos geworden ist, angegeben hatte, dass man ihr wohl eine Substanz in ihr Glas gekippt hätte.

Sie haben den Verdacht einer Intoxikation mit Gammahydroxybuttersäuren. Wie wird die Gammahydroxybuttersäure im allgemeinen Sprachgebrauch bezeichnet und wie sieht die Therapie aus?

Die Gammahydroxybuttersäure wird im allgemeinen Sprachgebrauch auch als K.o.-Tropfen bezeichnet. Ein Antidot gibt es nicht, sodass eine symptombezogene Therapie durchgeführt werden muss.

Frage 1297

Wie äußert sich in der klinischen Untersuchung eine Opioidintoxikation und wie kann diese therapiert werden?

Eine ausgeprägte Opioidintoxikation äußert sich durch eine Vigilanzminderung bis hin zu einem Koma, stecknadelkopfgroßen Pupillen sowie einer Bradypnoe, ggf. sogar einer Apnoe. Als Antidot kann Naloxon titrationsweise verabreicht werden. Wenn es jedoch zu keiner Besserung der Symptomatik trotz Naloxon kommt, muss eine Schutzintubation in Betracht gezogen werden.

Frage 1298

Eine 81-jährige Patientin hat in suizidaler Absicht 20 Tabletten Lorazepam mit jeweils 2,5 mg zu sich genommen. Sie finden die Patientin bewusstlos im Bett liegend vor. Welche Therapiemöglichkeit haben Sie?

Als Antidot kann Flumazenil genutzt werden.

Frage 1299

Wie hoch die Toxizitätsschwelle von Paracetamol und wie kann eine Paracetamolintoxikation behandelt werden?

Die Toxizitätsschwelle von Paracetamol liegt bei > 150 mg/kgKG. Die Therapie beinhaltet die Gabe von Aktivkohle innerhalb der 1. Stunde nach Einnahme sowie eine intravenöse Gabe von N-Azetylcystein.

Schmerzmedizin

V

23 Pharmakologie, Physiologie, Anamnese und Schmerzdiagnostik

Joachim Erlenwein

Frage 1300

Wie wird Schmerz definiert?

Schmerz ist eine unangenehme sensorische und emotionale Erfahrung, die mit tatsächlichen oder potenziellen Gewebeschädigungen assoziiert wird.

Die Definition der IASP (International Association for the Study of Pain) stammte ursprünglich aus dem Jahr 1979 und wurde im Jahr 2020 aktualisiert. Schmerz kann nicht primär über die Aktivierung sensorischer Neurone definiert werden. Die komplexen biopsychosozialen Dimensionen des Schmerzerlebens werden dabei nicht abgebildet.

Frage 1301

Was versteht man unter einem biopsychosozialen Schmerzverständnis?

Schmerz ist ein komplexes multifaktorielles Phänomen, bei dem stets biologische, psychologische und soziale Faktoren zusammenwirken.

Ausmaß des Schmerzlebens, das subjektive Leid und Beeinträchtigungserleben lassen sich häufig erst im Rahmen des Zusammenwirkens der Faktoren dieser 3 Ebenen verstehen. Betrachtet man nur eine dieser Ebenen für sich, kann das Phänomen weder ausreichend verstanden werden, noch lassen sich daraus die erforderlichen und sinnvollen Behandlungsansätze erkennen.

Frage 1302

Welche Schmerzmechanismen kennen Sie?

Es werden nozizeptive, neuropathische und noziplastische Schmerzmechanismen unterschieden.

Anhand der Einordnung des Schmerzmechanismus einer Beschwerdeproblematik erfolgt unter anderem eine sinnvolle Auswahl medikamentöser Therapiemaßnahmen. Schmerzmechanismen sind nicht spezifisch, und es können bei Beschwerden mehrere Schmerzmechanismen gleichzeitig vorliegen. Ein gutes Beispiel hierfür ist die akute Zosterinfektion, bei der es durch die Hautläsionen zu einem nozizeptiven Schmerzmechanismus kommt, und zusätzlich im Rahmen der Entzündung des Nervs ein neuropathischer Schmerzmechanismus vorliegt.

Frage 1303

Nennen Sie neuropathische Schmerzsyndrome!

Neuropathische Schmerzen können bei jedweder Affektion oder Schädigung des somatosensorischen Nervensystems entstehen. Diese können makroskopisch, mikroskopisch oder auf molekularer Ebene vorliegen. Häufige Beispiele sind schmerzhafte Polyneuropathien (diabetisch, toxisch), Postzosterneuralgie, Trigeminusneuralgie, Schmerzen bei Radikulopathien, Schmerzen aufgrund von Nerveninfiltration bei Tumorerkrankungen, Schmerz nach Nervenverletzungen, komplexe regionale Schmerzsyndrome (CRPS), zentrale Schmerzen nach Apoplex, neuropathische Schmerzen bei Multipler Sklerose, Karpaltunnelsyndrom.

Frage 1304

Definieren Sie „zentralen" Schmerz!

Nach Läsionen des zentralen somatosensorischen Nervensystems (z. B. durch Ischämie, Blutung oder Entzündungen) kann es durch pathologische neuronale Aktivität zu einem neuropathischen Schmerzsyndrom kommen. Je nach neuroanatomischer Lokalisation der Läsion wird der Schmerz auf das entsprechende Körperareal projiziert.

Zentraler Schmerz ist oft pharmakologisch nicht besonders effektiv zu behandeln.

Frage 1305

? Beschreiben Sie die Klinik neuropathischer Schmerzsyndrome!

! **Dauerschmerz oder intermittierende Schmerzattacken wechselnder Intensität, als Brennschmerz oder mit einschießendem, elektrisierendem Schmerzcharakter.**

i *Die Patienten geben oft typische Auslöser für einschießende Schmerzen an. Allodynie (ein normalerweise nicht schmerzhaft empfundener Reiz verursacht im betroffenen Areal Schmerz), Parästhesien (Kribbel-Missempfindungen) Dysästhesie (unangenehme, aber nicht schmerzhafte Missempfindungen) und Hyperalgesie (ein schmerzhafter Reiz wird im betroffenen Areal schmerzhafter empfunden) sind typische sog. Positivsymptome. Negativsymptome entsprechen einem sensorischen Defizit.*

Frage 1306

? Teilen Sie die Analgetika nach pharmakologischen Aspekten ein und nennen Sie Beispiele!

! **Eine Einteilung in Nichtopioidanalgetika, Opioidanalgetika und Co-Analgetika ist sinnvoll. Nichtopioidanalgetika können in saure antipyretische Analgetika (z. B. NSAR, z. B. Ibuprofen, Diclofenac, Etoricoxib, Celecoxib) und nicht saure antipyretische Analgetika (z. B. Paracetamol, Metamizol) unterschieden werden. Die früher verwendete Einteilung in „zentral wirkende" und „peripher wirkende" Analgetika sollte nicht mehr verwendet werden.**

Frage 1307

? Nennen Sie die für eine Dauertherapie zur Verfügung stehenden hochpotenten Opioide!

! **Morphin, Oxycodon, Hydromorphon, Fentanyl, Buprenorphin, Tapentadol und Levomethadon sind enteral oder transdermal verfügbar.**

i *Für die Opioiddauertherapie bei nicht tumorassoziierten Schmerzen gilt:*

- *langwirksame/retardierte Darreichungsform*
- *enteral oder transdermal*

Die genannten Substanzen erfüllen diese Kriterien.

Frage 1308

? Nennen Sie typische Nebenwirkungen von Opioiden!

! **Pruritus, Übelkeit und Erbrechen, Harnverhalt, Obstipation, Sedierung, Atemdepression.**

i *Obstipation ist bei Langzeitanwendung das führende Problem; alle anderen Nebenwirkungen sind initial häufig und im Verlauf seltener.*

Frage 1309

? Nennen Sie wichtige Anwendungsgrundsätze der S3-Leitlinie „Langzeitanwendungen von Opioiden bei chronischen nicht-tumorbedingten Schmerzen (LONTS)" für die Schmerztherapie mit Opioiden!

! **Vor der Therapie:**

- **Individuelle und realistische Therapieziele definieren.**
- **Nutzen und Schaden mit den Betroffenen besprechen.**
- **Nicht nur Opioide nutzen! Keine Monotherapie – Therapie nach biopsychosozialem Krankheitskonzept.**
- **Zeit-kontingente Einnahme und retardierte Form.**

Zur Therapie:

- **Niedrige Startdosis → 120 mg Morphinäquivalent.**
- **Therapieziele und Response überprüfen.**
- **Nebenwirkungen behandeln (Übelkeit/Obstipation) und Nebenwirkungen beachten (z. B. Libidoverlust).**

Zur Langzeittherapie:

- **Langzeittherapie (> 3 Monate) nur bei Opioidrespondern (ca. 25 %).**
- **Nach 6 Monaten bei Respondern Möglichkeit einer Reduktion/Pause erwägen.**

Zur Beendigung:

- **Wenn keine Response/Therapieziele nicht erreicht werden.**
- **Wenn missbräuchliche Verwendung trotz suchtmedizinischer Begleitung erfolgt.**

Frage 1310

Worin besteht der Vorteil selektiver Zyklooxygenase-2-Hemmer (COX-2-Hemmer, „Coxibe")?

Durch die selektive Hemmung der COX-2 sollen bei diesen NSAR (z. B. Celecoxib) die über COX-1-Hemmung vermittelten gastrointestinalen Nebenwirkungen bei verbesserter antiinflammatorischer und analgetischer Wirkung verringert werden.

Außer für die gastrointestinalen Nebenwirkungen gelten für alle Coxibe dieselben Kontraindikationen wie für klassische NSAR. Die Beobachtung eines erhöhten kardiovaskulären Risikos sollte neben dem nephrotoxischen Aspekt konsequent beachtet werden.

Frage 1311

Kann man 2 unterschiedliche Opioide miteinander kombinieren?

Grundsätzlich ja! Die Kombination von reinen agonistischen Opioiden stellt pharmakologisch kein Problem dar. So kann beispielsweise auf eine feste Medikation mit transdermalem Fentanyl eine Bedarfsmedikation mittels Hydromorphon oder Oxycodon erfolgen.

Die Kombination von partiellen Antagonisten mit reinen Agonisten ist nur in Ausnahmen möglich und sinnvoll. So lässt sich beispielsweise auf eine Vormedikation mit Buprenorphin (agonistisch am μ-Rezeptor, antagonistisch am κ-Rezeptor) ein rein agonistischer Wirkstoff in einer Akutsituation ergänzen. Umgekehrt käme es zur Reduktion der Opioidwirkung des vorbestehenden Wirkstoffs und gegebenenfalls Entzugssymptomatik.

Grundsätzlich sollten der Übersicht halber möglichst wenige Wirkstoffe kombiniert werden bzw. innerhalb einer Stoffgruppe geblieben werden. Dies reduziert enzymatisch bedingte unterschiedliche Wirkeffekte sowie die Interaktion der Substanzen und erleichtert die Umrechnung und Anpassung.

Frage 1312

Welche Grundsätze sind bei der perioperativen Schmerztherapie mit Opioiden zu beachten?

Um Verwechslungen und Dosierungsfehler zu vermeiden, sollte man sich auf wenige Substanzen beschränken. Starre Intervalle sind nicht sinnvoll. Empfehlenswert ist eine i. v.-Titration nach Bedarf in der ersten postoperativen Phase.

Nebenwirkungen treten häufig auf, können antizipiert und entsprechend behandelt werden: Atemdepression, Übelkeit/Erbrechen, Harnverhalt, Obstipation und Juckreiz.

Frage 1313

Was gehen Sie bei einer Opioidrotation vor?

Während einer Langzeittherapie mit retardierten Opioiden kann es zum Nachlassen der Wirkung und/oder zur Zunahme von Nebenwirkungen kommen. Eine bewährte Maßnahme ist der Wechsel auf ein anderes Opioid. Hierbei wird anhand von Tabellen die äquivalente Dosis (Morphinäquivalenz, MÄQ) berechnet und die Therapie mit ca. 25–50 % geringerer Dosis als berechnet umgesetzt.

Bei der Therapie nicht tumorbedingter Schmerzen ist bei schnellem Nachlassen der Wirkung und erfolgloser Opioidrotation vor Fortführung der Opioidtherapie die Indikation zu reevaluieren.

Frage 1314

Welche systemisch analgetisch-wirksame Substanzen sind bei primären Kopfschmerzsyndromen wie Migräne oder Spannungstypkopfschmerz grundsätzlich nicht indiziert?

Opioide!

Opioide sind unwirksam und ein Therapieversuch ist unbedingt zu vermeiden.

Frage 1315

Nennen Sie „Co-Analgetika" und ihre Einsatzgebiete!

Unter dem oft etwas unscharf verwendeten Begriff der Co-Analgetika werden Substanzen verstanden, die keine Analgetika sind, aber dennoch einen schmerzhemmenden oder schmerzmodulierenden Effekt aufweisen:

- **trizyklische Antidepressiva: neuropathische Schmerzsyndrome (z. B. postzosterische Neuralgie, CRPS Typ I und II, Polyneuropathien) und Phantomschmerz**
- **Antikonvulsiva: neuropathische Schmerzsyndrome (besonders bei einschießendem Schmerz, Polyneuropathien)**
- **Steroide: Leberkapselspannungsschmerz, CRPS Typ I, trigeminaler Schmerz bei Hirndruck durch Tumoren**
- **Neuroleptika: Antiemesis, Sedierung**
- **Myotonolytika: muskuloskelettaler Schmerz**
- **Osteoklastenhemmer: Knochenmetastasen**

Frage 1316

Welche Wirkeffekte haben Nichtopioidanalgetika?

Neben der analgetischen Wirkung haben NSAR antipyretische und antiphlogistische Wirkungen; Metamizol und Paracetamol antipyretische Wirkung, aber keine antiphlogistischen Effekte.

Frage 1317

Wie sieht die medikamentöse Basistherapie neuropathischer Schmerzsyndrome aus?

Die 3 etablierten Säulen der Therapie sind Antidepressiva, Antiepileptika und Opioide. Daneben lassen sich neuropathische Schmerzen mit topischen Verfahren behandeln.

Alle 3 Gruppen sind wirksam, allerdings müssen oft frühzeitig 2 oder 3 Substanzen aus den jeweiligen Gruppen kombiniert werden. Topische Verfahren bieten den Vorteil, keine systemischen Nebenwirkungen zu haben.

Frage 1318

Welche Antiepileptika werden bevorzugt zur Therapie neuropathischer Schmerzsyndrome eingesetzt?

Vorwiegend Kalziumkanalblocker wie Gabapentin und Pregabalin aufgrund vergleichsweise deutlich besserer Verträglichkeit.

Die Natriumkanalblocker wie Carbamazepin und Phenytoin sind nebenwirkungsreicher; wegen Arzneimittelinteraktionen ist der Einsatz besonders bei Polypharmakotherapie schwierig.

Frage 1319

Welche Therapieoptionen haben Sie in der postoperativen Akutschmerztherapie?

In der postoperativen Schmerztherapie stehen in der Regel verschiedene Wirkstoffe und Verfahren kombiniert zur Verfügung:

- **systemische Analgetika und Co-Analgetika (parenteral, oral, rektal; patientenkontrolliert)**
- **periphere Nervenkatheter (patientenkontrollierte Boli und Basalrate)**
- **zentrale Katheterverfahren (patientenkontrollierte Boli und Basalrate)**
- **nichtmedikamentöse Verfahren (z. B. Physiotherapie, Kälte, Wärme)**

Frage 1320

Wie können Sie den Wirkeffekt bei kontinuierlicher epiduraler Infusionen über einen Katheter zur postoperativen Schmerztherapie optimieren?

Die Wirkung eines epiduralen Katheterverfahrens kann auf verschiedene Weise optimiert werden. Zum einen wird das Ausbreitungsgebiet über das pro Zeit applizierte Volumen erweitert. Die Ergänzung mittels patientengesteuerter Bolusgaben kann zudem intermittierend das Ausbreitungsgebiet erweitern. Weitere Stellschrauben sind die Konzentration des applizierten Lokalanästhetikums sowie die Kombination eines Lokalanästhetikums mit einem epiduralen Opioid. Liegt ein einseitiger Wirkeffekt vor, kann gegebenenfalls das Zurückziehen des Katheters einen beidseitigen Wirkeffekt verbessern.

Frage 1321

Definieren Sie den Begriff „präemptive Analgesie"!

Theoretisches Modell (Wall 1988) mit Bestätigung durch klinische Studien (McQuay 1988), nach dem eine Reduktion der postoperativen Schmerzintensität durch Gabe von Analgetika (Opioide, NSAR, Regionalanästhesie) vor der Operation erreicht werden kann.

Theoretisch werden die Sensibilisierung von Nozizeptoren und die Neuroplastizität durch Freisetzung exzitatorischer Transmitter (z. B. NMDA [N-methyl-D-Aspartat], Substanz P, CGRP [Calcitonin Gene-Related Peptide]) auf spinaler Ebene sowie die Aktivierung von „Silent Genes" (Wind-up-Phänomen) verhindert.

Frage 1322

Welche Hilfsmittel stehen Ihnen zu einer standardisierten Schmerzanamnese bei chronischem Schmerz zur Verfügung?

- **Deutscher Schmerzfragebogen**
- **standardisierte Testdiagnostik mit Fragebögen, z. B.**
  - **Depression Anxiety and Stress Scale (DASS)**
  - **Chronic Pain Index nach von Korff**
  - **Fear Avoidance Belief Questionnaire**
  - **Mainzer Pain Staging System (MPSS)**

Frage 1323

Was verstehen Sie unter interdisziplinärer Schmerzdiagnostik?

Im Rahmen eines biopsychosozialen Erkrankungsbildes spielt eine interdisziplinäre Diagnostik bei chronischen Schmerzen eine herausragende Rolle. Hierbei erfolgt die Diagnostik interdisziplinär, in der Regel durch ärztliche Anamnese und körperliche Untersuchung, psychologische Exploration und gegebenenfalls physiotherapeutische Funktionsuntersuchung. Durch die gemeinsame Betrachtung kann ein dem Krankheitsbild gerecht werdendes sinnvolles Störungsmodell erarbeitet werden, und entsprechende Therapieansätze können formuliert werden.

Frage 1324

Wie bewerten Sie die regelmäßige Nutzung eines Schmerztagebuchs bei chronischen Schmerzen?

Ein Schmerztagebuch kann im Rahmen einer Diagnostik, meist bei Kopfschmerzen, für einen begrenzten Zeitraum von ca. 1–3 Monaten einen diagnostischen Nutzen mit sich bringen. Hier geht es meistens um Rhythmik und Auftretenshäufigkeit von Kopfschmerzen. Das Führen eines Schmerztagebuchs darüber hinaus ist weder sinnvoll noch fördert es die Beschwerdelinderung oder den Umgang mit den chronischen Schmerzen. Im Gegenteil, das tägliche Dokumentieren und die Auseinandersetzung mit dem Schmerzerleben führen bei Betroffenen zur Fokussierung auf die Schmerzen und zur Förderung von Chronifizierung.

Frage 1325

Was verstehen Sie unter „Fear Avoidance Beliefs"?

„Fear Avoidance Beliefs" (FAB) beeinflussen das Verhalten (Schonung/Inaktivität) und stellen einen zentralen Faktor bei der Chronifizierung von bewegungsbezogenen Störungen, z. B. bei Nacken- und Rückenschmerz sowie anderen muskuloskelettalen Erkrankungen, dar. Im Rahmen des Fear-Avoidance-Modells nach Vlaeyen wirken auf das Schmerzerleben und die Chronifizierung 3 Ebenen zusammen:

- **Kognition (z. B. Überzeugung, dass Aktivität Schmerz/Schaden verursacht),**
- **Emotion (Angst vor Schmerz/vor Verletzung) und**
- **damit in Verbindung stehendes Verhalten (Inaktivität/Vermeidungsverhalten).**

FAB sind essenzielle Prädiktoren für anhaltendes Beeinträchtigungserleben („Disability") und robuste Risikofaktoren für den Übergang vom akuten zum chronischen Schmerz sowie für einen ungünstigen Krankheitsverlauf. Umgekehrt ist die Reduktion von FAB im Rahmen einer interdisziplinären multimodalen Schmerztherapie eng verbunden mit einem Behandlungserfolg.

Frage 1326

Bewerten Sie Regionalanästhesieverfahren im Rahmen chronischer nicht tumorbedingter Schmerzsyndrome!

Regionalanästhesiologische Verfahren können teils im Rahmen der Differenzialdiagnostik eingesetzt werden. Die Behandlung chronischer Schmerzstörungen erfolgt (interdisziplinär) multimodal. Bei manchen Indikationen kann hierunter eine deutliche Verbesserung der Beschwerdeproblematik erzielt werden. Bei alleinigem Einsatz von invasiven und medikamentösen Therapieverfahren ohne Maßnahmen im psychosozialen Kontext kann unter Umständen eine Chronifizierung gefördert werden.

Der Einsatz invasiver Techniken ist äußerst kritisch zu sehen und sollte niemals als alleinige Maßnahme indiziert werden.

Frage 1327

Ein 35-jähriger Patient klagt über akute Rückenschmerzen, lokalisiert im lumbosakralen Übergangsbereich. Diese bestünden seit ca. 4–5 Tagen. Er sei darunter stark bewegungseingeschränkt. In der Anamnese und der körperlichen Untersuchung können Sie keine sogenannten „Red Flags" erfassen. Erfordert die Vervollständigung der Diagnostik eine Bildgebung?

Nein! Es handelt sich um einen akuten nichtspezifischen Kreuzschmerz. Bei diesem steht in der Anamnese und körperlichen Untersuchung die Prüfung auf das Vorliegen von „Red Flags" im Vordergrund. Liegen keine „Red Flags" vor, ist eine weitere Diagnostik zunächst nicht erforderlich. Im Gegenteil, ein wesentliches Ziel ist es, drohende Chronifizierung und weiteren Schaden vom Betroffenen durch unnötige oder wiederholte Bildgebung abzuwenden. Sogenannte „Red Flags" sind im Kontext Rückenschmerzen, anamnestische oder klinische Hinweise, die weiterführende abgestimmte Diagnostik erforderlich machen. Nicht erforderliche Bildgebung unterstützt nachweislich die Schmerzchronifizierung und verschlechtert die Prognose.

Frage 1328

Eine 25-jährige Patientin klagt über erstmals aufgetretene starke Kopfschmerzen. Sie beschreibt einen von der Stirn nach okzipital ziehenden, rechtsseitigen Dauerschmerz. Die Symptomatik begann vor 5 Stunden mit Unwohlsein, Übelkeit, „Flimmern" im rechten Auge, gefolgt vom Kopfschmerz.

Sie stellen die klinische Diagnose einer Migräne mit Aurasymptomatik. Welche Diagnostik leiten Sie ein?

Bei typischer Klinik ist im Allgemeinen keine weitere Diagnostik erforderlich. Tritt die Symptomatik erstmals auf oder liegt eine prolongierte oder stark ausgeprägte Aurasymptomatik (z. B. akute Paresen, Sprachstörungen) vor, sollte zum Ausschluss seltener symptomatischer Formen einmalig eine bildgebende Diagnostik (kraniales CT) durchgeführt werden.

Im weiteren Verlauf ist bei bekannter Migräne nur dann eine weitere Diagnostik erforderlich, wenn die Symptomatik stark verändert ist.

Frage 1329

Was verstehen Sie unter sogenannten „Yellow Flags"?

„Yellow Flags" sind psychosoziale Risikofaktoren aus dem privaten und/oder beruflichen Kontext, die ein Risiko für eine weitere Chronifizierung darstellen. Dies können beispielsweise sein:

- **Depressivität**
- **allgemeiner Distress (negativer Stress, z. B. Beziehungskonflikt)**
- **schmerzbezogene Kognitionen z. B. Katastrophisieren, Hilf-/Hoffnungslosigkeit, Angst-Vermeidungs-Überzeugungen („Fear Avoidance Beliefs", FAB)**
- **passives Schmerzverhalten (z. B. ausgeprägtes Schon- und Angst-Vermeidungs-Verhalten)**
- **überaktives Schmerzverhalten: beharrliche Arbeitsamkeit**
- **problematische schmerzbezogene Kognitionen (zu intensive Beschäftigung versus Gedankenunterdrückung)**
- **generelle Neigung zur Somatisierung**

Berufliche Risikofaktoren werden zudem in „Blue Flags“ und „Black Flags“ eingeordnet. „Blue Flags“ stellen subjektiv empfundene Belastungen dar (z. B. Konflikte am Arbeitsplatz, empfundener Zeitdruck, Angst vor Arbeitsplatzverlust, berufliche Unzufriedenheit). „Black Flags“ umfassen z. B. Zeitdruck, geringe Beeinflussbarkeit des Arbeitsplatzes, geringe Qualifikation, monotone Körperhaltung, hohe Arbeit schwere, hohe Vibrationsexposition.

24 Organisation und allgemeine Aspekte zur Akutschmerztherapie

Joachim Erlenwein

Frage 1330

Nennen Sie die Ziele in der Akutschmerzbehandlung!

Auch wenn Schmerzreduktion ein relevantes Ziel der Akutschmerztherapie ist, ist Schmerzfreiheit kein realistisches Therapieziel. Neben der Schmerzintensität sind für den Behandlungsverlauf funktionelle Ziele von größerer Bedeutung. Funktionelle Ziele sind beispielsweise bei Thorakotomie oder Laparotomie eine möglichst uneingeschränkte tiefe Respiration und die Fähigkeit, Schleim abhusten zu können. Nach Gelenkeingriffen stehen beispielsweise physiotherapeutische Mobilisation und Gelenkbeweglichkeit im Vordergrund solcher funktionellen Ziele. Auch eine ausreichende Schlafqualität kann als Therapieziel der Akutschmerzbehandlung angesehen werden.

Frage 1331

Welche Maßnahmen sollten zum Monitoring der Akutschmerztherapie eingesetzt werden?

Einmal pro Schicht und bei Bedarf sollte auf funktionelle Aspekte, wie die Fähigkeit zur Respiration oder die Mobilisationsfähigkeit, standardisiert geachtet werden. Neben der Erfassung der üblichen Vitalparameter, Bewusstsein, Herzfrequenz, Blutdruck, sollte bei Opioidtherapie auch orientierend die Atemfrequenz bzw. die Atemmuster einbezogen werden. Die intermittierende, oder bei Risikopatienten kontinuierliche, Erfassung der Sauerstoffsättigung sollte zur Verfügung stehen und beim Vorliegen von besonderen Risikofaktoren konsequent angewandt werden.

Frage 1332

Nennen Sie Verfahren zur postoperativen Schmerztherapie!

Die Kombinationstherapie aus Nichtopioidanalgetika, Opioiden und Co-Analgetika ist etabliert. Dabei ist, wenn möglich, stets die orale Applikation zu bevorzugen.

Intermittierende intramuskuläre Opioidgaben sind heute obsolet. Die titrierende i. v.-Opioidanalgesie ist in Kombination mit Nichtopioidanalgetika (Metamizol, NSAR, Paracetamol) unmittelbar postoperativ üblich – auch in Kombination mit Regionalanästhesien (Katheterepiduralanalgesie, Leitungsanästhesie in Kathetertechniken, Peniswurzelblock, Wundspülung mit Lokalanästhetika). Bei Problemen mit der Schmerzkontrolle können PCA (patientenkontrollierte Analgesie) oder PCEA (patientenkontrollierte Epiduralanästhesie) eingesetzt werden.

Frage 1333

Welche Unterschiede in der Medikamentenapplikation lassen sich bei den zur postoperativen Analgesie verwendeten Medikamenten festhalten?

Konzeptionell wird zwischen Bedarfs- und Basismedikation unterschieden. Als Bedarfsmedikation sollte für die meisten operativen Eingriffe eine schnell wirksame Opioidanalgesie zur Verfügung stehen. Die Bedarfsmedikation wird schmerzkontingent appliziert

In der Basismedikation ist der Einsatz von Retardopioiden in Kombination mit Nichtopioidanalgetika und Co-Analgetika etabliert. Letztere werden zeitkontingent appliziert. Applikationsintervalle sollten sich möglichst nach der Wirkdauer der Substanzen ausrichten.

Frage 1334

Welche Bedeutung haben die Lokal- und Regionalanästhesie?

Aufgrund meist fehlender systemischer Nebenwirkungen ist der kombinierte Einsatz von Lokal- und Regionalanästhesie, wenn sinnvoll und möglich, stets einzubeziehen. Hierunter fallen auch die Wundrandinfiltration, die kontinuierli-

che Infusion von Lokalanästhetika durch Wundkatheter sowie regionalanästhesiologische Katheterverfahren. Wenn immer möglich, sollten lang wirksame Lokalanästhetika wie z. B. Ropivacain 0,1–0,2 % eingesetzt werden.

Trotz begrenzter Anwendbarkeit ist auch an eine Oberflächenanästhesie mit Lidocainsalbe, -gel oder -spray sowie an EMLA-Creme („Eutectic Mixture of local Anesthetics“) zu denken.

V

Frage 1335

Welche Grundsätze sind bei der Akutschmerztherapie, z. B. nach Operationen, mit Opioiden zu beachten?

Um Verwechslungen und Dosierungsfehler zu vermeiden und leichter den Bedarf in die Basisanalgesie umrechnen zu können, sollte man sich auf wenige Substanzen beschränken. Empfehlenswert ist unmittelbar postoperativ eine i. v.-Titration nach Bedarf in der ersten postoperativen Phase. Inzwischen ist es etabliert, möglichst frühzeitig auch retardierte Opioide einzusetzen.

Nebenwirkungen treten häufig auf, können antizipiert und entsprechend behandelt werden: Atemdepression, Übelkeit/Erbrechen, Harnverhalt, Obstipation und Juckreiz.

Frage 1336

Wie bewerten Sie das WHO-Stufenschema im Kontext der perioperativen Akutschmerztherapie?

Das WHO-Stufenschema ist ein Konzept zur Behandlung von tumorbedingten Schmerzen. Auch wenn dort enthaltene Elemente, wie die Kombination von Nichtopioid- und Opioidanalgetika sowie Co-Analgetika ebenfalls für die Akutschmerztherapie sinnvolle Maßnahmen umfassen, ist es kein Konzept zur Behandlung perioperativer Schmerzen.

Selbst im Kontext der Behandlung tumorbedingter Schmerzen trifft das WHO-Stufenschema heutzutage nicht mehr ganz das Vorgehen. Zum einen gibt es inzwischen auch stark wirksame Opioide in sehr niedrigen Dosierungseinheiten, sodass ein schrittweises Vorgehen unter Einbezug von niedrigpotenten Opioiden oft nicht sinnvoll ist. Zum anderen wäre konzeptionell eine mechanismenorientierte Schmerztherapie zeitgemäßer.

Frage 1337

Nennen Sie die in der Retardform zur Verfügung stehenden gängigsten Opioide!

Morphin, Oxycodon, Hydromorphon, Tapentadol, Tramadol und Tilidin sind oral in Retardform verfügbar.

Frage 1338

Eignen sich transdermale Opioide zur Behandlung akuter Schmerzen?

Als transdermale Applikation stehen Fentanyl und Buprenorphin zur Verfügung. Bei transdermaler Opioidapplikation handelt es sich um ein träges System, dessen Wirksamkeit erst nach ca. 24 h beurteilbar ist. In der teils sehr dynamischen Phase einer Akutschmerzbehandlung (z. B. postoperativ) ist die primäre Nutzung von transdermalen Opioiden nicht sinnvoll.

Aufgrund des subkutanen Fettdepots der Opioidwirkstoffe bei transdermaler Opioidapplikation bestehen je nach Wirkstoff selbst bis zu 12–24 h nach Entfernung des Schmerzpflasters noch therapeutische Wirkspiegel.

Frage 1339

Nennen Sie opioidtypische Nebenwirkungen!

Pruritus, Sedation, Übelkeit und Erbrechen, Harnverhalt, Atemdepression, Obstipation.

Obstipation ist bei Langzeitanwendung das führende Problem; alle anderen Nebenwirkungen sind initial häufig und im Verlauf seltener.

Frage 1340

Kennen Sie Symptome einer Lokalanästhetikaintoxikation?

Mit steigenden Blutspiegeln kommt es zu folgenden Symptomen: Schwindel, Ohrgeräusch, perioralen und Zungenparästhesien, Sehstörungen,

Muskelzuckungen, Krämpfen, Bewusstlosigkeit, Koma, Atemstillstand, Herz-Kreislauf-Depression, Hypotension, Asystolie.

Bei Verdacht auf Lokalanästhetikaintoxikation ist sofort die Zufuhr zu stoppen!

Frage 1341

Welche nichtmedikamentösen Möglichkeiten der Akutschmerztherapie gibt es?

Neben Lagerung, physikalischen Maßnahmen (Kühlung/Wärme) sind physiotherapeutische Maßnahmen und Maßnahmen, die den Fokus auf andere Aspekte richten (z. B. Ablenkung, Musik, Hörbücher, Gespräche) von großer Bedeutung. Auch können Entspannungsverfahren wie autogenes Training oder progressive Muskelrelaxation gezielt eingesetzt werden.

Frage 1342

Was sind Schmerzdienste?

Interprofessionelle spezialisierte Teams zur Sicherstellung einer spezialisierten schmerzmedizinischen Versorgung. Als Tätigkeitsfelder sollen sowohl die Betreuung von invasiven Analgesieverfahren als auch die schmerzmedizinische Beurteilung (Konsiliartätigkeit) und schmerzmedizinische Mitbetreuung im Auftrag des primär behandelnden Arztes (Liasontätigkeit) abgedeckt werden.

Die Implementierung von Schmerzdiensten wird seit vielen Jahren von nationalen und internationalen Leitlinien zur Akutschmerztherapie empfohlen. Seit 2019 besteht weltweit erstmals eine detaillierte Definition organisatorischer und personeller Voraussetzungen durch die Deutsche Gesellschaft für Anästhesiologie und Intensivmedizin. Durch die Integration einer verpflichtenden Vorhaltung eines strukturierten perioperativen Schmerzmanagements in die Qualitätsmanagementrichtlinie durch den gemeinsamen Bundesausschuss im Jahr 2020 besteht für Patientinnen und Patienten ein gesetzlicher Anspruch.

Frage 1343

Wie ist innerklinische Schmerztherapie in den meisten Krankenhäusern organisiert?

Man unterscheidet zwischen allgemeinen Versorgungsstrukturen zur Schmerzbehandlung und speziellen Versorgungsstrukturen. Die allgemeinen Versorgungsstrukturen umfassen alles, was in der Routine vom OP über den Aufwachraum bis auf die Normalstation passiert. Hier spielen Schmerzerfassung und Behandlungsstandards eine zentrale Rolle.

Als spezielle Versorgungsstrukturen haben sich zur Sicherstellung der spezialisierten innerklinischen schmerzmedizinischen Behandlung in Deutschland Schmerzdienste in den meisten Krankenhäusern etabliert. Hier gibt es bisweilen hinsichtlich des Tätigkeitsspektrums noch große Unterschiede. Kernaufgabe in den meisten Kliniken ist die Betreuung von speziellen Analgesieverfahren wie beispielsweise regionalanästhesiologischen Kathetertechniken oder patientengesteuerte intravenöse Opioidtherapie. Einige Schmerzdienste decken darüber hinaus spezielle schmerzmedizinische Behandlungen und andere Verfahren ab.

Frage 1344

Können in einem Bereich gültige Behandlungsstandards zur medikamentösen postoperativen Schmerztherapie ohne ärztliche Anordnung von Pflegenden angewandt werden?

Nein! Medikamentöse Behandlungsstandards geben gewissermaßen nur die „Spielregeln" oder den Ablauf bei einem komplexeren Vorgehen vor. Wie bei jeder anderen medikamentösen Therapie sind die Indikationsstellung, Patientenaufklärung und Anordnung durch den Arzt erforderlich. Im Rahmen der Delegation kann die Applikation der Medikamente an nichtärztliches Personal delegiert werden.

Frage 1345

Was versteht man unter PCA?

Die patientenkontrollierte Analgesie („Patient-controlled Analgesia", PCA) ist ein Verfahren zur postoperativen Schmerztherapie, bei dem die

Analgesie – vorzugsweise mit Opioiden, aber auch beispielsweise im Kontext von regionalanästhesiologischen Verfahren – vom Patienten „On Demand“ gesteuert wird. Es werden spezielle programmierbare Schmerzpumpen mit Sicherheitsfunktionen eingesetzt. Des Weiteren können eine Maximaldosis pro Zeiteinheit und die sog. Lock-out-Zeit (Sperrzeit des Systems nach einer Anforderung) festgelegt werden.

Die PCA kann mit einer Kombination aus Basisrate und patientengesteuerten Anforderungen oder ohne Basisrate (im Kontext von Opioidapplikation bevorzugt!) betrieben werden.

Frage 1346

Was bedeutet NCA?

Unter „Nurse-Controlled Analgesia“ (NCA) versteht man alle Formen der Schmerztherapie durch die Pflegekraft auf Anforderung durch den Patienten.

In der Pädiatrie ist die NCA eine häufige Form der Schmerztherapie.

Frage 1347

Kann die transkutane elektrische Nervenstimulation (TENS) auch in der Behandlung akuter Schmerzen eingesetzt werden?

Ja! Die transkutane elektrische Nervenstimulation (TENS) kann sehr gut in der Akutschmerzbehandlung eingesetzt werden. So gibt es beispielsweise nach Thorakotomien/Sternotomien, Laparotomien und auch bei gelenknahen Eingriffen in der klinischen Praxis sehr gute Erfahrungen. TENS wird auch von den aktuellen Akutschmerz-Leitlinien empfohlen.

Frage 1348

Wie schätzen Sie die Bedeutung von Kommunikationstechniken und Patientenführung für die Akutschmerztherapie ein?

Diese Aspekte spielen eine herausragende Rolle, wenn auch der Fokus der Akutschmerztherapie sehr oft auf pharmakologische Aspekte gesetzt wird. Einfache Kommunikationstechniken und eine zielgerichtete Patientenführung, z. B. durch das Erarbeiten realistischer Therapieziele, können den Verlauf deutlich verbessern.

In der Kommunikation können Plazeboeffekte in der Akutschmerzbehandlung effektiv genutzt werden (z. B. „Sie bekommen jetzt ein hochwirksames Medikament, mit dem wir bei anderen Patienten nach der gleichen Operation sehr gute Erfahrungen gemacht haben.“). Stets gilt es, Nozeboeffekte durch die Kommunikation zu vermeiden („Es tut jetzt einmal kurz weh…“).

Frage 1349

Kennen Sie einfache Kommunikationstechniken, die Sie in der Akutschmerztherapie anwenden können?

Einfache kommunikative Maßnahmen wie „Labeling“, Spiegeln oder Paraphrasieren können in der Kommunikation sehr hilfreich sein. Hinzu kommt das Formulieren von offenen Fragen wie beispielsweise „Was würde Ihnen gut tun?“.

Die Technik „Labeling“ (z. B. „Es wirkt auf mich so, als ob Sie sehr verärgert sind…“) ist eine effektive Technik, sich nicht in die Emotionen der Betroffenen kommunikativ verstricken zu lassen bzw. die emotionale Reaktion auf reale oder eingebildete Bedrohungen zu unterbrechen. Ähnlich können die Techniken des „Spiegelns“ oder des „Paraphrasierens“ genutzt werden, etwa: Patientin/Patient: „Meine Schmerzen sind so unerträglich, dass ich es nicht mehr aushalte.“ – Team: „Sie halten Ihre Schmerzen nicht mehr aus.“. Mit der Technik können gerade in Situationen, in denen stark affektiv/appellative Kommunikation von Seiten des Betroffenen erfolgen, kleine Verschiebungen des „Gesprächsfokus“ und der inhaltlichen Bewertung erreicht werden, z. B. Patientin/Patient: „Ich mache mir große Sorgen, dass ich das nicht schaffe/aushalte…“ – Team: „Ich verstehe. Es gibt derzeit große Herausforderungen [… vor denen Sie stehen].“ (Feststellung).

25 Schmerztherapie bei Kindern

Francesca Oppitz

Frage 1350

Welche pharmakokinetischen Besonderheiten gibt es bei der Applikation von Medikamenten in der Pädiatrie?

Besonders ist die Variabilität in Dosierung und Wirkung von Medikamenten. Reifung, Körpergewicht und Alter beeinflussen die Pharmakokinetik (PK). In den ersten 2 Lebensjahren ist das Phänomen am ausgeprägtesten.

- **Resorption: verzögerte Magenentleerung (= verzögerte Plasmaspiegel)**
- **Distribution: höherer Wasser- und niedrigerer Fettanteil pro Gewichtseinheit (= verändertes Verteilungsvolumen); niedrigere Plasmaproteinkonzentrationen (= höhere ungebundene Arzneimittelfraktion); unreife Blut-Hirn-Schranke**
- **Metabolismus: unreife Leberisoenzyme**
- **Exkretion: unreife Nierenfunktion und Enzyme (z. B. Esterasen)**

Die Absorption ist bei vielen Medikamenten rektal noch variabler als oral. Hingegen kann eine erhöhte Resorption über die dünnere Haut schneller zu toxischen Wirkspiegeln führen.

Frage 1351

Welche Grundregeln zur klinischen Pharmakologie des heranwachsenden Organismus kennen Sie?

Während Pharmakokinetik (PK) und Pharmakodynamik (PD) stark durch physiologische Reifung beeinflusst werden, üben auch nicht reifungsbedingte Co-Variablen wie Pharmakogenetik (PGx) und spezielle Patientenparameter einen Einfluss aus. Wirkung und Nebenwirkung (NW) eines Medikaments (= PD) variiert bei Kindern stärker als bei Erwachsenen. Wissen hierüber ist meist begrenzt. Der Off-Label-Use ist oft unumgänglich.

Die Überwachung einer Pharmakotherapie und eine individuelle Anpassung der Medikamente sind essenziell.

Auch bei Kindern gibt es z. B. das Phänomen des „Ultra-Rapid Metabolizer“ (PGx).

Mangelnde Dosierempfehlungen für u. a. adipöse oder kritische kranke Kinder beeinflussen Sicherheit und Effektivität.

Frage 1352

Welches intraoperativ begonnene Analgetikaregime ist bei Kindern zu empfehlen?

Ein multimodales, opioidsparendes Regime ist bei Kindern zu bevorzugen. Bei fehlenden Kontraindikationen (KI) ist die Basis der (kombinierte) Einsatz von Nichtopioidanalgetika. Regionalanästhesie vor dem „Schnitt“ hat einen großen Stellenwert. Opioide sollten bei Bedarf eingesetzt werden. Systemische Co-Analgetika sind besonderen Indikationen vorenthalten.

Eine Einmaldosis Dexamethason hat analgetische Effekte bei Kopf-/Halseingriffen (z. B. Tonsillektomien). Ketamin kann von Vorteil sein bei Operationen mit erwartet hohem Opioidbedarf (z. B. Skoliose-OP). Die Evidenz für Gabapentin ist sehr gering. Bei kindlichen Amputationen kann der Einsatz sinnvoll sein.

Frage 1353

Welche Bedeutung haben die Lokal- und Regionalanästhesie bei Kindern?

Regionalanästhesie ist effektiv und hat ein sehr gutes Sicherheitsprofil. Sie sollte – wann immer sinnvoll und sicher möglich – bei Kindern perioperativ zum Einsatz kommen. Die Anlage erfolgt am schlafenden Kind. Der Einsatz von Echografie wird empfohlen. Eine Vielzahl peripherer und zentraler Techniken sind beschrieben. Klassisch ist die Kaudalanästhesie für Eingriffe unterhalb des Nabels. Kontinuierliche Katheterverfahren können bereits bei kleinen Kindern sicher angewendet werden.

Lokalanästhesie ist geeignet bei kleinen, oberflächlichen Eingriffen.

Lokalanästhetikaintoxikation ist eine seltene, aber sehr ernste Komplikation. Das Beachten von Höchstdosen und das Vermeiden von intravasalen Injektionen sind essenziell.

Frage 1354

Welche Vor- und Nachteile hat die Regionalanästhesie bei der perioperativen Schmerztherapie von Kindern?

Vorteile:

- **geringerer Verbrauch von Anästhetika und/ oder Opioiden – dadurch schnellere Aufwachphase bzw. weniger Nachbeatmungen**
- **hämodynamische und respiratorische Stabilität**
- **exzellente lokale Analgesie bei geringen systemischen Nebenwirkungen und/oder Komplikationen**
- **reduzierte Stressantwort mit schnellerer funktioneller Erholung (z. B. Darmfunktion)**
- **Prävention von Langzeitschäden durch frühe Schmerzerfahrung (Neuroplastizität)**

Nachteile:

- **evtl. Motorblockade**
- **mögliche Urinretention bei neuroaxialen Verfahren**
- **nötige Spezialkenntnis und Erfahrung sowie ein geschultes Team**

Regionalanästhesie hat eine begrenzte Wirkungsdauer, die antizipiert werden sollte. Volumenabhängige Faszienblockaden haben ein erhöhtes Risiko für toxische Plasmaspiegel.

Katheterverfahren müssen durch einen Akutschmerzdienst begleitet werden.

Frage 1355

Welche Nichtopioidanalgetika werden bei Kindern verwendet?

Die am häufigsten angewendeten Nichtopioidanalgetika sind:

- **nichtsteroidale Antirheumatika (NSAR) wie Ibuprofen oder Diclofenac**
- **Paracetamol**
- **Metamizol**

Der perioperative Einsatz aller Nichtopioidanalgetika sollte kurzzeitig erfolgen.

Paracetamol kann ab dem Frügeborenenalter eingesetzt werden. NSAR und Metamizol sind für das Alter ab 3 Monaten zugelassen. Dosierungen für verschiedene Altersklassen, Applikationswege, Auflad- und Unterhaltsdosierungen sollten einem aktuellen, evidenzbasierten Formularium entnommen werden (z. B. online dem „Kinderformularium").

Der routinemäßige Einsatz von COX-2-selektiven NSAR bei Kindern < 50 kgKG wird derzeit nicht empfohlen (Ausnahme: individuell bei KI für klassische NSAR).

Eine seltene NW von Metamizol ist die Agranulozytose. Die Symptome müssen beim Behandlungsteam und den Eltern bekannt sein: Fieber, Halsschmerzen, Krankheitsgefühl mit aphthöser Stomatitis (Pharyngitis,Tonsillitis).

Frage 1356

Welche Opioide bevorzugen Sie perioperativ bei Kindern?

Die meisten Daten existieren für die postoperative Phase für Morphin. In Deutschland haben sich auch Piritramid oder Oxycodon etabliert. Es gibt keine Daten über die Überlegenheit eines bestimmten Opioids. Wichtig ist der Einsatz eines dem Behandlungsteam vertrauten Mittels. Die meisten Opioide müssen altersentsprechend in Dosierung und Intervall angepasst und titriert werden (Ausnahme: Remifentanil).

Bei mäßigen Schmerzen kann der κ-Agonist und μ-Antagonist Nalbuphin eingesetzt werden.

Besonderheiten: Tramadol unterliegt dem Cyp2D 6-Metabolismus und birgt damit das Risiko von Apnoen beim „Ultra-Rapid Metabolizer". Die erste Gabe sollte v. a. bei obstruktivem Schlafapnoesyndrom (OSAS) darum klinisch stattfinden. Nalbuphin besitzt einen „Ceiling Effect". Codein und Pethidin gelten als obsolet.

Frage 1357

Wie sind Kinder nach und während einer intravenösen Opioidtherapie zu überwachen?

Opioidnaive Kindern sollten die ersten 24 h kontinuierlich mit Pulsoxymetrie überwacht wer-

den. Nach dieser Zeit kann das Monitoring beendet werden, wenn das Kind vollständig wach und/oder mobil ist. Bei Kindern mit einem erhöhten Apnoerisiko ist ein erweitertes Monitoring (EKG, Blutdruck, Atmungsfrequenz) für den gesamten Zeitraum anzuraten.

Bei initialer Therapie ist nach einzelnen Bolusgaben eine 20 min dauernde Überwachung einzuhalten.

Neben Vitalparametern gilt es, auch den Sedierungsgrad, Wirkung und NW zu monitoren. Notfall-Naloxon (10–20 µg/kgKG) und ein in Reanimation geschultes Team sollten 24/7 verfügbar sein.

Frage 1358

Kann die patientenkontrollierte Analgesie (PCA) bei Kindern angewendet werden?

Ab ca. 5 Jahren können viele Kinder selbstständig eine PCA bedienen. Unter bestimmten Voraussetzungen, wie z. B. nach Schulungen, bei adäquatem Monitoring und exzellenter Compliance, ist eine „PCA-by Proxy" sicher einsetzbar. Dies kann bei jüngeren Kindern oder Kindern, die aus anderen Gründen die PCA nicht selbst bedienen können, durch den verlängerten Arm von Pflegepersonal (NCA, „Nurse-controlled Analgesia") oder Eltern erfolgen.

Eine kontinuierliche Hintergrundinfusion (PCIA, patientenkontrollierte intravenöse Analgesie) kann auf individueller Basis erwogen werden und führt evtl. zu einem verbesserten Nachtschlaf.

Eine PCA sollte immer zusammen mit Nichtopioidanalgetika verwendet werden.

Frage 1359

Welche historischen Erkenntnisse zum Schmerzerleben von kleinen Säuglingen wurden erst ab den 80-er und 90-er Jahren des letzten Jahrhunderts gewonnen?

Zwei bahnbrechende Arbeiten zeigten auf:

- **Frühgeborene haben bei intraoperativem Opioidgebrauch (Analgesie) eine niedrigere Mortalität.**
- **Wird eine Zirkumzision bei Neugeborenen ohne Analgesie durchgeführt, reagieren diese später im Leben mit einer erhöhter Stressreaktion auf Schmerzreize.**

Schon frühgeborene Kinder ab 24 Schwangerschaftswochen verfügen über funktionierende aufsteigende Schmerzbahnen (Nozizeption). Postpartal durchläuft das Schmerzsystem diverse Reifungen und Modulationen (Neuroplastizität). Noch nicht ausgereifte, absteigende inhibitorische Bahnen entwickeln sich. Exzessive exzitatorische Stimuli führen zu Langzeitschäden.

Schmerzprävention und optimale Schmerztherapie haben oberste Priorität.

Frage 1360

Welche Besonderheiten der Schmerzerfassung gibt es im Kindesalter?

Goldstandard ist die Selbsteinschätzung mit validierten Erfassungsinstrumenten (z. B. FPS-R [Faces Pain Scale-Revised] ab 4 Jahren; NRS [Numerische Ratingskala] ab 7 Jahren).

Jedoch ist diese Fähigkeit bei jungen Kindern und Kindern mit kognitiver Einschränkung begrenzt. Hier wird auf Fremdbeurteilungsinstrumente bzw. auf Verhaltensbeurteilung zurückgegriffen (z. B. KUSS-Skala [Kindliche Unbehagen- und Schmerzskala], N-PASS [Neonatal Pain Agitation Sedation Scale 9, FLACC-R [Face, Legs, Activity, Cry, Consolability Scale, Revised]).

Bei üblichen, perioperativ verwendeten Schmerzskalen wird die Multidimensionalität von Schmerz nicht erfasst (z. B. Angst, situativer Kontext, Distress aus anderer Ursache, elterliche Erwartung).

Analgetika sollten nicht allein aufgrund von Cut-off-Werten verabreicht werden, sondern Kontext und Funktionalität mit einbeziehen.

Validierte, zielgruppenspezifische, entwicklungsgerechte Erfassungsinstrumente gibt es für jedes Alter.

Frage 1361

Welche Verhaltensänderungen zeigen Kinder mit akuten Schmerzen?

Kinder reagieren meist stärker auf Schmerzereignisse als Erwachsenen. Typische Schmerzsignale sind: Weinen, Grimassieren, motorische Unruhe, untröstlich sein. Bereits im Säuglingsalter gibt es kulturelle Unterschiede. Mimik ist nicht immer spezifisch. Vor allem bei erschöpften Frühgebo-

renen oder Kindern mit bei prolongiertem Schmerz können typische Verhaltensmuster ausbleiben („Erstarren").

Vitalparameterveränderungen sind unspezifisch. Sich ebenfalls verändernde Messwerte sind: Hautwiderstand, Herzfrequenzvariabilität, Pupillenweite, Neuromonitoring. Auch steigender Hirndruck und Katabolie sind typisch.

Kinder mit aktiven Copingstrategien erleben weniger Schmerzen.

Frage 1362

Welche Kinder haben ein erhöhtes Risiko für opioidbedingte Apnoen?

Risikogruppen sind v. a. Neugeborene und Kinder <3 Monate sowie Kinder mit einer zerebralen/neuromuskulären Erkrankung. Außerdem ist Vorsicht geboten bei Kindern mit folgenden Merkmalen: opioidnaiv, kognitive Einschränkung, OSAS, Adipositas, Sauerstofftherapie, Polypharmazie, neuroaxiale Opioide, PCA mit Basalrate und/oder erhöhte Bolusrate.

Die i. v.-Startdosis von Opioiden sollte bei diesen Kindern um 2/3 auf 1/3 reduziert werden.

Frage 1363

Welches Maßnahmenbündel sollte bei jedem Kind bei jedem Nadelkontakt angeboten werden?

Das Bündel besteht aus 4 Elementen:

- **topische Lokalanästhetika mit ausreichend langer Einwirkungszeit**
- **Glukose/Stillen bei Kindern bis 12 Monaten**
- **Komforthaltung: aufrecht auf dem Schoß der Eltern ab 6 Monaten; jüngere Kinder in Känguruhaltung (Hautkontakt)**
- **altersgerechte Ablenkung**

Psychologische Begleitung kann sinnvoll sein.

Nadelstiche gehören für Kinder zu den gefürchtetsten Ereignissen im Krankenhaus. Unbehandelt kann dies im Erwachsenenalter zur Vermeidung von Kontakt mit dem Gesundheitswesen führen (z. B. Impfungen, Zahnarztbesuch etc.).

Frage 1364

Was sind Langzeitschäden bei unbehandeltem Schmerz bei Kindern?

In einem reifenden Organismus können altersspezifisch starke, aber auch leichte, rezidivierende Schmerzreize langfristig zu bleibenden Dysregulationen in vielen Organsystemen führen (z. B. im sympathikoadrenergen System, Belohnungssystem, der Hypothalamus-Hypophysen-Nebennierenrinden-Achse, Immunsystem).

Anatomisch werden Veränderungen im subkortikalen Grau, der Thalamusregion und dem kortikospinalen Trakt sichtbar.

Neurophysiologisch kann es zu einer veränderten somatosensorischen Verarbeitung kommen.

Praktisch bedeutet dies geringere kognitive und/oder motorische Leistungsfähigkeit, verzögertes Wachstum, häufiger Depressionen/Angststörungen und Verhaltensprobleme. Hinsichtlich der Sensibilität werden niedrigere, aber auch höhere Schmerzschwellen beobachtet.

Frage 1365

Was sind häufige akute Schmerzursachen im Kindesalter?

Pädiatrisch sind oft Infektionen (z. B. Otitis media), Verbrennungen, abdominelle Irritationen (z. B. Invaginationen), diagnostische Untersuchungen (z. B. Liquorpunktionen, Blutabnahmen), aber auch seltene Erkrankungen (z. B. Sichelzellanämie) oder onkologische Erkrankungen mit relevanten Schmerzen verbunden.

Chirurgisch spielen Traumata und perioperative Schmerzen eine große Rolle. Als besonders schmerzintensiv gelten Tonsillektomien, Appendektomien, orthopädische Operationen und Trichterbrustkorrekturen.

Für typische schmerzintensive Zustände sollten prozedurenspezifische Empfehlungen in jeder kinderversorgenden Einrichtung vorhanden sein.

Frage 1366

Welche Bedeutung hat chronischer Schmerz im Kindesalter?

Jedes 20. Kind berichtet von chronischen Schmerzen. Häufige Schmerzsyndrome sind: Kopf-, Bauchschmerz und muskuloskelettaler Schmerz. Die Behandlung besteht v. a. aus interdisziplinären, nicht pharmakologischen Interventionen. Opioide sind gewöhnlich nicht indiziert.

Auch postoperative Schmerzen können im Kinderalter chronifizieren. Die Inzidenz von „Chronic postsurgical Pain" (CPSP) wird auf bis zu 20 % nach Operationen geschätzt.

Risikofaktoren für die Entwicklung von chronischen Schmerzen sind bei Kindern selbst (Angst/Depressionen, Schlafstörungen, gering ausgeprägte Copingstrategien), aber auch bei den Eltern (Katastrophisieren) zu finden.

Perioperativ haben zusätzlich das Alter, vorbestehende Schmerzen, Art des Eingriffs, die postoperative Schmerzstärke sowie der Opioidbedarf einen Einfluss.

Frage 1367

Ist der Einsatz von Adjuvanzien bei Regionalanästhesie für Kinder sinnvoll?

Durch Adjuvanzien kann die Wirkdauer von Single-Shot-Nervenblöcken verlängert werden (max. 12–16 h). Postoperative Delirien und Shivering werden reduziert.

Clonidin wird ab 3 Monaten für neuroaxiale und periphere Blöcke empfohlen. Sufentanil ist geeignet für die zentrale Regionalanästhesie, erfordert aber wegen opioidtypischer NW postoperativ eine Monitorbewachung. Für andere potenzielle neuroaxiale Adjuvanzien gibt es kaum Daten (z. B. Magnesium), eine unklare Datenlage zur Neurotoxizität (z. B. Ketamin), oder die systemische NW-Rate ist erhöht (z. B. Neostigmin).

Wegen limitierter Daten zur perineuralen Neurotoxizität bei Kindern wird derzeit Clonidin dem Dexmedetomidin vorgezogen. Aus demselben Grund sollte Dexamethason statt perineural besser einmalig i. v. verabreicht werden (0,1–0,15 mg/kgKG).

Frage 1368

Was ist in der postoperativen Situation gemeint mit „Pain at Home"?

Postoperativer Schmerz nach ambulanten Eingriffen wird zu Hause oft unzureichend behandelt. Ursächliche Faktoren findet man seitens des Behandlungsteams (undeutliche Instruktionen), der Eltern (Schmerzwahrnehmung, Missverständnisse bei Medikation) oder des Kindes (Einnahmeschwierigkeiten). Wichtig ist auch das Wissen, dass relevante Schmerzen z. B. nach Tonsillektomien bis zu 12 Tage anhalten können.

Das bereits präoperative Einbeziehen von Eltern und Kind und eine perfekte Kommunikation (mündlich, schriftlich, online) sind essenziell.

„Pain at Home" ist assoziiert mit klinischer Wiederaufnahme, Verhaltensstörungen und fehlendem Schulbesuch.

Frage 1369

Sind nichtpharmakologische Maßnahmen perioperativ wirksam bei Kindern?

Angst hat bei Kindern großen Einfluss auf das Schmerzerleben. Psychologische Interventionen sind analgetisch wirksam. Positive Wortwahl, ehrliche Kommunikation ohne falsche Beschwichtigungen, altersgerechte Informationen und Stärkung der Selbstwirksamkeit sind die Grundlagen einer Schmerztherapie. Ablenkungsmethoden, Maßnahmen zur Erhöhung des Komforts sowie Imagination oder Hypnose sollten verfügbar sein.

TENS (transkutane elektrische Nervenstimulation) kann postoperativ ab ca. 8 Jahren eingesetzt werden (z. B. bei akuten neuropathischen Schmerzen) und wird idealerweise vom Kind selbst bedient.

26 Tumorschmerztherapie

Jens Keßler

Frage 1370

Wie können tumorassoziierte Schmerzen entstehen?

Schmerzen bei Tumorerkrankungen können aufgrund des verdrängenden, komprimierenden oder infiltrierenden Wachstums des Tumors selbst zustande kommen. Voraussetzung für die Schmerzentstehung ist die Affektion nozizeptiver Strukturen, z. B. der sensibel innervierten Kapsel der Leber bei hepatischer oder die des Periost bei ossärer Metastasierung. Aber auch unterschiedliche Therapieformen wie die Chemotherapie, der operative Eingriff oder die Bestrahlung können zur Entstehung akuter und auch chronischer Schmerzen beitragen.

In der Entwurfsfassung der 11. Version der Internationalen statistischen Klassifikation der Krankheiten und verwandter Gesundheitsprobleme (ICD-11) wird aufgrund der steigenden Prävalenz von Tumorerkrankungen und der gleichzeitigen Verbesserung tumorspezifischer Therapien mit längeren Überlebenszeiten der Betroffenen erstmals der „Chronic Cancer-related Pain" aufgenommen.

Frage 1371

Stellen Sie das Stufenschema der WHO zur Tumorschmerztherapie dar!

Auf Stufe 1 werden Nichtopioidanalgetika wie beispielsweise Ibuprofen, Diclofenac oder Metamizol eingesetzt. Stufe 2 beinhaltet die Medikamente der Stufe 1 kombiniert mit niedrigpotenten Opioiden, z. B. Tramadol oder Tilidin/Naloxon. Stufe 3 bezeichnet die Kombination aus Medikamenten der Stufe 1 mit hochpotenten Opioiden wie Morphin, Hydromorphon, Oxycodon oder Fentanyl.

In den Stufen 1–3 werden zusätzlich Co-Analgetika (trizyklische Antidepressiva, Antikonvulsiva, Steroide) und Adjuvanzien (Laxanzien, Antiemetika etc.) verordnet.

Bei mittleren bis starken tumorbedingten Schmerzen kann die Stufe 2 übersprungen werden. Mit Stufe 3 können ca. 90 % aller Patienten mit Tumorschmerzen adäquat schmerzkontrolliert werden. Bei den übrigen Patienten müssen ggf. parenterale/rückenmarknahe Opioide oder andere invasive Maßnahmen zum Einsatz kommen.

Frage 1372

Welche Möglichkeiten bieten sich für die Schmerztherapie mit hochpotenten Opioiden bei einem Patienten an, der wegen eines Mundbodenkarzinoms nicht mehr schlucken kann?

Fentanyl oder Buprenorphin können als transdermales therapeutisches System eingesetzt werden. Mit höherem technischem Aufwand können hochpotente Opioide auch kontinuierlich über einen subkutanen oder intravenösen Zugang mittels Pumpensystem appliziert werden.

Bei einliegender perkutaner Gastrostomie kann beispielsweise Hydromorphon als Retardgranulat suspendiert werden.

Frage 1373

Welche Wechselintervalle gelten für transdermale therapeutische Systeme und was ist deren niedrigste Dosierung?

Die hohe Beladung ermöglicht lange Wechselintervalle. Fentanylpflaster (min. 12 µg/h) müssen alle 3 Tage, Buprenorphinpflaster (min. 5 µg/h) maximal alle 7 Tage gewechselt werden.

Die pharmakologische Möglichkeit der transdermalen Applikation eines Opioids ergibt sich aus der Lipophilie der Substanz, deshalb können mit Fentanyl und Buprenorphin nur zwei verschiedene Opioide als Pflaster genutzt werden.

Frage 1374

Welche galenischen Zubereitungen für Morphin sind Ihnen bekannt?

Morphinsulfat kann intravenös oder subkutan (kontinuierlich oder als Bolus), oral in retardierter (Tablette) und unretardierter (Tablette, Lösung) Galenik, rektal und intrathekal verabreicht werden.

Neben Baclofen und Ziconotid ist Morphin das dritte zugelassene Medikament für die intrathekale Gabe über eine implantierte Pumpe.

Frage 1375

Welche Pharmaka des WHO-Stufenschemas fallen unter die Betäubungsmittelverschreibungsverordnung (BtMVV)?

Aus der WHO-Stufe 2: Tilidin/Naloxon in unretardierter Galenik (Tropfen).

Aus der WHO-Stufe 3 sämtliche Substanzen: Morphin, Hydromorphon, Oxycodon, Fentanyl, Buprenorphin, Remifentanil, Alfentanil, Piritramid, Sufentanil, D-, L-Methadon, Levomethadon und Tapentadol.

Mit Inkrafttreten des Gesetzes zur Legalisierung von Cannabis fällt Medizinalcannabis seit 01.04.2024 nicht mehr unter die Betäubungsmittelverschreibungsverordnung.

Frage 1376

Was ist eine Opioidrotation?

Unter einer Opioidrotation versteht man einen Wechsel von einem auf das andere Opioid oder einen anderen Applikationsweg.

Frage 1377

Was versteht man unter Tumordurchbruchschmerz-Medikation?

Therapieziel beim Tumorschmerz ist die durchgehende Schmerzkontrolle auf einem für den Betroffenen akzeptablen Niveau. Durch den Einsatz retardierter Opioide in Kombination mit Nichtopioidanalgetika und Co-Analgetika kann dieses Ziel erreicht werden. Leider ist bei einer großen Zahl der Behandelten die Schmerzintensität (beispielsweise durch körperliche Belastung bei ossärer Metastasierung) stark schwankend. Eine schnell und kurz wirkende opioidhaltige Medikation kann diese Schmerzspitzen effektiv reduzieren.

Das Wort Tumordurchbruchschmerz beruht auf der wörtlichen Übersetzung des Begriffs „Breakthrough Cancer Pain" (BTcP) in der englischsprachigen Literatur. Für Betroffene kann das Wort mit seinem vermeintlich destruktiven Charakter negativ assoziiert und dadurch sehr belastend sein. Alternativ kann das Wort „Schmerzspitze" verwendet werden.

Frage 1378

Welche Substanzen können als Tumordurchbruchschmerz-Medikation eingesetzt werden?

Unretardierte Opioide wie Morphin, Hydromorphon oder Oxycodon. In der Regel erfolgt die Gabe per os, die Dosis beträgt dann etwa 1/6 der täglichen Menge an retardiert appliziertem Opioid. Die drei genannten Substanzen können aber auch subkutan oder intravenös gegeben werden. Für Fentanyl stehen als unretardierte Formulierung transmukosal applizierbare Präparate zur Verfügung. Diese werden über die Mund- oder Nasenschleimhaut resorbiert, umgehen so den First-Pass-Effekt und haben eine entsprechend schnellere Anschlagzeit.

Treten mehrfach pro Tag Tumordurchbruchschmerzen auf, muss an eine Anpassung der Dosis des retardierten Opioids gedacht werden.

Frage 1379

Eine 35-jährige Patientin mit einem in mehrere Organsysteme metastasierten Mammakarzinom und überwiegend nozizeptiven Schmerzen wird über Wochen erfolgreich mit einem Fentanylpflaster in Kombination mit Metamizol therapiert. Trotz steigender Dosierung auf mittlerweile 150 µg/h scheint die Substanz bei gleichzeitig fortschreitender Tumorkachexie immer schlechter zu wirken.

Wie gehen Sie vor?

26

Die Tumorkachexie geht mit einer Reduktion des subkutanen Fettgewebes einher, sodass die lipophile Substanz Fentanyl immer schlechter wirken kann. Eine Opioidrotation auf beispielsweise 12 h retardiertes Hydromorphon in einer Dosierung von 16 mg 1–0–1 (etwa 30 %ige Reduktion der äquipotenten Dosierung) kann die Situation deutlich verbessern.

Hydromorphon kann genauso wie Oxycodon auch in einer 24-h-Retardierung gegeben werden.

Frage 1380

Die disseminierte hepatische Metastasierung führt bei dieser Patientin zu starken Schmerzen im rechten Oberbauch, die auch nach der Opioidrotation von Fentanyl auf Hydromorphon schlecht zu kompensieren sind. Welches Co-Analgetikum kommt zusätzlich in Frage?

Das perifokale Ödem der Lebermetastasen kann zu einer Affektion der sensibel innervierten Leberkapsel führen. Ein Kortikoid (z. B. Dexamethason 4 mg 1–0–0) kann diese Symptomatik als Co-Analgetikum häufig besser kontrollieren als die Dosiseskalation des Opioids.

Dexamethason sollte nur morgens gegeben werden, um den Nachtschlaf der Patientin nicht zu beeinträchtigen.

Frage 1381

Ein 67-jähriger Patient mit diabetischer Niereninsuffizienz (Serumkreatinin 3,7 mg/l) wird bei einem metastasierten Kolonkarzinom wegen diffuser abdomineller Schmerzen mit Morphin in einer Tagesdosis von 90 mg und Ibuprofen 400 mg 1–1–1 behandelt. Der Patient leidet unter starker Müdigkeit.

Wie gehen Sie vor?

Die aktiven Metabolite des Morphin können bei der beschriebenen Niereninsuffizienz zu starker Müdigkeit als Nebenwirkung führen. Eine Opioidrotation ist angezeigt.

Darüber hinaus ist die Gabe von Ibuprofen ebenfalls kontraindiziert, alternativ könnte Metamizol gegeben werden.

Eine Fatigue kann unabhängig von der Schmerzmedikation als Folge einer Tumorerkrankung auftreten und ist eines der belastendsten Symptome.

Frage 1382

Ein 73-jähriger Patient hat bei einem Prostatakarzinom stärkste nozizeptive Schmerzen im Bereich des rechten Oberschenkels in Projektion auf die bildgebend gesicherte ossäre Metastasierung. Trotz hoch dosiertem Opioid und Gabe von 4 g Metamizol pro Tag sind die Schmerzen therapierefraktär.

Welche weiteren Therapieoptionen gibt es?

Die Bestrahlung der Metastase ist Therapie der Wahl. Darüber hinaus können die Osteoklasten in ihrer Aktivität durch Gabe von Bisphosphonaten gehemmt werden.

Länger anhaltende Schmerzen führen häufig zu einer Fehlbelastung und Schonhaltung. Nichtmedikamentöse Verfahren wie Physiotherapie gehören deshalb genauso zur Therapie wie die pharmakologische Behandlung.

Frage 1383

Eine 49-jährige Patientin klagt bei einem ossär in die Lendenwirbelsäule metastasierten Tumorleiden über dumpf drückende Schmerzen im Rücken (NRS 8) und brennende, einschießende Schmerzen im Bein mit dadurch bedingtem reduziertem Nachtschlaf. Nach Gabe von retardiertem Oxycodon in Kombination mit Diclofenac sind die Rückenschmerzen massiv gebessert (NRS 1), die Schmerzen im Bein aber unverändert stark.

Wie können Sie die Medikation sinnvoll ergänzen?

Die nozizeptiven Schmerzen im Rücken werden gut kompensiert, die neuropathischen Schmerzen im Bein durch die Affektion der entsprechenden Nervenwurzel im Lumbalbereich sind bisher nicht medikamentös therapiert. Eine Ergänzung der Medikation mit einem Antikonvulsivum (z. B. Pregabalin) und einem Antidepressivum (z. B. Amitriptylin) entspricht dem leitliniengerechten Vorgehen zur Behandlung neuropathischer Schmerzen.

Die antineuropathische Medikation sollte langsam aufdosiert werden, um Nebenwirkungen wie Müdigkeit und Schwindel zu reduzieren.

Frage 1384

Ein 51-jähriger Patient mit einem infiltrierend in den Plexus lumbosacralis wachsenden Rezidiv eines Sarkoms im M. psoas hat trotz analgetischer Radiatio und unter einer i. v.-Morphindauerinfusion mit 8 mg/h in Kombination mit einer antineuropathischen Medikation in Höchstdosierung massive Schmerzen mit gemischt nozizeptiv-neuropathischem Charakter und starke Nebenwirkungen durch die aktuelle Medikation. Es liegen keine Fernmetastasen vor.

Welche Eskalation der Therapie ist möglich?

Bei unzureichender Wirkung einer leitliniengerechten Therapie mit gleichzeitig eingeschränkter Lebensqualität durch Nebenwirkungen kann eine intrathekale Therapie erwogen werden. Vor der definitiven Versorgung mittels implantierter Pumpe kann die Wirksamkeit der intrathekalen Medikation durch Applikation mittels einer externen Pumpe getestet werden.

Bei der Planung einer solchen Versorgungsform müssen die Notwendigkeit einer regelmäßigen perkutanen Befüllung des Reservoirs und die Programmierung des Pumpensystems bedacht werden.

27 Chronische nicht tumorbedingte Schmerzen

Joachim Erlenwein, Jens Keßler

Frage 1385

Wie ist chronischer Schmerz definiert?

Von chronischem Schmerz spricht man, wenn die Schmerzproblematik über die normale Heilungszeit des Gewebes hinaus über eine Dauer von 3 Monaten und länger anhält. Die chronische Schmerzstörung ist in der International Classification of Diseases (ICD) definiert.

Chronischer Schmerz ist zunächst über die Zeitachse definiert. Eine chronische Schmerzstörung (z. B. ICD F45.41 Chronische Schmerzstörung mit somatischen und psychischen Faktoren) hat einen eigenen Krankheitswert. Chronische Schmerzen können aus unterschiedlichen Perspektiven klassifiziert werden, z. B. nach dem Mainzer Pain Staging System (MPSS), anhand der Anamnese und Patientengeschichte zur Ermittlung des Chronifizierungsgrades oder nach dem Chronic Pain Grade nach von Korff zur Feststellung des Schweregrades der chronischen Schmerzen/ Schmerzerkrankung. Letzterer drückt vor allem die Einschränkungen durch den chronischen Schmerz im Lebensalltag der Betroffenen aus.

Frage 1386

Nach welchen Grundprinzipien werden chronische Schmerzen behandelt?

Die Behandlung erfolgt grundsätzlich nach biopsychosozialem Verständnis. Je nach Schweregrad erfolgen multimodale Therapiemaßnahmen, also die Kombination von unterschiedlichen Verfahren (z. B. Medikamente, Physiotherapie, nichtmedikamentöse Maßnahmen, wie z. B. transkutane elektrische Nervenstimulation) in einem monodisziplinären (eine Fachdisziplin) oder multidisziplinären Setting (mehrere Fachdisziplinen, ohne enge Abstimmung). Im Rahmen einer interdisziplinären multimodalen Schmerztherapie wird die Behandlung im Rahmen eines festen Behandlungsprogramms durch ein interdisziplinäres Team durchgeführt, bestehend mindestens aus Arzt, einer ärztlichen oder psychologischen psychotherapeutischen Disziplin und einem bewegungstherapeutisch-/physiotherapeutischen Teammitglied. Die Therapie und die Maßnahmen erfolgen in enger systematischer Abstimmung, mit gemeinsamer Zielsetzung und unter einem gemeinsamen Krankheitskonzept.

Frage 1387

Nennen Sie einige nichtmedikamentöse Verfahren zur Schmerzbehandlung!

- **Edukation**
- **Entspannungstechniken wie Progressive Muskelentspannung nach Jacobson, autogenes Training, Biofeedbackverfahren, imaginative Techniken, meditative Techniken, Atemtechniken**
- **physikalische Maßnahmen wie Wärme oder Kälte**
- **Dehn- und Muskelkräftigungsprogramm als Eigenübung**
- **transkutane elektrische Nervenstimulation (TENS)**

Frage 1388

Nennen Sie typische Faktoren aus dem psychosozialen Kontext, die auf das Schmerzerleben und die Chronifizierung einwirken!

Psychologische Faktoren sind z. B. Angst, Depressivität, Katastrophisieren, Distresserleben, traumatische Erfahrungen, posttraumatische Störungen, Hilfs- und Hoffnungslosigkeit, aber auch Denkweisen (Kognitionen) und Lernmechanismen (z. B. Konditionierung).

Soziale Faktoren können ungünstige Arbeitsplatzbedingungen (z. B. monotone Körperhaltungen und Belastungen, geringe Beeinflussbarkeit) und Arbeitsplatzkonflikte, Mobbingerfahrungen oder Beziehungskonflikte sein.

Häufig ist es das Zusammenwirken von Faktoren, das in hohem Leidensdruck und Einschränkungen bei den Betroffenen resultiert. Eine monokausale Betrachtungsweise kann dazu führen, Folgen nicht ausreichend einordnen zu können und den Betroffenen mit ihren Einschränkungen und Belastungen nicht gerecht zu werden.

Frage 1389

Welche psychotherapeutischen Ziele und Verfahren gibt es bei der Behandlung von Menschen mit chronischen Schmerzen?

Psychotherapeutische Ansätze stellen den Umgang mit den Schmerzen, die Veränderung von Einflussfaktoren und Veränderung maladaptiver Denkmuster und Verhaltensweisen in den Vordergrund.

Kognitive Verhaltenstherapie (KVT), Akzeptanz- und Commitment-Therapie (ACT), Biofeedback, achtsamkeitsbasierte Maßnahmen und Stressreduktion sind häufig genutzte Verfahren.

Frage 1390

Nennen Sie neuropathische Schmerzsyndrome!

Neuropathische Schmerzen entstehen aufgrund einer Schädigung des somatosensorischen Nervensystems. Diese können auf molekularer, mikroskopischer oder makroskopischer Ebene bestehen. Folgen können sein: schmerzhafte Polyneuropathien (z. B. diabetisch, toxisch [Alkohol, Chemotherapie], infektiös, paraneoplastisch), Postzosterneuralgie, Trigeminusneuralgie, schmerzhafte Radikulopathien, Engpasssyndrome (z. B. Karpaltunnelsyndrom), zentraler Schmerz nach Schlaganfall oder bei Multipler Sklerose, Phantomschmerz.

Frage 1391

Definieren Sie „zentralen" Schmerz!

Nach Schädigungen des Zentralnervensystems, z. B. bei einer Thalamusläsion (etwa durch Ischämie oder Blutung), kann es zu einem neuropathischen Schmerzsyndrom kommen. Die Lokalisation der Schädigung bestimmt das Ausbreitungsgebiet der Schmerzen.

Zentrale Schmerzen sind pharmakologisch meist nur unzureichend beeinflussbar. Im Vordergrund stehen Akzeptanz und Strategien in der Schmerzbewältigung.

Frage 1392

Was ist ein CRPS und wie werden ihre beiden Typen unterschieden?

CRPS steht für „Complex regional Pain Syndrome" (komplexes regionales Schmerzsyndrom). Wenn es bei der Schädigung zu einer nachweisbaren Verletzung größerer peripherer Nerven kommt, spricht man von CRPS II, anderenfalls von CRPS I.

Frage 1393

Beschreiben Sie das Krankheitsbild CRPS!

Beim CRPS handelt sich um ein Krankheitsbild, das durch Schmerzen gekennzeichnet ist, die über das durch die Verletzung oder das Trauma erklärbare Maß hinausgehen. Meist sind die Schmerzen im distalen Anteil einer Extremität lokalisiert. Die Schmerzcharakteristik entspricht meist einer neuropathischen Störung mit Brennschmerz und einschießendem Schmerz. Häufig bestehen Schwellungen, livide Hautverfärbungen, sensomotorische Veränderungen sowie motorische Einschränkungen und sudomotorische Störungen. Beschwerden und Veränderungen sind meist typischerweise nach distal generalisiert.

Man geht von einem sympathisch beeinflussten Erkrankungsbild aus. Neueste Erkenntnisse legen nah, dass es auch eine immunologische Krankheitskomponente gibt.

Frage 1394

Beschreiben Sie mögliche klinische Verlaufsformen des CRPS!

Nach Trauma (unabhängig von Art, Ausmaß und Lokalisation) einer Extremität kommt es zu sympathischen, sensiblen und motorischen Störungen meist distal generalisiert in der Extremität.

Klinisch können 3 Phasen unterschieden werden:

- **1. Phase (sympathische Unterfunktion) mit erhöhter Durchblutung und Überwärmung der Haut, lokalem Ödem, Rötung, eingeschränkter Beweglichkeit und schnellem Haut- und Nagelwachstum.**

27

- **2. Phase (Dystrophie) mit reduzierter Hauttemperatur, blasser, zyanotischer Haut, brüchigen Nägeln, vermindertem Haarwuchs, Schmerzverschlimmerung durch Kälte, Ödem, übertriebener Schonung und Verhaltensänderung.**
- **3. Phase (irreversible Atrophie) mit kutaner und subkutaner Atrophie, Muskelschwund und Osteoporose.**

Scores wie der Kieler-CRPS-Score können den klinischen Verlauf erfassen.

Frage 1395

Nach welchen Kriterien erfolgt die klinische Diagnosestellung des CRPS?

Die Diagnosestellung erfolgt anhand der Budapest-Kriterien.

- *1 – Anhaltender Schmerz, der durch das Anfangstrauma nicht mehr erklärt wird.*
- *2 – Die Patienten müssen über jeweils mindestens 1 Symptom aus 3 der 4 folgenden Kategorien berichten, die in der Anamnese ersichtlich sind:*
  - *Hyperalgesie; „Hyperästhesie" (Überempfindlichkeit für Berührung, Allodynie)*
  - *Asymmetrie der Hauttemperatur; Veränderung der Hautfarbe*
  - *Asymmetrie des lokalen Schwitzens; Ödem*
  - *Reduzierte Beweglichkeit, Dystonie, Tremor, „Paresen" (im Sinne von Schwäche); Veränderungen von Haar- oder Nagelwachstum*
- *3 – Bei den Patienten muss jeweils mindestens 1 Symptom aus 2 der 4 folgenden Kategorien zum Zeitpunkt der Untersuchung vorliegen:*
  - *Hyperalgesie auf spitze Reize; Allodynie; Schmerz bei Druck auf Gelenke/Knochen/Muskeln*
  - *Asymmetrie der Hauttemperatur; Veränderung der Hautfarbe*
  - *Asymmetrie des lokalen Schwitzens; Ödem*
  - *reduzierte Beweglichkeit, Dystonie, Tremor, Paresen*
  - *Veränderungen von Haar- oder Nagelwachstum*
- *4 – Eine andere Erkrankung erklärt die Symptomatik nicht hinreichend.*

Frage 1396

Nennen Sie Konzepte zur Therapie des CRPS!

- **Frühestmöglicher Behandlungsbeginn einer symptomatischen analgetischen Medikation je nach Schmerzcharakteristik, meist zunächst in Kombination von Opioid, Gabapentinoid und/oder Antidepressiva. Akut können ggf. auch antiphlogistische Nichtopioidanalgetika genutzt werden.**
- **Glukokortikoide als Stoßtherapie können eine Option sein.**
- **Bisphosphonate sind eine Option, sollte aber je nach Patientenprofil gut abgewogen werden.**
- **Physio- und Ergotherapie (inkl. Spiegeltherapie, Motor Learning) zur Wiedererlangung/Verbesserung der Funktion.**
- **Psychotherapeutische Verfahren.**
- **Bei Therapieresistenz können in erfahrenen Zentren Sympathikusblockaden nach Testblockade erwogen werden.**

Frage 1397

Welche Bedeutung hat Bildgebung bei der Diagnosestellung des CRPS?

Verschiedene bildgebende Verfahren können eingesetzt werden, um Veränderungen des Knochenstoffwechsels im betroffenen Bereich sichtbar zu machen und andere Erkrankungen auszuschließen.

Röntgenaufnahmen können im fortgeschrittenen Stadium von CRPS genutzt werden, um z. B. Osteoporose festzustellen. Die 3-Phasen-Skelettszintigrafie ist ein nuklearmedizinisches Verfahren, das besonders in den frühen Stadien von CRPS hilfreich sein kann, da sie vermehrte Knochenaktivität oder Veränderungen im Knochenstoffwechsel nachweisen kann, die typisch für ein CRPS sind. MRT-Bilder zeigen Weichteilveränderungen, Entzündungen, Ödeme (Schwellungen) und andere strukturelle Auffälligkeiten.

Frage 1398

? Bewerten Sie Regionalanästhesieverfahren und invasive Techniken im Rahmen chronischer Schmerzsyndrome!

! **Bei chronischen Schmerzstörungen ist durch den alleinigen Einsatz von Regionalanästhesieverfahren kein Therapieerfolg zu erzielen. Einzig die Einbindung in interdisziplinäre multimodale Ansätze ist sinnvoll.**

i *Der Einsatz invasiver Techniken ist äußerst kritisch zu sehen! Diese können maladaptive (somatisch fixierte) Krankheitskonzepte unterstützen. Der Einsatz invasiver Verfahren wie „Spinal Cord Stimulation" (SCS), intrathekale Medikamentengabe oder periphere Nervenstimulation sind sehr kritisch abzuwägen.*

Frage 1399

? Gibt es Indikationen für neurochirurgische oder perkutane neurodestruktive Verfahren (Neurolysen) beim chronischen Schmerz?

! **Mit sehr wenigen Ausnahmen: Nein! Einzig die lumbale Grenzstrangneurolyse zur Behandlung des chronischen Ischämieschmerzes, die operative Therapie der Trigeminusneuralgie und die Neurolyse des Plexus coeliacus bei Pankreasprozessen sind etablierte Verfahren.**

i *Wegen der hohen Effizienz medikamentöser Verfahren sind alle neurodestruktiven Techniken stark zurückgedrängt worden.*

Bei chronischen nicht tumorbedingten Schmerzen sollten über die o. g. Ausnahmen hinaus keine neurodestruktiven Verfahren eingesetzt werden, da die Probleme durch den Deafferenzierungsschmerz nach Neurolyse noch verstärkt werden können. Der Stellenwert neuroaugmentativer Methoden wie der Rückenmarkstimulation („Spinal Cord Stimulation", SCS), der zentralen Stimulationsverfahren („Deep Brain Stimulation", Motorkortexstimulation) oder der peripheren Nervenstimulation über implantierte Elektroden ist noch nicht abschließend zu bewerten und sollte weiter kritisch betrachtet werden. Es fehlt hierzu an kontrollierter Studienevidenz, insbesondere für den Langzeitverlauf, auch mit Blick auf Komplikationen.

Frage 1400

? Wie behandeln Sie eine Postzosterneuralgie?

! **Persistiert nach Abklingen der Effloreszenzen beim akuten Herpes zoster der Schmerz in dem betroffenen Dermatom, kann von einer Postzosterneuralgie ausgegangen werden. Es liegt ein neuropathischer Schmerzmechanismus vor, bei dem medikamentös Antidepressiva (z. B. Trizyklika), Antiepileptika (z. B. Gabapentinoide) und Opioide kombiniert werden können. Zudem sind topische Verfahren (Lidocain und/oder Capsaicin) anwendbar. TENS kann eine nichtmedikamentöse Therapieoption darstellen.**

i *Im Unterschied zum akuten Zoster, bei dem durch die Haut- und Gewebedefekte auch ein nozizeptiver Schmerzmechanismus vorliegt, besteht nach dem Abheilen der Effloreszenzen nur ein neuropathischer Schmerzmechanismus.*

Frage 1401

? Beschreiben Sie die Ursachen und die Symptomatik des Ischämieschmerzes!

! **Ischämieschmerz wird bei arterieller Verschlusskrankheit und anderen Gefäßerkrankungen (Thrombangiitis obliterans, Vaskulitis) beobachtet. Neben mediatorvermitteltem nozizeptivem Schmerz liegt häufig auch ein neuropathischer Schmerzmechanismus vor.**

i *Typische Symptome sind belastungsabhängiger Schmerz (Claudicatio intermittens), später Ruheschmerz von krampfartigem, ziehendem und auch brennendem Charakter.*

Frage 1402

? Welche Therapieoptionen haben Sie beim Ischämieschmerz an der unteren Extremität?

! **Zur Akutintervention sind die lumbale Katheterperiduralanalgesie und periphere Nervenblockaden geeignet. Der Einsatz der Periduralanalgesie ist durch die intensive Antikoagulation im Rahmen interventioneller Therapien bei diesen Patienten stark limitiert. Die medikamentöse Be-**

handlung umfasst sowohl Nichtopioidanalgetika und retardierte Opioide als auch Gabapentinoide und Antidepressiva.

Bei chronischem Ischämieschmerz ist die lumbale Grenzstrangblockade bzw. bei gutem Ergebnis die Grenzstrangneurolyse eine zu erwägende Option.

Frage 1403

Wie therapieren Sie den Ischämieschmerz an der oberen Extremität?

Zur Akutintervention können die Blockadeformen des Plexus brachialis mittels Kathetertechnik (axillär, interskalenär, supra- und infraklavikulär) und die Ganglion-stellatum-Blockade eingesetzt werden.

Ist das Langzeitergebnis einer Serie von Stellatumblockaden schlecht, bleibt neben der symptomatischen medikamentösen Therapie als Option die operativ-thorakoskopische thorakale Sympathektomie.

Frage 1404

In welcher Technik führen Sie eine Stellatumblockade durch?

Eine Blockade des Ganglion stellatum (eigentlich Ganglion cervicothoracicum, gebildet durch Verschmelzung des unteren Hals- und 1. Brustganglions) sollte immer einseitig erfolgen und kann bei adäquater postinterventioneller Überwachungsmöglichkeit ambulant durchgeführt werden.

Aufgrund der engen anatomischen Beziehung des Ganglions zur Pleura und A. vertebralis erfolgt die Nadelführung weiter kranial, die Medikation mit beispielsweise 4 ml Ropivacain in 0,2 %iger Lösung kann sich nach Aufsetzen des Patienten nach kaudal ausbreiten.

Der Zugang erfolgt unter sterilen Kautelen von anterior paratracheal auf Höhe des 6. Halswirbelkörpers, durch die Bildgebung mittels Ultraschalls können die Zielstrukturen (prävertebrale Faszie, M. longus colli) visualisiert und die benachbarten anatomischen Strukturen (Trachea, Ösophagus, A. carotis, V. jugularis interna) geschont werden.

Die Durchführung mittels immobiler Kanüle und Injektion durch eine Hilfsperson sind sinnvoll.

Frage 1405

Welche sympathischen Ganglien müssen für die Sympathikolyse der unteren Extremität blockiert werden?

Die Ganglien in Höhe von L2, L3 und L4 versorgen die untere Extremität.

Frage 1406

Welche Patienten profitieren am meisten von einer transdermalen Opioidtherapie?

In erster Linie Patienten, bei denen eine orale Therapie nicht mehr möglich ist.

Eine transdermale Therapie ist bei Patienten mit stabilem Schmerzniveau am effektivsten. Transdermale Systeme sind bei dynamischen Änderungen der Schmerzsituation nicht gut geeignet.

Frage 1407

Wie bewerten Sie den Einsatz von Opioiden bei chronischen nicht tumorbedingten Schmerzen?

Der Einsatz von Opioiden bei chronischen nicht tumorbedingten Schmerzen ist ein kontroverses Thema. Im Allgemeinen gelten Opioide in der Schmerzmedizin als sehr wirksam bei akuten Schmerzen oder bei tumorbedingten Schmerzen, doch ihre Anwendung bei chronischen nicht tumorbedingten Schmerzen ist problematisch und erfordert eine differenzierte Bewertung.

Schlüsselempfehlungen zur Opioidtherapie bei nicht tumorbedingten Schmerzen der S3-Leitlinie „Langzeitanwendungen von Opioiden bei chronischen nicht-tumorbedingten Schmerzen (LONTS)" sind:

- *Vor der Therapie: Individuelle und realistische Therapieziele, Nutzen und Schaden besprechen; nicht nur Opioide! Keine Monotherapie. Nach biopsychosozialem Krankheitskonzept vorgehen; zeitkontingente Einnahme und retardierte Galenik.*

- *Zur Therapie: Niedrige Startdosis ≤ 120 mg Morphinäquivalenz (MÄQ), Therapieziele und Response überprüfen, Nebenwirkungen behandeln (Übelkeit/Obstipation) und Unerwünschte Arzneimittelwirkungen (UAW) beachten (z. B. Libidoverlust).*
- *Langzeittherapie: Langzeittherapie (> 3 Monate) nur bei Opioidrespondern (ca. 25 %), nach 6 Monaten bei Respondern die Möglichkeit einer Reduktion/Pause erwägen.*
- *Beendigung: Wenn keine Response/Therapieziele nicht erreicht werden, wenn missbräuchliche Verwendung trotz suchtmedizinischer Begleitung erfolgt.*

Frage 1408

? Nennen Sie allgemein wichtige Schritte im Ablauf einer invasiven Maßnahme bei chronischen Schmerzen!

! **• strenge Indikationsstellung, Durchführung nur in ausgewählten Einzelfällen**
• schriftliche Aufklärung
• Monitoring der Vitalfunktionen
• postinterventionelle Überwachung
• Dokumentation des Ablaufs und der Auswirkungen
• Vorhaltung von Notfallequipment bei Komplikationen (z. B. Kreislaufkomplikationen, Allergie, Intoxikation mit Lokalanästhetika)

Frage 1409

? Beschreiben Sie die Symptomatik des Fibromyalgiesyndroms (FMS)!

! **Mit einer Prävalenz von 1–2 % häufiges Erkrankungsbild mit häufig multilokulären oder generalisiert wechselhaft lokalisierten Muskelschmerzen in mehreren Körperregionen („Schmerzen überall“), hoher Schmerzhaftigkeit bei Druck, teils bei Berührung, wobei die früher für die Diagnose herangezogenen positiven „Tender Points“ nicht mehr diagnostisch genutzt werden. Die Schmerzen können überall lokalisiert sein, sind jedoch meist auf Nacken- und Schulterbereich, Rücken, Hände, Knie, Oberarme und Oberschenkel fokussiert.**

i *Häufig sind zusätzliche nicht spezifische Beschwerden und funktionelle Störungen (z. B. Colon irritabile) sowie eine ausgeprägte Erschöpfungssymptomatik, was die syndromale Charakteristik der Erkrankung ausmacht.*

Frage 1410

? Welcher Schmerzmechanismus liegt dem FMS zugrunde?

! **FMS ist ein Beispiel für eine Schmerzproblematik mit noziplastischem Schmerzmechanismus.**

i *FMS wurde oft zu den somatoformen Erkrankungen gezählt. Neuere Erkenntnisse zeigen, dass in Subgruppen Veränderungen, ähnlich der Small-Fiber-Neuropathie, vorzufinden sind, oder dass vermutlich immunologische Anteile bestehen.*

Frage 1411

? Wie therapieren Sie Patientinnen und Patienten mit Fibromyalgiesyndrom?

! **In einem interdisziplinären multimodalen Therapieansatz. Im Vordergrund stehen verhaltensmedizinische (z. B. Belastungsregulation, Selbstfürsorge) und bewegungstherapeutische Ansätze (dosierte aerobe körperliche Aktivität).**

Pharmakologisch können Antidepressiva, z. B. Amitriptylin, alternativ Gabapentinoide oder niedrigdosiertes Tramadol unterstützen.

Frage 1412

? Wie behandeln Sie eine neu aufgetretene Trigeminusneuralgie?

! **Diagnostischer Ausschluss kausaler Ursachen (Tumoren, Encephalitis disseminata, Gefäßanomalien, knöcherne Veränderungen). Schnelle Aufsättigung mit Carbamazepin (bis 3 × 400 mg/24 h) oder gleichwertigen Antiepileptika.**

i *Versuch mit stark wirksamen Opioiden, z. B. Morphin i. v. (5–10 mg, Wiederholung bis zur Wirkung), bei Opioidresistenz bis zur Aufsättigung mit Carbamazepin: GLOA (ganglionäre Opioidanalgesie) am Ganglion cervicale superius.*

V

Frage 1413

Beschreiben Sie die Klinik der idiopathischen Trigeminusneuralgie!

Streng einseitige paroxysmale Schmerzattacken im Gesicht und Stirnbereich von wenigen Sekunden bis 2 min Dauer.

Kein neurologisches Defizit. Anfälle bestehen bei jedem Patienten mit immer gleichem Muster und 4 der folgenden 5 Schmerzcharakteristika:

- **Ausbreitung entsprechend einem oder mehrerer Äste des N. trigeminus**
- **plötzlicher, heftiger, scharfer, oberflächlicher, stechender oder brennender Schmerz**
- **sehr starke Intensität**
- **Auslösung über Triggerfaktoren (essen, trinken, Zähne putzen, gähnen)**
- **zwischen den Attacken Schmerzfreiheit**

Frage 1414

Welche Therapieoptionen gibt es bei nicht ausreichender Symptomkontrolle durch Carbamazepin für Patienten mit Trigeminusneuralgie?

Medikamentöse Alternativen zu Carbamazepin sind Oxcarbazepin, Gabapentin oder Pregabalin.

In Abhängigkeit vom Allgemeinzustand des Patienten kommen neurochirurgische Verfahren infrage: OP nach Jannetta oder perkutane neurodestruierende Verfahren. Alkoholneurolysen oder periphere Nervenexhairesen sind obsolet.

Frage 1415

Eine 25-jährige Patientin klagt über erstmals aufgetretene starke Kopfschmerzen. Sie beschreibt einen von der Stirn nach okzipital ziehenden, rechtsseitigen Dauerschmerz. Die Symptomatik begann vor 5 Stunden mit Unwohlsein, Übelkeit, „Flimmern" im rechten Auge, gefolgt vom Kopfschmerz. Welche Diagnose stellen Sie?

Die Symptomatik ist typisch für eine Migräne mit Aurasymptomatik.

Unter Aura versteht man neurologische Ausfälle (homonyme Gesichtsfeldausfälle, Paresen, Sprachstörungen, Flimmerskotome), die dem Kopfschmerz vorausgehen.

Frage 1416

Welche Diagnostik leiten Sie ein?

Bei typischer Klinik ist im Allgemeinen keine weitere Diagnostik erforderlich. Tritt die Symptomatik erstmals auf oder liegt eine prolongierte oder stark ausgeprägte Aurasymptomatik (neurologisch komplizierte Migräne) vor, sollte zum Ausschluss seltener Ursachen einmalig eine bildgebende Diagnostik (kraniales MRT, oder akut CT) durchgeführt werden.

Im weiteren Verlauf ist bei bekannter Migräne nur dann eine weitere Diagnostik erforderlich, wenn die Symptomatik stark verändert ist.

Frage 1417

Welche Substanzen sind bei primären Kopfschmerzsyndromen wie Migräne oder Spannungskopfschmerz grundsätzlich nicht indiziert?

Opioide!

Opioide sind unwirksam, ein Therapieversuch ist unbedingt zu vermeiden.

Frage 1418

Wie behandeln Sie die Patientin?

Initial:

- **Antiemetika: Metoclopramid (10 mg p. o./i. v.) oder Domperidon (20 mg p. o.)**
- **Analgetika: Acetylsalizylsäure (1000 mg p. o.), Paracetamol (1 g p. o./rektal), Ibuprofen (bis 800 mg p. o.)**

Bei Therapieresistenz oder mittelschwerer bis schwerer Symptomatik:

- **Serotonin-Agonisten (5-HT 1 B/D-Agonisten, Triptane), wie Sumatriptan, Eletriptan, Rizatriptan, Zolmitriptan, Naratriptan**
- **Bei Kontraindikationen/Unwirksamkeit von Analgetika/Nichtsteroidalen Antirheumatika und/oder Triptanen: Rimegepant**
- **Beim Status migraenosus Kortikoide oral oder i. v.**

Frage 1419

Welche Alternativen zur medikamentösen Migräneprophylaxe kennen Sie?

Migräneprophylaktika der 1. Wahl sind Betablocker (Propranolol, Bisoprolol, Metoprolol), Flunarizin, Amitriptylin und Topiramat, bei der chronischen Migräne Onabotulinumtoxin A. Zudem können je nach Zulassung monoklonale Antikörper gegen CGRP („Calcitonin Gene-related Peptide") oder den CGRP-Rezeptor (Eptinezumab i. v., Erenumab s. c., Fremanezumab s. c., Galcanezumab s. c.) eingesetzt werden.

Ergänzend nichtmedikamentöse Maßnahmen, z. B.: regelmäßiger aerober Ausdauersport, verhaltenstherapeutische Maßnahmen, Entspannungsverfahren, Biofeedback, Schmerzbewältigungsverfahren, Stressmanagement, ggf. kognitive Verhaltenstherapie.

Frage 1420

Wie stellen Sie die Indikation zur medikamentösen Migräneprophylaxe?

Die Indikationsstellung zu einer medikamentösen Prophylaxe ergibt sich im Besonderen aus dem individuellen Leidensdruck, der Einschränkung der Lebensqualität und dem Risiko eines Medikamentenübergebrauchs.

Als zusätzliche, nicht evidenzbasierte Kriterien gelten:

- *3 und mehr Migräneattacken pro Monat, die die Lebensqualität beeinträchtigen*
- *Migräneattacken, die regelmäßig länger als 72 h anhalten*
- *Attacken, die auf eine Akuttherapie (inkl. Triptanen) nicht ansprechen*
- *Patienten, welche die Nebenwirkungen der Akuttherapie nicht tolerieren können*
- *Bei Zunahme der Attackenfrequenz und Einnahme von Schmerz- oder Migränemitteln*
- *Bei komplizierten Migräneattacken mit beeinträchtigenden (z. B. hemiplegischen) und/oder langanhaltenden Auren*
- *nach einem migränösen Hirninfarkt bei Ausschluss anderer Infarktursachen*

Frage 1421

Nennen Sie eine wichtige Differenzialdiagnose zur Migräne bei häufig auftretenden Anfällen!

Die chronisch paroxysmale Hemikranie gehört zur Gruppe der indometacinsensitiven Kopfschmerzen, befällt häufig junge Frauen und ist gekennzeichnet durch hohe Anfallsfrequenz (bis zu 40 Attacken pro Tag).

Promptes Ansprechen auf Indometacin unterstützt die Diagnose. Der Übergang in einen Dauerkopfschmerz (Hemicrania continua) ist möglich.

Frage 1422

Ein 60-jähriger Mann kommt mit starkem Kopfschmerz zur Aufnahme. Er läuft unruhig im Zimmer herum, klagt über einen einseitigen, unerträglichen, links orbital lokalisierten Kopfschmerz von brennendem, bohrendem Charakter („wie wenn eine glühende Nadel durch das Auge gestochen würde"). Das linke Auge ist gerötet, der Patient gibt an, dass der Schmerz „aus heiterem Himmel" begonnen hätte. Wie lautet die wahrscheinlichste Diagnose?

Die Beschreibung ist typisch für einen akuten Clusterkopfschmerz, der streng einseitig ohne Prodromi auftritt. Das Krankheitsbild gehört zur Gruppe der trigeminoautonomen Kopfschmerzsyndrome.

Differenzialdiagnostisch muss an ein Glaukom oder an intrakranielle Prozesse (bei Erstmanifestation je nach Akuität kraniales MRT oder CT) gedacht werden.

Frage 1423

Wie behandeln Sie diesen Patienten?

Mittel der 1. Wahl ist die O_2-Inhalation (12 l/min über dicht sitzende Gesichtsmaske) für 15 min.

Weitere Möglichkeiten sind Serotonin-Agonisten (5-HT 1 B/D-Agonisten; Triptane) und die intranasale Instillation von Lidocain. Beim chronischen Verlauf sind u. a. Verapamil, Lithium, Topiramat und Gabapentin einsetzbar.

27

Die Studienlage hinsichtlich der Frage, inwieweit periphere oder neuronale Verfahren Vorteile hinsichtlich der Prävention von Phantomschmerzen bei Amputationen bringen, ist bisher unzureichend. Hier mangelt es insbesondere an direkt vergleichenden Untersuchungen. Die bisher verfügbare Studienlage zeigt im direkten Vergleich durch peridurale Verfahren eine effektivere Schmerzreduktion, jedoch keinen Langzeitunterschied.

Frage 1434

Wie können Sie postoperativ nach Amputation neu aufgetretene Phantomschmerzen behandeln?

Im Vordergrund stehen unmittelbar postoperativ die effiziente Analgesie sowie die Wiederherstellung des Körperschemas und die möglichst zeitnahe Wiederherstellung der Alltagsfunktion.

Medikamentös können neben regionalanästhesiologischen Verfahren unmittelbar postoperativ Substanzen zur Behandlung neuropathischer Schmerzen (Antidepressiva, Antiepileptika, Opioide) genutzt werden. Der Effekt einer mehrtägigen Gabe von Calcitonin ist in der Studienlage nicht eindeutig. Klinisch zeigen sich jedoch immer wieder positive Effekte, sodass ein Therapieversuch erwogen werden kann. Eine zentrale Bedeutung hat die Wiederherstellung des Körperschemas, z. B. durch Anpassung einer Prothese. Ebenso können Spiegeltherapie, virtuelle Verfahren und sensorisches Training eingesetzt werden.

Frage 1435

Welche nichtmedikamentösen Techniken und Verfahren kennen Sie, die Sie perioperativ zur Schmerzbehandlung einsetzen können?

Neben einer zielgerichteten emphatischen Patientenführung, Kommunikation und Edukation und dem Besprechen/Erarbeiten realistischer Therapieziele sollten perioperativ zur Schmerzbehandlung auch Ablenkung (Musikhören, Lesen), Entspannungsverfahren (autogenes Training, progressive Muskelrelaxation), komplementäre Verfahren (z. B. Einreibungen, Aromatherapie), TENS (transkutane elektrische Nervenstimulation) im Bereich von großen Drainagen oder der Schnittführung, thermische Verfahren (Wärme, Kälte), Mobilisation, Physiotherapie, Hilfsmittelversorgung u. a. gezielt in das Behandlungskonzept einbezogen werden.

Frage 1436

Sie betreuen in der Schmerzambulanz einen Patienten mit Schmerzen nach Amputation des Unterschenkels. Welche Differenzialdiagnosen gilt es bei Postamputationsschmerz zu berücksichtigen?

Nicht alle schmerzhaften Empfindungen nach einer Amputation sind auf Phantomschmerzen zurückzuführen. Differenzialdiagnostisch zu berücksichtigen sind dabei insbesondere Stumpfschmerzen und Phantomsensationen.

Stumpfschmerzen können beispielsweise im Kontext von Wundheilungsstörungen, Osteitis, Osteomyelitis, lokalen Durchblutungsstörungen, Neuromen oder Seromen stehen. Auch können die ungünstige Präparation des Stumpfs, fehlendes Muskel- oder Fettpolster oder unpassender Sitz der Prothese ursächlich sein. Ein Stumpf verändert sich auch mit der Zeit, sodass ggf. Anpassungsbedarf besteht. Veränderte Bewegungsmuster und Kompensation der fehlenden Extremität sowie eingeschränkte Mobilität können mit muskuloskelettalen Schmerzen einhergehen (z. B. nichtspezifischer Rückenschmerz, Piriformissyndrom, Arthrose angrenzender benachbarter Gelenke).

Schmerzfreie Empfindungen des nicht mehr vorhandenen Körperteils bezeichnet man als Phantomsensationen. Diese umfassen z. B. das Empfinden der Körperstellung bzw. Lage der ehemals vorhandenen Extremität im Raum oder das Gefühl, dass sich das Körperteil bewegt. Phantomsensationen werden von fast allen Amputierten berichtet, haben aber keinen pathologischen Wert.

Frage 1437

Ist chronischer Schmerz auch ohne Opioidvormedikation eine relevante Komorbidität für die perioperative Versorgung?

Ja! Chronische Schmerzen betreffen ca. 1/4 aller Menschen, also einen Großteil der Bevölkerung. Im Krankenhaus ist der Anteil aufgrund der Morbidität der Betroffenen (je nach Fachabteilung) mit 30–50 % sogar noch höher. Bei chronischen

Schmerzen sind Sensibilisierungsmechanismen des schmerzverarbeitenden Systems und meist psychosoziale Faktoren und Kognitionen (z. B. Stressoren, Angst, Depressivität, Katastrophisieren) vorhanden, die das Schmerzerleben beeinflussen. Zudem bestehen häufig funktionelle Einschränkungen, die bei der postoperativen Mobilisation und Rehabilitation zu berücksichtigen sind.

Studien zeigen, dass chronischer Schmerz nach Operationen wie auch bei akuten Erkrankungen mit erhöhter Schmerzintensität, funktionellen Einschränkungen, verzögerter postoperativer Mobilisation, einem erhöhten Distresserleben und längeren Liegezeiten im Krankenhaus und häufigerer Wiederaufnahme einhergeht.

Frage 1438

Nennen Sie Grundsätze im perioperativen Umgang mit Menschen mit vorbestehenden chronischen Schmerzen!

- **Frühe Identifikation von Risikopatienten (z. B. bei stationärer Aufnahme) und besonderer Risikomerkmale (hohe Opioiddosen, psychologische/psychiatrische Komorbidität [z. B. depressive Störung, Angst-/Panikstörung, posttraumatische Belastungsstörung, Persönlichkeitsakzentuierung], Substanzabhängigkeit [insbesondere Analgetika/Opioide, Benzodiazepine, Alkohol], OP in engem Kontext der chronischen Schmerzen (z. B. Spondylodese bei Rückenschmerz), junges Alter, Vorerfahrung mit starkem Hilflosigkeitserleben im Rahmen stationärer Behandlung, mit frustranen Behandlungsversuchen akuter Schmerzen, diesbezüglicher negativer Interaktionen mit medizinischem Personal.**
- **Vertrauen aufbauen, vertrauensvoller empathischer Umgang.**
- **Therapieziele gemeinsam definieren, Erwartungen realistisch einordnen.**
- **Medikamentöse Strategie.**
- **Die systemische pharmakologische Analgesie der akuten Schmerzen sollte mechanismenorientiert (nozizeptiv, neuropathisch, Mischbilder) erfolgen.**
- **Stets Kombination aus Nichtopioidanalgetika, Opioiden und Co-Analgetika.**
- **Vorbestehende Analgetika und Co-Analgetika möglichst weiterhin geben.**
- **Je nach Eingriff ggf. patientenkontrollierte Analgesie (PCA), periphere oder peridurale Katheterverfahren, ggf. peridurale Opioidapplikation, Wundrandinfiltration oder Wundkatheter nicht nur eingriffsbezogen, sondern auch aufgrund der chronischen vorbestehenden Schmerzen erwägen.**
- **Bezüglich Narkoseführung wegen hyperalgetischer Effekte weitgehender Verzicht auf Remifentanil (besser „trägere“ Substanzen, z. B. Fentanyl oder Sufentanil).**
- **Auch wegen co-analgetischem Effekt Dexamethason 8 mg vor Narkoseeinleitung.**
- **Intraoperativ niedrigdosiertes Ketamin erwägen (wenn keine Anlage eines Periduralkatheters erfolgte, Lidocain erwägen), intraoperative Co-Analgetika-Alternativen: Dexmedetomidin oder Clonidin.**
- **Prämedikation mit einer einmaligen präoperativen Gabe von Gabapentinoiden erwägen.**

Frage 1439

Welche Aspekte haben Sie perioperativ bei Opioidabhängigkeit zu berücksichtigen?

Dies kann Betroffene mit aktivem Substanzkonsum, Substituierte und Abstinente umfassen. Bei aktivem Substanzkonsum ist die Gewöhnung bzw. der Bedarf an Opioidäquivalenz meist nicht verlässlich kalkulierbar. Ein Entzug muss perioperativ verhindert werden. Eine Substitutionstherapie soll stets fortgesetzt werden. Bei Opioidabstinenz sollten je nach Eingriff in enger Patientenführung neben regionalanästhesiologischen Verfahren im Bedarfsfall auch Retardopioide eingesetzt werden – Schmerz und Stress sind größere Rückfallfaktoren. Insgesamt ist davon auszugehen, dass Betroffene geringe Kompetenzen im Umgang mit Stressoren haben.

Substanzabhängigkeit ist eine chronische Erkrankung mit Verhaltens-, kognitiven und körperlichen Phänomenen nach wiederholtem Gebrauch von psychotropen Substanzen. Häufig bestehen co-morbide psychische Erkrankungen (ca. 50 %) – weitere suchtmittelbezogene Störungen, Persönlichkeitsstörungen, affektive Störungen etc. Im Langzeitverlauf kommt es in der Regel zu wechselnden Phasen des Substanzkonsums, Substitution und/oder Abstinenzphasen. Dauerhaft bleiben nur ca. 20 % der Betroffenen nach Entzug abstinent.

Frage 1440

Sie prämedizieren einen Patienten mit Substitutionstherapie bei Opioidabhängigkeit. Wie gehen Sie perioperativ mit einer bestehenden Substitutionstherapie um?

Perioperativ ist eine Substitutionstherapie (in der Regel Levomethadon, Methadon, Buprenorphin, hochdosiertes Morphin, selten Codein) fortzuführen, um einen Entzug zu verhindern und unnötigen Suchtdruck und Stress zu reduzieren.

Zu berücksichtigen ist, dass die Fortführung der Substitutionstherapie im Krankenhaus den gleichen Regeln unterliegt wie im ambulanten Bereich. Das bedeutet, dass sie nur durch den suchtmedizinisch qualifizierten Arzt fortgesetzt werden kann bzw. durch jeden Arzt unter Einbeziehung eines suchtmedizinisch qualifizierten Arztes als Konsiliarius. Hierzu braucht es im Krankenhaus entsprechende Regelungen bzw. Qualifikationen.

Frage 1441

Wie kommt es zu Entzugssymptomatomen bei Opioidabhängigkeit?

Unter der regelmäßigen Opioideinnahme kommt es zunächst zur sympathischen Hemmung (durch Hemmung der Aktivität des Nucleus coeroleus) und anschließender Kompensation. Fällt die Hemmung durch Opioide weg, kommt es zu beim Opioidentzug zu einer überschießenden Aktivität des Sympathikus. Dementsprechend entspricht die Symptomatik des Opioidentzugssyndroms in erster Linie einer Überaktivität des sympathischen Nervensystems mit Tachykardie, Tachypnoe, Übelkeit und Erbrechen, Diarrhöe, abdomineller Symptomatik, Hyperhidrosis, Rhinorrhöe, Myalgien.

Entzugssyndrome können, u. a. durch diese sympathische Stimulation bedingt, mit einer erhöhten Morbidität und Mortalität einhergehen. Grundsätzlich lassen sich im Notfall und/oder bei fehlender Möglichkeit der zeitnahen Hinzuziehung eines Substitutionsmediziners Entzugssymptome z. B. im intensivmedizinischen Rahmen mit den dort üblichen Opioiden Sufentanil, Fentanyl oder Morphin gut behandeln.

Frage 1442

Wie gehen Sie mit einer analgetischen Vormedikation um?

Nichtopioid- und Opioidanalgetika können perioperativ meist weitergegeben werden. Insbesondere das plötzliche Absetzen von Opioiden und Gabapentinoiden kann mit unerwünschten Entzugserscheinungen einhergehen.

Neben Nichtopioid- und Opioidanalgetika werden in der Schmerzbehandlung häufig als Co-Analgetika Antidepressiva und Gabapentinoide eingesetzt.

Frage 1443

Sie planen die Allgemeinanästhesie bei einer Patientin, die seit 2 Jahren zur Analgesie ein Fentanyl (transdermal 75 µg/h) bekommt. Lassen Sie transdermale Opioidpflaster perioperativ kleben?

Dies wird teilweise sehr unterschiedlich gehandhabt. Generell können Veränderungen der Durchblutung und der Hauttemperatur, z. B. Fieber, aktive Wärmetherapie, die Resorption des Opioids aus dem Unterhautfettgewebe modulieren. Zieht man das Pflaster ab, bestehen noch für 12–24 h therapeutische Wirkspiegel.

Eine Orientierung, wann das transdermale Opioidpflaster entfernet werden sollte, geben folgende Faktoren:

- *OPs mit notwendiger aktiver Wärmetherapie*
- *OPs mit großen Volumenverschiebungen (z. B. großer Bauch- oder Gelenkeingriff*
- *Patienten mit veränderter Hautdurchblutung (z. B. Sepsis, Schock, Hypotension)*

Grundsätzlich würde ein Entfernen des Pflasters in der Einleitung genügen. Postoperativ ist zunächst damit zu rechnen, dass noch therapeutische Wirkspiegel durch Resorption des Wirkstoffdepots aus dem Unterhauptfettgewebe gegeben sind. Der gewohnte Bedarf ist zu berücksichtigen und ausreichend Opioid zuzuführen, um einen Entzug zu vermeiden. Bei Ersteinstellung, Umstellung oder erneutem Applizieren (nach Pflasterpause) kann der maximale analgetische Effekt erst nach ca. 24 h beurteilt werden, da es zunächst zu einer Art „Steady State“ zwischen Resorption und kutanem Depot kommen muss.

Frage 1444

Sie werden im Aufwachraum hinzugezogen, da eine Patientin nach Laparoskopie bereits von den Pflegenden die „übliche" Bedarfsmedikation erhalten hat, ohne dass eine relevante Verbesserung der Schmerzproblematik eingetreten sei. Wie gehen Sie vor?

Bezüglich der unzureichenden Schmerzkompensation der Patientin erfolgt die Erfassung einer orientierenden Schmerzanamnese, um neben der Schmerzintensität die genaue Lokalisation und Schmerzcharakteristik zu klären. Postoperative Komplikationen können den Analgetikabedarf erhöhen, und es sollte somit bei ungewöhnlichem Verlauf stets Rücksprache mit den chirurgischen Fachabteilungen bzw. den Operateuren gehalten werden.

Frage 1445

Sie treffen im Schmerzdienst auf eine Patientin nach Gastrektomie, die trotz Periduralkatheters (PDK) mit Applikation von Ropivacain 0,2 % (5 ml/h, Bolus 5 ml, Sperrzeit 45 min) eine unzureichende Schmerzkompensation angibt. Wie gehen Sie vor?

Kontrolle der Lage des PDK (abgeknickt, durch Naht/Pflaster komprimiert?), Wirkbereich austesten (z. B. Vergleich Kälteempfinden mit Desinfektionsspray), testweises Aufspritzen (z. B. mit 8 ml aus dem Reservoir), Klärung: einseitige Wirkung (wenn ja, ggf. etwas zurückziehen). Wenn durch Bolusgabe eine Besserung erreicht wird und/oder das Schmerzareal gerade nicht mehr im Wirkbereich liegt, Vergrößerung des Wirkfensters durch Erhöhung der Laufrate. Bei schlichtweg unzureichendem Effekt ggf. Erhöhung der Konzentration des Lokalanästhetikums und/oder Ergänzung um ein peridural appliziertes Opioid (i. d. R. Sufentanil).

Bei fehlendem Wirkfenster und komplett ausbleibendem Effekt des Aufspritzens zeitnahe Reevaluation und ggf. Beendigung des Verfahrens.

Über die Lautfrate pro Zeiteinheit bzw. über das Bolusvolumen pro Bolus und pro Zeiteinheit lässt sich bei Periduralkathetern das Ausbreitungsgebiet regulieren. Die Konzentration des Lokalanästhetikums ist die Stellschraube des lokalen Wirkeffektes bzw. von motorischen Nebenwirkungen, da mit niedrig konzentrierten Mischungen trotz sensibler Effekte weniger motorische Nebeneffekte zu verzeichnen sind.

Frage 1446

Sie treffen auf eine Patientin, bei der vor 2 Tagen eine Sectio caesarea in Spinalanästhesie durchgeführt wurde. Sie gibt an, seit gestern insbesondere beim Aufstehen stärkste Kopfschmerzen zu haben. Was ist Ihre Verdachtsdiagnose?

Es besteht der Verdacht auf postpunktionelle Kopfschmerzen (englisch: „Postdural Puncture Headache", PDPH). Diese treten meist innerhalb der ersten Tage nach Punktion des Liquorraums auf, z. B. nach Spinalanästhesie, Liquorentnahme oder akzidentiell bei periduraler Punktion. Sie zählen in der aktuellen Klassifikation der Kopfschmerzerkrankungen zu den Kopfschmerzen, die auf einen Liquorunterdruck zurückzuführen sind.

Die diagnostischen Kriterien des postpunktionellen Kopfschmerzes nach der aktuell gültigen internationalen Kopfschmerzklassifikation (International Classification of Headache Disorders, ICHD-3):

- *A – Jede Kopfschmerzform, die das Kriterium C erfüllt.*
- *B – Eine durale Punktion ist erfolgt.*
- *C – Der Kopfschmerz entwickelt sich innerhalb von 5 Tagen nach der duralen Punktion.*
- *D – Der Kopfschmerz wird nicht besser erklärt durch eine andere ICHD-3-Diagnose.*

Frage 1447

Wie gehen Sie beim Verdacht auf postpunktionelle Kopfschmerzen diagnostisch und therapeutisch vor?

Zunächst sollten Differenzialdiagnosen mit akutem Handlungsbedarf (z. B. intrakranielle Blutung/Thrombose, Meningitis) im Fokus der Anamnese und Untersuchung (Vigilanz, sensible/motorische Ausfälle, Fieber etc.) stehen bzw. im Zweifel ausgeschlossen werden. Liegt kein typisches klinisches Bild vor und bestehen starke

lageunabhängige Kopfschmerzen, die nicht anders zu erklären sind, und ggf. Fieber oder zusätzlich neurologische Defizite, ist eine zeitnahe neurologische Beurteilung und Bildgebung möglichst mittels MRT zur Prüfung der Differenzialdiagnosen (Ausschluss Sinusvenenthrombose) zu veranlassen.

Analgetisch stehen nichtsteroidale Antirheumatika in Tageshöchstdosis, ggf. in Kombination mit Metamizol oder Paracetamol, im Vordergrund. Als Co-Analgetika können Koffein, Gabapentin und/oder Hydrokortison eingesetzt werden. Ultima Ratio ist der epidurale Blutpatch.

Frage 1448

? Was berücksichtigen Sie zum Beenden und Entfernen eines regionalanästhesiologischen Katheterverfahrens?

!
- **Ist die Schmerzsituation toleriert?**
- **Sind weitere funktionelle Ziele auch ohne das regionalanästhesiologische Verfahren gut erreichbar?**
- **Status der Einstichstelle**
- **Ist ggf. die Applikation von Analgetika über einen andren Applikationsweg sinnvoll oder erforderlich?**
- **Applizierte Antikoagulation beim Ziehen entsprechend pausieren.**
- **Gerinnungsstatus ausreichend, bzw. ggf. spezielle Gerinnungsdiagnostik erforderlich?**
- **Patientenwunsch.**

Frage 1449

? Auf der Intensivstation betreuen Sie einen Patienten mit Leberinsuffizienz. Müssen Opioide bei Leberinsuffizienz in der Dosis reduziert werden?

! **Ja! Die meisten Opioide werden hepatisch metabolisiert und renal eliminiert. Morphin wird z. B. in der Leber glukuronidiert und renal eliminiert. Eine Dosisreduktion der Opioide ist bei Leberinsuffizienz nötig bzw. sollte ggf. durch bewusste Titration berücksichtigt werden.**

i *Es ist mit einer verminderten Clearence von Oxycodon (Demethylierung) und/oder mit einer verminderten Glukoronidierung des aktiven Metaboliten Noroxycodon zu rechnen. Bei Leberinsuffizienz kann zudem die Clearence von Naloxon begrenzt sein, sodass bei Oxycodon-/Naloxonpräparaten ein systemischer Antagonismus entstehen kann. Bei Morphin ist mit einer Verdopplung der Serumspiegel zu rechnen. Buprenorphin wird bei Leberinsuffizienz trotz Dosisreduktion zunehmend schwierig steuerbar wegen der ohnehin trägen Kinetik.*

Hydromorphon und Fentanyl haben keine aktiven Metabolite, aber sollten dosisreduziert gegeben werden. Methadon wird unabhängig von der hepatischen Eliminierung verstoffwechselt.

Frage 1450

? Sie betreuen auf der Intensivstation einen Patienten mit Niereninsuffizienz. Bitte erläutern Sie, welche Nichtopioidanalgetika und Opioide bei Niereninsuffizienz und/oder Dialyse gut eingesetzt werden können und welche eher nicht!

! **NSAR und COX-2-Hemmer sollen bei Niereninsuffizienz nicht gegeben werden. Dies schließt allgemein Patientinnen und Patienten mit kardiovaskulärem Risikoprofil ein. Bezüglich der Opioide ist es von Vorteil, dass keine Organtoxizität besteht. Jedoch ist ggf. eine Dosisreduktion bzw. vorsichtige Dosistitration erforderlich. Auf Morphin sollte hier grundsätzlich wegen der Kumulation von M-6-G (aktiver Metabolit) verzichtet werden. Vorzugsweise sind Hydromorphon und Fentanyl zu nutzen, da sie wenig kumulieren. Bei niedrigpotenten Opioiden Tilidin dem Tramadol bevorzugen.**

Buprenorphin (und Methadon, was meist jedoch akut keine Alternative ist) haben bei Dialyse mit die stabilsten Wirkspiegel. Dies spielt jedoch meist nur bei kurzen Dialyseintervallen eine klinische Rolle.

Frage 1451

? Sie behandeln eine Patientin mit koronarer Herzgefäßerkrankung und Plättchenhemmung mittels Acetylsalizylsäure. Was müssen Sie bei der analgetischen Therapie mit Nichtopioidanalgetika beachten?

! **Für die meisten gängigen Nichtopioidanalgetika (NSAR, Metamizol und Paracetamol) sind Interaktionen mit der plättchenhemmenden Wirkung des ASS beschrieben, was aufgrund der unter-**

schiedlichen Wirkweise die irreversible Hemmung des ASS reduziert. Um den ASS-Effekt auf die Thrombozytenaggregation möglichst zu erhalten, sollte bei Risikopatienten eine strikte Einhaltung der Einnahmereihenfolge gewährleistet werden: zuerst ASS, danach frühestens 30 min (besser 60 min) später das andere Nichtopioidanalgetikum (z. B. Metamizol, Paracetamol). Nimmt ein Patient ASS, ist eine kardiovaskuläre Komorbidität naheliegend, die dann eine Kontraindikation für NSAR darstellt.

Daten zur klinischen Relevanz aus Untersuchungen mit hohen Patientenzahlen fehlen bisher. Die Arzneimittelkommission der deutschen Ärzteschaft kommentierte hierzu, dass noch keine abschließende Beurteilung möglich sei. Vermutlich spielt bei kurzfristiger Einnahme von Nichtopioidanalgetika (NOPA) im Rahmen der perioperativen Schmerztherapie diese Interaktion nur eine untergeordnete Rolle.

Frage 1452

Woran orientieren Sie sich bezüglich der Antikoagulation bei der Anlage oder dem Entfernen von regionalanästhesiologischen Kathetern?

Bei ansonsten unbeeinträchtigter Gerinnungssituation entscheidet die Halbwertszeit (HWZ) der zur Antikoagulation eingesetzten Substanz. In der Regel erfolgt z. B. beim Ziehen von Kathetern ein Abstand von 2–3 HWZ bei prophylaktischer und ein Abstand von 4–5 HWZ zur letzten Gabe. Bei zusätzlicher Einnahme von ASS verlängert sich der Abstand noch einmal.

Die Leitlinienempfehlungen beziehen sich primär auf neuroaxiale Verfahren. Bezüglich der peripheren Katheter gibt es bisweilen keine einheitliche Empfehlungslage. Grundsätzlich sollten aus klinischer Abwägung und laut den europäischen Empfehlungen sowie aus Sicht der Autoren mindestens bei tiefpunktieren oder schlecht zu komprimierenden Lokalisationen die genannten zeitlichen Abstände auch bei peripheren Kathetern analog zu neuroaxialen Verfahren eingehalten werden.

Frage 1453

Wie können Sie auf der Intensivstation Schmerzen bei Patienten mit eingeschränkter oder derzeit nicht möglicher Kommunikation erfassen?

Zur Schmerzerfassung bei Menschen mit eingeschränkten kommunikativen Möglichkeiten können Fremdbeurteilungsskalen zur systematischen Schmerzerfassung genutzt werden.

Bei analgosedierten Patientinnen und Patienten kann beispielsweise mit der Behavioral Pain Scale (BPS) die Schmerzsituation erfasst werden. Hier werden als Merkmale Gesichtsausdruck, Bewegungen der oberen Extremität und die Vokalisation bzw. bei intubierten Patienten die Adaption an den Respirator mit Punktwerten erfasst. Daraus können sich Werte zwischen 0 und 12 Punkten ergeben. Bei der BPS besteht ab einem Wert von >4 Interventionsbedarf.

Frage 1454

Was ist chronischer postoperativer Schmerz?

Der Begriff chronischer postoperativer Schmerzen umfasst neu aufgetretene und über mindestens 3 Monate anhaltende Schmerzen nach Operationen. Diese können zu vorbestehenden anderen chronischen Schmerzen teils nur schwierig abzugrenzen sein. Das Phänomen betrifft eingriffsabhängig einen relevanten Anteil der operierten Patienten. Über alle Eingriffe hinweg kann man davon ausgehen, dass ca. 10 % der Operierten über langanhaltende schmerzbedingte Funktionseinschränkungen berichten und ca. 3 % eine neue chronische Schmerzproblematik entwickeln.

Lange fehlte eine einheitliche Definition. Die 11. Überarbeitung der Internationalen statistischen Klassifikation der Krankheiten und verwandter Gesundheitsprobleme (ICD-11, englisch: International Statistical Classification of Diseases and Related Health Problems), griff das Phänomen chronischer Schmerzen nach Traumata oder Operation erstmals mit dem ICD-Code MG30.2 auf, differenziert als „Chronic posttraumatic Pain“ (ICD-Code MG30.21) und „Post-surgical Pain“ (ICD-Code MG30.21). Chro-

nischer postoperativer Schmerz wird demnach als Schmerzproblematik definiert, die sich nach einem chirurgischen Eingriff im Bereich des Operationsgebiets entwickelt oder verstärkt, über den Heilungsprozess hinaus anhält (mindestens 3 Monate) und nicht besser durch eine andere Ursache (z. B. Infektion, Malignität) erklärt wird oder durch bereits vorbestehende Schmerzen erklärbar ist.

Frage 1455

Welche präoperativen Risikofaktoren sind mit der Entwicklung chronischer postoperativer Schmerzen assoziiert?

- **präoperativ vorbestehende (chronische) Schmerzen**
- **Opioidvormedikation**
- **Angst**
- **Depressivität**
- **Katastrophisieren**
- **jüngeres Erwachsenenalter**
- **weibliches Geschlecht**
- **Status als Raucher**
- **niedriges Bildungsniveau**

Präoperativer (chronischer) Schmerz gilt als konsistentester Risikofaktor bei der Entwicklung von chronischen postoperativen Schmerzen. Alle weiteren aufgelisteten demografischen und psychologischen Risikofaktoren stehen ebenfalls mit dem Auftreten von starken akuten postoperativen Schmerzen im Zusammenhang. Inwieweit kausale Assoziationen mit deren Entwicklung bestehen, ist unbekannt. Hieraus ergibt sich jedoch, dass eine konsequente Behandlung postoperativer Akutschmerzen ein zentraler Ansatz zur Prävention Entwicklung chronischer postoperativer Schmerzen ist.

Frage 1456

Wie gehen Sie zur Analgesie bei akuten Verbrennungen vor?

Es besteht in der Regel ein starkes Trauma mit hoher Schmerzintensität. Eine bedarfsadaptierte Analgesie umfasst Nichtopioid- und Opioidanalgetika, Co-Analgetika, wie Ketamin, Gabapentinoide, und lokal ggf. lokalanästhetikagetränkte Kompressen. Zudem können je nach Lokalisation auch regionale Analgesietechniken eingesetzt werden. Nichtmedikamentöse Verfahren wie virtuelle Realität können z. B. beim Verbandswechsel unterstützend zu einer Bedarfsmedikation effektiv eingesetzt werden. Bei großen Wundreinigungen und Verbandswechseln kann auch eine Analgosedierung erforderlich sein.

Frage 1457

Sie werden als Schmerzdienst zur Mitbehandlung einer Patientin mit akuter Pankreatitis konsultiert. Welche Optionen zur Analgesie kennen Sie?

Nichtopioidanalgetika und Opioide sowie Periduralkatheter können in der Akutphase eingesetzt werden. Bezüglich des Einsatzes von stark wirksamen Opioiden besteht häufig Unsicherheit aufgrund des Effektes auf die glatte Muskulatur des Sphincter Oddi. Vermeintlich geringere Auswirkungen auf den Sphincter Oddi von Pethidin bestehen nur im Verhältnis aufgrund gleichzeitig geringerer Wirkstärke. Bei Bedarf sollten trotzdem ebenso auch die stark wirksamen hochpotenten Opioidwirkstoffe eingesetzt werden.

Bei einer akuten Pankreatitis handelt es sich um ein schwerwiegendes Krankheitsbild, bei dem als Leitsymptom stärkste Oberbauchschmerzen bestehen, oftmals mit gürtelförmiger Ausstrahlung. Weitere Symptome sind Übelkeit, Erbrechen, ein paralytischer (Sub-)Ileus, oftmals kombiniert mit Aszites/Pleuraerguss und Fieber. Ein schwerwiegender Verlauf kann gepaart mit einem SIRS sowie weiterer systemischer Organkomplikationen (akutes Nieren-, Gerinnungsversagen) bestehen.

Frage 1458

Welche neurologischen Phänomene können im Rahmen einer Migräne mit Aura auftreten?

Typische neurologische Ausfälle bei Migräne mit Aura:

- **Die Aura tritt meist vor dem Kopfschmerz auf, kann aber auch währenddessen bestehen.**
- **visuelle Phänomene: Flimmerskotome, Zickzacklinien, Gesichtsfeldausfälle**
- **sensorische Störungen: Parästhesien (v. a. an Hand, Arm, Gesicht, Zunge), seltener Hypästhesien**

- Sprachstörungen: Dysphasie, Wortfindungsstörungen
- motorische Ausfälle: bei hemiplegischer Migräne (selten), vorübergehende Paresen

Neurologische Ausfälle im Rahmen einer Migräne mit Aura sind meist vorübergehend, stereotyp und verlaufen langsam progredient. Bei erstmaligem oder atypischem Auftreten muss jedoch immer eine strukturelle oder vaskuläre Ursache – insbesondere ein Schlaganfall – dringend ausgeschlossen werden.

28

Palliativmedizin

VII

29 Grundlagen

Carmen Roch

Frage 1459

Ein typisches und belastendes Symptom in der Sterbephase ist die Rasselatmung. Wie kann dieses Symptom behandelt werden?

Neben nichtmedikamentösen Maßnahmen kommen auch medikamentöse Therapieansätze zum Einsatz.

Prinzipiell muss zwischen Atemnot und Rasselatmung unterschieden werden. Angehörige sollen frühzeitig über Ursache und Verlauf der Rasselatmung aufgeklärt werden und entsprechende Therapiepläne festgehalten werden. Patienten sind bei Eintreten der Rasselatmung meistens bereits bewusstseinsgetrübt und werden durch das endotracheale Absaugen des Schleims schwerer belastet als durch die Rasselatmung selbst. Darüber hinaus tritt das Symptom oft bereits wenige Minuten nach dem Absaugen erneut auf. Eine endotracheale Absaugung beim nicht tracheotomierten Patienten sollte daher unterbleiben.

Hilfreich können Lagerungsmaßnahmen sein, sodass das gebildete Sekret mobilisiert und der Schwerkraft folgend abfließen kann. Die Fortführung von Flüssigkeitstherapie sollte in dieser Phase nicht mehr erfolgen. Medikamentöse Behandlungen können mit Anticholinergika durchgeführt werden, auch wenn es hierfür keine belastbare Evidenz gibt.

Frage 1460

Kann die Palliativmedizin erst bei Patienten mit lebenslimitierenden Erkrankungen einbezogen werden?

Nein, auch Patienten mit lebensbedrohlichen Erkrankungen sollen Zugang zur Palliativversorgung haben.

Die Definition der Palliativmedizin durch die WHO 2002 beschreibt einen Ansatz „zur Verbesserung der Lebensqualität von Patienten und deren Familien, die mit den Problemen konfrontiert sind, die mit einer lebensbedrohlichen Erkrankung einhergehen, durch Vorbeugen und Lindern von Leiden, durch frühzeitiges Erkennen, untadelige Einschätzung und Behandlung von Schmerzen sowie anderen belastenden Beschwerden körperlicher, psychosozialer und spiritueller Art". Somit kann Palliativmedizin bereits sehr viel früher, im Sinne einer frühen oder zeitgerechten Integration in der Mitbehandlung, eine wesentliche Rolle spielen.

Frage 1461

Woran erkennen Sie die Sterbephase eines Patienten und wie ist diese definiert?

Die Sterbephase eines Patienten können klinisch als die letzten 3–7 Lebenstage eines Patienten definiert werden. Sie zeichnet sich durch einen zunehmenden Verlust körperlicher und kognitiver Fähigkeiten aus. Die Patienten ziehen sich zurück und verlieren zunehmend das Interesse an ihrer Umwelt, an sozialer Interaktion und auch an der Aufnahme von Nahrung oder Flüssigkeit. Autonomie und Mobilität gehen zunehmend verloren, nicht selten werden Patienten zunehmend verwirrt. Typische körperliche Symptome sind Schwäche, eine abnehmende Urinproduktion und eine veränderte Atmung. Ein nicht palpabler Radialispuls kann ebenfalls ein Hinweis auf die Sterbephase sein. Auch die Einschätzung und Intuition der beteiligten Pflegefachkräfte tragen zur Identifikation der Sterbephase bei.

Frage 1462

Welche Medikamente sind in der Sterbephase indiziert?

Es sind nur noch Medikamente indiziert, die der bestmöglichen Lebensqualität des Patienten dienen.

Der Patientenwille ist nach Möglichkeit in jeder Erkrankungsphase in Entscheidungen miteinzubeziehen. Alle durchgeführten Maßnahmen sollen die Mehrdimensionalität der palliativmedizinischen Mitbetreuung widerspiegeln und psychische, physische, soziale und spirituelle Aspekte berücksichtigen. Hierbei gilt es jedoch zu beachten, dass Medikamente in der Sterbephase beendet werden sollen, die nicht einer bestmöglichen Lebensqualität dienen. Das Neuansetzen von Medikamenten soll ebenfalls nur mit dem Gedanken, die bestmögliche Lebensqualität zu erreichen, erfolgen und umfasst vor allem Medikamente aus den Substanzgruppen der Opioide, Benzodiazepine, Antipsychotika und Anticholinergika.

Frage 1463

Kann ein Patient in einer Patientenverfügung eine bestimmte medizinische Maßnahme wünschen und muss diese dann umgesetzt werden, auch wenn diese nicht mehr indiziert ist?

Eine medizinische Maßnahme, die vor dem Hintergrund der aktuellen Erkrankungsphase nicht mehr indiziert ist, muss ärztlicherseits nicht umgesetzt werden, auch dann nicht, wenn der Patient sich diese Maßnahme ausdrücklich gewünscht hat.

Auch hier gilt der Grundsatz, dass vom Patienten schriftlich festgelegte Behandlungswünsche in allen Erkrankungsphasen berücksichtigt werden sollen. Kommt es zu Anwendung einer Patientenverfügung, da der Patient seinen Willen nicht mehr frei bilden oder äußern kann, ist, so vorhanden, ein Vorsorgebevollmächtigter oder gesetzlich legitimierter Vertreter des Patienten in die Entscheidungsfindung einzubeziehen.

Frage 1464

Was gehört zu den Grundsätzen der Palliativversorgung?

Es sollen die Bedürfnisse des Patienten in allen Dimension erfasst und darauf eingegangen werden. Die Dimensionen umfassen die physischen, psychologischen sozialen und psychischen Bereiche. Dabei sollen Patientenpräferenzen geachtet werden und Patienten in ihrer kulturellen, weltanschaulichen und religiösen Identität wahrgenommen werden. Ein wesentlicher Grundsatz ist die Etablierung realistischer Therapieziele.

Es ist wichtig, individuelle Wünsche und Belastungen des Patienten zu kennen und sowohl krankheitsbezogene als auch krankheitsunabhängige Ziele des Patienten zu erfragen. Eine Kenntnis belastender und behandlungsbedürftiger Symptome gehört zu den Grundsätzen der medizinischen Betreuung, ebenso die Klärung von Behandlungsprioritäten. Die Definition roter Linien dessen, was nicht passieren soll, kann im Behandlungsverlauf von großer Bedeutung sein.

Auch die Kenntnis und Bezugnahme auf Bedürfnisse und Belastungen von Angehörigen spielen eine wesentliche Rolle. Gemeinsam sollten realistische Ziele erarbeitet werden und hierbei nicht nur spezifische Unterstützungsangebote für Patienten, sondern auch für Angehörige übermittelt werden.

Frage 1465

Benennen Sie eine ambulante spezialisierte palliativmedizinische Versorgungstruktur und deren Anspruchsvoraussetzungen.

Die spezialisierte ambulante Palliativversorgung (SAPV) ist eine verordnungsfähige Leistung zulasten der Krankenversicherung und findet im häuslichen Umfeld der Patienten statt. Anspruchsvoraussetzungen sind in aller Regel eine komplexe oder aufwendige Versorgungsleistung.

Die SAPV bietet Schwerstkranken die Möglichkeit, wiederholte Krankenhauseinweisungen zu vermeiden, indem belastende Symptome aller Dimensionen zu Hause gelindert werden. Somit kann Patienten das Versterben zu Hause ermöglicht werden, ohne aufgrund belastender Symptome immer wieder hospitalisiert zu werden oder die Rettungskette in Anspruch nehmen zu müssen. Die Inanspruchnahme von medizinischen Versorgungsstrukturen ist in der Regel größer und komplexer, als es niedergelassene Ärzte leisten können. Daher bieten die Leistungserbringer eine 24-stündige Erreichbarkeit und arbeiten im multiprofessionellen Team.

Frage 1466

Dürfen medizinische Maßnahmen am Lebensende beendet werden?

Die Beendigung lebensverlängernder oder lebenserhaltender Maßnahmen kann geboten sein, wenn diese medizinisch nicht mehr sinnvoll oder angezeigt sind.

Jede Form der Medikamentengabe auch am Lebensende ist eine Form der Therapie. Hierzu gehören insbesondere Medikamente, die belastende körperliche wie auch psychische Symptome lindern können. Die Fortführung dieser symptomlindernden Medikamente entspricht einer medizinischen Begleitung und bleibt auch am Lebensende weiterhin bestehen. Darüber hinaus ist ein Behandlungsabbruch möglich, wenn der Patient eine Weiterbehandlung nicht mehr wünscht oder diese nicht mehr seinem mutmaßlichen Willen entspricht oder es keine sinnvolle medizinische Indikation mehr gibt. Die sorgsame Ermittlung des mutmaßlichen Willens ist hierfür unabdingbar.

Frage 1467

Muss ein Delir in der Sterbephase behandelt werden?

Ein Delir ist auch in der Sterbephase ein behandlungsbedürftiges Krankheitsbild.

Die Ursachenklärung und ggf. auch die Ursachenbehebung stehen jedoch nicht mehr im Vordergrund, da das Delir selbst ein Symptom der Sterbephase sein kann. Es muss allerdings auch nicht jede Unruhe medikamentös behandelt werden. Bei der Notwendigkeit der medikamentösen Behandlung ist Haloperidol das Medikament der 1. Wahl. Sollten zusätzlich zum Delir ausgeprägte Ängste oder Unruhe bestehen, kann Haloperidol mit einem Benzodiazepin kombiniert werden.

Frage 1468

Obliegen Entscheidungen über medizinisch indizierte Maßnahmen ausschließlich dem Arzt?

Ja, über die Notwendigkeit medizinisch indizierter Maßnahmen entscheidet der Arzt.

Bei medizinischen Behandlungen sollen der Patient und seine Präferenzen aktiv miteinbezogen werden und Entscheidungen auf Augenhöhe getroffen werden. Dies bedeutet im Idealfall eine gemeinsame Entscheidungsfindung, wie es ein „Shared Decision Making" vorsieht. Im Sinne der Patientenautonomie ist die Entscheidungsfindung prozesshaft zu sehen und soll nach ausführlicher Erläuterung der Indikation und daraus möglicher resultierender Risiken und Komplikationen vom Patienten getroffen werden. Dabei ist es aber auch möglich, dass der Patient diese Entscheidung im Sinne eines Vertrauensverhältnisses an den Arzt überträgt.

Frage 1469

Was sind die Besonderheiten einer Palliativstation und was sind Aufnahmekriterien hierfür?

Palliativstationen sind eigenständige, abgeschlossene Abteilungen innerhalb eines Krankenhauses, auf denen Patienten mit nichtheilbaren und lebenslimitierenden Erkrankungen behandelt werden. Die Voraussetzung für eine Aufnahme ist primär die Krankenhausbedürftigkeit.

Aufnahmekriterien für die Behandlung auf einer Palliativstation sind eine komplexe Symptom- oder Problembelastung, Unsicherheiten im Hinblick auf das Therapieziel, aufwendige pflegerische oder medizinische Behandlungsnotwendigkeit sowie häusliche Versorgungsproblematiken.

Frage 1470

Was ist das Besondere am Teamansatz und aus welchen Disziplinen besteht ein multiprofessionelles Team in der Palliativversorgung?

Der Patient kann dadurch ganzheitlich und in allen Dimensionen wahrgenommen, gesehen und therapiert werden. Ein multiprofessionelles Team in der Palliativversorgung besteht immer aus mindestens 3 Professionen: Arzt, Pflegefachkraft und einem Vertreter einer weiteren Berufsgruppe.

Idealerweise besteht das Team aus einem Facharzt der patientennahen Versorgung mit Zusatzbezeichnung Palliativmedizin und 6-monatiger Erfahrung in der Palliativversorgung und einer Pflegefachkraft mit 160-stündiger Weiterbildung in Palliative Care sowie aus mindestens einem weiteren Vertreter der Bereiche Psychologie, Psychoonkologie, soziale Arbeit, Sozialpädagogik, Physiotherapie oder Ergotherapie. Die Ergänzung um einen Vertreter aus dem Bereich der Seelsorge, Kunst- oder Musiktherapie ist sinnvoll.

Somit stehen nicht nur physische Bedürfnisse im Fokus, sondern auch psychologische, soziale und spirituelle Bedürfnisse können gesehen werden.

Frage 1471

Bitte beschreiben Sie das „Total-Pain-Modell".

Das Total-Pain-Modell beschreibt die Zusammenhänge und Wechselwirkungen zwischen physischen, psychischen, sozialen und spirituellen Anschauungen und Erfahrungen eines Individuums.

Das Total-Pain-Modell legt dar, dass diese Bereiche nicht isoliert betrachtet werden können, diese miteinander verbunden sind und sich gegenseitig beeinflussen. Diese gegenseitige Beeinflussung kommt insbesondere bei der Bewertung von Schmerzen zum Tragen und muss bei der Behandlung von Tumorschmerzen berücksichtigt werden.

Frage 1472

Was versteht man unter gesundheitlicher oder vorausschauender Versorgungsplanung?

Unter gesundheitlicher oder vorausschauender Versorgungsplanung versteht man das Verfassen von Dokumenten, die für den Fall, dass man seinen Willen nicht mehr frei bilden oder äußern kann, festlegen, wie man in der entsprechenden Situation behandelt werden möchte.

Vorausschauende Versorgungsplanung sollte frühzeitig im Krankheitsverlauf angesprochen werden und das Gespräch bei Veränderungen im Krankheits- oder Therapieverlauf wiederholt werden. Die inhaltlichen Ergebnisse sollten schriftlich festgehalten werden. Im Gegensatz zur klassischen Patientenverfügung werden die Inhalte von Advance Care Planning (ACP) Dokumenten prozessual in mehreren Gesprächen entwickelt. Die Ansätze von ACP sind vielfältig und können sinnvoll einbezogen werden. Inhaltlich sollte ein Gespräch mögliche Krankheitsverläufe und erwartbare Komplikationen beinhalten und Umfang und Grenzen medizinischer Behandlung umfassen. Schriftliches Informationsmaterial soll dem Patienten zur Verfügung gestellt werden. Die individuellen Wünsche im Hinblick auf Versorgung am Lebensende und darüber hinaus auch des Wunschsterbe- und -betreuungsortes sollen festgehalten werden, ggf. auch die Wünsche zur Bestattung.

Frage 1473

Sollen Angehörige in die medizinische Entscheidungsfindung und Therapiezielfindung einbezogen werden?

Ja, Angehörige sollen in dem Rahmen einbezogen werden, in dem der Patient dies wünscht.

In der Definition der Palliativmedizin durch die WHO werden Angehörige explizit benannt. Zudem sind Angehörige durch die Auswirkungen der Erkrankung und durch den Einbezug als Pflegende oder Unterstützer automatisch mitbetroffen. Angehörige können unbenommen davon andere Interessen und Ziele als der Patient verfolgen. Es ist daher sinnvoll, wenn alle Beteiligten das Gleiche hören und lernen, ihre eigenen Ziele denen des Patienten unterzuordnen. Um hier Verständnis generieren zu können, ist der frühzeitige Einbezug von An- oder Zugehörigen sinnvoll.

Frage 1474

Welche Rolle spielen Ethikberatungen in der Palliativversorgung?

Eine große, da am Lebensende häufig ethische Konflikte entstehen.

In schwierigen oder kontroversen Entscheidungssituationen, insbesondere dann, wenn es zwischen Behandlern und Angehörigen zum Dissens in der Behandlung kommt, sollte eine Ethikberatung einbezogen werden. Dabei werden konkrete Beratungen zu Einzelfällen durchgeführt, und es wird versucht, eine gemeinsame Entscheidungsfindung zu fördern. Viele Kliniken haben eigene klinische Ethikkomitees. Sollte dies nicht der Fall sein, können auch ambulante Ethikkomitees einbezogen werden.

VI

Frage 1475

Was sind realistische Therapieziele in der Palliativversorgung?

Lebenszeitverlängerung, Verbesserung und/ oder Erhalt der Lebensqualität durch Linderung von Symptomen sowie das Ermöglichen eines Versterbens in Würde.

In der Palliativversorgung ist das Ziel der Heilung kein realistisches mehr. Daher wurden die drei aufgeführten Therapieziele definiert, die in Abhängigkeit vom Erkrankungsstadium realistisch erreichbar sein können. Der Patient soll jedoch selbst entscheiden, welche Belastungen er bereit ist, für das gewählte (und realistische) Therapieziel auf sich zu nehmen und wo hierbei seine persönlichen Präferenzen sind. Werden vom Patienten Wünsche geäußert, die nicht mehr realistisch erreichbar sind, sollten diese in gemeinsamen Gesprächen besprochen und im Rahmen realistischer Optionen neu definiert werden.

Frage 1476

Darf ein Vorsorgebevollmächtigter entgegen dem Patientenwillen handeln?

Ein Vorsorgebevollmächtigter darf nicht entgegen dem Patientenwillen handeln.

Es sei denn, es liegt eine nicht eigenverantwortliche Gefährdung von der Gesundheit des Patienten vor, dann darf ein Vorsorgebevollmächtigter gegen den Patientenwillen handeln. In seiner Funktion als Bevollmächtigter wurde er vom Patienten ausgewählt, um dafür Sorge zu tragen, dass die Behandlungswünsche des Patienten für den Fall der Einwilligungsunfähigkeit umgesetzt werden.

Frage 1477

Wie entscheiden Sie über Beginn, Fortsetzung oder Beendigung medizinischer Maßnahmen?

Grundlage für diese Entscheidung bilden die medizinische Indikation und die Einwilligung des Patienten.

Die Indikationsstellung für medizinische Maßnahmen erfolgt immer vor dem Hintergrund des formulierten Therapieziels und soll den individuellen Schaden und Nutzen der jeweiligen Maßnahme für den Patienten berücksichtigen. Einer medizinischen Maßnahme muss der aufgeklärte, einwilligungsfähige Patient zu jeder Zeit zustimmen. Ist der Patient einwilligungsunfähig, muss die Einwilligung entweder nach dem schriftlich geäußerten Willen des Patienten (Patientenverfügung), dem mündlich geäußerten Willen (wurde dem Vorsorgebevollmächtigten gegenüber so geäußert) oder dem mutmaßlichen Patientenwillen (der Vorsorgebevollmächtigte glaubt, dass der Patient dies so gewünscht hätte) erfolgen. Die Einwilligung in eine medizinische Behandlung kann jederzeit widerrufen werden.

Frage 1478

Was kann ein Patient mit einer Patientenverfügung regeln?

Durch das Erstellen einer Patientenverfügung kann der Patient festlegen, wie er für den Fall behandelt werden möchte, dass er seinen Willen nicht mehr frei bilden oder äußern kann (er als einwilligungsunfähig gilt).

Einer Patientenverfügung liegen typischerweise Situationsbeschreibungen zugrunde, die der Patient für sich als Anwendungskriterium für eine Patientenverfügung wählen kann. Auch eigene Situationsbeschreibungen können vom Patienten formuliert werden. Tritt im Rahmen einer Erkrankung eine der beschriebenen Situationen ein, wird in einem nächsten Schritt die für die eingetretene Situation gewünschte oder abgelehnte medizinische Behandlung festgelegt. Hierbei müssen die Maßnahmen konkret benannt werden, Verallgemeinerungen wie „ich möchte nicht an Maschinen hängen" ist hier zu wenig genau.

Bei der Überprüfung, ob eine Patientenverfügung anwendbar ist, sollte zuerst ein Datenabgleich erfolgen (richtiger Patient? Unterschrieben?). Dann wird die Anwendbarkeit im Hinblick auf die Situationsbeschreibungen geprüft. Ist die Situation zutreffend, werden die hierfür gewünschten Maßnahmen überprüft. Die Patientenverfügung bedarf keiner notariellen Beglaubigung und kann jederzeit, auch verbal oder nonverbal, widerrufen werden.

30 Palliativmedizinische Symptomkontrolle

Mark Weber-Krüger, Joachim Erlenwein

Frage 1479

Welche Formen von „Sterbehilfe" kennen Sie?

„Aktive (direkte) Sterbehilfe", „indirekte Sterbehilfe", „passive Sterbehilfe" sowie (ärztlich) assistierter Suizid.

Die Sterbehilfe-Begriffe sind missverständlich und sollten gemieden werden. Unter aktiver (direkter) Sterbehilfe wird meist „Tötung auf Verlangen" verstanden, also die gezielte Herbeiführung des Todes einer anderen Person auf deren Wunsch hin (die letztentscheidende Tatherrschaft der zum Tode führenden Handlung erfolgt durch Dritte). Sie ist in den deutschsprachigen Ländern verboten. In der Schweiz ist eine „Tötung auf Verlangen" ebenso strafrechtlich verboten wie in Deutschland. Juristisch kommen, je nach Situation, auch „Totschlag" oder „Mord" in Betracht, z. B. bei Tötung ohne explizite Bitte der Betroffenen.

Die indirekte Sterbehilfe (im Behandlungskontext weniger missverständlich „Behandlung am Lebensende") umfasst die Inkaufnahme einer (nicht intendierten) Lebenszeitverkürzung unter adäquater leidlindernder Therapie zur Lebensqualitätsbesserung. Cave: Therapien müssen stets indiziert und der Situation angemessen dosiert sein. Beispielsweise ist das alleinige Eintreten des Sterbeprozesses keine Indikation für eine Opioidgabe.

„Passive Sterbehilfe" umfasst die Beendigung oder Nichteinleitung einer lebenserhaltenden medizinischen Maßnahme. Je nach Situation sind bessere Begrifflichkeiten in dieser Situation „Therapiezieländerung", „Therapieverzicht", „Sterben zulassen". Der Verzicht auf medizinische Maßnahmen ist dann geboten, wenn keine sinnvolle Indikation (mehr) dafür besteht und/oder wenn die Durchführung nicht (mehr) dem (ggf. mutmaßlichen) Willen der betroffenen Person entspricht.

Ein assistierter Suizid erfolgt z. B. durch Bereitstellung eines zum Tod führenden Mittels. Die letztentscheidende Tatherrschaft der zum Tod führenden Handlung liegt bei der betroffenen Person. Die Rechtslage ist in den deutschsprachigen Ländern unterschiedlich. In Deutschland war ab 12/2015 die geschäftsmäßige (d. h. mit „Wiederholungsabsicht") Beihilfe zum Suizid verboten (§ 217 StGB); das Gesetz wurde 02/2020 vom Bundesverfassungsgericht aufgehoben. Nach Musterberufsordnung der Bundesärztekammer ist Suizidassistenz keine ärztliche Aufgabe. Aktuell (Mitte 2024) sind viele rechtliche Fragen (z. B. in Bezug auf die Abgabe von Betäubungsmitteln an Suizidwillige) ungeklärt.

Frage 1480

Was meint man mit „palliativer Sedierung"?

Der Begriff wird uneinheitlich verwendet. Der Einsatz sedierender Medikation zur Linderung von Leid in Palliativsituationen kann der Behandlung konkreter Symptome dienen (z. B. Ängste, Dyspnoe, Insomnie), teilweise kommt es bei Konfrontation mit der eigenen Endlichkeit auch zu „existenziellem Leid" in Form einer unerträglichen psychischen Not, die anderweitig nicht ausreichend behandelt werden kann.

Die Intention einer medikamentösen Sedierung ist die Linderung von Leid. Bei potenziell reversiblen Ursachen (z. B. Zustand der „existenzielle Not") ist keine „tiefe kontinuierliche Sedierung bis zum Tod", sondern zunächst eine leichte bis moderate Sedierung (RASS-PAL [Richmond Agitation-Sedation Scale Modified for Palliative Care Patients] –1 oder –2) für einen vorab definierten, begrenzten Zeitraum (i. d. R. max. 24 h) indiziert.

Außerhalb der Sterbephase müssen die Sedierungstiefe und Vitalparameter überwacht werden, um eine Überdosierung zu vermeiden. Modalitäten, wie Sedierungstiefe/-dauer, Zufuhr von Ernährung/Flüssigkeit etc. sollten vorab im Behandlungsteam und mit Betroffenen/Angehörigen festgelegt werden. Die Einwilligung sollte schriftlich festgehalten werden. Die Indikation sollte klar dokumentiert und kommuniziert werden, um die Maßnahmen von einer „Tötung auf Verlangen" (Straftatbestand!) klar abzugrenzen.

In der komplexen ethischen Situation einer „medikamentösen Sedierung“ in palliativen Situationen ist der Einbezug einer spezialisierten Palliativstruktur sehr oft sinnvoll. Gilt der Einsatz der Sedativa der Behandlung von Krisen durch physisches Leid (z. B. akute Blutungsereignisse bei destruktiv wachsenden Tumoren, intolerable Dyspnoe bei fortschreitender ALS [amyotrophe Lateralsklerose]), so sollte vorausschauend über die Option einer Sedierung aufgeklärt werden.

Frage 1481

Was sind Grundprinzipien zur Behandlung von Dyspnoe in palliativen Situationen?

Die Therapie sollte nach Ursachenklärung möglichst kausal erfolgen. Dabei sind das individuelle Nutzen-Risiko-Verhältnis und der Patientenwille einzubeziehen. Wenn eine kausale Therapie nicht unmittelbar möglich ist, sollte symptomatisch medikamentös therapiert werden, möglichst unter Einbezug komplementärer Maßnahmen.

Zunächst sollte bei Auftreten von Dyspnoe eine Ursachenabklärung erfolgen. Viele Ursachen können durch Anamnese und körperliche Untersuchung mit Auskultation/Perkussion ermittelt werden. Einige häufige Auslöser sind leicht und unmittelbar medikamentös kausal behandelbar (z. B. Bronchospastik oder pulmonale Stauung). Andere kausale Maßnahmen (z. B. antiinfektive Therapie bei Pneumonie, Punktion/Drainage bei Pleura-/Perikarderguss, Transfusionen bei Anämie oder Steroide/Stenting/Bestrahlung bei oberer Einflussstauung) sollten nach klinischem Gesamtzustand, dem allgemeinen Therapiekonzept und individuellen Wünschen abgewogen werden.

Frage 1482

Welche medikamentösen Therapien kommen zur symptomatischen Behandlung von Dyspnoe in Betracht?

Opioide (z. B. Morphin, Startdosis 2,5–5 mg p. o. alle 4 h), **Cave: Off-Label-Use; bei Angst ggf. ergänzt mit Benzodiazepin; ggf. Kortikoide. Nur bei Hypoxie: Sauerstoffgabe erwägen.**

Opioide reduzieren u. a. den Atemantrieb (Erhöhung der Toleranzschwelle für CO_2 durch Hemmung atemregulatorischer Zentren) und wirken zusätzlich anxiolytisch. So kommt es zu einer Reduktion der Atemfrequenz, damit der Totraumventilation und in der Folge zur Ökonomisierung der Atmung. Titrationsstudien legen nahe, dass Opioide mit der Indikation Dyspnoe in niedriger Dosierung begonnen werden können.

Frage 1483

Was sind nichtmedikamentöse Behandlungsoptionen bei Dyspnoe?

Ruhige Atmosphäre, Edukation, Entspannungstechniken, Einbindung von Angehörigen, mechanische Vereinfachung der Atmung/angenehme Lagerung, Ökonomisierung der Mobilität, Luftzirkulation/Kühlung, Physio-/Atemtherapie.

Um den Circulus vitiosus aus Dyspnoe und Angst zu durchbrechen, ist eine Beruhigung der Atmosphäre entscheidend. Behandelnde sollten Ruhe ausstrahlen, aufgebrachte Angehörige u. U. kurzzeitig das Zimmer verlassen. Bei wiederkehrender Dyspnoe sollten Betroffene und Angehörige über Ursachen, aber auch eigene Handlungsoptionen aufgeklärt werden. Erlernbare Entspannungstechniken sind hilfreich, um die Angstkomponente zu kontrollieren.

Während einer Dyspnoeattacke kann die Atmung, je nach Genese, z. B. durch eine Lippenbremse oder den Einbezug der Atemhilfsmuskulatur ökonomisiert werden. In manchen Situationen (z. B. das Diaphragma kompromittierender Aszites) kann eine Anpassung der Lagerung (Oberkörperhochlagerung) helfen. Eine Erhöhung der Luftzirkulation (Fenster öffnen, Handventilator) ist einfach anzuwenden und wird oft als lindernd empfunden. Physio- und Atemtherapie können auf unterschiedliche Weise hilfreich sein, z. B. können Vibrationstechniken helfen, festsitzenden Schleim besser abzuhusten.

Frage 1484

Wie behandeln Sie „Rasselatmung“ bei sterbenahen Patientinnen und Patienten?

In vielen Fällen wird „Rasselatmung“ von den Betroffenen nicht als belastend empfunden und kann zugelassen werden. Bei Symptomlast durch Sekretverhalt wird mit Anticholinergika behandelt.

In der Sterbephase ist Sekretverhalt mit „rasselnden“ Atemgeräuschen häufig. Dieser kann in den oberen und den tiefen Atemwegen entstehen (nachlassende Kraft, reduzierte Schutzreflexe führend dazu, dass Sekrete nicht mehr heruntergeschluckt bzw. abgehustet werden). Außenstehende nehmen oft eine hohe Symptomlast an. Diesbezüglich ist eine Aufklärung Außenstehender wichtig. Oft helfen bereits Lagerungsmaßnahmen (z. B. Seitenlage) und die Reduktion unnötiger, extern zugeführter Flüssigkeit.

Bei großen Sekretmengen oder einer subjektiven Belastung Therapie mit Anticholinergika (z. B. Glycopyrroniumbromid 0,1 mg s. c., max. 0,4 mg/Tag; Butylscopolamin 20 mg i. v., max. 100 mg/Tag; Scopolamin 1 mg/72 h transdermal), diese führen jedoch teilweise zu belastender Mundtrockenheit.

Frage 1485

Nennen Sie medikamentöse Therapiemöglichkeiten bei Ängsten!

Akute Ängste/Panikattacken:
- **Benzodiazepine, z. B.**
  - **Lorazepam Einzeldosis 0,5–2,5 mg p. o**
  - **Midazolam 1–2,5 mg s. c./i. v.).**

Rezidivierende Ängste (bei längeren Krankheitsverläufen):
- **Antidepressiva, z. B.**
  - **SSRI (selektive Serotonin-Wiederaufnahmeinhibitoren), z. B.**
    - **Citalopram, Anfangsdosis 10–20 mg**
    - **Escitalopram, Anfangsdosis 5–10 mg**
  - **SNRI (Serotonin-Noradrenalin-Wiederaufnahmeinhibitoren)**
    - **Venlafaxin, Anfangsdosis 37,5 mg**

Angst-/Panikstörung, generalisierte Angststörung:
- **Antidepressiva (s. o.)**
- **Anxiolytika, z. B.**
  - **Opipramol, Anfangsdosis 50 mg**
- **Antipsychotika**
  - **Quetiapin, Anfangsdosis 25 mg**
  - **Risperidon, Anfangsdosis 0,25 mg**
- **Pregabalin, Anfangsdosis 25 mg**

Bei Menschen mit schweren Erkrankungen und Ängsten sollten immer auch nichtmedikamentöse Maßnahmen angewandt werden. Beispiele sind psychologische/psychotherapeutische Verfahren, ggf. auch soziale Maßnahmen, spirituelle Unterstützung und nonverbale Verfahren.

Frage 1486

Welche Strukturen sind an der Auslösung von Übelkeit und Erbrechen beteiligt?

- **chemotoxische Triggerzone**
- **Brechzentrum**
- **zerebraler Kortex**
- **Vestibularorgan**
- **vagale Afferenzen des Gastrointestinaltraktes (Chemo- und Mechanosensoren)**

Das Brechzentrum im Hirnstamm löst den Brechreflex aus. Hier befinden sich H_1-, $5HT_2$-, ACh_m- und μ-Rezeptoren. Zu den aktivierenden Zentren zählt die Chemorezeptorentriggerzone, die sich außerhalb der Blut-Hirn-Schranke befindet und durch Noxen und metabolische Veränderungen aktiviert wird. Hier finden sich v. a. D_2- und $5HT_3$-Rezeptoren. Auch der Vestibularapparat kann Übelkeit und Erbrechen auslösen, hier gibt es H_1-, ACh_m- und $5HT_2$-Rezeptoren. Es existieren aber auch direkte Verschaltungen des Brechzentrums mit dem zerebralen Kortex (Auslöser z. B. Hirndruck), der z. B. NK_1- und $CB_{1,2}$-Rezeptoren aufweist, und zu vagalen Afferenzen des Gastrointestinaltraktes (Stimulus z. B. Überdehnung), wo es D_2-, $5HT_3$- und $5HT_4$-Rezeptoren gibt.

30

Frage 1487

Was sind medikamentöse Therapieoptionen bei Übelkeit/Erbrechen?

Die medikamentöse Therapie sollte sich nach der vermuteten Ursache bzw. dem vermuteten Mechanismus richten.

- *Gastrointestinal: Bei Paralyse Prokinetika, z. B. Metoclopramid; bei Obstruktion Haloperidol, 5HT 3-Antagonisten. Cave: Prokinetika führen bei totaler Obstruktion zu einer Symptomverschlechterung.*

- *Chemisch (medikamentös, toxisch): Dopaminantagonisten (Haloperidol, Metoclopramid). Wenn Übelkeit/Erbrechen chemotherapieassoziiert auftreten: Auswahl nach emetogenem Potenzial der Therapie. Wirkstoffe: 5HT 3-Antagonisten, NK1-Rezeptor-Antagonisten, Kortikosteroide, weitere (Metoclopramid, Olanzapin, Benzodiazepine, Dimenhydrinat, Cannabinoide).*
- *Vestibulär: Dimenhydrinat.*
- *Zentralnervös: Bei Hirndruck Dexamethason und/oder Dimenhydrinat; bei Angst Benzodiazepine.*
- *Unklare Ursache: Metoclopramid (Cave: gastrointestinale Obstruktion), Haloperidol, Levomepromazin, 5-HT_3-Antagonisten, Dexamethason.*

Frage 1488

Wie kann klinisch die Höhe einer malignen intestinalen Obstruktion ermittelt werden?

Magenausgangs- oder Duodenalstenose: Erbrechen unverdauter Nahrung kurz nach der Nahrungsaufnahme, ggf. Oberbauchschmerzen. Meist keine Blähungen.

Dünndarmstenose: Moderateres Erbrechen teilverdauter Nahrung, starke, oft kolikartige epigastrische oder periumbilikale Schmerzen, weniger Blähungen.

Kolonstenosen: Erst spät Erbrechen von stark verdautem, stuhligem Sekret (Miserere), Schmerzen paraumbilikal oder im Unterbauch, typischerweise starke Blähungen.

Die apparative Diagnostik und Therapie richtet sich stark nach der klinischen Situation und den individuellen Therapiezielen. Bei Erwägung der Behebung einer Stenose muss ein multilokuläres Problem (typisch bei Peritonealkarzinose) ausgeschlossen werden. Diagnostisch stehen meist die Sonografie und/oder eine computertomografische Untersuchung des Abdomens im Vordergrund.

Frage 1489

Nennen Sie medikamentöse Therapieansätze bei maligner intestinaler Obstruktion!

Umstellung der Medikationsgabe von oral auf parenteral, subkutan, sublingual, transdermal oder rektal. Medikamentengruppen: Prokinetika (nur bei inkompletter Obstruktion!), Antiemetika, Sekretolytika, Protonenpumpeninhibitoren oder H_2-Bocker und Glukokortikoide, bedarfsgerechte Analgetika.

Nur bei inkompletter Obstruktion werden Prokinetika (z. B. Metoclopramid i. v. oder s. c.) eingesetzt, da es ansonsten durch Erhöhung der Darmkinetik zu schwallartigem Erbrechen und starken Schmerzen kommt. Alternative Antiemetika sind Antipsychotika (Haloperidol s. c., Levomepromazin s. c. oder i. v., Olanzapin s. l.) und Antihistaminika (Dimenhydrinat rektal, i. v. oder s. c.). 5HT_3-Antagonisten (Ondansetron s. l., i. v. oder s. c. oder Granisetron s. c. oder i. v.) bei kompletter Obstruktion, da sie die Darmkinetik herabsetzen; ggf. Kombination unterschiedlicher antiemetische Wirkmechanismen.

Zur Sekretreduktion: Anticholinergika (Butylscopolamin s. c. oder i. v., Glycopyrroniumbromid s. c., Scopolamin t.d.), Somatostatin-Analoga (Octreotid i. v. oder s. c.), Protonenpumpeninhibitoren (Pantoprazol i. v. oder s. c.) oder H_2-Bocker (z. B. Ranitidin i. v. oder s. c.), ggf. Therapieversuch mit Glukokortikoiden, um die Passage durch Abschwellung zu verbessern.

Cave: Fast alle Therapieoptionen sind Off-Label-Use. Bei s. c.-Gaben ggf. Besonderheiten beachten!

Frage 1490

In palliativen Situationen ist eine orale Zufuhr von Medikamenten oft schwierig. Auch eine intravenöse Zufuhr kann in manchen Situationen schwierig sein. Welche in einer Terminalphase wichtigen Medikamente können Sie gut subkutan verabreichen?

u. a. Opioide (1), Antiemetika (2), Sedativa (3), Anticholinergika (4).

Die Subkutangabe von Medikamenten muss immer kritisch geprüft werden; dabei ist zu berücksichtigen, dass die Anwendung vieler dieser Medikamentengruppen als Off-Label-Use erfolgt. Eine Subkutantherapie sollte nicht bei schwerer Thrombozytopenie oder ausgeprägten Anasarka erfolgen.

- *Zu 1) Morphin, Oxycodon, Hydromorphon als Einzeldosen oder als Perfusor. Andere Opioide sind situativ möglich.*
- *Zu 2) Metoclopramid (10 mg Einzeldosis), Haloperidol (1–2,5 mg in Aqua ad inject), Dimenhydrinat (50 mg), Granisetron (1 mg), Levomepromazin (12,5–25 mg).*

- *Zu 3) Midazolam (als Einzeldosis: 1–5 mg oder Perfusor, Start mit 0,5–1 mg/h), Clonazepam (Einzeldosis 1–4 mg), Levomepromazin (12,5–25 mg).*
- *Zu 4) Butylscopolamin (Einzeldosis: 20 mg).*

Außerdem können subkutan appliziert werden: Dexamethason (ED: 2–4 mg); Octreotid (bei intestinaler Obstruktion); Pantoprazol/Esomeprazol (ED: 20 mg); Anfallssuppressiva (Levetiracetam, Valproinsäure, Lacosamid; Verdünnung beachten!) Furosemid (ED 20–40 mg).

Frage 1491

Was sind typische Auslöser von Diarrhöe?

Infektionen, Malabsorption/Maldigestion, Medikamente, Passagestörungen, (nichtinfektiös) entzündliche Ursachen, Stoffwechselstörungen, Elektrolytstörungen, Nahrungsunverträglichkeit/-allergie, Intoxikation, funktionelle Ursachen.

Auch in palliativen Erkrankungssituationen kommen alle erdenklichen Ursachen in Betracht. Vor allem bei abdominellem Tumorbefall sollte eine paradoxe Diarrhöe infolge einer intestinalen Obstruktion bedacht werden. Liegt der Darm bei laufender Strahlentherapie im Strahlenfeld, so ist eine Strahlenenteritis möglich. Ebenfalls häufig sind medikamentös-induzierte Diarrhöen, z. B. antibiotikaassoziiert oder bei „Überschießen" einer Obstipationsprophylaxe. Da Schwerkranke häufig antibiotisch behandelt werden, sollte auch an eine Clostridienenteritis gedacht werden. Bei Pankreaskarzinomen kommt es oft zu einer exokrinen Pankreasinsuffizienz mit konsekutiver Maldigestion/Malabsorption.

Frage 1492

Nennen Sie Therapieansätze bei Diarrhöe!

Die Therapie sollte möglichst kausal erfolgen und, wenn nötig, und angemessen unter symptomatischem Ausgleich der Exsikkose/Elektrolytstörungen.

Nach Ausschluss einer Kolitis (z. B. Colitis ulcerosa, infektiös, antibiotikaassoziiert) kommt medikamentös zur symptomatischen Behandlung als 1. Wahl Loperamid (µ-Opioidrezeptor-Agonisten, resorbiert, aber fast vollständig hepatisch metabolisiert, keine zentralen analgetischen Effekte) zum Einsatz. Bei chemotoxischer oder strahlentherapieassoziierter Diarrhöe und unzureichendem Effekt von Loperamid ggf. Therapie mit Octreotid. Bei therapieresistenter Diarrhöe kann ein Therapieversuch mit Opiumtinktur erwogen werden.

Kausale Therapieoptionen sind vielfältig, Beispiele sind medizinische Kohle bei toxischer Diarrhöe, ein Ausgleich einer Hyperthyreose, die antibiotische Therapie einer Clostridienenteritis (Vancomycin p. o. oder Fidaxomicin p. o.) oder die Substitution von Pankreasenzymen bei exokriner Pankreasinsuffizienz.

Frage 1493

Beschreiben Sie ein Stufenschema zur Behandlung von opioidinduzierter Obstipation in einem palliativmedizinischen Behandlungskontext!

- **Stufe 1: osmotisches oder propulsives Laxans**
- **Stufe 2: osmotisches und propulsives Laxans**
- **Stufe 3: Stufe 2 + peripherer Opioidantagonist**
- **Stufe 4: Stufe 3 + weitere Therapieversuche**

Mögliche Maßnahmen in allen Stadien: Physiotherapie, Suppositorien/Einläufe/Klistiere, manuelle Ausräumung.

Beispiele für Medikamente:
- *osmotische Laxanzien, z. B. Macrogol*
- *propulsive Laxanzien, z. B. Natriumpicosulfat, Bisacodyl*
- *periphere Opioidantagonisten, z. B. Methylnatrexon s. c., Naloxegol p. o., Naloxon (in Kombination mit Oxycodon) p. o., Naldemedin p. o.*

Beispiele für andere Therapieversuche:
- *Rhizinusöl*
- *Erythromycin (Off-Label-Use)*
- *Amidotrizoeessigsäure (Off-Label-Use)*

Frage 1494

Was sind medikamentöse Therapieoptionen bei Spastik?

Baclofen, Diazepam/Midazolam, Dantrolen, Tizanidin, Cannabinoide (therapierefraktäre Spastik bei Multipler Sklerose [MS]), Botulinumtoxin.

Spastik bezeichnet die Erhöhung des Muskeltonus infolge einer Schädigung von Gehirn oder Rückenmark. Medikamentös ist meist Baclofen (spinale/supraspinale Hemmung der Freisetzung der exzitatorischen Transmitter Glutamat, Aspartat; Startdosis z. B. 2 × 5 mg; auch intrathekal anwendbar; Cave: akute psychische Reaktionen bei schnellem Absetzen).

Benzodiazepine kommen v. a. bei kurzfristiger Anwendung in Betracht (Startdosis z. B. Diazepam 2–10 mg, Midazolam 10 mg/24 h). Dantrolen und Tizanidin sind weitere Optionen. Eine 1:1 Kombination aus Δ9-Tetrahydrocannabinol (THC) und Cannabidiol (CBD) ist für Spastik bei Multipler Sklerose zugelassen. Die i. m.-Injektion von Botulinumtoxin kann bei Kontrakturen erwogen werden.

Frage 1495

Sie betreuen einen Patienten mit inguinalen Lymphknotenmetastasen und damit einhergehendem schmerzhaftem Lymphödem des Beins. Wie können Sie die Symptomlinderung erreichen?

Lymphdrainage, medikamentös Kortikosteroide.

Kontraindikationen für Lymphdrainage sind Herzinsuffizienz, Thrombosen im betroffenen Bereich oder bakterielle Infekte/Erysipel.

Frage 1496

Was sind typische Indikationen für Strahlentherapie in palliativen onkologischen Situationen?

Knochenmetastasen, Hirnmetastasen/primäre Hirntumoren/Meningeosis carcinomatosa, stenosierende Ösophagus- oder Bronchialkarzinome, komprimierende Lymphknoten sowie blutende Tumoren oder Metastasen.

Strahlentherapie ist oft gut verträglich und relativ einfach durchzuführen, sodass sie mit der Indikation Symptombesserung oft in palliativen Situationen eingesetzt wird. Voraussetzung sind i. d. R. lokalisierte tumorassoziierte Probleme. Bei Knochenmetastasen sind die Schmerzreduktion und die Stabilisierung frakturgefährdeter Areale Indikationen. Bei Wirbelmetastasen kann auch zur Reduktion einer beginnenden/drohenden Myelonkompression bestrahlt werden. Bei Hirnmetastasen/-tumoren können Hirndrucksymptome und spezifische neurologische Defizite gebessert oder verhindert werden. Bei stenosierenden Ösophagustumoren zielt die Bestrahlung auf eine Wiederherstellung der Passage. Bronchialkarzinome können z. B. bei Kompression der V. cava superior mit konsekutiver oberer Einflussstauung oder bei bronchialer Kompression adressiert werden. Auch anhaltende Blutungen können eine Indikation zur Strahlentherapie darstellen.

Frage 1497

Was sollte bei einer hohen Blutungsgefahr (z. B. infiltrierender Tumor mit Nähe zu großen Gefäßen) beachtet werden?

Entscheidend für ein Management einer schweren Blutungssituation sind die Antizipation und eine adäquate vorausschauende Planung mit einem definierten Notfallplan. Dazu gehört, sofern das Ereignis vorhergesehen werden kann, zunächst die Klärung von Therapiezielen. Eine vorausgehende Aufklärung hilft allen Beteiligten, sich auf eine mögliche Blutungssituation einzustellen.

Zur Entlastung der Betroffenen und Angehörigen sind dunkle Tücher hilfreich, um den Anblick des Blutes abzumildern. Sofern keine unmittelbare Bewusstlosigkeit eintritt, kann eine sedierende Krisenmedikation (z. B. Midazolam nasal oder s. c., alternativ Lorazepam s. l. oder p. o.) bei Auftreten von Ängsten nötig sein. Es ist hilfreich, diese bei akut absehbarer Blutung griffbereit parat zu legen. Im ambulanten Setting helfen SAPV-Teams (Spezialisierte ambulante Palliativversorgung), um Angehörige telefonisch oder persönlich anzuleiten. Bei begrenzteren Blutungen kann die topische oder inhalative Anwendung von Tranexamsäure oder Adrenalin versucht werden.

Frage 1498

Was müssen Sie bedenken, um ein würdiges Versterben zu Hause zu ermöglichen?

Einbeziehung von Angehörigen und des sozialen Netzes sowie pflegerischer Versorgung. Bereitstellen von Hilfsmitteln und Bedarfsmedikation. Festlegung eines schriftlichen Krisenplans, der hilft, ggf. bei akuter Symptomlast hinzugezogene

Rettungsstrukturen über bereits besprochene Therapiebegrenzungen aufzuklären. Die Klärung weiterer medizinischer Unterstützung (z. B. Hausärzte, SAPV-Team), z. B. bei komplexer Symptomlast u. a. zur Kontrolle der Beschwerden, Unterstützung der Angehörigen und zur Krisenintervention ist sinnvoll.

In der Regel erfordert ein Sterben zu Hause ein funktionierendes soziales Netz, das die Grundversorgung zunehmend hilfsbedürftiger Menschen sicherstellt. Zudem sollte gewährleistet sein, dass die etwaige Symptomlast im ambulanten Setting adäquat kontrolliert werden kann. Wenn diese Kriterien nicht erfüllt sind, sollte auch eine stationäre Sterbebegleitung (z. B. im Hospiz oder akut auf einer Palliativstation bzw. anderen Krankenhausstation) besprochen werden.

31 Patientenführung und Kommunikation mit Betroffenen und Angehörigen

Joachim Erlenwein

VI

Frage 1499

Wie können Sie mit Emotionsäußerungen von schwerkranken Patientinnen und Patienten und deren Angehörigen umgehen?

Emotionen sollte Raum gegeben werden und den Betroffenen Respekt und Wertschätzung für den Umgang mit der belastenden Situation ausgedrückt werden.

Zur Orientierung kann das Kommunikationskonzept NURSE genutzt werden. Es umfasst das offene Ansprechen/Benennen von Emotionen („Naming"), Verständnisäußerungen für die Emotionen („Understanding"), Anerkennung und Respekt („Respect") für die Emotionsbewältigung, Aufzeigen von Unterstützungsangeboten und Wegen der Problembewältigung („Supporting") und das aktive Erfragen von weiteren Emotionen bzw. beeinflussenden Faktoren.

Frage 1500

Welche Techniken können in Situationen mit unklar oder nicht deutlich ausgesprochenen Emotionen, insbesondere in angespannten oder konflikthaften Situationen, die Kommunikation verbessern?

Empathisches Verstehen und „Labeling" sind einfache Techniken, die in schwierigen Kommunikationssituationen unterstützen können.

„Empathisches Verstehen" bedeutet, dass aktiv anerkennend und wertschätzend auf Äußerungen des Gegenübers eingegangen wird („Ich kann mir vorstellen, dass das gerade ganz schön viel ist für Sie."). „Labeling" nutzt das aktive Benennen des Gefühls des Gegenübers strikt aus der eigenen Perspektive („Es wirkt auf mich so, als ob Sie sehr verärgert sind…").

Frage 1501

Welche Techniken eignen sich zum Überbringen schwieriger Nachrichten („Breaking Bad News")?

Das Überbringen schwieriger Nachrichten kann beispielsweise mithilfe des SPIKES-Protokolls erfolgen.

Das SPIKES-Konzept ist eine bewährte Methode zur Übermittlung schlechter Nachrichten und besteht aus 6 Schritten:

- *„Setting up" (Vorbereitung) – Schaffen Sie ein ruhiges Umfeld. Bereiten Sie sich inhaltlich vor.*
- *„Perception" (Wahrnehmung) – Finden Sie zunächst heraus, was Ihr Gegenüber bereits weiß oder verstanden hat.*
- *„Invitation" (Einladung) – Fragen Sie, wie viel Ihr Gegenüber wissen möchte.*
- *„Knowledge" (Wissen vermitteln) – Verständliche Informationsvermittlung, ggf. nachfragen, um sicherzugehen, dass Ihr Gegenüber folgen kann.*
- *„Empathy" (Empathie zeigen) – Gefühle zulassen, ansprechen (s. o.) und anerkennen.*
- *„Strategy and Summary" (Strategie und Zusammenfassung) – Fassen Sie die wichtigsten Punkte zusammen und entwickeln Sie einen Plan für die nächsten Schritte.*

Frage 1502

Welche Aspekte gilt es bei der Patientenführung von schwerstkranken Menschen zu berücksichtigen?

Die Patientenführung in palliativmedizinischen Behandlungssituationen erfordert die Berücksichtigung von physischen, emotionalen, sozialen und spirituellen Bedürfnissen. Je nach Versorgungsrahmen gilt es, auf die persönlichen Präferenzen und Ziele der Betroffenen einzugehen, insbesondere in Bezug auf Lebensqualität und Sterbebegleitung. Dies umfasst auch Unterstützung bei schwierigen Entscheidungen, wie beispielsweise dem Abwägen von Behandlungsoptionen oder der Vorbereitung auf den Tod.

Frage 1503

Welche Arten von Schmerzäußerungen kennen Sie?

Man unterscheidet verbale, nonverbale und paraverbale Schmerzäußerungen.

Verbal: Betroffene beschreiben Schmerzen direkt durch Worte („Ich habe starke Schmerzen").

Nonverbal: Schmerzen werden durch Mimik, Körperhaltung, unruhige Bewegungen oder Schonhaltung ausgedrückt.

Paraverbal: Schmerzen werden durch Veränderungen der Stimme und Stimmlage (z. B. Zittern, leises Sprechen oder lautes Stöhnen) oder Pausen im Gespräch, Seufzen, Stöhnen ausgedrückt.

Frage 1504

Wie unterscheiden sich Trauer und depressive Stimmungslage?

Trauer ist eine natürliche und wichtige Reaktion auf Verlust und ist i. d. R. eine zeitlich begrenzte Reaktion. Traurigkeit und Sehnsucht stehen dabei im Vordergrund und können von Phasen des Trostes und positiven Erinnerungen begleitet sein.

Bei Depressionen kommt es meist zu einer länger anhaltenden Niedergeschlagenheit, die u. a. durch Interessenverlust und Gefühle von Ängsten und Hoffnungslosigkeit gekennzeichnet ist.

Frage 1505

Wie gehen Sie mit Suizidäußerungen um?

Suizidäußerungen sollten offen angesprochen werden. Ein angedeuteter oder ausgesprochener Todeswunsch sollte im Gespräch aufgriffen werden, um Hintergründe zu verstehen, die ggf. eine Anpassung der Therapie erforderlich machen (z. B. Symptomkontrolle) und/oder Unterstützungsbedarf zu konkretisieren.

Suizidgedanken und Suizidhandlungen stehen bei Menschen mit schweren Erkrankungen häufig im Zusammenhang mit unzureichender Symptomkontrolle. Sie können zum einen Appell (Hilferuf), Kontrollbedürfnisse (belastende Symptome „kontrollieren"/beenden zu können), Akzeptanz und Bereitschaft, das Sterben anzunehmen, ausdrücken.

Frage 1506

Nennen Sie Kommunikationstechniken, die die Behandlung von Symptomen, z. B. mit medikamentösen Maßnahmen, unterstützen können!

- **Erarbeiten eines sinnvollen Krankheitskonzeptes**
- **Berücksichtigung psychosozialer Einflussfaktoren**
- **Klärung realistischer Therapieerwartungen**
- **aktive Nutzung von Plazeboeffekten**
- **Vermeidung von Nozeboeffekten**

Im Rahmen eines biopsychosozialen Krankheits- und Behandlungsverständnisses ist es bei allen Therapiemaßnahmen von Bedeutung, dass in Behandlungsteams eine einheitliche, widerspruchsfreie Kommunikation und ein einheitliches Krankheitskonzept besteht. Bei allen Maßnahmen sollte den Betroffenen klar sein, was damit bezweckt wird. Zur Wirkverstärkung können in der Kommunikation sprachliche Verstärker genutzt erden (z. B. „Ich gebe Ihnen jetzt ein stark wirksames Medikament, das vielen Menschen in Ihrer Situation Linderung bringt."). Dabei gilt es jedoch, keine überhöhten Erwartungen an die Therapie zu wecken.

Frage 1507

Welche Inhalte und Zielsetzungen kann ein Familiengespräch haben?

Beispiele können sein:

- **Entscheidungsfindung, Besprechung von medizinischen Maßnahmen, Entscheidungen und Behandlungsoptionen, Therapiebegrenzung oder -einstellung.**
- **Langzeitplanung: Planung für die Zukunft und End-of-Life-Entscheidungen.**
- **Versorgungsplanung, z. B. spezialisierte ambulante Palliativversorgung, Hospizversorgung.**
- **Emotionale Unterstützung von Patienten und Angehörigen, Unterstützung und Ressourcen für Betroffene, Pflegepersonen und Familienangehörige.**

Frage 1508

Wie bereiten Sie ein Familiengespräch vor?

- **Einholen des Einverständnisses des Betroffenen.**
- **Klären, wer zu den Beteiligten gehören soll.**
- **Gemeinsame Festlegung des Gesprächsziels mit dem Betroffenen (z. B. Information, Therapiezieländerung, Ansprechen von Konflikten etc.).**
- **Rahmen festlegen.**
- **Terminierung von Zeit und Ort mit den Angehörigen.**
- **Planung des Gesprächsablaufs.**

Allen Gesprächspartnern soll vor oder spätestens zu Beginn das Ziel des Gesprächs kommuniziert werden. Stellen Sie sicher, dass alle Beteiligten die gleichen Erwartungen haben. Zu Beginn sollte nach dem aktuellen Kenntnisstand gefragt werden, um ggf. allen die erforderlichen Informationen zukommen zu lassen.

Anhang

VIII

32 Weiterführende Literatur

[1] **Arbeitsgemeinschaft** der Wissenschaftlichen Medizinischen Fachgesellschaften e. V. Im Internet: www.awmf.org; Stand: 15.01.2025

[2] **AWMF** online. Deutsche Gesellschaft für Unfallchirurgie, Deutsche Gesellschaft für Orthopädie und Unfallchirurgie: Polytrauma/Schwerverletzten-Behandlung S 3-Leitlinie (Juni 2023). https://register.awmf.org/assets/guidelines/187–023l_S 3_Polytrauma-Schwerverletzten-Behandlung_2023–06.pdf; Stand: 15.01.2025

[3] **AWMF** online. S 1-Leitlinie Intraoperative klinische Anwendung von hämodynamschem Monitoring bei nicht-kardiochirurgischen PatientInnen. https://register.awmf.org/de/leitlinien/detail/001-049; Stand: 20.09.2023

[4] **AWMF** online. S 2k-Leitlinie Behandlung thermischer Verletzungen im Kindesalter (Verbrennung, Verbrühung) (August 2024). https://register.awmf.org/de/leitlinien/detail/006-128; Stand: 15.01.2025

[5] **AWMF** online. S 3-Leitlinie Behandlung akuter perioperativer und posttraumatischer Schmerzen. https://register.awmf.org/assets/guidelines/001-025l_S3_Behandlung-akuter-perioperativer-posttraumatischer-Schmerzen_2022-11.pdf; Stand 01.09.2021

[6] **AWMF** online. S 3-Leitlinie Vermeidung perioperativer Hypothermie. https://register.awmf.org/de/leitlinien/detail/001-018; Stand 15.05.2019

[7] **AWMF** online. S 3-Leitlinie Sepsis – Prävention, Diagnose, Therapie und Nachsorge (August 2018). Verfügbar unter: https://register.awmf.org/assets/guidelines/079–001l_S 3_Sepsis-Praevention-Diagnose-Therapie-Nachsorge_2020–03_01-abgelaufen.pdf; Stand: 15.01.2025

[8] **Barash** PG, Cullen BF, Stoelting RK, Cahalan MK, Stock MC, Ortega R. Handbook of Clinical Anesthesia. 9. Aufl. Philadelphia: Wolters Kluwer; 2023

[9] **Bein** B, Gräsner JT, Meybohm P, Scholz J. Zusatzweiterbildung Notfallmedizin – 1000 kommentierte Prüfungsfragen. 5., aktualisierte Aufl. Stuttgart: Thieme; 2024

[10] **Bellani** G, Laffey JG, Pham T et al. Epidemiology, Patterns of Care, and Mortality for Patients With Acute Respiratory Distress Syndrome in Intensive Care Units in 50 Countries. JAMA. 2016 Feb 23; 315(8): 788-800

[11] **Benumof** JL. Anesthesia in uncommon diseases. 4th ed. Philadelphia: Saunders; 1998

[12] **Bernateck** M, Karst M, Sabatowski R, Siebrecht D. Schmerzmedizin – 1000 Fragen: Für Klinik, Praxis und die Zusatzweiterbildung Spezielle Schmerztherapie. 3., aktualisierte Aufl. Stuttgart: Thieme; 2025

[13] **Bernstein** AD, Daubert JC, Fletcher RD et al. The revised NASPE/BPEG generic code for antibradycardia, adaptive-rate, and multisite pacing. North American Society of Pacing and Electrophysiology/British Pacing and Electrophysiology Group. Pacing Clin Electrophysiol. 2002 Feb; 25(2): 260-4

[14] **Bosse** G, Friebel J, Ernst M et al. MINS (Myocardial Injury after Non-Cardiac Surgery). Anästh Intensivmed 2022; 63: 188–198

[15] **Buhre** W, De Robertis E, Gonzalez-Pizarro P. The Glasgow declaration on sustainability in Anaesthesiology and Intensive Care. European Journal of Anaesthesiology 40(7): p 461-464, July 2023

[16] **Bürkle** H, Schallner N. Patientenaufklärung in der Anästhesiologie. Anästh Intensivmed 2020; 61: 320-328

[17] **Bundesärztekammer,** Kassenärztliche Bundesvereinigung, AWMF, Hrsg. Nationale VersorgungsLeitlinie COPD (August 2021). https://www.leitlinien.de/themen/copd; Stand: 15.01.2025

[18] **Bundesärztekammer,** Kassenärztliche Bundesvereinigung, AWMF, Hrsg. Nationale VersorgungsLeitlinie (NVL) Asthma, Version 5 (August 2024). https://www.leitlinien.de/themen/asthma; Stand: 15.01.2025

[19] **Deutscher** Rat für Wiederbelebung/German Resuscitation Council (GRC). Reanimationsleitlinien 2021. https://www.grc-org.de/wissenschaft/leitlinien; Stand: 15.01.2025

[20] **DGK** (Deutsche Gesellschaft für Kardiologie – Herz- und Kreislaufforschung). Leitlinien der Deutschen Gesellschaft für Kardiologie – Herz- und Kreislaufforschung. https://leitlinien.dgk.org/leitlinien/; Stand: 15.01.2025

[21] **Diener** HC, Maier C. Schmerzmedizin: Interdisziplinäre Diagnose- und Behandlungsstrategien. 5. Aufl. München: Elsevier; 2016

[22] **Duke** JD, Keech B. Anesthesia Secrets. 6. Aufl. Philadelphia: Elsevier; 2020

[23] **Engelhard** K. Nichtinvasives Neuromonitoring in der Anästhesie. Anästh Intensivmed 2021; 62: 410–416

[24] **Frimmel** M, Knacke PG. Klinische Notfälle griffbereit: Internistische Akutsituationen auf einen Blick. 6., unveränderte Aufl. Stuttgart: Thieme; 2025

[25] **Giftinformationszentrum-Nord.** Liste der Antidota (April 2020). https://www.giz-nord.de/cms/images/inhalte/Antidotaliste_Giz.pdf; Stand: 15.01.2025

[26] **Gonzalez-Pizarro** P, Brazzi L, Koch, S et al. European Society of Anaesthesiology and Intensive Care consensus document on sustainability: 4 scopes to achieve a more sustainable practice. European Journal of Anaesthesiology 41(4): p 260-277, April 2024

[27] **Gropper** MA, Eriksson LI, Fleisher LA, Cohen NH, Leslie K, Johnson-Akeju O, Hrsg. Miller's Anesthesia. 10. Aufl. Philadelphia: Elsevier; 2025

[28] **Hachenberg** T, Welte T, Fischer S, Hrsg. Anästhesie und Intensivtherapie in der Thoraxchirurgie. Stuttgart: Thieme; 2010

[29] **Hines** RL, Jones SB, Hrsg. Stoelting's Anesthesia and Co-Existing Disease. 8. Aufl. Philadelphia: Elsevier; 2021

[30] **Hoste** EA, Maitland K, Brudney CS et al. Four phases of intravenous fluid therapy: a conceptual model. Br J Anaesth 2014; 113:740–747

[31] **Jahn** UR, Van Aken HK, Hrsg. Zusatzweiterbildung Intensivmedizin. 4., vollständig überarbeitete Aufl. Stuttgart: Thieme; 2019

[32] **Kaplan** JA, Hrsg. Kaplan's Cardiac Anesthesia: Perioperative and Critical Care Management. 8. Aufl. Philadelphia: Elsevier; 2023

[33] **Kindernotfall** Bonn. Knopfzelle verschluckt. https://www.kindernotfall-bonn.de/kindernotfall/knopfzelle-knopfbatterie-kind/; Stand 01.09.2024

[34] **Knickmann** A, Oberkinkhaus J, Piepho T, Hrsg. Handbuch für Organisatorischen Leiter und Leitenden NotarztPlanung, Führung, Taktik. 4. Aufl. Edewecht: S + K-Verlag; 2020

[35] **Kretschmer** V, Gombotz H, Rump G. Transfusionsmedizin – Klinische Hämotherapie. 1. Aufl. Stuttgart: Thieme; 2008

[36] **Kretz** FJ, Beushausen T, Ure BM, Roth B, Hrsg. Kinder Notfall-Intensiv: Lebensrettendes Know-how. 4. Aufl. München: Elsevier; 2019

[37] **Larsen** R. Anästhesie. 12. Aufl. München: Elsevier; 2022

[38] **List** WF, Osswald PM, Hornke IH. Komplikationen und Gefahren in der Anästhesie. 4. Aufl. Berlin: Springer; 2003

[39] **Marino** PL. The ICU Book (International Edition):4th ed. Philadelphia: Lippincott Williams & Wilkins; 2013

[40] **Marx** G, Muhl E, Zacharowski K, Zeuzem S, Hrsg. Die Intensivmedizin. 13., komplett überarbeitete und aktualisierte Aufl. Berlin: Springer; 2024

[41] **Meier** G, Büttner J, Kessler P, Wiesmann T, Hrsg. Atlas der peripheren Regionalanästhesie: Anatomie – Sonografie - Anästhesie – Schmerztherapie. 4., überarb. Aufl. Stuttgart: Thieme; 2024

[42] **Meißner** W, Erlenwein J. Akutschmerz Taschenbuch. 3. Aufl, Berlin: MWV; 2023

[43] **Michels** P, Bräuer A, Bauer M et al. Neurophysiologisches Monitoring bei operativen Eingriffen [Neurophysiological monitoring during surgical procedures]. Anaesthesist. 2017 Sep; 66(9): 645-659

[44] **Mindestanforderungen** an den anästhesiologischen Arbeitsplatz. Anästh Intensivmed 2013; 54: 1–4

[45] **Mutschler** E, Geisslinger G, Kroemer HK, Ruth P, Schäfer-Korting M. Mutschler Arzneimittelwirkungen kompakt. 1. Aufl. Stuttgart: Wissenschaftliche Verlagsgesellschaft; 2005

[46] **Oczenski** W. Atmen – Atemhilfen: Atemphysiologie und Beatmungstechnik. 11., überarb. Aufl. Stuttgart: Thieme; 2023

[47] **Piepho** T, Kriege M, Byhahn C et al. S1-Leitlinie Atemwegsmanagement (August 2023). In: Deutsche Gesellschaft für Anästhesiologie und Intensivmedizin, Hrsg. https://register.awmf.org/assets/guidelines/001-028l_S1_Atemwegsmanagement_2023-09.pdf; Stand: 15.01.2025

[48] **Pin** M, Gräff I, Bernhard M, Hüfner A, Weber K. Zusatzweiterbildung Klinische Akut- und Notfallmedizin – 1000 Fragen. 1. Aufl. Stuttgart: Thieme; 2022

[49] **Prien** T, Bürkle H, Czaplik M, et al. Funktionsprüfung des Narkosegerätes zur Gewährleistung der Patientensicherheit – Empfehlung der Kommission für Normung und technische Sicherheit der DGAI. Anästh Intensivmed 2019; 60: 75–83

[50] **Ring** J, Beyer K, Biedermann T et al. S2k-Leitlinie Akuttherapie und Management der Anaphylaxie – Update 2021. Allergo J Int 2021; 30: 1–25. Verfügbar unter: https://register.awmf.org/assets/guidelines/061-025l_S2k_Akuttherapie-Management-Anaphylaxie_2021-10.pdf; Stand: 15.01.2025

[51] **Roewer** N, Thiel H. Taschenatlas der Anästhesie. 6., aktualisierte und erweiterte Aufl. Stuttgart: Thieme; 2017.

[52] **Ropper** AH, Samuels MA, Hrsg. Adam's and Victor's Principles of Neurology. 11. Aufl. New York: McGraw-Hill; 2019

[53] **Rossaint** R, Werner C, Zwißler B, Hrsg. Die Anästhesiologie. 4. Aufl. Berlin: Springer; 2019

[54] **Rossaint** R, Werner C, Zwißler B, et al. (Hrsg.) Die Anästhesiologie. 4. Aufl. Berlin, Heidelberg: Springer; 2017

[55] **Roth** D, Pace NL, Lee A et al. Airway physical examination tests for detection of difficult airway management in apparently normal adult patients. Cochrane Database Syst Rev. 2018 May 15;5(5):CD008874

[56] **Sabatowski** R, Maier BO, Ostgathe C, Rolke R. Palliativmedizin – 1000 Fragen. 3., aktualisierte Aufl. Stuttgart: Thieme; 2023

[57] **Sandiumenge** A, Diaz E, Bodí M et al. A patient-based approach based on the ten rules of "The Tarragona Strategy". Intensive Care Med. 2003 Jun; 29(6): 876-883

[58] **Schuster** M, Richter H, Pecher S et al. Positionspapier mit konkreten Handlungsempfehlungen der DGAI und des BDA: Ökologische Nachhaltigkeit in der Anästhesiologie und Intensivmedizin – Aktualisierung 2024. Anästh Intensivmed 2024; 65: 541–557

[59] **Singbartl** G, Walter-Wenke G. Transfusionspraxis. 2. Aufl. Berlin Heidelberg: Springer; 2014

[60] **Spies** C, Francis R, Kastrup M, Kerner T, Melzer-Gartzke C, Zielke H, Kox WJ, Hrsg. SOPs in Anästhesie, Intensivmedizin, Notfallmedizin und Schmerztherapie. 2., vollständig überarb. und erw. Aufl. Stuttgart: Thieme; 2024

[61] **Standl** T, Annecke T, Cascorbi I et al. Nomenklatur, Definition und Differenzierung der Schockformen. Dtsch Arztebl Int 2018; 115: 757–68; DOI: 10.3238/arztebl.2018.0757. https://www.aerzteblatt.de/archiv/202261/Nomenklatur-Definition-und-Differenzierung-der-Schockformen; Stand: 15.01.2025

[62] **Steiner** K. Anästhesie griffbereit: Dosierung – Algorithmen – Laborwerte. 5., unveränderte Aufl. Stuttgart: Thieme; 2018

[63] **Stille** W, Brodt HR, Groll A, Just-Nübling G. Antibiotika-Therapie: Klinik und Praxis der antiinfektiösen Therapie. 11. Aufl. Stuttgart, New York: Schattauer; 2005

[64] **Striebel** HW. Anästhesie, Intensivmedizin, Notfallmedizin: Für Studium und Ausbildung. 10., vollständig überarbeitete Aufl. Stuttgart: Thieme; 2020

[65] **Struck** MF, Hilbert-Carius P, Hossfeld B et al. Gefäßzugänge bei der Erstversorgung von erwachsenen Notfallpatienten im Schockraum. Anästh Intensivmed 2022; 63: 362–371

[66] **Thiel** H, Roewer N, Hrsg. Anästhesiologische Pharmakotherapie: Von den Grundlagen der Pharmakologie zur Medikamentenpraxis. 4., unveränderte Aufl. Stuttgart: Thieme; 2021

[67] **Van** Aken HK, Wulf H, Biermann E, Brodner G, Bürkle H, Hrsg. Lokalanästhesie, Regionalanästhesie, Regionale Schmerztherapie. 3., vollständig überarb. und erw. Aufl. Stuttgart: Thieme; 2010

[68] **Weigand** MA, Hecker A, Mayer K, Michalski D, Hrsg. Intensivmedizin compact: Für den klinischen Alltag und die Zusatzweiterbildung Intensivmedizin. 1. Aufl. Stuttgart: Thieme; 2021

[69] **Wilhelm** W, Sakka SG, Hrsg. Praxis der Intensivmedizin. 3., komplett aktualisierte und erweiterte Aufl. Berlin: Springer; 2023

[70] **Wilhelm** W. Praxis der Anästhesiologie. Berlin: Springer; 2018

[71] **Winterhalter** M, Puschmann T, Hrsg. Standards in der Anästhesie: Praktische Handlungsempfehlungen für die Klinik. 1. Aufl. Stuttgart: Thieme; 2021

[72] **Zacharowski** K, Marx G, Hrsg. Checkliste Anästhesie. 1. Aufl. Stuttgart: Thieme; 2021

[73] **Zenz** M, Jurna I. Lehrbuch der Schmerztherapie. 2. Aufl. Stuttgart: Wissenschaftliche Verlagsgesellschaft; 2001